中华医学百科全书

临床医学

心血管病学

国家出版基金项目
NATIONAL PUBLICATION FOUNDATION

中国协和医科大学出版社

图书在版编目 (CIP) 数据

心血管病学 / 高润霖主编 . —北京：中国协和医科大学出版社，2017.7
（中华医学百科全书）
ISBN 978-7-5679-0747-8

Ⅰ . ①心… Ⅱ . ①高… Ⅲ . ①心脏血管疾病－诊疗 Ⅳ . ① R54

中国版本图书馆 CIP 数据核字 (2017) 第 117313 号

中华医学百科全书·心血管病学

主　　编：高润霖

编　　审：彭南燕

责任编辑：沈冰冰　　戴申倩

出版发行：**中国协和医科大学出版社**
　　　　　（北京东单三条九号　邮编 100730　电话 010–6526 0431）

网　　址：www.pumcp.com

经　　销：新华书店总店北京发行所

印　　刷：北京雅昌彩色印刷有限公司

开　　本：889×1230　1/16 开

印　　张：30.25

字　　数：820 千字

版　　次：2017 年 7 月第 1 版

印　　次：2017 年 7 月第 1 次印刷

定　　价：345.00 元

ISBN 978-7-5679-0747-8

《中华医学百科全书》编纂委员会

总顾问　吴阶平　韩启德　桑国卫

总指导　陈　竺

总主编　刘德培

副总主编　曹雪涛　李立明　曾益新

编纂委员（以姓氏笔画为序）

许　媛	许腊英	那彦群	阮长耿	阮时宝	孙　宁	孙　光
孙　皎	孙　锟	孙长颢	孙少宣	孙立忠	孙则禹	孙秀梅
孙建中	孙建方	孙贵范	孙海晨	孙景工	孙颖浩	孙慕义
严世芸	苏　川	苏　旭	苏荣扎布	杜元灏	杜文东	杜治政
杜惠兰	李　龙	李　飞	李　东	李　宁	李　刚	李　丽
李　波	李　勇	李　桦	李　鲁	李　磊	李　燕	李　冀
李大魁	李云庆	李太生	李曰庆	李玉珍	李世荣	李立明
李永哲	李志平	李连达	李灿东	李君文	李劲松	李其忠
李若瑜	李松林	李泽坚	李宝馨	李建勇	李映兰	李莹辉
李继承	李森恺	李曙光	杨　凯	杨　恬	杨　健	杨化新
杨文英	杨世民	杨世林	杨伟文	杨克敌	杨国山	杨宝峰
杨炳友	杨晓明	杨跃进	杨腊虎	杨瑞馥	杨慧霞	励建安
连建伟	肖　波	肖　南	肖永庆	肖海峰	肖培根	肖鲁伟
吴　东	吴　江	吴　明	吴　信	吴令英	吴立玲	吴欣娟
吴勉华	吴爱勤	吴群红	吴德沛	邱建华	邱贵兴	邱海波
邱蔚六	何　维	何　勤	何方方	何绍衡	何春涤	何裕民
余争平	余新忠	狄　文	冷希圣	汪　海	汪受传	沈　岩
沈　岳	沈　敏	沈　铿	沈卫峰	沈心亮	沈华浩	沈俊良
宋国维	张　泓	张　学	张　亮	张　强	张　霆	张　澍
张大庆	张为远	张世民	张志愿	张丽霞	张伯礼	张宏誉
张劲松	张奉春	张宝仁	张宇鹏	张建中	张建宁	张承芬
张琴明	张富强	张新庆	张潍平	张德芹	张燕生	陆　华
陆付耳	陆伟跃	陆静波	阿不都热依木·卡地尔	陈　文	陈　杰
陈　实	陈　洪	陈　琪	陈　楠	陈　薇	陈士林	陈大为
陈文祥	陈代杰	陈红风	陈尧忠	陈志南	陈志强	陈规化
陈国良	陈佩仪	陈家旭	陈智轩	陈锦秀	陈誉华	邵　蓉
邵荣光	武志昂	其仁旺其格	范　明	范炳华	林三仁	林久祥
林子强	林江涛	林曙光	杭太俊	欧阳靖宇	尚　红	果德安
明根巴雅尔	易定华	易著文	罗　力	罗　毅	罗小平	罗长坤
罗永昌	罗颂平	帕尔哈提·克力木		帕塔尔·买合木提·吐尔根		
图门巴雅尔	岳建民	金　玉	金　奇	金少鸿	金伯泉	金季玲
金征宇	金银龙	金惠铭	郁　琦	周　兵	周　林	周永学
周光炎	周灿全	周良辅	周纯武	周学东	周宗灿	周定标
周宜开	周建平	周建新	周荣斌	周福成	郑一宁	郑家伟
郑志忠	郑金福	郑法雷	郑建全	郑洪新	郎景和	房　敏
孟　群	孟庆跃	孟静岩	赵　平	赵　群	赵子琴	赵中振

赵文海	赵玉沛	赵正言	赵永强	赵志河	赵彤言	赵明杰
赵明辉	赵耐青	赵继宗	赵铱民	郝模	郝小江	郝传明
郝晓柯	胡志	胡大一	胡文东	胡向军	胡国华	胡昌勤
胡晓峰	胡盛寿	胡德瑜	柯杨	查干	柏树令	柳长华
钟翠平	钟赣生	香多·李先加		段涛	段金廒	段俊国
侯一平	侯金林	侯春林	俞光岩	俞梦孙	俞景茂	饶克勤
姜小鹰	姜玉新	姜廷良	姜国华	姜柏生	姜德友	洪两
洪震	洪秀华	洪建国	祝庆余	祝陈晨	姚永杰	姚祝军
秦川	袁文俊	袁永贵	都晓伟	晋红中	粟占国	贾波
贾建平	贾继东	夏照帆	夏慧敏	柴光军	柴家科	钱传云
钱忠直	钱家鸣	钱焕文	倪鑫	倪健	徐军	徐晨
徐永健	徐志云	徐志凯	徐克前	徐金华	徐建国	徐勇勇
徐桂华	凌文华	高妍	高晞	高志贤	高志强	高学敏
高金明	高健生	高树中	高思华	高润霖	郭岩	郭小朝
郭长江	郭巧生	郭宝林	郭海英	唐强	唐朝枢	唐德才
诸欣平	谈勇	谈献和	陶·苏和	陶广正	陶永华	陶芳标
陶建生	黄峻	黄烽	黄人健	黄叶莉	黄宇光	黄国宁
黄国英	黄跃生	黄璐琦	萧树东	梅长林	曹佳	曹广文
曹务春	曹建平	曹洪欣	曹济民	曹雪涛	曹德英	龚千锋
龚守良	龚非力	袭著革	常耀明	崔蒙	崔丽英	庚石山
康健	康廷国	康宏向	章友康	章锦才	章静波	梁显泉
梁铭会	梁繁荣	谌贻璞	屠鹏飞	隆云	绳宇	巢永烈
彭成	彭勇	彭明婷	彭晓忠	彭瑞云	彭毅志	
斯拉甫·艾白		葛坚	葛立宏	董方田	蒋力生	蒋建东
蒋建利	蒋澄宇	韩晶岩	韩德民	惠延年	粟晓黎	程伟
程天民	程训佳	童培建	曾苏	曾小峰	曾正陪	曾学思
曾益新	谢宁	谢立信	蒲传强	赖西南	赖新生	詹启敏
詹思延	鲍春德	窦科峰	窦德强	赫捷	蔡威	裴国献
裴晓方	裴晓华	管柏林	廖品正	谭仁祥	谭先杰	翟所迪
熊大经	熊鸿燕	樊飞跃	樊巧玲	樊代明	樊立华	樊明文
黎源倩	颜虹	潘国宗	潘柏申	潘桂娟	薛社普	薛博瑜
魏光辉	魏丽惠	藤光生				

《中华医学百科全书》学术委员会

主任委员　巴德年

副主任委员（以姓氏笔画为序）

汤钊猷　　吴孟超　　陈可冀　　贺福初

学术委员（以姓氏笔画为序）

梁文权　　梁德荣　　彭名炜　　董　怡　　温　海　　程元荣　　程书钧
程伯基　　傅民魁　　曾长青　　曾宪英　　裘雪友　　甄永苏　　褚新奇
蔡年生　　廖万清　　樊明文　　黎介寿　　薛　淼　　戴行锷　　戴宝珍
戴尅戎

杨英珍	复旦大学附属中山医院
杨跃进	中国医学科学院阜外医院
吴学思	首都医科大学附属北京安贞医院
何作祥	中国医学科学院阜外医院
何建国	中国医学科学院阜外医院
沈卫峰	上海交通大学医学院附属瑞金医院
张　健	中国医学科学院阜外医院
张　澍	中国医学科学院阜外医院
陈　方	首都医科大学附属安贞医院
陈纪言	广东省人民医院
陈纪林	中国医学科学院阜外医院
武阳丰	北京大学医学部
林曙光	广东省人民医院
周玉杰	首都医科大学附属安贞医院
赵水平	湖南湘雅医学院第二附属医院
荆志成	上海肺科医院
胡大一	北京大学人民医院
柯元南	中日友好医院
柳志红	中国医学科学院阜外医院
施仲伟	上海交通大学医学院附属瑞金医院
秦永文	第二军医大学附属长海医院
顾东风	中国医学科学院阜外医院
高　炜	北京大学第三医院
高润霖	中国医学科学院阜外医院
黄　岚	第三军医大学新桥医院
黄　峻	江苏省人民医院
黄从新	湖北省人民医院

黄德嘉　　四川大学华西医院

曹克将　　江苏省人民医院

盖鲁粤　　中国人民解放军总医院

葛均波　　复旦大学附属中山医院

蒋世良　　中国医学科学院阜外医院

蒋雄京　　中国医学科学院阜外医院

韩雅玲　　沈阳军区总医院

惠汝太　　中国医学科学院阜外医院

傅向华　　河北医科大学第二医院

霍　勇　　北京大学第一医院

前　言

《中华医学百科全书》终于和读者朋友们见面了！

古往今来，凡政通人和、国泰民安之时代，国之重器皆为科技、文化领域的鸿篇巨制。唐代《艺文类聚》、宋代《太平御览》、明代《永乐大典》、清代《古今图书集成》等，无不彰显盛世之辉煌。新中国成立后，国家先后组织编纂了《中国大百科全书》第一版、第二版，成为我国科学文化事业繁荣发达的重要标志。医学的发展，从大医学、大卫生、大健康角度，集自然科学、人文社会科学和艺术之大成，是人类社会文明与进步的集中体现。随着经济社会快速发展，医药卫生领域科技日新月异，知识大幅更新。广大读者对医药卫生领域的知识文化需求日益增长，因此，编纂一部医药卫生领域的专业性百科全书，进一步规范医学基本概念，整理医学核心体系，传播精准医学知识，促进医学发展和人类健康的任务迫在眉睫。在党中央、国务院的亲切关怀以及国家各有关部门的大力支持下，《中华医学百科全书》应运而生。

作为当代中华民族"盛世修典"的重要工程之一，《中华医学百科全书》肩负着全面总结国内外医药卫生领域经典理论、先进知识，回顾展现我国卫生事业取得的辉煌成就，弘扬中华文明传统医药璀璨历史文化的使命。《中华医学百科全书》将成为我国科技文化发展水平的重要标志、医药卫生领域知识技术的最高"检阅"、服务千家万户的国家健康数据库和医药卫生各学科领域走向整合的平台。

肩此重任，《中华医学百科全书》的编纂力求做到两个符合：一是符合社会发展趋势。全面贯彻以人为本的科学发展观指导思想，通过普及医学知识，增强人民群众健康意识，提高人民群众健康水平，促进社会主义和谐社会构建；二是符合医学发展趋势。遵循先进的国际医学理念，以"战略前移、重心下移、模式转变、系统整合"的人口与健康科技发展战略为指导。同时，《中华医学百科全书》的编纂力求做到两个体现：一是体现科学思维模式的深刻变革，即学科交叉渗透/知识系统整合；二是体现继承发展与时俱进的精神，准确把握学科现有基础理论、基本知识、基本技能以及经典理论知识与科学思维精髓，深刻领悟学科当前面临的交叉渗透与整合转化，敏锐洞察学科未来的发展趋势与突破方向。

作为未来权威著作的"基准点"和"金标准"，《中华医学百科全书》编纂过程中，制定了严格的主编、编者遴选原则，聘请了一批在学界有相当威望、具有较高学术造诣和较强组织协调能力的专家教授（包括多位两院院士）担任大类主编和学科卷主编，确保全书的科学性与权威性。另外，还借鉴了已有百科全书的编写经验。鉴于《中华医学百科全书》的编纂过程本身带有科学研究性质，还聘请了若干科研院所的科研管理专家作为特约编审，站在科研管理的高度为全书的顺利编纂保驾护航。除了编者、编审队伍外，还制订了详尽的质量保证计划。编纂委员会和工作委员会秉持质量源于设计的理念，共同制订了一系列配套的质量控制规范性文件，建立了一套切实可行、行之有效、效率最优的编纂质量管理方案和各种情况下的处理原则及预案。

《中华医学百科全书》的编纂实行主编负责制，在统一思想下进行系统规划，保证良好的全程质量策划、质量控制、质量保证。在编写过程中，统筹协调学科内各编委、卷内条目以及学科间编委、卷间条目，努力做到科学布局、合理分工、层次分明、逻辑严谨、详略有方。在内容编排上，务求做到"全准精新"。形式"全"：学科"全"，册内条目"全"，全面展现学科面貌；内涵"全"：知识结构"全"，多方位进行条目阐释；联系整合"全"：多角度编制知识网。数据"准"：基于权威文献，引用准确数据，表述权威观点；把握"准"：审慎洞察知识内涵，准确把握取舍详略。内容"精"："一语天然万古新，豪华落尽见真淳。"内容丰富而精炼，文字简洁而规范；逻辑"精"："片言可以明百意，坐驰可以役万里。"严密说理，科学分析。知识"新"：以最新的知识积累体现时代气息；见解"新"：体现出学术水平，具有科学性、启发性和先进性。

《中华医学百科全书》之"中华"二字，意在中华之文明、中华之血脉、中华之视角，而不仅限于中华之地域。在文明交织的国际化浪潮下，中华医学汲取人类文明成果，正不断开拓视野，敞开胸怀，海纳百川般融入，润物无声状拓展。《中华医学百科全书》秉承了这样的胸襟怀抱，广泛吸收国内外华裔专家加入，力求以中华文明为纽带，牵系起所有华人专家的力量，展现出现今时代下中华医学文明之全貌。《中华医学百科全书》作为由中国政府主导，参与编纂学者多、分卷学科设置全、未来受益人口广的国家重点出版工程，得到了联合国教科文等组织的高度关注，对于中华医学的全球共享和人类的健康保健，都具有深远意义。

《中华医学百科全书》分基础医学、临床医学、中医药学、公共卫生学、军事与特种医学和药学六大类，共计144卷。由中国医学科学院/北京协和医学院牵头，联合军事医学科学院、中国中医科学院和中国疾病预防控制中心，带动全国知名院校、

目　录

xīnxuèguǎnbìngxué

心血管病学（cardiology）

研究心血管病病因、发病机制、临床表现、预防、诊断、治疗和康复的临床学科。心血管病（包括脑血管病）已成为中国居民的第一位死亡原因。据 2015 年国家卫生计生委统计资料，心血管病死亡占城市居民死因构成的 42.51%；占农村居民死因构成的 44.60%。中国每年约有 300 万人死于心血管病。导致心血管病的主要危险因素（如高血压、吸烟、高胆固醇、肥胖、糖尿病等）在不断上升及人口老龄化，心血管病患病率仍呈上升态势。心血管病防治研究是医学研究领域的一个重要方面，并在预防、诊断及治疗方面亦已取得重要进展。

简史 包括心血管病学的形成和心血管病学的发展。

心血管病学的形成 古希腊于公元前 600 多年已具有心脏和血管的某些知识。古希腊医师希波克拉底（Hippocrate）描述心脏是肌肉性组织，他认为心脏是呼吸器官，驱动空气流经全身。古罗马医师盖仑（Galen）认识到解剖在医学研究中的价值，他区分了动脉和静脉，还部分研究了血液在人体的流动途径，但他错误地认为血液循环系统的中心在肝脏。17 世纪英国生理学家威廉·哈维（William Harvey）将心脏、动脉、静脉看成一个运输血液的机械系统，精辟地提出了血液循环的理论，标志着新的生命科学的开始，但由于当时无显微镜，哈维无法证明动脉血如何进入静脉血管。该项研究在发明显微镜后由意大利生理学家马尔切罗·马尔皮吉（Marcello Malpighi）完成，他发现血液经过毛细血管由动脉流向静脉。上述研究逐步奠定了心血管系统的解剖学和生理学，但真正对心脏及其他人体组织的认识则是在 19 世纪才发展起来的。

心血管病第一次成为一个专门研究领域是在 1749 年，法国医师让·巴蒂斯特·德塞纳克（Jean-Baptiste de Sénac）发表了关于当代心脏知识的总结报告。1761 年利奥波德·冯·奥恩布鲁格尔（Leopold von Auenbrugger）发现通过胸壁叩诊可以估测心脏状况。1816 年法国医师勒内·雷耐克（René Laennec）发明了听诊器，心脏听诊成为心脏病诊断的重要部分。1847 年克里斯托弗·劳伦斯（Christopher Laurence）第一次提出"心血管病学"（cardiology）这一词汇。18 世纪后半叶，随着实验科学的发展，解剖学和生理学得以迅速发展，医学科学开始进入现代化时代。病理学成为一门独立的学科，对心脏、血管和各种病变进行直接观察，对临床与病理检查结果的相关性做了大量详细研究。经过两个多世纪无数科学家和医师的努力，对心脏的生理、病理、多种心脏病的临床表现、诊断、治疗进行了较系统的研究，初步奠定了心血管病学较完整的理论基础。20 世纪 20 年代，随着制药工业的诞生和实验室研究的兴起，在综合了基础和应用科学如化学、物理学、生物学、生理学、生物化学、数据处理、生物物理学等多学科的贡献以后，心血管病学才被公认为一个学科。

美国于 1915 年，英国于 1922 年从事心脏和血管疾病的专家先后成立了专业组织，曾称为"先进的业余者俱乐部"（club of enlightened amateurs）；1925 年在美国圣路易州出版了《美国心脏杂志》（American Heart Journal）作为美国心脏协会（American Heart Association）的正式刊物；在中欧（法国于 1927 年，捷克斯洛伐克于 1929 年）基础研究激励临床医师与实验室科学家的联合，并于 1933 年在布拉格召开了第一届国际心脏病学大会，50 个国家的 200 多位与会者参加了会议，标志着心血管病学学科的正式建立。20 世纪 20 年代始，医学教育获得发展，尤其洛克菲勒基金会（Rockefeller Foundation）资助的几座医学院，如芝加哥大学、罗彻斯特大学（纽约）、耶鲁大学、康奈尔大学、约翰·霍普金斯大学等在医学尤其心血管病学的研究方面取得重要发现。1918 年美国心脏协会创始人保罗·怀特（Paul White）在马萨诸塞州总医院创办了美国第一个心脏科病房。心血管病学的发展明显降低了冠心病、急性心肌梗死的病死率，改善了健康状况，延长了预期寿命。因此，心血管病学发展成为内科学中最大和最有活力的亚专科之一。

中华民族在世界上最早认识心脏作用及其疾病。早在春秋时期（公元前 722—前 481 年）的《黄帝内经》就对血液循环做了论述，如《素问·五脏生成论》上有"血者，皆属于心"，《脉要精微论》："大脉者，血之府也"，《痿论》："心主身之血脉"，这些观点都与现代生理学颇为符合。中医在历代医书中，都有关于心脏解剖、生理、临床征象及诊断、治疗的记载。1972 年马王堆汉墓出土的女尸剖检结果表明，中国在两千余年前已有冠心病患者。中医将心绞痛症状归为"真心痛""心痹""寒痹"，并给予芳香、温通治疗。古代祖国医学对心血管病的认识远早于古希腊。

心血管病学的发展 1901 年荷兰生理学家威廉·埃因妥芬（Willem Einthoven）首先应用弦线式电流计描记出人体心电图，两年后他研制出第一台弦线式心电图机，并成批生产，开创了心电图学的新纪元。心电图机的出现使心脏始动机制的研究持续进行，对心律失常、心肌肥厚的诊断提供了可靠依据并成为心血管病诊断和监测的最基本技术。

1895 年德国物理学家威廉·伦琴（Wilhelm Röntgen）发现了X线，很快被用于影像学诊断的尝试，1896 年为一名主动脉瘤患者成功地拍摄了胸部 X 线影像。1929 年 25 岁的德国医师沃纳·福斯曼（Werner Forssman）将一根导管经前臂静脉插入自己的心脏，经 X 线检查确认导管在心脏，这是世界第一例右心导管术，但当时并未引起重视。直到 1940 年，美国医师和生理学家安德烈·考尔南德（André Cournand）和迪金森·理查兹（Dickinson Richards）研制了右心导管，才开创了右心导管术；10 年后左心导管术也应用于临床，并在临床上开展了心血管造影术。1958 年 F. 马松·索恩斯（F. Mason Sones）进行了第一例选择性冠状动脉造影，此后梅尔文·贾德肯斯（Melvin Judkins）改良了导管，使这项技术更易操作并被推广，从而使心血管影像学诊断跨上了新的台阶。

心血管影像学的发展显著提高了心血管疾病的诊断水平；20 世纪 80 年代起随着循证医学的发展，高血压、心力衰竭、心律失常、急性心肌梗死的治疗水平显著提高；在影像学基础发展起来的介入心脏病学，为心血管疾病的治疗增添了新的微创治疗手段。

心血管疾病的发展进入了快速发展的时期。

在中国，20 世纪 30 年代董承琅教授在北京协和医院开始了心血管病专科工作，建立了中国第一个心电图室，将弦线式心电图机应用于临床，成为中国心脏病学的奠基人。新中国成立以后，随着国际上心血管病学的进展，中国心血管病学也不断发展，12 导联心电图得以逐渐推广、应用；心导管检查和心血管造影在北京、上海等大的中心逐渐开展，提高了心血管病的诊断治疗水平；黄宛教授、陶寿淇教授及方圻教授等老一辈心血管病专家对中国心血管病的发展做出了巨大贡献。为了心血管病学的学科发展，有远见卓识的心血管病学界的前辈们酝酿成立中华医学会心血管病学分会，并于 1978 年 8 月获得中华医学会批准，在太原召开心血管病学分会成立大会，推举中国心外科的奠基人吴英恺教授为主任委员。随之，各省市也相继成立了心血管病专业委员会，并组织协作开展流行病学研究，推广新技术。

研究范围 ①对患者的检查，其中包括病史采集、物理检查、心电图和负荷试验及各种心脏放射学及影像学检查（如超声心动图、放射性核素心脏显像、CT、磁共振成像、心导管术及心血管造影术）。②对正常及异常循环功能的研究，包括血压、心功能、心力衰竭、心律失常、心脏电生理学研究等。③各类心脏、心包、主动脉和肺血管疾病的病因、发病机制、病理、临床表现、诊断、治疗及预防的研究，包括药物治疗、介入治疗及手术治疗。④心脏病与其他器官系统疾病关系的研究，特殊情况下的心脏病（如

女性、老年、心脏手术的内科处理、遗传学与心血管病等）研究。⑤心血管病流行病学及人群防治。⑥心血管病康复及二级预防的研究。⑦与心血管系统及其疾病相关的基础研究。

研究方法 包括心脏无创性检查、介入心脏病学、大规模随机临床试验和心血管病的流行病学研究。

心脏无创性检查 随着科技发展，心脏无创性检查手段日趋完善，在 X 线基础上发展起来的 CT、多层 CT、CT 血管造影，以及磁共振心血管成像技术、核素显像技术及超声心动图技术等，显著提高了心血管病无创性检查的准确性，使之具有更多可靠的诊断手段。心脏电复律及各种循环辅助装置的问世，显著提高了危重心脏病患者的抢救成功率。

介入心脏病学 传统的心血管病治疗为药物治疗和外科手术治疗，后者包括先天性心脏病的矫治、心脏瓣膜修复或置换、冠状动脉旁路移植术等。1977 年 9 月德国心血管病医师安德烈亚斯·格仑兹格（Andreas Grüntzig）在瑞士苏黎世实施了世界首例经皮冠状动脉球囊扩张术（percutaneous transluminal coronary angioplasty, PTCA），不需开胸，经股动脉穿刺，通过插入球囊导管解除冠状动脉狭窄，开创了介入心脏病学的新纪元。患者痛苦少，恢复快，加之导管及器材的不断改进，技术的不断积累和传播，这项技术迅速在世界范围内推广。PTCA 后最主要的问题是术中血管急性闭塞（3%~5%）及术后再狭窄，为解决这个问题，一些新技术如激光血管成形术、斑块旋切术、斑块旋磨术等不断问世并应用于临床，但总体效果并不优于

PTCA，只是对某些特定病变有其优势，如斑块旋磨术用于严重钙化性狭窄。1986 年雅克·皮埃尔（Jacques Puel）和乌尔里希·辛格瓦特（Ulrich Sigwart）首先在冠状动脉内植入自膨胀式支架，之后多种球囊膨胀式支架相继问世并应用于临床。支架有效地解决了术中血管急性闭塞，但支架内血栓的发生率高，直到双联抗血小板治疗方案推出后，支架才得以在临床广泛应用。裸金属支架解决了术中血管急性闭塞，减少了术后由于血管弹性回缩引起的再狭窄，但由于金属异物的存在，致血管内膜平滑肌细胞过度增生，再狭窄发生率仍可高达 20%。带药物的支架，即药物洗脱支架（drug-eluting stent，DES）由于携带的药物抑制血管内膜平滑肌细胞过度增生，使支架植入术后再狭窄发生率明显降低。该领域研究热点是生物可吸收 DES，支架植入 2~3 年后被完全降解吸收，使血管壁恢复正常功能，已有生物可吸收 DES 在世界各国上市，各种类型生物可吸收支架的研究方兴未艾。

在瓣膜病的介入治疗方面，日本心外科医师井上宽治（Kanji Inoue）于 1982 年开始行二尖瓣球囊扩张术，该技术被推广应用，成为二尖瓣闭式扩张手术的替代治疗。2002 年法国医师阿兰·克里比耶（Alian Cribier）对一例严重主动脉瓣狭窄而不能接受外科手术的患者进行了世界上首例经导管主动脉瓣置换术（transcatheter aortic valve replacement，TAVR），获得成功。随机临床试验证实，对不能手术的患者，应用 TAVR 治疗可明显降低全因病死率。对手术高危患者，1 年全因病死率不劣于外科换瓣手术治疗。此外，经导管二尖瓣钳夹治疗二尖瓣反流也取得成功。

介入治疗在部分先天性心脏病，如动脉导管未闭、房间隔缺损、室间隔缺损及大动脉狭窄等，可取得较好疗效。此外，梗阻性肥厚型心肌病的化学消融治疗、左心耳封闭术预防心房颤动血栓及肾动脉去交感神经治疗难治性高血压等也取得进展。介入心脏病学发展日新月异，并将不断创新，转化为临床应用，造福于成千上万的患者。

在介入心脏病学的发展方面，1985 年西安郑笑莲教授开展了国内第一例 PTCA，开始了中国介入心脏病学的新纪元。经过两代人的不懈努力，冠状动脉介入治疗获得迅速发展，至 2015 年全国已完成 56 万余例，例数位居世界第二。先天性心脏病、大动脉、周围动脉及二尖瓣介入治疗也广泛开展。国产介入器材的研制为中国介入心脏病学的发展做出了不可磨灭的贡献。TAVR 和肾动脉去交感神经治疗难治性高血压也已开始进行临床研究。

大规模随机临床试验　为患者选择最佳治疗提供循证医学证据。20 世纪 80 年代以来，大量新药陆续上市，用于治疗心血管病的药物和治疗方法不断丰富。传统医学中医师根据个人经验、上级医师指导、教科书和医学期刊上的报道为依据治疗患者。20 世纪 80 年代后，心血管病领域逐步开展大规模、多中心、随机对照临床试验。这些研究均针对最常见的心血管病，针对最需解决的临床问题，这些大样本、多中心研究，研究目的明确、设计科学，多以死亡、心肌梗死、脑卒中为主要终点，强调试验的随机性、盲法对照，因此，结果可靠。三

十多年来，心血管病领域进行的大量临床试验，利用科学方法获得证据，确认医疗成效，使心血管病治疗的循证医学证据不断累积和丰富，肯定并推广了大量疗效确切的治疗方法，也限制或淘汰了一些无效甚至有害的治疗措施，从而为临床医师结合自己经验和患者意愿作出治疗决策提供了最好依据，显著提高了临床治疗水平。20 世纪 90 年代以来，中国开展了多项具有重大国际影响的大规模、多中心、随机临床试验，并参加了众多大型国际多中心临床试验，为心血管病学循证医学的发展做出了贡献，显著提高了心血管病的诊疗水平。中国心血管病学正在不断发展之中走入国际心血管病学大家庭。

心血管病的流行病学研究　以美国弗雷明汉（Framingham）开创的心血管病流行病学研究，针对心血管病发病的危险因素开展有效预防，为降低人群心血管发病率和死亡率做出重要贡献。吴英恺教授领导的首都钢铁公司高血压调查和防治工作开创了中国心血管病流行病学研究；陶寿淇教授领导的中美流行病学合作项目和吴英恺教授领导的MONICA项目为中国心血管病流行病学和人群防治奠定了基础，为中国心血管病患者群防治提供了可靠依据，并走向世界。

同邻近学科的关系　心血管病学是一门涉及面广、整体性强的临床学科，心血管病可涉及各器官和系统，许多系统疾病也有心血管表现和受累。因此，心血管病学和各临床学科都有密切联系，除与内科学各三级学科密切相关之外，与心血管外科学、麻醉学、妇产科学、影像学等学科也关联密切。

现代高科技日新月异的发展为心血管病学的发展提供了新的机遇。例如，基因组学对心血管病学的发展将产生深远影响，在后基因组时代，利用系统生物学的研究手段，获取足够多的基因、蛋白质、代谢小分子等不同类型的诊断分子标志物，逐步实现对疾病进行整体性的综合判断。新的生物标志物包括：①药物基因组学生物标志物（分子生物学技术用来监测和预测药物反应、毒性和代谢变异性），可指导用药实践。②疾病生物标志物，作为预测或监测疾病危险因素、进展及并发症的工具。③与临床终点相关的临床替代指标。④药物遗传学：研究药物体内过程、预测药代动力学、生物利用度，从而实现个体化医学。

逐步实现从群体到个体结果的预测，基因组学将发挥巨大潜力，在"健康"状态发现遗传缺陷；在疾病早期通过"荧光屏"检查发现病变；在疾病发生初期用于诊断，判断预后；起始治疗时药物基因组学指导用药；最后监测预后。基因组学发展的巨大潜力不是梦，将对实现4P医学〔Predictive（预测医学）、Preemptive（干预医学）、Personalized（个体化医学）、Participatory（参与医学）〕起到重大促进作用。

（高润霖）

xīnjì

心悸（palpitation）

自觉心脏搏动的不适感和心慌感。心率过快或过慢、心律规则或不规则的情况下均可出现。是临床常见症状，并非心脏病所特有。病因包括心脏搏动增强、心律失常和心脏神经症等。

发生机制 生理状态下因心脏搏动增强引起心悸的常见因素有剧烈运动、精神紧张、情绪激动、感觉过敏、吸烟、饮酒、饮浓茶或咖啡、妊娠等；病理状态下各种心血管疾病特别是心律失常均可引起心悸，非心血管疾病如甲状腺功能亢进症、贫血、低血糖、发热等亦可因引起心脏搏动增强而致心悸。

鉴别诊断 心脏神经症与自主神经功能紊乱相关，除心悸外常伴胸痛，以及乏力、失眠、头晕等神经衰弱症状。心悸的发作特点及伴随症状常有助于明确病因：青壮年在剧烈运动或大量饮用含酒精或咖啡因的饮料后发生的心悸常为生理性；心悸突然发生、突然停止，伴脉搏不规律常提示存在心律失常；心悸伴心前区疼痛常见于冠心病、心肌炎、心脏神经症等；心悸伴多汗、消瘦则提示甲状腺功能亢进症的可能。

处理原则 详细的病史询问、细致的体格检查及常规心电图检查（必要时行24小时心电图监测）对发现病因有重要意义。血常规、甲状腺功能检测有助于判断是否存在贫血、甲状腺功能亢进症。

（黄从新）

hūxī kùnnan

呼吸困难（dyspnea）

主观上感觉空气不足，客观上表现为呼吸费力。严重时可出现张口呼吸、鼻翼扇动、端坐呼吸甚至发绀、呼吸辅助肌参与呼吸运动，并可有呼吸频率、幅度及节律的改变。是呼吸功能不全的一个重要症状。

病因 呼吸困难主要是呼吸系统和心血管系统疾病所致。前者主要包括气道阻塞（如慢性阻塞性肺疾病、支气管哮喘等），肺疾病（如大叶性或支气管肺炎、肺脓肿等），胸壁、胸廓与胸膜疾病（如气胸、大量胸腔积液等），膈疾病与运动受限（如膈肌麻痹、大量腹水等）；后者主要包括各种原因所致的心力衰竭、心脏压塞、缩窄性心包炎、原发性肺动脉高压和肺栓塞等。酸中毒、急性感染或传染病、药物或化学物质中毒、器质性颅脑疾病、精神或心理疾病、血液病等也可引起呼吸困难。

鉴别诊断 包括肺源性呼吸困难、心源性呼吸困难、中毒性呼吸困难及神经精神性呼吸困难。

肺源性呼吸困难 呼吸器官病变所致，包括吸气性呼吸困难、呼气性呼吸困难和混合性呼吸困难。①吸气性呼吸困难表现为喘鸣、吸气费力，重者因吸气极度用力，胸腔负压增大，胸骨上窝、锁骨上窝与各肋间隙明显凹陷，出现三凹征。此表现提示喉、气管与大支气管狭窄与阻塞，由炎症、水肿、异物和肿瘤等引起。②呼气性呼吸困难表现为呼气费力、呼气相明显延长而缓慢，肺部听诊常有干啰音，多见于下呼吸道阻塞性疾病，如慢性阻塞性肺疾病、支气管哮喘。若呼吸困难呈发作性，肺部听诊有弥漫性哮鸣音，使用支气管扩张药可缓解症状，提示为支气管哮喘。③混合性呼吸困难的原因是肺呼吸面积减少，主要表现为呼气、吸气均困难，呼吸频率加快，呼吸幅度变浅，肺部听诊可闻及呼吸音减弱或消失。主要见于广泛肺实质病变或肺间质病变，如肺炎、肺纤维化、大量胸腔积液、气胸等。

心源性呼吸困难 常见于左心衰竭所致的心源性肺水肿，多因心力衰竭时肺淤血导致肺毛细血管压升高，组织液聚集在肺泡和肺组织间隙中形成肺水肿。左心衰竭呼吸困难的特点是活动时出现或加重，休息时减轻或缓解，仰卧位加重，坐位减轻。根据呼吸困难的发作特点，定义为劳力性呼吸困难、夜间阵发性呼吸困难、端坐呼吸。症状轻者数十分钟内可缓解，严重者表现为高度气喘、面色青紫、大汗，咳出大量浆液性血性痰或粉红色泡沫样痰。

中毒性呼吸困难　各种酸中毒均可使血中二氧化碳水平升高、pH 值下降，刺激外周性化学感受器或直接兴奋呼吸中枢，增大通气量。表现为深长而不规则的呼吸，频率或快或慢。呼吸中枢抑制剂如吗啡、巴比妥类等中毒时也可抑制呼吸中枢，使呼吸浅表、缓慢。

神经精神性呼吸困难　重症脑部疾病如脑炎、脑血管意外、脑肿瘤可致呼吸变慢、变深，常伴鼾声及呼吸节律异常。癔症性呼吸困难常伴精神因素，严重者伴呼吸性碱中毒，口周及四肢发麻、抽搐。

（黄从新）

láolìxìng hūxī kùnnan

劳力性呼吸困难（exertional dyspnea）

体力活动后出现的呼吸困难。轻者在剧烈活动后发生，重者在一般活动后甚至休息时也发生。是左心衰竭的早期症状。主要是正常活动量时会出现呼吸困难加重。左心衰竭引起的肺淤血是劳力性呼吸困难发生的主要原因，呼吸频率加快导致呼吸道生理无效腔增大，通气/血流比值失调，血液中的乳酸和二氧化碳含量增多，肺顺应性降低等，也都参与劳力性呼吸困难的发生。

（黄从新）

yèjiān zhènfāxìng hūxī kùnnan

夜间阵发性呼吸困难（nocturnal paroxysmal dyspnea）

左心衰竭所致常在夜间发作的呼吸困难。主要表现为患者夜间睡眠时突发性胸闷、憋气惊醒，感到严重的窒息感和恐怖感，并迅速坐起，数十分钟后可缓解或减轻，通常伴两肺哮鸣音，故又称心源性哮喘。发生机制主要为夜间睡眠时，迷走神经兴奋性增强，小支气管收缩，肺泡通气进一步减少；呼吸中枢敏感性降低，对肺淤血引起的缺氧反应迟钝；仰卧时回心血量增加，肺淤血进一步加重。明显缺氧时，才能"唤醒"呼吸中枢作出反应。肺部听诊两肺有较多湿啰音，可闻及哮鸣音及干啰音。详细询问病史、体征、X 线检查有助于判断病因。

（黄从新）

duānzuò hūxī

端坐呼吸（orthopnea）

被迫采取坐位或半卧位缓解呼吸困难的现象。卧位时呼吸困难、咳嗽、气喘加剧，坐起后则可缓解。见于各种心脏病，如风湿性心脏病、高血压心脏病、急性心肌梗死等所致的左心衰竭。患者为了减轻呼吸困难常端坐于床沿，两手置于膝盖或扶持于床边的强迫体位。左心衰竭时因肺淤血引起呼吸困难，端坐时由于重力作用，血液部分转移至下半身，回心血量减少，肺淤血减轻；同时，端坐时膈肌位置相对下移，胸腔容积相对增大，肺活量增加，呼吸困难减轻。肺部听诊双肺布满湿啰音、哮鸣音等。根据病史、症状、体征和胸部 X 线检查可初步判断病因。

（黄从新）

késou

咳嗽（cough）

清除呼吸道内分泌物或异物的反射性防御动作。是一种非特异性症状。呼吸道自鼻咽部至小支气管间任何部位的黏膜受到刺激，都可引起咳嗽。频繁咳嗽提示疾病的存在。

病因　细菌、真菌、病毒、支原体、衣原体、寄生虫等引起的呼吸道感染是咳嗽最常见的原因；化学气体、粉尘、过敏因素的吸入及气管内异物、胸膜炎症、气胸、肺栓塞、心力衰竭引起的肺淤血和（或）肺水肿等亦可引起咳嗽。某些药物如血管紧张素转换酶抑制剂也可引起咳嗽，可能源于缓激肽增多刺激咽部和支气管黏膜，停药后可缓解。

鉴别诊断　咳嗽的发作特点与疾病相关，突发性咳嗽常因吸入刺激性气体、异物及气管受压引起；痉挛性咳嗽为剧烈阵咳并发声门痉挛，常见于百日咳；犬吠样咳嗽多因会厌、喉头受压所致，常见于小儿急性喉炎；长期慢性咳嗽则常见于慢性支气管炎、支气管扩张、肺脓肿、肺结核等。

咳嗽根据有无咳痰分为干性咳嗽和湿性咳嗽，前者多见于咽喉炎、支气管炎初期、胸膜疾病等；后者以慢性支气管炎、支气管扩张、肺炎、空洞性肺结核等常见。

痰液可分为黏液性、浆液性、脓性和血性。黏液性痰多见于急（慢）性支气管炎、哮喘、肺炎早期；浆液性痰多见于肺水肿；脓性痰见于下呼吸道细菌性感染；血性痰多见于结核、肺部肿瘤等。咳铁锈色痰是肺炎链球菌肺炎的常见特征；咳粉红色泡沫痰则是左心衰竭引起肺淤血或肺水肿的特征性表现，常发生在夜间，多伴呼吸困难（端坐呼吸、夜间阵发性呼吸困难）。

咳嗽的伴随症状较多，伴发热多见于急性呼吸道感染、肺结核、胸膜炎等；伴胸痛多见于肺炎、胸膜炎、气胸、支气管肺癌、肺栓塞等；伴咯血多见于支气管扩张症、肺结核、支气管肺癌等；伴大量脓痰多见于支气管扩张症、肺脓肿等；伴呼吸困难多见于喉头水肿、哮喘、重症肺炎、气胸、大量胸腔积液等。

处理原则 需要通过询问病史、全面查体、胸部 X 线或 CT 检查、气道反应性测定、肺功能检测、纤维支气管镜及一些特殊检查以明确病因，给予治疗。

(黄从新)

kǎxiě

咯血（hemoptysis） 喉头以下气管、支气管和肺实质出血经气道咳出的现象。呼吸道内黏膜或毛细血管通透性增加、血管破裂是咯血的主要原因。咯血可分为痰中带血、少量咯血（每日<100ml）、中等量咯血（每日100~500ml）和大量咯血（每日500ml 以上）。大量咯血主要见于空洞性肺结核，常因肺动脉分支形成的小动脉瘤或动静脉瘘破裂引起，可危及生命。

发生机制 咯血的主要病因包括呼吸系统疾病和心血管系统疾病，前者如支气管扩张、慢性支气管炎、支气管肺癌、肺结核、肺炎、肺脓肿、肺栓塞等；后者常见于风湿性二尖瓣狭窄、左心衰竭、肺动脉高压等。其他全身性疾病也可引起咯血：血液病如白血病、血友病、特发性血小板减少性紫癜；急性传染病如肺出血型钩端螺旋体病、流行性出血热；风湿性疾病如系统性红斑狼疮、贝赫切特综合征等，也偶可咯血。

鉴别诊断 首先需要与口腔、鼻腔出血及呕血鉴别。若发现口腔出血灶、鼻出血则不难鉴别，但鼻腔后部有大量出血时，血液常沿软腭和咽后壁流入口中，此时需行鼻咽镜检查。呕血为上消化道出血，常有消化性溃疡、急性胃黏膜病变、胃癌、肝硬化等病史，常伴恶心、上腹部不适、呕吐、黑粪等，呕出物可混有食物。

咯血的伴随症状有助于病因判断。咯血伴发热多见于肺炎、肺结核、肺脓肿、肺出血型钩端螺旋体病、流行性出血热等；咯血伴胸痛常见于肺炎链球菌肺炎、肺栓塞、支气管肺癌等；咯血伴脓痰多见于支气管扩张症、慢性支气管炎、肺脓肿等。

处理原则 根据病史，结合胸部 X 线或 CT 检查、痰结核菌及脱落细胞检查等可初步判断咯血的病因，必要时可行纤维支气管镜检查及取活检以确诊。

(黄从新)

xiōngtòng

胸痛（chest pain） 胸部疼痛。临床常见症状，可由多种疾病引起，其中心源性胸痛常较严重，甚至威胁生命。与胸痛相关的常见疾病包括心血管系统疾病（冠心病心绞痛），胸壁肌肉、神经、胸骨、肋骨疾病，纵隔、食管疾病，呼吸系统、血液系统疾病多引起胸骨压痛。

鉴别诊断 胸痛部位、性质、伴随症状等，可提示胸痛的病因。胸痛部位局限、固定且有压痛，常提示胸壁疾病，如肋软骨炎，胸痛可沿肋骨走行；胸壁见小水疱群沿肋神经分布且不超过胸壁正中线，则胸痛由带状疱疹引起；白血病可引起胸骨下端局部压痛，成为其早期的主要症状；心前区疼痛是心血管疾病的危险信号；心绞痛为冠心病的典型症状，多为闷痛，可放射至左肩背、左上肢等部位，常在运动、情绪激动时发生，持续数分钟，多不超过30分钟，休息或含服硝酸甘油后数分钟内可缓解。此外，主动脉瓣狭窄、某些快速性心律失常（如心房扑动、心房颤动伴快速心室率、室性心动过速等）亦可诱发心肌缺血进而引起心绞痛；急性心肌梗死时，心前区疼痛剧烈呈压榨样，有窒息或濒死感，持续时间长，可超过20分钟，休息及含服硝酸酯类药物无法缓解，可伴血压下降甚至休克和心律失常等；主动脉夹层常引起胸背部剧烈疼痛，呈撕裂样，可向下放射至下腹、腹股沟和下肢，多伴休克的临床表现；心包炎所致胸痛常位于胸骨后和心前区，可向左侧颈、肩部放射，常因深呼吸、体位改变而疼痛加剧。胸膜炎性疼痛多在胸侧壁，吸气时加重，常伴咳嗽、呼吸困难；胸痛在剧烈咳嗽、持重物、屏气后突然发生，且有进行性呼吸困难，提示胸痛由气胸引起；胸痛伴发热、寒战、咳嗽、咳痰，常见于肺炎、支气管炎；胸痛伴咯血常见于支气管肺癌、肺栓塞；纵隔疾病如纵隔炎、纵隔气肿、纵隔肿瘤引起的胸痛常位于胸骨后；胃食管反流病引起的胸痛亦位于胸骨后，可放射到后背、肩、颈、耳后，常伴烧心和反流，可在餐后发作；腹腔疾病如上腹部腹膜炎，肝、胆、胰、脾疾病，膈下脓肿等引起的疼痛偶可波及胸部。

处理原则 根据胸痛的表现特点，结合细致的体格检查，胸部 X 线、心电图、血常规检查及心肌损伤标志物检测等可初步明确病因，必要时可行胸部 CT 检查。

(黄从新)

xiōngmèn

胸闷（chest distress） 胸中堵塞不畅，满闷不舒的主观感受。为呼吸系统及心血管系统疾病的常见症状，亦可发生在对外界环境不适应时。生理状态下，长时间处于密闭或拥挤的环境中可引起胸闷，但进入开放、空气流通的环境中即可缓解、消失；精神压力、情绪激动亦可引发胸闷，休息、减轻压力、调节情绪后可缓解。此类胸闷通常不伴器质性病变，不需治疗。呼吸系统疾病引起肺泡的通气和（或）换气功能障碍时，常可引起胸闷。例如，慢性阻塞性肺疾病引起的胸闷，气道炎症急性发作，胸闷加剧，多伴咳嗽、咳痰、气促、呼吸困难；支气管哮喘急性发作可引起胸闷，常伴发作性喘息、呼气性呼吸困难等。心血管疾病如高血压、快速性心律失常、心脏瓣膜病等均可引起胸闷，常伴心悸、胸痛、头晕等。胸闷亦是心肌缺血的非典型症状，其特点是发作与运动、重体力劳动、情绪激动等相关，持续时间短，休息数分钟后可缓解。心脏神经症所致胸闷常伴心悸、胸痛、自主神经功能紊乱症状。根据胸闷的发作特点、伴随症状，结合体格检查、X线胸片、心电图检查等可初步判断病因。

（黄从新）

头晕（dizziness）
tóuyūn

头昏、头胀、头重脚轻等主观感觉异常。重时感身体不自主移动或周围物体旋转，平衡失调，甚至短暂失去知觉（晕厥）。包括心源性头晕、血管迷走性头晕、脑源性头晕、药物中毒性头晕、耳源性头晕、乘晕症和贫血等。

头晕的原因很多，发生机制也较复杂，主要有脑缺血缺氧、酸碱平衡失调、神经精神因素、中毒等。心源性头晕常见于高血压、低血压、心力衰竭、急性心源性脑供血不足综合征及心律失常（如阵发性心动过速、阵发性心房颤动、心室颤动）；血管迷走性头晕常因情绪紧张、恐惧、失眠、出血、疼痛、天气闷热、疲劳等诱发。脑源性头晕常见于脑动脉硬化、脑部血液循环障碍、一过性脑供血不足、颅脑外伤综合征及神经症等；药物中毒性头晕多由氨基糖苷类抗生素中毒引起，慢性铅中毒时也可发生。

不同原因引起的头晕临床特点不同。心源性头晕常为急性脑缺血引起，特点为头晕伴视物模糊、胃部不适及晕厥等。血管迷走性头晕患者常有眩晕、恶心、上腹部不适、面色苍白、出冷汗等自主神经功能紊乱的表现。情绪紧张或过度换气时，由于二氧化碳排出量增加，可出现呼吸性碱中毒，脑细胞缺氧，引起头晕、乏力、面部和手足麻木，偶有恍惚感。脑源性头晕的特点为头晕、睡眠障碍、记忆力减退，可伴头痛、轻瘫、言语障碍及情绪激动等，且常因体位变换诱发或加重。药物中毒性头晕还伴有眩晕和耳蜗神经损害所致的感音性聋。慢性铅中毒则多表现为以头晕、头痛、失眠、健忘、乏力、多梦为主要症状的神经衰弱综合征，还可有体温减低、食欲缺乏等。病史及全面体格检查，必要时行听力检查、前庭功能检查、眼底检查、心电图、脑电图及头颅 CT 以明确病因。

（黄从新）

黑蒙（amaurosis）
hēiméng

突然眼前发黑、视物不清，视力暂时丧失，但数秒钟后又能恢复的现象。黑蒙是脑供血不足的表现，可为视网膜中央动脉、眼底动脉一过性痉挛引起，也可为颈动脉粥样硬化斑块脱落至视网膜中央动脉所致。急进型高血压、急性肾小球肾炎、子痫合并高血压脑病时，眼底检查见渗出、出血、视盘水肿，可能出现黑蒙和抽搐。黑蒙伴心悸、晕厥、心电图异常可考虑由心律失常引起，如窦性停搏、病态窦房结综合征等；颈部血管杂音提示由颈动脉疾病引起，如颈动脉粥样硬化及狭窄；黑蒙伴胸闷、气促、心前区疼痛等应考虑冠心病、梗阻性肥厚型心肌病、主动脉狭窄等。高血糖、高血压、高脂血症患者动脉内膜易受损，血小板、血脂等成分在损伤的内膜堆积，形成粥样斑块，加重病情而引起黑蒙。脑卒中患者也可出现黑蒙，可根据临床表现及心电图、影像学检查明确病因。

（黄从新）

乏力（fatigue）
fálì

自觉疲劳、肢体软弱无力的感觉。生理情况下，在过强劳动、长时间工作、睡眠不足、饥饿时也可感到乏力，但休息或进食后很快恢复。病理性乏力根据程度分为轻、中、重度。轻度乏力患者精神不振，常感疲乏，但能坚持体力劳动，休息后疲乏虽有所减轻，但不能恢复正常；中度乏力患者精神疲乏，勉强能坚持日常工作和生活，但是从事轻体力劳动即感异常疲乏，长时间休息也不能恢复；重度乏力患者精神极度疲乏，不能坚持日常活动，即使在休息状态下也感疲倦，懒于言语。

常见病因为贫血、肌病、低血糖、心力衰竭、肾功能不全等。若乏力伴皮肤黏膜苍白、心悸、气促等应考虑为贫血；伴活动耐量下降、呼吸困难、咳嗽、咳白色或粉红色泡沫痰等则应考虑为左心衰竭；伴典型体循环淤血表现如四肢水肿、食欲缺乏、尿量减少等应考虑为右心衰竭；伴食欲缺乏、晨起恶心呕吐、贫血、水肿等，结合既往慢性肾脏病史可考虑为肾功能不全；口服他汀类降脂药可出现肌肉乏力；应用胰岛素治疗的糖尿病患者若发生出汗、乏力、手抖，应考虑为低血糖反应。结合乏力的伴随症状，细致询问病史和体检，结合血生化、心电图、超声波、血常规等检查可确诊。

（黄从新）

间歇性跛行（jiànxiēxìng bǒxíng）（intermittent claudication）

反复发生行走一段距离后出现的行走障碍。分为血管性间歇性跛行与神经性间歇性跛行。

血管性间歇性跛行：①闭塞性周围动脉粥样硬化，除间歇性跛行外伴下肢酸胀、麻木、发凉、疼痛、无力等导致功能障碍，停止运动即缓解。最常见的是小腿疼痛性间歇性跛行，源于股动脉和腘动脉狭窄。臀、髋及股部疼痛所致的间歇性跛行，常提示主动脉和髂动脉狭窄。②血栓闭塞性脉管炎，源于四肢中、小动脉炎性病变。间歇性跛行以寒冷季节多发，伴下肢缺血、疼痛、脉搏减弱或消失、血压下降或测不出等。

神经性间歇性跛行：由腰椎管狭窄所致。行走时下肢肌肉的舒缩活动促使椎管内相应脊神经节根部血管充血，继而静脉淤血及神经根受牵拉，相应部位微循环受阻而出现缺血性神经根炎，从而出现腰腿疼痛，下肢麻木、无力。患者蹲下、坐下或平卧休息后，神经根的压力负荷降低，症状也随之减轻消失。

血管性间歇性跛行和神经性间歇性跛行主要区别：①前者足背动脉搏动减弱或消失，踝肱指数<0.9，后者无上述变化。②前者休息后可缓解，后者步行距离随病程延长而逐渐缩短。③前者血管造影显示动脉粥样硬化形成，可见动脉管腔狭窄，后者则无明显血管变化。

（黄从新）

发绀（fāgàn）（cyanosis）

血液中还原血红蛋白或异常血红蛋白过度增多造成皮肤或黏膜出现青紫的现象。曾称紫绀。血液在肺不能进行充分的气体交换而获得足够的氧气，或外周静脉血液淤滞，血液在毛细血管内与组织过度气体交换，均可引起发绀；血红蛋白中二价铁离子被氧化或血红蛋白被硫化也可导致血液呈青紫色，引起发绀。肢体末梢如指尖、甲床、舌尖、鼻尖、耳垂、口腔黏膜等部位最容易观察到发绀。

发生机制　血液中未氧合的还原血红蛋白绝对量>50g/L时，皮肤和黏膜可观察到发绀。临床绝大多数情况下，发绀由血液氧合不足引起，但是红细胞增多症患者则是血液中血红蛋白绝对量增高所致，如长期高原生活者；相反，明显贫血患者由于血液中血红蛋白总量下降，即使存在明显缺氧，还原血红蛋白<50 g/L而不出现发绀。血液中高铁血红蛋白>30g/L或硫化血红蛋白>5g/L者可出现发绀。根据发绀的部位，临床上分为三种类型。

中心性发绀　心、肺疾病或空气中含氧量不足，血液经过肺循环时不能与外界进行充分的气体交换，血液不能充分氧合，动脉血中还原血红蛋白增多。其特点是全身发绀，发绀部位皮温正常。高铁血红蛋白血症和硫化血红蛋白血症引起的发绀均为中心性发绀。

周围性发绀　静脉回流受阻，血液在毛细血管床中缓慢流动，与外周组织过度气体交换，还原血红蛋白>50g/L，可出现发绀。其特点是局部发绀，发绀部位皮温降低。

混合性发绀　中心性发绀和周围性发绀同时存在，如心脏疾病引起心力衰竭。

鉴别诊断　发绀是心、肺疾病常见的体征，应通过详细询问病史、体格检查及辅助检查，进行鉴别。

心脏疾病　①先天性心脏病：左、右心腔存在异常通道并出现右向左分流时，经肺循环回流到左心的血液中混入了未氧合的静脉血，可出现发绀。见于房间隔缺损、室间隔缺损或动脉导管未闭引起的艾森门格综合征（Eisenmenger syndrome）、法洛四联症（tetralogy of Fallot）、大动脉转位等。②急性和慢性心力衰竭：左心衰竭时，肺静脉压升高造成肺淤血和肺水肿，血液在肺毛细血管床与肺泡的气体交换受阻，回流至左心的血液氧合不足，常合并低氧血症；单纯右心衰竭时引起静脉回流受阻，临床表现为中心性、周围性发绀，常合并颈静脉怒张、下肢水肿等；全心衰竭时临床表现为混合性发绀。③心包疾病：心包疾病引起急性心脏压塞或慢性心包缩窄时，静脉回流受阻，毛细血管床血液淤滞，临床表现为中心性、周围性发绀，常合并气促、颈静脉怒张、下肢或全身水肿等。

急性和慢性肺疾病　肺实质或胸膜的病变均可影响血液在肺部的气体交换，出现中心性发绀。①呼吸道病变：严重的呼吸道梗阻（如痰阻）引起窒息和严重缺氧。②肺实质病变：肺组织炎症、肿瘤、肺间质疾病、肺栓塞等，均可引起血液在肺不能进行正常的气体交换。③胸腔积液：造成肺组织被压缩，影响血液在肺部的气体交换。④气胸：开放性和闭合性气胸均可造成肺组织广泛压缩，影响血液在肺部的气体交换。⑤肺源性心脏病：慢性肺实质病变造成肺动脉高压，引起右心衰竭和静脉回流受阻，临床上表现为混合性发绀。

血栓性静脉炎　病变引起静脉血栓形成或闭塞，静脉回流受阻，血液在毛细血管床缓慢流动，与组织之间进行过度的气体交换，引起周围性发绀。

亚硝酸盐中毒　亚硝酸盐在体内释放出活性氧，血红蛋白被氧化成高铁血红蛋白，出现皮肤、黏膜发绀。常表现为集体发病。

处理原则　①病因治疗：明确发绀的病因，积极进行病因治疗，可减轻甚至消除发绀。例如，对先天性心脏病房室分流进行修补或封堵，晚期艾森门格综合征则丧失病因治疗的机会；大叶性肺炎的抗感染和大块肺栓塞溶栓。②对症治疗：旨在减轻发绀及相关症状，如呼吸困难等。各种心肺疾病引起的发绀，通过吸氧增加吸入气体中的氧浓度，提高血红蛋白的氧合程度；对周围性发绀，局部按摩可促进静脉回流，从而使发绀暂时减轻或消失。

（严晓伟）

chǔzhuàngzhǐ

杵状指（clubbing fingers）　指（趾）端甲床增生、膨大，纵脊和横脊弯曲、隆起似鼓槌状的现象。发绀性先天性心脏病和严重的慢性肺疾病是杵状指（趾）最常见的原因，也可见于慢性感染或某些具有内分泌功能的肿瘤如小细胞肺癌等。

发生机制　杵状指（趾）源于前列腺素（prostaglandin，PG）E。PGE是体内的促炎症物质，炎症时产生，经15-羟前列腺素脱氢酶（15-hydroxy prostaglandin dehydrogenase，15-HPGD）降解后灭活。PGE灭活障碍是杵状指（趾）的直接原因，心肺疾病可影响PGE灭活。慢性感染时过度生成、肿瘤组织过量释放及15-HPGD基因变异均可导致PGE增多。初期甲床根部组织充血，毛细血管扩张，后期局部组织增生，导致甲床根部和甲床下组织隆起。

鉴别诊断　对原因不明的杵状指（趾）患者，应进行仔细临床评估，明确或除外下列疾病。①右向左分流的先天性心脏病：艾森门格综合征（Eisenmenger syndrome）、法洛四联症（tetralogy of Fallot）、大动脉转位等右向左分流的心脏病直接影响PGE在肺的灭活。患者同时合并低氧血症和中心性发绀。②慢性感染：包括感染性心内膜炎等慢性细菌感染，与炎症状态下PGE过度合成有关，感染控制后杵状指（趾）可减轻或消失。也见于支气管扩张、肺脓肿和克罗恩病（Crohn disease）。③肿瘤：肺癌是引起杵状指（趾）最常见的肿瘤，与肿瘤组织产生过量的PGE相关。部分患者的杵状指（趾）可发生在肿瘤其他临床症状之前，对早期诊断具有一定意义。④骨关节病：原发性肥大性骨关节病患者可出现杵状指（趾），15-HPGD基因缺陷是PGE灭活障碍的原因。⑤甲状腺疾病：甲状腺功能亢进症或减退症均可能出现杵状指（趾），但临床罕见。

处理原则　杵状指（趾）并不引起指（趾）端明显不适，不需处理。原发病治疗后杵状指（趾）减轻甚至消失是病情改善的证据，对于新近出现杵状指（趾）且无其他临床症状者，应注意除外肿瘤。

（严晓伟）

chǔzhuàngzhǐ

杵状趾（clubbing toes）　见杵状指。

（严晓伟）

shuǐzhǒng

水肿（edema）　过多液体在组织间隙或体腔内积聚的病理状态。根据原因，水肿可分为心源性、肾源性、肝源性、内分泌性、营养不良性等；根据特点，水肿可分为凹陷性和非凹陷性。

发生机制　正常情况下血管内外液体分布处于动态平衡状态。影响液体在毛细血管和组织间隙平衡分布的因素包括毛细血管静压、血浆胶体渗透压、组织液静水压、组织胶体渗透压和毛细血管通透性。水肿的发生机制主要有以下方面。

毛细血管静压升高　各种病因引起静脉回流受阻可引起毛细血管静压升高，导致血浆中的液体渗入血管外组织间隙。毛细血管静压升高的常见原因包括心力衰竭、门静脉高压、静脉回流受阻、血栓性静脉炎等。过量的水、钠摄入和肾素-血管紧张素-醛固酮系统异常激活引起的水钠潴留，主要通过增加循环血量、升高静压引起水肿，是临床水肿常见原因，也是生理性水肿的常见原因。

血浆胶体渗透压降低　血浆胶体渗透压是保持血管内水分的重要因素之一。各种原因影响肝脏合成蛋白（主要是白蛋白）或引起血浆蛋白大量丢失，均可降低血浆胶体渗透压。引起血浆胶体渗透压降低的常见原因包括肾病综合征、肝硬化、蛋白丢失性肠病等。

毛细血管通透性增高 毛细血管局部炎症反应是其通透性升高的常见原因，血浆中的液体和小分子蛋白成分可以透过毛细血管壁进入组织间隙或第三腔隙。外渗液蛋白含量高。各种感染、超敏反应等是引起毛细血管通透性增高的常见原因。

组织胶体渗透压增高 是促进血管内液体外漏的因素之一。黏蛋白进入组织间隙使毛细血管外胶体渗透压升高，黏液性水肿属非凹陷性水肿。

淋巴回流受阻 引起淋巴液从淋巴管外漏至组织间隙，出现淋巴水肿。肿瘤压迫、淋巴管炎症是引起淋巴水肿的常见原因。

鉴别诊断 水肿的临床特点取决于引起水肿的原因，水肿的部位、进展方式、范围、是否凹陷性等对疾病的诊断有一定提示意义。

心源性水肿 右心衰竭所致，最先出现在身体的低垂部位（如踝部，卧位时在骶尾部），呈对称、凹陷性，逐渐进展至胫前、股、全身，甚至发生胸腔积液和腹水。静水压升高是引起水肿的主要原因，肾素-血管紧张素-醛固酮系统异常激活促进水钠潴留进一步加重水肿。

肾源性水肿 最先出现在组织疏松的部位如眼睑和颜面部，也可进展至全身。肾脏疾病引起的低蛋白血症、水钠潴留、毛细血管通透性增高等是引起肾源性水肿的直接原因。肾病综合征引起水肿的主要机制是低蛋白血症，急性肾小球肾炎水肿则源于少尿、水钠潴留和毛细血管通透性增高。

肝源性水肿 肝硬化所致。肝硬化时门静脉高压、低蛋白血症、醛固酮灭活障碍等因素参与水肿发生。早期水肿呈全身性，晚期水肿特点是顽固性腹水，主要与门静脉系统静水压升高有关。

营养不良性水肿 长期营养不良造成的低蛋白血症和毛细血管组织结构的改变，是导致水肿的主要原因。此外，组织营养不良结构疏松时组织间隙机械压力下降也参与水肿的形成。通常最早出现在下肢，逐渐弥漫至全身。

局部水肿 局部静脉或淋巴回流受阻（肿瘤压迫或炎症致管腔闭塞）、皮肤或组织的炎症性病变、局部蚊虫的叮咬等是引起水肿的常见原因。除非并发其他器官的病变，一般不会弥漫至全身。局部炎症导致毛细血管通透性增高是引起局部水肿的常见原因，炎性水肿常伴局部的红、热、痛，随着炎症的播散可出现全身性中毒症状。

处理原则 包括针对原发病的治疗和对症的消肿治疗。对水钠潴留或腔静脉回流受阻引起的全身性水肿，利尿治疗是减轻或消除水肿的有效方法，但对低蛋白血症所致水肿，由于循环血容量低减，单纯利尿治疗效果差，通常需静脉输注血浆或白蛋白，通过提高血浆的胶体渗透压，同时适当给予利尿剂，方能取得较好的利尿效果；对炎症性水肿，需用抗生素或糖皮质激素（变态反应性炎症）治疗；对黏液性水肿，需针对甲状腺疾病进行治疗。

（严晓伟）

jǐngjìngmài nùzhāng

颈静脉怒张（jugular vein engorgement） 颈静脉压升高导致体表可见颈静脉明显充盈的现象。是右心功能不全或上腔静脉回流受阻的直接证据。患者取半卧位，上身与床面呈 30°~45°，在患者右侧观察，颈静脉充盈超过锁骨上缘和下颌角间距的 2/3 即可诊断。明显水钠潴留者颈静脉怒张更明显，利尿后可减轻或消失。

发生机制 正常上腔静脉压为 $6~12cmH_2O$。半卧位时，颈静脉充盈不超过锁骨上缘和下颌角间距的 2/3。右心衰竭、心脏压塞、心包缩窄、肺栓塞、上腔静脉压迫综合征时，上腔静脉回流受阻，血液淤滞，腔静脉压升高，引起颈静脉怒张，严重者静脉压可高达 $30~40cmH_2O$。患者取半卧位，若右上腹加压时颈静脉充盈加重，称为肝颈静脉回流征阳性，表明下腔静脉系统也存在明显血液淤滞，提示心源性疾病引起的腔静脉回流受阻。存在右心衰竭伴重度三尖瓣关闭不全时，可见颈静脉充盈伴异常搏动。

鉴别诊断 颈静脉怒张仅提示上腔静脉回流受阻，应结合临床表现及辅助检查，鉴别病因。

右心衰竭 仅从体格检查、胸部 X 线片，与心包积液引起的心脏压塞难以鉴别，但后者可触诊奇脉，超声心动图和胸部 CT 检查发现心包积液可鉴别。限制型心肌病引起的右心衰竭与缩窄性心包炎鉴别非常困难，需行右心导管检查比较左、右心房压力的差异。

心脏压塞和心包缩窄 超声心动图发现大量心包积液，伴上腔静脉、下腔静脉增宽，是诊断心脏压塞的最可靠方法，心脏压塞时常出现奇脉。心包缩窄时超声心动图显示心包增厚和钙化、室间隔抖动征、二尖瓣最大血流速度在呼气与吸气时差异≥25%、下腔静脉增宽。

上腔静脉压迫综合征 最常见的是肿瘤引起的上腔静脉压迫，头颈部及胸部水肿、面部充血，但不影响下腔静脉的血液回流，无下肢水肿，较易与心力衰竭或心包疾病引起的颈静脉怒张鉴别。患者常合并肿瘤的其他表现，胸部 CT 检查可发现上腔静脉受压部位及病变性质。

处理原则　主要是病因处理。心力衰竭者，利尿治疗以减轻水肿和颈静脉怒张；心脏压塞者，心包穿刺或开窗引流以缓解右心受压；心包缩窄者，唯一的治疗方法是尽早行心包剥脱术；大面积肺栓塞性肺动脉高压导致右心衰竭者，早期溶栓、抗凝，必要时手术取栓等可有效降低肺动脉压，改善低氧的同时缓解右心衰竭的症状和体征；上腔静脉压迫综合征者，治疗原发病。

（严晓伟）

jǐngdòngmài yìcháng bódòng

颈动脉异常搏动（carotid abnormal pulsation）

疾病导致颈动脉搏动异常增强，视诊可见静息时颈部皮肤明显搏动。颈动脉在颈部的位置较深，只有在剧烈运动后可见颈部皮肤轻微搏动。颈动脉异常搏动与每搏量异常增高有关，常与周围血管征并存。主动脉瓣关闭不全、主动脉窦瘤破裂时，颈动脉剧烈搏动可引起头部出现与脉搏节律一致的搏动。

发生机制　各种病因导致心肌收缩力增强，每搏量异常增加，大动脉收缩早期快速充盈，压力骤然升高，而收缩晚期和舒张期动脉内压力迅速下降，脉压增大，引起动脉搏动明显增强。脉搏波描记显示升支陡直、高大，至顶点后骤然落下，导致颈动脉搏动异常增强，颈动脉周围组织也出现明显搏动。

鉴别诊断　颈动脉异常搏动需与颈静脉搏动鉴别，后者主要见于重度三尖瓣关闭不全、缩窄

性心包炎等。鉴别要点：①颈动脉异常搏动范围局限，局部搏动有力，幅度较大，颈静脉搏动范围弥散，搏动微弱。②颈动脉异常搏动时触诊搏动感明显，而颈静脉搏动触诊时无搏动感。③颈动脉搏动不受体位和呼吸的影响，颈静脉搏动在直立位或吸气时减弱甚至消失。④轻压颈根部，颈动脉搏动不受影响，颈静脉搏动则减弱或消失。

颈动脉异常搏动主要见于疾病引起脉压明显增大，如重度主动脉瓣关闭不全、主动脉窦瘤破裂、重度贫血、高热、甲状腺功能亢进症等。主动脉瓣关闭不全、主动脉窦瘤破裂时，主动脉第一和第二听诊区还可闻及舒张期递减型、叹气样杂音，超声心动图显示重度主动脉瓣关闭不全或主动脉窦瘤破溃血液反流至左心室。甲状腺功能亢进症常合并突眼、多汗、消瘦、心动过速等。

（严晓伟）

xīnqiánqū lóngqǐ

心前区隆起（precordial prominence）

心脏疾病导致心前区胸壁向前凸起。前胸左右胸壁明显不对称。多见于先天性发绀性心脏病。先天性主动脉瘤、长期大量心包积液患儿也可出现。

发生机制　先天性心脏病引起进行性右心室扩大，压迫其前方胸壁，是最常见的病因。幼儿胸壁处于快速生长阶段，骨质软而易变形，心脏长期压迫致使心前区胸壁向前凸起，出现明显的胸廓畸形。心脏病患者心前区明显隆起提示幼年阶段即有严重肺动脉高压和右心增大，心脏畸形严重。青春期以后出现的心脏明显扩大也可能引起心前区隆起，但程度一般较轻。梅毒性主动脉瘤可侵袭邻近组织，引起胸骨、

胸壁隆起。

鉴别诊断　心前区隆起需与其他胸廓畸形鉴别。①佝偻病胸：源于胸廓发育阶段缺钙。患儿胸骨与肋软骨交界处由于串珠形成而明显隆起。佝偻病串珠为双侧性，常合并漏斗胸或鸡胸；先天性心脏病心前区隆起患儿则存在心脏扩大、发绀、心前区杂音等。②脊柱前凸：可造成胸廓明显畸形和双侧不对称，但前凸的范围不限于心前区，患者无心脏疾病的症状和体征，胸部 X 线检查可确诊。

（严晓伟）

xīnqiánqū yìcháng bódòng

心前区异常搏动（precordial abnormal pulsation）

心脏疾病在心前区异常部位引起搏动或心尖搏动的位置、强度发生改变。通过对心前区异常搏动的视诊和触诊，可获得有关心腔扩大、心肌肥厚及疾病诊断等方面的信息。

心前区异常搏动包括：①心尖搏动位置异常，左、右心室扩大所致。右心室扩大使心尖上翘，心尖搏动向左移位；左心室扩大使心尖向左下移位，心尖搏动也向左下移位。此外，纵隔和膈肌位置改变也可导致心尖搏动位置改变，如右侧气胸或胸腔积液、肺不张、纵隔占位等可引起纵隔移位，肺气肿时膈肌下移，肺不张、腹水、腹部巨大肿瘤等引起膈肌上移。②心尖搏动增强，心尖抬举样搏动通常是左心室阻力负荷增高，引起显著心室肥厚，心肌收缩力增强所致。将手指放在心尖搏动最强部位可感觉到明显的抬举感。常见于主动脉瓣狭窄、梗阻性肥厚型心肌病、恶性高血压引起心室肥厚等。甲状腺功能亢进症、高热、重度贫血时心肌收缩力增加，心尖搏动也会

增强，但触诊时一般无抬举感。③负向心尖搏动，心包缩窄时心包周围广泛粘连，心脏收缩时将心尖周围组织向内牵拉，心尖部皮肤呈内凹性改变。④剑突下搏动，肺气肿引起右心室位置下移、右心室肥大、腹主动脉搏动均可出现剑突下搏动。

心脏与心外因素引起的心尖搏动移位，通过胸部 X 线检查了解心脏的位置和大小、肺部病变、胸腔积液、气胸等，不难鉴别。剑突下右心室搏动与腹主动脉搏动的鉴别：右心室搏动在吸气时增强，腹主动脉搏动则在吸气时减弱。

正常人胸壁较厚（如肥胖）时，体表常不能见到心尖搏动。虽然理论上认为收缩性心力衰竭或心包积液时心尖搏动减弱，但显然不能根据体表心尖搏动来判断是否存在上述疾病。因此，体表观察心尖搏动较弱或消失的临床意义有限。

(严晓伟)

xīnzàng kuòdà

心脏扩大 (cadiac dilation)

心脏一个或多个腔扩大，心影增大的病理表现。又称心脏肥大。是疾病影响下心脏的代偿性反应过程，多数与代偿性心肌肥厚并存。疾病早期通过代偿，心腔排空得以维持，随着疾病进展进入失代偿阶段，心腔进一步扩大，腔壁变薄，心脏内血液淤滞，出现相应临床症状。

发生机制 致病因素造成心腔容量负荷（前负荷）、阻力负荷（后负荷）增加，或心肌细胞大量丧失，心腔为维持正常射血功能，通过一定程度的心腔扩大，使心肌收缩力增强（Frank-Starling 定律）。同时，体内神经内分泌系统如交感神经系统、肾素-血管紧张

素-醛固酮系统、内皮素系统等被激活，儿茶酚胺、血管紧张素Ⅱ、内皮素等神经体液物质释放，促使心肌细胞肥大，细胞间基质增生，心腔壁增厚。这些代偿机制引起的心脏扩大和心肌肥厚称为心肌重构。疾病早期可以维持正常的心脏功能，随着心腔进行性增大和心肌细胞结构异常进展，无法继续维持正常的射血功能，进入心力衰竭的失代偿阶段。神经内分泌系统的激活在疾病的早期维持了心脏的正常功能，对心脏扩大和心肌肥厚的发生发展及对心肌重构起着重要的促进作用。即使进入失代偿阶段，过度增加的儿茶酚胺、血管紧张素Ⅱ对心肌的毒性作用仍然促使心肌重构不断加剧，心腔越来越大，腔壁逐渐变薄，出现更严重的衰竭和电生理紊乱，最终导致死亡。因此，心脏扩大是心脏面临致病因素的代偿过程，也是心肌重构、疾病进展的过程。

分类 细致的体格检查和胸部 X 线检查有助于诊断，超声心动图简便、可靠，不仅可了解心腔扩大的具体部位和程度，很多情况下还能提示病因，是诊断的金标准。

心室扩大 左、右心室的血液分别通过主动脉瓣和肺动脉瓣进入主动脉和肺动脉。心室阻力负荷增高（如主动脉瓣狭窄、肺动脉瓣狭窄、高血压）时，心室首先通过心肌肥厚（向心性肥厚）进行代偿，随着疾病进展，心室逐渐扩张，室壁厚度下降，心脏逐渐增大。心室容量负荷（如瓣膜关闭不全）增高时，心室主要通过室腔扩大进行代偿，同时室壁逐渐增厚。左心室室壁较厚，代偿能力强，临床症状出现晚。疾病造成心肌大量丧失时（如心

肌炎、心肌梗死），心室主要通过心室扩张维持排血功能，常在急性期即出现功能失代偿的临床症状，随着心室重构的进展，患者临床预后不良。

心房扩大 左、右心房的血液分别通过二尖瓣和三尖瓣进入左、右心室，疾病状态导致心室内压升高（如高血压）或心房排空受阻（如二尖瓣狭窄）时，心房通过扩张和心房肌肥大进行代偿，在心房机械重构的同时，进行电重构。心房壁薄、心房代偿能力差，相对短的时间内即进入失代偿阶段；心房进一步扩张会出现各种心律失常，如房性期前收缩、心房颤动。心房颤动时，心房的收缩和排血功能完全丧失，心输出量降低约20%。

全心扩大 致病因素同时作用于心房和心室（如心肌炎、心肌病），引起心脏 4 个腔室同时扩大。多累及左心房（二尖瓣狭窄）或左心室（高血压、心肌梗死），左心功能失代偿后，出现肺静脉压升高和肺充血，并使肺血管收缩，肺动脉压逐渐升高。右心负荷增高导致右心扩大，最终形成全心扩张和全心衰竭，完成向后衰竭的过程。

鉴别诊断 心脏扩大需与心包积液鉴别。若存在全心扩大，依靠症状、体格检查和正侧位胸部 X 线片常难以鉴别，超声心动图检查对两者的鉴别并无困难。

处理原则 治疗的抉择直接关系到患者长期预后，应根据疾病类型，选择正确措施。①病因治疗：去除导致心脏扩大的病因，如控制高血压、纠正瓣膜狭窄或关闭不全、修补心脏内的异常通道等。②阻断神经内分泌系统的过度激活：在冠心病、高血压、扩张型心肌病性心脏扩大和心肌

重构中，交感神经系统和肾素-血管紧张素-醛固酮系统的激活对疾病的进展起着明确的促进作用。β受体阻断剂和血管紧张素转换酶抑制剂/血管紧张素Ⅱ受体阻断剂可显著抑制心肌重构和疾病进展，改善患者长期预后。

（严晓伟）

gāndà
肝大（hepatomegaly）
肝脏体积和重量大于正常范围。右心衰竭或急性、慢性心包疾病引起下腔静脉回流受阻、淤血致淤血性肝大。

发生机制 右心衰竭时肝静脉回流受阻，血液在肝小叶循环的静脉端淤滞，小叶中央静脉及肝窦扩张、淤血，导致：①肝细胞肿胀、气球样变，引起肝细胞增大。②窦周隙淤血，淋巴液生成过多和（或）淋巴回流受阻。③肝非实质细胞增生（窦内皮细胞、库普弗细胞）、外来的骨髓细胞可引起肝内库普弗细胞增生；细胞外基质及其大分子成分增加（胶原蛋白、蛋白多糖、糖蛋白等）。④异常物质的积存，分解代谢紊乱和排泄减少，导致糖原、蛋白质、蛋白多糖、脂类、铜和铁在肝实质细胞和非实质细胞内积存。⑤淋巴细胞浸润，主要是肝细胞坏死的反应。⑥淤血从肝小叶的中心静脉一直扩展至肝血窦，周围肝细胞因压力、营养不良及供氧不足发生萎缩、变性及坏死，残存的肝细胞再生同时纤维结缔组织再生。肝窦旁的贮脂细胞增生，合成胶原纤维增多，最终进展至淤血性肝硬化。

鉴别诊断 淤血性肝大触诊质地中等，边缘较钝。B超可显示典型的肝淤血改变，结合患者右心衰竭、下腔静脉增宽、静脉压升高的临床表现，不难作出诊断。与其他原因所致肝大的鉴别主要根据肝脏B超检查及临床右心衰竭的表现。下腔静脉回流受阻发生的速度决定淤血性肝大的临床特点。

急性肝淤血 心血管急症（如急性大面积肺栓塞、急性右心室梗死或心脏压塞）引起的严重右心衰竭导致急性肝淤血，肝脏数天内迅速增大，肝包膜紧张，可伴肝区不适，触诊疼痛明显。若右心衰竭的因素有所缓解，肝淤血减轻后，肝脏可以回缩。

慢性肝淤血 慢性右心衰竭和缩窄性心包炎时，肝淤血缓慢发生并逐渐加重。肝脏逐渐增大，患者自觉症状不明显，触诊时肝大较明显。随着右心衰竭控制情况的起伏，肝脏大小可发生变化。

淤血性肝硬化 又称心源性肝硬化。与肝炎后肝硬化不同的是肝脏体积并不缩小，肝小叶结构重建不明显。随着肝硬化引起门静脉系统压力升高，由于同时存在体循环静脉压升高，不能借助门-体分流缓解门静脉高压，侧支循环建立也不明显。门静脉高压形成出现腹水，随着腹水增加，患者下肢水肿可消失，导致肝性水肿的典型表现。淤血性肝硬化一般不引起肝衰竭。

处理原则 重点在于对右心衰竭的控制。对于心脏压塞及时引流可迅速缓解静脉淤血；对急性大面积肺栓塞所致右心衰竭和淤血性肝大，可考虑外科取栓术；对于重度三尖瓣关闭不全所致右心衰竭，行三尖瓣瓣环环缩手术，通过减少三尖瓣反流改善静脉淤血症状；对于慢性右心衰竭所致肝淤血和肝大，若条件允许，尽可能在肝硬化发生前行心脏移植术；对于已经出现明显肝硬化者，缺乏有效的治疗手段，只能采用利尿、补充白蛋白等对症治疗，效果有限，患者预后差。

（严晓伟）

màibó
脉搏（pulse）
体表可以触摸到的、血管内的血液流动和压力变化所产生的血管起伏搏动。包括动脉搏动和静脉搏动。临床上最常用于检查脉搏的有桡动脉、肱动脉、颈动脉、股动脉和足背动脉。通常用右手示指、中指和环指并拢检查桡动脉和股动脉脉搏，用示指和中指检查颈动脉和足背动脉脉搏。正常时，体表不易见到静脉搏动，病理状态下可见颈静脉搏动。

形成因素 血管内血液流动及压力的节律性变化是脉搏产生的原因，通过波形将这种节律变化描记下来即脉搏波（图）。动脉脉搏的形成受每搏量、动脉壁弹性、血流到达阻力动脉后产生的回波等多因素影响，并在脉搏波上反映。收缩期左心室射血形成脉搏波的升支；收缩中晚期随着进入主动脉的血流减少，波形回落，由于主动脉瓣关闭，脉搏波降支出现切迹；动脉血到达阻力血管产生的回波与脉搏波的降支重叠，形成重搏波；随着舒张期动脉内血流减少和压力下降，波

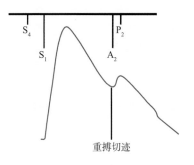

图 脉搏波

注：S_1：第一心音；S_4：第四心音；A_2：主动脉第二心音；P_2：肺动脉第二心音

形逐渐回落到基线。

临床意义 脉搏形成与心室射血直接相关，细致检查可获得重要信息，鉴别病因。①频率和节律：正常时脉搏与心脏搏动同步，节律规整。心脏停搏时动脉搏动消失；严重心动过速（室上性心动过速、室性心动过速）时脉搏减弱甚至消失；期前收缩时脉搏脱落；心房颤动时脉搏绝对不齐，并出现脉搏短绌（脉率低于心率）。②对称性：正常时左、右肢体和颈部动脉搏动对称，一侧脉搏减弱或消失常提示一侧血管存在病变（狭窄或阻塞）。③强度：心脏射血功能和血管状态对脉搏强度影响很大。心力衰竭、休克、重度主动脉瓣上或瓣下狭窄时脉搏减弱；甲状腺功能亢进症、发热、贫血时脉搏有力；严重心功能不全时脉搏呈强弱交替（交替脉）。④血管杂音：动脉病变（狭窄或扩张）时局部可闻及血管杂音，源于血液流经病变部位产生涡流或湍流。通常杂音强度越响，动脉狭窄的严重程度越重，但严重狭窄时由于通过狭窄部位的血流过少，杂音反而减轻或消失。⑤特殊部位脉搏：桡动脉是最常用的脉搏检查部位；心脏骤停时应通过检查颈动脉搏动进行诊断；足背动脉减弱或消失反映腹主动脉或下肢血管的狭窄或阻塞；颈静脉搏动见于重度三尖瓣关闭不全，且吸气时更明显；严重主动脉关闭不全者颈动脉搏动强烈，可观察到头部规律搏动。

（严晓伟）

shuǐchōngmài

水冲脉 （water hammer pulse）

因每搏量异常增加表现为强而有力、洪大的脉搏，触诊时如潮水冲击的感觉。又称科里根脉（Corrigan pulse）。通常在桡动脉触诊水冲脉，上肢高举时更明显。出现水冲脉时，收缩压升高，舒张压降低，脉压增大。

脉搏波形态取决于心室的每搏量、射血速度、血管的容量和顺应性及外周血管阻力。水冲脉是在疾病状态下，心肌收缩力增强，每搏量异常增加，主动脉在收缩早期快速充盈，压力骤然升高，收缩晚期和舒张期动脉内压力迅速下降所致。脉搏波升支陡直、高大，至顶点后骤然落下。主动脉瓣关闭不全时，脉搏波降支的重搏切迹缩小甚至消失。主动脉瓣关闭不全、主动脉窦瘤破裂时，颈动脉的水冲脉可引起患者头部出现与脉搏节律一致的搏动。

水冲脉患者常合并原发病的其他临床表现，但在主动脉瓣关闭不全心功能代偿期，水冲脉是提示临床诊断的重要体征之一。①高热：常见于各类疾病引起的高热。严重的炎症反应及由此引起的高热使机体处于高代谢状态，交感神经兴奋，心率增快，心肌收缩力增强。其特点是脉搏随体温变化，热退时水冲脉消失。②贫血：重度贫血时，缺氧刺激交感神经，心率增快、心肌收缩力增强，心输出量增加，心脏呈高动力状态。输血后随贫血相关症状的明显改善，水冲脉消失。慢性贫血患者出现贫血性心肌病时，由于心肌收缩力下降，左心室射血分数降低，水冲脉消失。③甲状腺功能亢进症：甲状腺素分泌增多，新陈代谢加速，交感神经兴奋，心率增快、收缩压升高、舒张压降低、脉压增大、脉搏快而有力。④主动脉瓣关闭不全：舒张期大量血液经主动脉瓣反流，使左心室舒张末容积（前负荷）增加，心功能代偿阶段随前负荷增加心肌收缩力增强，每搏量增高；舒张期血液反流至左心室使动脉内压力骤减，形成典型的水冲脉，同时合并主动脉瓣第一或第二听诊区的舒张期叹气样杂音。⑤主动脉窦瘤破裂：窦瘤破裂至心房或右心室时，主动脉压高于心房压或右心室压，出现主动脉至心房或右心室的持续性收缩期和舒张期分流，左心室前负荷增加，代偿期收缩早期心输出量骤升，收缩晚期和舒张期的分流引起动脉压迅速下降，外周动脉可扪及典型水冲脉。

（严晓伟）

qímài

奇脉 （paradoxical pulse）

脉搏在吸气时明显减弱、呼气时增强的现象。又称吸停脉。主要见于大量心包积液引起的心脏压塞。

发生机制 正常吸气时肺静脉系统血容量增加，胸腔内呈负压，腔静脉血压回流增加，肺静脉回流左心房的血量不会减少；呼气时胸腔内正压使肺静脉回流，腔静脉回流减少，肺静脉回流左心房的血量不会显著增加。胸腔负压调节作用使正常时每搏量稳定，每搏强度在呼吸过程中无变化。心脏压塞时，大量心包积液主要压迫心腔内压较低的右心房和右心室，使静脉回流至右心房、右心室受阻。吸气时胸腔负压并不能使腔静脉回流增加，肺静脉回流至左心房的血量锐减，左心室前负荷降低，每搏量减少，脉搏减弱；呼气时胸腔正压促使肺静脉回流，左心室具有较强的主动充盈能力，前负荷和每搏量恢复正常，脉搏也恢复正常。心包缩窄时，若心包脏层纤维结缔组织仅使右心受压，奇脉仍然存在；若心包缩窄使左、右心室同时受压，呼气时左心室亦不能正常充盈，呼吸过程中每搏量持续降低，不出现奇脉。

检查方法 可以对桡动脉或肱动脉触诊，也可以用血压计测定吸气和呼气时的收缩压差异诊断。血压计袖带充气压力超过收缩压后缓慢放气，首先听到的科罗科夫（Korotkoff）音所对应的是呼气相收缩压；继续缓慢放气，直至柯氏音同时出现在吸气相，这时对应的是吸气相收缩压。

鉴别诊断 奇脉需与交替脉鉴别。后者特点是脉搏呈强弱交替，脉律规整，脉搏强度变化不受呼吸影响，呼气时屏住呼吸脉搏的强弱交替仍然存在；奇脉的特点是脉搏在呼气过程较吸气过程明显增强，但脉搏强弱的差异并不在逐搏之间。

（严晓伟）

jiāotìmài

交替脉（alternating pulse） 脉搏呈一强一弱规律交替出现的现象。见于严重左心室收缩功能不全。立位、心率偏快时容易出现，常伴第三心音奔马律。在心力衰竭症状缓解期，交替脉可消失。

一次较弱的心室收缩后每搏输出量减少，左心室舒张末容积（前负荷）进一步增大，促使更多的心肌细胞参与收缩；另一方面，每搏量减少使动脉压下降，刺激颈动脉窦的压力感受器，中枢交感神经冲动发放增加，刺激心肌收缩。上述因素共同作用致使下一次心室收缩增强，每搏量增加，左心室前负荷恢复、颈动脉窦压力感受器刺激减弱，故而使心脏收缩的每搏量再次减少，周而复始，形成每搏量的交替变化和交替脉。在收缩功能尚存的舒张性心力衰竭患者，由于心输出量正常，不会出现交替脉。

若心脏出现期前收缩二联律，窦性心搏后的期前收缩使心室在尚未完全充盈的情况下提前收缩，故心输出量减少，脉搏减弱。期前收缩后代偿间期使下一次窦性心搏发生时心室已经充分充盈，心输出量增加，脉搏增强。因此，期前收缩二联律时脉搏也呈强弱交替，需与交替脉进行鉴别。主要鉴别点是期前收缩二联律时脉搏虽然也呈强弱交替，但脉律不齐，弱脉提前出现，故不难与交替脉时规整的脉律鉴别。

（严晓伟）

zhōuwéixuèguǎnzhēng

周围血管征（peripheral vascular signs） 每搏量异常增高，收缩压升高，舒张压降低，脉压异常增大，在外周动脉观察到的相应体征。包括以下几种。①水冲脉。②枪击音：将听诊器耳件置于颈动脉或股动脉搏动明显处，轻轻加压，可闻及清脆、短促的血压拍打动脉管壁的声音，类似鸣枪，为收缩早期动脉急速充盈，随后压力骤减所致。③毛细血管搏动征：让患者手指自然弯曲，轻压甲床，可见收缩期甲床下毛细血管迅速充盈，舒张期充盈消失甲床变白，节律和频率与心动周期一致。④双重杂音：将听诊器耳件置于股动脉脉搏明显处，逐渐加压，动脉管腔逐渐闭塞时，可闻及收缩期和舒张期双期、粗糙的机器样杂音。收缩期杂音与大量前向血流通过被压闭塞的动脉产生湍流有关，舒张期杂音提示血液在舒张期倒流。临床上见于重度主动脉瓣关闭不全、主动脉窦瘤破裂、重度贫血、甲状腺功能亢进症等。

重度主动脉瓣关闭不全和主动脉窦瘤破裂时，舒张期主动脉血大量反流进入心脏，引起动脉压迅速下降并出现动脉内血液倒流。在这两种情况下周围血管征表现更为完全和典型。

发生机制 上述疾病引起心室前负荷增高或心肌收缩力增强，每搏量异常增加，致使动脉系统和周围血管在收缩早期快速充盈，压力骤然升高，而在收缩晚期和舒张期动脉压迅速下降，引起各种周围血管征。脉搏波表现为升支陡直、高大，至顶点后骤然落下。

处理原则 重度主动脉瓣关闭不全提示舒张期大量主动脉血液反流，即使心功能处于代偿阶段，亦应进行仔细的临床评估。无论重度主动脉关闭不全还是主动脉窦瘤破裂者凡有手术指征者，需尽早手术治疗。

（严晓伟）

xīnzàng tīngzhěn

心脏听诊（cardiac auscultation） 将听诊器胸件置于心前区，探听心脏搏动声音以了解心脏状态的诊断方法。心脏各瓣膜开放与关闭时产生的声音传导至胸壁，最易听清的部位称心脏瓣膜听诊区。瓣膜区根据瓣膜产生的声音沿血流方向传导至胸壁特定部位而命名，因此与瓣膜的解剖部位不完全一致。

传统心脏瓣膜听诊区为4个瓣膜5个区。5个听诊区如下。①心尖部（二尖瓣区）：位于心尖搏动最强点，又称心尖区。心脏大小正常时，多位于第5肋间左锁骨中线稍内侧；心脏扩大时，听诊部位随心尖位置向左或左下移动。②肺动脉瓣区：位于胸骨左缘第2肋间。③主动脉瓣区：位于胸骨右缘第2肋间。④主动脉瓣第二听诊区：位于胸骨左缘第3肋间。⑤三尖瓣区：在胸骨下端左缘，胸骨左缘第4～5肋间。需要指出的是，以上听诊区是在假定心脏结构和位置正常的情况下设定的。若心脏结构和位置发生改变（如某些心脏疾病），需根据心脏结构改变特点和血流方向，适当移动听诊部位和扩大听诊范围，对于某些心脏结构异常的心脏病可取特定的听诊区域。

心脏听诊时，患者多采取坐位或仰卧位，必要时还需改变体位，如疑有二尖瓣狭窄，宜取左侧卧位；疑有主动脉瓣关闭不全，宜取坐位且上半身前倾。有时需嘱患者在深呼气末屏住呼吸，以助于听清和辨别心音或杂音。有时还需在患者病情许可的情况下做适当活动，使某些杂音更易听到。此外，具备一副高质量的听诊器有利于获得更多和更可靠的信息，其中钟型胸件轻放在胸前皮肤，适合听低音调声音，如二尖瓣舒张期隆隆样杂音；膜型胸件需紧贴皮肤，能滤过部分低音调声音，适用于听高音调声音，如主动脉瓣舒张期叹气样杂音。注意不能隔着衣服进行心脏听诊。听诊时环境应安静，医师思想要高度集中，仔细而认真地按规范的方法听诊。

(胡大一)

xīnlǜ

心律 (rhythm)

心脏搏动的节律。正常人心律基本规整，部分青年人可出现随呼吸改变的心律，吸气时心率增快，呼气时减慢，称窦性心律不齐，一般无临床意义。听诊可发现的心律失常中最常见的是期前收缩和心房颤动。

期前收缩：在规则心律基础上，突然提前出现一次心搏，其后有一较长间歇。期前收缩<6次/分者为偶发，≥6次/分者为频发。频发性期前收缩可以规律出现，形成联律，例如连续每一次窦性搏动后出现一次期前收缩，称二联律；每两次窦性搏动后出现一次期前收缩则称为三联律，

以此类推。期前收缩按来源可分为房性、交界性和室性3种，在心电图上容易辨认，但在听诊时难以区别。精神刺激、过度疲劳、过量饮酒或浓茶，以及某些药物等可诱发期前收缩。各种器质性心脏疾病或直接刺激心脏，也可引起期前收缩，特别是频发性室性期前收缩更具临床意义。

心房颤动：听诊特点是心律绝对不规则；第一心音强弱不等；脉率低于心率，这种脉搏脱漏现象称为脉搏短绌或短绌脉。心房颤动时心房肌失去正常的、有节律而有力的收缩，取而代之为极为迅速、微弱而不规则的颤动（400~600次/分）。大部分心房下传的激动在房室结内受到干扰而不能下传至心室，即使下传的激动也毫无规律，因此使心室收缩极不规则；心室舒张期长短不一，使心音强弱不等；有些弱的波动不能将足够的血液推送到周围血管内，从而发生脉搏短绌现象。心房颤动可以呈阵发性，但慢性持续性心房颤动更多见，绝大多数为器质性心脏病所致。心房颤动的常见原因有二尖瓣狭窄、原发性高血压、冠心病及甲状腺功能亢进症等，少数原因不明者称特发性。

(胡大一)

xīnlǜ

心率 (heart rate)

每分钟心搏次数。一般在心尖部听取第一心音，计数1分钟。正常成人在静息、清醒的情况下心率范围为60~100次/分，老年人偏慢，女性稍快，儿童较快，3岁以下儿童多在100次/分以上。

成人心率>100次/分，婴幼儿心率>150次/分，称为心动过速。运动、兴奋、情绪激动等生理情况下心率增快，可达100~

150次/分。若心率突然增快至160~240次/分，持续一段时间后突然终止，宜考虑为阵发性室上性心动过速，在精神紧张、情绪激动、过度疲劳、过度烟酒或甲状腺功能亢进症等情况下诱发。在心脏病患者中，冠心病和风湿性心脏病患者较易发生，发作持续时间较长则可诱发心功能不全。心率<60次/分，称为心动过缓。迷走神经张力过高、颅内压增高、梗阻性黄疸、甲状腺功能减退症、病态窦房结综合征、二度或三度房室传导阻滞，或服用某些药物（普萘洛尔、美托洛尔等）均可使心率减慢。需注意的是不少健康者，尤其是运动员、长期从事体力劳动的工人或农民，静息时心率即<60次/分，但无临床意义。

(胡大一)

xīnyīn

心音 (heart sound)

在心动周期中，心肌收缩、瓣膜启闭、血液流速改变形成的涡流和血液撞击心室壁及大动脉壁引起的振动传递到胸壁，用听诊器在胸部特定部位听到的声音。心音发生在心动周期的一个特定时期，其音调和持续时间有一定特征。正常心脏在一次搏动过程中，可依次产生4个心音，即第一心音（S$_1$）、第二心音（S$_2$）、第三心音（S$_3$）和第四心音（S$_4$）。通常健康人心脏可听到两个性质不同的声音交替出现，分别是S$_1$和S$_2$。S$_1$出现在心脏的收缩期，它是心室收缩的标志。S$_2$出现在心脏的舒张期，是心室舒张开始的标志。S$_3$发生在S$_2$后0.1~0.2秒，频率低，在某些青年人和健康儿童可听到。S$_4$由心房收缩引起，又称心房音，一般听不到，可听到者多为病理性。

心音强度改变 除肺含气量、

胸壁或胸腔病变等心外因素和是否有心包积液外，影响心音强度的主要因素是心肌收缩力与心室充盈程度（影响心室内压增加的速率），以及瓣膜位置、结构、活动性等。

S_1 强度改变 主要决定因素是心室压增加的速率，心室压增加的速率越快，S_1 越强；其次受心室开始收缩时二尖瓣和三尖瓣的位置和上述其他因素影响。①S_1 增强：常见于二尖瓣狭窄。由于心室充盈减慢、减少，致在心室开始收缩时二尖瓣位置低垂，加之由于心室充盈减少，心室收缩时左心室压上升加速和收缩时间缩短，造成瓣膜关闭振动幅度大，因此 S_1 增强。若二尖瓣狭窄伴严重的瓣叶病变，瓣叶显著纤维化或钙化，使瓣叶增厚、僵硬，瓣膜活动明显受限，S_1 反而减弱。另外，在心肌收缩力增强和心动过速时，如高热、贫血、甲状腺功能亢进症等均可使 S_1 增强。②S_1 减弱：常见于二尖瓣关闭不全。由于左心室舒张期过度充盈（包括由肺静脉回流的血液加收缩期反流入左心房的血液），使二尖瓣漂浮，以致在心室收缩前二尖瓣位置较高，关闭时振动幅度小，因而 S_1 减弱。其他原因如心电图 PR 间期延长、主动脉瓣关闭不全等使心室充盈过度和二尖瓣位置较高，以及心肌炎、心肌病、心肌梗死或心力衰竭时，由于心肌收缩力减弱均可致 S_1 减弱。③S_1 强弱不等：常见于心房颤动和三度房室传导阻滞。前者当两次心搏相近时 S_1 增强，相距远时则 S_1 减弱；后者当心房心室几乎同时收缩时 S_1 增强，又称"大炮音"，机制是心室收缩正好出现在心房收缩之后（心电图上表现为 QRS 波接近 P 波出现），心室在相对未完全舒张和未被血液充分充盈的情况下，二尖瓣位置较低，急速的心室收缩使二尖瓣迅速和有力地关闭使 S_1 增强。

S_2 强度改变 体循环或肺循环阻力和半月瓣的病理改变是影响 S_2 的主要因素。S_2 有两个主要部分：主动脉瓣部分（A_2）和肺动脉瓣部分（P_2），通常 A_2 在主动脉瓣区最清楚，P_2 在肺动脉瓣区最清楚。一般情况下，青少年 $P_2 > A_2$，成年人 $P_2 = A_2$，老年人 $P_2 < A_2$。①S_2 增强：体循环阻力增加或血流增多时，主动脉压增高，主动脉瓣关闭有力，振动大，以致 S_2 的 A_2 增强或亢进，可呈高调金属撞击音；亢进的 A_2 可向心尖及肺动脉瓣区传导，如高血压、动脉粥样硬化。同样，肺循环阻力增加或血流量增多时，肺动脉压增高，S_2 的 P_2 亢进，可向胸骨左缘第 3 肋间传导，但不向心尖传导，如肺源性心脏病、左向右分流的先天性心脏病（如房间隔缺损、室间隔缺损、动脉导管未闭等）、二尖瓣狭窄伴肺动脉高压等。②S_2 减弱：由于体循环或肺循环阻力降低、血流减少、半月瓣钙化或严重纤维化均可分别导致 S_2 的 A_2 或 P_2 减弱，如低血压、主动脉瓣或肺动脉瓣狭窄等。

心音性质改变 心肌严重病变时，S_1 失去原有性质且明显减弱，S_2 也弱，S_1、S_2 极相似，可形成"单音律"。若心率增快，收缩期与舒张期时限几乎相等时，听诊类似钟摆声，又称"钟摆律"或"胎心律"，提示病情严重，如大面积急性心肌梗死和重症心肌炎等。

心音分裂 正常生理条件下，心室收缩与舒张时两个房室瓣与两个半月瓣的关闭并非绝对同步，三尖瓣较二尖瓣延迟关闭 0.02~0.03 秒，肺动脉瓣迟于主动脉瓣约 0.03 秒，上述时间差不能被人耳分辨，听诊仍为一个声音。若 S_1 或 S_2 的两个主要成分的间距延长，导致听诊闻及心音分裂为两个声音，称心音分裂。

S_1 分裂 若左、右心室收缩明显不同步，S_1 的两个成分相距 >0.03 秒，可出现 S_1 分裂，在心尖或胸骨左下缘可闻及。S_1 分裂一般并不因呼吸而变异，常见于心室电活动或机械活动延迟，使三尖瓣关闭明显迟于二尖瓣。电活动延迟见于完全性右束支传导阻滞，机械活动延迟见于肺动脉高压等，由于右心室开始收缩时间晚于左心室，三尖瓣延迟关闭，以致 S_1 分裂。

S_2 分裂 临床上较常见，以肺动脉瓣区明显。①生理性分裂：深吸气末因胸腔负压增加，右心回心血流增加，右心室排血时间延长，左、右心室舒张不同步，肺动脉瓣关闭延迟，S_2 分裂青少年常见。②通常分裂：右心室排血时间延长，肺动脉瓣关闭明显延迟（如完全性右束支传导阻滞、肺动脉瓣狭窄、二尖瓣狭窄等）左心室射血时间缩短，主动脉瓣关闭时间提前（如二尖瓣关闭不全、室间隔缺损等）。③固定分裂：指 S_2 分裂不受吸气、呼气的影响，S_2 分裂的两个成分时距较固定。房间隔缺损时，左心房向右心房的血液分流，右心血流增加，排血延长，肺动脉瓣关闭明显延迟；吸气时，回心血流增加，但右心房压暂时性增高，左向右分流稍减，抵消了吸气导致的右心血流增加的改变，因此其 S_2 分裂的时距较固定。④反常分裂：又称逆分裂，指主动脉瓣关闭迟于肺动脉瓣，吸气时分裂变窄，呼气时变宽。常见于完全性左束支传导阻滞；主动脉瓣狭窄或重度高血压时，左心排血受阻，排血时间延长使主动脉瓣关闭延迟也可出现 S_2 逆分裂。

（胡大一）

fùjiā xīnyīn

附加心音（extra heart sound）

正常第一心音（S_1）、第二心音（S_2）之外听到的病理性附加心音。与心脏杂音不同，多数为病理性，大部分出现在 S_2 之后即舒张期，与原有的 S_1、S_2 构成三音律，如奔马律、开瓣音和心包叩击音等；也可出现在 S_1 之后即收缩期，如收缩期喷射音。少数可出现两个附加心音，则构成四音律。

舒张期额外心音 包括奔马律、开瓣音、心包叩击音和肿瘤扑落音。

奔马律 是一种额外心音，发生在舒张期的三音心律，由于常同时存在心率增快，额外心音与原有的 S_1、S_2 组成类似马奔跑时的蹄声，故称奔马律。奔马律是心肌严重损害的体征。按出现时间可分 3 种。①舒张早期奔马律：最常见，是病理性第三心音（S_3）常伴心率增快，在 S_2 之后，间距与 S_1 和 S_2 的间距相仿，听诊音调低、强度弱，又称第三心音奔马律。它与生理性 S_3 的主要区别是后者见于健康人，尤其是儿童和青少年，在心率不快时易发现，S_1 与 S_2 的间距短于 S_1 与 S_2 的间距，左侧卧位及呼气末明显，且在坐位或立位时 S_3 可消失。一般认为舒张早期奔马律是由于心室舒张期负荷过重，心肌张力减低与顺应性减退，以致心室舒张时，血液充盈引起室壁振动。舒张早期奔马律的出现提示有严重器质性心脏病，常见于心力衰竭、急性心肌梗死、重症心肌炎及扩张型心肌病等。根据舒张早期奔马律来源又可分为左心室奔马律与右心室奔马律，左心室占多数。听诊部位为左心室奔马律在心尖区稍内侧，呼气时响亮；右心室奔马律则在剑突下或胸骨左缘第 5 肋间，吸气时响亮。②舒张晚期奔马律：又称收缩期前奔马律或房性奔马律，发生于第四心音（S_4）出现的时间，为增强的 S_4。该奔马律的发生与心房收缩有关，源于心室舒张末期压力增高或顺应性减退，使心房为克服心室充盈阻力而加强收缩所产生的异常心房音。多见于阻力负荷过重引起心室肥厚的心脏病，如高血压性心脏病、肥厚型心肌病、主动脉瓣狭窄等。听诊特点为音调较低，强度较弱，距 S_2 较远，较接近 S_1（在 S_1 前约 0.1 秒），在心尖部稍内侧听诊最清楚。③重叠型奔马律：为舒张早期和晚期奔马律在快速心率或房室传导时间延长时于舒张中期重叠出现引起，使此额外音明显增强。心率较慢时，两种奔马律可无重叠，则听诊为 4 个心音，称舒张期四音律，常见于心肌病或心力衰竭。

开瓣音 又称二尖瓣开放拍击音，常位于 S_2 后 0.05～0.06 秒，见于二尖瓣狭窄而瓣膜尚柔软时。由于舒张早期血液自高压力的左心房迅速流入左心室，导致弹性尚好的瓣叶迅速开放后又突然停止，使瓣叶振动引起的拍击样声音。听诊特点为音调高、历时短促而响亮、清脆，呈拍击样，在心尖内侧较清楚。开瓣音可作为二尖瓣瓣叶弹性及活动尚好的间接指标，是二尖瓣分离术适应证的重要参考条件。

心包叩击音 见于缩窄性心包炎，在 S_2 后 0.09～0.12 秒出现的中频、较响而短促的额外心音。为舒张早期心室快速充盈时，由于心包增厚，阻碍心室舒张以致心室在舒张过程中被迫骤然停止，室壁振动而产生的声音，在胸骨左缘最易闻及。

肿瘤扑落音 见于心房黏液瘤患者，在心尖或其内侧胸骨左缘第 3～4 肋间，在 S_2 后 0.08～0.12 秒，出现时间较开瓣音晚，声音类似，但音调较低，且随体位改变。黏液瘤在舒张期随血流进入左心室，撞碰心房壁、心室壁和瓣膜，瘤蒂柄突然紧张产生振动所致。

收缩期额外心音 心脏在收缩期也可出现额外心音，可分别发生于收缩早期或中晚期。

收缩早期喷射音 又称收缩早期喀喇音，为高频爆裂样声音，高调、短促而清脆，紧接于 S_1 后 0.05～0.07 秒，在心底部听诊最清楚。其产生机制为扩大的肺动脉或主动脉在心室射血时动脉壁振动，以及在主动脉、肺动脉阻力增加的情况下半月瓣瓣叶用力开启，或狭窄的瓣叶在开启时突然受限产生振动所致。根据发生部位可分为肺动脉收缩期喷射音和主动脉收缩期喷射音。①肺动脉收缩期喷射音：在肺动脉瓣区最响，吸气时减弱，呼气时增强，见于肺动脉高压、原发性肺动脉扩张、轻至中度肺动脉瓣狭窄、房间隔缺损、室间隔缺损等疾病。②主动脉收缩期喷射音：在主动脉瓣区听诊最响，可向心尖传导，不受呼吸影响，见于高血压、主动脉瘤、主动脉瓣狭窄、主动脉瓣关闭不全及主动脉缩窄等。瓣膜钙化和活动减弱者，此喷射音可消失。

收缩中晚期喀喇音 高调、短促、清脆，如关门落锁的"Ka-Ta"样声音，在心尖区及其稍内侧最清楚，改变体位从下蹲到直立可使喀喇音在收缩期的较早阶段发生，而下蹲位或持续紧握指掌可使喀喇音发生时间延迟。喀喇音出现在S_1后0.08秒者称收缩中期喀喇音，0.08秒以上者为收缩晚期喀喇音。喀喇音可由房室瓣（多数为二尖瓣）在收缩中晚期脱入左心房，瓣叶突然紧张或其腱索的突然拉紧产生振动所致，这种情况临床上称为二尖瓣脱垂。因二尖瓣脱垂可造成二尖瓣关闭不全，血液由左心室反流至左心房，故二尖瓣脱垂患者可同时伴收缩晚期杂音。收缩中晚期喀喇音合并收缩晚期杂音又称二尖瓣脱垂综合征。

医源性附加心音 由于心血管病治疗技术的发展，人工器材植入心脏，可导致附加心音。常见的主要有人工瓣膜音和人工起搏音两种。

人工瓣膜音 在置换人工金属瓣后均可产生瓣膜开关时撞击金属支架所致的金属乐音，音调高、响亮、短促。人工二尖瓣关瓣音在心尖部最响而开瓣音在胸骨左下缘最明显。人工主动脉瓣开瓣音在心底及心尖部均可听到，而关瓣音则仅在心底部闻及。

人工起搏音 植入起搏器后有可能出现两种额外音。①起搏音：发生于S_1前0.08～0.12秒处，高频、短促、带喀喇音性质。在心尖内侧或胸骨左下缘最清楚。为起搏电极发放的脉冲电流刺激心内膜或心外膜电极附近的神经组织，引起局部肌肉收缩和起搏电极导管在心腔内摆动引起的振动所致。②膈肌音：发生在S_1之前，伴上腹部肌肉收缩，为起搏电极发放的脉冲电流刺激膈肌或膈神经引起膈肌收缩所产生。

（胡大一）

xīnzàng záyīn

心脏杂音（heart murmur） 在血流加速、异常血流通道、血管管径异常等情况下，层流转变为湍流或旋涡而冲击心壁、大血管壁、瓣膜、腱索等使之振动而在相应部位产生的杂音。

发生机制 ①血流加速：血流速度越快，越容易产生旋涡，杂音也越响。例如，剧烈运动、重度贫血、高热、甲状腺功能亢进症等，血流速度明显增加，即使无瓣膜或血管病变也可产生杂音，或使原有杂音增强。②瓣膜口狭窄：血流通过狭窄处会产生湍流而形成杂音，是形成杂音的常见原因，如二尖瓣狭窄、主动脉瓣狭窄、肺动脉瓣狭窄、先天性主动脉缩窄等。此外，也可由于心腔或大血管扩张导致的瓣口相对狭窄，血流通过时也可产生旋涡，形成湍流而出现杂音。③瓣膜关闭不全：心脏瓣膜由于器质性病变（畸形、粘连或穿孔等）形成的关闭不全或心腔扩大导致的相对性关闭不全，血液反流经过关闭不全的部位会产生旋涡而出现杂音，也是产生杂音的常见原因，如主动脉瓣关闭不全的主动脉瓣区舒张期杂音，高血压性心脏病左心室扩大导致的二尖瓣相对关闭不全的心尖区收缩期杂音。④异常血流通道：在心腔内或大血管间存在异常通道，如室间隔缺损、动脉导管未闭等，血流经过这些异常通道时会形成旋涡而产生杂音。⑤心腔异常结构：心室内乳头肌、腱索断裂的残端漂浮，均可能扰乱血液层流而出现杂音。⑥大血管瘤样扩张：血液在流经血管瘤（主要是动脉瘤）时会形成涡流而产生杂音。

鉴别诊断 杂音的听诊有一定难度，应根据以下要点进行仔细分辨并分析。

最响部位和传导方向 杂音最响部位常与病变部位有关。若杂音在心尖部最响，提示二尖瓣病变；杂音在主动脉瓣区或肺动脉瓣区最响，则分别提示为主动脉瓣或肺动脉瓣病变；若在胸骨左缘第3～4肋间闻及响亮而粗糙的收缩期杂音，应考虑室间隔缺损等。杂音传导方向也有一定规律，如二尖瓣关闭不全杂音多向左腋下传导，主动脉瓣狭窄的杂音向颈部传导，而二尖瓣狭窄的隆隆样杂音则局限于心尖区。由于许多杂音具有传导性，在心脏任何听诊区听到的杂音除考虑相应瓣膜病变外，尚应考虑是否由其他部位传导所致。一般杂音传导得越远，声音将变得越弱，但性质仍保持不变。可将听诊器自某一听诊区逐渐移向另一听诊区，若杂音逐渐减弱，只在某一听诊区杂音最响，则可能仅是这一听诊区相应瓣膜或部位有病变，其他听诊区杂音是传导而来。若移动时杂音先逐渐减弱，而移近另一听诊区时杂音有增强且性质不相同，应考虑两个瓣膜或部位均有病变。

心动周期中的时期 不同时期的杂音反映不同的病变。可分收缩期杂音、舒张期杂音、连续性杂音和双期杂音（收缩期与舒张期均出现但不连续的杂音）。还可根据杂音在收缩期或舒张期出现时间进一步分为早期、中期、晚期或全期杂音。一般认为，舒张期杂音和连续性杂音均为器质性杂音，而收缩期杂音则可能系器质性或功能性，应注意鉴别。

性质 指由于杂音的不同频率而表现出音调与音色的不同。临床上常用于形容杂音音调的词为柔和、粗糙；杂音的音色可形容为吹风样、隆隆样（雷鸣样）、机器样、喷射样、叹气样（哈气样）、乐音样和鸟鸣样等。不同音调与音色的杂音，反映不同病理变化。杂音的频率常与形成杂音的血流速度成正比。临床上可根据杂音性质推断不同的病变，如心尖区舒张期隆隆样杂音是二尖瓣狭窄的特征；心尖区粗糙的吹风样全收缩期杂音，常指示二尖瓣关闭不全；心尖区柔和而高调的吹风样杂音常为功能性杂音；主动脉瓣第二听诊区舒张期叹气样杂音为主动脉瓣关闭不全等。

强度 杂音的响度及其在心动周期中的变化。收缩期杂音的强度一般采用莱文（Levine）6级分级法（表），舒张期杂音的分级也可参照此标准，但亦有只分为轻、中、重度三级。杂音分级的记录方法：杂音级别为分子，6为分母，如响度为2级的杂音则记为2/6级杂音。

形态 指在心动周期中杂音强度的变化规律，用心音图记录，构成一定的形态。常见的杂音形态有5种。①递增型杂音：杂音由弱逐渐增强，如二尖瓣狭窄的舒张期隆隆样杂音。②递减型杂音：杂音由较强逐渐减弱，如主动脉瓣关闭不全时舒张期叹气样杂音。③递增递减型杂音：又称菱形杂音，即杂音由弱转强，再由强转弱，如主动脉瓣狭窄的收缩期杂音。④连续型杂音：杂音由收缩期开始，逐渐增强，舒张期开始渐减，如动脉导管未闭的连续性杂音。⑤一贯型杂音：强度大体保持一致，如二尖瓣关闭不全的全收缩期杂音。

影响因素 包括体位、呼吸和运动，采取某一特定的体位或体位改变、运动后、深吸气或呼气、屏气等动作可使某些杂音增强或减弱，有助于杂音的判别。

体位 左侧卧位可使二尖瓣狭窄的舒张期隆隆样杂音更明显；前倾坐位时，易闻及主动脉瓣关闭不全的叹气样杂音；仰卧位则二尖瓣、三尖瓣与肺动脉瓣关闭不全的杂音更明显。此外，迅速改变体位，由于血流分布和回心血量的改变也可影响杂音的强度，如从卧位或下蹲位迅速站立，使瞬间回心向量减少，从而使二尖瓣、三尖瓣、主动脉瓣关闭不全及肺动脉瓣狭窄与关闭不全的杂音均减轻，而梗阻性肥厚型心肌病的杂音则增强。

呼吸 深吸气时，胸腔负压增加，回心血量增多和右心室输出量增加，从而使与右心相关的杂音增强，如三尖瓣或肺动脉瓣狭窄与关闭不全。深吸气后紧闭声门并用力做呼气动作时，胸腔压力增高，回心血量减少，经瓣膜产生的杂音一般都减轻，而梗阻性肥厚型心肌病的杂音则增强。

运动 可使心率增快，心搏增强，在一定的心率范围内亦使杂音增强。

注意事项 杂音听取对心血管病的诊断与鉴别诊断有重要价值，但是有杂音不一定有心脏病，有心脏病也可无杂音。根据产生杂音的心脏部位有无器质性病变可分为器质性杂音与功能性杂音；根据杂音的临床意义又可分为病理性杂音和生理性杂音（包括无害性杂音）。器质性杂音是指杂音产生部位有器质性病变存在，而功能性杂音包括：①生理性杂音。②全身性疾病造成的血流动力学改变产生的杂音（如甲状腺功能亢进症使血流速度明显增加）。③有心脏病理意义的相对性关闭不全或狭窄引起的杂音（相对性杂音）。后者心脏局部虽无器质性病变，但与器质性杂音又可合称为病理性杂音。应注意的是，生理性杂音必须符合以下条件：只限于收缩期、心脏无增大、杂音柔和、吹风样、无震颤。

（胡大一）

shōusuōqī záyīn

收缩期杂音（systolic murmur）

心脏收缩期听到的杂音。可在第一心音（S_1）和第二心音（S_2）之间听到，多由半月瓣狭窄或房室瓣反流引起。

心尖部杂音 ①功能性：常见于发热、贫血、甲状腺功能亢进症、妊娠、剧烈运动时，也见于部分健康人静息情况下。听诊特点为吹风样，性质柔和，短而弱（1/6级或2/6级），多在收缩中期，局限无传导，运动后或去除原因后可能消失。②相对性：左心室扩大，二尖瓣相对性关闭不全所致，见于扩张型心肌病、高血压性心脏病等。听诊特点为杂音呈吹风样，较柔和，左心室

表　收缩期杂音 Levine 6 级分级法

级别	响度	听诊特点	震颤
1	最轻	很弱，必须在安静环境下仔细听诊才能听到	无
2	轻度	较易听到，不太响亮	无
3	中度	明显的杂音，较响亮	无或可能有
4	响亮	杂音响亮	有
5	很响	杂音很响，但听诊器离开胸壁即听不到	明显
6	最响	杂音震耳，听诊器离开胸壁一定距离也能听到	强烈

腔缩小后杂音可减弱。③器质性：主要见于风湿性心瓣膜病二尖瓣关闭不全、二尖瓣脱垂、乳头肌功能失调等。听诊特点是全收缩期吹风样杂音，可遮盖 S_1，高调较粗糙，强度常在 3/6 级或以上，向左腋下或左肩胛下区传导，吸气时减弱，呼气时加强，左侧卧位更明显。④传导：心前区其他部位的杂音亦可传至心尖部，如三尖瓣关闭不全的收缩期杂音。

主动脉瓣区杂音　①器质性：主要见于主动脉瓣狭窄。听诊特点为喷射性或吹风样杂音，呈菱形，不遮盖 S_1，性质粗糙，常伴震颤，杂音向颈部传导，伴主动脉瓣第二心音（A_2）减弱。②相对性：主要见于主动脉粥样硬化、主动脉扩张、高血压等。听诊特点是较柔和的吹风样杂音，常伴 A_2 亢进。

肺动脉瓣区杂音　①功能性：多见。大多见于健康儿童和青少年，听诊特点为柔和而较弱、音调低的吹风样杂音，不传导，常为 2/6 级以下，卧位时明显，坐位时减弱或消失。②器质性：少见。可见于先天性肺动脉瓣狭窄，杂音呈喷射性，粗糙而响亮，强度在 3/6 级或 3/6 级以上，呈菱形，向四周及背部传导，伴震颤，肺动脉瓣第二心音（P_2）减弱并分裂。

三尖瓣区杂音　①相对性：多见。右心室腔扩大，三尖瓣相对性关闭不全所致。听诊特点为吹风样，较柔和，吸气时增强，呼气末减弱，可向心尖区传导，应注意与二尖瓣关闭不全鉴别。②器质性：很少见，如埃勃斯坦畸形（Ebstein malformation），杂音特点与二尖瓣关闭不全类似。

其他部位杂音　室间隔缺损时，在胸骨左缘第 3～4 肋间可闻及粗糙而响亮的收缩期杂音，响度常在 3/6 级以上，并可传导至心前区其他部位，伴震颤。

（胡大一）

shūzhāngqī záyīn
舒张期杂音（diastolic murmur）

心脏舒张期听到的杂音。开始于第二心音（S_2）或 S_2 之后，结束于第一心音（S_1）或 S_1 之前。许多舒张期杂音由房室瓣狭窄或半月瓣关闭不全而引起。与收缩期杂音不同，所有舒张期杂音均为病理性，其中多数是瓣膜器质性病变的表现，少数是心脏或附近大血管功能性病变的结果。

二尖瓣区杂音　①器质性：主要见于风湿性二尖瓣狭窄，为心尖部隆隆样舒张中晚期杂音，呈递增型，音调较低而局限，左侧卧位呼气末较清楚，常伴 S_1 亢进、开瓣音及舒张期震颤，肺动脉瓣第二心音（P_2）亢进及分裂。②相对性：主要为主动脉瓣关闭不全所致二尖瓣开放不良（左心室舒张期容量负荷过高及主动脉瓣反流入左心室的血流将二尖瓣前叶冲起，使二尖瓣基本处于半关闭状态）时出现的相对性狭窄的舒张期杂音，称为奥-弗杂音（Austin-Flint murmur）。相对性二尖瓣狭窄的舒张期杂音，不伴 S_1 亢进、P_2 亢进、开瓣音和舒张期震颤。伴大量左至右分流的先天性心脏病（室间隔缺损、动脉导管未闭）、重度贫血、重度二尖瓣关闭不全时，通过二尖瓣的血液增多，造成二尖瓣相对性狭窄，致使在心室快速充盈期（舒张早期）于心尖区产生舒张期杂音。心房肿瘤、球瓣样血栓、左心房黏液瘤，可阻塞二尖瓣孔，使舒张期左心房血液流入左心室发生阻碍，产生漩涡，在心尖区出现舒张期杂音。

主动脉瓣区杂音　①器质性：常见于风湿性主动脉瓣关闭不全、主动脉瓣钙化、梅毒、心内膜炎、主动脉夹层等所致的主动脉瓣关闭不全，为叹气样，递减型，可传至胸骨下端左侧或心尖部，前倾坐位，主动脉瓣第二听诊区深呼气末屏住呼吸时最易听到，伴主动脉瓣第二心音（A_2）减弱及周围血管征。②相对性：常见于高血压、升主动脉或左心室扩张，杂音柔和，时限较短，以主动脉瓣区最清楚，伴 A_2 亢进。

肺动脉瓣区杂音　器质性极少，多源于相对肺动脉瓣关闭不全，常见于二尖瓣狭窄、肺源性心脏病等，伴明显肺动脉高压。重度二尖瓣病变、原发性肺动脉高压、艾森门格综合征（Eisenmenger syndrome），以及急性、慢性肺心病等引起肺动脉扩张的病变可导致肺动脉瓣相对性关闭不全，在肺动脉瓣区产生舒张期杂音。杂音为叹气样、柔和、递减型，卧位吸气末增强，常伴 P_2 亢进，称为格雷厄姆·斯蒂尔杂音（Graham Steell murmur）。

（胡大一）

liánxùxìng záyīn
连续性杂音（continuous murmur）

整个心动周期都可听到的心脏杂音。起始于收缩期，越过第二心音（S_2）延续至舒张期。血流由压力或阻力较高的心腔或血管腔向压力或阻力较低的心血管腔流动产生，为病理性杂音，多见于动脉导管未闭、动静脉瘘。

发生机制　①静脉内血液回流快速，形成涡流引起血管壁振动，如脐周静脉曲张等。②体循环动脉与体循环静脉、右心或肺动脉之间存在异常通道：体循环动脉收缩压和舒张压通常均高于体循环静脉压、右心压和肺动脉压，血液由大动脉迅速流过异常通道产生漩涡和振动，形成连续性杂音。临床上见于动静脉瘘、动脉导管未闭、主肺动脉隔缺损、主动脉窦瘤破裂入右心、畸形肺动脉（肺动脉来自主动脉）等。③体循环动脉或肺动脉重度狭窄：血流迅速通过动脉狭窄区和狭窄后扩张区，形成漩涡，振动管壁而产生收缩期杂音，有时也可产生连续性杂音，见于颈动脉狭窄、锁骨下动脉狭窄、肺动脉分支狭窄或血栓栓塞等。④肺动脉、肺静脉之间存在异常通道：肺动脉压高于肺静脉压，血流经异常通道由肺动脉流入肺静脉可产生连续性杂音，如肺动静脉瘘。

鉴别诊断 连续性杂音在第一心音后不久开始，持续整个收缩期和舒张期，无间断；高峰在 S_2 处，S_2 被遮盖，呈大菱形杂音。杂音粗糙，类似旧式机器转动时的噪声，故又称机器声样杂音。响度主要取决于异常通道两侧心血管腔的压差和分流量，一般多为响亮的杂音，如动脉导管未闭的杂音常为 4/6~5/6 级，持续时间随分流两侧心血管腔压差的持续时间和大小而异。例如，动脉导管未闭时，若主动脉压较高而肺动脉压较低，杂音持续整个收缩期和舒张期；若主动脉压较低或因分流量大形成肺动脉高压，则连续性杂音缩短，仅占舒张期的一小部分或仅为收缩期杂音。杂音常向上胸部和肩胛间区传导（动脉导管未闭的杂音常向左上方及左肩胛区传导，主动脉窦瘤破入右心的杂音常传至整个心前区），常伴连续性震颤。连续性杂音的最响部位通常在心底部及心前区，如动脉导管未闭的杂音在肺动脉瓣区，主肺动脉隔缺损的杂音位置较动脉导管未闭低，冠

状动静脉瘘和主动脉窦瘤破入右心的杂音多在胸骨左缘第 3~4 肋间和心前区，肺动静脉瘘的杂音则在肺野部分。

某些收缩期杂音同时伴舒张期反流性杂音，称为来往性杂音。收缩期杂音可呈喷射性，而舒张期多呈递减型反流性杂音。来往性杂音大多源于压差或反流，常见原因有室间隔缺损合并主动脉瓣关闭不全、主动脉瓣狭窄合并关闭不全、二尖瓣关闭不全合并主动脉瓣关闭不全。该杂音并非真正的连续性杂音，易误诊，鉴别主要通过胸部 X 线片和超声心动图、心导管造影、选择性心血管造影等，如通过逆行性主动脉造影可发现主动脉瓣关闭不全。

（胡大一）

xīnbāo mócāyīn

心包摩擦音（pericardial friction rub） 心包炎症引起壁层与脏层心包粗糙，在心脏活动时互相摩擦产生的声音。该声音如"chou-chou-chou"样声响，或类似指腹在耳边摩擦或皮革或纸张摩擦的声音，有时可伴心包摩擦感。其特点为粗糙、抓刮样、高调、表浅近耳，常发生于心脏搏动周期的大部分时间内，典型的心包摩擦音呈三相，即心室收缩-心室舒张-心房收缩时出现，但通常只有前两相，甚至仅在心室收缩时出现一相摩擦音。

发生机制 正常心包膜表面光滑，壁层和脏层之间有少量的液体起润滑作用，两层不会因摩擦发出声音。心包炎时，心包的壁层和脏层附着有纤维蛋白或浆液纤维渗出物，使心包变粗糙。在心脏搏动时两层心包互相摩擦，产生摩擦音。此音存在时间短，仅持续数小时至数天。见于心包炎的纤维蛋白渗出阶段或渗液吸

收阶段；可在心包腔内有很少浆液纤维素样液体时出现，也可在心包腔积液较多，因液体积聚在心脏后部，使悬浮的心脏与心包接触时出现。渗液增多将两层心包完全分开时，心包摩擦音即消失。此音除见于感染性心包炎（结核性、化脓性等）外，亦可见于非感染性心包炎，如严重尿毒症、癌性心包炎、创伤性、放射损伤性、风湿病和心脏损伤后综合征等。此外，甲状腺功能亢进症或体力活动后心搏增强时，亦可产生微弱的类似心包摩擦音的声响，可能源于正常的心包膜互相压挤。

鉴别诊断 应注意与下列听诊的内容鉴别。

胸膜摩擦音 随呼吸运动出现，屏气时可消失，而心包摩擦音屏气时不消失，仍随心脏搏动而出现。

肺动脉收缩期喷射音 有时可呈搔抓样而与心包摩擦音混淆，但该音仅出现于收缩早期，胸骨左缘第 2~3 肋间最响，可向胸骨左缘中下部传导，但不传导到心尖部。呼气时更响，吸气时减弱或消失。

收缩中期喀喇音 喀喇音在心尖部或其内侧最响，常出现于收缩期的中 1/3，呈尖锐拍击样，也可呈搔抓样，若为多个则易与心包摩擦音混淆。该音以左侧卧位、坐位或站位明显，仰卧位通常听不到。坐位、站位、深吸气、吸入硝酸异戊酯或做瓦氏动作（Valsalva maneuver）可使喀喇音前移且增强；仰卧位、蹲位、滴注去氧肾上腺素或普萘洛尔则可使喀喇音后延，减弱甚至消失。收缩晚期杂音常紧跟喀喇音之后，多呈渐增或渐增-渐减音势。高强度、高音调、响亮的收缩晚期杂

音可呈乐性，似"呼呼"吼音或雁鸣音。

搔抓样收缩期杂音 易与仅出现在收缩期的心包摩擦音混淆。鉴别方法：若一次或数次在舒张期听到该音，即使非常短暂，也可确定为心包摩擦音，而非收缩期杂音；心脏杂音不可能在短时间内出现部位和声音性质的改变，而心包摩擦音则具有多变性。

（胡大一）

wàizhōu xuèguǎn záyīn
外周血管杂音（peripheral vascular murmur） 外周血管管腔狭窄或扩张、静脉瓣功能异常、血流速度或血流量变化产生的血管杂音。包括外周静脉杂音和外周动脉杂音。

外周静脉杂音 由于静脉压力低，不易出现涡流，故杂音一般多不明显。临床较有意义的有颈静脉杂音，在颈根部近锁骨处，甚至在锁骨下，尤其是右侧可出现低调、柔和、连续性杂音，坐位及站位明显，系颈静脉血流快速回流入上腔静脉所致。以手指压迫颈静脉暂时中断血流，杂音可消失，属无害性杂音。听诊颈部血管，一般嘱患者取坐位，用钟型听诊器听诊，若发现异常杂音，应注意其部位、强度、性质、音调、传播方向和出现时间，以及患者姿势改变和呼吸等对杂音的影响。此外，肝硬化门静脉高压引起腹壁静脉曲张时，可在脐周或上腹部闻及连续性静脉营营声。

外周动脉杂音 一般可在颈动脉（胸锁乳突肌内缘、甲状软骨上缘的高度）、锁骨下动脉（锁骨下窝）及股动脉（腹股沟韧带下）等处进行听诊。在正常情况下，仅在颈动脉及锁骨下动脉上，可听到与第一心音、第二心音相一致的声音，称为正常动脉音。此音在其他动脉处听不到。

当动脉瓣关闭不全时，将听诊器胸件放在股动脉、肱动脉处可听到与心脏收缩期一致的像手枪射击的声音（枪击音）。主要源于脉压增大冲击动脉壁。若再稍加压力则可听到收缩期与舒张期来往性杂音，又称杜氏双重杂音，主要由于脉压增大，血流往返于听诊器所致狭窄处引起。有时也可见于甲状腺功能亢进症、贫血、高热等。

若在颈部大血管区听到血管性杂音，应考虑颈动脉或椎动脉狭窄。颈动脉狭窄的典型杂音发自颈动脉分叉部，并向下颌部放射，出现于收缩中期，呈吹风样高音调性质。这种杂音通常提示强劲的颈动脉血流和颈动脉粥样硬化狭窄，但也可见于健侧颈动脉，可能是代偿性血流增快。若在锁骨上窝处闻及杂音，则可能源于锁骨下动脉狭窄，见于颈肋压迫。

甲状腺功能亢进症在甲状腺侧叶的连续性杂音临床上常见，提示局部血流丰富；大动脉炎的狭窄病变部位可闻及收缩期杂音；肾动脉狭窄时，在上腹部或腰背部闻及收缩期杂音；肺内动静脉瘘时，在胸部相应部位有连续性杂音；外周动静脉瘘时则在病变部位出现连续性杂音；冠状动静脉瘘时可在胸骨中下端出现较浅表而柔和的连续性杂音或双期杂音，部分以舒张期更显著。

（胡大一）

luóyīn
啰音（rale） 呼吸音以外的附加音。源于空气通过含有分泌物的气管或通过因痉挛或肿胀而狭窄的支气管。根据啰音性质，分为干啰音和湿啰音，前者是气流通过呼吸道内分泌物（如渗出液、痰液、血液和黏液）形成水泡时致其破裂发出的声音；后者是气体通过因分泌物粘连而闭塞的肺泡和细支气管，致其破裂发出的声音，又称水泡音。

（胡大一）

gān luóyīn
干啰音（dry rale） 由于气管、支气管或细支气管狭窄或部分阻塞，空气吸入或呼出时发生湍流而产生的呼吸附加音。

发生机制 呼吸道狭窄或不完全阻塞的病理基础：①炎症引起的黏膜充血水肿和分泌物增加，分泌物较黏稠，液体成分较少。②支气管平滑肌痉挛。③管腔内肿瘤或异物阻塞。④管壁被管外肿大的淋巴结或纵隔肿瘤压迫引起的管腔狭窄等。

特点 干啰音的音响强度和性质随时间而明显改变，可被咳嗽清除或部分清除。发生在大气道的干啰音有时不用听诊器即可闻及，称为喘鸣音。干啰音的发生是双向的，空气进入而后离开阻塞部位时均可发生。

分类 根据音调的高低干啰音可分类。①高调干啰音：又称哨笛音。发生于细支气管和小支气管。呈短促的吱吱声或带音乐性。特点是声音尖锐、短促、音调高，其基音频率可达500Hz以上，用力呼气时音质常呈上升性。若"笛音"满肺野均可听到，则又可称哮鸣音。②低调干啰音：又称鼾音。源于气管或大支气管被阻塞，多发生在气管或主支气管。呈呻吟声或鼾声的性质。特点是音调低，其基音频率100～200Hz。根据部位干啰音可分类。①弥漫性干啰音：见于慢性支气管炎、支气管哮喘、阻塞性肺气肿和心源性哮喘等。②局限性干啰音：见于支气管内膜结核、肺癌和支气管异物等。

（胡大一）

xiàomíngyīn

哮鸣音（wheezing rale） 由于肺内广泛的细支气管痉挛，呼气时气流通过狭窄的细支气管管腔而产生的病理性呼吸音。呼气时最明显。特点是音调高，具有像金属丝震颤样音乐性音响，持续时间久和呼气时明显而吸气时基本消失。常见于支气管哮喘发作时，表现为广泛细支气管痉挛，同时伴细支气管黏膜肿胀和管腔内分泌物潴留。临床上，广泛而明显的哮鸣音是支气管哮喘和喘息型慢性支气管炎的重要体征之一。在其他疾病所致通气阻塞时也可出现，如支气管异物、支气管内膜结核，但这种哮鸣音一般多局限于肺的一侧或仅在有阻塞存在的某一部位，很少两侧广泛存在。心源性哮喘发作期也可出现哮鸣音，无论在吸气或呼气的过程中都存在，且呼气时间的延长远不如支气管哮喘时明显。

（胡大一）

shī luóyīn

湿啰音（moist rale） 吸气时气体通过呼吸道内分泌物，形成水泡破裂而产生的呼吸附加音。又称水泡音。

发生机制 源于吸气时气体通过呼吸道内分泌物如渗出液、痰液、血液、黏液和脓液等，或由于小支气管壁因分泌物黏着而塌陷，吸气时突然张开重新充气产生的爆裂音。

特点 湿啰音断续而短暂，一次常连续多个出现，于吸气时或吸气末较明显，有时也出现于呼气早期，部位较恒定，性质不易变。

分类 根据啰音的音响强度可分类。①响亮性湿啰音：啰音响亮，是由于病变周围具有良好的传导介质，如实变或因空洞共鸣作用的结果，见于肺炎、肺脓肿或空洞型肺结核。若空洞内壁光滑，响亮性湿啰音还可带有金属调。②非响亮性湿啰音：声音较低，是由于病变周围有较多的正常肺泡组织，传导过程中声波逐渐减弱，听诊时感觉遥远。

根据呼吸道腔径大小和腔内渗出物的多寡可分类。①粗湿啰音：又称大水泡音。发生于气管、主支气管或空洞部位，多出现在吸气早期。见于支气管扩张、肺水肿、肺结核或肺脓肿空洞。昏迷或濒死患者因无力排出呼吸道分泌物，于气管处可听及粗湿啰音，有时不用听诊器亦可听到，谓之痰鸣。②中湿啰音：又称中水泡音。发生于中等大小的支气管，多出现于吸气中期，见于支气管炎和支气管肺炎等。③细湿啰音：又称小水泡音。发生于小支气管，多在吸气后期出现，常见于细支气管炎、支气管肺炎、肺淤血和肺梗死等。弥漫性肺间质纤维化患者吸气后期出现的细湿啰音，音调高，近耳颇似撕开尼龙扣带时发出的声音，又称Velcro啰音。④捻发音：一种极细而均匀一致的湿啰音。多可在吸气终末闻及，颇似在耳边用手指捻搓一束头发时发出的声音。此系细支气管和肺泡壁因分泌物存在而互相粘着陷闭，吸气时被气流冲开重新充气所发出的高音调、高频率的细小爆裂音。常见于细支气管和肺泡炎症或充血，如肺淤血、肺炎早期和肺泡炎等。正常老年人或长期卧床者，于肺底亦可闻及捻发音，在数次深呼吸或咳嗽后可消失，一般无临床意义。

根据湿啰音的部位可分类。①局限性啰音：局限性固定不变的湿啰音，提示局部有病灶，如肺部炎症、肺结核、支气管扩张症、肺脓肿、肺癌早期或肺癌继发肺炎等。肺尖湿啰音多见于肺结核。两侧肺底部湿啰音见于心功能不全导致的肺淤血、支气管炎和支气管肺炎等。心功能不全时湿啰音的分布部位通常与体位有关，平卧时两肺底为多，侧卧位时靠床朝下的一侧为多，随体位变动而异。②弥漫性啰音：双肺弥漫性湿啰音见于急性肺水肿、慢性支气管炎等。

根据湿啰音出现的时间可分类。①吸气早期啰音：见于慢性阻塞性肺疾病。②后期湿啰音：见于肺炎和弥漫性肺间质纤维化。充血性心力衰竭吸气早期和吸气后期湿啰音均可闻及。

（胡大一）

xuèyā

血压（blood pressure，BP）血管内的血流对单位面积血管壁的侧压力。血管分为动脉、毛细血管和静脉，故有动脉血压、毛细血管压和静脉血压，血压通常指动脉血压。动脉血压一般指主动脉压。由于在整个动脉系统中血压下降很少，通常用肱动脉压代表主动脉压。左心室收缩时，血液从左心室流入动脉，此时血液对动脉的压力最高，称为收缩压（systolic blood pressure，SBP）；心室舒张时，动脉血管弹性回缩，血液仍缓慢向前流动，但血压下降，称为舒张压（diastolic blood pressure，DBP）。SBP与DBP的差值称为脉压。一个心动周期中动脉血压的平均值即平均动脉压，约等于DBP加1/3脉压。根据国际标准单位规定，血压单位为千帕（kPa），通常习惯用毫米汞柱

（mmHg）表示，1mmHg=0.133kPa。理想血压为 SBP < 120mmHg，DBP < 80mmHg；正常血压为 SBP < 130mmHg，DBP < 85mmHg；SBP 120～139mmHg，DBP 80～89mmHg 为正常高值；SBP≥140mmHg，DBP≥90mmHg 为高血压；<90/60mmHg 为低血压。

血压是血液循环流动的前提，有助于向各组织器官提供足够的血量，以维持正常新陈代谢。血压过低或过高都会造成严重后果。血压水平和心血管事件危险性之间的关系连续一致，持续存在，并独立于其他危险因素。血压越高，患心肌梗死、心力衰竭、脑卒中、外周动脉疾病、肾病的概率越大。年龄 40～70 岁、血压 115/75～185/115mmHg 的个体，SBP 每增加 20mmHg 或 DBP 每增加 10mmHg，心血管事件的危险性就增加 1 倍。血压过低可导致脑、心、肾等重要脏器缺血，出现头晕、黑蒙、四肢酸软、冷汗、心悸、少尿等，严重者可出现晕厥或休克。

形成因素 ①心血管系统内足够的血液充盈，充盈程度取决于血液总量和循环系统容量的相对大小，充盈程度以循环系统平均充盈压表示，通常约 7mmHg。②心脏收缩射血。③外周血管阻力。④大动脉的弹性。其中心输出量及外周血管阻力对血压影响较大。动脉硬化患者外周血管阻力过高，导致血压特别是 DBP 显著升高。大动脉管壁的弹性有缓冲血压升高的作用，老年人大血管壁弹性减低，缓冲作用相应减弱，SBP 升高，DBP 降低。

整体情况下，血压的平稳主要靠神经体液的调节。按照调节作用的速度，分为快速调节机制和缓慢调节机制。快速调节机制作用迅速，在血压突然改变数秒后开始作用。包括：动脉压力感受器反射，即减压反射；中枢神经系统缺血性升压反射（通过交感缩血管神经的作用）；化学感受器反射（氧分压降低或二氧化碳分压升高时刺激颈动脉体和主动脉体的化学感受器所引起的加压反射）。血压变化数分钟后其他调节机制开始活动，包括肾素-血管紧张素-血管收缩调节机制；血管应力性舒张反应（血压改变后血管口径也相应改变以适应可利用的血量）；从组织间隙进入毛细血管或从毛细血管逸出的体液转移以保证必要的血量和适当的血压。血压快速调节机制一般在数小时或数月内由于机体适应而失效。血压的长期调节依靠肾脏-体液-压力调节机制，包括通过调节血量所产生的血压调节作用及由肾素-血管紧张素-醛固酮系统对肾功能的调节作用，在血压恢复正常前，可长期发挥有效作用。

检查方法 包括直接测量法和间接测量法。前者是经穿刺周围动脉将特制导管送入主动脉，导管末端经换能器外接监护仪，直接显示血压。此法需专用设备，技术要求较高且为有创性，仅用于某些特殊情况。间接测量法无创、简便易行，但易受周围动脉舒缩及其他因素影响，测得的血压数值常有变化，故需规范化测量。常采用水银柱式血压计，按科罗科夫（Korotkoff）分期法测量。由于汞的比重太大，水银柱式血压计难以精确迅速地反映心搏各期血压的瞬间变化，各种灵敏的薄膜测压计、换能器与示波器结合可以更灵敏地记录测定血压。

在医疗单位测血压是临床诊断高血压和分级的标准方法，由医护人员在标准条件下按统一的规范进行测量。自我测量血压是受测者在家中或其他环境里自己测量血压，有助于区别白大衣高血压，评估抗高血压药物的疗效。动态血压监测提供 24 小时各时间段血压的平均值和离散度，能较敏感、客观地反映实际血压水平、血压变异性和昼夜节律，与靶器官损害及预后有更密切的关系。

（刘国仗）

huáigōng zhǐshù

踝肱指数（ankle brachial index，ABI） 踝动脉（胫后动脉或足背动脉）收缩压和肱动脉收缩压的比值。又称踝臂指数、温莎指数（Winsor index）或踝肱压力指数。ABI 测定无创、易耐受、操作简单、重复性好，且价格便宜。ABI 在外周血管疾病中敏感性和特异性均较高，取诊断标准为 ABI<0.9，则 ABI 相对于血管造影的敏感性和特异性分别为 95% 和 99%，是下肢动脉闭塞或狭窄性疾病尤其有糖尿病等高危因素患者的重要初步筛查方法。ABI 缺点是不能定位闭塞或狭窄部位；静息 ABI 不能反映运动状态下的下肢血供情况；对于有下肢动脉粥样硬化或下肢动脉侧支循环充分建立者，可能出现假阴性结果。

适应证 常用于动脉粥样硬化性疾病，特别是下肢动脉疾病的初筛、病变严重程度的判断、病变进展的监测、预后的判断、治疗效果的评估和心脑血管事件的预测等。

禁忌证 ABI 测定依赖于袖带加压阻断血流，对于老年人、糖尿病、系统性硬化症、风湿性疾病患者等动脉严重钙化高危人群，ABI 难以测得或所测结果不可信。

检查方法 室温下，受检者仰卧位，静息至少 5 分钟，将血压袖带缚于上臂，多普勒超声探头置于肱动脉搏动明显处，调整探头角度，获得最佳多普勒信号后测量双侧上臂收缩压，并取高值作为肱动脉收缩压（两次压差需<10mmHg）；同法，取双侧足背动脉及胫后动脉收缩压高值为踝动脉压，分别除以肱动脉压，其值为 ABI（右侧 ABI＝右足踝胫后、足背收缩压较高者/左、右臂收缩压较高者；左侧 ABI＝左足踝胫后、足背收缩压较高者/左、右臂收缩压较高者）。

正常值　为 0.9~1.3。

临床意义　ABI 0.7~0.9 提示轻度缺血，0.41~0.69 提示中度缺血，<0.4 提示重度缺血，ABI≥1.3 则提示动脉钙化。ABI 用于评估患者外周动脉疾病，若踝部动脉血压相对于中心动脉压（约等于肱动脉血压）下降，提示主动脉至踝部某些动脉管腔狭窄。ABI<0.9 与全身动脉粥样硬化关系密切，是心血管事件的独立危险因素；外周血管疾病患者 ABI 越低，全因死亡及心血管死亡风险越高。ABI 对心血管事件发病率及死亡率的预测价值与传统的弗雷明汉（Framingham）风险评分相似。ABI<0.9 或>1.3 者，全因死亡及心血管死亡的风险增加。

注意事项　静息 ABI 正常或正常临界值的患者可行运动后 ABI 检查。正常人运动后上下肢动脉压同步升高，ABI 保持不变；动脉硬化闭塞者患肢血压升高低于基础值，因此 ABI 低于正常。平板运动或 6 分钟步行试验后测 ABI 可客观记录运动功能受损程度，鉴别真假间歇性跛行，客观评价血运重建术后肢体运动功能改善情况。

（刘国仗）

心电图（electrocardiogram, ECG）　心肌细胞电活动传递到体表经信号处理后被记录下来的图形。可用于诊断心律失常、心肌缺血和心肌梗死等疾病，对心脏解剖结构异常、血电解质异常（如血钾异常）及药物对心脏作用等有一定的诊断意义。

简史　英国科学家奥古斯塔斯·沃勒（Augustus Waller）利用毛细管电位计来检测心脏电活动，记录了第一份体表心电图。Lippmann 电位计测得的电位变化表现为毛细管中水银柱的升降，但这种微弱的变化需要借助显微镜和照片观察。奥古斯塔斯·沃勒将照片中记录的电活动波形依次标记为 A、B、C、D 四个波，但他并未进一步阐明这些图形的具体意义，也就没能将心电图技术应用到医学领域。荷兰生理学家威廉·埃因妥芬（Willem Einthoven）是临床心电图学的先驱，采用弦线电流计代替 Lippmann 电位计，并对心电图波形进行了重新命名，依次为 P、Q、R、S、T 波。他将一些异常的心电图表现与心脏疾病结合起来，心电图开始用于临床，但是他设计的心电图机重达 600 磅（272.155kg），操作起来也很不方便。随着科技的进步，心电图机逐渐小型化，便于临床操作，已经可以制成传呼机大小的动态心电图系统，或以更小的单元装置可植入人体的人工心脏起搏器内，用于监测和记录心脏的电活动。

原理　由于心肌细胞跨膜离子流的存在，心肌细胞膜内外形成静息电位差。当心肌细胞激动时，细胞外带电阳离子内流进入细胞内，产生动作电位，随后出现阳离子外流复极过程，恢复激动前静息电位。心脏周期性激动时，心肌细胞膜电位发生变化，产生了与心动周期同步的心脏及其周围组织的电场变化。这些电活动穿过心脏周围组织传递到体表，被放置在躯干及四肢的探测电极采集到，经过仪器放大、滤波等处理，再利用电子设备和图纸记录下来即得到心电图（图 1）。每个心动周期，心脏的激动和恢复均会产生一系列相似的波形，按顺序被命名为 P、Q、R、S、T 波，将多个连续的心动周期记录下来就成为用于诊断的心电图（图 2）。正常心脏的除极过程包括窦房结发出起搏激动心房，心房除极并下传激动房室结，房室结将激动经希氏束－浦肯野纤维下传至整个心室，最终心室除极完成心脏的整体除极。

临床意义　包括以下几方面。

诊断心律失常　心电图作为心脏电活动异常的直接证据，在心律失常的诊断中必不可少。通过记录症状发作时心电图，可作出心律失常的诊断和排除诊断，但是心律失常的发作常表现为一过性，无症状时心电图可能正常，可通过延长心电图记录的时间提高诊断率。长时的心电图记录主要通过 24 小时动态心电图和事件记录器获得。

诊断心肌缺血和心肌梗死　心电图是心肌缺血和心肌梗死诊断中的一项关键检查。心肌缺血的心电图变化主要取决于缺血发作的急缓、受损范围、程度及是否合并其他心电图异常，如完全性左束支传导阻滞等。急性心肌缺血常表现为 ST-T 波形的异常，如 ST 段抬高或压低、T 波倒置、T 波高尖。此外，QRS 波

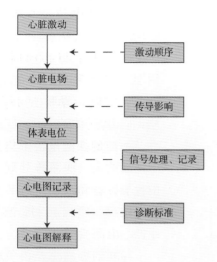

图 1　心电图原理示意图及影响心电图记录的因素

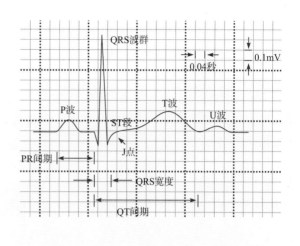

图 2　心电图的波形命名及各种间期测量

形态在心肌缺血和心肌梗死时可能有特异性改变，如 R 波振幅变小、出现病理性 Q 波。心电图不同导联的缺血表现组合在一起，对心肌梗死或缺血部位、病变冠状动脉有诊断提示意义，如 Ⅱ、Ⅲ、aVF 导联 ST 段抬高，提示右冠状动脉闭塞引起的下壁心肌梗死。

发现心脏解剖异常　心房扩大、心室肥厚时常出现代表心房除极的 P 波、代表心室除极 QRS 波振幅和宽度的变化。因此，心电图对心房扩大、心室肥厚具有一定的诊断提示意义。

其他　血电解质异常也可能在心电图中得到提示，如高钙血症和低钙血症分别可能缩短和延长 QRS 波时限及 QT 间期。高钾血症患者可能出现 P 波低平、QRS 波增宽、房室传导阻滞、心脏停搏等改变。低钾血症患者可能出现 QT 间期延长、ST 段压低、T 波低平、明显 U 波等改变。酸碱平衡失调时由于继发高钾血症和低钾血症，会产生相应心电图改变。服用洋地黄时心电图可能有特征性鱼钩样 ST-T 波形变化，

不少药物可能引起 QT 间期的延长。低体温时，心电图表现为心动过缓、J 点上抬。

（黄德嘉）

dǎolián

导联（lead）　在躯体不同部位放置电极，通过导联线与心电图机电流计的正负极相连，以记录心电图的电路连接方法。电极感知电场的能力受皮肤的导电性、电极与皮肤的接触程度、导电液性质等因素影响。心电图导联属于双极导联，并不记录某个电极位置的实际电位，而是记录两个电极之间的电位差。每个导联均由一个正极和一个负极组成。有些导联的负极由多个电极连接在一起组成，如 aVR、aVL 和 aVF 导联，称为加压导联。标准心电图由 12 导联组成（图），包括 3 个标准肢体导联（Ⅰ、Ⅱ、Ⅲ）、6 个胸导联（V_1、V_2、V_3、V_4、V_5、V_6）及 3 个加压肢体导联（aVR、aVL、aVF）。标准肢体导联分别记录左臂、右臂和左足 3 个位点中的两个位点的电位差，右足始终作为接地点。Ⅰ 导联记录双臂的电位差，由放置在双臂

的两个电极组成，右臂为负极，左臂为正极；Ⅱ 导联由放置在右臂的负极和放置在左足的正极组成；Ⅲ 导联由放置在左臂的负极和左足的正极组成。胸导联分别将心前区 6 个位点作为正极输入电极，负极由威尔逊中心电极构成。威尔逊中心电极是由左臂、右臂和左足 3 个电极连接在一起构成一个恒定的平均电位。加压肢体导联 aVR、aVL、aVF 的 3 个正极分别为右臂、左臂和左足，负极分别为 3 个肢体位点中的另外两个位点连接在一起产生（表）。

因为特殊目的衍生出许多导联系统，如为了得到更清晰的 P 波而设计的前后胸壁导联，用于右心室、后壁心肌梗死定位的右胸导联（V_3R、V_4R、V_5R、V_6R）和侧后胸导联（V_7、V_8、V_9）。为便于快速操作和方便，临床工作中有时也会简化标准的 12 导联，如在运动负荷试验、心电监护、动态心电图检查等情况下只放置简化的电极或将四肢的电极放置到躯干特定位置。

（黄德嘉）

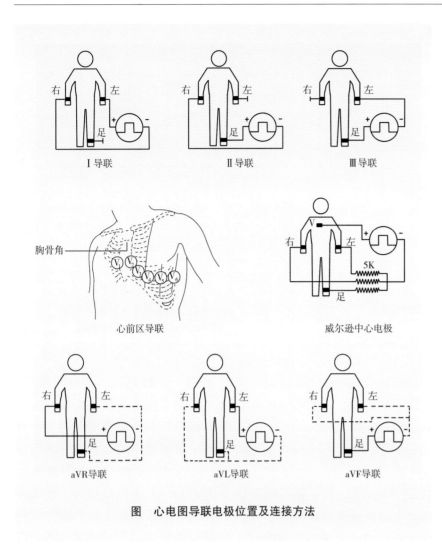

I 导联　　　　　　　II 导联　　　　　　　III 导联

胸骨角

心前区导联　　　　　　　　威尔逊中心电极

5K

aVR导联　　　　　　　aVL导联　　　　　　　aVF导联

图　心电图导联电极位置及连接方法

表　标准 12 导联和额外导联电极定位

导联	正极输入	负极输入
标准肢体导联		
I	左臂	右臂
II	左足	右臂
III	左足	左臂
加压肢体导联		
aVR	右臂	左臂加左足
aVL	左臂	右臂加左足
aVF	左足	左臂加右臂
胸导联*		
V_1	胸骨右缘第 4 肋间	威尔逊中心电极
V_2	胸骨左缘第 4 肋间	威尔逊中心电极
V_3	V_2 和 V_4 连线中点	威尔逊中心电极
V_4	左锁骨中线与第 5 肋间交点	威尔逊中心电极
V_5	左腋前线	威尔逊中心电极
V_6	左腋中线	威尔逊中心电极
V_7	腋后线	威尔逊中心电极
V_8	后肩胛线	威尔逊中心电极
V_9	左脊柱缘	威尔逊中心电极

注：*：右胸导联 V_3R 至 V_6R 放置在左胸导联的镜像位置；V_5 至 V_9 放置在 V_4 的水平位置

diànzhóu

电轴（electrical axis）　心脏电活动的平均矢量方向。又称心脏矢量。心脏的即时电活动在心动周期不同时点具有不同的强度和方向（图 1）。导联也具有矢量性质，同时具有方向和强度两个属性。不同导联记录的电位是心脏电活动的瞬间矢量该导联方向上的投影，心动周期所有时点的矢量电位投影组合起来即该导联记录的心电图波形。

导联的方向总是由负极指向正极（图 2）。加压肢体导联的负极由两个电极连接构成，指向性为其中两个电极连线的中点指向设为正极的第三个电极。胸导联的负极为威尔逊中心电极，处于 3 个肢体导联构成的三角中心，导联矢量由中心指向相应的心前区电极。标准肢体导联和加压肢体导联组成了额面六轴参照系统（图 3），心前区导联组成了横面参照系统。定义额面和横面参照系统的目的在于分析心脏电轴方向。某个导联的心电图波形是心电矢量在该导联方向上的投影，反过来，通过两个导联的心电图波形可以确定心脏的平均心电矢量。QRS 波处于基线上的波形面积和基线下的波形面积，单位用毫伏-毫秒表示。基线上的面积为正，基线下的为负，其代数和是心脏矢量在该导联方向上的平均矢量，用相同的方法测定心脏矢量在另一个导联上的平均矢量，两个平均矢量的矢量和即是心脏矢量，也就是 QRS 波电轴方向（图 4）。

电轴反映心脏的平均激动方向，主要受心脏传导系统和心肌特性的影响。电轴方向通过额面和横面参照系统构成的三维空间来描述。心电图电轴方向是指 QRS 波在额面参照系统中的方向。

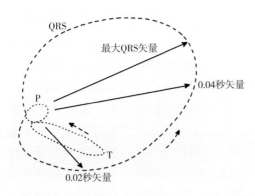

图1 心电向量

注：三个环分别由心动周期的 P 波、QRS 波和 T 波的瞬时矢量末端，三个实心箭头分别为 QRS 波在 0.02 秒时刻、0.04 秒时刻的矢量和整个 QRS 波的最大矢量。虚线箭头指示 QRS 波和 T 波的矢量变化方向

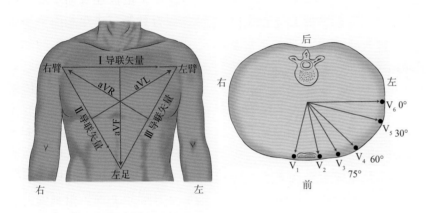

图2 标准 12 导联矢量方向

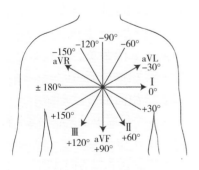

图3 额面六轴参照系统

注：6 个肢体导联将额面分为 12 分区，每个分区 30°，I 导联的方向设为 0°，顺钟向为正值，逆钟向为负值，如 II 导联的方向为 +60°，aVL 为 -30°

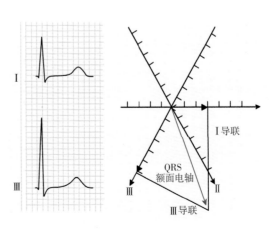

图4 通过 I、III 导联心电图计算 QRS 波额面电轴方向

正常的 QRS 波电轴指向额面 -30°~+90° 范围，电轴指向 +90°~+180° 范围称为电轴右偏，指向 -90°~-30° 范围称为电轴左偏。QRS 波电轴很少指向 -90°~+180° 范围，这个区域称为电轴极度右偏，也有人称为电轴无人区。除 QRS 波外，P 波和 T 波也有电轴，反映了心脏各个部分、不同时刻的激动顺序。

正常 P 波的电轴方向由右上指向左下，主要在额面 0°~+75° 范围，在 I、II、aVF、V$_4$~V$_6$ 表现为直立的波形。T 波电轴的方向与 QRS 波相似，当心室除极顺序改变时，复极过程也常会改变，T 波的形态和电轴可发生继发性改变。

（黄德嘉）

P bō

P 波（P wave） 心房除极电位变化产生的波形。心房的除极激动可能由窦房结、起搏器或传至心房的异位激动产生。

正常 P 波是由窦房结的起搏激动传至心房引发心房激动产生，而窦房结的起搏节律受交感神经和副交感神经张力、药物和机械牵拉等因素影响。窦房结位于上腔静脉与右心耳交界部位，处于整个心脏的右上后方。因此，窦房结传出的电活动先向前激动右心房，再向下向左前激动左心房。当心脏激动方向指向探测电极（阳性输入电极）时，心电图表现为向上波形，反之表现为向下波形。因此，在 Ⅰ、Ⅱ、aVL、aVF 导联中，心房激动方向指向这些导联的探测电极，P 波直立；而 V_1、V_2 导联的阳性输入电极位于心脏右前方，结合心房激动的传导过程，心电图表现为先正后负的双向波形。当心房除极由心房、房室结或心室的异位起搏点触发时，心房除极方向发生改变，P 波形态也相应改变。因此，通过 P 波的形态可以判断心律类型，如正常 P 波形态时一般为窦性心律。P 波形态与心房的除极过程有关，而心房除极受其解剖结构和电生理特性影响，因此 P 波形态的改变反映心房解剖和电生理特性的改变。

P 波的振幅及宽度一定程度上反映心房的大小。测量 P 波的宽度需选择 P 波最宽的导联进行测量，在正常情况下 P 波宽度<0.12 秒，肢体导联 P 波的振幅≤0.25mV，右胸导联（V_1、V_2）负向深度≤0.1mV。P 波变宽多见于左心房增大者，而振幅变高多见于右心房增大者。另外，P 波增宽除可能由心房增大产生外，也可能由心房传导阻滞造成。左心房间的上房间束［巴克曼（Bachmann）束］，便于窦房结的激动快速传到左心房，使左心房除极。若上房间束出现传导阻滞，心电图上则会表现为与左心房增大相似的 P 波改变，包括 P 波变宽、V_1 导联 P 波负向部分加深。

（黄德嘉）

PR jiānqī

PR 间期（PR interval）

P 波起点至 QRS 波起点（Q、R、S 波均可）的时间。即从心房开始除极到心室开始除极的时间段，主要反映心房除极和电活动在房室结的传导时间。

正常 PR 间期为 0.12～0.20 秒。年龄增加、迷走神经兴奋和影响房室结传导的药物均可引起 PR 间期延长；短 PR 综合征、预激综合征、交感神经兴奋和心率增加可表现为 PR 间期缩短。弗雷明汉（Framingham）心脏研究在 2009 年报道，PR 间期延长（>0.20 秒）的人群发生心房颤动、需要植入起搏器和死亡风险高于正常人群。PR 间期的正常上限尚无定论，普遍采用 0.20 秒。2011 年一项关于心率、年龄对 PR 间期影响的研究，建议采用结合年龄、心率调整的 PR 间期，但调整的 PR 间期意义尚需进一步研究。①预激综合征患者心电图表现为 PR 间期缩短、QRS 波变宽。这是由于心房-心室旁路的存在，激动从旁路传导更快，比经房室结下传的激动先激动心室，造成心室提早除极，但提早除极与正常除极的两部分心室除极波融合在一起造成 QRS 波变宽。②罗-岗-雷综合征（Lown-Ganong-Levine syndrome）心电图表现为 PR 间期<0.12 秒、QRS 波宽度正常。电生理机制尚不明确，可能与房室结内旁路或心房-希氏束旁路有关。③少数房性期前收缩可表现为 PR 间期缩短，可能与心房异位起搏点接近房室结有关。其激动可更快经房室结传至心室触发心室除极。④交界区逸搏患者起搏点在房室结，其更接近心室，PR 间期<0.12 秒。

PR 段是指 P 波终点至 QRS 波起始的一段心电图，多数表现为一段等电线。PR 段主要位于房室结的除极过程，而房室结这类传导系统的除极波很小，很难在体表心电图上记录到有意义的波形。心房的复极波（Ta）与 P 波方向相反，由于电压极低，心电图中很难表现出来，有的可表现为 PR 段偏移。PR 段压低在诊断急性心包炎时有一定意义，也可提示少见的心房肌梗死。

（黄德嘉）

QRS bō

QRS 波（QRS complex）

心室除极电位变化产生的波形。QRS 波中，第一个出现的向下的波形称为 Q 波，第一个向上的波形称为 R 波，第二个向下的波形称为 S 波，第二个向上的波形称为 R′波。前一波形需跨过基线水平才形成下一个波形，否则只判定为该波形的切迹。某个 QRS 波中可能仅有其中两个，甚至一个波形，若仅有一个宽大的向下的波形，则称为 QS 波。波形的大小可用大写字母表示较大的波形，小写字母表示较小的波形，如 q 波和 Q 波。胸导联 V_1、V_2、V_3 出现 Q 波为异常，而 Ⅲ、aVR 导联则可出现 Q 波；其他导联可出现 q 波，但时限均<0.03 秒；正常情况下 V_5、V_6 导联应有 q 波，若缺失考虑异常。胸导联自 V_1～V_4 或 V_5，R 波振幅及宽度应逐渐增加，否则提示前壁心肌梗死可能。

心室的除极激动沿希氏束-浦肯野纤维快速传至左、右心室心内膜，再由内向外激动整个心室肌层。心室除极过程由内向外，方向相对的心室壁心电矢量相互抵消。心室为一个去顶（心底）的厚壁球形，心尖方向的矢量无对侧的削减，最终剩余矢量指向心尖方向。因此，心电图记录到的只是相互抵消后的剩余电活动。同时，左心室壁和室间隔心肌明显比右心室厚，因此除去右心室抵消的部分，心电矢量仍指向左侧。由于浦肯野纤维的分布特点，心室间隔部分最先激动，其次是左心室游离壁，最后是左心室其他部分或右心室。室间隔最早开始激动，正常 V_1 导联起始呈 r 波，I、V_5、V_6 导联呈 q 波，原因是心室间隔激动方向由左向右，V_1 探测电极位于右侧，激动方向指向探测电极时呈向上波形，即 r 波；相应的，I、V_5、V_6 导联探测电极位于左侧，背离激动方向，即 q 波。当左心室游离壁开始激动时，激动自右向左，V_1 导联呈现负向波，即 S 波，I、V_5、V_6 导联呈 R 波。QRS 波中后部分同时受左、右心室除极过程影响，右心室壁较薄，心肌组织明显少于左心室，右心室电活动被左心室掩盖，心电图主要体现左心室激动特点。当右束支传导阻滞时，右心室激动明显晚于左心室，心电图 I、V_5、V_6 导联增宽的 S 波反映右心室激动过程。

正常的 QRS 波电轴指向左下方向，位于 $-30° \sim +90°$。电轴左偏是指电轴 $<-30°$（更负），右偏是指电轴位于 $+90° \sim +180°$，极度右偏是指电轴位于 $+180° \sim +270°$。测定 QRS 波电轴方向对于判定心脏激动顺序、鉴别室性心律失常具有重要意义。

QRS 波宽度一般 <0.11 秒，>0.12 秒时判定为 QRS 波增宽。QRS 波宽度一般选择所有导联中最宽的导联进行测量。QRS 波增宽一般见于束支传导阻滞、室内传导异常、室性异搏心律、心室肥大及心肌病变等情况。

（黄德嘉）

ST duàn

ST 段（ST segment）　心电图 QRS 波终点与 T 波起点间的一段波形。正常情况下，ST 段位于基线水平。假设 En 和 Ex 为心内膜与心外膜两部分心肌，除极过程中，两者均产生有平台期的动作电位。处于心内膜 En 点先除极，然后处于心外膜的 Ex 点后除极，二者动作电位的平台期有一部分（p 段）重合。由于二者都处于动作电位平台期，电位差为 0，二者之间无电位差也就无电流产生，心电图表现为与基线相当的水平线，即 ST 段。当心内膜与心外膜心肌动作电位存在差异，如心内膜 En 动作电位水平段电压低于心外膜 Ex，电流自心外膜流向心内膜，En 点电位高于 Ex 点，探测电极放置于 Ex 点，则心电图表现为 ST 段压低。

判断 ST 段抬高或压低一般是比较 QRS 波结束点（J 点）与基线水平差异。由于 ST 段的形态并非完全水平，J 点并不能完全代表 ST 段改变的幅度。因此，J 点后 60ms、80ms 等位置也常被用于比较 ST 段的变化。部分人群心电图无明确的 ST 段，QRS 波直接与 T 波相接于 J 点，这类心电图主要分析其 J 点位置是否异常。早期复极的人群，多见于年轻男性，$V_1 \sim V_3$ 导联心电图 J 点抬高 $0.1 \sim 0.3$mV 认为正常。ST 段轻微上斜型抬高或水平型、下斜型下移可见于正常变异。

ST 段测量方法　①以 QRS 波起点为基线，如 PR 段斜行向下时，则以 PR 段的切线与 J 点垂线交点"0"作一水平线为校正后的基线。②斜行向上的 ST 段，以 J 点作为判定 ST 段移位的根据；斜行向下的 ST 段，则以 J 点后 0.04 秒处作为判定 ST 段移位的根据。③自 R 波顶点作一垂线与 ST 段的切线相交，交角 $=90°$ 者为水平型 ST 段，交角 $>90°$ 者为下斜型 ST 段，交角 $<90°$ 称为上斜型 ST 段（图 1）。水平型和下斜型 ST 段压低均属缺血性 ST 段变化（图 2）。

ST 段抬高见于提前除极综合征、急性心包炎、心肌缺血、急性心肌梗死、电解质紊乱等。ST 段压低以水平型和低垂下斜型临床意义较大，常见的有心肌肥厚、心肌缺血、心律失常和电解质紊

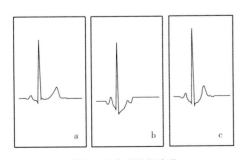

图 1　正常 ST 段变化
注：a. ST 段处等电线；b. J 点下移伴上斜型压低；
c. ST段快速回落

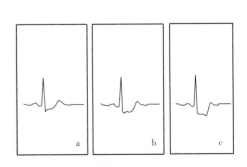

图 2　不同形式的 ST 段压低
注：a. 缓慢斜型；b. 水平型；c. 下斜型

乱等。

ST 段改变的临床意义与 ST 段变化的幅度、类型有关，同时应结合患者的其他临床表现进行判断。ST 段的改变与 QRS 波的形态也密切相关。心室心肌在 QRS 波间期除极，ST 段间期的心肌处于极化状态，心室各部分心肌的电位决定 ST 段的幅度。因此，当心室除极过程包括顺序、时限发生改变时，ST 段形态必然发生相应变化。在室性心律失常、心室起搏心律、预激综合征及束支或室内传导阻滞等心室除极改变者，心电图 ST 段相应发生改变，此时作出心肌缺血的心电图诊断时应排除这些继发性 ST 段改变的因素。

（黄德嘉）

T bō

T 波（T wave） 心室复极电位变化产生的波形。心脏除极方向由心内膜开始向心外膜方向除极，因此理论上心脏复极应由心内膜指向心外膜，QRS 波应与 T 波形态相似，然而 QRS 波与 T 波差别巨大，这与不同心肌的动作电位差异有关。不同区域心肌动作电位存在差异，主要是复极时间的区别。心内膜心肌较心外膜复极时间明显延长，虽然心内膜心肌先除极，但因为心肌除极时间和除极从心内膜到心外膜的传递时间均较短，当心外膜完成复极时，心内膜仍未完成复极。复极电偶是从未完成复极的心肌指向已完成复极的心肌，因此，复极方向仍由心内膜指向心外膜，T 波方向也就基本与 QRS 波主波方向一致，例如 Ⅱ、Ⅲ、aVF 导联 QRS 波主波方向向上，T 波方向也向上。

T 波形态圆钝、平滑，呈不对称波形，前半部分上升较平缓，后半部分下降陡快。正常 T 波一般与 QRS 波主波方向一致，多数导联 T 波直立，aVR 导联 T 波倒置，Ⅲ、V_1、V_2 导联 T 波也可直立，也可倒置。对称倒置的 T 波常提示心肌缺血，但非对称的 T 波倒置也见于束支传导阻滞、左心室肥厚及心肌病等除极顺序改变后相应的复极改变。

T 波振幅与之前的 QRS 波振幅具有相关性，QRS 波振幅越大，T 波振幅越大。T 波振幅在肢体导联 ≤0.5mV，胸导联 ≤1.5mV。一般情况下，女性 T 波振幅低于男性，年龄增加振幅下降。T 波高尖可见于急性心肌缺血或高钾血症患者。

（黄德嘉）

T bō lísàndù

T 波离散度（T wave dispersion） T 波顶点到终点的时间。又称跨室壁复极离散度。通常用 T 波峰末间期（Tp-Te 间期）反映 T 波离散度。体表心电图上 T 波形成反映心内膜细胞、心外膜细胞及中层细胞（M 细胞）在心室复极过程中的时间差，故 T 波代表心室复极波，是左心室壁 M 细胞和心内膜下、心外膜下心室肌层之间复极 2 相和 3 相的代数和。T 波峰值代表心外膜心肌复极，T 波终点代表 M 细胞的复极，T 波峰末间期代表整个心脏最早复极完毕到最晚复极完毕的时限间期。

测量方法 ①手工测量：测量时应确定 T 波的顶点和终点，T 波顶点为直立 T 波的最高峰上缘垂直与等电位线上缘的交点或倒置 T 波的最低谷下缘垂直与等电位线下缘的交点，T 波终点是下降支与等电位线的交点，若有 U 波，则取 T 波与 U 波之间的交点。用分规直接测量两个交点之间的距离，或分别测定 QTp 间期、QTe 间期，Tp-Te 间期（QTp 间期-QTe 间期）。②仪器测量：确定 T 波顶点和手工测量方法相同，确定 T 波终点则为 T 波降支最陡峭处的切线与等电位线的交点。若 U 波与 T 波部分融合，做 T 波下降支的延长线，取延长线与等电位线交点。

正常参考值 正常人 Tp-Te 间期参考值：80~95ms。

临床意义 Tp-Te 间期代表心室不同部位复极最早完成时间和最晚完成时间的差值。Tp-Te 间期代表心室肌的相对不应期，此时心室肌兴奋性逐渐恢复。QT 间期延长相当于心室总不应期延长，QT 间期离散度增大实质是不同部位心室肌的总不应期差值增大，QT 间期延长时易发生早后除极，进而导致恶性室性心律失常。Tp-Te 间期延长是复极离散度增加的表现，等同于 QT 间期延长，意味着更易产生折返，增加了发生心律失常的风险。Tp-Te 间期对应心室的相对不应期，Tp-Te 间期临床测定价值明显高于 QT 间期及离散度的价值。研究认为 Tp-Te 间期是恶性心律失常如室性心动过速、心室颤动发生的重要机制之一，Tp-Te 间期临床意义主要集中在疾病预后和危险分层方面。已有研究证实 Tp-Te 间期对先天性或获得性长 QT 综合征、短 QT 综合征、布鲁加达综合征（Brugada syndrome）、肥厚型心肌病及扩张型心肌病发生室性心动过速的风险及发生心脏性猝死存在预测价值，且预测价值高于 QT 离散度，但也有学者提出 Tp-Te 间期/QT 间期比值作为反映跨壁复极离散度的指标更有预测价值。

（王玉堂）

T bō diànjiāotì

T 波电交替（T wave alternans） ST 段或 T 波的形态和振幅交替

变化的现象。由心肌细胞动作电位幅度和间期的交替改变产生。心电图上直接可见，在人群中发生率极低。20 世纪 80 年代开始，研究发现微量的 T 波电交替（微伏级 T 波电交替，以微伏计算）与致命性心律失常的发生相关。T 波电交替反映心室各个心肌细胞复极时在时间和空间的差异，即复极异质性，这种异质性是心律失常产生的机制之一。

发生机制　尚不完全清楚：①部分心肌细胞动作电位的交替现象造成心室整体的复极差异，记录心室复极的 T 波放大了这种差异，产生 T 波电交替。影响心肌细胞动作电位的各种跨膜离子通道如钙离子通道可能参与其中。②心率增加时，心肌细胞周期性摄取或转运 Ca^{2+} 差异，易出现 T 波电交替。③心肌缺血和心力衰竭患者，在更低的心率下可发生 T 波电交替，可能与肌质网摄取 Ca^{2+} 能力下降有关。心力衰竭患者心肌细胞钙离子通道减少及调节钙离子通道的受体功能受损造成肌质网调节 Ca^{2+} 的能力下降。④自主神经功能和心肌病变本身也是 T 波电交替产生的重要因素。例如，在无心肌缺血和肾上腺素能刺激情况下，用起搏的方法提高心率也不易出现 T 波电交替。研究发现心肌缺血时产生的 T 波电交替的幅度与发生室性心动过速或心室颤动的风险呈正相关。心力衰竭时每搏量下降时，代偿性交感神经兴奋增强、心率加速，也可致心律失常。心肌病患者在交感活性增强的情况下更易发生 T 波电交替。心肌组织结构的改变和纤维化也可能是心肌病患者容易出现 T 波电交替的原因之一。

分析方法　频谱法和修正位移平均法。频谱法测量交替电压较精确，在研究中广泛使用。首先将 J 点到 T 波结束的一段波形分为 128 个时刻点，分别记录电压（振幅），则这些电压值组成该时间点的电压谱系。通过分析比较不同时点谱系频率的变化，判断是否存在交替现象。

临床意义　美国心脏病学会、欧洲心脏病学会等推荐 T 波电交替用于严重室性心律失常、心脏性猝死风险的评估。

（黄德嘉）

QT jiānqī

QT 间期（QT interval）　QRS
波起点至 T 波终点的时间。一般认为是心室动作电位时限，包括心室激动和心室复极过程。QT 间期与心率密切相关，同时受性别、年龄、种族等因素影响。女性平均 QT 间期长于男性。

测量方法　测量 QT 间期需选择 QT 间期最长且 U 波不明显的导联。一般选择 II 导联或 V_2、V_3 导联。当 U 波与 T 波重合时，难以准确测量 QT 间期，因此引入 QT（U）间期的概念。低钾血症患者易出现 QT 间期延长，同时 U 波明显，应用 QT（U）间期比较合适。人为因素也是影响 QT 间期测量精确性的原因之一，主要由于不同研究者对 T 波终点的选定存在差异性。利用计算机选定 T 波终点也存在同样的问题。

QT 间期与心率相关，心率越慢，QT 间期越长。因此，对应某个心率，有特定正常的 QT 间期。为方便划定正常的 QT 间期，需要利用公式计算与心率相关的修正的 QT 间期（QTc）。最常用的 QTc 计算公式是巴泽特（Bazett）公式：

$$QTc = \frac{QT}{\sqrt{RR \text{ 间期}}} \quad （单位：秒）$$

Bazett 公式和其他调整 QT 间期的公式一样，有局限性，并不能完全去除心室率和其他因素的干扰。该公式未考虑到 QT 间期和心率相关性本身存在变异性，是不精确的原因之一。自主神经功能可影响心率，间接影响 QT 间期，也影响心室除极复极过程，即对 QT 间期的直接影响，并不能通过公式精确计算。

正常参考值　QTc 间期上限为 440ms（男性），460ms（女性）。流行病学研究通常选择 450ms 为正常上限。

临床意义　QT 间期延长可见于先天性长 QT 综合征、多种药物（如 IA、III 类抗心律失常药）、低钾血症、心肌缺血、严重低体温、严重心动过缓、心肺复苏后。QT 间期延长反映心室复极异常，发生恶性室性心动过速，如尖端扭转型室性心动过速的风险增加，预示心脏骤停和死亡风险增加。研究发现，QT 间期每增加 10ms，心脏事件风险增加约 5%。根据 QT 间期延长程度可分为 QT 间期明显延长（>正常值的 125%）和中度延长（>正常值的 115% ~ 125%）。

（黄德嘉）

QT lísàndù

QT 离散度（QT dispersion）
测量体表心电图 12 个导联的 QT 间期，最长 QT 间期与最短 QT 间期的差值。12 个导联分别从 12 个方向记录了心脏的电位活动，QT 间期离散度反映心室各个区域复极的差异性。心室复极异质性是恶性室性心律失常发生机制之一。因此，大量研究希望通过 QT 离散度的测量预测患者发生致死性恶性心律失常的风险，然而，QT 间期的测量本身仍存在较多的技术问题，如 T 波终点的判定方法、U

波对测量的干扰等（见 QT 间期）。QRS 波形态锐利，起点较易判定，T 波终点划定则受操作者影响较大。研究发现操作者相关的 QT 离散度测量误差为 25%～35%，主要是因为 T 波形态变化较大，形态圆钝，与基线的过渡缓慢，加之 U 波干扰，测量精确性受到影响。另外，QT 间期与心率相关，心率越快，QT 间期越短。因此，心率不同，QT 离散度不同。

QT 离散度正常值存在争议，较多研究划定为≤40ms，也有研究定义为≤50ms。QT 离散度预测心脏性猝死的价值受制于方法学，同时也受各种心律失常的影响，因为心律失常本身可能就是一个危险因素。在心脏病患者中，QT 离散度对风险的预测意义受到心脏疾病本身风险的干扰。QT 离散度也不能真正反映心脏复极异质性，因为各导联记录的体表心电图只是从侧面反映心脏的电位变化，是将心脏作为一个总体进行记录，心肌细胞的复极差异很难通过这种方法记录下来。体表心电图 QT 间期的延长某种程度上反映心室复极异质性增加，至少说明部分心肌需要更长时间完成复极。记录细胞间的电活动异质性仍停留在实验室研究水平。

（黄德嘉）

Ubō

U 波（U wave）　紧随 T 波后的圆钝波形。波形较小，反映心室晚期复极过程，最多见于 V_2、V_3 导联。U 波方向一般与之前 T 波方向一致，振幅一般<0.1mV，心率慢时较明显。U 波形成机制尚不完全清楚，主要有三种理论：中层心肌细胞动作电位时限延长、浦肯野纤维复极延迟和部分区域心室壁复极延迟。

由于 U 波与之前 T 波有重合，测量 QT 间期常受 U 波影响。当 T 波出现切迹或双峰时，后半部分波形可能被误认为 U 波，排除在外可能低估了 QT 间期。低钾血症时，T 波变得平坦，U 波突出，U 波振幅常超过 T 波，T 波和 U 波融合，此时应测量 QU 间期。实际上在低钾血症等情况下，突出的 U 波可看作 T 波的一部分，提示心室复极延长，心肌细胞复极差异性增加，与长 QT 综合征同样易诱发尖端扭转型室性心动过速。除低钾血症、先天性长 QT 综合征外，洋地黄、奎尼丁等药物也可产生直立突出的 U 波，同样具有发生恶性室性心律失常的风险。

T-U 波交替是指随着心动周期的变化，T-U 波形态交替变化。先天性长 QT 综合征患者出现 T-U 波交替是发生恶性心律失常的征兆。心肌缺血或心肌梗死患者可能出现 U 波倒置。极少数情况下，U 波倒置可能是急性冠状动脉综合征早期的心电图表现。高血压、瓣膜病患者也可出现类似表现。

（黄德嘉）

Jbō

J 波（J wave）　紧随 QRS 波后出现的向上的半拱形或驼峰形的波形。又称欧斯朋波（Osborn wave）。J 点是 QRS 波与 ST 段的连接点，为心室除极与复极的分界点。1938 年托马舍夫斯基（Tomashewski）等在低体温患者的心电图上发现 QRS 波与 ST 段之间有一起始缓慢的波形，在低体温动物实验中将其描述为损伤电流。

J 波的产生与早期复极有关，主要受瞬时外向电流（I_{to}）影响，在心外膜动作电位复极早期形成切迹（图）。心室壁各层心肌细胞动作电位复极早期的异质性形成跨壁电流，体表心电图表现为 J

波或 J 点抬高。20 世纪 30 年代以来，较多研究发现部分心脏结构正常人群心电图存在 QRS 波终末有切迹或偏移，以及 J 点上斜型 ST 段抬高的现象，称为早期复极综合征。长期以来，这类心电图表现被认为是正常变异，但无长期随访证据。严干新等对 J 波的形成机制做了大量研究，并将早期复极相关的心电图表现命名为 J 波综合征。布鲁加达综合征（Brugada syndrome）和早期复极综合征也因发生机制内在相似性被纳入 J 波综合征的范畴。低体温情况下，心电图表现为明显的 J 波，有发生心室颤动的风险。奎尼丁具有阻断 I_{to} 的作用，可一定程度上抑制心室颤动的发生。有报道急性心肌缺血时心电图可能表现为明显的 J 波。

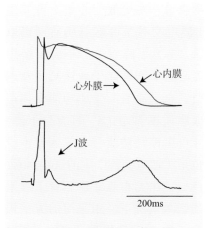

图　J 波形成机制
注：心外膜动作电位在复极早期出现切迹，心内膜无切迹，心内膜、心外膜存在电位差，产生跨壁电流，形成 J 波

（黄德嘉）

xīnfáng zēngdà

心房增大（atrial enlargement）　心电图表现为 P 波振幅增加和（或）时限延长。在病理生理因素作用下，心房腔增大，解剖结构和电生理特性发生改变，心房除

极速度和除极顺序发生改变，心电图 P 波出现相应的形态改变。

正常情况下，心脏电活动由位于右心房与上腔静脉交接处的窦房结控制，窦房结定时发放激动，首先向下向前激动右心房，再经巴克曼（Bachmann）束传导激动左心房，因此 P 波前半部分主要反映右心房的电活动，后半部分主要反映左心房的电活动。

右心房增大时，右心房除极产生的电位增加，与左心房电活动叠加，表现为 P 波振幅的增加。体表心电图表现为 II 导联 P 波形态高尖，振幅增加，P 波电轴右偏，V₁ 导联 P 波起始电压增加。II 导联方向与右心房激动方向接近，右心房增大电压增加在 II 导联表现最明显；V₁ 导联位于心脏右前方，也与右心房除极方向一致，右心房增大在 V₁ 导联表现为正向波振幅增加。右心房电压增加后，心房整体除极方向更偏向右心房的除极方向，因此 P 波电轴右偏。右心房增大主要见于肺部疾病所致肺动脉压增高，右心负荷过重，因此 II 导联 P 波高尖又称肺型 P 波。

左心房增大时，体表心电图主要表现为 P 波时限延长，主要因为左心房除极较右心房晚，决定了整个心房的除极时间，右心房增大时除极时限虽然也延长，但是被延后除极的左心房掩盖，总体除极时间并不延长。V₁ 导联 P 波后半部分为负向波，主要反映左心房的除极时间和电压。因此在左心房增大时，该负向波变深变宽。左心房增大时 P 波电轴也相应左偏。左心房增大多见于二尖瓣、主动脉瓣病变及左心房压力增加。

心电图诊断心房增大特异性达 90%，但敏感性较低，约 20%（表）。双心房增大时常兼具有左、右心房增大时心电图表现，如 P 波增宽同时电压增高，多见于全心增大患者。

（黄德嘉）

xīnshì zēngdà

心室增大（ventricular enlargement）

心室肥厚或扩大达到一定程度时引起的体表心电图的改变。在病理生理因素作用下，如高血压、心肌缺血等，心室肌细胞增生肥大，心室电压增高，除极和复极顺序也将发生改变。

心室肥厚的心电图表现不仅受年龄、性别的影响，而且与致心室肥厚的病理生理、解剖因素相关。也有认为心室肥厚的心电图表现主要取决于心室肌质量（厚度），与心室大小无关。另外，被检者体型（胖瘦）影响电极的探测能力，体型偏瘦者无左心室肥厚或增大也可能表现为心室电

压增高，而偏胖者则可能因电压不高而漏诊心室肥厚。运动员较普通人心电图表现心肌质量增加，也会出现心室电压增高。

由于左心室与右心室在胸腔的位置及心肌组织特征差异，两者发生肥厚或增大时心电图形态差异较大。左心室肥厚多表现为左胸导联 R 波增高，右胸导联 S 波加深；右心室肥厚表现为右胸导联 R 波增高，左胸导联 S 波加深。右胸导联主要以 V₁、V₂ 为代表，左胸导联以 V₅、V₆ 为代表。左心室壁本身较厚，右心室壁较薄，因此右心室肥厚时心电图改变不及左心室肥厚明显。

心电图对心室肥厚的诊断属于间接诊断，诊断结果不一定正确。针对左、右心室的不同特征，心室肥厚诊断标准存在差异（表1、表2），特异性为 80%~90%，但敏感性较低，多<50%。心电图诊断心室肥厚时，心室肥厚的可能性很高，但超过半数的心室肥厚患者可能心电图无心室肥厚的表现。心室肥厚随着从细胞到组织的结构改变，也发生心室电活动的重构，包括心室肌动作电位电压增加，时限延长，复极也伴随变化，表现为 QRS 波、ST-T 改变，这种 ST-T 改变也可能与心室肥厚后心内膜下缺血有关。

（黄德嘉）

zhéfǎn xiànxiàng

折返现象（reentry phenomenon）

激动在传导过程中，途径解剖性或功能性分离的两条或两条以上径路，在一定条件下激动可循环往复，导致心肌组织反复除极。折返是激动传导异常导致快速性心律失常的常见机制。

发生机制：①存在两个或多个解剖或功能上相互分离的径路，传导速度和不应期不同，但相互

表 心房增大的心电图诊断标准

左心房增大	右心房增大
II 导联 P 波时限>0.12 秒	II 导联 P 波高尖，振幅>0.25mV（肺型 P 波）
II 导联 P 波出现双峰，峰间距>0.04 秒（二尖瓣型 P 波）	P 波电轴右偏>+75°
II 导联 P 波宽度与 PR 段宽度比值>1.6	
V₁ 导联负向波深度与宽度乘积>0.04mm/s	V₁ 导联 P 波正向波高度与宽度乘积>0.06mm/s
P 波电轴指向-45°~-30°	

表1　左心室肥厚心电图诊断标准

诊断标准	诊断条件
索科洛夫-莱昂（Sokolow-Lyon）指数	SV_1+（RV_5 或 RV_6）>3.5mV
	RaVL>1.1mV
勒姆希尔特-埃斯蒂斯（Romhilt-Estes）评分系统（分值）*	任意肢体导联 R 波或 S 波≥2.0mV（3）
	或 SV_1 或 SV_2≥3.0mV（3）
	或 RV_5 或 RV_6 3.0mV（3）
	ST-T 波异常（未接受洋地黄治疗者）（3）
	ST-T 波异常（接受洋地黄治疗者）（1）
	左心房增大的心电图表现（3）
	电轴左偏≤-30°（2）
	QRS 时限>90ms（1）
	V_5 或 V_6 类本位波>50ms（1）

注：*：总分4分提示可能为左心室肥厚，5分基本可以确诊；SV_1 指 V_1 导联 S 波，RaVL 指 aVL 导联 R 波，以此类推

表2　右心室肥厚心电图诊断标准

诊断条件	敏感性（%）	特异性（%）
V_1 导联 R 波≥0.7mV	<10	-
V_1 导联呈 qR 波形	<10	-
V_1 导联 R/S>1 且 R 波>0.5mV	<25	89
V_5 或 V_6 导联 R/S<1	<10	-
SV_5 或 SV_6>0.7mV	<17	93
RV_5 或 RV_6≤0.4mV 且 SV_1≤0.2mV	<10	-
电轴右偏≥+90°	<14	99
Ⅰ导联大 S 波，Ⅲ导联 Q 波	<11	93
Ⅰ、Ⅱ、Ⅲ导联均为大 S 波	<10	-
肺型 P 波	<11	97

连接形成一个闭合环路。②其中一条通路发生单向阻滞。③折返环内逆传速度缓慢，使原前传径路有足够时间恢复兴奋性。④原前传径路再次激动，形成折返。折返激动经折返环运行一周所需的时间（折返周期）必须长于折返环路任一部位的不应期，才能保证激动在折返环中运行时始终不会遇到处于不应期的组织，从而使折返激动持续存在，产生快速性心律失常。

正常心室肌的传导速度约为50cm/s，平均有效不应期约0.2秒，所以在正常的心脏，折返环的长度至少达到10cm才能出现折返。若传导速度变慢，可出现长度更短的折返环。实际上，临床上正是由于异常缓慢的传导速度使得很小的折返环成为可能。形成折返的两个关键条件是单向传导阻滞和折返环内传导速度足够缓慢。这两个条件常在心肌纤维化（如心肌梗死）的区域出现。折返也可以发生在某些解剖上固定的环路，如房室旁路参与的房室折返性心动过速。当折返环路固定时，发生的折返性心动过速的 QRS 波形态单一，这是陈旧性心肌梗死形成心肌瘢痕后最常见的室性心律失常。另有一些折返激动的折返环并不固定，形成 QRS 波形态不断变化的多形性室性心动过速，甚至心室颤动。

折返是异位快速性心律失常发生的重要机制，参与多种快速性心律失常如房室折返性心动过速、房室结折返性心动过速、心房扑动或颤动、心室扑动或颤动的发生和维持。临床上治疗折返机制参与的快速心律失常的方法主要有：①降低折返环的传导速度，使折返环中传导较慢的一支传导更慢并终止。②延长折返环的不应期，激动在折返环中遇到处于不应期的阻滞，折返即终止，如应用Ⅲ类抗心律失常药或电复律。③经导管射频消融。

（王玉堂　杜　鑫）

蝉联现象（linking phenomenon）　chánlián xiànxiàng 心脏内激动沿一侧径路下传并向对侧径路连续隐匿性传导使其发生持续功能性阻滞。心脏内存在解剖或功能上的两条传导径路，其不应期和传导速度不同。当基础心率突然增加、发生期前收缩或起搏激动时，激动在下传过程中遇到仍处于不应期的径路而出现功能性阻滞，激动经另一径路下传，同时向阻滞径路发出逆向隐匿性传导，造成其新的不应期，连续逆向隐匿性传导使阻滞径路连续出现功能性传导阻滞。

常见的蝉联现象如下。①左、右束支传导阻滞之间：可发生于窦性心动过速、房性期前收缩、房性心动过速、心房扑动、心房颤动、房室折返性心动过速。心电图可表现为右束支传导阻滞、左束传导支阻滞或交替性左右束支传导阻滞，右束支传导阻滞多

见，源于右束支不应期比左束支长。②预激旁路与正常房室传导通路之间：分为旁路蝉联（房室传导系统下传）和正路蝉联（旁路下传）：前者因心室激动正常，QRS波不宽；后者因激动经旁路下传，心电图显示宽大畸形的QRS波。③房室结双径路之间：房室结双径路中，快径不应期长，慢径不应期短，心房激动下传过程中遇到快径不应期，激动经慢径下传。心电图表现为PR间期突然跳跃式延长。

蝉联现象是解释室上性激动连续发生室内差异性传导的机制之一。室上性快速性心律失常伴束支间蝉联现象需与室性心动过速鉴别：前者多出现典型的右束支传导阻滞的QRS波，即V₁导联呈三相波（rsR′、Rsr′、RsR′），QRS波初始向量正常；室性心动过速的V₁导联QRS波可呈单向或双向，有房室分离、室性融合波。束支间蝉联现象还可与单侧束支功能性阻滞鉴别：在束支间蝉联现象，出现束支传导阻滞的RR间期长于正常QRS波时的RR间期，反之则为单侧功能性阻滞。

（王玉堂 杜 鑫）

chāocháng chuándǎo

超常传导（supernormal conduction）

在传导受抑制的心脏，对预期理应受阻的激动发生意外下传，预期应传延缓的激动发生快速传导。①第1超常期传导：2相超常期或绝对不应期中的超常期，位于ST段与T波顶峰之间。②第2超常期传导：3相超常期或相对不应期中的超常期传导，位于T波下降支与U波之间。③第3超常期传导：4相超常期或应激期中的超常期传导，位于T波后0.28秒附近。

发生机制为：①三度房室传导阻滞时，位于心动周期较早期的P波偶能下传（只有RP间期较短的P波可下传），而在此时相之外的P波均不能下传。这是超常房室传导最常见的形式。②三度房室传导阻滞时，交界性或室性逸搏后可有暂时传导改善，是这些逸搏激动隐匿性逆传至交界处产生一个超常期，若窦性P波恰落在这一超常期，即可下传到心室，又称韦金斯基现象（Wedensky phenomenon）。③不完全房室脱节时，短RP间期反而能产生心室夺获。④二度Ⅰ型房室传导阻滞时逐搏延长的PR间期突然缩短。⑤单向性房室传导阻滞时，前向性房室传导阻滞伴逆向性室房传导，后者发生在室上性周期的超常期。超常室内传导的心电图表现有束支传导阻滞时房性期前收缩反而引起形态正常的QRS波、束支传导阻滞时室性期前收缩后窦性QRS波形态正常化、心房颤动伴室内传导阻滞时提早出现的QRS波形态反而正常。

临床意义：①有助于复杂心电现象的解释和诊断。发生在房室结、左右束支、分支、预激旁路的传导阻滞突然发生传导改善的情况并非少见，可能包括超常传导、裂隙现象、间歇性传导阻滞、传导的总合现象等。②提示患者有心脏传导障碍的可能。③可以是心脏严重传导阻滞时的一种代偿机制。

（王玉堂 梁 卓）

jiélǜ chóngzhěng

节律重整（rhythm reforming）

当心脏同时存在两个节律点发放激动彼此又无传入保护机制时，频率较高或占主导地位的节律点的电活动可被另一节律点的激动侵入，触发其无效除极（隐匿性激动）并提前复位，该节律点规律的电活动被干扰的同时，又以干扰点为起点，以原有的节律间期重新安排下一次节律活动的心电学干扰现象。节律重整可发生在各种心律，如窦性心律、起搏器心律及各种心动过速等。

节律重整实际是一种常见的干扰现象，是发生在起搏点内的干扰，与发生在传导途径中引起传导障碍的干扰现象性质完全不同。形成节律重整的条件有3个：①干扰节律点的激动提前出现。②重整节律点周围缺乏传入保护机制。③节律重整点与干扰节律点相互邻近，常需在同一电活动的单腔时，干扰节律的激动才有机会侵入节律重整点。

节律重整常存在于某些心律失常中，通常使心律失常心电图表现变得复杂。因此，熟悉节律重整的发生规律和心电图表现，可提高分析和识别复杂心律失常的能力。节律重整的存在说明该起搏点缺乏保护机制（包括窦房逆行性完全性阻滞或完全性干扰性房室脱节或完全性房室传导阻滞），若可以发生但又未能发生的节律重整大致反映保护机制的存在，应进一步探索保护机制的部位、对象及性质等，明确双重心律的诊断。节律重整所表现的不完全性代偿间歇或等周期代偿间歇，对期前收缩鉴别诊断有一定辅助价值。

起搏器节律重整的意义包括：①判断起搏器的感知功能，不论单腔还是双腔，一旦出现起搏器感知不良或感知过度，起搏心电图将表现为起搏节律不发生正常的重整。②鉴别心房按需抑制型（AAI）工作模式时的单腔或双腔起搏器。③鉴别单腔起搏器频率滞后功能与起搏器感知过度。

（王玉堂 张 瑜）

长短周期现象

cháng-duǎn zhōuqī xiànxiàng

长短周期现象 (long-short cycle phenomenon) 一次较长的心动周期后发生一次期前收缩（房性期前收缩或室性期前收缩），期前收缩后又必然出现长的代偿间歇的心电现象。易于下一次期前收缩出现，如此反复形成二联律。该期前收缩可诱发快速性心律失常，进而形成长心动周期短偶联间期序列的发生，诱发心动过速。

发生机制为长心动周期意味着主导节律点的自律性下降，对心脏内同时存在的其他节律点的超速抑制作用减弱，使期前收缩容易出现。此外，长心动周期可使下一周期中的心房或心室的不应期延长，以及延长后不同部位的心肌不应期可能出现离散，容易形成折返性期前收缩或触发性期前收缩。浦肯野纤维与心室肌不应期的长短均受心动周期的明显影响，但对浦肯野纤维的影响更大，结果造成局部组织之间不应期的离散，易于折返和心律失常的形成。心动周期延长时，心肌细胞舒张期自动除极时间延长，膜电位可降低到临界水平，易引起单向阻滞和传导障碍，为折返形成提供了条件。当心动周期（RR 间期）延长时，血流动力学也同样出现"长间歇"，引起动脉血压降低，心交感神经活性增强，交感神经张力增加，促进了心律失常的诱发。

长短周期现象易引发恶性室性心律失常，多为多形性室性心动过速、尖端扭转型室性心动过速，引起血流动力学障碍，导致心源性晕厥和心脏性猝死，故应积极防治，降低患者病死率。可行永久性起搏器植入术，稍快的心室起搏可消除这种长短周期现象，因此可以预防和治疗恶性室性心律失常。

长短周期现象也是临床上引发心房颤动最常见的原因。在长短周期现象中：①长周期可以是窦性心动过缓、窦性停搏、窦房传导阻滞等，也可以是房性期前收缩后的长代偿间期而形成。长的 PP 间期后的房性期前收缩可引发心房颤动。②短周期是由房性期前收缩与前面窦性心律的短联律间期形成，较早的房性期前收缩，易落入易颤期或折返窗口而诱发心房颤动。③长短周期现象造成反复发生的阵发性心房颤动可经心房起搏预防。较快的心房起搏频率可以消除这种过长的周期，预防心房颤动的发生。

(王玉堂 张 瑜)

触发激动

chùfā jīdòng

触发激动 (triggered activity) 后除极导致的心肌电活动。后除极强度达到心肌除极的阈值时引起。包括早期后除极 (early after-depolarization, EAD) 和延迟后除极 (delayed after-depolarization, DAD)。EAD 的形成与细胞内钙过载有关，可能是引起多形性室性心动过速或扭转型室性心动过速的机制。DAD 是洋地黄特发性快速性室性心律失常和特发性室性心律的发生基础，阻断肌质网对钙摄取的药物可使之减轻。多源性房性心动过速是 DAD 介导的触发效应的另一例证。

(方 全)

早期后除极

zǎoqī hòuchújí

早期后除极 (early after-depolarization, EAD) 在上次除极尚未完全复极前（即动作电位第 2 期和 3 期）发生的除极。其造成的触发激动是心律失常的少见机制。可能与 L 型钙离子通道再激活引起钙过载有关。复极时间延长有利于 EAD 的发生。见于低钾血症、低镁血症、心动过缓、应用某些可使 QT 间期延长的药物如 I A 类（奎尼丁）和 III 类（索他洛尔）抗心律失常药。遗传性及获得性长 QT 综合征。上述药物可阻断复极时钾离子通道，延长动作电位，造成 EAD，引起多形性室性心动过速或扭转型室性心动过速。

(方 全)

延迟后除极

yánchí hòuchújí

延迟后除极 (delayed after-depolarization, DAD) 动作电位第 4 期发生的除极。又称晚期后除极。延迟后除极可能通过触发激动而造成心律失常。正常情况下动作电位第 4 期细胞膜已完全复极，不会有短暂内向电流，此时细胞内钙增高促使钠-钙交换器运转或肌质网钙释放可能是 DAD 的发生基础。心率加快、细胞外钙增加和肾上腺素刺激均能引起 DAD。DAD 是洋地黄造成的特发性快速性室性心律失常和其他特发性室性心律失常的发生基础，阻断肌质网对钙摄取的药物可使之减轻。多源性房性心动过速是 DAD 介导和触发效应的另一例证。见于洋地黄中毒、儿茶酚胺作用及心肌缺血。

(方 全)

食管心电图

shíguǎn xīndiàntú

食管心电图 (esophageal lead electrocardiogram) 将心电记录的一个电极从鼻（口）腔送入食管，达到心脏水平时所记录到的心电图。具有无创、简便、安全和可重复等优点，且对 P 波的显示比较清楚，有助于鉴别复杂心律失常。缺点是食管电极导线插入及经食管起搏刺激电流较大可引起患者不适。

此检查适用于某些体表心电

图无法鉴别的心律失常，怀疑存在某些房室传导异常者。各种原因所致食管病变（如严重狭窄和食管静脉曲张）、无法耐受的严重心脏情况（如严重心功能不全和严重心律失常）及不能配合者禁忌。

将消毒后的食管导联电极导线从（鼻）口腔送入食管，电极推送过程中需要患者同步吞咽动作，以免误入气管。送入电极之前估计进入口腔的电极长度约为患者的耳（垂）剑（突）距离。达到满意水平通常可记录到大的、先正后负的心房波。将电极尾端连接心电图机的胸导联进行记录。

此检查有助于鉴别某些心律失常。利用食管电极导线间接刺激心房，可用于评估窦房结和房室结功能。根据心房起搏时和心动过速时 P 波与 QRS 波关系，可评估心脏房室传导的某些电生理特性。

（方 全）

xīnxiàngliàngtú
心向量图 （vectorcardiogram）

向量环在互垂三个平面（水平面、侧面和额面）的投影描记下来的图形。一个心动周期中循序出现的瞬时综合向量连接而成的轨迹称向量环。虽然心向量图已很少使用，但仍然是用于解释心电图形成原理的重要方法，对某些特殊情况心电异常的解释比心电图更准确。

此检查适用于某些心电异常，如心脏束支传导阻滞和心脏扩大等难以鉴别者。皮肤疾病无法放置电极者禁忌。

正常心向量图主要包括 3 个心向量环。①P 环：代表心房除极。环体小，最大向量一般<0.2mV，P 环总时间一般在 100ms，通常闭合，多呈椭圆形或长形，方位在左下稍偏后或偏前。②QRS 环：代表心室除极。环体大，最大向量在 1.0～2.1mV。环体光滑、无挫折，起始部（<20ms）及终止部（<30ms）运行速度可较缓慢。起始向量为心室间隔中部从左向右除极向量，向右前（少数正常人可向左前）；环体代表心室壁的除极向量，向左下，偏前或稍后；终末向量为左心室后基底部及室间隔底部的除极向量，向后，稍向左或向右及向上或向下。③T 环：代表心室复极。环体呈狭长椭圆形，运行速度缓慢，时限为 260～400ms。其旋转方向及最大向量方向与 QRS 环一致。长/宽之比应>2.6。T 环长度不应短于 QRS 环的 1/4。最大 T 向量方向常较 QRS 向量偏前，构成 QRS-T 夹角。

ST 向量：QRS 环起点 O 到终点 J 的方向和幅度即为 ST 向量的方向和量值。正常时不易测出，少数正常人 QRS 环不闭合，J 点移至左前方，形成指向左前的 ST 向量，引起 V_2、V_3 导联 ST 段抬高，但不应超过 0.3mV，与最大 T 向量方向一致。

心向量图的正常值与异常值变异范围较大，一些标准尚不如心电图标准成熟，但在以下情况具有优势：①对心肌梗死诊断比心电图敏感，定位准确，尤其对下壁和后壁心肌梗死。②对束支及分支传导阻滞诊断较心电图准确，尤其对左前分支阻滞与假性电轴左偏的鉴别更重要。③对预激综合征预激部位的定位较心电图可靠。④对右心室肥厚的诊断较心电图可靠。⑤对 ST-T 向量改变的诊断指标丰富且细致，使心电信息在心向量图上得到了充分利用。

（方 全）

xīndiàntú fùhè shìyàn
心电图负荷试验 （electrocardiogram stress test）

通过增加心肌需（耗）氧量、诱发心肌缺血，引起心电图相应缺血性 ST-T 改变的方法。该方法有助于冠心病诊断、心脏储备功能测定和临床预后估价。

许多临床情况下，即使存在明显的冠状动脉狭窄和（或）心功能异常，但由于静息时心肌供氧和需（耗）氧仍处于平衡状态，因此心电图表现正常，且无明显心肌缺血的临床症状。心肌需（耗）氧量或心输出量主要取决于心率、收缩压、左心室舒张期末容积、心壁厚度和心肌收缩性。心率与收缩压乘积随负荷量增高而增加，常用于估价正常人和冠心病患者心肌灌注的需求。心脏是一个有氧的器官，通过无氧代谢产生能量的储备能力很差。静息时，冠状动脉循环中氧的提取几乎达到最大限度，因此心脏仅通过增加灌注满足心肌耗氧量的增加。正常人心肌耗氧量与冠状动脉血流之间存在直接的线性关系（如运动时冠状动脉血管阻力减低），但在冠状动脉狭窄者，心肌供氧和需（耗）氧失衡。心肌缺血最先表现为左心室收缩和（或）舒张功能减退，随后出现心电图 ST-T 异常，最终产生心绞痛症状。心内膜下室壁张力增高，因此较心外膜更易产生缺血。冠状动脉存在局限性狭窄时，负荷试验使局部心肌产生严重缺血，引起局部心室壁收缩运动障碍，后者可用某些特殊影像技术（如超声心动图、放射性核素心血池显像、磁共振显像等）测得，为冠心病诊断提供依据。应该指出，无症状性心肌缺血的发生率较高，心肌缺血对心脏的影响是指总的心肌缺血的作用，与心绞痛症状存在与否无明显关系。

在心电图负荷试验中，踏车和平板运动负荷试验最常用。对某些特殊人群（如高龄、不能正常运动者），可用静脉滴注多巴酚丁胺或双嘧达莫激发试验，但通常需结合放射性核素心脏显像或超声心动图检查。

（沈卫峰）

yùndòng fùhè shìyàn

运动负荷试验 （exercise stress test）

通过运动增加心脏工作负荷，观察心电图变化，以判断冠状动脉循环功能的方法。是最先采用的筛选冠心病的无创性技术。

适应证 主要用于冠心病筛选和运动耐量评估。①疑诊冠心病者。②40 岁以上有冠心病易患因素的无症状者。③冠心病患者的劳动力鉴定。④评估某些药物治疗及冠状动脉血运重建疗效等。

禁忌证 ①静息心电图有严重心肌缺血表现。②不稳定性心绞痛。③急性心肌梗死。④严重心律失常。⑤充血性心力衰竭。⑥严重高血压及其他疾病。

检查方法 通常用踏车运动试验和平板运动试验。一般以运动时达到的心率作为判断运动量的指标，极量运动按（220−年龄）所得的心率为准。亚（次）极量运动试验一般要求达到极量负荷的 85%，以（195−年龄）所得的心率为准。临床上大多采用亚（次）极量运动负荷试验。

运动耐量又称功能储备或心肺功能健康状态，是诊断和预后判断的最重要指标。运动耐量是对一定负荷的最大氧摄取的估计，以代谢当量（metablic equivalents，METs）表示，1 单位 METs 表示基础氧耗量，相当于 3.5ml/kg（体重）。通过增加运动方案中运动速度和分级，估计最大运动耐量。预测 METs = 14.7−（0.13×年龄）。运动试验中 METs 每增加 1 级，则传统心血管危险因素校正的死亡率减低 17%。

踏车运动试验 采用原地转动的脚踏车功量计。运动试验时，受试者坐在踏车上，双手握住手柄（但不能握得太紧以免等力运动），下肢做蹬车运动。试验从低负荷量（根据患者的能力 25～50W）开始，需维持踏板 60转/分，每 3 分钟逐渐增加负荷量（每级增加 25W），待达到预计极量或亚极量心率时，再维持运动 1~2 分钟后停止。运动期间需严密注意心电图和血压变化。踏车运动时躯干活动度较小，便于监测运动时 ST 段变化，以及心脏听诊和测量血压，但因运动仅限于下肢，且运动生理学上也不如平板运动试验，最大氧摄取、最大心输出量和每搏量较平板运动时减低 5%~10%。

平板运动试验 用平板运动测试机，餐前或餐后 2 小时以上施行。受试者在分级递增速率及坡度的活动平板上行走，达到预期的运动量为终点。运动方案应根据患者体能及试验目的制订。

在健康人，常采用标准布鲁斯（Bruce）方案（表），但在老年人或因心脏病而使运动耐量受限者，则采用修正的布鲁斯方案。诺顿（Naughton）方案更适用于心力衰竭患者。

运动前描记卧位和立位 12 导联心电图。嘱患者紧抓把柄，尽量放松自如，减低等力运动造成的影响。运动期间应密切注意患者症状（如心绞痛、心力衰竭）、连续监测心电图变化（ST 段明显缺血性变化、严重心律失常），每 3 分钟记录心电图和测量血压。必要时终止运动试验。

终止运动试验的指征 绝对指征：①增加运动负荷量时，血压较基础水平下降>10mmHg，伴其他心肌缺血证据。②中度至严重心绞痛。③神经系统症状进行性加重（头晕、晕厥）。④低灌注表现（发绀或面色苍白）。⑤持续性室性心动过速。⑥ST 段抬高>0.1mV。⑦患者提出终止运动。相对指征：①增加运动负荷量时，血压较基础水平下降>10mmHg，但无其他心肌缺血证据。②ST 段或 QRS 改变（如广泛水平型或下斜型 ST 段压低>0.2mV 或电轴偏移）。③除持续性室性心动过速外

表　标准布鲁斯（Bruce）方案

速度（mph）	坡度（%）	分级	运动时间（分）
1.7	0		
1.7	5		
1.7	10	1	3
2.1	11		
2.5	12	2	6
3.0	13		
3.4	14	3	9
3.8	15		
4.2	16	4	12
4.6	17		
5.0	18	5	15

判断预后　治疗高血压旨在防止出现心、脑、肾损害。ABPM比偶测血压能够更准确地预测心脑血管并发症的发生。夜间血压越高，心血管性和非心血管性死亡的危险越大。有些患者夜间血压比白天下降幅度较小（<10%），称为非勺型血压，这种血压类型与不良预后密切相关。24小时内血压波动大的患者，心血管并发症的发生率及死亡率均升高。

（林曙光）

zhōngxīn dòngmàiyā jiāncè

中心动脉压监测（central aortic pressure monitoring）

监测主动脉根部血压的方法。不同动脉血管血压明显不同。血压是在上臂肱动脉部位采用间接测量方法获得的数据。中心动脉压（central aortic pressure，CAP）特指升主动脉根部血压。主动脉收缩压是左心室收缩时的后负荷，主动脉舒张压是冠状动脉的灌注压。左心室收缩射血产生的前向波沿动脉壁从心脏向外周传递，形成收缩期第一个峰值；然后在阻力小动脉产生反射波，这种反射波迅速逆向传递，在收缩晚期和舒张早期与前向波重合，形成收缩期第二个峰值即主动脉收缩压。第一峰值与第二峰值的垂直高度为反射波的波幅，又称中心动脉的增强压，第一个峰值与增强压之和为中心动脉的脉压，增强压与脉压之比为中心动脉增强指数，可用于表示增强压。脉搏波传导速度、反射点位置、反射波幅度会影响前向波和反射波的叠加时间，从而影响CAP。健康的中心大动脉顺应性好，反射波在心室舒张早期与近端动脉血管的脉搏波叠加，主动脉舒张期血压升高，利于冠状动脉的灌注。反之，当动脉硬化，脉搏波传导速度加快，反射波和脉搏波的叠加发生在收缩期晚期，导致主动脉收缩压升高，增加左心室射血负荷。影响CAP的因素还包括心率、年龄和外周动脉缩舒状态，故不同个体之间即使肱动脉收缩压相等，CAP也不相等。

适应证　①正在进行药物治疗或未经药物治疗的高血压患者。②有动脉粥样硬化或有动脉粥样硬化危险因素者。③有高脂血症、吸烟、糖尿病和向心性肥胖等心血管疾病危险因素者。④患有冠心病或脑卒中等心脑血管疾病者。⑤健康体检者。

检查方法　①直接测量法：将左心导管送至主动脉根部直接测量升主动脉压力，虽然是CAP测定的金标准，但因其有创性及对设备和操作者要求高，临床上很难普及。②间接测量法：应用周围动脉与主动脉波形的对应关系原理，利用动脉脉搏波分析仪的触压式压力探头，首先记录连续准确的桡动脉或颈动脉脉搏波，同时测量肱动脉血压；再应用数学转换模型，通过计算机软件处理转换为中心动脉压力波形，经计算可获得中心动脉的收缩压、舒张压和脉压。间接测量法转换函数的可靠性和准确性，已被许多有创性直接测量方法证实。

从中心动脉到周围动脉，收缩压逐渐升高，这与动脉血管树管壁压力放大效应有关，因此正常生理状态下的主动脉收缩压小于肱动脉的收缩压，通常相差10~15mmHg，随年龄增大收缩压升高现象趋向平坦。对CAP的正常值无规范的界定。

（林曙光）

màibóbō chuándǎo sùdù

脉搏波传导速度（pulse wave velocity，PWV）

测定脉搏波由动脉的某一特定位置沿管壁传播至另一特定位置的速率以评估动脉功能的方法。可反映大、中动脉系统的弹性状态，具有简便、无创、有效和可重复的特点。基本原理是左心室收缩将血液搏动性地射入升主动脉，扩张主动脉壁产生脉搏波，并以一定速度沿动脉树传播。可通过测量两处动脉之间距离及脉搏波传导所需时间计算出PWV。传播速度取决于动脉壁的生物力学特性（黏弹性）、血管几何特征（腔径与血管壁厚度）及血液密度。由于血管几何特征和血液密度变化相对较小，故PWV可反映所测动脉节段的弹性或顺应性，其数值越大，表明动脉弹性越差、僵硬度越高，为反映动脉壁硬度的经典指标。

适应证　①高血压、临界高血压、高脂血症、糖尿病或有2项以上动脉粥样硬化危险因素者。②冠心病或脑卒中者。③有早发心脑血管疾病家族史者。④有头晕、胸闷或心悸等症状尚未确诊者。⑤健康体检者。

检查方法　PWV测定是通过测量脉搏波传导时间和两测量点之间的传导距离求得，计算公式：

$$PWV(m/s) = \Delta L / \Delta T$$

式中ΔL是传导距离，为两测量点之间的体表距离；ΔT是传导时间，为这两个脉搏波起始点的时间差。

可用压力感受器或多普勒信号方法检测不同部位的脉搏波。受检者取仰卧位，确定两目标动脉搏动最明显部位，将压力感受探头置于该处，测量这两点之间的体表距离并输入计算机，可连续记录波形，自动计算PWV。检测PWV时常测定10个连续搏动，包括1个完整的呼吸周期。PWV

测量值因脉搏波记录位点距离而异。PWV 一般分为颈动脉-股动脉、颈动脉-桡动脉、肱动脉-踝动脉、肱动脉-桡动脉、股动脉-胫动脉、股动脉-踝动脉、心脏-颈动脉、心脏-肱动脉、心脏-股动脉和心脏-踝动脉两测量点之间的 PWV。临床上最常用的为颈动脉-股动脉和肱动脉-踝动脉 PWV，正常人颈动脉-股动脉的 PWV<9m/s，肱动脉-踝动脉的 PWV<14m/s。

临床意义 PWV 可综合反映各种危险因素对血管功能的损害，为大规模临床和流行病学研究提供了便捷的检测手段，为动脉硬化危险因素的筛选及评价提供客观的检测指标，对动脉硬化性疾病的早期发现、治疗和预后判断有重要作用。

评价动脉功能与患者预后 年龄和血压是影响 PWV 最主要因素。PWV 与心血管及相关疾病有密切关系。高血压与心脑血管疾病的发生发展密切相关。高血压会导致动脉结构和功能的改变，即早期通常已有动脉功能的改变，从而引起靶器官功能障碍。PWV 不但可以作为预测高血压患者发生心血管事件的可靠指标，而且还可以作为高血压患者长期治疗的监测指标。作为动脉粥样硬化的一个独立危险因素，糖尿病尤其是 2 型糖尿病患者动脉硬化出现早，发生率高，其病理基础是大、中动脉硬化及微血管病变，可损害心、脑和肾等器官的结构和功能，检测 PWV 可以反映糖尿病血管病变的严重程度。大动脉硬化是脑血管病的重要病因，PWV 与脑血管病变有明显的相关性，可在脑血管病患者或脑卒中高危人群中进行该项检查以评价大动脉功能。慢性肾脏病患者心

血管疾病的风险较普通人群明显增高，死于心血管并发症的患者多于演变成终末期肾病的患者，PWV 是预测此类患者心血管病死亡率的独立指标，通过 PWV 的检测评估心血管病发病和死亡风险，有利于患者二级预防和改善预后。

评估药物改善动脉弹性作用 通过观察药物干预前后 PWV 的改善情况，以判断疗效、指导临床用药。他汀类药物、血管紧张素转换酶抑制剂、血管紧张素 II 受体阻断剂、硝酸酯类药物、钙通道阻滞剂和胰岛素增敏剂均有改善动脉弹性的作用。

局限性 ①中国尚缺乏 PWV 对不同年龄组健康人的正常值，具体操作方法不统一，对 PWV 诊断动脉粥样硬化和心血管事件的敏感性、特异性和影响因素了解不够。②检测动脉粥样硬化是否能预测心血管疾病的患病率和病死率缺乏临床研究（队列研究），干预 PWV 改善后能否预防心血管事件，以上问题未解决前很难评价。③临床应用 PWV 尚有不少问题，需进一步研究，许多冠脉事件发生在轻至中等动脉硬化但富含脂质斑块，说明无症状冠心病 PWV 预测作用有限。

（林曙光）

chāoshēng xīndòngtú

超声心动图（echocardiography）利用超声的特殊物理学特性检查心脏和大血管的解剖结构及功能状态的无创性方法。1954 年瑞典学者埃德勒（Edler）和赫兹（Hertz）首先将脉冲反射超声技术应用于心脏检查，报告了二尖瓣曲线形态，并将所记录的心脏结构曲线称为超声心动图。1955 年 Edler 首先报道了二尖瓣狭窄的超声心动图特点。研究学者一致认为 Edler 是超声心动图技术的创

始人，因为他的研究和发现使超声在心血管领域内获得了突破性进展。1967 年美国首次举行了超声心动图研讨会，开始了超声心动图发展的新时代。

常规超声心动图包括 M 型超声心动图、二维超声心动图、多普勒超声心动图等基本技术，随着技术不断更新，还涌现出对比剂超声心动图、经食管超声心动图、负荷超声心动图、三维超声心动图、组织多普勒超声心动图、血管内超声等新技术。这为心脏结构、功能的诊断和治疗提供了越来越全面的信息和方法。

超声心动图适用于疑诊或已知心脏病，以及正常体检人群。检查方法主要包括经胸及经食管超声心动图两种方法，其他不常用的尚有经心表超声心动图、心腔内超声心动图等。超声心动图在临床上应用广泛且有重要作用，不仅能在超声心动图室内应用，还应用于重症监护室、急诊室、介入室和手术室中。与其他影像技术相比，具有无创、安全、价格较低、移动性强、可动态观察和随访等优势。

（王 浩 吴伟春）

M xíng chāoshēng xīndòngtú

M 型超声心动图（M-mode echocardiography）不同时间反射回来的声波，依反射界面的先后呈一系列纵向排列的光点显示于荧光屏上，用坐标轴 Y 轴表示超声声束探测的深度，X 轴表示超声声束运行的时间，随时间展开后形成心脏各层结构变化曲线的检查方法。又称运动扫描型超声心动图。它可记录心脏结构在心动周期中的细微运动，主要与二维超声联用，可测量心脏和血管的大小及功能，观察室壁及瓣膜的运动情况。

M 型超声心动图是中国应用最早的超声心动图技术之一。19世纪 50 年代初瑞典学者埃德勒（Edler）首次将 M 型超声应用于诊断二尖瓣狭窄和反流，中国于 1962 年上海第一医学院附属中山医院用自制的 M 型超声观察心脏及大血管的波形，同年，武汉医学院附属第一医院用手法推动 BP 型超声的灰度调制扫描线，记录膈肌与心脏结构获得曲线。此外，又研制成能与心电图、心音图与 M 型超声心动图同步记录的二尖瓣超声曲线装置。随着技术不断更新，出现了彩色 M 型、解剖 M 型、全方向 M 型超声心动图等 M 型超声新技术。

适应证 几乎适用于所有人群，主要用于测量心腔大小、室间隔厚度、左心室收缩功能及心脏瓣膜活动等。

禁忌证 无明确禁忌证，但单用 M 型超声波诊断心脏疾病有一定的局限性，常与其他超声心动图技术联合运用。

检查方法 患者一般用左侧卧位或仰卧位，主要常规检查的声窗是胸骨旁（胸骨左缘第 3~5 肋间隙）、心尖部（心脏搏动最强处）、剑突下（前正中线剑突下）及胸骨上窝（胸骨上切迹）处 4 个声窗。在进行胸骨上窝探查时，需适当垫高肩部；进行剑突下检查时，嘱患者屈膝放松腹壁。初始程序和探头应根据不同检查对象和检查目的进行选择。患者一般平静呼吸即可，少数肺气多者可让患者呼气末屏气，剑突下探查时吸气可使心脏贴近探头。常用探测区划分如下。

心室波 在胸骨左缘第 3~4 肋间探查，从前向后所代表的解剖结构分别为胸壁、右心室前壁、右心室腔、室间隔、左心室腔和腱索、左心室后壁（图 1）。临床上主要采用 Popp 法作为探查左心室腔内径的标准部位：探及二尖瓣后将探头稍转向外下，以二尖瓣回波刚刚消失而可见腱索的部位为标准位置，其解剖部位相当于二尖瓣下方。舒张期末内径以同步记录的心电图波顶点为标记，测量室间隔左心室面至左心室后壁心内膜之间的距离，收缩末期内径为二者之间的最短距离。该波中 M 超声主要测量指标的参考正常值：左心室后壁及室间隔厚度 7~11mm；左心室舒张期末内径 40~55mm；左心室后壁收缩幅度 9~14mm；室间隔收缩幅度为 4.5~9.0mm；左心室壁收缩增厚率 > 35%；左心室射血分数为 50%~80%。

二尖瓣波 在胸骨左缘第 3~4 肋间探查，可见具有特征性的二尖瓣前、后叶波形。舒张期二尖瓣前叶波形为类似字母"M"的双峰曲线（E 峰、A 峰），二尖瓣后叶波形类似字母"W"，为前叶曲线的倒影；收缩期二尖瓣前后叶闭拢成一直线（CD 段）。A 峰相当于主动充盈期，血液从左心房进入左心室，二尖瓣前向运动；B 点相当于心室收缩期开始；C 点心室收缩期时，二尖瓣恢复到关闭位置；D 点标志二尖瓣处于舒张期开始点；CD 段代表二尖瓣关闭到开放时间段，缓慢随左心室后壁前移；E 峰相当于二尖瓣开放最高峰，血液大量从左心房进入左心室；F 点为舒张中期最低点，二尖瓣处于半闭合状态；是否存在 G 点因人而异（图 2）。

心底波 在胸骨左缘第 3 肋间探查，自前向后分别为胸壁、右心室流出道、主动脉根部及左心房。主动脉根部包括升主动脉前后壁曲线、主动脉瓣波。主动脉瓣波形为六边形盒子形状，曲线开放点为 K 点，关闭点为 G 点（图 3）。该波中 M 型超声主要测量指标的正常值：升主动脉内径 22~37mm；主动脉瓣叶开瓣振幅 15~26mm；左心房前后径 25~40mm。

肺动脉瓣波 通常在胸骨左缘第 2~3 肋间探查，通常记录到肺动脉后瓣曲线，瓣叶曲线于舒张期瓣叶关闭，向前运动，收缩期瓣叶开放向后运动。此外，舒张晚期心房收缩期可见瓣叶轻度向后移位，形成 a 凹，振幅正常值 2~7mm。

三尖瓣波 在胸骨左缘第 3~4 肋间探查，并将声束向内侧倾斜获得，类似于二尖瓣曲线（图 4）。

临床意义 M 型超声心动图

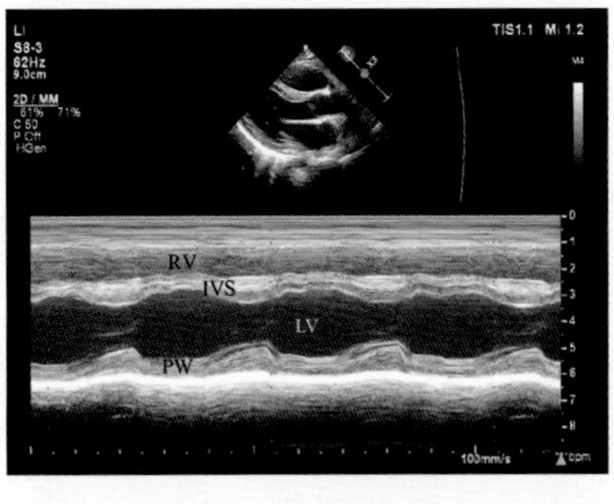

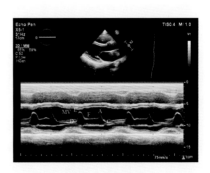

图 1 左心室波
注：RV：右心室；IVS：室间隔；LV：左心室；PW：后壁

图 2 二尖瓣波
注：MV：二尖瓣；RV：右室

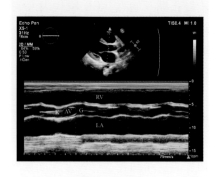

图3 心底波

注：LA：左心房；RV：右室；
AV：主动脉瓣

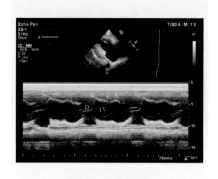

图4 三尖瓣波

注：AV：主动脉瓣；RA：右心房

检查时，声束仅在一条线上通过检查对象的结构，其对所采对象的扫描线数为 1000～2000 条/秒，达到二维成像的百倍，时相分辨率极高。因此它能观察快速移动的物体，如心脏瓣膜的启闭；对于改变微细的结构有较强优势，如心室壁运动幅度。此外，由于 M 超声心动图能够准确分辨心脏运动周期和时相，可较为准确地测量心室腔和大血管内径，并通过所获得的心室内径，根据泰奇霍尔茨（Teichholtz）校正公式，测量左心室收缩功能。还能辅助研究心律失常机制。

测量及评价左心室整体和局部收缩功能　采用 M 型超声可获得评价左心室收缩功能重要指标，主要包括射血分数（ejection fraction，EF）、短轴缩短率、心输出量等。

协助估测左心室整体舒张功能　通过测量二尖瓣叶曲线的 DE 斜率和 EF 斜率，以及左心室快速充盈分数、等容舒张时间等可粗略评价左心室舒张功能。

评判左心室壁运动情况　帮助检出缺血心肌的节段性室壁运动异常。动物冠状动脉结扎数秒钟后，可观察到节段性室壁运动异常，这种改变早于心电图 ST-T 改变，一般采用美国超声心动图学会推荐的 16 节段分析方法。

判断瓣膜的各种病理生理状态　①判断瓣叶狭窄程度：二尖瓣狭窄时，二尖瓣前叶与后叶粘连，形成特征性的"城墙样"改变，即 EF 斜率变平直，前叶和后叶同向运动；主动脉瓣狭窄时，胸骨旁左心室长轴切面测量主动脉瓣开瓣振幅减小，一般<15mm。②显示瓣叶高速颤动：主动脉瓣关闭不全时，舒张期反流血液冲击二尖瓣前叶形成瓣叶高速颤动。③判断肺动脉高压或肺动脉瓣狭窄：a 凹变浅或消失时，肺动脉压增高，且肺动脉瓣出现中期关闭现象，表现为 CD 段为"W"形，或出现肺动脉瓣提前关闭，形成"V"形，而肺动脉瓣狭窄时 a 凹加深。④显示二尖瓣脱垂：二尖瓣支持结构松弛，二尖瓣 CD 段向后移位，形成弧形的"吊床样"改变。

心肌病中的特征性改变　①扩张型心肌病：由于左心腔扩张，二尖瓣开瓣振幅缩小，形成特征性的左心室波群"大心腔，小开口"表现；而二尖瓣因为开放振幅减小，但前后叶仍呈镜向运动，呈"钻石样"改变，并且其二尖瓣前叶距离室间隔的距离明显增大，一般>10mm。②梗阻性肥厚型心肌病：因室间隔增厚，

左心室流出道狭窄，血流速度加快导致文丘里效应（Venturi effect），形成特征性的"SAM"征，即二尖瓣前叶收缩末期前移。根据二尖瓣前叶与室间隔接触的程度和时间，将 SAM 分为 3 级：Ⅰ级，又称部分 SAM 征，二尖瓣前叶前移，但未接触室间隔；Ⅱ级，前移的二尖瓣前叶瞬间接触室间隔；Ⅲ级，前移的二尖瓣前叶大部分时间接触室间隔。

测量声学对比剂流线的速度　M 型超声可用于观察声学对比剂微泡的轨迹。

（王　浩　吴伟春）

èrwéi chāoshēng xīndòngtú

二维超声心动图（two-dimensional echocardiography，2DE）

将从人体反射回来的回波信号以光点形式组成切面图像（灰度调制型），根据探头的部位和角度不同，可获得不同层次和方位切面图的检查方法。又称切面超声心动图。是在 M 型超声心动图基础上发展起来的，是各种类型超声心动图发展的基础，对比剂超声心动图、经食管超声心动图均建立在此基础上，是心脏超声的核心检查手段。

1952 年魏尔德（Wild）与里德（Reid）首先提出一种能显示切面结构的超声成像系统，称为"二维回声仪"。1967 年日本海老明等应用超声心脏断层图记录心脏活动。1973 年荷兰博姆（Bom）与克洛斯特（Kloster）等报道真正的实时超声显像仪。1976 年北京阜外医院刘汉英等率先引进荷兰多晶体线阵型超声仪，并应用伪彩色编码形式显示图像，开展二维超声心动图检查。随着计算机技术和超声技术的不断进步，从早期的静态二维超声仪，发展到多功能高分辨率超声仪，自然

组织谐波成像、超声二维斑点追踪技术等二维超声新技术可更直观准确反映心脏结构及心肌运动特征。

适应证 适合于所有类型心血管疾病的检查。

检查方法 常规胸骨旁、心尖部探查时，取左侧卧位；剑突下探查时取仰卧位，下肢膝关节屈曲；胸骨上窝探查时，取肩部垫高的仰卧位，部分右位心患者取右侧卧位。常用探测区划分包括胸骨左缘窝、心尖区、剑突下、胸骨上窝。常用切面包括胸骨旁左心室长轴切面、胸骨旁主动脉短轴切面、心尖四腔心切面、左心室短轴系列切面及剑突下、胸骨上窝系列切面等。长轴切面指纵切心脏的探测平面，与前胸壁体表垂直，平行于心脏长轴，相当于患者平卧，由左向右观察。扇尖为前胸壁，扇弧为心脏后部，图像右为头侧，图像左为足侧。短轴切面即横断心脏的扫查平面，与前胸体表及长轴相垂直，相当于患者平卧，检查者由足侧向头侧观察心脏横断面。图像的上下端分别为心脏的前后侧，图像左为心脏右侧，图像右为心脏左侧。四腔切面即探测平面与心脏长轴及短轴垂直，而与前胸壁体表近于平行，扇尖为心尖部，扇弧为心底部，图像左为心脏右侧，图像右为心脏左侧。

胸骨旁左心室长轴切面 探头置于胸骨左缘第3~4肋间，指向右胸锁关节，声束与长轴平行，可清晰显示右心室、左心室、左心房、室间隔、主动脉根部、主动脉瓣、二尖瓣（图1）。

大动脉短轴切面 探头方向与胸骨旁左心室长轴垂直，可显示主动脉瓣、右心室流出道、左心房、右心房、三尖瓣、肺动脉瓣、肺动脉主干（图2）。

二尖瓣水平短轴切面 探头置于胸骨左缘第3~4肋间，可显示左心室、右心室、室间隔、二尖瓣口、左心室侧壁及后壁等（图3）。

心尖四腔心切面 探头置于心尖搏动处，指向胸锁关节，可见左心房、右心房、左心室、右心室、室间隔、房间隔，清楚显示二尖瓣和三尖瓣（图4）。

心尖五腔心切面 在心尖四腔心基础上探头稍向上倾斜，扫描平面经过主动脉根部，使四腔间又出现一环形的主动脉腔，即心尖五腔图。可显示左心室流出道、主动脉根部及主动脉瓣。

剑突下四腔切面 患者仰卧、下肢屈曲，使腹部松弛，探头置于剑突下，指向左肩，所见结构同心尖四腔切面。该切面房间隔不易出现回声失落伪像，是诊断房间隔缺损的理想切面。

主动脉弓长轴切面 仰卧位，头部后仰，探头置于胸骨上窝，使声束与左肩、右乳头连线平行扫查。图形显示升主动脉、主动脉弓及降主动脉等（图5）。

其他切面 尚有剑突下双腔静脉双心房切面、胸骨旁右心室流入道、流出道长轴、心尖二腔，胸骨上窝和胸骨右缘等多个切面。

临床意义 可实时、清晰、直观地观察心脏不同断面的解剖轮廓、结构形态、空间方位、房室大小、连续关系及室壁运动情况等。

先天性心脏病 二维超声心动图可探查心房、心室的解剖位置有无变化，各房室内径大小，心房、心室及大血管与心室的连接关系是否正常，房间隔及室间隔的完整性、回声中断范围、数目及位置。二尖瓣、三尖瓣及主动脉瓣、肺动脉瓣结构及形态，开放及关闭情况，冠状动脉起始部内径及起源，主动脉弓降部形态及有无缩窄。房间隔缺损、室间隔缺损（图6）、心内膜垫缺损、单心室、肺动脉瓣闭锁（图7）、三尖瓣闭锁、法洛四联症（tetralogy of Fallot）等先天性心脏病均有相应的二维超声心动图表现。先天性心脏病术后补片的连续性，房间隔缺损、室间隔缺损及动脉导管未闭封堵术后封堵器位置及形态，大动脉连接关系是否恢复正常，左心室、右心室流出道内径是否通畅，以及心脏收

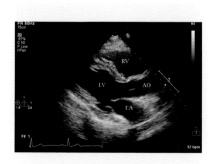

图1 左心室长轴切面

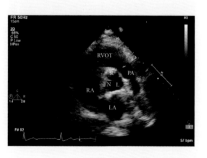

图2 大动脉短轴切面

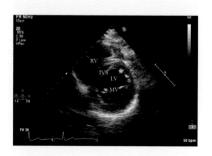

图3 二尖瓣水平短轴切面

缩幅度、心功能的评价也离不开二维超声心动图。

冠心病 二维超声心动图可探查到心肌梗死患者心室增大、室壁变薄、室壁运动幅度及收缩增厚率减低，心尖部室壁瘤及附壁血栓形成（图8），对急性心肌梗死的室间隔穿孔、乳头肌断裂、假性室壁瘤、心包积液等并发症有重要诊断价值。

心脏瓣膜病 二维超声心动图可探及房室瓣及半月瓣瓣膜有无增厚、钙化、赘生物形成、脱垂、腱索断裂，瓣口大小、形态，瓣膜上有无团状回声附着，二尖瓣、三尖瓣及主动脉瓣有无开放受限、关闭不全；机械瓣、生物瓣置换术后及瓣膜成形术后瓣膜启闭运动情况、有无瓣周裂隙及有无机械瓣卡瓣等急症。

大动脉疾病 对主动脉瘤及夹层动脉瘤等大动脉疾病二维超声心动图可探查大血管内径大小、有无瘤样扩张或撕脱内膜回声（图9）、主动脉窦部及主动脉瓣形态及启闭、主动脉夹层患者真假腔之间的破口及合并的心包积液。

心脏占位性病变 对心脏黏液瘤、心脏恶性肿瘤等占位性病变二维超声心动图可观察肿物大小、数目、回声、形态、边缘是否清晰、附着部位、是否有蒂、肿物活动度等。

心肌病 扩张型心肌病表现为"大（心腔大）、小（瓣膜活动度小）、薄（室壁变薄）、弱（室壁运动幅度减弱）"等特征；限制型心肌病表现为双房增大、心室偏小，室壁舒张受限、心包及胸腔积液等特征。

心包疾病 二维超声心动图可清晰直观显示心包积液的位置及评估积液量，对于缩窄性心包炎可显示心包脏层与壁层增厚、钙化，两者在心动周期中间距无明显变化呈平行运动，房室交界区角度减小为成角样改变，室间隔随左、右心室瞬时压差变化左右摆动，下腔静脉增宽等改变。

肺动脉高压和肺心病 二维超声心动图可显示肺动脉增宽、右心增大、右心室壁增厚、右心室壁运动幅度等关键信息，是最基本的检查手段，能清晰、直观地显示心脏各结构病变。

（王 浩 王 燕）

sānwéi chāoshēng xīndòngtú
三维超声心动图（three-dimensional echocardiography, 3DE）在二维超声心动图基础上，通过二维断面重建或矩阵容积探头采集切割，经计算机处理后以立体方式显示人体心脏与大血管三维结构的检查方法。依据图像属性，分为静态三维超声心动图和动态三维超声心动图；依据探头检查路径，分为经食管三维超声心动图和经胸三维超声心动图；依据图像采集和后处理方式，分为重建三维超声心动图和实时三维超声心动图。1961年鲍姆（Baum）和格林伍德（Greenwood）首次描

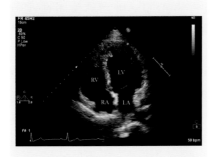

图4 心尖四腔切面

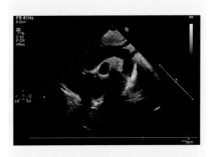

图5 主动脉弓长轴切面

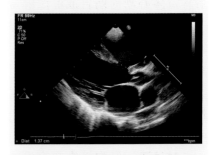

图6 室间隔膜周部回声中断

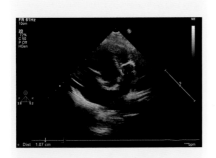

图7 肺动脉瓣闭锁

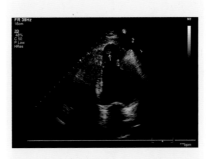

图8 左心室心尖部室壁瘤并附壁血栓形成

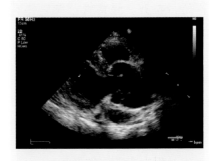

图9 主动脉夹层患者升主动脉撕脱内膜回声

述了三维显像的概念，德凯尔（Deker）等在20世纪70年代首次在动物心脏上进行了超声三维重建，获得静态三维超声心动图。20世纪90年代三维超声心动图技术飞速发展并逐步在临床推广，21世纪初实时三维超声心动图技术逐渐成熟并在临床普及。

实现三维超声心动图成像必须遵循三大步骤。①原始图像采集：应用各种方法对感兴趣区域进行连续二维超声扫描，获得多个连续切面图像。②图像数据处理：对一系列原始切面影像进行数字化存储和处理，获得立体数据模块。③三维影像的显示：对数据模块进行联机或脱机重建、切割及再处理，采用不同的三维显像技术，将立体影像呈现于显示器上或直接输出。

适应证　经胸三维超声检查几乎适用所有人群，只要二维超声图像满意，基本上都可获得图像质量较好的三维图像，对于全容积及多心动周期合成的图像采集要求心电图为窦性节律或节律整齐。经食管三维超声检查适应证同常规经食管超声心动图，对于各种心血管疾病经胸超声心动图检查图像不清晰、深部结构不易观察而不能明确诊断者。

禁忌证　经胸三维超声检查几乎无禁忌证，胸廓畸形或肺气肿患者图像可能受影响，注意心律是否整齐。经食管三维超声检查的禁忌证同常规经食管超声心动图检查。

检查方法　连接体表心电图，经胸三维超声检查要求患者左侧卧位，在二维图像清晰的基础上，嘱患者屏气，启动三维采集程序，采集过程中要求操作者稳住探头。经食管三维超声检查主要在手术室全身麻醉下和诊室局部麻醉下。

局部麻醉下要求操作轻柔，取得患者的配合，同时进行血压监测。注意防止发生咽部及食管黏膜损伤、诱发室性心动过速、一过性高血压等并发症。

临床意义　包括以下几方面。

立体显示正常心脏及大血管解剖结构、空间方位与毗邻关系　显示心房、心室、瓣膜、大动脉、腔静脉等解剖结构的空间连接关系。立体显示各心脏解剖结构、两大动脉、肺静脉与左心耳毗邻关系，显示冠状静脉窦解剖。显示心脏两组房室瓣瓣器、两组半月瓣的自身结构，定量测量瓣环和瓣口面积。

立体显示先天性心脏病复杂畸形中房室关系、瓣膜、大动脉关系　三维超声可显示"十字交叉心"中的心房与心室空间排列，可显示大动脉转位中两大动脉空间关系及与心室连接关系。三维超声可从立体角度显示右心室双出口的病理解剖特征，从四腔观显示房室连接及室间隔空间走行，从心房、心室短轴观显示四组瓣膜及乳头肌等的空间位置关系，从左心或右心侧剖视可立体显示室间隔缺损具体位置、形态及与主、肺动脉相互空间关系等，对右心室双出口作出动态三维超声诊断，从而有助于完善右心室双出口的解剖诊断，并发现三维超声对室间隔缺损内径及面积估测值更接近于手术所测值，对缺损大小作出较准确的定性和定量诊断，有利于提高右心室双出口的术前诊断正确性。

立体显示瓣膜受累性病变　准确诊断瓣膜受累性病变，包括风湿性心脏病、外伤性瓣膜病、瓣膜退行性变、感染性心内膜炎，立体显示瓣膜形态、血流及腱索改变、瓣口面积大小、瓣口形态

及有无赘生物。全面评价风湿性二尖瓣狭窄患者二尖瓣瓣叶、瓣环、瓣下腱索及乳头肌病变，动态立体显示二尖瓣瓣口及狭窄处血流（图1），测量二尖瓣口面积，评价二尖瓣反流情况，左心房及左心耳有无血栓。立体定量显示二尖瓣脱垂的部位、范围、瓣环立体形态、瓣叶对合面或对合线，可以计算脱垂区域的高度和面积，二尖瓣反流的立体形态、计算反流口面积、反流容积。

立体显示先天性心脏病中瓣膜发育异常　在三尖瓣下移畸形中，可立体显示三个瓣叶的空间方位、下移程度、对合面形态，显示反流束立体形态。可立体显示心内膜垫缺损中二尖瓣裂的位置和程度及心内膜垫共瓣畸形，显示主动脉瓣畸形的瓣叶结构和功能。

实时三维超声在介入手术中应用　①房间隔封堵术：术前立体显示房间隔缺损的位置、形态及与腔静脉、房室瓣、冠状静脉开口毗邻关系；立体显示室间隔缺损的位置、形态与主动脉瓣、三尖瓣毗邻关系，选择介入手术指针，选择合适大小的封堵器（图2）。②先天性心脏病介入或杂交封堵及瓣周漏封堵术：实时三维超声可指导封堵手术过程，实时观察导引钢丝的位置、方向，

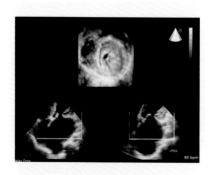

图1　显示风湿性二尖瓣狭窄的瓣口

监测并确定封堵伞的准确释放部位，提高手术成功率，评估手术疗效。③经导管主动脉瓣置换术：经食管二维和三维超声联合应用可优化患者选择，精确测量主动脉瓣环大小，术中实时监测带瓣支架的位置及释放过程，减少术后瓣周漏的发生。④二尖瓣球囊扩张术：可实时评价二尖瓣器结构、全方位实时监测，指导房间隔穿刺，评价每次扩张术后瓣口面积变化、瓣叶形态及启闭活动，监测二尖瓣反流情况及有无并发症。⑤心内膜心肌活检术：实时准确引导活检钳，将其准确放置于需要采集病变组织的部位，有效提高活检成功率。⑥肥厚型心肌病的乙醇消融术：立体显示左心室流出道形态变化、三维血流变化，判定手术疗效。⑦三腔起搏器导线放置术：实时监测导线在心腔内位置。

实时经食管三维超声在心脏外科手术中应用　外科术前实时经食管三维超声立体成像可提供"外科视野图"，在手术室进行实时超声观测，及时与外科医师交流。①瓣膜置换术：术前评价瓣膜病变、术后即刻评价人工瓣的瓣叶活动情况，有无瓣周漏（图3）。②二尖瓣修复术：术前立体显示二尖瓣脱垂的部位、范围，确定手术范围，术后即刻立体显

示成形环形态、瓣叶形态及活动，判定成形效果。③冠心病外科术：可直接快速评价心室容积、有无室壁瘤、室壁瘤形态，监测心功能，评价室壁瘤切除或折叠术后左心室容积及心功能状态。④先天性心脏病复杂畸形矫治术：可快速准确对术前病变全面评价，在术后即刻显示内隧道是否通畅、流出道疏通是否满意，及时发现残余分流，减少并发症，提高手术治愈率。三维动态评价房室隔修补及瓣裂修补术后，左侧房室瓣形态及活动，以及左心室流出道解剖。⑤肥厚型心肌病左心室流出道疏通术：立体显示左心室流出道形态变化、三维血流变化，判定手术疗效。

立体显示心腔三维形态、计算心腔容积、心肌质量，评价整体功能　实时三维超声可以实时显示左心室形态、容积及射血分数，评价缺血性心肌病患者二尖瓣修复术后左心室重构的变化即左心室容积减小、左心室功能改善，可通过左心室容积-时间曲线的动态变化评价舒张功能。立体显示右心室形态，计算右心室容积及射血分数；显示心房立体形态，并计算右心房容积指数。与声学造影技术结合可评价左心室容积及定量心肌灌注；与负荷超声结合，较常规负荷超声扫描时

间短，有助于其瞬间图像信息的捕捉能力；提高对室壁运动异常节段检测敏感性和准确性。三维超声还可定量心肌质量。

实时三维超声可评价室内和室间收缩同步性　在起搏器同步治疗中，获取左心室三维容积图像，可显示左心室壁局部容积变化曲线，牛眼图显示17节段的位移、达最小容积的时间，计算其标准差，评价室内收缩的同步性。实时三维超声心动图检测心肌运动不受心肌运动方向及运动方式影响，通过直接定量检测心动周期不同时相各节段局部容积及局部射血分数，以及各节段达最大容积时相、最大射血分数时相，评价左心室壁局部功能和各节段相互间的协调性，可显示正常人左心室壁各节段达舒张期最大容积及达收缩期最大射血分数并非在同一时间点，而是在一个时间段内，有先后之分；三维超声显示心肌梗死患者和扩张型心肌病患者该时间段延长，室壁运动的同步性下降，客观评价扩张型心肌病、心肌梗死患者室壁运动的同步性，可作为心肌病变程度评判及同步化治疗的疗效评估、推测预后的无创性新手段。

评价心脏机械运动　实时三维超声可快速方便获得高帧频容积数据，进行三维平面成像，获得同一心动周期的图像，便于进行应变分析，同时可获得新型三维应变参数-面积应变。

其他　评价心内占位性病变的位置、形态、大小、容积，以及主动脉斑块形态。

（王　浩　江　勇）

Duōpǔlè chāoshēng xīndòngtú

多普勒超声心动图（Doppler echocardiography）利用多普勒效应原理，通过多普勒超声仪探

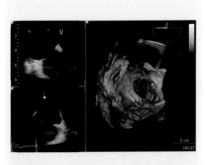

图2　立体显示房间隔缺损的大小及形态

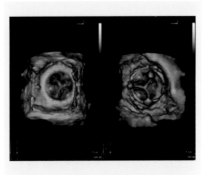

图3　分别从左心房面和左心室面显示二尖瓣位生物瓣的瓣架和瓣叶

测心血管系统内血流方向、速度、性质、途径和时间等的检查方法。可为临床诊断和血流动力学研究提供有价值的资料。主要分频谱多普勒超声心动图（包括脉冲多普勒和连续多普勒）和彩色多普勒超声心动图两大类。三种技术的综合应用构成完整的多普勒超声心动图检查。

三种方法各有优势与不足。①脉冲多普勒：用一定宽度调制的脉冲获得某一取样容积内运动物体的多普勒信号，经处理后得到物体运动速度等信息的技术。它利用多普勒原理，采用距离选通技术，将取样容积放在心脏或大血管内一定部位，取一定容积的血流信息，经快速傅里叶变换，实时地以频谱的方式显示某点的血流速度、方向和性质。据此可以了解心脏的血流动力学改变，判断各瓣膜口有无狭窄、反流，了解心内有无分流，并且计算心输出量和跨瓣压。②连续多普勒：用连续发射超声波获得的物体运动的多普勒频移信号。发射无时间延迟，具备测量高速血流的能力，但不具备距离选通能力，因此不能作准确的定位诊断，一般用于瓣膜或血管狭窄远端血流速度的测定。③彩色多普勒：又称二维多普勒。自20世纪80年代发展起来，将原有的B型成像和多普勒血流成像相结合，将各个取样容积内的多普勒频移信号用自相关和移动目标跟踪技术进行彩色编码，并将其组合、叠加显示在B型灰阶图像上。既可以灰阶图像显示组织解剖结构又能以彩色显示血液的流动特性，并可无创实时地显示血流方向、速度、范围、时相等信息。国际上规定以红色、蓝色和绿色表示血流方向，红色表示朝向探头方向运动

的血流，蓝色表示背离探头方向的血流。单纯红色或蓝色表示层流，绿色表示湍流。彩色的灰度（包括亮度和饱和度）与血流速度的高低成正比，血流速度快则色彩明亮，血流速度低则彩色信号暗淡（图1~图4）。主要用于实时观察心脏或大血管内血流方向、途径，血流性质，有无异常血流束等，可诊断瓣膜有无狭窄、反流，有无异常分流等。几乎适用于所有人群。

检查方法 ①常规进行各个切面的二维超声检查，作为多普勒检查的基础。②在清晰的二位灰阶图像上启动彩色多普勒模式，调节适当大小的彩色取样框、增益和合适的速度范围，显示各有关切面心血管部位的血流方向、途径、性质、分布等总体状况和基本信息。对感兴趣区进行重点观察，具体分析各部位异常血流的起源、位置、方向、途径和分布，结合心电图分析异常血流及

其时相和持续时间。③频谱多普勒一般在彩色多普勒基础上进行，将多普勒的取样容积置于各感兴趣部位进行脉冲和（或）连续多普勒检查，进一步获取血流信息，对正常或异常血流作定量分析。

正常频谱多普勒图像 ①正常二尖瓣口血流频谱：将取样容积置于心尖四腔切面的二尖瓣左心室侧，可记录到二尖瓣口舒张期双峰图形，其中E峰为舒张早期左心室快速充盈所致，A峰为舒张晚期左心房收缩形成。其正常值为：儿童1.0（0.8~1.3）m/s，成人0.9（0.6~1.3）m/s。②正常三尖瓣口血流频谱：流速较低，随呼吸变化。其正常值为：儿童0.6（0.5~0.8）m/s，成人0.5（0.3~0.7）m/s。③正常主动脉瓣口血流频谱：将取样容积置于心尖五腔切面的主动脉瓣左心室侧，可得到收缩期基线下方的层流频谱。其正常值为：儿童1.5（1.2~1.8）m/s，成人1.35

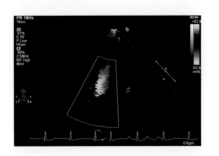

图1 主动脉瓣口彩色多普勒显像

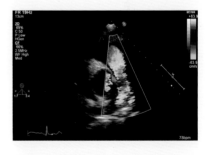

图2 肺动脉瓣口彩色多普勒显像

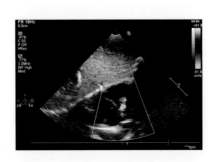

图3 剑突下双心房切面示心房水平左向右分流

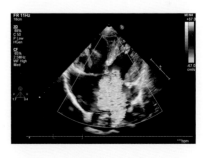

图4 心尖四腔心切面示二尖瓣大量反流

（1.0~1.7）m/s。④正常肺动脉瓣口血流频谱：将取样容积置于胸骨旁大动脉短轴切面中的肺动脉瓣下，可获得收缩期基线下方的频谱。其正常值为：儿童 0.9（0.7~1.1）m/s，成人 0.75（0.6~0.9）m/s（图5~图8）。

异常频谱多普勒图像 对于房室水平左向右分流、瓣膜狭窄及反流等异常血流信号，可应用连续多普勒进行定量评价（图9、图10）。

临床意义 包括血流定性和定量评价两方面。彩色血流显像对血流的起源、时相、方向、血流形式、血流范围可进行定性和半定量分析。直观检测异常的分流和反流，通过射流方位的显示，指引频谱多普勒的取样位置，检测到准确的血流参数，对反流和分流病变，可提供简便的半定量诊断方法。多普勒超声可对心血管疾病的异常血流进行定性分析。频谱多普勒可显示血流速度、血流时相、血流性质和血流途径的异常。频谱多普勒还可用于血流动力学的定量分析。多普勒技术为无创性血流动力学的定量分析提供了可靠方法，主要包括以下几方面。①血流容积：如主动脉血流量的测量，可于心尖五腔心切面记录到主动脉血流频谱，超声仪可将收缩期频谱曲线下的面积加以积分，得出主动脉流速积分，可进一步计算每搏量、心输出量等血流动力学指标。②压差：在心血管狭窄病变中，可通过连续多普勒技术准确测量出狭窄病变的压力阶差，二尖瓣狭窄平均跨瓣压可准确反映二尖瓣狭窄的严重程度。③瓣口面积：如二尖瓣狭窄瓣口面积的测量，可应用压差半降时间法，压差半降时间指舒张期左心房与左心室间的最大压差下降一半所需的时间，与二尖瓣狭窄程度成反比。④心内压力：如无右心室流出道梗阻者，肺动脉收缩压等于右心室收缩压，可应用连续多普勒测量三尖瓣反流峰值速度，转化为峰值压差，再加上估测的右心房压即为肺动脉收缩压。

（王　浩　王　燕）

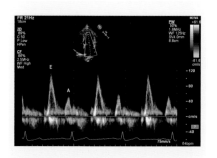

图5　二尖瓣口血流频谱

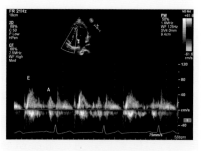

图6　三尖瓣口血流频谱

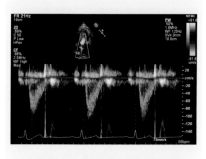

图7　主动脉瓣口血流频谱

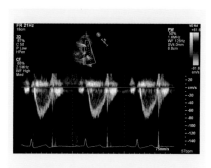

图8　肺动脉瓣口血流频谱

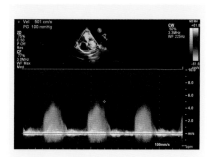

图9　室间隔缺损房室水平左向右高速分流

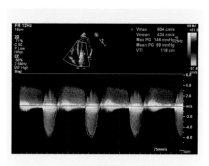

图10　主动脉瓣狭窄并关闭不全时连续多普勒

fùhè chāoshēng xīndòngtú

负荷超声心动图（stress echocardiography，SE） 药物或运动等负荷状态下的超声心动图检查。观察重点是左心室壁运动分析、左心室功能评价及某些瓣膜疾病负荷状态下血流多普勒改变，是发现冠心病、评估缺血和存活心肌、评价冠心病危险因素等的常见诊断手段。20 世纪 80 年代早期以来，SE 已经逐渐成熟并广泛应用于临床。负荷时心肌耗氧增加，若冠状动脉有狭窄，心肌供氧增加有限，将出现相对心肌缺血。负荷超声心动图旨在通过室壁运动分析检测有无心肌缺血导致的新出现或加重节段性室壁运动异常（regional wall motion abnormality，RWMA）。心率、前负荷、后负荷的短暂变化可造成跨瓣压、反流量、每搏量等发生显著的变化。这些效应在病变比较严重的患者中表现更突出，有助于评估可疑或不确定治疗方案的瓣膜病变。

适应证 包括以下几方面。

冠心病 确定适应证：评价胸痛或咽痛等类似症状；急性胸痛；新发生/诊断的伴胸痛或咽痛等类似症状的心力衰竭（左心室收缩功能正常）。不确定适应证：新发生/诊断的伴胸痛或咽痛类似症状的心力衰竭（左心室收缩功能异常）。

冠心病危险因素评估 确定适应证：无胸痛或咽痛等类似症状新发生/诊断的心力衰竭或左心室收缩障碍（从未进行冠心病评估，左心室收缩功能正常）；无胸痛或咽痛等类似症状的新发心房颤动；无胸痛或咽痛等类似症状的间断性室性心动过速（只能使用运动负荷）。不确定适应证：无症状（无胸痛或咽痛类似症状）的人群（高冠心病危险因素）；无胸痛或咽痛等类似症状新发生/诊断的心力衰竭或左心室收缩障碍（从未进行冠心病评估，左心室收缩功能异常）。

结合以往检查进行危险因素评估 确定适应证：恶化的症状，以往不正常的导管检查或负荷试验，重新评估治疗的患者；无症状，以往冠状动脉钙化评分≥400、胸痛或咽痛等类似症状（冠状动脉造影或冠状动脉CT不能确定是否为有意义的冠状动脉狭窄）。不确定适应证：无症状或稳定症状，以往负荷显像正常（高冠心病危险因素：2年或更久重新做负荷超声心动图）；已知冠心病：无症状或稳定症状，不正常导管结果或以往不正常负荷显像（评估冠心病的严重程度：2年或更久重新评估治疗的患者）。

风险评估 确定适应证：非心脏手术的术前评估——中等危险的手术［低运动耐量≤4代谢当量（metablic equivalents，METs）］：预测中等临床风险（非心脏手术的术前评估——高危险非紧急手术低运动耐量<4METs）；急性冠状动脉综合征、不稳定性心绞痛/非ST段抬高心肌梗死、无复流或心力衰竭症状的随访（无早期做冠状动脉导管的计划）；血运重建术后［经皮冠状动脉介入治疗（percutaneous coronary intervention，PCI）或冠状动脉旁路移植术（coronary artery bypass grafting，CABG）］有症状（评估胸痛的症状，不是在治疗后的早期）。不确定适应证：血运重建术后（PCI或CABG）无症状（①血运重建术前为无症状心肌缺血：CABG后5年或更久。②血运重建术前有症状：CABG后5年或更久。③血管重建术前为无症状心肌缺血：PCI后2年或更久）。

评估缺血或存活心肌 通过导管检查已知冠心病且适宜血运重建术者。

血流动力学的负荷研究（包括负荷中的多普勒） 确定适应证：瓣膜狭窄（评估可疑的主动脉狭窄：低心输出量的证据（应用多巴酚丁胺）；有症状：轻度二尖瓣狭窄；无症状重度主动脉瓣狭窄或二尖瓣反流：左心室大小和功能未达到外科手术标准。不确定适应证：瓣膜狭窄无症状的个体（轻至中度二尖瓣狭窄）；肺动脉高压（怀疑肺动脉高压：静息状态下正常或不明确的超声检查结果）。

负荷超声结合超声对比造影 选择应用超声对比剂：非对比超声图像上2个或2个以上紧邻节段无法显示。

禁忌证 ①心电图可以解释并可以运动；心电图ST段抬高。②低冠心病危险因素；中等冠心病危险因素、心电图可以解释；无胸痛或咽痛等类似症状诊断为需要手术的瓣膜病（中等冠心病危险因素）；无胸痛或咽痛等类似症状的新发心房颤动（低冠心病危险因素）。③无症状或稳定性心绞痛，以往负荷显像正常（高冠心病危险因素：每年进行一次负荷超声心动图检查）；已知冠心病：无症状或稳定心绞痛，不正常导管结果或以往不正常负荷显像检查（评估冠心病缺血程度：不到1年评估治疗患者）；无症状，以往冠状动脉钙化评分<100。④非心脏手术的术前评估，低危险手术（轻到中度临床风险）；中等危险手术（低运动耐量≤4METs，轻度或无临床风险）；高危险非紧急手术（正常的冠状动脉造影、无创检查或血运重建后1年内无症状）。⑤急性冠状动脉综合征后血运重建（PCI或CABG）后无症状的出院前常规检查；PCI或CABG后无症状（CABG术后不到5年；PCI术后不到2年，不论血运重建之前是否有症状）。⑥瓣膜狭窄，重度主动脉瓣关闭不全或二尖瓣关闭不全；有症状或严重的左心室扩大或左心室收缩功能异常。⑦常规适用超声对比剂，非对比超声图像所有节段均已显示。

检查方法 根据负荷方式分为运动、药物和经食管心房起搏三种负荷超声心动图。

运动负荷超声心动图 标准的踏车运动试验，即时实行床旁超声仪，因为运动引发的RWMA在运动终止后只持续数分钟，运动后应即时获取超声图像给予储存数个连续的心动周期，选择最满意的运动后图像与运动前图像并排比较，以发现有无新出现或加重的 RWMA。

药物负荷超声心动图 无法运动者可选择药物负荷。负荷前及用药全过程记录心率、血压、心电图和基线超声心动图（给予数字化存储）。多巴酚丁胺静脉滴注从 5μg/(kg·min) 开始，每 3 分钟增加 10μg/(kg·min)，最大量为 40μg/(kg·min)，记录低剂量、峰值剂量的室壁运动图像，并与负荷前比较。当峰值剂量负荷时心率仍无法达到靶心率可静脉注射阿托品 0.5~1.0mg。腺苷负荷超声心动图是基于腺苷对冠状动脉的扩张作用，使正常冠状动脉扩张，而狭窄的血管失去这种储备功能，不能相应扩张，导致血液由缺血区向非缺血区分布，造成"盗血"现象，暴露潜在的心肌缺血。腺苷注射液经肘静脉持续静脉泵注入，剂量为 140μg/(kg·min)；终止剂量为达到总剂量（按体重 0.8mg/kg）。若经胸超声图像不理想，有时可选择经食管超声心动图检查。

经食管心房起搏负荷超声心动图 利用心房调搏使心率增快，心肌耗氧量增加，导致病变的冠状动脉供血区的心肌缺血、心肌舒缩功能异常，从而达到与运动负荷试验相类似的目的。心率的增快可以人为控制，其危险性小，适用于不能耐受剧烈运动、年老体弱、残疾和运动障碍者，可避免运动引起的过度换气和胸壁过度活动对超声图像的影响。

终止标准 ①达到靶心率。②出现严重高血压（收缩压＞220mmHg 或舒张压＞110mmHg）。③低血压反应（收缩压较前一负荷阶段降低＞20mmHg）。④出现室性心动过速。⑤运动负荷及经

食管心房起搏负荷时出现胸痛、气促及心电图严重缺血或 RWMA；药物负荷时出现 RWMA。

（王 浩）

zǔzhī Duōpǔlè chāoshēng xīndòngtú
组织多普勒超声心动图（tissue Doppler imaging，TDI） 从心脏的多普勒信号中选出低频高振幅的室壁运动信息，去除高频低振幅的血流信息，通过计算机彩色编码后，以多种显示方式供临床使用的检查方法。用于评价整体和局部的心肌运动，因有角度依赖性，仅可分析平行于声束方向的室壁运动，不是综合向量的评估。组织多普勒的显像方式主要有以下几种。

组织速度显像 依据室壁运动速度及方向进行彩色编码，朝向探头运动的心肌被编码成以红色为主的暖色，背离探头运动的心肌编码成以蓝色为主的冷色，以明暗程度代表速度的快慢，以实时二维彩色的方式显示出来，采集二维动态图像进行定量分析。将取样容积放置在心肌的感兴趣区，即可获得局部心肌的运动曲线。结合心电图，可观察局部心肌在心动周期的每一个时相的运动速度及时间参数（图 1）。

组织多普勒脉冲频谱 在组织速度二维图像的基础上将取样容积放置在感兴趣区，实时记录该处心肌运动的多普勒速度频谱信号（图 2）。

组织追踪显像 显示心肌组织在一定时间内位移大小的成像方式。组织追踪显像通过彩色编码显示心肌位移过程，利用 7 种层次颜色进行半定量分级，可快速评价收缩期室壁沿声束方向运动产生的位移变化。后处理时将取样容积放置在心肌的感兴趣区，可获得局部心肌的位移曲线用以

定量分析（图 3）。

组织同步显像 基于组织速度成像的时间参数显像工具，用于评价心肌室壁运动的同步性。依据室壁收缩达峰时间（从心电图 QRS 波的起点到室壁某节段收缩达到峰值速度的时间）的不同，给予心肌不同的彩色编码，从正常的绿色（20~150ms）、中度延

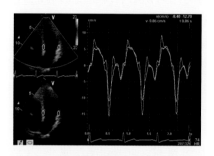

图 1 正常人组织速度显像的定量分析曲线

注：曲线的纵轴代表速度，横轴代表时间

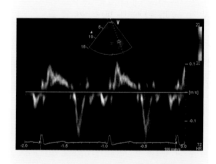

图 2 正常人组织多普勒脉冲频谱

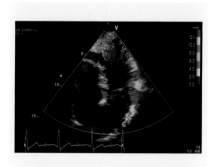

图 3 正常人组织追踪显像

注：收缩期二尖瓣环处心肌向心尖方向的位移最大（＞12mm），编码为紫红色

迟的黄-橙色（150~300ms）到重度延迟的红色（300~500ms）。

组织多普勒的加速度模式 通过计算单位时间内心肌运动速度的变化率，并对心肌运动的加速度进行彩色编码，提供运动组织中加速度的空间分布。用于临床研究心肌激动顺序、评估心脏传导异常。

应变显像 心肌应变反映心肌在张力作用下发生变形的能力。用心肌长度的变化值占心肌原长度的百分数表示，负值代表心肌纤维缩短或变薄，正值代表心肌组织延长或增厚。

应变率显像 应变率是应变的时间倒数，反映心肌发生变形的速率，可鉴别心肌的运动是源自主动收缩还是被动运动。缺点是测值重复性较差，精确性欠佳。

彩色曲线解剖M型 获得图像是在高帧频二维图像引导下，沿着心肌勾画出取样线，起点和取样范围均可随意设定。可获得同一心动周期内不同节段的心肌运动信息，显示取样范围内心肌空间与时间分布的关系，用于定性分析，但不能精确定量。心尖四腔心，曲线从后间隔基底段起，经心尖绕左心室壁一周至侧壁基底段，图像的纵坐标自上至下为室间隔、心尖和侧壁。正常情况下，各节段运动协调，收缩期显示为红色色带，舒张期显示为代表早期快速充盈和晚期心房收缩的两条蓝色色带。

（王浩 孙欣）

jīng shíguǎn chāoshēng xīndòngtú

经食管超声心动图（transesophageal echocardiography, TEE） 将超声探头置入食管内，从心脏的后方向前近距离探查其深部结构的检查方法。是超声技术和胃镜

技术的结合。由于食管与心脏结构直接毗邻，无严重影响超声穿透的骨组织和含气组织阻隔，是近距离探查心内结构的新的声学窗口。TEE应用始于1971年。早期主要用于主动脉夹层的诊断及术中监测。20世纪90年代后广泛用于各类心血管疾病的诊断。术中TEE成为常规检查。随着介入治疗的发展，尤其是电生理治疗、先天性心脏病室间隔缺损的封堵治疗，TEE已成为主要的、不可或缺的监测手段。

适应证 ①常规经胸超声检查声窗差，心内结构显示不满意难以诊断的各类心脏疾病，包括先天性心脏畸形、心脏瓣膜病、心内占位病变、感染性心内膜炎、主动脉疾病等。②各类心血管疾病心脏介入治疗或外科手术前，为进一步明确病变结构、性质和程度，以确定手术方式、所需器材等，如瓣膜病明确是否可行介入治疗，是否需行换瓣置换术或瓣膜成形术；先天性房间隔缺损是否适合介入封堵治疗，所需封堵器型号等。③介入治疗或外科手术治疗术中监测。

禁忌证 ①严重心血管疾病：严重心力衰竭、恶性心律失常、恶性高血压、不稳定性心绞痛、休克等。②咽喉部及食管疾病：咽部脓肿、食管溃疡、食管瘘、先天性食管畸形、食管占位性病变等。③其他全身性疾病：重度感染、贫血、凝血功能障碍、严重营养不良等。

检查方法 检查前患者需空腹，清除口腔异物。配备心电图及血压监测仪、抢救车及相关抢救设备。探头插入过程类似于胃镜检查。患者咽喉部含局麻剂或局麻药物喷雾。探头表面涂超声耦合剂润滑。95%以上患者均可

插管成功。个别配合困难者可请麻醉医师协助插管。因TEE探头插入是盲插，检查者需小心谨慎，插入过程需轻柔，遇到阻力时需小心调整方向，了解食管结构及与心脏的位置关系，清楚探头插入深度及朝向。

基本切面图像 TEE探头均为相控阵多切面探头，可实现180°范围随意切面扫查。由于探头位于心脏后方，从后向前扫描心脏，对于左心结构的显示功能优于右心。探查切面的选择主要根据需要检查的心内结构部位，不必拘于固定切面。临床常规结构的基本探查切面如下。

四腔心切面 探头深度位于心室后方，角度调为0°即可获得标准四腔心切面。可观察房室大小，房室瓣位置、结构及功能。心房血栓也能显示。探头调至180°可获得镜面四腔心切面（图1）。

主动脉短轴切面 探头位于主动脉根部水平，角度为30°~50°（根据所需观察结构调整角度）。此切面可观察主动脉瓣结构。调整角度可同时观察房间隔、右心室流出道、肺动脉瓣、肺动脉结构（图2）。

双房切面 探头位于心房后壁，角度约为90°。可清晰显示双房及房间隔，也可同时显示上腔静脉和下腔静脉开口（图3）。

主动脉长轴和肺动脉长轴切面 探头位于心室水平，角度约130°。此切面可清晰显示左心室流出道、主动脉瓣、升主动脉根部。同时也是观察二尖瓣结构常用切面（图4）。

胸降主动脉长轴和短轴切面 探头反转朝向胸降主动脉，0°显示降主动脉短轴，90°显示降主动脉长轴，是观察大动脉疾病的最佳切面（图5）。

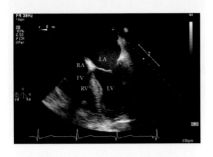

图1 四腔心切面二维图像

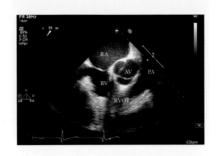

图2 主动脉短轴切面二维图像

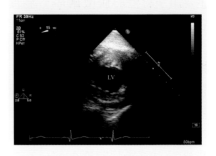

图6 胃底左心室短轴切面二维
图像

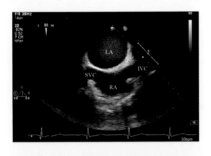

图3 双房切面二维图像

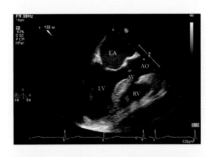

图4 主动脉长轴切面二维图像

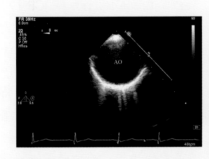

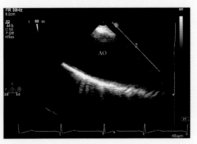

图5 胸降主动脉短轴及长轴切面二维图像

胃底心室短轴切面 将探头向下插入胃底部,朝前倾斜,角度约15°可获得左心室短轴切面,以观察左心室壁整体运动情况(图6)。

临床意义 TEE是心血管内、外科极重要的一项超声检查,广泛用于心血管疾病诊治的各个领域。①门诊检查:心房颤动需介入射频消融治疗者,TEE明确是否存在左心耳血栓;先天性心脏病房间隔缺损患者,TEE明确缺损边缘大小及缺损内径,明确是否适合介入封堵治疗、选择封堵

器的型号;风湿性心脏病二尖瓣狭窄,判断瓣膜狭窄程度、是否钙化,有无左心房血栓,是否适合介入球囊扩张治疗;主动脉瓣退行性病变者,TEE可明确瓣环大小,瓣叶钙化程度,明确是否适合介入球囊扩张治疗、选择球囊型号;感染性心内膜炎主动脉瓣及二尖瓣赘生物,TEE可明确赘生物部位、形态,是否易脱落,指导治疗方案。②术中监测:包括介入术中监测和外科手术术中监测。由于术前已经过TEE检查明确适应证及术式,术中常规经

胸床旁超声监测,特殊经胸超声声窗显示不良者考虑TEE监测。外科术中TEE监测已经广泛用于各类疾病,小儿先天性心脏病、成人先天性心脏病、瓣膜病、心腔内占位、大血管病等。

(王 浩 逄坤静)

duìbǐjì chāoshēng xīndòngtú

对比剂超声心动图 (contrast echocardiography) 心腔内出现对比剂时,血液的背向散射增强,可观察到云雾状的对比剂气泡回声,以此诊断某些疾病的超声诊断方法。又称心脏声学造影、心脏超声造影。根据对比剂发展过程和用途分为右心声学造影、左心声学造影和心肌声学造影。右心声学造影最早出现,用于右心声学造影的气泡直径多较大(10~100μm),在经过肺循环的微血管床时被完全滤过或受压破灭,所以经静脉注射右心声学对比剂时,若无右向左分流,则左心系统无气泡出现,主要用于确定心内分流性和反流性疾病。经外周静脉行左心声学造影所需气泡需通过肺循环的微血管床,故要求直径小于红细胞(通常<10μm),又称微气泡。根据微气泡所含气体种类及在循环中存在时间,用于左心声学造影或心肌声学造影,前者主要用于确定心内膜位置、心内结构边界,后者

主要用于检测心肌微循环和心肌灌注。

适应证 ①检出心内及肺动静脉分流。②增强心内膜边界。③配合负荷超声心动图增加诊断率。④增强多普勒的信号。

相对禁忌证 ①既往对对比剂过敏或有严重不良反应者。②急性心绞痛或心肌梗死者。③严重心功能不全者。④血液高凝状态者。

检查方法 包括右心声学造影和左心声学造影。

右心声学造影 临床常用含空气的声学对比剂，其他还有二氧化碳类声学对比剂、过氧化氢对比剂。①患者取平卧位，必要时左侧卧位，平静呼吸。左侧上肢外展45°保持静脉回流通畅。②连接两个三通管后，用两个注射器连接于侧孔。穿刺左肘正中静脉或贵要静脉以建立静脉通道。③用10ml注射器抽取生理盐水或5%葡萄糖液5ml，然后再吸入空气1~2ml，关闭三通两端仅使两个注射器相通，来回轮流用力推注两个注射器若干次，使空气在注射器内与液体充分振荡混合，造成空气微泡暂时混悬于液体，排出肉眼所见空气，快速注入静脉。

左心声学造影 ①左心导管法：经动脉插管置心导管于主动脉根部、左心室、左心房及冠状动脉内。用于观察主动脉瓣和（或）二尖瓣反流、房间隔缺损、室间隔缺损、心肌灌注及测定左心房和左心室的排空时间。②右心导管法：可将右心导管通过肺动脉瓣置入远端肺小动脉，再经导管高压注射声学对比剂以减少微气泡通过肺循环时所受的破坏，从而增加微气泡进入左心的数量，达到使左心显影的目的。对比剂

一般选用声振白蛋白、利声显（Levovist）或过氧化氢等。③经外周静脉注射法：市场上可供使用的对比剂有 Albunex、Optison、利声显、EchoGen。中国市场上允许使用的是利声显。

分析方法 以右心声学造影为例。①分析最先显影部位和流动顺序：正常人经外周静脉注射声学对比剂后，是根据解剖结构（右心房-右心室-肺动脉）顺序显影，若出现异常如永存左位上腔静脉，显影顺序常会出现异常，对比剂先出现于扩张的冠状静脉窦，而后进入右心房、右心室。②根据是否出现心房、心室及动脉水平对比剂分流及充盈缺损判断是否存在左右分流。③滞留时间及循环时间：对比剂在心腔内出现至消失的时间即滞留时间。可部分反映心功能、压差、有无流出道梗阻及心内分流等。自外周静脉注入对比剂至心脏出现云雾状回声的时间称臂心循环时间，可间接反映心功能。

临床意义 右心声学造影。①临床上主要用于检测是否存在心内分流：对各种发绀型及非发绀型先天性心脏病可通过观察左心系统有无对比剂及右心系统有无负性显影而确定或提示是否存在分流，以及分流的方向和水平。②检出肺动静脉瘘：经静脉注入声学对比剂，右心房显影后经过3~5个心动周期左心房也出现较多量的小气泡显影。③检出静脉畸形引流：如永存左上腔静脉引流入左心房患者，经左肘静脉注入对比剂后，左心房较右心房先出现对比剂。④其他：改善多普勒血流信号；帮助显示心内膜及心腔结构；心包积液穿刺时注射器内含有声学对比剂可帮助判断穿刺针是否已进入心包腔等。

左心声学造影。①临床上主要用于改善心内膜边界的显示：当左心室内充满声学对比剂后，可清晰显示左心室心内膜边界，从而为评价局部室壁运动异常及左心室的收缩功能提供帮助。此外，还可通过增强心腔与心内膜边界的对比，帮助检出左心室的附壁血栓。主要用于经胸超声心动图显示有困难或心内膜边界显示不清者。②其他：显示冠状动脉血流及心肌灌注；配合运用于负荷超声心动图增加其诊断率；主动脉瓣及二尖瓣反流的定量、定性诊断；通过测定心房和心室内对比剂的排空时间可评价心功能等。

（王　浩　吴伟春）

xīnjī shēngxué zàoyǐng

心肌声学造影（myocardial contrast echocadiography，MCE）向血管内注射含有微气泡的对比剂，用超声观察到达冠状动脉微小血管后，微气泡的散射作用使心肌组织回声增强，获得清晰的心肌组织影像的方法。微气泡比红细胞直径小，可自由通过心肌的毛细血管并均匀分布于心肌，反映心肌微循环的灌注状态。用X线冠状动脉造影只能显示内径100μm以上的冠状动脉，而对穿透支及分布于心内膜下心肌的微血管却无法显示，不能反映整个心肌尤其是心内膜下心肌的供血状态，此时用心肌声学造影可阐明冠心病患者在微循环状态下更精细的病理生理变化。

造影效果关键在于微气泡的气体构成。不同气体组成决定了微气泡大小及在血液中的弥散程度。微气泡越大，反射性越好，但通过肺循环的可能性也越小，产生气体栓塞的机会也增多。因此，MCE的微气泡直径一般在

10μm 以下。同时，气体多用氟碳类，具有分子量较大、血液弥散性和溶解性较低等特点，可在血液循环中存在较长时间。第一代声学对比剂主要是空气微泡对比剂，代表性的有利声显（Levovist）、Albunex 等，其特点是微泡体积缩小，包裹空气的壳较厚，谐振能力及稳定性差。虽能通过肺循环达到左心室显像，但不能获取满意的心肌显像。第二代声学对比剂主要为包裹惰性气体的微泡对比剂，代表性的有 Optison、SonoVue、Echogen 等。由于其内包裹的惰性气体分子量大，这类对比剂有稳定性好、微泡可产生较好的谐波信号等特点，能达到较好的心肌显影。其中 SonoVue 平均直径为 2.5μm，浓度为 $2×108$ 个/毫升，最适合 3～5MHz 探头频率成像，可使心肌二维显影，已用于临床。第三代声学对比剂尚在实验研究中，主要研究方向是在第二代对比剂基础上黏附靶体或其他具有诊断或治疗作用的复合物。这种复合物到达靶器官后，利用超声波对此部位的微泡破坏，在特定部位释放附着物起到靶向治疗作用。

适应证 ①评价心肌血流灌注强度和范围。②结合负荷超声心动图可判断心肌储备功能，鉴别存活与死亡心肌、顿抑与冬眠心肌。③在梗阻性肥厚型心肌病消融术中，检测需要消融的冠状动脉室间隔支的血液供应范围。

相对禁忌证 ①既往对对比剂过敏者。②用高机械指数收缩末期触发声学对比剂时可能会引起室性期前收缩。③中国常用对比剂利声显（Levovist）的禁忌证是半乳糖血症患者。④妊娠及哺乳期妇女。

检查方法 心肌声学造影的分析方法包括定性和定量分析。定性分析可通过肉眼观察室壁各节段声学对比剂的充盈是否均匀，有无负性显影等。定量分析包括视频法和射频法。①视频法：通过计算机对感兴趣区域图像的数字化处理，计算每个像素的灰阶强度，分析感兴趣区域的灰阶分布曲线即时间-强度曲线，反映该区域的声学密度，从而推测该区域的心肌灌注。由于此方法受所注射的声学对比剂浓度、剂量等因素有关，故不能准确反映心肌血流的绝对值。②射频法：通过直接分析未经处理的背向散射信号，计算背向散射积分及背向散射随心动周期的变化率等指标评价心肌组织中微气泡的密度。研究表明，此法可检出视频法难以显示的局部微气泡浓度的微小变化。鉴于视频法分析受多种因素影响，故理论上射频法的可信度较高。

临床意义 MCE 主要应用如下。①急性心肌梗死早期诊断与处理选择：超声检查显示急性心肌梗死区域心肌无回声增强，即呈现为充盈缺损。此结果与放射性核素自显影结果一致。②估测再灌注后的梗死面积。③评价溶栓疗效：若溶栓后声学造影显示充盈缺损无改善，表明溶栓失败，可考虑行补救性经皮冠状动脉腔内成形术。若溶栓后心肌充盈缺损消失或几乎完全消失，则表明溶栓成功，但也可能为再通后反应性充血造成的假象。此时可通过药物负荷试验进行鉴别。④评估侧支循环和心肌存活性。⑤评价冠状动脉血流和血流储备：结合负荷试验可检出潜在的心肌缺血区域，从而达到早期诊断冠心病的目的。⑥术中应用：MCE 可评估血管桥的移植位置是否合适；指导心脏停搏液的输入途径及评价停跳液的分布。⑦肥厚室间隔化学消融术中的应用：通过显示消融冠状动脉室间隔支的血液供应范围，可避免消融严重并发症，如乳头肌梗死。⑧判断冠状动脉内皮细胞功能：通过测定微泡的血管黏附性可判定冠状动脉内皮细胞功能及血管损伤程度。⑨其他：MCE 所采用的微气泡可用于血管的特殊病理条件如血栓的影像检查，还用于内皮细胞表面蛋白的异常表达，如恶性肿瘤、早期动脉粥样硬化、血管损伤及与感染有关的血管病变的评价。此外，携带药物的声学对比剂还广泛应用于局部药物和基因的传递。

（王浩 吴伟春）

zhōuwéi xuèguǎn chāoshēng

周围血管超声（ultrasound of peripheral blood vessel） 颈部血管、四肢动脉与四肢静脉超声检查。彩色多普勒血流显像仪能清晰地显示血管解剖结构的切面图像，又具有高敏感性的彩色血流显像及频谱多普勒功能，可实时动态、无损伤、直接的提供血流动力学信息。

适应证 动脉粥样硬化、动脉炎、动脉栓塞和动脉血栓形成、动脉创伤、肿瘤性疾病、静脉炎和静脉血栓形成、静脉瓣功能不全和浅静脉曲张、不明原因肢体肿胀的鉴别诊断与先天性血管发育异常等。

检查方法 检查者应根据所用超声仪器的操作手册，熟悉其设置和功能键。小腿以下血管、上肢血管及颈部血管通常选用频率为 7.0～7.5MHz 的线阵探头。股深部血管选用频率为 4.5～5.0MHz 的线阵探头。患者体位选择可影响最佳图像的获得，因此，应嘱患者尽量放松，肌肉紧张将影响超声显像质量。根据病变部位取相应体位，如平卧位、坐位、立位、半卧位等。首先将探头置于准备探查血管的体表标志处，利用二维超声或彩色多普勒识别及清晰地显示该血管切面图像。主要观察血管结构、腔内有无异常回声及血管周围有无异常回声压迫等，通过观察彩色血流确定血管内血流的充盈程度和血流的性质、方向，有无异常通道及瘘管等。

临床意义 ①高频二维超声可观察动脉血管内膜、中膜是否光滑、有无增厚，动脉有无粥样硬化斑块形成，以及观察动脉粥样硬化斑块的形态及性质（如硬化斑块回声强，其后方伴声影），还可判断管腔有无狭窄或闭塞。②高频二维超声可观察静脉血管内膜是否光滑、静脉瓣有无增厚、静脉腔内有无血栓形成，还可通过观察静脉血栓的回声特点判断是否为新鲜血栓或陈旧血栓，还可诊断动脉-静脉混合性疾病，真性动脉瘤、假性动脉瘤和先天性静脉畸形等疾病。

（王　浩　张红菊）

xiōngbù X xiàn píngpiàn

胸部 X 线平片（plain X-ray film of chest）　X 线立位摄影所获得的胸部平片。计算机 X 线摄影（computed radiography，CR）使用可记录并由激光读出 X 线影像信息的成像板作为载体，经 X 线曝光及信息读出处理，形成数字式平板影像。CR 是 X 线平片数字化比较成熟的技术，它不以 X 线胶片作为记录和显示信息的载体。数字化 X 线摄影（digital radiography，DR）是在 X 线电视系统的基础上，利用计算机数字化处理，使模拟视频信号经过采样和模/数转换后直接进入计算机形成数字化矩阵图像。CR 及 DR 胸部 X 线平片在总体上优于传统 X 线平片，空间分辨率较高，图像更清晰，特别易于显示心包、大血管及心脏瓣膜钙化、起搏导线电极位置及与纵隔和膈肌重叠的部分等，进一步降低了 X 线摄影的辐射剂量；可根据临床需要进行各种图像后处理，增加显示信息的层次，能够直接进入图像存储与传输系统，便于临床复查对比、教学与远程会诊等。

心脏远达片是焦点至胶片距离为 200cm 的后前位立位 X 线片，投照条件以高电压（100～150kV）、曝光时间<0.01 秒为佳，为心脏 X 线检查最基本的方法。一般在平静吸气下屏气投照为宜，应避免深吸气（肥胖体型或膈肌高位者除外）或呼气状态下投照。其心脏阴影的放大率<5%，便于心脏及其径线的测量。

左前斜位 60° 是观察主动脉全貌和判断左、右心室和右心房的扩大的体位。右前斜位 45° 是服钡评估左心房扩大对食管的压迫和移位程度，观察肺动脉段和右心室流出道扩张的变化。左侧位有利于观察胸廓畸形及胸主动脉瘤与纵隔肿物的定位，服钡评估左心房扩大程度。

胸部 X 线平片不仅可显示心脏形态及各房室大小，且能观察肺循环的变化及胸、肺及纵隔疾病，如肺血增多、肺血减少、肺淤血及肺循环高压等，有无肺部、纵隔病变及胸腔积液等。

（蒋世良）

zhōngjiānxíng xīnzàng

中间型心脏（middle type heart）　胸廓宽高比例适中，心膈面（心影与膈接触面）适中，左、右心横径之比约为 2∶1，心夹角（心长径与胸腔纵径之间的夹角）约为 45°。又称斜位型心脏（斜位心）。肺动脉段平直，左右心缘各弓分界清楚，心胸比约 0.5。右前斜位主肺动脉及右心室漏斗部平直或轻凸，左前斜位心膈面适中，主肺动脉斜行约呈 45°。中间型心脏见于一般体型、体格适中或"健壮"型者，是正常青壮年的最常见心型。

（蒋世良）

héngwèixīn

横位心（horizontal heart）　心脏横距于膈上，心膈面（心影与膈接触面）较大，左、右心横径之比>2∶1，心夹角（心长径与胸腔纵径之间的夹角）>45°。左心室段自主动脉弓下向左横行凸隆，占左心缘 1/2 以上，主动脉结明显，肺动脉段缩短凹陷。心胸比>0.5。右前斜位主肺动脉干及右心室漏斗部不凸出，服钡造影显示食管普遍向后移位。左前斜位心膈面较大，心室间沟位于膈面水平。主动脉升、降部分开，主动脉窗增大。左肺动脉走行几近水平。横位心主要见于胸廓短而宽、膈较高的肥胖体型，是中老年，尤其妇女和肥胖者的常见心型。

（蒋世良）

xuánchuíxīn

悬垂心（jpendulous heart）　心膈面（心影与膈接触面）较小，左、右心横径之比<2∶1，心夹角（心长径与胸腔纵径之间的夹角）小于 45°。又称垂位心。左、右心缘圆隆较轻，两侧相似，心胸比<0.5，甚至可达 0.3～0.4。肺动脉段可轻度凸出，且延长，使左心缘第二弓所占比例增大，第三弓左心室段不显著，所占比例不及左心缘的 1/2，或仅 1/3。右前斜位主肺动脉干及右心室漏斗部可膨凸，左前斜位心膈面缩小，

心室间沟位于膈上，心后缘左心室段呈浅弧形，心前后间隙较大。主动脉升、降部靠近，主动脉窗缩小，左肺动脉走行几近垂直，下腔静脉显露较多。此型多见于胸廓狭长、膈较低的瘦长型者，应注意排除有无肺气肿或慢性消耗性疾病等。

（蒋世良）

右位心（dextrocardia）

yòuwèixīn

心脏在胸腔的位置移至右侧的总称。分两种类型。①镜面右位心：如正常左位心和内脏正常位的"镜面像"，即右位心合并全内脏转位。心脏房室和大动脉的位置关系及胸腹腔主要脏器如左右肺、肝、胃、脾的位置关系完全倒转。心脏轴线右位，左心室和心尖位于右侧胸腔，主动脉弓、降主动脉和胃泡同在右膈下，升主动脉、右心房、下腔静脉和肝脏同在左侧，但主动脉、肺动脉的前后位置关系不变。②右旋心：心脏右位，而内脏正常位，又称单发右位心。心脏轴线向右或偏右，右位程度一般不如镜面右位心，心影外形如正常左位心旋转35°~40°左前斜位时的情况。心尖位于脊柱右侧，心室由正常的主要是前后关系转为向右偏斜的左右并列关系。心房位置关系正常，右心房、下腔静脉、肝和升主动脉同在右侧，左心房、主动脉弓、降主动脉及胃泡同在左侧。

镜面右位心常单独存在，无心脏畸形及循环功能异常；合并心血管畸形者<10%，包括室间隔缺损、动脉导管未闭、右心室双出口、大动脉转位或其他复杂心血管畸形。右旋心患者70%~80%合并心血管畸形，多为校正型大动脉转位、肺动脉狭窄、室间隔缺损及心室转位或其他复杂

心血管畸形等。

（蒋世良）

心胸比（cardiothoracic ratio）

xīn-xiōngbǐ

心脏横径与胸廓横径之比。心脏横径（T）是指左、右心缘至中线的最大距离，即右心横径（T_1）和左心横径（T_2）之和。胸廓横径（Th）指通过右膈顶的胸廓内径。成人心胸比正常值上限为0.50。心胸比0.51~0.55、0.56~0.60、>0.60分别为心脏轻度、中度及重度增大。其方法简便，易随访对比，是最常用的心脏测量方法之一，但心脏横径和心胸比受体型和膈位置的影响较大，不能反映心脏前后径的增大。因此，对于二尖瓣狭窄或肺源性心脏病等以右心增大的某些疾病评估受限。

（蒋世良）

小心脏（small heart）

xiǎoxīnzàng

心脏远达片示心脏小。心胸比<0.40，心脏横径<12cm，双肺门影小，双肺纹理纤细、稀疏。系先天性发育不良疾病，属心脏神经症的一种特殊类型。心电图示Ⅰ导联ORS波低小，Ⅱ、Ⅲ导联相对较大R波。患者静息时可无不适，活动或兴奋时有心悸、气促、乏力及出汗等症状，且常有体位性调节障碍，直立时眩晕、恶心及心动过速。超声心动图示无器质性心脏病。

（蒋世良）

肺淤血（pulmonary congestion）

fèi yūxuè

肺静脉压升高致肺静脉血淤积的病理改变。胸部X线平片表现为肺血管纹理普遍增多，边缘模糊，肺门影增大，主要为上肺静脉扩张，下肺静脉缩窄或正常。肺野透亮度减低，以中、下肺野

为著。其临床意义如下。①左心房阻力增加：常见于二尖瓣病变（尤其是二尖瓣狭窄）、左心房肿瘤。②左心室阻力增加：见于各种原因的左心衰竭，如冠心病、心肌病，主要累及左心室及主动脉瓣病变等。③肺静脉阻力增加：见于各种原因所致肺静脉狭窄、阻塞性疾病及心包缩窄等。

（蒋世良）

肺水肿（pulmonary edema）

fèi shuǐzhǒng

由于肺毛细血管压、血管壁通透性和血浆渗透压等因素的变化，肺毛细血管内血浆大量外渗至肺间质（肺泡-小叶间隔、支气管及血管周围等）和肺泡的病理改变。胸部X线平片表现如下。①间质性肺水肿：可出现柯氏（Kerley）B线，为长2~3cm、宽1~3mm的水平横线，多位于肋膈角区，常见于二尖瓣狭窄及慢性左心衰竭。柯氏A线，为长5~6cm、宽0.5~1.0mm的自肺野外围斜向肺门的线状阴影，不分支，不与支气管和血管走行一致，多位于上叶，常见于急性左心衰竭。柯氏C线，为网格状影，多位于肺下野，常见于重度肺静脉高压者。上述间隔线为不同部位肺泡间隔水肿增厚的投影。胸膜下和胸腔少量积液。②肺泡性肺水肿：两肺广泛斑片状阴影，边缘模糊密度较低，常融合成片，可见含气支气管分支影；两肺门呈"蝴蝶状"阴影；可仅累及单侧或单肺叶的实变影；经抗心力衰竭治疗肺内阴影在短期内变化较大，即"来去迅速"。其临床意义见肺淤血。

（蒋世良）

肺血增多（pulmonary plethora）

fèixuè zēngduō

肺动脉血流量增多。又称肺（动脉）充血。胸部X线平片表

现：肺（动脉）血管纹理增粗、增多，肺动脉段凸出及两肺门动脉扩张，扩张的血管边缘清楚，肺野透明度正常。临床意义：①左向右分流及有动静脉血混合的双向分流畸形，如房间隔缺损、室间隔缺损、动脉导管未闭及不合并肺动脉狭窄的大动脉转位、单心室、右心室双出口等。②心输出量增加，如体循环的动静脉瘘、甲状腺功能亢进症、贫血组织缺氧、肺源性心脏病的高排出量状态等。

（蒋世良）

fèixuè jiǎnshǎo
肺血减少（pulmonary oligemia）

肺动脉血流量减少。又称肺（动脉）缺血。主要源于右心排血受阻或兼有右向左分流、肺动脉阻力-压力升高及肺动脉分支狭窄或阻塞。胸部 X 线平片表现：肺（动脉）血管纹理变细、稀疏，肺门动脉正常或缩小，肺野透明度增加，肺动脉段因病而异，平直、凹陷或凸出。临床意义：①右心排血受阻疾病，如肺动脉瓣或肺动脉狭窄、法洛四联症（tetralogy of Fallot）、三尖瓣闭锁、肺动脉闭锁等。②肺动脉阻力-压力升高，如特发性和各种原因所致的继发性肺动脉高压、肺栓塞、一侧肺动脉缺如或发育不全等。

（蒋世良）

fàngshèxìng hésù xīnzàng xiǎnxiàng
放射性核素心脏显像（cardiac radionuclide imaging）

用放射性核素技术检查心脏的方法。应用如下。①心血管疾病的诊断、治疗与科研：如冠心病心肌缺血的诊断、预后的评估与危险分层，冠心病血运重建术前、术后的检测，心肌存活的测定等。②心肌病的诊断：包括缺血性心肌病、限制型心肌病及肥厚型心肌病等。

③肺血管病的检查：包括急性肺动脉栓塞、慢性肺动脉栓塞、肺动脉高压及慢性肺源性心脏病。④原发性和继发性高血压：如分侧肾功能测定，肾小球滤过率测定，肾血管性高血压的诊断、介入治疗的评估。⑤肾上腺腺瘤的诊断：如嗜铬细胞瘤的诊断。

放射性核素心脏显像主要集中在心肌灌注显像、心脏功能测定及心脏分子影像方面。心肌显像包括心肌灌注显像单光子发射计算机断层显像与正电子发射断层显像、心肌代谢显像、心脏受体显像、心肌乏氧显像与心肌细胞凋亡显像等，为临床心血管分子影像的研究提供了手段。心脏功能测定从早期的心室放射性核素心室造影到门控心肌灌注显像，可同时获得心肌的血流灌注与心室整体与局部功能等指标，门控心血池断层显像为右心室功能测定提供了新方法。

（何作祥）

jìngtài xīnjī guànzhù xiǎnxiàng
静态心肌灌注显像（resting myocardial perfusion imaging）

静息状态下用放射性核素通过正常心肌与缺血或梗死心肌的血流灌注的差别，反映心肌缺血/心肌梗死的有无，以及心肌缺血/心肌梗死的范围和程度的检查方法。正常的心肌细胞有选择性摄取某些碱性或非碱性离子的能力，摄取量主要取决于局部心肌血流量。冠状动脉狭窄或阻塞，导致心肌缺血或坏死时，心肌对它们的摄取减少或不摄取。心肌灌注显像可反映局部心肌的血流分布，局部心肌放射性的分布不均匀与冠状动脉狭窄相关。

此检查适用于心肌梗死或急性冠状动脉综合征的诊断、心肌血流灌注的评价。自 45°右前斜位

至 45°左后斜位，采集 180°或 360°弧度，采集 30~60 个投影，在 ^{99m}Tc-甲氧基异丁基异腈或 ^{99m}Tc-替曲膦心肌灌注显像，自 45°左后斜位至 45°右前斜位。每个投影采集时间为 20~40 秒，矩阵为 64×64，根据 γ 相机视野大小，选用适当的放大因子。与非门控心肌单光子发射计算机断层显像（single-photon emission computed tomography，SPECT）的不同之处在于，门控心肌 SPECT 数据采集时，应用心电图作为门控信号，一次投影每个心动周期可采集 8~16 帧图像（通常采集 8帧），RR 窗值为 100%；而非门控心肌 SPECT 只采集一帧图像。SPECT 显像为三维图像，通过计算机软件技术将心肌按人体长、短轴的方向进行断层影像重建，得到心肌三个轴向的断层图像。

静息心肌灌注显像可单独应用于心肌梗死或急性冠状动脉综合征的诊断，也可与运动试验或药物负荷试验相结合评价心肌缺血或心肌梗死。

（何作祥）

yùndòng fùhè xīnjī guànzhù xiǎnxiàng
运动负荷心肌灌注显像（exercise stress myocardial perfusion imaging）

通过运动后显示正常心肌与缺血心肌血流灌注的差别，反映心肌缺血及心肌缺血的范围和程度的检查方法。通常在静息状态下，即使冠状动脉存在明显狭窄，也不至于引起心肌缺血；运动试验时，正常的冠状动脉血流量可增加 2~3 倍，狭窄的冠状动脉不能随生理负荷增加的需要，相应增加心肌血流量，从而造成心肌氧的供需不平衡。此时，心肌灌注显像则显示局部心肌放射性稀疏或缺损。

适应证 ①在冠心病中度可

能的患者中，具有冠心病高度易患因素，拟诊冠心病。②已经确诊冠心病患者，对受累血管供应区的心肌缺血范围和程度的估测。③急性心肌梗死患者的危险分层评估。④慢性稳定性冠心病中，低度危险拟药物治疗或高度危险需再血管化治疗者。⑤在低度危险急性冠状动脉综合征，或中度危险急性冠状动脉综合征发作1~3天后患者中进行危险评估。⑥已知冠心病或冠心病高度易患者，非心脏手术前进行危险评估。⑦冠心病患者接受药物或血运重建术治疗的疗效观察，在已知冠心病患者中根据心肌灌注系列变化跟踪评估危险。

禁忌证 绝对禁忌证：①急性心肌梗死初期（1周内）。②高度危险不稳定性心绞痛（胸痛综合征，病情稳定且无疼痛患者可行运动负荷试验）。③心力衰竭失代偿或控制不良患者。④高血压未控制患者（血压>200/100mmHg）。⑤未控制的、导致症状或血流动力学异常的心律失常。⑥严重的有症状的主动脉瓣狭窄。⑦急性肺栓塞。⑧急性心肌炎、急性心包炎和心内膜炎。⑨急性主动脉夹层。⑩严重肺动脉高压。⑪严重的梗阻性肥厚型心肌病。⑫任何急性疾病。

相对禁忌证：①已知左主干冠状动脉狭窄。②中度主动脉瓣狭窄。③中度梗阻性肥厚型心肌病或其他形式的流出道梗阻。④明显心动过速（>120次/分）或心动过缓。⑤三度房室传导阻滞。⑥电解质紊乱。⑦精神疾病或体力受损导致的不能运动。⑧结合心肌灌注显像，完全性左束支传导阻滞、永久性起搏器、预激综合征等应使用药物负荷试验（多巴酚丁胺试验除外）。

检查方法 运动试验是运动量从小到大，逐步增加，每一级均维持一定时间，使心脏有一个预适应的过程。可根据患者耐受性逐级增加运动量，如冠状动脉狭窄较轻，可加大运动试验负荷，诱发心肌缺血，患者有心绞痛等不适时随时停止。通常分次极量和极量运动试验，前者指达到年龄预计的最大心率或其一定的百分率为运动试验终点；后者指受检者竭尽全力所达到的运动量。常用的运动试验装置有活动平板和自行车功量计。运动试验方案临床上主要采用布鲁斯（Bruce）方案，年龄较大患者采用修改的Bruce方案。次极量运动试验以最大心率的85%为标准（约195-年龄）。达到次极量级运动量或出现终止运动试验的指标，静脉注射心肌灌注显像剂，并继续运动30~60秒。图像采集与重建方法与静态心肌灌注显像相似。

临床意义 根据运动负荷试验或药物负荷试验心肌灌注显像和3~4小时"再分布"显像、延迟"再分布"显像、再注射显像或静息显像的放射性摄取的变化，可将负荷试验心肌灌注显像显示的心肌灌注缺损分为：①完全可逆性灌注缺损，负荷试验显像呈现放射性缺损，"再分布"显像或静息显像完全恢复正常。②部分可逆性灌注缺损，负荷试验显像呈现放射性缺损，"再分布"显像或静息显像心肌放射性摄取增加，但仍然低于正常。③不可逆性灌注缺损，负荷试验显像和"再分布"显像或静息显像均呈现放射性缺损。④反向再分布，负荷试验显像心肌放射性分布正常，"再分布"显像或静息显像呈现放射性缺损；负荷试验显像呈现放射性缺损，在"再分布"显像或静

息显像时更明显。

（何作祥）

yàowù fùhè xīnjī guànzhù xiǎnxiàng

药物负荷心肌灌注显像（pharmacologic stress myocardial perfusion imaging） 静脉应用药物显示正常心肌与缺血心肌血流灌注的差别，反映心肌缺血有无及心肌缺血的范围和程度的检查方法。各种类型的药物负荷试验的共同点是引起冠状动脉血流的不均匀分布。药物负荷心肌灌注显像基于正常冠状动脉供血区比病变冠状动脉供血区的血流量增加明显。局部心肌血流量的差别导致心肌局部显像剂摄取的不同，因此呈现心肌灌注缺损。

药物引起冠状动脉血流增加通过以下两种机制。①直接引起冠状动脉血管扩张：如双嘧达莫、腺苷、腺苷三磷酸。双嘧达莫或腺苷使冠状动脉血管扩张，冠状动脉血流局部变化不伴明显的心肌耗氧量增加，所致心肌灌注异常通常仅反映血流异常而不反映心肌缺血。双嘧达莫通过抑制跨细胞膜的腺苷再摄取，增加内源性腺苷在受体部位的浓度起作用。因间接发挥作用，故双嘧达莫起作用慢，且其半衰期较长，静脉注射30分钟后仍能观察到其血流动力学效应。腺苷起作用非常快，半衰期在10秒内。腺苷通过直接作用于腺苷受体起作用。腺苷受体有四种亚型：A1、A2a、A2b和A3。A2受体的激活引起冠状动脉血管扩张。②通过心肌耗氧量的增加导致继发性冠状动脉血管扩张：如多巴酚丁胺。与腺苷或双嘧达莫相比，多巴酚丁胺引起的血流动力学变化更接近运动负荷试验，也是引起心肌耗氧量增加，所致心肌灌注异常既反映血流异常也反映心肌缺血。多巴酚丁胺

的作用机制是通过激活 β_1、β_2 和 α_1 肾上腺素能受体，使心率加快，血压升高和心肌收缩力增强，继而增加心肌耗氧量和冠状动脉血流量，其半衰期约为 2 分钟。多巴酚丁胺所致心率、血压增加峰值近似次极量运动试验。

适应证　可疑冠心病而不能运动患者，包括外周动脉硬化性血管疾病、下肢骨关节疾病、间歇性跛行、截肢术后、神经与肌肉疾病、慢性肺部疾病、脑卒中病史、左束支传导阻滞、急性心肌梗死后早期、年老体弱不能运动或不能达到次极量。

禁忌证　对有不稳定性心绞痛、急性心肌梗死（48 小时）、支气管哮喘、低血压和严重的房室传导阻滞及氨茶碱过敏者不宜采用双嘧达莫或腺苷试验，以免发生并发症。多巴酚丁胺试验与双嘧达莫试验基本类似，且对支气管哮喘、血压偏低和心功能不全者较为适用，但多巴酚丁胺可使收缩压升高比较明显，高血压和心律失常患者不宜使用。

检查方法　双嘧达莫负荷试验：静脉缓慢注射双嘧达莫 $0.14mg/(kg \cdot min)$，持续 4 分钟后开始静脉滴注；第 7 分钟，即滴注完后 3 分钟，静脉推注显像剂。腺苷负荷试验：静脉滴注腺苷 $140\mu g/(kg \cdot min)$，持续 6 分钟，于静脉滴注腺苷 3 分钟末时静脉注射显像剂。多巴酚丁胺负荷试验：以 $10\mu g/(kg \cdot min)$ 的速度开始滴注多巴酚丁胺，每 3 分钟增加 $10\mu g/(kg \cdot min)$，若能耐受，最大量为 $40\mu g/(kg \cdot min)$，总的试验时间不超过 12 分钟（若发生不良反应，则需时更短）。患者在试验前有低血压、高血压、室性期前收缩、不稳定性心绞痛，可缓慢增加剂量。图像

采集与重建方法与静息心肌灌注显像相似。

临床意义　双嘧达莫、腺苷和多巴酚丁胺对于诊断冠心病均有较高的敏感性、特异性和预测准确性，对病变血管的检测也有相当高的准确性。药物负荷试验心肌灌注显像与运动试验心肌灌注显像诊断冠心病的准确性无明显差异。双嘧达莫负荷试验心肌单光子发射计算机断层显像（single-photon emission computed tomography，SPECT）诊断冠心病的敏感性为 89%，特异性为 78%；腺苷负荷试验心肌 SPECT 显像的敏感性为 88%，特异性为 85%；多巴酚丁胺负荷试验对于诊断冠心病也有较高的敏感性和特异性。

（何作祥）

xīnjī dàixiè xiǎnxiàng

心肌代谢显像（myocardial metabolism imaging）　用放射性核素标记葡萄糖和脂肪酸等心肌细胞代谢的重要能量底物，静脉注射后被心肌细胞摄取，再用体外射线探测及成像设备进行心肌显像以判断心肌存活的检查方法。正常情况下，心肌总能量产物的 40%~80% 来自脂肪酸氧化，其中约半数来自棕榈酸氧化。心肌缺血时，心肌的能量代谢从脂肪酸和葡萄糖的有氧氧化转向葡萄糖的无氧酵解。氟-18-脱氧葡萄糖（^{18}F-FDG）为葡萄糖的类似物，通过葡萄糖转运蛋白（GLUT，主要是 GLUT4）的作用，可被心肌细胞所摄取，进入细胞后被 6-磷酸果糖激酶磷酸化成 ^{18}F-FDG-6-磷酸，但其并不能参与糖原合成、糖酵解和去磷酸化等代谢过程，且心肌细胞膜对其通透性差。因此，^{18}F-FDG-6-磷酸滞留在细胞内，可用于显像，反映局部心肌摄取和利用葡萄糖的速率。一些

发射单光子的放射性核素标记的脂肪酸，如 ^{123}I 标记异丙烯磷酸（IPPA）、苯代十五烷酸（BMIPP）等被应用于人体心肌代谢显像，这些放射性药物的应用可能使心肌代谢显像得到更广泛的临床应用。

适应证　①鉴别缺血但存活的心肌和瘢痕（不再存活的）组织，从而选择能得益于冠状动脉再血管化治疗的患者。②评价心肌病等心血管疾病患者的心肌代谢情况。

检查方法　心肌对 FDG 的摄取受多种因素的影响，如机体状态、底物浓度、胰岛素和其他激素水平。因此，在显像前调整血糖浓度非常重要，血糖浓度控制在 $7.7 \sim 8.8mmol/L$ 可静脉注射 ^{18}F-FDG。$45 \sim 60$ 分钟后采集图像，过去的正电子发射计算机断层显像系统采用 Buttworth 滤波反投影方法进行图像重建，获得心脏的水平长轴、垂直长轴和短轴图像。新的正电子发射计算机断层显像系统采用迭代法，可明显改善图像质量。常用方法如下。

空腹显像　空腹显像时，只有缺血心肌摄取 FDG，正常心肌和梗死心肌均不摄取 FDG。该法主要用于探测缺血心肌。

葡萄糖负荷显像　空腹至少 6 小时后，若血糖浓度 <17.7mmol/L，口服葡萄糖 $50 \sim 75g$，有利于提高血浆葡萄糖浓度和胰岛素水平，增加心肌对胰岛素的敏感性，使存活心肌充分摄取 FDG。

葡萄糖-胰岛素钳夹技术　通过静脉注射胰岛素-葡萄糖-K^+（葡萄糖-胰岛素钳夹），严格控制血糖浓度，增加心肌对 FDG 的摄取，提高显像质量。此法的缺点是操作过程繁琐，可用于研究，但不适用于有大量患者的临床

实验。

口服烟酸类似物阿昔莫司糖尿病患者体内胰岛素的抵抗性，致使部分患者对外源性胰岛素不敏感。因此，即使静脉注射胰岛素，心肌对^{18}F-FDG摄取较差，代谢显像心肌不显影，或摄取的放射性计数不够，图像质量不好。注射烟酸类似物阿昔莫司，可明显抑制血液中游离脂肪酸的浓度，提高糖尿病患者对外源性胰岛素的敏感性，增加心肌对FDG的摄取，提高显像质量。在注射^{18}F-FDG前2小时，口服阿昔莫司可改善大部分糖尿病患者皮下注射胰岛素后心肌代谢显像的图像质量。

临床意义　估测心肌存活的方法很多，心肌灌注-葡萄糖代谢显像是公认估价心肌存活的最可靠方法。冠状动脉狭窄，特别是心肌梗死者，局部心肌血流灌注降低，FDG摄取正常或相对增加（灌注-代谢不匹配），标志心肌存活；局部心肌灌注血流降低，葡萄糖摄取亦降低（灌注-代谢匹配），标志心肌无存活。冠状动脉狭窄，特别是心肌梗死致心室功能严重受损者，在进行冠状动脉血运重建术前，判断心肌存活非常必要。若局部有明显的存活心肌，进行冠状动脉血运重建手术后，可明显改善冠心病患者心脏的局部、整体功能及长期预后，这类患者适合行冠状动脉再血管化手术。若梗死部位无存活心肌或极少量的存活心肌，手术风险很大，术后心脏功能得不到改善，预后差，这类患者不适合进行再血管化手术。

（何作祥）

xīnxuèchí xiǎnxiàng

心血池显像（gated blood pool imaging）

用放射性核素心血池显像测定心室功能的检查方法。不仅能测定静息状态下的左、右心室功能，也可测定运动或药物负荷下的心室功能状态，并可获得整体与局部功能、收缩与舒张期功能的指标。

适应证　左、右心室射血分数及室壁运动评估。

检查方法　首次通过法心血池放射性核素心室造影是快速采集^{99m}Tc（或其他合适的示踪剂）"弹丸"通过静脉系统回流至右心房、右心室、肺动脉、肺、左心房、左心室、主动脉时的图像。平衡法或门控血池通常用^{99m}Tc标记的红细胞作为示踪剂。^{99m}Tc一直在血液循环中，故可在几小时内采集图像。图像采集常与心电图的QRS波同步，将2~10分钟内获得的所有心动周期相对应的帧叠加。平衡法心血池放射性核素心室造影能得到可靠的左、右心室射血分数及室壁运动情况。左心室射血分数的正常值>50%，右心室射血分数的正常值>40%。

临床意义　①左心室射血分数是判断冠心病预后最重要的独立预测因子。放射性核素心室显像与心肌灌注显像相比，价值不如后者，但采用负荷试验放射性核素心室显像对心肌缺血的诊断有帮助。以负荷试验后左心室射血分数降低5%以上作为心肌缺血的标准，诊断冠心病的敏感性约为90%，特异性约为58%。静息状态下左心室射血分数正常，负荷试验后左心室射血分数降低，对冠心病诊断的敏感性较高，但特异性较差；而局部室壁运动降低的特异性较高，但敏感性较差。因此，对冠心病心肌缺血的诊断，局部室壁运动异常比整体心室功能的下降更有意义。②对冠心病与心肌病、瓣膜病的鉴别诊断有一定价值，非冠心病的其他心脏病也可引起运动试验后左心室射血分数的降低，但较少引起局部室壁运动异常。

（何作祥）

xīnzàng cígòngzhèn chéngxiàng

心脏磁共振成像（cardiac magnetic resonance imaging，CMRI）

用磁共振成像技术诊断心脏及大血管疾病的方法。1980年世界上首台磁共振成像（magnetic resonance imaging，MRI）仪问世，临床应用主要有1.0T、1.5T及3.0T三种磁场。临床MRI设备对射频激发功率进行了严格的限制，将人体对射频辐射的吸收控制在可以忽略的范围内。因此，MRI是一种对人体无创的成像技术，适用于各个年龄阶段的人群。CMRI具有良好的软组织对比分辨率，随着时间和空间分辨率的提高，属无电离辐射和无创性技术，扫描视野大，可获得横轴位、冠状位、矢状位及不同角度的斜断面图像，CMRI已成为无创性评价心脏结构和功能的金标准。

适应证　①用于心力衰竭的病因学探索，可提供有价值的鉴别诊断信息，特别适合于对患者进行长期随访观察，评价疗效及疾病进展情况。②在缺血性心脏病及非缺血性心脏病中具有重要的诊断和鉴别诊断作用，心肌灌注显像适用于心肌缺血的检测及预后的判断，有助于可疑冠心病者的排查及冠状动脉介入治疗后疗效的评估及随访。③用于识别和分析某些先天性心脏病复杂畸形的解剖结构和功能状况，评价或量化分析心内分流或心外管道的血流情况等，对先天性心脏病术前诊断和术后随访发挥重要作用。④心包疾病的诊断，尤其是对缩窄性心包炎与限制型心肌病的鉴别诊断价值较大。⑤各种类型心肌病的诊断。⑥心脏肿瘤及大血管疾病等的诊断。⑦经导管肺动脉瓣植入术患者术前筛查及术后疗效评估。

禁忌证　①患者体内植入非磁共振兼容的金属物，而对于有体内金属植入物者，应按照产品说明书酌情处理；临床上使用的大部分先天性心脏病介入封堵器材或支架在3.0T及以下磁场强度检查时均安全。②非兼容性心脏起搏器和除颤器装置植入者。③带有心室辅助装置和主动脉内球囊反搏泵者。④幽闭恐惧症者。

检查方法　检查前训练患者吸气和屏气。严禁任何非磁共振兼容金属物品及器械带入检查室，包括金属纽扣、饰物、钱币，带有金属的普通检查床、金属担架、金属轮椅、听诊器、手术器械、起搏器、除颤器、微量泵、球囊反搏泵等。对于接受药物负荷试验检查的患者应询问有无相关药物禁忌证，了解患者肾功能情况，检查前禁食4小时以上。

心脏主要扫描序列包括黑血序列、亮血序列、电影序列、心肌灌注序列、对比剂延迟强化序列和血流测定；定位相扫描，包括轴位、冠状位、矢状位各3层；自旋回波的扫描序列，主要显示心脏解剖结构，通常包括黑血轴位、矢状位或轴位、冠状位或轴位、冠状位及矢状位方向扫描，扫描覆盖范围自主动脉弓上至心脏膈面；梯度回波扫描序列，多用于扫描左心室两腔心、四腔心及左心室短轴切面等定位相，也可在轴位、冠状位及矢状位方向采用单时相梯度回波亮血序列扫描；梯度回波多时相电影序列，主要观察心脏整体和节段性运动，包括房室腔大小和房室瓣活动等，常采用左心室两腔心、四腔心、左心室流出道及左心室短轴等层面。心功能分析，将一系列左心室短轴电影使用专用分析软件进行心功能分析，计算左心室射血分数等。心肌灌注及对比剂延迟增强扫描，包括心肌首过灌注扫描，采用3层短轴+1层四腔心切面组合，对比剂剂量为0.1mmol/kg，流速4~5ml/s，采集50~60个心动周期，经肘前静脉注入对比剂后追加同流速20ml生理盐水，对比剂注入时同时开始采集图像。对比剂延迟增强扫描，通常于首过灌注扫描后追加0.1mmol/kg钆喷酸葡胺（共约0.2mmol/kg），流速2ml/s，同流速追加20ml生理盐水，10~15分钟后行星际延迟增强扫描。

心肌药物负荷试验包括多巴酚丁胺负荷试验和腺苷负荷试验；冠心病扫描若不行药物负荷试验，则行静息下心脏运动、心肌灌注和延迟扫描；若行药物负荷试验，需全程监护患者血压、心电图、血氧饱和度等，做好急救准备。

梗阻性肥厚型心肌病扫描，用左心室流出道电影序列，于左心室流出道两个方向切面分别行平面内的相位对比电影扫描，估测最大血流速度并确定最佳流速编码，垂直于最大流速血流切面做通过平面的相位对比血流扫描，将所获得的图像进行后处理，估测压差；对于右心室型心肌病患者，主要显示右心室流出道、心尖形态与信号改变；限制型心肌病与缩窄性心包炎患者的鉴别，重点观察心包形态、厚度及信号变化、室间隔有无摆动及心脏收缩和舒张运动功能等；瓣膜性心脏病扫描，分别行平行于血流方向与垂直于血流方向相位对比电影序列扫描，根据受累瓣膜情况行主动脉、肺动脉根部相位对比电影序列扫描，定量评价主动脉、肺动脉血流情况，结合血流与左心室功能参数定性、定量分析瓣膜病的病变程度；先天性心脏病扫描，根据患者临床诊断分别行薄层和连续层面亮血及黑血序列轴位、冠状位、矢状位、斜矢状位、平行于左心室长轴及短轴切面扫描，主要显示心房与心室、心室与大血管的连接关系，观察房室瓣及主、肺动脉瓣的形态和功能，房室间隔情况等。心脏占位性病变扫描，除常规的轴位、冠状位、矢状位扫描外，可酌情加扫平行于四腔位、两腔位或占位病变最大截面方向的黑血/亮血断面图像；多层面、多方向行电影序列扫描，显示占位病变对周围结构，包括冠状动脉、瓣膜及心功能等的影响；采用抑脂及抑水序列，除明确的脂肪瘤及囊肿外，其他占位病变需行对比剂增强扫描（参考心肌灌注序列扫描），首过灌注扫描完成后行增强早期、中期、晚期扫描；主动脉主要扫描序列包括黑血及亮血序列横断扫描，心电门控激发序列，行斜矢状位亮血/黑血序列扫描，典型层面行电影序列扫描，左心室流出道电影扫描，首先扫蒙片，然后注射对比剂，根据延迟时间行增强扫描，完成后让患者换气，立即重复扫描一次，对比剂流速3ml/s，总量21~27ml；若为主动脉管壁病变（大动脉炎、粥样硬化或壁间血肿等），应行增强前后的参数成像，3D后处理；扫描覆盖范围自胸腔入口至髂动脉分叉；主动脉夹层扫描，对于合并主动脉瓣反流者，应同时评价心脏形态及功能，如房室内径大小、瓣膜活动、心室收缩及舒张功能等；主动脉瘤扫描，选择动脉瘤体中心作为测试循环时间的感兴趣层面，行多层面电影序列扫描，动态显示动脉瘤体、瘤颈及毗邻动脉的血流状态；肺动脉扫描，采用小层间距黑血及亮血序列横断面扫描，心电门控单次激发序列，行矢状位、冠状位亮血或黑血序列 2D 断层扫描，于主肺动脉、左右肺动脉及主要叶、段动脉分支走行方向行电影扫描，3D 同主动脉，循环测试时间为轴位主肺动脉水平，对比剂流速 3ml/s，总量 18ml；5 分钟后行 4D 肺动脉扫描，肺栓塞患者需行右心室两腔心、四腔心及右心室短轴切面的电影序列扫描，观察右心功能及三尖瓣活动情况，扫描范围自胸廓入口至膈肌水平；头臂动脉及颈动脉扫描，行亮血及黑血序列轴位、矢状位或轴位、冠状位扫描，循环测试层面为主动脉弓或主动脉弓下 10cm 处，对比剂流速 3ml/s，总量 18ml；扫描范围头臂动脉包括主动脉弓、三支头臂动脉及其主要分支，颈动脉扫描范围主要包括三支头臂动脉起始处、左右颈总动脉及颈内、颈外动脉。

临床意义　①可显示冠心病患者心脏结构、功能、心肌灌注及心肌活力，评价心肌梗死范围和程度，并有助于鉴别室壁瘤性质、评估其范围及有无附壁血栓等。②对心肌病的诊断、鉴别诊断及随访中具有其他影像学检查方法无法比拟的优势，是最理想、最有价值的检查方法。③对心脏瓣膜疾病不仅能全面判断房室和大血管形态、结构及心功能，还可对心脏瓣膜功能进行定性与定量分析。④对肺栓塞患者一次检查可获得肺血管、肺灌注、右心功能及下肢深静脉等多方面信息。⑤对心脏肿瘤可提供最多组织学特征信息，且能对部分肿瘤

进行定性诊断。⑥对限制型心肌病和缩窄性心包炎患者的鉴别诊断可提供有价值的信息，对进一步制订治疗方案有重要意义。⑦对先天性心脏病主要用于大血管畸形的诊断及补充超声心动图和心血管造影在诊断先天性复杂或复合畸形的不足，可评价外科根治术或减轻症状术治疗的效果和术后随访。⑧对主动脉及其主要分支的病变，包括狭窄、阻塞、夹层、壁间血肿、动脉瘤等，已成为无创性诊断方法之一，还可进行动态血流分析，评价瓣膜和心功能情况，主要用于非急诊患者。

（蒋世良）

xīnzàng jìsuànjī duàncéng chéngxiàng
心脏计算机断层成像（cardiac computed tomography imaging, CCTI）　用多排螺旋 CT 或其他高端 CT 检查心脏及大血管疾病的方法。1972 年，豪恩斯菲尔德（Hounsfield）和科马克（Cormack）开发计算机断层成像（computed tomography，CT）并投入临床使用。从 1998 年第一台 4 排螺旋 CT 问世，至 2004 年底推出的 64 排螺旋 CT，中间经过 8 排及 16 排等过渡产品，实现了心脏冠状动脉检查。2005 年双源和双探测器系统的双源 CT 问世，由两套 X 线系统（两套高压发生器和两个 0 兆 X 线管）及其对应的两套超快速陶瓷探测器系统组成。双源 CT 进行常规检查或非心脏成像时仅使用一套成像系统，而心脏冠状动脉成像则两套成像系统同时工作。2007 年推出了 320 排 CT-AquilionONE（动态容积 CT），其超宽体探测器可覆盖心脏、脑、肝等多个器官，旋转一次即可一次同步完成多个器官的容积数据采集。同年 128 排 Brilliance iCT

（又称极速 CT）应用于临床。2008 年又推出了二代双源 CT-Somatom Definition Flash（炫速双源 CT）。2009 年宝石能谱 CT 进行了探测器材料的革新，主要革新元素包括动态变焦球管、宝石探测器、数据采集系统和重建算法。高端 CT 相对于普通 CT 有了质的飞跃，具有扫描范围更长、扫描时间更短、时间分辨率高等优势，使 CT 血管造影（computed tomographic angiography，CTA）可用于心脏及血管等动态器官成像。

适应证　①冠心病诊断及非冠心病心脏手术前的冠状动脉评价（见冠状动脉 CT 造影）。②肺及肺血管的评价，包括肺栓塞及各种原因所致的肺血管炎。③主动脉及外周血管病变的诊断，包括主动脉夹层（含壁间血肿）、真性动脉瘤、假性动脉瘤、主动脉溃疡、大动脉炎、血栓闭塞性脉管炎、贝赫切特综合征及各种病因所致的外周动脉狭窄，如肾动脉、髂股动脉、锁骨下动脉及颈动脉狭窄等。④心脏和血管解剖结构的诊断，明确超声心动图的异常发现，如心包病变、心脏肿块或肿瘤、心内膜炎（赘生物）、左心室心尖部的血栓、主动脉瓣周围及窦管交界处病变等。⑤电生理及射频消融术前诊断，在双心室起搏器植入前明确心脏冠状静脉解剖；心房颤动射频消融术前用于明确患者的肺静脉解剖及肺静脉入口有无狭窄、测量左心房大小、与周围组织关系（如食管）及除外左心房附壁血栓等。⑥先天性心脏病诊断，包括肺动脉狭窄、体肺侧支、肺静脉畸形引流、主动脉缩窄、主动脉肺动脉间隔缺损、冠状动脉瘘、冠状动脉起源或走行异常、主动脉弓畸形、主动脉瓣上狭窄、房室连

接及大动脉的连接关系等。⑦心肌病的诊断，主要对患者是否合并冠状动脉病变，或对于缺血性心肌病的鉴别诊断，尤其对于高龄患者更有价值。⑧经导管主动脉瓣置换术和经导管肺动脉瓣置换术术前评估。⑨心血管病外科手术或介入治疗后并发症的评价，如主动脉夹层、瓣周漏、纵隔或腹膜后血肿、穿刺部位血肿或动静脉瘘等。

禁忌证　绝对禁忌证：妊娠及有明确对比剂过敏史者。相对禁忌证：肾功能不全、未经治疗的甲状腺功能亢进症、多发性骨髓瘤、放射性碘治疗后、不能配合和屏气、生命体征不稳定者。

检查方法　检查前询问既往有无碘过敏史，食物、药物及其他过敏史，有无严重支气管哮喘史及肺动脉高压史；询问心肾功能状况。检查前 12 小时避免饮用含咖啡因饮料，停用磷酸二酯酶抑制剂类药及非甾体抗炎药；检查当天停用二甲双胍至 48 小时，尽量多饮水；训练患者呼吸和屏气。检查前除去衣物上的金属物品，如纽扣、钱币、饰物等；根据检查部位酌情使用铅颈套、铅围裙等遮挡患者甲状腺及性腺；若家属陪伴患者检查，应穿防护铅衣；不配合的患儿由麻醉医师施行基础麻醉；备好必要的抢救仪器和药品。冠状动脉 CT 造影通常应参考受检者的身高、体重、胸围、基础心率、心功能状况等决定具体的扫描和重建参数，在保证足够诊断所需的图像质量的前提下，采用尽可能低的辐射剂量和尽量少的对比剂用量。检查后观察患者有无不良反应，嘱患者多饮水，以利于对比剂排泄。

主动脉扫描　扫描时相的选择采用智能监测方法，监测层面感兴趣区定在降主动脉；自动毫安调制；拟行经导管主动脉瓣置换术者，术前应采用前瞻性心电门控轴扫模式（舒张末期采集），以便清楚显示主动脉瓣及冠状动脉。对比剂注射流速 4～5ml/s，总量 80～95ml，升主动脉平均峰值时间 18～22 秒，达降主动脉的峰值时间 20～25 秒，达腹主动脉的峰值时间 22～26 秒，曝光时间 8～10 秒。

肺动脉扫描　扫描时相选择肺动脉期，采用智能监测方法，将监测层面感兴趣区定在上腔静脉，合理选择扫描范围，采用毫安调制。对比剂注射流速 4～5ml/s，总量 75～85ml，平均峰值时间 10～14 秒，曝光时间 6～8 秒。

肺静脉和左心房扫描　扫描时相选择肺静脉期和主动脉期，采用智能监测方法，监测层面感兴趣区定在左心房；通常采用双期扫描，即第一期是肺动脉和肺静脉期，第二期是主动脉期，以便左心房耳部充盈良好，第二期扫描范围只需覆盖左心房耳部，避免不必要的辐射剂量。对比剂注射流速 4～5ml/s，总量 75～85ml，平均峰值时间 18～22 秒，曝光时间 6～8 秒。

冠状静脉窦扫描　扫描时相选择冠状静脉期，采用智能监测方法，监测层面感兴趣区定在冠状静脉窦，采用低电压低电流；对比剂注射流速 4～5ml/s，总量 75～85ml，平均峰值时间 26～28 秒，曝光时间 5～8 秒。

头臂动脉和颈动脉扫描　扫描时相选择主动脉期，采用智能监测方法，监测层面感兴趣区定在主动脉弓；采用自动毫安调制，在感兴趣区 CT 值到达阈值后，迅速启动扫描程序，或降低阈值，

对比剂注射流速 4～5ml/s，总量 70～80ml，平均峰值时间 16～20 秒，曝光时间 6～8 秒。

肾动脉扫描　扫描时相选择主动脉期，采用智能监测方法，监测层面感兴趣区定在膈肌水平的降主动脉；采用自动毫安调制，冠状动脉 CT 造影扫描完成后，增加肾上腺和肾的延迟扫描。对比剂注射流速 4～5ml/s，总量 70～80ml，平均峰值时间 18～22 秒，曝光时间 6～8 秒。

下肢动脉扫描　扫描时相选择主动脉期，采用智能监测方法，监测层面感兴趣区定在肾动脉水平的降主动脉，采用自动毫安调制，持续扫描时间应与对比剂的注射持续时间相匹配。对比剂注射流速 4～5ml/s，总量 90～100ml，平均峰值时间 24～26 秒，曝光时间 13～15 秒。

儿童心脏扫描　扫描时相的选择方法是采用智能监测方法，监测层面感兴趣区定在主肺动脉水平的降主动脉，采用螺旋扫描采集；根据心脏大血管畸形的类型及部位，预先制订扫描方案，包括扫描范围、对比剂注射部位及是否延迟动脉期再次扫描等。

临床意义　①既能显示主动脉及其分支和肺动脉管腔和管壁的病变，又能显示其周围组织的情况，且兼具相对价廉、无创、扫描范围大和适用于急诊等优势，是主动脉和肺血管疾病诊断的常规检查方法。②可显示心包钙化、厚度，心腔内占位或血栓，间隔和室壁厚度及心肌密度，瓣膜钙化、肺静脉和冠状静脉窦解剖等，为临床诊断、治疗和术后随访提供有价值的信息。③对于先天性心脏病，主要用于对超声心动图诊断受限之处加以完善和补充，如冠状动脉、肺动脉及主动脉弓

的发育、肺静脉连接和体肺侧支血管的显示等。

(蒋世良)

guānzhuàngdòngmài CT zàoyǐng

冠状动脉 CT 造影 （coronary computed tomographic angiography，CCTA）

采用多排螺旋 CT 或其他高端 CT 增强扫描冠状动脉的检查方法。对于筛查中等危险度冠状动脉粥样硬化患者、判断动脉粥样硬化程度、明确冠状动脉变异是非常理想的检查手段。可用于对门诊患者冠状动脉斑块及其狭窄的初步筛查，有助于临床医师制订治疗方案。与常规冠状动脉造影相比，CCTA 相对无创、价廉、操作简单和安全。利用 CCTA 较高的阴性预测值，可排除非冠心病及心脏大血管手术或介入术前患者明显的冠状动脉病变。

适应证 ①冠心病的诊断：包括不典型胸痛或胸闷症状的患者，心电图不确定或阴性，患者不适合做或不接受心电图运动负荷试验检查；有胸痛症状，心电图运动负荷试验或放射性核素心肌灌注显像不确定诊断；评价低风险（至少 1 项冠心病危险因素）胸痛患者的冠心病可能性或发现引起症状的其他因素；无症状的中度和高度风险人群（具有 2 项以上冠心病危险因素，如性别、年龄、家族史、高血压、糖尿病、高脂血症及正在吸烟等）的冠心病筛查；临床疑诊冠心病，但患者不接受常规冠状动脉造影检查；对于已确诊冠心病或冠状动脉粥样硬化斑块临床干预后病变情况的随访观察。②经皮冠状动脉介入治疗（percutaneous coronary intervention，PCI）评价：筛查冠心病行 PCI 适应证的选择，包括病变累及范围、钙化程度、分叉病

变、左主干病变及完全闭塞病变的远端显影情况等；CCTA 可显示非钙化斑块、钙化斑块及混合性斑块，而易损斑块或肇事斑块多为狭窄不重的非钙化斑块，钙化斑块行支架治疗者预后不佳；指导 PCI 的实施计划，特别对于完全闭塞病变的斑块特征、硬度和范围可提供有价值的信息；PCI 术后有症状患者的随访；评价冠状动脉有创导管检查或介入治疗术后并发症及失败的原因。③冠状动脉旁路移植术（coronary artery bypass graft，CABG）评价：包括术前评价乳内动脉、锁骨下动脉及升主动脉有无钙化及管壁增厚情况，以确定升主动脉与桥血管能否吻合；评价术后有症状患者搭桥血管是否通畅；寻找术后患者再发心绞痛的病因（包括固有冠状动脉）等。④冠状动脉先天性畸形的诊断：包括冠状动脉开口或起源异常、肌桥及冠状动脉瘘等。⑤非冠心病心脏大血管手术或介入术前的冠状动脉评价：包括瓣膜病及主动脉疾病（Ⅰ型和Ⅱ型主动脉夹层时，难以行冠状动脉造影）；二尖瓣狭窄行经皮球囊成形术前有胸痛或 >50 岁患者，除明确有无冠心病外，还可观察房间隔的形态、厚度及有无合并左心房血栓和二尖瓣钙化等；对继发孔型房间隔缺损封堵术前有胸痛或 >50 岁患者，除明确有无冠心病外，还可观察房间隔缺损的位置、直径及有无合并肺静脉畸形引流和左心房血栓等。

禁忌证 绝对禁忌证：见心脏计算机断层成像。相对禁忌证：心律失常，余见心脏计算机断层成像。

检查方法 检查前高心率者需酌情服用降心率药，如舌下含

服美托洛尔或阿替洛尔；训练患者呼吸和屏气，应平静呼吸，屏气时的心率变化不应超过 10%。检查后观察患者无不良反应后，嘱患者多饮水，以利于对比剂的排泄。

若患者心率 <75 次/分（64 排 CT）和 <90 次/分（双源 CT），可首选前瞻性心电门控采集技术；冠状动脉平扫，即可获得冠状动脉钙化（coronary artery calcification，CAC）积分信息，又可利用钙化扫描确定行 CCTA 扫描的准确范围；若采用回顾性心电门控采集技术，应使用心电毫安调制技术，并适当缩小满负荷剂量区的范围；注意患者屏气后心率的变化，若心率变化大，需采用手工选择固定螺距，使用较小的重建圆径，如 17~20cm，以提高冠状动脉成像的空间分辨率。同时采用较大的视野（field of view，FOV），如 30~36cm，以便观察扫描范围的纵隔和肺野。对比剂注射流速 4.5~6.0ml/s，总量 60~80ml，平均峰值时间 20~24 秒。若患者心功能不佳，峰值时间推后 2~4 秒，曝光时间 5~8 秒。选择要观察的范围扫描，尽量减少过多的扫描区域。冠状动脉扫描从气管分叉下缘 2cm 或主肺动脉水平至心膈面下；CABG 后患者建议扫描范围包括左锁骨下动脉。

三维后处理方案如下：心脏整体容积再现法三维显示；冠状动脉树的容积再现法三维显示；透视全心去血池的冠状动脉最大密度投影法显示；各支冠状动脉的曲面重组显示；各支冠状动脉的多平面重组显示。

临床意义 ①CAC 是冠状动脉粥样硬化病变存在的标志，可用来进行冠心病风险分层，而对

于了解斑块的分布和程度、指导是否行冠状动脉介入 CCTA 扫描时同时进行 CAC 扫描，可提供足够的临床所需资料，不应常规单独进行 CAC 的随访 CT 检查。②CCTA 对于无症状患者尚不宜作为筛查方法使用。③CCTA 对于有症状并疑诊冠心病患者排除有意义的冠状动脉狭窄病变很有价值；与常规冠状动脉造影相比，CCTA 更有利于显示冠状动脉管壁，临床医师可根据 CAC 或非钙化斑块的 CCTA 所见，决定是否采取降血脂治疗；CCTA 具有很高的阴性排查能力，较其他影像学方法能够提供较长时间的临床指导价值。若 CCTA 显示患者的冠状动脉狭窄 50%～70%，先行心肌灌注显像，若有心肌缺血证据，则可进一步行冠状动脉造影检查；对于非冠状动脉手术患者，如瓣膜病、主动脉疾病、肿瘤或成人先天性心脏病等，CCTA 基本可以排除冠状动脉病变。④对已知冠心病患者应直接行常规冠状动脉造影，不必行 CCTA；CABG 术前 CCTA 检查不能替代常规冠状动脉造影，但有助于观察乳内动脉及升主动脉前壁有无钙化等，为外科医师提供有价值的信息。⑤CCTA 对于已知冠心病支架植入术后患者可评价支架是否完全阻塞、支架周边再狭窄、支架内是否有显著增生或血栓形成、支架形态位置不良、断裂或假性动脉瘤等。身材高大、直径<3.5mm 的支架、冠状动脉支架内或周边钙化等，均影响支架的评估。⑥对于 CABG 术后患者，CCTA 可清晰显示桥血管有无狭窄或阻塞，特别适合于再次 CABG 患者术前的评估、合并主动脉夹层、不宜常规冠状动脉造影检查者。金属夹伪影影响桥血管的观察；冠状动脉运动及

周围金属物使桥血管吻合口评估受限。

（蒋世良）

zǒng dǎnguchún

总胆固醇（total cholesterol）

血液中所有脂蛋白所含胆固醇的总和。胆固醇是不溶于水的物质，实际上血液中无单独存在的胆固醇，胆固醇必须与载脂蛋白和磷脂结合生成各种脂蛋白后才能在血液中自由流动。总胆固醇水平主要取决于遗传因素和生活方式。总胆固醇包括游离胆固醇和胆固醇酯，游离型占 30%，酯型占 70%。肝脏是合成和贮存的主要器官。胆固醇是人体细胞膜的重要组成成分，也是合成肾上腺皮质激素、性激素、胆汁酸及维生素 D 等生理活性物质的重要原料，对维持人体正常代谢起重要作用。若体内胆固醇超过机体需要，血液中多余的胆固醇如不能经正常代谢途径排出体外，会逐渐沉积在动脉血管壁内，使动脉壁表面粗糙、增厚，变硬后并有血栓形成，使血管腔狭窄，导致心血管疾病。

作为脂代谢的指标，总胆固醇水平除受病理因素影响外，主要取决于生活方式。同等生活条件中青年组男性高于女性，女性绝经后会明显上升，高于同年龄组男性。常用的检查方法有化学法和酶法。按照 2007 年《中国成人血脂异常防治指南》规定，总胆固醇<5.18mmol/L 以下为合适范围，5.18～6.18mmol/L 为边缘性升高，≥6.19mmol/L 为升高。

（叶 平）

dīmìdù zhīdànbái dǎnguchún

低密度脂蛋白胆固醇（low density lipoprotein cholesterol, LDL-C）

主要由乳糜微颗和极低密度脂蛋白代谢后产生的、血浆中胆固醇含量最多的一种脂蛋白。其胆固醇的含量（包括游离胆固醇和胆固醇酯）在一半以上。血浆中胆固醇 70% 是在低密度脂蛋白（low-density lipoprotein, LDL）内，是首要的致动脉粥样硬化性脂蛋白。LDL-C 致动脉粥样硬化作用与本身的特点有关：①LDL 相对较小，能很快穿过动脉内膜层，当超过动脉壁的清除率时，过多的 LDL 聚集于动脉壁内。LDL 为不均一的脂蛋白，其组成成分、密度和颗粒大小均有差别，因此致动脉粥样硬化强度也各不相同。梯度胶方法可将 LDL 分为 A 型和 B 型。大多数正常人 LDL-A 型占优势，经冠状动脉造影证实冠心病患者 LDL 趋于体积小、密度高，为 LDL-B 型。体外动力学研究发现，这种体积小的 LDL 与受体的亲和力降低，分解代谢率下降，但易于移行入动脉壁内，故有较强的致动脉粥样硬化作用。②人体内氧自由基和丙二醛对 LDL 化学修饰作用，可改变 LDL 的化学和物理特性。化学修饰的 LDL 通过以下机制加速动脉粥样硬化的形成：由于化学修饰过程对 LDL 中的 apo B 肽链上的残基的化学修饰，LDL 与正常 LDL 受体的亲和力降低，却可通过巨噬细胞和平滑肌细胞上的特异性受体（清道夫受体）介导饮入细胞，被摄取的胆固醇对清道夫受体无调控作用，结果造成细胞内胆固醇的大量堆积形成泡沫细胞。化学修饰的 LDL 对动脉内皮细胞有明显的毒性作用，可引起细胞坏死。化学修饰的 LDL 有移行因子的作用，延长吞噬细胞在动脉壁内的停留时间。促进血小板聚集形成血栓，抑制前列腺素的合成。

参考值 抽取空腹静脉血进行

检测。分为化学法和酶法：按照2007年《中国成人血脂异常防治指南》规定，合适范围<3.12mmol/L，临界范围3.4~4.1mmol/L，≥4.1mmol/L为升高。

临床意义 作为脂代谢的指标，可作为早期识别动脉粥样硬化的危险性和使用降脂药治疗过程的检测方法。LDL-C水平除受病理因素影响外，主要取决于生活方式。其水平增高：①判断发生冠心病的危险性。②其他：遗传性高脂蛋白血症、甲状腺功能减退症、肾病综合征、肝病和糖尿病等，也可见于应用雌激素、β受体阻断剂和糖皮质激素等药物。其水平降低见于营养不良、甲状腺功能亢进症、无β-脂蛋白血症、多发性骨髓瘤、创伤和严重肝病等。

(叶 平)

gāomìdù zhīdànbái dǎngùchún

高密度脂蛋白胆固醇（high density lipoprotein cholesterol, HDL-C）

血清中颗粒密度最大，蛋白质和脂质各占50%的一组脂蛋白。通过逆向转运的内源性胆固醇酯，将其运入肝脏，再清除出血液。HDL-C被认为是抗动脉粥样硬化因子。流行病学调查表明，HDL-C水平每增加0.026mmol/L（1mg/dl），冠心病的患病风险下降2%~3%。

抽取空腹静脉血进行检测。按照2007年《中国成人血脂异常防治指南》规定，合适范围>1.0mmol/L，<0.91mmol/L为降低。HDL-C最主要的临床价值是可将动脉粥样硬化斑块的泡沫细胞转移至肝脏排出体外，其水平增高可见于家族性高α-脂蛋白血症，并发现此群家族中长寿者多。接受雌激素、胰岛素或某些药物（如烟酸、维生素E、肝素等）治疗者亦可增高，虾青素可显著提升人类HDL-C水平。HDL-C水平降低常见于脑血管病、冠心病、高甘油三酯血症、肝功能损害（如急慢性肝炎）、肝硬化、肝癌、糖尿病、吸烟、缺少运动等，可作为冠心病的危险指标。

(叶 平)

fēigāomìdù zhīdànbái dǎngùchún

非高密度脂蛋白胆固醇（non-high-density lipoprotein cholesterol, non-HDL-C）

除高密度脂蛋白胆固醇以外的各种脂蛋白胆固醇的总和。包括极低密度脂蛋白胆固醇、中间密度脂蛋白胆固醇和低密度脂蛋白胆固醇（low-density lipoprotein cholesterol, LDL-C）。不受饮食因素影响，也不受高甘油三酯（triglyceride, TG）影响，更适用于临床。

不需空腹采血，不需单独测定。non-HDL-C是成人胆固醇治疗专家委员会第三次报告提出的新指标，并被确定为降脂治疗的第二目标，适用于LDL-C达到治疗目标后而TG仍高于2.26mmol/L的人群。参考值为1.97~4.63mmol/L。

血清non-HDL-C包括所有致动脉粥样硬化的胆固醇，与冠心病呈显著正相关。因此，non-HDL-C可作为心血管疾病的良好预测因子，特别是冠心病合并高TG血症时，血清non-HDL-C水平仍可很好地反映冠心病患者的脂蛋白水平。临床实践表明，non-HDL-C可较好地反映血脂代谢异常。

(叶 平)

gānyóusānzhǐ

甘油三酯（triglyceride，TG）

长链脂肪酸和甘油形成的脂肪分子。是人体内含量最多的脂类，是机体恒定的功能来源，主要存在于β-脂蛋白和乳糜微粒中，直接参与胆固醇和胆固醇酯的合成。TG在动脉粥样硬化病因学中扮演重要角色，TG增高是心血管系统存在风险的重要组分，可能作用于动脉粥样硬化病变早期。

TG测定方法分为化学法、酶法和色谱法三大类。中华医学会检验医学分会在《关于临床血脂测定的建议》中推荐酶法如GPO-PAP法作为临床实验室测定血清TG的常规方法。依据2007年《中国成人血脂异常防治指南》划分标准，空腹（禁食12小时）TG<1.70mmol/L为合适水平；1.70~2.25mmol/L为边缘升高；≥2.26mmol/L为升高。非空腹血浆TG<2.26mmol/L与空腹血浆TG<1.70mmol/L相对应。尽管国外有研究支持非空腹检测TG有利于高TG血症筛查，餐后非空腹TG水平与心血管疾病风险关系更为密切，但非空腹血浆TG水平不能用来定义代谢综合征。

血清TG受生活习惯、饮食和年龄等的影响，在个体及个体间的波动较大。由于TG的半衰期短（5~15分钟），进食高脂、高糖和高热量饮食后，外源性TG可明显增高，且以乳糜微粒的形式存在。由于乳糜微粒的分子较大，能使光线散射而使血浆浑浊，甚至呈乳糜样。因此，必须在空腹12~16小时后静脉采血，以排除和减少饮食的影响。

血清TG水平升高见于冠心病、原发性高脂血症、动脉粥样硬化症、肥胖症、痛风、甲状腺功能减退症、肾病综合征、肾上腺皮质功能亢进症、高脂饮食和梗阻性黄疸等。水平减低见于低β-脂蛋白血症和无β-脂蛋白血症、严重肝病、吸收不良、肾上腺皮质功能减退症等。

(叶 平)

低密度脂蛋白 *dīmìdù zhīdànbái*（low density lipoprotein，LDL）

用超速离心法，水合密度 1.019～1.063、漂浮率 0～12nm 和 20～25nm 的一类脂蛋白。主要载脂蛋白为 B，是血浆中胆固醇含量最多的一种脂蛋白，胆固醇的含量（包括游离胆固醇和胆固醇酯）在一半以上。血浆中 70% 胆固醇在 LDL 内，是所有血浆脂蛋白中首要致动脉粥样硬化性脂蛋白。通过抽取空腹静脉血，检测血液中低密度脂蛋白胆固醇（low density lipoprotein cholesterol，LDL-C）水平反映。按照 2007 年《中国成人血脂异常防治指南》规定，合适范围为<3.12mmol/L，临界范围为 3.4～4.1mmol/L，≥4.1mmol/L 为升高。作为脂代谢的指标，其水平增高见于高脂蛋白血症、冠心病、肾病综合征、甲状腺功能减退症、慢性肾衰竭、肝病和糖尿病等，也可见于神经性厌食及妊娠妇女，降低见于营养不良、慢性贫血、多发性骨髓瘤、创伤和严重肝病等。

（叶 平）

极低密度脂蛋白 *jídīmìdù zhīdànbái*（very low density lipoprotein，VLDL）

用超速离心法，水合密度 0.960～1.006、漂浮率 20～400nm 和 30～80nm 的一类脂蛋白。主要载脂蛋白包括 CⅠ、CⅡ、CⅢ、B、E。VLDL 主要由肝脏产生，其中甘油三酯含量很丰富，占一半以上。由于 VLDL 分子比乳糜颗粒小，空腹 12 小时的血浆是清亮透明的，仅在空腹血浆中甘油三酯水平 > 3.3mmol/L 时，血浆才呈乳状光泽直至浑浊，但不上浮成盖。VLDL 富含甘油三酯，与动脉硬化的关系一直存在争议。多数学者认为，血浆 VLDL 水平升高是冠心病的危险因素，VLDL 的致动脉粥样硬化性与其颗粒大小和胆固醇含量成正比。

抽取空腹静脉血进行检测。超速离心分离 VLDL，或超离心（去除低密度脂蛋白 LDL）结合沉淀，但均非一般实验室所能采用，参考范围 0.21 ～ 0.78mmol/L。VLDL 水平除受病理因素影响外，主要取决于生活方式。其水平增高见于高脂蛋白血症、冠心病、肾病综合征、慢性肾衰竭、肝病和糖尿病等，也可见于神经性厌食及妊娠妇女；降低见于营养不良、慢性贫血、多发性骨髓瘤、创伤和严重肝病等。

（叶 平）

高密度脂蛋白 *gāomìdù zhīdànbái*（high density lipoprotein，HDL）

用超速离心法，水合密度 1.063～1.210、漂浮率 0.8nm 的一类脂蛋白。主要载脂蛋白包括 AⅠ、AⅣ、E、AⅡ。HDL 是逆向转运的内源性胆固醇酯的脂蛋白，颗粒最小，密度最高，脂质和蛋白质部分几乎各占一半。HDL 有多种来源，主要由肝脏合成，也可由乳糜颗粒和极低密度脂蛋白在代谢过程中的表面物质形成新生 HDL 颗粒。HDL 可进一步再分为 HDL2 和 HDL3 两个亚组分。HDL2 颗粒大于 HDL3，而密度小于 HDL3。HDL2 中胆固醇酯的含量较多，而载脂蛋白的含量相对较少，被认为是一种抗动脉粥样硬化的血浆脂蛋白，是冠心病的保护因子。

HDL 通过多种机制发挥抗动脉粥样硬化作用。①促进胆固醇逆向转运：HDL 具有摄取肝外组织游离胆固醇的作用，并将其转运至肝脏，称为逆向胆固醇转运。②通过提高前列环素的活性改善血管内皮功能。③促进一氧化氮合成增加，通过一氧化氮机制扩张冠状动脉，增加心肌灌注。④具有直接清除氧自由基而发挥抗氧化作用。⑤促进纤维蛋白溶解。⑥HDL 可通过多种机制对抗血栓形成。⑦对细胞凋亡有拮抗作用：在动脉粥样硬化过程当中，血管内皮细胞凋亡发挥一定作用，HDL 可对细胞凋亡的刺激剂起干扰作用。⑧对抗炎症细胞的浸润：在动脉粥样硬化过程中，可发生炎症细胞浸润，各种炎症因子可使炎症细胞浸润增加。HDL 可使内皮细胞表达炎症因子减少。HDL 是颗粒大小、密度、组成及功能极不均一的一类脂蛋白，可分为前 β_1-HDL、前 β_2-HDL、HDL$_{3c}$、HDL$_{3b}$、HDL$_{3a}$、HDL$_{2b}$ 等亚类。

参考值 抽取空腹静脉血进行检测。通过检测高密度脂蛋白胆固醇（high density lipoprotein cholesterol，HDL-C）水平反应。按照 2007 年《中国成人血脂异常防治指南》规定，合适范围为 > 1.0mmol/L；< 0.91mmol/L 为降低。

临床意义 HDL 最主要的临床价值是可将动脉粥样硬化斑块的泡沫细胞转移至肝脏排出体外，可见于原发性高 HDL 血症（家族性高 α-脂蛋白血症），并发现此家族群中长寿者多。接受雌激素、胰岛素或某些药物（如烟酸、维生素 E、肝素等）治疗者，亦可增高；虾青素可显著提升人类 HDL-C。HDL 水平降低见于以下情况。①遗传因素：如呈常染色显性遗传的高脂蛋白血症。②药物影响：如雄激素、普罗布考等。③体质量：肥胖常伴 HDL-C 水平下降。④饮食：低脂饮食在降低血浆低密度脂蛋白胆固醇水平的同时，亦使 HDL-C 水平下降。⑤缺乏运动：缺乏运动的个体内

HDL-C 水平下降。⑥其他：外源性雌激素、吸烟等可造成 HDL-C 水平下降。

（叶 平）

zàizhīdànbái A

载脂蛋白 A（apolipoprotein A，apoA） 分子量、免疫性和代谢上具有多态性，且在高密度脂蛋白中含量最多的一类蛋白质。apoA 是构成血浆高密度脂蛋白（high density lipoprotein，HDL）的重要组分，赋予脂类以可溶的形式。临床常见亚型为Ⅰ、Ⅱ及Ⅳ，apoA Ⅰ和 apoA Ⅱ约占蛋白质的 90%，apoA Ⅰ与 apoA Ⅱ之比为 3∶1。apoA Ⅰ主要功能为激活卵磷脂-胆固醇酰基转移酶，将组织内多余的胆固醇转运至肝脏处理。因此，apoA Ⅰ具有清除组织脂质和抗动脉粥样硬化的作用。因 apoA Ⅰ意义明确，且在组织中的浓度最高，故成为临床常用的检测指标。

apoA Ⅰ参考值为 1.0~1.6g/L。apoA Ⅰ可直接反映 HDL 水平，与冠心病发病率呈负相关。因此，apoA Ⅰ是诊断冠心病的较敏感的指标。此外可见于慢性肝炎、长时间过量饮酒、妊娠、服用某些药物（如抗癫痫药物、避孕药、雌激素等）。apoA Ⅰ降低见于动脉粥样硬化（尤指引起阻塞者）、糖尿病、高脂蛋白血症、肝功能不足、应用黄体生成素。

（叶 平）

zàizhīdànbái B

载脂蛋白 B（apolipoprotein B，apoB） 分子量、免疫性和代谢上具有多态性，且在低密度脂蛋白中含量最多的一类蛋白质。依其分子量及所占百分比可分为 B100、B48、B74、B26 及少量 B50。正常情况下，以 apoB100 和 apoB48 较重要。apoB100 是其基因的全序列转录产物，是已知的最大的哺乳类蛋白分子，主要存在于乳糜微粒、低密度脂蛋白（low density lipoprotein，LDL）、极低密度脂蛋白（very low density lipoprotein，VLDL）中，发挥识别 LDL 受体、分泌 VLDL 功能，调节肝脏合成 VLDL。

apoB 参考值为 0.6~1.1g/L。apoB 可直接反映 LDL 水平，因此其增高与动脉粥样硬化、冠心病发病率呈正相关，是冠心病的危险因素，也可用于评价降脂治疗效果等，在预测冠心病的危险性方面优于 LDL 和胆固醇。此外，可见于年龄增加、肥胖、神经性厌食及妊娠妇女。apoB 水平降低见于肝功能不全及药物影响，如考来烯胺（不影响 VLDL）、氯贝丁酯、烟酸、右旋甲状腺素、门冬酰胺酶等。

（叶 平）

C fǎnyìngdànbái

C 反应蛋白（C-reactive protein，CRP） Ca^{2+} 存在情况下与菌体多糖 C 反应产生沉淀的蛋白质。由蒂利特（Tillett）和弗朗西斯（Francis）于 1930 年发现，因其可使肺炎链球菌细胞壁的多糖 C 发生沉淀反应而得名。CRP 是机体发生急性炎症的敏感标志物，非急性炎症患者 CRP 轻度升高与冠心病危险有相关性。CRP 主要在肝细胞内生成，在转录水平上调控，由白介素-6 诱导。转录后的 CRP mRNA 翻译成启动子，在内质网中每 5 个启动子组合成一个环状五聚体后储存或释放入血。CRP 的生物学功能十分复杂。它可与多种配体（如致病微生物细胞表面的磷酸胆碱部分）结合而发挥抵抗入侵微生物的作用，包括激活补体、加强吞噬细胞作用、减轻炎症反应、清除凋亡细胞及坏死物质等。CRP 也有上调黏附分子表达、增强纤溶酶原激活物抑制剂-1 活性、促进肿瘤坏死因子-α 释放等促炎症作用。

CRP 可用免疫扩散、免疫比浊或酶联免疫吸附等方法测量，不同方法测定的结果不尽相同，各实验室的测值也有差异。国内许多医院采用的正常参考值为 <10mg/L，90% 的健康人 <3mg/L。检测低浓度 CRP 需采用超敏感技术，称为超敏 C 反应蛋白（hypersensitive C-reactive protein，hs-CRP），免疫比浊技术可将测定敏感性降低到 0.04mg/L，而普通测定法只能限制在 3~8mg/L。

美国疾病控制与预防中心及美国心脏病学会建议按 hs-CRP 水平对患者进行心血管疾病危险分层：<1mg/L 为低危，1~3mg/L 为中危，>3mg/L 为高危。急性炎症刺激可使 CRP 浓度迅速增高，严重感染时可增高 1000 倍以上；炎症消除或得到有效治疗后，CRP 浓度迅速下降至正常。因此，CPR 是急性炎症的敏感标志物和评价治疗效果的重要指标。CRP 特异性不高，除细菌感染外，组织坏死、恶性肿瘤、创伤、急性心肌梗死、手术、分娩、剧烈运动、应激等也可急性升高；而某些炎症性疾病，如系统性红斑狼疮、溃疡性结肠炎、急性白血病，CRP 浓度仅轻度增高或不增高。

（施仲伟）

B xíng lìniàonàtài

B 型利尿钠肽（B-type natriuretic peptide，BNP） 心脏容积扩张和压力负荷增加时心房和心室释放的心脏神经激素。是心力衰竭的生物学标志物，被推荐用于心力衰竭的检测。BNP 是一种人体正常产生的内分泌介质，当心脏受到牵拉或扩张如心力衰竭时，其分泌量明显增多，血浆中浓度也显著增高。其 N 末端 B 型利尿钠肽原（NT-proBNP）具有与 BNP 同样的临床价值。

适应证　疑诊心力衰竭者。

正常值　无公认的正常值和临界值。一般认为 BNP<100ng/L 或 NT-proBNP<300ng/L 为正常；BNP>400ng/L 或 NT-proBNP>1200ng/L 为异常。在上述两个数值之间，为"灰色区域"，并不能确定或排除心力衰竭，BNP/NT-proBNP 测定值受其他因素影响，如老年、肥胖、肾功能减退等均可能使其升高。

临床意义　①心力衰竭的诊断和鉴别诊断：疑似心力衰竭者若有呼吸困难或水肿，测定值正常可除外心力衰竭，此时 BNP 阴性预测值为 90%～95%；反之，若测定值异常，则对心力衰竭诊断很有帮助，此时阳性预测值为 80%～85%。②心力衰竭的危险分层：测定值显著升高者属心力衰竭高危人群。③评估预后：BNP 显著升高者预后不良，经积极治疗后未下降，或下降幅度<30%，或反而升高，则预后差；治疗后测定值显著下降，且下降幅度≥30%，提示预后改善。

对于这一指标能否指导临床治疗尚有争论，但一般仍认为动态监测 BNP/NT-proBNP 对评估患者情况有益，对更积极和有效地治疗与用药也有一定的指导价值。"灰色区域"的存在说明这一指标存在局限性，应用这一指标还应结合临床进行综合评估。

（黄 峻）

D-èrjùtǐ

D-二聚体（D-dimer）　纤维蛋白原或非交联纤维蛋白被纤溶酶水解产生的特异性降解产物。是特异性纤溶过程标志物。血凝块溶解过程中产生的一种蛋白质碎片，因含有两个完全相同的来自纤维蛋白原的交联 D 片段而得名。从纤维蛋白原降解到 D-二聚体需经过三个步骤：①纤维蛋白原在凝血酶的作用下被水解，脱去纤维蛋白肽 A 和 B 后转化成纤维蛋白单体，许多纤维蛋白单体通过氢键互相聚合，形成可溶性纤维蛋白多聚体。②被凝血酶激活的因子ⅩⅢ（ⅩⅢa）催化纤维蛋白聚合体中的纤维蛋白单体以共价键相连结，成为不溶性的交联纤维蛋白聚合体。③纤溶酶逐步切割交联纤维蛋白聚合体，生成多种分子量不同的交联的纤维蛋白降解产物，终末产物为 D-二聚体和 E 片段，D-二聚体的相对分子量约为 180kD。

适应证　疑诊为深静脉血栓形成（deep vein thrombosis，DVT）或肺栓塞（pulmonary embolism，PE）的急诊患者。

检测方法　测定 D-二聚体浓度需借助特定的单克隆抗体，后者与 D-二聚体上的抗原决定部位结合而形成复合物，可采用酶联免疫吸附、酶联荧光免疫、免疫过滤、乳胶凝集等方法检测。因为不同方法的敏感性不同，检测时使用的仪器及诊断药盒不同，D-二聚体缺乏统一的正常参考值，临床医师应熟悉本单位实验室的检测方法及相关数据。

临床意义　生理情况下有 2%～3% 的血浆纤维蛋白原可转化为纤维蛋白然后被降解，因此健康人血浆中仅有微量 D-二聚体。任何伴纤维蛋白生成增加并随后被纤溶酶降解的情况均可导致 D-二聚体浓度增高，包括 DVT、PE 和弥散性血管内凝血，其敏感性高而特异性低，评价时必须结合临床概率估计。阴性结果对于低概率患者可排除 DVT 或 PE 诊断，但对高概率患者无帮助；阳性结果不能据此诊断 DVT 或 PE，因为假阳性很多，老年、妊娠或产后妇女、感染、手术、烧伤、创伤、肿瘤、动脉瘤破裂、主动脉夹层、冠心病、脑卒中或其他住院患者均可出现 D-二聚体浓度增高。

（施仲伟）

jīhuó quánxuè nínggù shíjiān

激活全血凝固时间（activated clotting time，ACT）　测定血液凝固所需时间的凝血功能试验。可在床旁检查，主要用于监测肝素的抗凝效果。哈特斯利（Hattersley）于 1966 年首先报道，肝素的抗凝效果与剂量有关，且个体差异很大，不同批号肝素的效能亦有差别，因此使用时需监测凝血指标。使用大剂量肝素时，活化部分凝血活酶时间不能准确评价凝血状态；反之，使用小剂量肝素时 ACT 敏感性较低。ACT 值受多种参数影响，如血小板数量、血小板功能、血液稀释、其他凝血因子缺乏、抑肽酶、低温、使用抗凝药或抗血小板药，因此准确性不如活化部分凝血活酶时间。低分子肝素延长 ACT 的作用明显弱于肝素，因此现有 ACT 技术通常不用于监测低分子肝素。

适应证　①心肺旁路手术需肝素化者。②体外膜式氧合治疗、血液透析、心导管检查和血管手术等需立即评价肝素抗凝状态者。

检测方法　测定时将采集的新鲜全血注入内含表面激活剂（如硅藻土、白陶土或玻璃珠）的试管，将试管置于 37℃ 水槽中 60 秒，然后每 5 秒取出一次并稍倾斜进行观察，直至血块形成，从取得血标本到血块形成的时间即为 ACT。ACT 检测已采用全自动技术，有多种专用分析仪，但工作原理相同。采用 Xa 因子或抗凝血浆等作为凝血激活剂的改良型 ACT 技术正在研发中。

正常值 因测量仪器及方法而异，一般为 70 ~ 180 秒。ACT 的目标值也因测量仪器及方法而不尽相同。

临床意义 心肺旁路手术肝素使用过程中，ACT 应维持在 400~600 秒（一般要求>480 秒）。用于其他临床情况时，ACT 的目标值相对较低。

（施仲伟）

huóhuà bùfen níngxuè huóméi shíjiān

活化部分凝血活酶时间（activated partial thromboplastin time，APTT） 在提供最大程度表面接触活性和最佳磷脂及 Ca^{2+} 浓度的体外条件下血浆形成凝块所需的时间。APTT 对多种凝血因子敏感，是内源凝血途径（又称接触激活凝血途径）及共同凝血途径功能的综合评价指标。APTT 于 1953 年提出，最初指在加入外源性磷脂（脑磷脂，代替血小板提供凝血的催化表面）及氯化钙的条件下被测血浆的凝固时间，后经改良加入白陶土作为接触因子XII的激活物，使凝血时间缩短且测量值的变异度减小，也可用其他接触因子激活物如二氧化硅、鞣花酸、镁-铝-硅酸盐复合物等。由于加入的试剂中不含组织因子，故称部分凝血活酶（凝血活酶是磷脂和组织因子的组合）。APTT 对内源凝血途径中因子VIII、IX、XI、XII、前激肽释放酶和高分子量激肽原的功能缺陷特别敏感，也能检出共同凝血途径中因子V、X、II或I的严重缺陷。

适应证 ①监测肝素抗凝治疗。②怀疑凝血因子异常者的筛查。③有出血病史患者的手术前检查。④手术或介入治疗后不明原因出血者。⑤怀疑存在凝血抑制物质特别是狼疮抗凝物或因子VIII抑制物。

检查方法 取经抗凝及去血小板处理后的待测血浆及白陶土-脑磷脂混悬液各 0.1ml，混匀后置 37℃ 水浴温育，其间轻轻摇荡数次，然后加入预温至 37℃ 的 0.025mol/L 氯化钙溶液 0.1ml，立即开启秒表，置水浴中不断振摇，约 30 秒取出试管，观察出现纤维蛋白丝的时间，重复两次取平均值。实验室多采用自动测试仪，各仪器所用的接触因子激活物、氯化钙浓度及试管水浴时间并不相同，缺乏统一标准，因此各实验室需建立自己的正常参考值。有通过指尖采血在患者床边快速测定 APTT 的设备，但质量控制较困难。

正常值 31 ~ 43 秒，可因试剂及仪器的不同而有差异。检测值较正常值延长超过 10 秒有临床意义。

临床意义 在临床实践中，APTT 常与凝血酶原时间（prothrombin time，PT）同时测定。①APTT 延长伴 PT 正常多见于内源性凝血途径缺陷所引起的出血性疾病，如血友病 A、血友病 B、因子XI缺乏症；血循环中存在抗因子VIII、IX或XI抗体；严重肝病、维生素 K 缺乏或弥散性血管内凝血导致多种凝血因子缺乏；使用抗凝药等。②APTT 正常伴 PT 延长多见于外源性凝血途径缺陷所致出血性疾病，如遗传性和获得性因子VII缺乏症、血循环中存在抗因子VII抗体等。③APTT 和 PT 均延长多数源于共同凝血途径缺陷所致出血性疾病，如因子X、V、II和I缺乏症，也见于血循环中存在抗因子X、V或II抗体。

④APTT 缩短可见于弥散性血管内凝血高凝期、深静脉血栓形成及血小板增多症等。

（施仲伟）

níngxuèméiyuán shíjiān

凝血酶原时间（prothrombin time，PT） 在体外模拟外源性凝血的条件下，从血浆中加入组织因子和 Ca^{2+} 开始到血块凝固的时间。1935 年由奎克（Quick）等提出，曾称奎克时间（Quick time）。PT 是外源性凝血途径（又称组织因子途径）及共同凝血途径功能的综合性检查指标。

适应证 ①作为出血性疾病的筛查试验，检测先天性或获得性凝血因子缺乏、存在凝血抑制物及出血或手术时应补充何种凝血因子。②监测口服抗凝药华法林用量。③凝血因子I、II、V、VII和X均在肝内合成，因此，PT 还可作为肝脏损害的指标。

检查方法 在试管内加入经抗凝及去血小板处理后的待测血浆及组织凝血活酶浸出液各 0.1ml，37℃预温，再加入37℃预温的 0.025mol/L 氯化钙溶液 0.1ml，立即开启秒表，不断轻轻倾斜试管，记录至液体停止流动所需要的时间。重复以上操作 2~3 次，取平均值，即为 PT。现代实验室多采用自动测试仪，测定操作方法应根据仪器和试剂说明书的要求进行。

正常值 11 ~ 13 秒，超过正常值 3 秒及以上有临床意义。

临床意义 PT 延长见于以下情况。①先天性凝血因子异常：如因子I、II、V、VII、X之一种或两种以上异常。②获得性凝血因子异常：如严重肝病、维生素 K 缺乏、纤溶亢进、弥散性血管内凝血后期。③血循环中存在抗凝物质或使用抗凝药。PT 缩短见于血液高凝状态，如弥散性血管内凝血早期、血栓栓塞性疾病等。

在临床实践中，常同时测定PT和活化部分凝血活酶时间（activated partial thromboplastin time，APTT）。PT或APTT延长而怀疑凝血因子缺乏时，可进一步做纠正试验（在患者标本中分别加入含不同凝血因子的新鲜血浆或吸附血浆），通过观察能否纠正其异常推断是何种凝血因子缺乏。

PT的衍生指标有凝血酶原活动度（参考值 80% ~ 120%）、凝血酶原时间比值（参考值 1.0 ± 0.1）和国际标准化比值（参考值 1.0 ±0.1）。凝血酶原活动度常用于评价肝功能损害程度，国际标准化比值是监测华法林用量的首选指标。

注意事项 PT 受试剂、仪器、操作技术等因素的影响，如糖皮质激素、避孕药、氯贝丁酯、红霉素或四环素等可能延长 PT；抗组胺药、苯巴比妥、咖啡因等可能缩短 PT。因此，对结果有怀疑时应重复检测。监测华法林用量时，一般使 PT 延长到正常对照值的 1.5 ~ 2.0 倍。

（施仲伟）

国际标准化比值（international normalized ratio，INR）

可校正凝血活酶试剂差异对凝血酶原时间测值进行标准化报告的方法。由世界卫生组织推荐。凝血酶原时间（prothrombin time，PT）是监测抗凝药华法林的主要方法，一般要求使 PT 维持在正常对照值的 1.5 ~ 2.0 倍，但 PT 测值变异度较大，受多种因素特别是不同凝血活酶试剂的影响，以致同一份标本在不同实验室检测时可能得到不同结果，各实验室的 PT 测值无法直接比较，不利于评估治疗效果。

检查方法 按标准方法测定 PT，然后按以下公式计算：INR =（患者 PT／正常对照者平均 PT）^{ISI}。式中 ISI 是国际敏感性指数，是本实验室测定 PT 时所用凝血活酶的 ISI。ISI 是指与世界卫生组织所保存的原始国际参照制剂相比，某种凝血活酶试剂对维生素 K 依赖性凝血因子（II、VII、IX 和 X）的敏感性。ISI 值通常为 1.0 ~ 2.0，试剂敏感性越高，ISI 数值越小。因此，ISI 校正了各种试剂之间的差异，INR 是在所用凝血活酶试剂"等同于"国际参照制剂条件下测得的凝血酶原时间比值。同一份标本用不同凝血活酶试剂检测时，PT 值可能差别很大，但 INR 值相同。例如，某实验室所用试剂的 ISI 为 1.0，正常对照者平均 PT 为 11 秒，患者 PT 为 11 秒，则 INR =（11/11）$^{1.0}$ = 1.0。

参考值 1.0 ±0.1。

临床意义 测定 INR 是监测华法林用量及疗效的首选方法。使用华法林进行抗凝治疗时，一般要求 INR 维持在 2.0 ~ 3.0，既可保证治疗效果，也可使出血风险维持在较低水平。对于出血风险较高者，可考虑 INR 维持在 1.5 ~ 2.0，但此时抗凝疗效可能有所下降。患者开始口服华法林治疗 1 ~ 2 天后应开始监测 INR，起初每 2 ~ 3 天测一次，并根据 INR 调整华法林剂量；连续两次 INR 在治疗范围内后，可改为每周一次测定 INR；对华法林剂量已经较长时间稳定不变者，可每 4 周一次测定 INR。

（施仲伟）

心肌损伤标志物（biomarkers of cardiac injury）

心肌损伤后迅速释放至血清的具有心肌特异性的生物标志物。包括肌酸激酶和其同工酶、心脏肌钙蛋白及肌红蛋白。心肌细胞坏死后，肌质网的完整性被破坏，细胞内大分子物质弥散至心脏间质，释放至梗死区微血管和淋巴系统。这些大分子物质在外周血循环中出现的速率取决于其在细胞内的位置、分子量、局部血流和淋巴，以及其从血液循环中清除的速率。心肌损伤标志物测定用于急性心肌梗死和心肌炎的诊断，定量估价心肌梗死面积，以及评价某些药物等对心肌细胞的影响和损伤严重程度。

（沈卫峰）

肌酸激酶（creatine kinase，CK）

存在于骨骼肌、心肌和脑组织中参与体内能量代谢的关键酶。已证实血浆中有三种同工酶：CK-BB、CK-MM 和 CK-MB，CK-BB 主要存在于脑组织，CK-MM 主要存在于肌肉，而 CK-MB 则主要存在于心肌。血清 CK 水平升高，说明组织中有细胞坏死。

CK 可用免疫学或电泳测定的方法测得。正常值为 CK：22 ~ 269 U/L；CK-MB：0.3 ~ 4.0ng/ml。

总 CK 水平正常但 CK-MB 水平增高，提示微小心肌梗死。急性心肌梗死后 2 ~ 4 小时，血清 CK-MB 水平开始升高，且较血清天冬氨酸转氨酶和乳酸脱氢酶的活力变化更早出现，2 ~ 3 天内恢复正常。静脉溶栓或介入治疗后，CK 峰值提前（平均 24 小时内）。因时间-活性曲线受再灌注治疗的影响，故再灌注治疗干扰以血清酶估价心肌梗死面积大小。

下列情况血清 CK 水平亦可升高，如病毒性心肌炎、酒精中毒、糖尿病、进行性肌营养不良、多发性肌炎、骨骼肌损伤、剧烈运动、抽搐、肌内注射、肺栓塞、严重心绞痛、心包炎、心房颤动、休克、脑血管意外、脑膜炎、心导管检查、介入治疗及心脏手术等。

（沈卫峰）

xīnzàng jīgàidànbái

心脏肌钙蛋白（cardiac troponin，cTn）

心肌细胞调节心肌钙介导收缩过程的特异性蛋白。由肌钙蛋白 C（与 Ca^{2+} 结合）、I（与肌动蛋白结合，抑制肌动蛋白与肌球蛋白之间相互反应）和 T（与原肌球蛋白结合，将肌钙蛋白复合体与肌丝连接）组成。

已有多种方法定性或定量测定 cTn，其正常值 < 0.04ng/ml。因 cTn 仅在增高时才与心脏疾病的发生和预后密切相关，故在确定参考范围时仅需考虑取单侧上限。为有利于早期诊断心肌梗死、早期危险分层，倾向于选用第 99 百分位值作为判断值。许多方法用以检测 cTnI，但不同方法的临界值差异可很大。

cTn 在心肌损伤（如急性 ST 段抬高型心肌梗死）诊断中的重要价值已得到普遍认同，在急性冠状动脉综合征中的其他方面（如非 ST 段抬高型心肌梗死）的应用也得到重视。①cTn 在心肌梗死诊断中具有高度敏感性和特异性。cTn 水平增高伴相应胸痛等症状、心电图 ST 段改变或病理性 Q 波、冠状动脉造影发现异常，即可诊断心肌梗死。②cTn 是经皮冠状动脉介入治疗或冠状动脉旁路移植术围术期心肌梗死的敏感和特异的标志物，可检出微小的围术期心肌损伤。③cTn 在心脏事件危险分层中具有重要价值，在临床干预治疗中有指导作用，在许多相关临床实践指南中显示出重要意义。

应注意，除心肌梗死外，其他原因产生心肌损伤时 cTn 水平也增高，如心肌炎等。

（沈卫峰）

jīhóngdànbái

肌红蛋白（myoglobin，Mb）

由一条肽链和一个血红素辅基组成的结合蛋白。主要分布于心肌和骨骼肌组织。血清 Mb 水平增高源于骨骼肌和（或）心肌细胞损伤（溶解/坏死）释放至血液循环。血清 Mb<70ng/ml，其水平因年龄、性别、种族不同而异。

心肌梗死后早期即可在血清中检测到 Mb，峰值出现时间（1~2 小时）比肌酸激酶（creatine kinase，CK）早。Mb 分子量较小，易从尿液中排出。再灌注治疗后，血清 Mb 水平迅速增高，故已被用作评估再灌注治疗成功或心肌梗死面积大小的有用指标。但因 Mb 半衰期短（15 分钟），故胸痛发作后 6~12 小时血清 Mb 水平不增高，则有助于排除急性心肌梗死。同时，因为 Mb 水平增高持续时间很短暂（<24 小时），所以 Mb 测定有助于在急性心肌梗死病程中观察有无再梗死或梗死扩展。频繁出现 Mb 水平增高，提示原有心肌梗死仍在持续。应指出，Mb 也是骨骼肌的组成部分，缺乏特异性，因此心肌梗死后一系列 Mb 测定的临床价值比较局限。对胸部不适伴非诊断性心电图表现者，发病最初 4~8 小时内不能单独依赖 Mb 测定诊断急性心肌梗死，而需更特异的检查作补充，如 CK-MB 或心脏肌钙蛋白。

（沈卫峰）

wēiliàng báidànbáiniào

微量白蛋白尿（microalbuminuria，MAU）

机体蛋白质异常经尿排泄，常规检验方法难以检出的小分子蛋白。它不是独立疾病，是原发性肾脏疾病的早期表现之一，或是糖尿病肾病或高血压早期肾损害的重要表现。

尿中微量蛋白的成分较复杂，根据来源分类如下。①血浆蛋白：主要包括白蛋白、IgG、IgA、IgM、α_1-微球蛋白、C3、转铁蛋白等。②非血浆蛋白：包括来源于肾脏的 T-H 蛋白（Tamm-Horsfall protein，THP）、分泌性 IgA、肾小球基膜抗原和来源于其他器官组织的衍生蛋白质等。根据发生机制分类如下。①肾小球性：病变使肾小球基膜通透性增高、滤过膜孔径增大，并引起肾小球基膜的电荷或机械屏障受损，静电屏障作用减弱，共同促进 MAU 的形成。②肾小管性：正常滤过的低分子量蛋白重吸收障碍所致，以低分子量蛋白（相对分子量 11~40kD）为主。肾小管损伤的常见标志蛋白包括 β_2-微球蛋白、α_1-微球蛋白和视黄醇结合蛋白（retinol-binding protein，RBP）。③分泌性：肾小管受损时小管上皮细胞分泌蛋白出现异常，尿中分泌性尿蛋白减少或增加。常见分泌性蛋白包括 N-乙酰-β-D-氨基葡糖苷酶，其升高提示近曲小管受损；尿 THP 是由肾小管髓袢升支分泌的糖蛋白，为远端小管损伤标志物。④溢出性：血浆中某种小分子蛋白质浓度过高，肾小球滤过量增多，超过肾小管重吸收的能力而产生的蛋白尿，包括血红蛋白尿、肌红蛋白尿，常见于多发性骨髓瘤、巨球蛋白血症及特发性本周蛋白尿等。⑤组织性：组织坏死、新生物、病毒感染等原因成为器官特异抗原、酶等。人类肾小球基膜存在许多抗原成分，已发现的有Ⅳ型胶原、层粘连蛋白及内肌动蛋白等。

诊断标准：①尿白蛋白排泄量 30～300mg/24h（或 20～200μg/min）。②尿白蛋白/肌酐比≥30mg/g（3.5mg/mmol）。

其临床意义为：①尿微量白蛋白含量的变化，可推测肾小球病变的严重性，有助于肾小球病变的早期诊断。微量白蛋白尿是糖尿病、高血压及其他慢性肾病患者甚至普通人群心血管并发症、预后及死亡的独立预测因子，也是脑血管事件的独立预测因子。在妊娠先兆子痫和妊娠糖尿病等中可作为肾功能早期损伤的检测指标。②α_1-微球蛋白是肾小球与肾小管早期损害的灵敏指标，可反映肾脏早期病变，也可用于监测药物的肾毒性、高胆红素血症及新生儿的肾小管功能。③RBP和尿微量白蛋白联合检测是常规肾功能检查无明显改变时评价肾小球及近端小管功能的指标，不仅对肾脏损伤的早期治疗有重要意义，还可用于肾脏损坏的动态监测及肝功能早期损害的检测和疗效评价。

（孙宁玲）

xuèguǎnnèi chāoshēng

血管内超声（intravascular ultrasound，IVUS）

将微型化的超声换能器通过导管技术送至血管腔内，再经电子成像系统显示血管横断面形态结构的影像学检查方法。与单纯显示管腔结构的血管造影相比，IVUS 不仅可显示血管腔的情况，还可用于观察血管壁的形态结构，并能进行精确的定量测定，是血管介入诊疗领域非常重要的辅助显像手段。

适应证　IVUS 主要应用于冠状动脉系统的诊断：①冠状动脉造影不能明确诊断的病例。②需明确病变形态和斑块性质。③评价病变长度，指导支架的选择和放置。④评价支架植入术等冠状动脉介入疗效。⑤冠状动脉病变的远期随访性研究。

禁忌证　无绝对禁忌证。因导管检查是其先行的步骤，故导管检查禁忌证即 IVUS 的禁忌证。

检查方法　IVUS 仪器的组成包括超声导管和图像处理系统。IVUS 导管的直径多为 2.6～3.5F（0.96～1.17mm），适用于冠状动脉或周围血管（如主动脉）的成像需要。将 IVUS 导管送入检查部位的操作过程与其他介入治疗器械如球囊等的送入过程相似。在血管造影检查的基础上，选定需检查的血管和病变部位，以冠状动脉为例，首先将指引导管放置到冠状动脉口，送入指引导丝至靶血管远端，再将 IVUS 导管沿指引导丝送至需要进行检查的病变部位的远端，一般先以一定速度手动或自动连续回撤 IVUS 导管的方法进行显像，然后对感兴趣区进行重点检查。图像处理系统将接收到的超声信号经处理后在荧光屏上实时显示图像，并通过录像带和数字化光盘对图像进行记录和保存，供回放分析。图像处理系统还提供定量分析功能，可通过人工甄别测定或采用 IVUS 分析软件进行自动测量分析，并能进行血管图像的实时三维重建。

正常冠状动脉的管腔为圆形结构，管腔内的血液一般呈低回声或无回声，管壁由具有不同回声特性的层状结构组成，可表现为 3 层结构（图 1）。①内层：代表内膜和内弹力膜，此层与中层和管腔比，回声相对较强。②中层：为中间无回声层，代表中膜。③外层：有特征性"洋葱皮"样表现，代表外膜和外膜周围的组织。在 IVUS 图像上，外膜和血管周围组织之间无明确界限。IVUS图像上的三层结构并不等同于组织学上的内膜、中膜和外膜，而是不同的声学界面所致。

临床意义　包括以下几方面。

检出冠状动脉早期病变和判断病变性质　为了代偿管腔丢失，大部分冠状动脉血管在粥样硬化病变形成早期发生正性重构，即血管发生代偿性扩大，可以在病变早期维持管腔通畅程度。因此在冠状动脉粥样硬化病变早期，管腔可无明显狭窄，冠状动脉造影检出早期病变的能力有限。IVUS 不仅可显示管腔形态，还能显示管壁的结构组成，有助于检出冠状动脉内早期的内膜增厚和斑块形成。IVUS 显像可根据组织的回声特性对冠状动脉斑块进行定性判断，通常将斑块的回声与血管外膜及其周围组织的回声进行比较，以确定斑块的"软"、"硬"程度。IVUS 图像上"软"斑块指斑块的回声较外膜及其周围组织低，代表斑块内脂质含量较多（图 2a）；纤维斑块的回声强度中等，回声密度介于软斑块

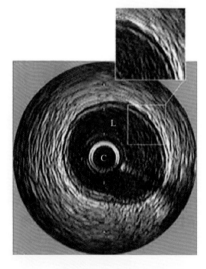

图 1　正常冠状动脉的血管内超声图像

注：L：血管腔；C：血管内超声导管，局部放大图显示血管壁三层结构

和钙化斑块之间，而与外膜及其周围组织的回声相似（图2b）；钙化斑块回声最强，伴下方声影（图2c），钙化组织所引起的声影通常影响其下方结构的显影及定量测定的准确性；纤维斑块和钙化斑块一般均称为"硬"斑块；混合性斑块指斑块含有一种以上回声特性的组织，也有将其描述为纤维钙化斑块或纤维脂质斑块。IVUS可准确识别血管夹层分离的存在，沿血管纵向和横向撕裂的范围和程度，以及有无血栓存在等。在IVUS上很容易分辨出夹层呈孤立的、新月形的组织斑片，可随心动周期飘动；在撕裂斑片后方有环形的无回声区，深达内膜下或中层。血栓性病变在IVUS上常表现为管腔内的团块，可表现为分层、分叶，回声较弱，通常不均匀，有斑点状或闪烁状回声，血栓组织与原有的斑块组织可呈分层现象，两者的回声密度可有明显差异。心肌桥节段的壁冠状动脉收缩期管腔缩小，舒张期增加，在IVUS图像上均有特征性的围绕壁冠状动脉一侧的半月形低回声或无回声区，该无回声区具有高度特异性和敏感性，存在于几乎所有的心肌桥部位，称为半月现象，进一步的定量测定发现大部分的壁冠状动脉直径和面积即使在舒张期仍小于其远端的参照节段（图3）。

判断冠状动脉临界病变　冠状动脉造影对血管开口或分叉等特殊部位的显像常不够理想，有可能会影响这些部位病变程度和性质判断，而IVUS不受投照位置的影响，能准确判断冠状动脉病变累及程度和范围，并可阐明造影显示的临界病变的性质和狭窄程度，从而有助于作出准确诊断并指导治疗方案的选择。对左主干病变而言，一般认为最小管腔面积界限值为6.0mm²，最小管腔直径界限值为3.0mm，而左前降支、左回旋支和右冠状动脉等主要分支近段血管的最小管腔面积界限值为4.0mm²。通常认为，若病变部位的IVUS测量值小于上述界限值，进行血运重建干预是合理的。

检出冠状动脉易损性斑块　不稳定斑块（易损性斑块）糜烂、破裂引发血栓形成和（或）血管痉挛所致的管腔狭窄程度急剧加重是急性冠状动脉综合征的主要发病机制。斑块发生破裂并引发严重的临床事件前冠状动脉造影所显示的管腔狭窄程度常并不严重，IVUS有助于提高对不稳定斑块的识别能力。在IVUS图像上，不稳定斑块多为偏心性"软"斑块，一般有薄的纤维帽，斑块内有面积较大的脂核（显示为低回声或无回声暗区）。斑块破裂的IVUS表现包括内膜的完整性遭到破坏，有时可见纤维帽破裂后留下的内膜斑片，斑块内容物溢出后可在斑块内留下无回声的空腔；也可表现为表面不规则溃疡，可有不同程度的血栓形成，血栓通常与原有斑块呈不同的结构，有分层现象。

帮助选择合适的介入治疗方法　IVUS对病变性质的判断、治疗方案的选择非常重要。严重的浅表钙化病变用球囊扩张不仅效果不佳，且可能发生严重的夹层分离，而高频旋磨是治疗浅表钙化病变最佳的治疗方法；对开口

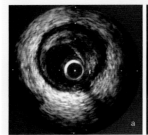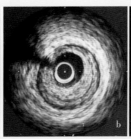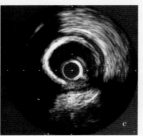

图2　不同类型斑块的血管内超声图像

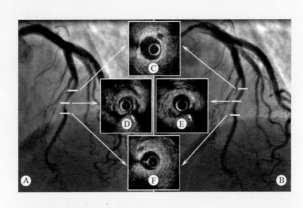

图3　左前降支心肌桥的冠状动脉造影和血管内超声图像
注：A、B为收缩期和舒张期心肌桥节段壁冠状动脉相应部位的造影，C和F分别为近端和远端参照节段相应部位的造影和血管内超声图像，D和E为血管内超声图像，可见围绕壁冠状动脉一侧的半月形低回声区

刺激和短阵快速刺激。若常规刺激不能诱发临床心律失常，还可在静脉滴注异丙肾上腺素（1～3μg/min），提高基础心率后再进行电刺激。

术后处理 静脉穿刺后穿刺处压迫4～6小时，平卧10～12小时后换药可下地活动。动脉穿刺后穿刺处压迫10～12小时，平卧20～24小时后换药可下地活动。下地活动后听穿刺处有无杂音，若有，可能局部有动静脉瘘或假性动脉瘤，尽早再次压迫或外科干预。若未进行射频消融治疗，术后不必服用抗血小板药。

临床意义 电生理检查已不仅限于"检查"、"研究"的含义，它既是心律失常可靠的诊断方法和有用的研究工具，也是对某些心律失常有效的治疗手段。

（曹克将 华 伟）

chéngxù cìjī

程序刺激（programmed stimulation） 在患者自主心律或起搏节律基础上，利用心脏程序刺激器，按程序发放一个或多个刺激脉冲刺激（起搏）心房或心室，观察心脏电活动变化的刺激方式。为心脏电生理检查事先设定，临床心脏电生理检查的基本方法是与体表导联心电图同步的经静脉和（或）经动脉的心腔内电图记录技术与心腔内刺激技术相结合。

适应证 ①了解房室传导系统、心房和心室的电生理特性。②诱发心律失常并分析其发生机制。③评定药物、电刺激、导管射频消融和外科手术干预对房室传导系统、心房和心室功能的影响及其对心律失常的治疗效果。

方法 规则的连续刺激是以周长相等的刺激（S_1）做连续刺激（S_1S_1刺激），持续10～60秒不等。休息1分钟后再以较短的周长（即较快的频率）进行S_1S_1刺激。如此继续进行，每次增快刺激频率10次，逐步增至170～200次/分或出现房室传导阻滞时为止，即分级递增性刺激。心房刺激可达300次/分，但较少用，因为如此快速的刺激易诱发心房颤动或其他房性快速性心律失常，影响检查进行。心室刺激一般不宜超过200次/分，且刺激持续时间应较短。

程序期前刺激 是在自身心律或基础起搏心律中引入单个或多个期前刺激，有以下几种方式。①S_1S_2刺激：即释出一个期前刺激。先由S_1S_1刺激8～10次，称为基础刺激或基础起搏，在最后一个S_1之后发放一个期前的S_2刺激，由S_1S_2数值规定其配对间期，使心脏在定律搏动的基础上发生一次期前搏动。逐步改变S_1S_2数值，以进行扫描刺激。②S_2刺激：即与自身搏动配对的单个期前刺激。程序刺激器不发放S_1脉冲，而感知心脏自身的P波或QRS波，每感知8～10次，发放一个期前刺激，形成在自身心律的基础上出现一次期前搏动。逐步改变S_2的配对间期，以进行扫描刺激。③$S_1S_2S_3$刺激：先由S_1S_1刺激8～10次，在最后一个S_1之后发放S_2和S_3刺激各一次，其配对间期分别由S_1S_2和S_2S_3的数值规定，使心脏在规则的刺激基础上连续发生两个期前搏动。逐步分别改变S_1S_2和（或）S_2S_3配对间期数值，以进行扫描刺激。④S_2S_3刺激：不发放S_1刺激脉冲，使刺激器感知自身搏动的P波或QRS波；每感知8～10个自身心搏，依次释出S_2和S_3各一个，各自的配对间期可逐步改变，使心脏在自身心律的基础上连续发生两个期前搏动，也可达到扫描的目的。

⑤$S_1S_2S_3S_4$和$S_2S_3S_4$刺激：即在连续8～10次刺激搏动后或感知8～10次自身心搏后连续发放3个期前刺激。在临床电生理检查方案中，连续3个期前刺激较少用。

心内刺激的电流强度应为舒张期阈值的2倍，因为此电流强度的重复性好且较安全。刺激器必须能精确地释出恒定的电流强度。为评定心律失常诱发的敏感性和特异性，尤其对评估药物治疗效果，所用的电流量至关紧要。舒张期阈值即在舒张晚期可持续夺获（起搏）所需的最低电流。阈值可被起搏的周长影响，因此必须确定在用药前后所用的刺激是由2倍舒张期阈值所进行，以区别舒张期兴奋性（阈值）的改变与不应性的改变。有学者主张用强度为5～10mA的电流进行心内刺激，但这种强度电流的安全性，尤其用多个程序期前刺激时，尚有待阐明。一般说来，过强的刺激可造成假象（如传导加快或不应期缩短等），也可能诱发心律失常等并发症。在同一患者或同一人群的某一长期检查中，刺激电流与阈值之间的关系必须保持恒定。改变刺激电流或应用药物后，均必须重新测定舒张期阈值。

心房递增性刺激 心房刺激是分析房室传导系统功能特性的一种方法。在心房的不同部位进行刺激可导致不同形式的房室传导。因此，若为评定药物和（或）生理性干预的效果，应在同一部位进行刺激。最常用的心房刺激部位是右心房上部的窦房结区域。开始时以稍短于窦性心律的周长进行，然后进行性减短周长，每次减短10～50ms，直至周长减至最短为250ms和（或）出现房室结传导呈文氏现象的周长时为止。

以每个周长的刺激持续 15~60 秒，以保证传导间期的稳定性。

对心房刺激的正常反应是刺激周长减短时房室结传导间期（AH 间期）逐渐延长，直至出现房室结传导文氏现象，而希氏束与浦肯野纤维系统传导间期（HV 间期）保持不变。房室结传导文氏现象常不典型。在长的文氏周期中（>6∶5），不典型房室结传导文氏现象的发生率最高。若进一步减短刺激周长，较高度的房室结传导阻滞（2∶1 和 3∶1 阻滞）将会发生。

由于自主神经系统对房室结功能的明显影响，房室结传导文氏现象可在放宽范围的刺激周长时发生。若无预激综合征存在，大多数患者于基础状态下心房刺激周长为 500~350ms 即发生房室结传导文氏现象，出现该现象时的心房刺激频率称为文氏点。

心室递增性刺激 心室刺激通常在右心室心尖部进行。房室和室内传导正常的患者，在右心室心尖部刺激与在右心室流出道或左心室刺激之间，未发现室房（VA）传导能力有差异。与心房刺激同样，开始心室刺激时用比窦性周长稍短的刺激周长，然后刺激周长逐渐减短至 300ms。更短的周长也可用，如评定室上性心律失常患者快速逆向传导或检查过程中为诱发室性心律失常。

心室刺激提供关于 VA 传导的资料。文献中报告的呈现 VA 传导的患者比例为 40%~90%，这取决于所观察人群。房室（AV）传导正常者，VA 传导的发生率较高，但三度房室传导阻滞者也可存在 VA 传导。对进行心室刺激时未观察到逆传的希氏束波者，可从刺激的心室波对自身或刺激所致心房除极所产生的影

响对 VA 阻滞的阻滞区进行定位判断，即通过对发生逆向隐匿性传导的水平进行分析以判断传导延迟区所在。若自身或诱发的心房波的 AH 间期与刺激的心室波间无时间关系，则 VA 传导阻滞区在希氏束-浦肯野纤维系统内。若 AH 间期的变化取决于心房波与刺激的心室波间的配对间期，或心房激动未能下传希氏束使之除极，提示房室结被逆向地传入和阻滞（逆向隐匿性传导）。应用药物如阿托品或异丙肾上腺素后传导改善，提示 VA 阻滞区在房室结内。

期前心房刺激 测定不应期的具体方法是采用期前刺激技术，引进一个心房或心室刺激，从舒张晚期开始，逐步缩短其配对间期，观察其前传或逆传的反应，直至不再发生反应。引进期前心房刺激是为测定房室传导系统各部分前向不应期，而引进期前心室刺激是测定其逆向传导功能和不应期。

心脏组织的不应性可用该组织对期前刺激的反应下定义，通常以 3 个指标表示不应性。①相对不应期：以较长配对间期的期前刺激进行刺激时，期前刺激和基本刺激引起搏动（期前收缩和基本搏动），两者的传导时间相等。配对间期逐渐缩短，期前收缩的传导时间逐渐延长。开始比基本搏动的传导时间延长的最长配对间期为相对不应期。因此，相对不应期标志心脏组织的应激性（兴奋性）未完全恢复。②有效不应期：期前刺激与基本刺激间的配对间期继续缩短，致期前收缩不能下传。心脏组织的有效不应期是期前刺激不能传播通过时的最长配对间期。因此，有效不应期应在该组织的近端（激动

传入端）进行测定，致期前刺激不能下传。③功能不应期：是经由它传导的连续两个激动间的最短配对间期，是自该组织传出的一个指标，应在该组织的远端进行测定。

对期前心房刺激有 3 种不同反应形式，其特征是不同配对间期的期前刺激时发生传导延迟或阻滞的部位不同。Ⅰ型反应最常见，特征是期前心房刺激在房室结内产生进行性传导延迟，而希氏束-浦肯野纤维系统内无任何改变，最终在房室结内或心房内发生阻滞。Ⅱ型反应起初可见房室结内传导延缓，但在较短的配对间期时，希氏束-浦肯野纤维系统内出现进行性传导延迟。传导阻滞常在房室结内先发生，但也可发生在心房内，偶尔发生在希氏束-浦肯野纤维系统内。Ⅲ型反应最少见，起初房室结内发生传导延缓，但在某个临界配对间期时，希氏束-浦肯野纤维系统内突然产生明显的传导延缓。此型最先发生阻滞的部位均在希氏束-浦肯野纤维系统内。

传导形式并非固定不变。药物干预（如阿托品、异丙肾上腺素或抗心律失常药）或基本驱动周长改变，均可引起不同组织间的不应期关系发生改变，从而由一种反应形式转变为另一种。例如，阿托品缩短房室结的功能不应期，激动可在希氏束-浦肯野纤维系统的相对不应期和有效不应期之间到达该系统，即由Ⅰ型反应改变为Ⅱ型或Ⅲ型反应。

可将期前心房刺激的配对间期（$A_1 A_2$）与房室结和希氏束-浦肯野系统反应的相互关系描记为曲线，即房室传导系统对程序心房刺激的反应曲线，或称不应性曲线，可清楚表明房室传导

的不同形式。

期前心室刺激 采用心室期前刺激技术可对 VA 传导形式进行系统评定，尽管对逆向 VA 传导的了解不如前向 AV 传导彻底。在每 8~10 个心室基本刺激（S_1）引起的心室起搏心律后引进一个心室期前刺激（S_2），S_2 的期前刺激程度进行性增加（S_1S_2 间期进行性减短，每次减短 5~10ms），直至达到心室的有效不应期。

利用希氏束电位和右束支电位，可仔细分析自心室至心房的逆向激动顺序。逆向传导的细致评定受两个因素制约：①在心室基本刺激时，不是总能看到希氏束波。有报道用电极间距较窄的（0.5cm）导管进行仔细检查，85% 的患者可在心室起搏驱动时记录到希氏束电位。②在较宽的心室配对间期范围内做心室期前刺激时，希氏束波通常埋藏在心室波内，从而在这些时期内不可能测定心室至希氏束的传导时间（VH 间期）。由于 15%~20% 的患者即使 S_2 的配对间期短也不能观察到逆向的希氏束电位，对希氏束-浦肯野纤维系统和房室结传导的评定是不完全的。此外，心室基本刺激时未记录到希氏束波（H_1），希氏束-浦肯野纤维系统的功能不应期（理论上是任何配对间期时的最短的 H_1H_2）只能以 S_1H_1 表示近似值（S_1 是基本驱动周长的刺激信号）。选用 S_1H_2 的理由是在动物实验和少数患者观察到，在宽阔的心室刺激频率范围内，S_1H_1 保持恒定。因此 S_1H_2 是 H_1H_2 的近似值超过后者一个固定值，即 S_1H_1 间期，因为 $H_1H_2 = S_1H_2 - S_1H_1$。

若在心室基本刺激时记录到逆传的希氏束波，则可方便分析逆向传导延迟和阻滞。在左心室刺激时，也可见到类似的逆向希氏束电位和逆传 VA 传导形式。

长的配对间期时，可发生逆向传导延迟（S_2A_2）。配对间期逐渐减短引起 A_1A_2 间期缩短和 S_2A_2 间期增长。这个初始的传导延迟的确切部位不是总能肯定，因为可能未观察到逆向的希氏束波。在未能记录到逆向希氏束波的情况下，不要臆测这个初始的 S_2A_2 延迟发生在房室结内。继续减短 S_1S_2 间期，在希氏束电图上逆传的希氏束波（H_2）逐渐脱离心室波（V_2），而出现在 V_2 之后。这是由于希氏束-浦肯野纤维系统进入相对不应期，V_1H_2 逐渐延长，H_2 不再埋藏于 V_2 之内。一旦见到逆向希氏束波，随着 S_1S_2 减短，希氏束-浦肯野纤维系统传导（S_2H_2）则进行性延长。S_2H_2 延长程度不一，偶可超过 300ms，但在大多数人，S_1S_2 每减短 10ms，S_1H_2 的延长保持相对恒定，S_2H_2/S_1S_2 的斜率便是固定的。在这种情况下，S_1H_2 和 A_1A_2 也就维持固定。希氏束-浦肯野纤维系统的不应性明显地取决于周长；基本驱动周长减短时，在任何特定的期前心室刺激的配对间期（S_1S_2），S_2H_2 一致地缩短。房室结的逆向传入激动取决于 S_1H_2 间期的长短。在大多数病例，希氏束波一旦出现，S_1H_2 曲线便几乎是平坦的，因为 S_2H_2 的增量与 S_1S_2 的减量相似。这个反应导致房室结的传入激动相对恒定，从而逆向的房室结传导时间恒定（H_2A_2）。若 S_2H_2 的增量显著大于 S_1S_2 的减量，S_1H_2 曲线便呈现一个上升支。在这个上升支时期内，房室结的逆向传导改善（H_2A_2 较短），源于房室结的传入激动的期前程度小些（较短的 S_1H_2）。

（曹克将）

希氏束电图（His bundle electrocardiogram）

评价房室传导的心内电图。90% 以上的房室传导障碍发生的部位可通过希氏束电图确定。测量传导间期前，应先证实已经记录到希氏束，即心脏电生理技术和理论中提及的 H 波，因为几乎所有的测量均以记录到的希氏束除极波为基准。用 5~10mm 极间距的双极电极记录时，H 波呈一个快速的双向或三向波，时限 15~25ms，位于心房波与心室波之间。欲评价希氏束内有无传导延迟，必须确定 H 波波峰代表的是希氏束最近端的激动，而非希氏束远端或右束支电位。可采用几种方法证实希氏束电位。

确立 H 波与其他电位的关系及导管位置的作用 解剖学的希氏束近端始于三尖瓣心房侧，希氏束最近端的电位与最大的心房电位连在一起。因此即使记录到一个高大的 H 波，但与之相连的是一个小的心房波时，导管亦必须后撤以获得 H 波与大的心房波。这一操作偶尔可显著影响 HV 间期的测量和发现不明显的希氏束内阻滞。因此，应采用多极导管（≥3 极）同时记录远端和近端希氏束电位，以确认远端出现的 H 波为希氏束最近端的电位。采用极间距为 0.5cm 的 4 极导管，在 1.5cm 距离内可记录到 3 个双极电图，可很方便地记录到希氏束近端和远端的电位而不需移动导管。缩小极间距（1~2mm）并不能获得更多信息，因为自导管顶端 8mm 内均能记录到希氏束电位。偶尔希氏束电图需在靠后的科赫三角（Koch triangle）内才能记录到。希氏束位置异常可见于先天性心脏病，主要是房间隔缺损。另一种证实希氏束近端电位的方法是用空腔导管同步记录压力，若记录到 H 波的同时测到心房压，则为希氏束近端电位；为了从多相心房波中识别真正的 H 波，有时需心房起搏，真正的 H 波，AH 间期将随心房起搏频率的增加而延长。

左心与右心的同步记录　希氏束电图可从主动脉无冠窦内或主动脉瓣下左心室内记录到。因为这些部位在中心纤维体水平可记录到希氏束近端穿越部位的电位，并可用来校正经标准的静脉途径记录的希氏束电图的时间。希氏束电图是经标准的静脉与动脉途径的无冠窦部位的同步记录。左心侧记录导管进入左心室常记录到左束支电位，在确定希氏束电位时应慎重。因此，宜选择从无冠窦处记录，因为从这一部位记录的是真正的希氏束电位。右束支与左束支实际是同时除极，所以左束支电位可用于区别真正的希氏束电位与右束支电位，经静脉途径记录的较早的 H 波即是真正的希氏束电图。

总之，在希氏束电图的传导间期测量前，必须证实记录到的是希氏束近端电位，因为近端希氏束是房室传导系统的支柱。在某一特定患者，证实希氏束电位有赖于操作者的经验，但这种证实必不可少。

AH 间期　代表右侧房间隔下部通过房室结到希氏束的传导时间，故 AH 间期只是近似于房室结的传导时间。AH 间期的测定应从希氏束电图最早的心房波至 H 波的起点（从基线开始的最早波折）。由于不知道心房激动抵达房室结的精确时间点，测量时最重要的标准则是其可重复性。测量应在相同的增益条件下进行，因为心房电图的第一个快速波可因增益的不同而异，且 AH 间期受到患者自主神经状态的显著影响，在同一次检查中，仅因患者交感和副交感神经张力的变化，AH 间期可相差 20 ~ 50ms。因此，必须认识到 AH 间期的绝对值并不代表真正的房室结传导功能。房室结功能正常的情况下，结外因素可能使 AH 间期缩短（交感神经张力增高）或延长（迷走神经张力增高）。此外，有研究者观察到 AH 间期随心房起搏部位的不同而发生变化，在心房激动起源于左心房或冠状窦口附近时可观察到，在这两种情况下，激动或绕过部分房室结而从不同的部位进入房室结，或对于希氏束电图上心房波而言激动较早地进入了房室结。这两种机制导致 AH 间期比窦性心律时"缩短"，但是此时一次测量不能确定房室结传导时间是否与窦性心律时相同或缩短。窦性心律时成人 AH 间期的正常值 45 ~ 140ms，儿童较短。各家报道的正常值的差异与测量方法或患者电生理检查时的基础状态不同有关。与单纯测量 AH 间期相比，分析 AH 间期对起搏或药物（如阿托品）的反应常可提供更有价值的信息。用阿托品（0.04mg/kg）与普萘洛尔（0.02mg/kg）阻滞自主神经，可在不受自主神经的影响下更好地评价房室结功能。尚无充分的资料判断这些情况下何为正常反应。即使在自主神经阻滞后，"窦性"激动起源部位的变异也会限制对正常值的判断。

HV 间期　代表从希氏束近端至心室肌的传导时间。HV 间期的测量是从 H 波起点（从基线开始的最早波折）至心室最早激动点，可通过多个体表心电图导联或希氏束电图的心室波束确定心室激动的最早点。据报道，成人 HV 间期正常值范围 25 ~ 55ms，儿童较短。与 AV 间期不同，HV 间期不受自主神经张力变化的显著影响。HV 间期在整个检查过程中稳定不变，若无药物或生理因素的干预则具有很好的重复性。HV 间期的稳定性为传导系统疾病前瞻性的研究提供了基础。

（曹克将）

zhéfǎn

折返（reentry）　心肌或特殊传导系统电活动的不均状况或存在附加通道，造成激动逆原来方向折回原来激动过的心肌，使其再次除极的电生理现象。正常情况下，窦房结发出的激动，顺序地经过心房、房室结、希氏束-浦肯野纤维系统到达心室，使上述组织全部激动。因为各心肌纤维均顺序地激动而处于不应期，所以激动最终消失。一次激动通过折返可产生两次激动。若折返不断循环，则可产生连续多次激动。研究认为，折返现象是产生异位搏动的最主要机制之一，例如常见的期前收缩、心房颤动、心室颤动、心室扑动、反复心律、预激综合征的阵发性心动过速、阵发性室上性心动过速等心律失常，均可能与折返现象有关。

形成折返激动的条件　包括以下几方面。

需要有提供激动折返的径路　提供激动折返的径路，必须有往返两条。心脏内的折返径路有多种，有些折返径路十分小，属微折返，如房室结、心房内及浦肯野纤维分叉与心室肌之间的折返；有些折返径路大，如肯特束参与的房室折返、束支间的折返，为大折返。这些途径可以是解剖性的，指原本存在的解剖结构，如附加的房室径路联合原来的心房、房室传导系统和心室构成折返径路，束支、分支与心室肌等在一定条件下就能形成折返，径路存在于折返前；另一些是功能性的，指在一定条件下原本整体的组织分化成传导性能不同的径路，折返径路随折返而成。

常见的折返现象可归纳为以下几种。①房室结的纵向分离形成的折返径路：在房室结内折返的称为房室结内折返（又称房室交界区折返）。②心房肌、詹姆斯旁路和房室结形成的折返径路。③房室结、马海姆纤维和心室肌处形成的折返径路。④心房肌、房室结、心室肌和肯特束形成的折返径路：由旁路与交界区组成的折返称为房室折返。⑤窦房结、窦房交界区形成的径路。⑥心房肌或心房肌-结间束形成的径路。⑦心室肌、左束支、右束支形成的径路。⑧浦肯野纤维分叉与心室肌形成的径路。其中①~④径路引起反复性室上性心动过速，⑤引起窦房结折返，造成窦房结折返心搏及心动过速。⑥引起心房内折返，造成房性期前收缩、阵发性房性心动过速、心房扑动和心房颤动，⑦~⑧引起心室内折返，造成室性期前收缩、室性心动过速。

折返环内有单向阻滞特性　激动进入折返径路时，返回的一条径路必须有单向阻滞特性，使激动只能从另一条径路进入，然后从这一条径路返回。不论是解剖性或功能性折返均需要有单向阻滞。单向阻滞机制，更常见的可能是由于两条径路存在不同的不应期。返回径路的不应期比进入径路者长。因此，开始激动只能从不应期较短的一条径路进入，当激动到达返回径路的另一端，后者已脱离不应期，激动可从这条径路返出，这种性质的单向阻滞，称为功能性单向阻滞。能否表现出单向阻滞的特性与激动到此的时相有关，该时相常位于心动周期的较早期，但若过早，两条径路均处于不应期，也不能表现出单向阻滞特性。因此，有一段可促成折返的配对间期，称为折返带或折返窗口。

折返径路内的缓慢传导　也是折返激动中十分重要的因素之一，尤其在折返径路较短的所谓"微折返"中。折返激动从折返径路中传出时能否重新除极路径外心肌，取决于在折返径路中迂回的时间。该时间必须大于折返径路外心肌的不应期。若激动的传导速度为 0.5~4.0m/s（分别为正常心室肌和浦肯野纤维的传导速度），心肌的不应期为 300ms，折返径路必须长达 0.15~1.20m，但不可能存在这么长的折返径路。实验证实，在缺氧、缺钾等情况下，快反应纤维可改变成慢反应方式，传导速度降低几十倍至成百倍。这样所需的折返径路就明显缩短，折返激动将可在数毫米长的组织内进行。激动在心室内浦肯野纤维中缓慢曲折迂回，可造成 QRS 波后的低幅高频的碎裂波，即心室晚电位，表现心肌局部的微折返现象。缩短折返径路外心肌的不应期，折返也易发生，但不应期缩短的可能范围十分小，故该因素不起重要作用。

常需要有基础心搏或异位搏动的诱发　如配对间期相等的室性期前收缩二联律，室性期前收缩的发生需有前面的窦性心动的诱发，若窦性 P 波因房室传导阻滞而造成心室心搏脱漏则不再出现室性期前收缩。用迷走神经刺激法产生长时期的心室停搏，非但不会有室性期前收缩发生，而且也不会出现形态与室性期前收缩相同的室性逸搏，这也是折返性室性期前收缩与并行心律性室性期前收缩的不同之处。除窦性心搏外，其他的异位搏动也可能诱发折返，这些激动需进入折返环路才能引起折返心搏，如室内折返一定由激动心室的激动诱发，房性和窦房折返由激动心房及窦房结的激动诱发，房室结折返和房室折返则可由心房或心室的激动诱发。

折返模型　根据折返环的构成可分为两种方式。①解剖决定型折返：由特殊解剖结构形成的环形通道。②功能决定型折返：无特殊的环形解剖结构，折返环随心肌功能变化而形成。

解剖决定型折返环的种类及特征　解剖决定型折返环的长度（环周长）由其解剖长度决定，其周长是固定的。激动在折返环内运行时间（即折返周期）与激动在环内的传导速度有关。折返周期需大于环内任何组织的功能不应期，折返才能实现。所以环内激动波的波阵面和有效不应期结束的波尾之间常有一个可被激动的间隙。在该间隙内外界激动可进入折返环，重整或中断其折返。当环内不应期延长时，可激动间隙变小。若波阵面遇到波尾后的相对不应期，或环内组织传导性的改变使传导减慢，则折返周期延长。环内激动传导减慢时折返周期延长，传导速度减慢，不应期减短，可激间隙扩大；反之，传导速度增快，不应期不变，可激间隙缩小。延长环内组织的有效不应期，增快环内激动的传导，可使环内激动波的波阵面碰上波尾而使折返中止。

功能决定型折返形成的机制及特征　功能决定型折返主要发生于心房肌及心室肌内。有以下几种模型。

主导环模型 主要在研究心房扑动时发现。一小片电生理特性有显著性差异的心肌受到诱发刺激后，除极波像旋涡似的朝一个方向传播，并向中心部扩散，由边缘向中央呈递减传导。环中央不断地被激动侵入，处于持续不应激状态，形成功能上的阻滞区，激动绕阻滞区做旋涡状旋转 D 激动旋转一周，造成外周心肌激动一次。其周期等于主导环组织的功能不应期。缩短环内组织的功能不应期，环转周期缩短，心动过速频率加速。环内激动波首尾相接，无可激间隙，程序刺激不易进入折返区，故不易终止心动过速。只有超速连续刺激才有效。主导环的周长（环的大小）不固定，等于传导速度×功能不应期。功能不应期延长或传导速度增加，则主导环的范围扩大；反之，环则变小。主导环模型折返产生异位心律的频率大于解剖型，可能在心房扑动、心房颤动、心室扑动、心室颤动的发生中起重要作用。

8 字模型 1981 年谢里夫（El-Sherif）等首次在狗心肌实验模型中发现。对结扎左前降支 4 天后的狗心肌梗死实验模型给予基础心室刺激 S_1 和单个期前刺激 S_2，可诱发出持续性单形性室性心动过速。对狗心肌进行心外膜电活动标测发现，在持续性室性心动过速，一旦激动冲破阻滞弧，即可形成 8 字形折返环，一个顺钟向，一个逆钟向。若阻滞弧与环转波阵面非常恒定，则形成单形性折返性心动过速；若阻滞弧与环转波阵面的几何图形有变化，但心肌激动保持同步，则形成多形性折返性心动过速；若发展成多个不规则折返环，则引起心室

颤动；若分裂成二段的阻滞弧，再联合成一条，折返便自动中断，心动过速终止。

各向异性模型 心肌的各向异性指心肌的传导性随测定的方向面改变，心房及心室均有纵向速度大于横向的各向异性。缺血或病变心肌可使各向异性更明显，使均匀性各向异性变成不均匀性，形成缓慢曲折迂回的不规则激动，产生记录中的碎裂波、晚电位。各向异性有利于单向阻滞、纵向分离的发生，加上缓慢但曲折迂回的激动波，便可产生折返。各向异性引起的折返与主导环不同，有充分的可激间隙。

螺旋波模型 达维坚科（Davidenko）首先利用特殊的化学指示剂，使心肌激动与恢复部位呈现不同的亮度，再用高速影像技术得到心肌激动扩展的动态过程。在此过程中发现，折返性心动过速时心肌激动呈螺旋波，对折返的形成、转移、变换、两个波的相互作用及消失等提供详尽的资料。

以上各模型不是相互对立，各模型着重于折返激动的某个方面，各模型相互补充，便可知功能性折返的概念。8 字形模型可能是心房和心室细胞互联结构功能性重返环的基本形式，而主导环则是特殊形式的 8 字形模型。若功能性阻滞弧延伸至房室环、腔静脉孔等自然解剖屏障，激动只能循另一头前进形成单环。由此可见即使功能决定型折返与解剖学结构仍有密切关系。上述的主导环或 8 字形模型均与心肌各向异性有关。缺血和病变扩大了心肌的各向异性，期前刺激又进一步扩大心肌不应期和传导速度之间的差别，为折返所必需的单向功能性阻滞弧及缓慢传导速度

创造条件。螺旋波模型则着重研究 8 字形、主导环及各向异性的具体而精密的动态过程。

反射模型 有时激动可通过电张力传递除极作用越过某应激性降低的双向阻滞区，通过反射方式产生异位搏动。刺激在由某种原因造成的阻滞区近端引发一个动作电位，该动作电位通过电张力作用在远端引起一个迟缓而低幅电位。若该电位足够强，则可后继一个正常的单相动作电位。若从近端至远端的延迟时间足够长，远端动作电位再通过电张力作用返回近端，近端细胞的不应期已过，激动便反射回近端产生另一个提早的激动，该反射模式可看作为一种特殊的折返模型。一般折返与反射均需有某种临界性传导障碍，前者为单向阻滞，后者则需一个能通过电张力作用的传导障碍区；前者需有分离的双径一来一回形成折返，后者不需折返径路，激动回来传导循同段组织；前者通过折返径路中的慢传导及大的折返环使激动能再次激动心肌，后者则通过局部迟缓低幅的电张力除极延时。

2 相折返 细胞跨膜动作电位发现心外膜深层及中层细胞（称 M 细胞）有比心内膜及心外膜更明显的 2 位相穹隆及更长的动作电位时限，而这种差异在基础心律减慢或其他病理生理条件下更加明显。造成心外膜浅层与深层之间或中层与内层心肌复极有显著的离散性。这种电异质性提供了产生折返性心律失常的电生理基础。期前收缩 2 相折返不仅见于心肌缺血期，也出现在再灌注、高钙血症、低钠血症、快速起搏或多种药物作用时。

折返激动的消除 破坏上述其中任何一条均可使折返终止。

①切除或割断折返径路中的任何一个环节：如用外科手术或射频消融阻断旁路或房室结传导，控制预激综合征患者的反复性心动过速。②程序刺激：激动穿入折返径路，使折返中断；或造成折返径路外周组织不应期，终止折返。③药物：奎尼丁、普鲁卡因胺、普萘洛尔、维拉帕米等加重传导阻滞，使单向阻滞变成双向阻滞，或延长折返径路外周组织的不应期。利多卡因、苯妥英钠等使单向阻滞变成双向传导。

折返激动需由其他心搏来引发，折返激动的发生与引发心搏的存在和频率又有密切关系。例如，减少和消除诱发的期前收缩，增加和减小基础心率（窦性或用起搏法改变心房或心室率），均可使折返激动减少或消失。改善心肌缺血和其他病理状态，可使心肌各向异性、电异质性降低，也可有效地消除折返激动。应用药物的正性或负性作用，可以降低心肌各向异性或电异质性，也能治疗和预防折返激动。

（曹克将）

dòufáng zhéfǎn

窦房折返 （sinoatrial reentry）

激动在窦房结内及其毗邻的心房组织之间折返。可引起窦房折返性心动过速。窦房结纤维的动作电位属慢反应类，对兴奋的传导也较慢，因此有利于激动的折返。动物实验和临床观察认为，有些房性心动过速实际上源于激动在窦房结内或窦房结与周围交界区组织间的折返。一次提早的房性或房室交界区逆行性心房激动，可引起窦房折返，造成窦房结折返心搏，连续3次以上称为窦房折返性心动过速。

窦房折返大多需要适时的房性期前收缩诱发，过早或过迟的房性期前收缩均不能引起窦性回波，能引起窦性回波的时相（期前收缩的配对间期或 A_1A_2 间期）称为窦房折返回波带或折返窗口，大致在 230~535ms 间或落在窦性周期开始的 15%~17% 时间。不同个体的回波带宽度不同，人类回波带宽度在 10~170ms 之间。窦性回波性 P 波的形态与正常窦性 P 波相同，但有时可稍异，这取决于房性期前收缩逆行传入窦房结的途径是否影响窦性回波除极心房的顺序，若传出途径与正常窦性搏动相同，心房除极顺序变化不大，窦性回波性 P 波形态与窦性的一致。对于形态与窦性搏动不同的窦性回波诊断较困难，与局限性房内折返激动难鉴别。

少部分阵发性窦性心动过速不需房性期前收缩的诱发，可能属于异常自律性的触发激动，表现为窦性心率的突然增加和减少，而非传出阻滞引起。

在窦性心律十分规则的情况下，用常规心电图可有效和简便地作出诊断。若合并显著的窦性心律不齐，诊断有些困难。另外，心房波振幅较低，且经常重叠在前一心动的 T 波上，应在多个导联上对比回波性 P 波与窦性 P 波的形态与振幅。

（曹克将）

xīnfángnèi zhéfǎn

心房内折返 （intratrial reentry）

激动在心房内规则地循同一径路环形或往复折返。被用来解释房性心动过速、心房扑动和心房颤动的形成机制。频率较慢者形成心房间断而规则地除极、复极，成为房性心动过速；频率较快者形成匀齐而连续的除极、复极，成为心房扑动。折返径路错综复杂，很不规则或折返径路极短，折返周期短，心房肌各部分不能规则应激，形成连续而不规则的除极、复极波，形成心房颤动。

（曹克将）

fángshìjiénèi zhéfǎn

房室结内折返 （atrioventricular nodal reentry）

激动在房室结内折返。又称房室交界区内折返。常由房室结双径路引起，房室传导曲线常伴跳跃及中断。逆行 P 波由位于室间隔的房室结逆行产生，逆行 P 为中心型，左右心房同时激动，V_1 导联的 P 波近右心房，食管导联的 P 波近左心房，所以 V_1 导联 P′ 与食管导联 P′ 之间的距离<30ms。在房室结内反复心律中，心房或心室有时可不被激动，但折返仍可在房室结内进行，不必一定下传至心室再折回至心房，或不必一定传入心房再折回到心室，构成 RR′ 的图形。

房室结内折返可致房室结内折返性心动过速 （atrioventricular nodal reentry tachycardia，AVNRT），在阵发性室上性心动过速中最常见，占 50%~69%。产生的心动过速分类如下。①慢－快型 AVNRT：成年人最常见，约占 90% 以上，是由房室传导文氏现象或房性期前收缩快径路达到不应期时，改由慢径路下传产生 QRS，PR 间期显著延长，或突然跳跃，激动再由快径路返回激动心房，造成 RP′ 间期<P′R 间期的心动过速，RP′ 为下行及逆行传导之差，RP′ 间期常<60ms，逆行 P 波经常重叠在 QRS 之中或后部，造成假性 r′ 或 S 波。QRS 波形正常，频率为 140~220 次/分，发作时大多为 150~160 次/分，多在 200 次/分以下，节律规则。其电生理检查特点为可被房性期前收缩、心房期前刺激及心室期前刺激诱发，在心房或心室程控期前刺激（S_2）或短阵猝发性刺激（S_1）时

使房室结传导曲线反应表现为传导曲线中断，即 A2-H2 间期延长"跳跃"（跳跃≥50ms）。②快-慢型 AVNRT：占不足 10%，是由室性期前收缩逆行激动落在房室结的快径路不应期，而循慢径路逆行激动心房，RP 间期显著延长，同时折返下行至心室造成 RP′>P′R 的心动过速，RP′ 间期常 >100ms，逆行 P 波在 QRS 以前，有时 P′R 间期也会逐渐延长，或房性期前收缩由快径路下传，慢径路逆传引起折返性心动过速。此类心动过速可不需期前收缩诱发，只需基础心率加快即发作。发作前不需 PR 间期延长，常自动发作和自动终止，故又称无休止型 AVNRT。其电生理检查特点为可被心房期刺激及心室期前刺激诱发，有逆传的房室结双径路传导曲线中断，跳跃现象，心动过速的诱发有赖于从慢径路逆传伴以临界性 HA 延长，心动过速时逆传心房激动呈从足至头向顺序，冠状静脉窦口 A 波领先，提示慢径路为逆传支。电生理研究证实此类心动过速部分逆传不是通过房室结慢径路而是通过有慢传导特性的隐匿性旁路的房室折返性心动过速。两者的鉴别常只能靠心内电生理检查。若见到心房或心室心搏脱漏，心动过速不终止，室上性心动过速伴房室分离，则可除外房室折返性心动过速。若提前刺激夺获心房，不影响心动过速周期，则支持快-慢型 AVNRT。③多径路 AVNRT：房室结三径路折返可产生 RR 间期长短交替的折返性心动过速，也可产生更加复杂的心电图表现。

（曹克将）

fángshì zhéfǎn

房室折返（atrioventricular re-entry）

激动通过显性或隐匿性房室旁路参与的折返。因激动必须经过心室、旁路后才能到心房，故食管导联 RP′ 间期绝对值 >100ms，且十分恒定。除室间隔旁路外，心房逆传为偏心型，大多数 V₁ 导联 P′ 与食管导联 P′ 之间的距离 >25ms。心房、心室是折返环不可缺少的环节，心动过速不会有房室分离，一旦心房或心室心搏脱漏心动过速即终止。有显性预激综合征表现者与房室结折返鉴别较容易，但伴房室结内双径者或只有逆传能力的隐匿性旁路参与者鉴别较困难。

房室折返可引起房室折返性心动过速，占阵发性室上性心动过速的 30%~40%。房室折返性心动过速分类如下。①顺传性房室折返性心动过速：约占 90%，房性期前激动在旁路阻断，由房室结-希氏束系统下传产生 QRS 波，再由旁路逆传至心房，如此反复形成 QRS 正常的心动过速，心动过速终止后恢复窦性心律，可见典型的预激综合征。某些房室旁路平时无逆传能力，但在心动过速终止后，常见旁路暂时恢复传导，依此可确诊。这类心动过速也是 RP′ 间期>P′R 间期，但 RP′ 间期比房室结折返性心动过速长。虽然折返环大，但是慢传导的房室结只参加一次，所以心动过速的频率相对较快，常伴功能性束支传导阻滞。若阻滞发生于房室旁路一侧，心动过速周期比无束支传导阻滞时延长。因此可与房室结折返性心动过速鉴别，并可知道旁路的位置。房室旁路发生于游离壁，逆行 P′ 为偏心型，有时偶可见逆行 P 为直立型（Ⅱ、Ⅲ、aVF 导联直立）。诊断时必须肯定 P′ 的发生与 PR 间期延长之间密切相关，才能排除房性心动过速可能。②逆传性房室折返性心动过速：约占 10%，以房室旁路为房室传导，正常房室结-希氏束系统为逆传的折返性心动过速，心动过速的 QRS 波畸形，为"完全性预激"型。此类心动过速十分少见，与伴 1∶1 室房逆传的室性心动过速相似，但根据其预激综合征的病史、无器质性心脏病及同时可诱发室上性心动过速等，不难鉴别。另外，QRS 起始处明显的粗钝的 δ 波亦有助于鉴别，同时可用于与折返性心动过速伴室内差异性传导鉴别。

（曹克将）

tuōdài xiànxiàng

拖带现象（entrainment）

心动过速发生时用高于心动过速的频率进行超速起搏，心动过速的频率升高到起搏频率，当超速起搏停止时，心动过速的频率降回到原来频率的现象。又称心动过速的暂时性拖带现象。是折返性心动过速特有的心电现象。拖带现象发生时，需要存在超速起搏刺激及一个正在发生的折返性心动过速和其依赖的折返环路。

检查方法 应用连续超速起搏的方法可进行心动过速拖带，并能测定拖带区。

起搏频率 选择起搏频率有两种方法：①选择起搏间期：先确定心动过速的间期（ms），再选择比心动过速间期短 10ms 的起搏间期起搏，起搏后观察能否拖带心动过速，然后将起搏间期再减 10ms 进行起搏。②选择起搏频率：选择比心动过速频率高 5次/分的频率作为起搏频率，起搏后观察有无拖带，有效拖带后可将起搏频率再提高 5 次/分进行起搏。

起搏持续时间 每级超速起搏持续时间 2~60 秒。

每级起搏递增步长 1 级超

速起搏有效拖带后，起搏频率升级后可再次做拖带，升级步长常选用+5次/分或-10ms（起搏间期递减）。

拖带区测定　为证实有无拖带现象，可进行1~2级的超速起搏，心动过速确实能被拖带时，检查则可终止。测定拖带区时，应进行逐级超速起搏，直到超速起搏停止，若心动过速也被终止，说明拖带区已过。

超速起搏部位选择　进行拖带的起搏部位越靠近心动过速的折返环，激发拖带的概率越大。多数情况下，起搏部位与折返环部位在一个电心腔中（双房单腔或双室单腔），如心房起搏可以拖带房性心动过速、心房扑动，心室起搏可拖带室性心动过速。少数情况下，应用心房起搏也可拖带室性心动过速。房室折返性心动过速的折返环包括心房和心室，因此心房或心室超速起搏均可能拖带旁路参与的心动过速。食管调搏直接刺激食管壁，但可间接起搏左心房，因此房性折返性心动过速、心房扑动、房室折返性心动过速均可经食管调搏拖带。房室结双径路引发的房室结折返性心动过速的拖带有些特殊，其折返环位于房室结内，心房肌和心室肌都不是折返的必需成分，但折返环有心房逆向传导路径，或心室顺向传导路径。因此，经心房或心室均能拖带之。

对于同一折返性心动过速，不同起搏部位拖带心动过速时，除拖带形成的融合波形态不同外，停止拖带的最后拖带间期等多方面也有不同。

诊断标准　凡符合4条标准中任何1条即可诊断：①心动过速时用固定频率起搏，体表心电图表现为固定不变的融合波。停止起搏后第一次心搏仍为拖带波，但不表现为融合波。②心动过速时用不同频率起搏，心电图可出现程度不同的融合波。起搏频率越快，融合波中起搏所占的成分越大，即融合波的程度进行性增加。③用更快频率起搏并使心动过速终止时，一个或几个部位对起搏刺激存在局部传入阻滞。这些部位能被其他方向来的刺激激动伴传导时间更短。④拖带的融合波程度较轻时，体表心电图可能不表现出融合波（如房室折返性心动过速、房室结折返性心动过速）。因此，凭体表心电图判断融合波有时存在困难。1988年瓦尔多（Waldo）提出应用心内电图为基础判断是否存在融合波，进而判断是否发生拖带。在非起搏部位记录心内电图时，随起搏频率的变化，可出现刺激传导时间和心内电图图形的变化。

临床意义　拖带标测技术在复杂心律失常的诊断与射频消融治疗中有重要价值，应用广泛。拖带是折返性心动过速的特征性表现，可与触发性心动过速鉴别，后者虽然可被程控刺激诱发和终止，但不会发生拖带。通过起搏后间期及是否存在隐匿性拖带可判断起搏位点是位于折返环上或位于其他部位。

（曹克将）

sānwéi biāocè
三维标测　（three-dimentional mapping）

可进行心腔三维重建，确定自律性心动过速的最早激动点或折返性心动过速的慢传导区的标测技术。包括三维电解剖标测及三维非接触标测。可直观的提供心律失常高分辨率的解剖图、激动图、电压图及心房颤动的碎裂电位标测图，有助于电生理医师对心律失常机制的理解。

三维标测系统还可提供准确的解剖标记指导心房颤动环肺静脉口外消融和线性消融。对折返性心律失常，通过激动图上记录到碎裂的舒张中期电位确定的缓慢传导区是消融的重要靶点。心肌梗死的基质标测可确定致密瘢痕和瘢痕边缘，心律失常的出口常位于瘢痕边缘。心房颤动的碎裂电位标测是借助三维系统将碎裂电位的识别标准化，以指导消融。

适应证　各种类型的心律失常，如旁路介导的心动过速、房室结内折返性心动过速、房性心动过速、心房颤动、不恰当窦性心动过速、室性期前收缩、室性心动过速、心室颤动等。既往是射频消融禁忌证者如孕妇，也能在三维导航下行射频消融，且具有很高的安全性和有效性。

禁忌证　①出血性疾病。②穿刺部位感染或全身感染。③脏器功能衰竭，如肝衰竭、肾衰竭等。④慢性消耗性疾病如恶性肿瘤等。

临床意义　所有的三维标测系统除像常规电生理系统显示局部心电信号的形态、振幅和周期外，还有以下意义。

显示心腔结构　在三维标测指导下构建完某一心腔后，通过计算机可重建出该心腔的三维结构。在此基础上应用计算机软件可旋转心腔或转换观察角度，对了解心腔的结构、判断导管与某些特定结构的关系有很大帮助。

显示传导径路　该系统可二维或三维形式显示窦性心律或心动过速时电兴奋波传导、播散方向及激动波传导速度及路径，大大简化了某些复杂心律失常的标测定位。

定位记忆　所有标测点的位置均记忆在计算机内，包括所有标测导管所处位置、消融导管位置、顶端弯曲形式及所指方向等。可以用电生理导管确定希氏束位置。任何时候都可将任何标测导管重新置放于曾标测过的某一特定位置。此系统较 X 线定位更准确可靠，同时建立三维模型后不需频繁地在 X 线下定位操作，可显著减少 X 线曝光量。

电位定位 心腔的三维模型建好后，利用计算机软件的某些特殊功能，可重建出心腔内各采点处心电激动的时间、波幅和形态等。利用电压标测直观地显示出瘢痕区、低电压区及正常组织。

标测心房碎裂电位 三维非接触标测系统除具有上述优势外，还具有独特的在一个心动周期内完成标测过程，同时提供动态等势图、静态等势图及静态等时图，为心律失常的记录和分析带来极大便利。

（曹克将）

sānwéi diànjiěpōu biāocè

三维电解剖标测（three-dimentional electroanatomic mapping）

用三维标测系统标记导管移动并记录心内电图的标测技术。其原理类似于 GPS 全球定位系统，主要包括 CARTO 三维标测和 En-Site-NavX 三维标测系统。

系统组成 CARTO 三维标测是磁场定位仪，通过置于检查床下定位板的三个环形磁场发生器构成。三个磁场发生器排列成正三角形，每个磁头产生约 0.05G 的磁场，计算机可对定位板上方的磁场进行分区编码及空间定位，其组成包括定位板、消融标测/定位导管、中央信号分配器、CARTO磁/电处理器、计算机工作站。EnSite-NavX 三维电场定位仪，通过在患者体表贴 3 对电极片，每对电极片之间通过

5.68kHz 的低能电流，形成 X、Y、Z 三维正交电场，以腔内或体表电极作为位置参考，据此感知及定位电场内任意电极的位置及导管顶端位置、弯曲程度和运动方向经由计算机工作站处理后显示，其组成包括 3 对 NavX 体表电极、信号分配器、信号处理器、计算机工作站及数据计时模块。

两种系统的异同 虽然两种电解剖标测优势相似，如显示三维心腔结构、显示传导径路、定位记忆、电位定位，但在具体操作中有一定差异。例如构建模型，CARTO 三维标测系统是点面构图，当记录到两点后，计算机自动将其连成一条线，三点则可成一面。标测到一定数量的部位后，即可形成三维图像，同时每个点的采集信息包括位置、电压、局部激动时间，一般标测点越多，获取的图像越精确，但费时也越多，故一般只需对整个心腔进行粗略标测，而对感兴趣区进行精细标测。CARTO 系统的理论标测误差<0.2mm，动物实验活体内标测精度可达 0.7mm，完全可以满足射频消融的需要。EnSite-NavX 三维标测系统是自动计算或由操作者设定三维模型中心原点，通过记录激活导管的移动轨迹来构建心腔模型，轨迹以绿色的点表示。Enguide 导管上的所有电极均参与采点，在一片区域反复取点时，离原点最远的点被保留构成心腔模型表面，近点被自动删除（锁定点除外）。在心腔内均匀采集足够的点后，经过平滑、填充完成模型构建。基于电场的定位系统可以感知任何电极，包括消融导管、普通电生理导管、冷冻消融导管，甚至起搏器电极、房间隔穿刺针等可感知电场的材质。因电场相对封闭，受体外干扰较

小，定位精度可达 0.6mm。两种标测系统均相互吸收对方的优点，并应用到临床，如 CARTO 三维标测系统开发了电场标测技术，En-Site-NavX 三维标测系统发展了同时构建三维解剖图及激动图的技术。

值得注意的是，两种电解剖标测系统均采集整个心动周期局部的电位变化，一般系统本身自动将局部单极电图的最早激动波作为局部电激动的初始，局部激动时间决定标测点除极的时间顺序，对标测后重建心腔内电激动传导方向、速度和顺序起决定作用，然而由于存在系统本身的取值错误，完成取样后，需进入回顾界面校正，完成修正后的整个心腔激动才是真实的，才能进行下一步的分析和制订消融策略。完成碎裂电位标测后需去除干扰引起的伪差。在心房电位较大区域（如左心耳），电位之后一般会带有衰减电位，系统会错误地自动计算为碎裂电位，进行校正时应排除这些伪差。

局限性 与常规标测一样，属于逐点标测，心动过速必须持续发作且心动周期稳定。对心动过速发作血流动力学不稳定的心动过速、发作不频繁的期前收缩、非持续性心律失常等，标测有很大困难。此外，价格比较昂贵。

（曹克将）

sānwéi fēijiēchù biāocè

三维非接触标测（three-dimensional non-contact mapping）

在导管不接触心肌表面的情况下获得电位图并进行消融手术的电生理标测技术。在这个系统中，远场的电位图由系统取得，通过反转分解原则组织局部的电位被计算出来。其精髓是通过拉普拉斯（Laplace）方程逆运算及边界元

法重建心内膜电位，本质上是一种同步标测的技术，可以记录到真正不受干扰（如导管贴靠）的心电活动。EnSite-Array系统是临床上唯一的非接触标测系统。

系统组成 包括Array导管、放大器及工作站。Array导管顶端为一多电极阵列，有64个电极，覆于一个可充盈的球囊上，球囊充盈后体积7.5ml。Array导管长125cm，外径9F，内径0.9398mm（0.037英寸）可通过0.8128mm（0.032英寸）或0.8890mm（0.035英寸）的导丝。使用时将导管通过导丝置入相应心腔，撑开球囊，充盈球囊，即可进行心腔建模及心律失常的标测。

系统特点 ①标测与建模是两个相对独立的过程。②Array导管上的64个电极可记录到64个不同的腔电位，根据这64个腔电位在时间及形态上的差异，通过Laplace方程逆运算及边界元法，可得到已构建的心内膜上3360个虚拟单极电图，这些重建的单极电图在实际操作中可用鼠标在心腔模型上任意点击得到。

Array系统可以动态等势图的方式直观地显示电激动，将单极电图的负向值用颜色表示，从白色到紫色为电压递减，连续的等势图在时间轴上展开，即为动态等势图，在展现激动的同时也展现了电压信息。非接触性标测的正确构图需满足以下条件：①多电极阵列需放置在假定心律失常起源点40mm范围内，系列研究表明，在此区域内系统重建的电位与电生理导管实际标测电位的形态相关性可达0.800~0.966，激动时间相差为$-0.64ms\pm2.48ms \sim -1.94ms\pm7.12ms$。②应围绕多电极阵列建立解剖构型并从多个平面发现取点不足的区域。

③高通滤波设置（0.1~32.0Hz）会显著影响虚拟电图的形态，从而影响等电位图的显示。因此在解读等电位图时，正确设定高通滤波很重要。

基本功能 可定位导管、心腔建模及标测，提供动态等势图、静态等势图及静态等时图，且这些标测可在一个心动周期内完成。Array系统的激动标测有两种方式，一种是以动态等势图的方式展现激动的情况，较常用；另一种是系统在一个心动周期内自动检测虚拟单极电图的$-dv/dt$，据此提供静态等时图。该系统的最新版本还可进行心房颤动碎裂电位的标测。

优势 ①与电解剖标测相同，可三维显示心腔结构、直观显示传导径路、定位记忆功能、电位定位功能、进行心房颤动碎裂电位的标测。②具有独特的在一个心动周期内完成标测过程，同时提供动态等势图、静态等势图及静态等时图，为心律失常的记录和分析带来极大便利。③并不排斥接触式标测，系统本身也支持接触式标测，这样三维非接触标测也具有三维电解剖标测的功能。

局限性 ①导管操作相对复杂：球囊置于心腔中应注意避免影响血流动力学，同时对于心腔中其他导管的操作可能会有一定干扰。②系统精度受距离的影响：在距球囊中心4cm以远部位系统的准确性下降。③单极记录电图的局限：单极记录与双极记录各有其优缺点，临床上双极记录使用较多。单极记录的优点在于除与双极记录一样可提供激动时间及电压的数据外，其波形本身可提示激动信息，但单极记录的远场干扰比双极记录明显，对高通滤波较敏感，对低电压区电位的

识别经验尚少。临床上常见的做法是取心内膜最大单极电压的某一百分比（如30%或50%）作为低电压的标准，或在做电压标测时仍然采用逐点双极记录方式。

（曹克将）

xīnnèimó xīnjī huójiǎn
心内膜心肌活检 （endomyocardial biopsy）
心内膜及心肌活体组织检查。简称心肌活检。因活检能提供活体心脏组织进行光镜、电镜、组织学、免疫学和病毒学等的研究，故对某些心血管疾病具有重要的诊断和鉴别诊断价值。心肌活检部位包括右心室及左心室，最常选择的部位为右心室间隔或心尖部。

适应证 ①各类心肌病的病因诊断。②急性和慢性心肌炎的诊断、严重程度判断和监测疗效。③心脏移植术后观察排斥反应的早期征象。④心脏肿瘤的诊断。⑤其他可能引起心肌病变的全身性疾病。

禁忌证 ①出血性疾病、严重血小板减少症及正在抗凝治疗者。②急性心肌梗死、有室内附壁血栓或室壁瘤形成者，禁忌左心室活检。③心脏显著扩大伴严重左心功能不全者。④近期有急性感染者。⑤不能很好配合者。⑥分流缺损是相对禁忌证。

检查方法 右心系统可选颈内静脉或股静脉，有时也选取锁骨下静脉；左心系统可选择肱动脉或股动脉途径，主要取决于基础疾病和所使用的活检钳。

右心内膜心肌活检 ①选择静脉（颈内静脉、股静脉或锁骨下静脉）途径。②患者平卧于导管床上，连接心电、血压及血氧监测。③穿刺静脉，置入与活检钳相配套的鞘管。④检查活检钳的完整性。闭合钳口，在X线下

将其经鞘管送入右心房达右心室。按逆时针方向旋转手柄,使其指向后方,此时钳尖指向室间隔。保持钳尖指向室间隔的位置,向前送活检钳至右心室心尖部。前后位X线透视可见钳头端位于脊柱左缘4~7cm左横膈处,左前斜位可见钳头端指向胸骨柄。必要时可超声心动图证实。⑤位置适当时,可回撤活检钳1~2cm,张开钳口再前送,不做任何旋转,将活检钳轻压在室间隔上,合上钳柄,使钳尖咬切口闭合,钳取心肌组织。⑥轻拽活检钳使其脱离心室内壁,若轻拽2~3次仍不能脱离,可能是钳咬的组织块过大,应开放钳柄,松开钳口,然后重新操作。一旦活检钳脱离心室内壁,应使标本保存在闭合的钳口内,然后将活检钳撤出体外。⑦张开钳口,取出标本,立即放入适当的固定液中。用无菌肝素盐水冲洗活检钳,重复上述操作2~4次,通常至少取3块标本。

左心内膜心肌活检 ①患者平卧于导管床上,连接心电、血压及脉氧监测。②穿刺动脉,注入肝素5000U,送入带有长鞘管的左心室造影导管至左心室腔,撤出造影导管,抽吸并冲洗鞘管。可注入少量对比剂以确定鞘管顶端在心室腔而未抵住心室壁。③送入活检钳,通过鞘管将其送至左心室心尖或左心室外侧壁,透视检查活检钳位置,也可用超声心动图定位活检钳。④回撤活检钳1cm,张开钳口,重新将活检钳送至左心室心尖,快速闭合钳口,平稳回拽活检钳使其脱离左心室壁。⑤经鞘管回撤活检钳,取出活检标本放入适当的固定液中。在完全撤离鞘管前,即使未取到标本,也不宜张开钳口。两次活检操作间期必须用肝素盐水冲洗鞘管。操作结束后,撤出鞘管,局部止血并观察病情变化。

术后观察及常规处理 活检术后在导管室观察5~10分钟,并继续心电、血压和血氧监测。注意有无胸痛、低血压、呼吸困难等心脏压塞征象,并透视检查除外气胸或胸腔积液,然后可将患者送回病房,继续严密观察。左心内膜心肌活检术中必须给予肝素,术后口服阿司匹林或其他抗血小板药。

并发症 分为急性和延迟性,前者包括心脏穿孔、心脏压塞、血栓栓塞、心律失常、气胸、动脉损伤、肺栓塞、神经麻痹、三尖瓣损伤等;后者包括穿刺部位出血、三尖瓣损伤、心脏压塞和深静脉血栓形成等。

(曹克将)

xīndǎoguǎn jiǎnchá

心导管检查 (cardiac catheterization)

将特制的、有一定韧度且不透X线的导管,经周围血管送至心脏和血管的需检查部位,了解心脏血流动力学和血氧含量变化的有创介入技术。可协助诊断心血管疾病、判断病情和观察疗效。包括右心导管术和左心导管术。

简史 1844年法国内科医师贝尔纳(Bernard)在马体内进行了"心脏导管术",Bernard采用逆行的方法从马的颈动脉、颈静脉插入导管分别进入左心室、右心室测量心内压。1929年德国的福斯曼(Frossmann)在自己身上进行了首次经左上肢肘前静脉插管进入右心房的尝试,将导管位置用胸部X线拍摄记录下来。1941年考南德(Cournand)和理查兹(Richards)将右心导管术应用于临床,进行了一系列重要的人体右心生理功能研究。1956年由于福斯曼、考南德和理查兹在心脏导管方面的杰出贡献和远见,三人共享了诺贝尔生理学或医学奖。

心导管术在20世纪五六十年代得到了快速发展。1950年齐默尔曼(Zimmerman)在动物实验基础上,采用肱动脉切开法,将心导管逆血流送入左心室,完成了首例左心导管术。1953年塞丁格(Seldinger)发明了经皮血管穿刺技术,随后这项技术被迅速应用到左、右心导管检查术中。1959年罗斯(Ross)和科普(Cope)首次报道经房间隔穿刺技术,成为标准的心导管技术之一。同年,索恩斯(Sones)报道了用肱动脉切开法进行选择性冠状动脉造影,1967年贾金斯(Judkins)将经皮穿刺的方法应用于冠状动脉造影技术,使得这一技术更加完美。1970年斯旺(Swan)和甘兹(Ganz)发明血流导向的球囊导管并命名为"Swan-Ganz导管",进一步将心导管技术用于血流动力学监测进行心功能诊断。此后随着检查方法、心导管器械及仪器设备的不断改进,心导管术已不再局限于心导管检查,其临床应用已逐步扩展到外周血管疾病、心脏瓣膜病、冠心病、先天性心脏病的介入治疗领域,具有诊断和治疗的双重作用,在介入性导管技术基础上发展起来的介入心脏病学已成为一门新兴学科。

适应证 ①右心导管术:协助诊断疾病和判断病情变化,如一些复杂的先天性心脏病的诊断、心脏功能和血液分流的评价,评估血容量状态,鉴别各种休克,鉴别限制型心肌病与缩窄性心包炎,对一些危重疾病如肺血管栓塞性疾病、严重肺动脉高压、急性呼吸窘迫综合征及急性心肌梗死并发低血压、充血性心力衰竭等进行血流动力学监测。②左心导管术：主要用于诊断主动脉、主动脉瓣及左右冠状动脉病变，评价左心室流出道梗阻程度，判断左心室收缩功能。部分先天性心脏病经右心导管尚不能明确诊断可结合左心系统造影辅助诊断。冠心病的介入诊断和治疗也是左心导管术的重要部分。

禁忌证　急性感染性疾病、亚急性感染性心内膜炎、急性心肌炎、风湿热活动期、严重心律失常、重度心力衰竭、严重肝肾功能不全、电解质紊乱及病情危重、不能合作者，以及对对比剂过敏患者。因心导管术是在X线透视下进行，孕妇及不能排除妊娠的孕龄妇女为相对禁忌证。

检查方法　右心导管通常从静脉（如股静脉、颈静脉、锁骨下静脉等）径路进入，经上腔静脉、下腔静脉至右心房、右心室，然后进入肺动脉及其分支。通过右心导管测定右心系统各个部位，如上腔静脉、下腔静脉、右心房、右心室、肺动脉及肺毛细血管的压力和血氧含量变化，根据需要对不同部位进行造影。左心导管通常从动脉（如股动脉、桡动脉等）径路进入。

临床意义　包括以下几方面。

血流动力学监测　是了解循环状况的重要方法，也是指导临床用药的主要参考依据。右心球囊漂浮导管技术可用于测定心输出量、心房和心室压、肺动脉楔压，持续监测混合静脉血血氧饱和度，是大手术和抢救危重患者不可缺少的手段。其适应证包括急性心肌梗死并发心力衰竭或心源性休克、呼吸衰竭、休克、高危患者术中或术后监测及处理、

外伤患者的液体疗法等。

先天性心血管病和瓣膜病诊断和治疗　①心导管检查是先天性心血管病、瓣膜病等疾病诊断和鉴别诊断的重要方法。通过送入导管，采集心血管各部位血氧和压力数据，计算心输出量、分流量、肺循环阻力及跨瓣压等；可根据导管路径判断心脏或大血管是否畸形；分析压力曲线，鉴别单纯主动脉狭窄或合并左、右心室流出道狭窄；通过主动脉造影观察主动脉窦、升主动脉、降主动脉及其分支，观察主动脉瓣有无关闭不全或狭窄，了解病变程度、协助明确有无手术适应证及评估手术疗效。②心导管术是先天性心脏病及瓣膜病等疾病的重要治疗方法。通过穿刺动脉或静脉（多数为股动脉或股静脉）插入特定导管，将特制的封堵器送至需要治疗的病变部位，将封堵器释放并固定在病变部位或应用球囊对狭窄的瓣膜进行扩张等，达到治疗目的。针对房间隔缺损、室间隔缺损、动脉导管未闭、肺动脉瓣狭窄、二尖瓣狭窄、冠状动脉瘘、肺动静脉瘘、降主动脉缩窄等疾病已开展介入治疗。

冠状动脉病变诊断和治疗　①冠状动脉造影：用于确诊或排除冠心病，指导冠心病治疗及评估冠心病治疗效果；左心室造影可观察左心室壁收缩异常、室壁瘤、乳头肌功能障碍、二尖瓣反流及室间隔穿孔等。②冠状动脉介入治疗：对冠状动脉病变部位（如不稳定斑块、严重狭窄或闭塞病变）进行球囊扩张、支架植入、改善心肌供血。

心脏电生理检查及治疗　①心律失常的诊断及鉴别诊断：通过心脏电生理检查详细记录心

内电图、标测心电图和应用各种特定的电脉冲刺激，对心律失常进行准确的诊断及鉴别诊断。②心律失常的治疗：包括导管射频消融治疗心律失常和心脏起搏治疗。从外周血管将心导管插入心腔，对心腔内多个部位进行电生理检查，确定心动过速的起源点或关键部位，通过射频电流对病变部位进行消融治疗各种快速性心律失常。心脏起搏治疗是通过植入心脏电子装置，电子装置发放电脉冲，通过导线传导，刺激导线电极所接触的心肌，使心脏激动和收缩，达到治疗心律失常的目的。随着对心律失常机制的认识提高及起搏工程技术的进步，心脏起搏治疗的适应证也在不断发展，除心动过缓的起搏治疗外，一些非心动过缓型疾病如慢性心力衰竭需植入心脏再同步化治疗起搏器、预防心脏性猝死需植入心律转复除颤器等也列入临床起搏治疗的范畴。

心内膜心肌活检　通过外周血管将活检钳送入心脏，采取心肌组织标本，经病理学检查可达到诊断和鉴别诊断的目的。适应证：①心脏移植后诊断及观察排斥反应。②心肌炎。③诊断某些原发性心肌病，如肥厚型心肌病、充血型心肌病、心内膜纤维化等。④确定某些继发性心肌病的诊断，如心脏结节病、淀粉样变性、血色病、糖原贮积症等。⑤辅助诊断放疗、化疗所致的心肌病变。⑥鉴别限制型心肌病和缩窄性心包炎。

并发症　①药物过敏：常为麻醉药或对比剂过敏。轻度过敏反应常表现为皮肤潮红、发痒和皮疹等；极少数会发生严重超敏反应，包括支气管痉挛、喉头水肿、低血压和循环衰竭等，应积

极处理。②穿刺相关并发症：经皮动脉穿刺部位可能出现感染、血栓形成、渗血或血肿，穿刺处渗血进入筋膜和腹膜，严重者会造成失血性休克。在锁骨下动脉或盆腔动脉的弯曲部位，可能发生穿孔。最常见的血管穿刺并发症是局部出血或血肿、股动脉假性动脉瘤、动静脉瘘等。③导管操作所致并发症：盲目推送和撤退导管可造成导管打结或折断、血管痉挛、血管穿孔、动脉夹层及各种心律失常等。④血管迷走反射：表现为血压降低、心率进行性减慢、面色苍白、出汗、打呵欠、恶心和呕吐，穿刺血管时发生与紧张有关，术后拔管时发生则与疼痛和血容量偏低有关。

(朱国英)

yòuxīn dǎoguǎnshù

右心导管术 (right cardiac catheterization) 在 X 线透视下，经静脉插入特殊的心导管至上腔静脉、下腔静脉、右心房、右心室、肺动脉及其分支，以进行诊断、治疗和疗效评估的有创介入技术。

适应证 ①先天性心脏病的诊断：配合选择性右心造影，可明确各心腔、血管内的压力、阻力、结构异常及心腔间的异常分流情况，为先天性心脏病的手术治疗提供明确的术前诊断。由于新的诊断技术（如超声心动图、CT 血管成像等）的应用，右心导管术在先天性心脏病诊断方面的应用已逐渐被新的无创技术取代。②血流动力学监测：漂浮导管术用于冠心病监护病房或重症监护病房危重心脏病患者，帮助判断患者的心功能状况，指导治疗。③心脏起搏术、射频消融术、某些先天性心脏病（如动脉导管未闭、房间隔缺损、室间隔缺损等）

的经皮封堵术。

禁忌证 ①未经纠正的心律失常。②感染性疾病。③心力衰竭。④低钾血症。⑤急性心肌梗死。⑥正在进行抗凝治疗或有出血倾向。⑦未纠正的贫血。⑧洋地黄中毒。⑨严重的肝肾功能不全等。上述情况可能会增加检查时风险，但是均是相对禁忌证，经适当治疗纠正后仍可安全地进行右心导管检查。

检查方法 右心导管术一般在局麻下进行，对于不能合作的儿童需全身麻醉。导管可选择肘前静脉或颈静脉或股静脉等部位。用穿刺法将导管导入静脉后，在 X 线透视下将导管送至各血管和心腔（下腔静脉、上腔静脉、右心房、右心室、肺动脉和肺毛细血管）等部位，取血测量各部位的血氧含量，并记录各部位的压力曲线。检查结束后，退出导管，局部压迫止血后包扎。股静脉穿刺者尚需卧床 6~12 小时，以防出血。

临床意义 包括以下几方面。

各心腔和血管压力曲线 右心导管术时可在上腔静脉、下腔静脉、右心房、右心室、肺动脉及肺毛细血管等部位记录到压力曲线（图）。

上腔静脉、下腔静脉、右心房和肺毛细血管的压力曲线属于静脉型压力曲线，分别由 a 波、c 波、x 倾斜、v 波、y 倾斜组成。右心房压力曲线

的形成与右心室和右心房的收缩和舒张活动相关。a 波是由右心房收缩产生，出现在心电图 P 波之后。a 波之后由于心室收缩牵拉右心房使压力下降产生 x 倾斜，在 a 波和 x 倾斜之间有一个很小的 c 波，源于三尖瓣瓣叶关闭向右心房轻度突出。x 倾斜之后右心房充盈，心房内压力升高产生 v 波。紧接着 v 波之后为 y 倾斜，y 倾斜是由三尖瓣开放，右心房内的血液进入右心室，右心房内压力降低所形成。离心脏较远的静脉型压力曲线，上述波形可不明显。肺毛细血管楔压 (pulmonary capillary wedge pressure, PCWP) 曲线可代表左心房压力曲线，主要受左心室和左心房收缩和舒张活动的影响。在病理情况下，压力曲线可出现异常变化。二尖瓣狭窄时 PCWP 曲线 a 波明显升高，而三尖瓣狭窄时则在右心房压力曲线上有 a 波明显升高。二尖瓣或三尖瓣关闭不全时则在左心房或右心房压力曲线上可有 v 波异常增高。心包缩窄时由于心房排

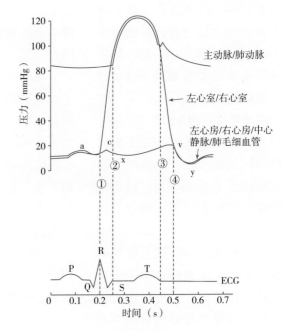

图　各心腔和血管压力曲线示意

血受阻，左心房和右心房压力曲线可整个升高。左心衰竭时 PCWP 可明显升高。右心衰竭时右心房压力可明显升高。

肺动脉压力曲线属于动脉型压力曲线，右心室射血时肺动脉压力迅速升高，表现为较陡峭的上升支，右心室舒张时三尖瓣关闭，肺动脉压力下降，但是由于肺动脉有一定的弹性，所以压力的下降较为缓慢。肺动脉瓣关闭可在压力曲线上产生一个重搏波切迹。心力衰竭可引起肺动脉压增高，肺动脉瓣狭窄时肺动脉压降低。

右心室压力曲线属于心室型压力曲线。在心室等容收缩期，心室压力迅速上升，之后是心室射血期，心室压力继续上升但不如等容收缩期陡峭。紧接着是心室等容舒张期，此时心室压力迅速下降至零或甚至负值，其下降陡峭程度与等容收缩期相仿。其后是心室的舒张充盈期，随着充盈血量的增加，心室内压力逐渐升高，至舒张末期达到最高。在舒张末期，心房收缩，帮助心室充盈，表现为 a 波。这一 a 波与心房压力曲线的 a 波时相相同。在主动脉瓣或肺动脉瓣狭窄时，左心室或右心室收缩压升高，在心力衰竭、心包缩窄或心脏压塞时心室的舒张压升高。

各心腔和血管内压力的正常值如下：左心房压力曲线的 a 波 10（3～15）mmHg，v 波 10（3～

15）mmHg，平均压 8（2～12）mmHg。PCWP 曲线的平均压为 9mmHg。右心房压力曲线的 a 波压力为 5（2～7）mmHg，v 波压力为 5（2～7）mmHg，平均压为 3（1～5）mmHg。肺动脉压力曲线的收缩压为 25（15～30）mmHg，舒张压为 9（4～12）mmHg，平均压为 15（9～19）mmHg。主动脉压力曲线的收缩压为 130（90～140）mmHg，舒张压为 70（60～90）mmHg，平均压为 85（70～105）mmHg。左心室压力曲线的收缩压为 130（90～140）mmHg，舒张压为 8（5～12）mmHg。右心室压力曲线的收缩压为 25（15～30）mmHg，舒张压为 4（1～7）mmHg。

各心腔和血管血氧含量 从各心腔和血管取得的血氧资料是计算心输出量、诊断分流的基本资料（表）。有许多种方法用于诊断分流和心输出量，基于血氧分析的菲克（Fick）法仍是最基本的方法。

心腔间分流诊断 见心内分流。

心输出量、心排血指数和阻力计算 见心输出量、心排血指数等。

危重患者血流动力学监测 对危重患者可用漂浮导管（Swan-Ganz 导管）进行血流动力学监测。漂浮导管术可获得心输出量、心排血指数、PCWP、肺动脉压及右心房压等重要血流动力

学参数，评估患者心功能，并据此指导临床治疗。

并发症 常见并发症有出血、心律失常、感染、穿刺局部血管损伤、肺栓塞等。最严重的并发症是死亡，死亡率<0.1%。

（柯元南）

xīnshūchūliàng

心输出量（cardiac output，CO）

心脏每分钟排出的血量。心脏每次收缩排出的血量称为每搏量（stroke volume，SV）。每搏量乘以心率（heart rate，HR）即为心输出量。

检测方法 可用菲克（Fick）法、温度稀释法、指示剂（染料）稀释法、CT 血管造影、心血池显像、选择性左心室造影及二维超声心动图等方法计算，其中 Fick 法最经典，温度稀释法则是冠心病监护病房和重症监护病房做床旁监测的最常用方法。温度稀释法需用漂浮导管（Swan-Ganz 导管），其顶端有一个气囊，充气后可随血流漂流。导管共有 3 个腔，分别通气囊、导管端孔和导管侧孔。侧孔的位置距导管顶端约 15cm，导管顶端还有一个热敏电温度计，可测量血流温度的变化。使用时放置导管，使其顶端位于肺动脉位置，侧孔位于右心房，导管的尾部连接到 CO 测量仪上。从侧孔向右心房快速注入一定量（成人 10ml，儿童 5ml）冷盐水（0℃～5℃），后者与血液混合后流经肺动脉，在肺动脉的热敏温度计可探测到血液温度的变化曲线。这一温度变化曲线与血流量大小相关。连接在导管尾部的心输出量测量仪可立即计算出 CO。这种方法可多次重复，适于在患者床旁监测，已得到广泛应用。

正常值 CO 为 4～8L/min，SV 为 50～100ml/beat（每搏）。

表 各部位血氧饱和度正常值

部位	血氧饱和度（%）	部位	血氧饱和度（%）
下腔静脉	72～81	肺动脉	69～83
上腔静脉	64～80	肺动脉分支	67～81
右心房	67～80	肺毛细血管	94～97
右心室	67～81	动脉	93～99

注：根据上海第一医学院资料

临床意义 CO 降低见于心脏收缩力减弱，如心力衰竭或心源性休克以及心脏瓣膜功能不全，如二尖瓣狭窄或关闭不全等。

（柯元南）

xīnpáixuè zhǐshù

心排血指数 (cardiac index, CI)

心输出量除以体表面积 (body surface area, BSA)。又称心指数。心输出量变异较大，为了校正身高和体重因素的影响，常用 CI 评价心脏功能。BSA 由身高和体重从杜波依斯 (Du Bois) 公式计算或查表得到。CI 正常值为 $2.6 \sim 4.2 \mathrm{L}/(\min \cdot \mathrm{m}^2)$。为了校正身高和体重对每搏量 (stroke volume, SV) 的影响，用每搏指数 (stroke volume index, SVI) 评价心脏的泵功能正常值为 $30 \sim 65 \mathrm{ml}/(\mathrm{beat} \cdot \mathrm{m}^2)$。SV÷BSA 或 CI÷HR×1000 即为 SVI。

（柯元南）

zhōngxīn jìngmàiyā

中心静脉压 (central venous pressure, CVP)

上腔静脉和下腔静脉等接近心脏的大静脉的压力。可较好地反映右心房压，在冠心病监护病房和重症监护病房重症患者的监测中有一定价值。

测量时应将心导管放置在上腔静脉或下腔静脉，心导管尾部连接到压力换能器上，压力换能器则与床旁监护仪连接，并固定于患者的腋中线水平。床旁监护仪的屏幕可随时显示 CVP 曲线，并读出 CVP 数值。一般只看其平均压，但在描记良好的 CVP 曲线上也可显示静脉型压力曲线的 a 波、c 波、v 波、x 倾斜和 y 倾斜波形。这些波形的形成均与心房、心室的收缩和舒张相关，因上腔静脉和下腔静脉距离心脏较远，这些波形变化幅度不如右心房和左心房压力曲线明显。

正常 CVP 平均值为 $2 \sim 8 \mathrm{mmHg}$。压力换能器放置位置可明显影响 CVP 的读数高低，放在患者腋中线水平（相当于心房水平）以下，可能高估，反之则会低估。CVP 升高与降低的临床意义见*右心房压*。

（柯元南）

yòuxīnfángyā

右心房压 (right atrial pressure, RAP)

心导管放置于右心房测得的压力。它与中心静脉压曲线相似，由 a 波、c 波、x 倾斜、v 波和 y 倾斜构成，但波形较中心静脉压曲线清楚（见*右心导管术*图）。RAP 曲线的形成与右心室和右心房的收缩和舒张活动相关。a 波由右心房收缩产生，出现在心电图 P 波之后。a 波之后由于心室收缩牵拉右心房使压力下降产生 x 倾斜。在 a 波和 x 倾斜之间有一个很小的 c 波，是三尖瓣瓣叶关闭向右心房轻度突出所致。x 倾斜之后右心房充盈，心房内压力升高产生 v 波。紧接 v 波之后的 y 倾斜是三尖瓣开放，右心房内的血液进入右心室，RAP 降低所致。RAP 反映右心室的前负荷及静脉回心血量。平均动脉压 (mean arterial pressure, MAP) 与 RAP 的差决定回心血量，差值越大，回心血量越多。在 MAP 不变的条件下，RAP 降低时回心血量增加，右心房压力增高时回心血量减少。

适应证 ①鉴别左心衰竭和右心衰竭。②监测冠心病监护病房和重症监护病房患者的右心功能和血容量。

正常值 RAP 参考值 $1 \sim 5 \mathrm{mmHg}$；a 波 $2 \sim 7 \mathrm{mmHg}$；v 波 $2 \sim 7 \mathrm{mmHg}$。压力换能器的位置可明显影响右心房压读数的高低。若压力换能器放在患者腋中线水平（相当于心房水平）以下，可能会高估 RAP，反之则会低估。

临床意义 RAP 升高主要见于：①右心衰竭，如三尖瓣狭窄或关闭不全、肺动脉狭窄或关闭不全、右心室缺血或心肌梗死、右心室心肌病、继发于左心衰竭的右心衰竭、肺栓塞或慢性阻塞性肺疾病等引起的肺动脉高压、原发性肺动脉高压等。②心包积液、心脏压塞、缩窄性心包炎、右心房黏液瘤堵塞及血管内容量负荷过重等。RAP 降低则主要见于血容量不足。

a 波增高见于三尖瓣狭窄、右心衰竭、肺动脉高压。在三度房室传导阻滞、期前收缩代偿间隙后发生的心搏、单腔起搏及室性心动过速等情况下，心房、心室收缩不同步，有时心房收缩时三尖瓣已关闭，可产生巨大的 a 波。三尖瓣关闭不全时，从三尖瓣反流到右心房的血液可造成右心房巨大的 v 波。

（柯元南）

yòuxīnshìyā

右心室压 (right ventricular pressure, RVP)

心导管放置于右心室测得的压力。可用曲线表示，RVP 曲线与左心室压力曲线相似，但收缩期压力较低（见*右心导管术*图）。一个心动周期的 RVP 曲线由以下时相组成。①等容收缩期：心肌开始收缩，三尖瓣关闭，但肺动脉瓣尚未打开，右心室容积未变但压力迅速升高，表现为压力曲线陡峭的上升支。②快速射血期：RVP 升高至超过肺动脉压时，肺动脉瓣开放，血液快速射入肺动脉，RVP 继续升高。③缓慢射血期：RVP 下降，射血减慢，最后肺动脉瓣关闭，射血停止。④等容舒张期：射血停止后，肺动脉瓣关闭，右心室心肌开始主动舒张但容积未改变，RVP 迅速降低，甚至降至负压。⑤快速充盈期：RVP 降至低于右心房压力时，三尖瓣开放，右心房及大静脉内的血液被迅速吸入右心室内，右心室快速充盈，压力缓慢回升。⑥心房收缩期：右心房收缩，将血液排入右心室，曲线上表现为a波。⑦缓慢充盈期或舒张末期：a波之后，右心室的充盈减慢，至下一个心动周期前，右心室容积最大，此时 RVP 称为右心室舒张末压，反映右心室前负荷。

正常值 最大收缩压 15～30mmHg，收缩压参考值 10～20mmHg，舒张末压 2～8mmHg，舒张压参考值 0～4mmHg。

临床意义 ①右心室收缩压升高：见于慢性阻塞性肺疾病、肺栓塞、左向右分流的先天性心脏病（房间隔缺损、室间隔缺损、动脉导管未闭等）引起的继发性肺动脉高压，以及原发性肺动脉高压、肺动脉瓣狭窄、法洛四联症（tetralogy of Fallot）等。右心室压力长期升高，可引起右心室肥厚。②右心室收缩压降低：见于低血容量、右心室梗死、心肌病、心源性休克、心脏压塞及各种引起右心室充盈量减少（如心动过速、期前收缩）。③右心室舒张压升高：见于右心衰竭、心脏压塞或心包积液、缩窄性心包炎、限制型心肌病、血容量过多、心肌肥厚及肥厚型心肌病等。④右心室舒张压降低：见于低血容量及三尖瓣狭窄等。三尖瓣狭窄时，RVP 曲线上的 a 波降低，心房颤动和心房扑动时 a 波可消失。

（柯元南）

fèidòngmàiyā
肺动脉压（pulmonary artery pressure，PAP）
右心导管放置于肺动脉测得的压力。床旁漂浮导管监测可获得肺动脉压力曲线，它属于动脉型压力曲线，与主动脉或外周动脉压力曲线相似（见右心导管术图）。在右心室射血期，血液射入肺动脉，PAP 迅速上升，压力曲线上表现为比较陡峭的上升支，并于射血中期到达顶峰。以后由于射血量减少，PAP 开始降低，射血结束后右心室进入等容舒张期，压力迅速降低，低于 PAP 时肺动脉瓣关闭，在压力曲线上表现为一个重搏波切迹。重搏波切迹是右心室舒张期开始的标志。肺动脉瓣关闭后，在整个右心室舒张期内，PAP 继续下降，但下降速度慢于上升速度，在压力曲线上表现为相对平缓的下降支。肺动脉收缩压峰值与右心室收缩压峰值相当。若有肺动脉瓣狭窄，则右心室和肺动脉之间可出现收缩期压差。无肺部疾病者，肺动脉的舒张末压力与肺毛细血管楔压或左心房压相当，因此临床上常用肺动脉舒张末压代替肺毛细血管楔压或左心房压。

正常值 收缩压峰值 15～30mmHg（25mmHg），舒张末压 4～12mmHg（9mmHg），PAP 参考值 9～19mmHg（15mmHg）。

临床意义 PAP 升高见于以下情况。①肺血管阻力增高性疾病：如各种肺部疾病、低氧血症、原发性肺动脉高压等。②肺静脉压增高性疾病：如左心衰竭、二尖瓣狭窄、二尖瓣关闭不全等。③心内左向右分流的先天性心脏病：如房间隔缺损、室间隔缺损、动脉导管未闭等。PAP 降低见于低血容量、肺动脉或肺动脉瓣狭窄、埃布斯坦畸形（Ebstein malformation）、三尖瓣狭窄或闭锁等。

（柯元南）

fèimáoxìxuèguǎn xiēyā
肺毛细血管楔压（pulmonary capillary wedge pressure，PCWP）
漂浮导管顶端的气囊嵌顿在肺小动脉，漂浮导管端孔所测得的压力。PCWP 曲线与右心房压力曲线、左心房压力曲线、中心静脉压力曲线均属于静脉型压力曲线。记录质量良好的 PCWP 曲线可清楚地分出 a、c、x、v、y 等波形（见右心导管术图）：a 波是由左心房收缩产生，x 倾斜由左心房舒张产生，c 波由二尖瓣关闭产生，v 波由左心房充盈产生，y 倾斜则由二尖瓣开放，左心房排空，血液进入左心室，左心房的容积和压力均降低所致。由于 PCWP 测量位置距离左心房较远，所以各波形较左心房压力曲线均有所降低，且时相也有所延迟，临床测定其平均压通常更重要。

左心功能的监测在临床上非常重要，除心输出量外，还需反映左心室前、后负荷的指标。反映左心室前负荷的重要指标是左心房压和左心室舒张末压。左心房压需房间隔穿刺的方法获得，左心室舒张末压需逆行经动脉左心导管或经房间隔穿刺的方法获得，操作比较复杂，且有一定风险，不适于床旁监测。相对比较简单的漂浮导管可测得 PCWP，间接反映左心房压和左心室舒张末压，且可重复多次进行，非常适于作为床旁监测左心功能的指标。在床旁用漂浮导管测量心输出量和 PCWP，可较准确地评估左心功能。肺血管阻力和二尖瓣正常者，从右心导管测得的肺动脉舒张末压，也可反映左心室舒张末压。慢性肺部疾病和肺栓塞者肺血管阻力增高的同时肺动脉压增高，PCWP 和左心室舒张末压可能正常。此时肺动脉舒张末压不能反映左心房压和左心室舒张末压，为了正确评价左心房压和左心室舒张末压，必须监测PCWP。

正常值 PCWP 参考值 2～12mmHg，a 波 3～15mmHg，v 波 3～15mmHg，舒张期压力参考值 1～10mmHg。

临床意义 PCWP 增高见于各种原因引起的左心衰竭、血管内容量过多、心包积液、心脏压塞、缩窄性心包炎等。二尖瓣狭窄和左心房黏液瘤时，因为阻碍了左心房与左心室的通路，PCWP 也可增高，但只反映左心房压增高，不能反映左心室舒张末压。

PCWP 降低见于低血容量。a 波增高见于左心室衰竭，提示左心室舒张末压增高和左心室舒张期顺应性降低。a 波异常高大可见于二尖瓣狭窄和心房、心室收缩不同步等情况。心房颤动、心房扑动和房性静止时，a 波消失。高 v 波见于二尖瓣关闭不全、左心衰竭、室间隔缺损及左心房顺应性降低等。a 波和 v 波均增高见于血容量过多、心脏压塞及缩窄性心包炎等。心脏压塞、缩窄性心包炎、限制型心肌病、二尖瓣关闭不全、心房颤动等可引起 x 倾斜或 y 倾斜变化。二尖瓣狭窄时 v 波的下降支即 y 倾斜延长，提示左心房排空及左心室充盈延迟。

(柯元南)

xīnnèi fēnliú

心内分流 (intracardiac shunt)

某些先天性心脏病左右心腔之间的间隔存在缺陷，造成左右心腔间分流，体循环和肺循环血流量不相等。经右心导管术获得的血氧资料可确定左右心腔间分流部位、分流方向及分流量大小。正常人左右心腔间无血液分流，左侧体循环血流量与右侧肺循环血流量是相等的。

检查方法 除菲克（Fick）法外，其他检测分流的方法有染料稀释法、维生素 C 法、吸入放射性核素氪法、吸入氧化氮法和吸入氢气法等，但均不如 Fick 法成熟可靠。选择性心血管造影、CT 心血管造影及超声彩色多普勒也可准确诊断心内分流，特别是后两者属于无创性方法，得到广泛应用，已逐步取代 Fick 法。

通常先根据 Fick 公式分别计算出左心和右心的血流量及有效肺循环血流量：

$$体循环血流量(L/min) = \frac{VO_2(ml/min)}{CaO_2(Vol\%) - CvO_2(Vol\%)} \times \frac{1}{10}$$

$$肺循环血流量(L/min) = \frac{VO_2(ml/min)}{PvO_2(Vol\%) - PaO_2(Vol\%)} \times \frac{1}{10}$$

$$有效肺循环血流量(L/min) = \frac{VO_2(ml/min)}{PvO_2(Vol\%) - CvO_2(Vol\%)} \times \frac{1}{10}$$

式中 VO_2 为氧消耗量；CaO_2 为体动脉血氧含量；CvO_2 混合静脉血氧含量；PvO_2 为肺静脉血氧含量；PaO_2 为肺动脉血氧含量。CvO_2（Vol%）指分流部位之前经过完全混合的静脉血氧含量（Vol%）。

左向右或右向左分流量则可根据下列公式计算：左向右分流量＝肺循环血流量－有效肺循环血流量；右向左分流量＝体循环血流量－有效肺循环血流量

若想知道分流的百分率，不必计算血流量，仅根据几处的血氧含量（Vol%）值即可进行计算：

$$左向右分流(\%) = \frac{PaO_2(Vol\%) - CvO_2(Vol\%)}{PvO_2(Vol\%) - CvO_2(Vol\%)} \times 100\%$$

右向左分流（％）＝

$$\frac{PvO_2(Vol\%) - 体动脉血氧含量(Vol\%)}{PvO_2(Vol\%) - CvO_2(Vol\%)} \times 100\%$$

正常值 同一个人右侧各心腔之间的血氧含量通常有些差别，公认的正常范围的血氧含量差别如下：右心房和上腔静脉 9%～10%；右心房和下腔静脉<4%；右心室和右心房<5%；肺动脉和右心室<2%。

临床意义 ①右侧心腔血氧含量差别超过上述标准，提示有左向右分流。左向右分流量>30% 应及时进行手术或介入封堵治疗。动脉血氧含量降低则提示有右向左分流，常见于法洛四联症（tetralogy of Fallot）、大动脉转位、艾森门格综合征（Eisenmenger syndrome）等。以右向左分流为主的发绀型先天性心脏病应及时手术治疗。②心房水平左向右分流常见于房间隔缺损、肺静脉畸形引流、主动脉窦瘤破入右心房、冠状动静脉瘘及心室间隔缺损伴三尖瓣关闭不全等。③心室水平左向右分流常见于心室间隔缺损、心内膜垫缺损、动脉导管未闭伴肺动脉瓣关闭不全、主动脉窦瘤破入右心室及冠状动脉右心室瘘等。④肺动脉水平左向右分流常见于动脉导管未闭、主-肺动脉隔缺损、主动脉窦瘤破入肺动脉及冠状动脉肺动脉瘘等。⑤腔静脉水平左向右分流常见于肺静脉畸形引流入上腔静脉、下腔静脉。⑥临床上还可见到双向分流、两处同时有分流及分流在病程后期逆转等，需结合临床资料及其他导管造影资料进行分析。例如，以左向右分流为主的先天性心脏病，晚期由于肺动脉高压，可出现双向分流，或完全逆转为右向左分流，后者称艾森门格综合征，是手术治疗的禁忌证。

(柯元南)

chuángpáng xuèliú dònglìxué jiāncè

床旁血流动力学监测（bedside hemodynamic monitoring，BHM）

依据物理学定律，结合生理学和病理生理学概念，利用各种监测仪器或监测装置在床旁直接测定各项生理学参数，对循环系统中血液运动进行动态、定量的测量和分析。分类如下。①无创血流动力学监测：经皮肤或黏膜等途径间接获取相关心血管功能的各项参数，包括心率、呼吸频率、无创血压、脉搏血氧饱和度等，对机体组织无机械损伤。②有创血流动力学监测：经体表插入各种导管或监测探头至血管腔或心腔内直接测定、测算各项生理学参数，包括直接动脉压、中心静脉压、心输出量、肺动脉压、肺毛细血管楔压、右心房压及动静脉血气分析等。

适应证　①急性心肌梗死：大面积心肌梗死或右心室心肌梗死者怀疑或已有血流动力学紊乱；合并机械并发症如室间隔穿孔；严重心力衰竭或休克。②慢性心力衰竭：评估心功能，尤其心肺疾病共存的情况下，用于鉴别诊断和分清主要矛盾；选择药物，尤其是血管活性药物；评估疗效和判断预后；某些心力衰竭病因的鉴别，如限制型心肌病、缩窄性心包炎。③其他危重患者：多器官或主要器官衰竭，如呼吸衰竭、肺栓塞、严重烧伤、严重感染；各种原因的休克；严重心脏病患者术前、术中和术后监测。

禁忌证　无绝对禁忌证，下列情况应慎重考虑，如穿刺部位感染、肝素过敏、穿刺部位动脉无有效侧支循环、严重全身感染或高凝状态等。

检查方法　采用漂浮导管监测。漂浮导管又称 Swan-Ganz 导管，是一种头端带气囊的多腔导管。从周围静脉插入，利用气囊血流漂浮导向，将导管随血流依次送入右心房、右心室、肺动脉，可持续监测右心房压、右心室压和肺动脉压，并可获取肺毛细血管楔压及心输出量等重要血流动力学参数（表），是 BHM 的主要手段。

导管插入可在床旁进行，不需 X 线设备，但最好备有 X 线机，以便在插入困难或插入成功后确认导管位置。常规开放静脉通道，吸氧。术前用肝素生理盐水冲洗器械，检查气囊是否均匀膨胀，置入水中观察气囊是否漏气。临床上最常用的途径是颈内静脉和股静脉。穿刺成功后，送入导丝，再经导丝送入静脉鞘，向静脉鞘内注入适量肝素生理盐水防止血栓形成，将漂浮导管完全排气后送入静脉鞘管中。送入导管前，可将导管尖端塑成指向患者左侧的适当弯度。缓慢推送导管，避免用力过猛，若推送困难可尝试调整血管鞘的方向。当导管尖端近右心房时充盈气囊。在压力及心电监测下依靠房室腔和肺动脉压力波形的变化，可辨别导管尖端是否随血流漂移依次从右心房、右心室到达肺动脉。右心室流出道受导管刺激时极易发生心律失常，应尽快通过此处到达肺动脉。漂浮导管在心腔内向前推进时应充盈气囊，后退时则应先放气后撤导管。

临床意义　BHM 是抢救危重患者不可缺少的手段，可深入、全面、及时地了解病情，为复杂疾病的治疗提供准确依据。

（朱国英）

dòngmàiyā jiāncè

动脉压监测（arterial blood pressure monitoring）　又称血压监测。是最基本的、简单的心血管监测项目，反映心脏后负荷、心肌氧

表　漂浮导管监测压力及其改变

压力	正常值	增高	降低
右心房压	0~8mmHg	血管容量负荷过多：心脏压塞或心包积液，心力衰竭	低血容量
右心室压	收缩压 20~25mmHg；舒张压 0~8mmHg	收缩压：右心排血阻力增加，如肺栓塞，左向右分流先天性心脏病 舒张压：同右心房压增加因素	收缩压：右心室梗死或心肌病所致右心衰竭 舒张压：低血容量
肺动脉压	收缩压 20~25mmHg；舒张压 8~14mmHg	收缩压：肺动脉阻力增加，如肺栓塞、慢性阻塞性肺疾病等 舒张压：可见于所有增加肺动脉收缩压的因素及心脏压塞、心包积液	收缩压和舒张压均降低，见于低血容量状态
肺毛细血管楔压	6~12mmHg	左心功能不全，二尖瓣狭窄或闭合不全，左心室顺应性降低，容量过多或心脏压塞或心包积液	低血容量状态

耗与做功及血液循环的指标之一。可分为无创动脉压监测和有创动脉压监测。

无创动脉压监测 手动测压法为经典的血压测量方法，即袖套测压法。该法所用设备简单，费用低，适用于一般患者的监测，但不能连续监测。自动测压法又称自动化无创测压法，是重症监护中使用最广的血压监测方法之一，能自动定时显示收缩压、舒张压、平均动脉压和脉率。

有创动脉压监测 是一种较安全的有创血流动力监测技术。适用于：①各类危重患者。②严重低血压、休克、需反复测量血压及用间接法测压有困难或动脉狭窄难以测出者。③血流动力学波动大，需用血管活性药物者。④需反复取动脉血行血气分析者。

将特定的导管置入动脉内，通过换能器将机械性压力波转变为电子信号，经放大后由示波屏直接显示动脉压力波形和压力数值，压力数值包括收缩压、舒张压、平均动脉压。有创动脉压可测量血管内整个心动周期的压力变化，并可连续记录、储存，供分析研究。插管途径主要为桡动脉、股动脉、肱动脉、足背动脉等，新生儿通过脐动脉途径。

正常动脉压图形分升支、降支和重搏波。升支表示心室快速射血入大动脉，其顶峰为收缩压，正常值为 100～140mmHg；降支代表血液经大血管流向外周，但心室压低于主动脉时，主动脉瓣关闭和大动脉弹性回缩在动脉内形成重搏波。重搏波后主动脉内压继续降至最低点，为舒张压，正常值为 60～90mmHg。病理状态下，除压力本身的变化外，压力图形会出现很多特征性改变，如高血压时升支陡峭，各组成部分均突

出；低血压时波形变小，重搏波不清。

有创动脉压监测并发症少见，主要有：①感染，为预防感染发生，应严格无菌操作和尽量缩短导管在体内存留时间。②血管阻塞，源于血栓形成或栓塞，阻塞远端是否出现缺血或坏死，取决于侧支循环和阻塞后的再通率。③其他，包括出血、动脉瘤和动静脉瘘等。

（朱国英）

zuǒxīn dǎoguǎnshù

左心导管术 （left cardiac catheterization）

在 X 线透视下经周围动脉逆行插入特殊的心导管至主动脉、分支动脉及左心室，以进行诊断、治疗和疗效评估的有创介入技术。1950 年齐默尔曼（Zimmerman）等为诊断主动脉瓣关闭不全将心导管从动脉逆行送入左心室，首次开展了左心导管术。1958 年索恩斯（Sones）等成功进行了首例选择性冠状动脉造影术，左心导管术得到了进一步发展。此后随着多种类型心导管的研制及检查方法、相关器械的不断改进，左心导管术已不再仅局限于左心导管检查，临床已逐步扩展到冠心病、心脏瓣膜疾病、先天性心脏病、外周血管疾病的介入治疗领域，成为心血管疾病必不可少的诊断、治疗及疗效评估手段。左心导管术主要包括：①主动脉及左心室压测定和左心室功能评估。②冠状动脉、周围动脉、主动脉和左心室造影。③左心导管介入治疗。

适应证 ①复杂性先天性心脏病、心脏瓣膜病（主动脉瓣、二尖瓣）及左心室病变的诊断性评估或外科手术、介入治疗的术前、术后评估。②左心导管介入治疗，包括心脏瓣膜狭窄疾病行

瓣膜球囊扩张术；先天性心脏病（如房间隔、室间隔缺损，动脉导管未闭）行封堵术等。③主动脉及其分支、周围动脉病变的术前诊断及介入治疗。④冠状动脉疾病的诊断及介入治疗。⑤心脏电生理研究，如左束支电位检测、左心室标测等。

禁忌证 急性感染性疾病、亚急性感染性心内膜炎、急性心肌炎、风湿热活动期、心腔内血栓、栓塞、严重心律失常、重度心力衰竭、严重肝肾不全、电解质紊乱及其他病情危重、不能合作者。上述部分属于相对性禁忌，病情控制后仍可施行左心导管术，如控制感染、改善心功能或纠正电解质紊乱后。

检查方法 术前准备包括：①血、尿、粪常规，血型和出凝血时间，肝肾功能、电解质及传染病筛查等相关检查。②X 线胸片、心电图和超声心动图检查，有脑卒中病史者复查头颅 CT。③局部备皮和清洁。④做好家属及患者的沟通工作，消除患者疑虑，签署知情同意书。

导管选择 根据患者年龄、血管情况及检查、治疗目的选择合适的导管，如测压可选用普通心导管，选择性冠状动脉造影可选用冠状动脉造影导管，左心室造影可选用猪尾导管，左心室电生理检查选用电极导管，介入治疗则选用相应的特制导管。

操作步骤 左心导管术的入径方法有经皮动脉穿刺法、动脉切开法或心房间隔穿刺法。经皮动脉穿刺法常选择周围动脉作为穿刺部位，最常用的途径是经股动脉径路和经桡动脉径路，常规穿刺技术为塞丁格（Seldinger）法穿刺。股动脉因血管较粗、走行直为左心导管术的首选；经桡

动脉径路发展较为迅猛，具有术后不需平卧、血管穿刺部位并发症少的优势。动脉切开法已极少采用。

患者平卧，选择经股动脉穿刺法者髋关节外展，新生儿或幼儿可适当固定四肢，两侧腹股沟区皮肤严格消毒，范围从脐下至股中部；选择经桡动脉穿刺法者手臂外展，放置在固定板上，上肢及手部皮肤严格消毒。采用 Seldinger 穿刺法（见心导管检查）。动脉穿刺成功后，立即将导引钢丝软端导入穿刺针，插入血管内 15～20cm，固定导引钢丝并撤出穿刺针，再通过导引钢丝导入动脉扩张管和外鞘管，最后撤出扩张管芯和导引钢丝。在导引钢丝引导下，送入相应的心导管至升主动脉或左心室、冠状动脉、肾动脉等，进行预定的检查或治疗，给予相应的肝素抗凝。结束后，经股动脉径路者在穿刺点上方压迫股动脉，拔出动脉鞘管，压迫止血 30 分钟，确认无出血后用弹力绷带加压包扎，肢体制动卧床 12～24 小时，24 小时后可下地活动；也可选择血管封堵器封堵或缝合股动脉穿刺点，血管封堵器可减少患者卧床及肢体制动时间，4～10 小时后可下地活动，但也有封堵失败可能。经桡动脉径路者拔出动脉鞘管后弹力绷带加压包扎，穿刺处上肢制动 6～12 小时，术后即可下床活动。

（朱国英）

zhǔdòngmàiyā

主动脉压（aortic pressure）

动脉血压。因大动脉中血压降落很小，通常将在上臂测得的肱动脉血压代表主动脉压。在每个心动周期中，动脉血压呈周期性波动。心室收缩射血时，主动脉血压升高，其最高血压值，称为收缩压。心室舒张时，动脉血压降低，舒张末期血压下降所达到的最低值，称为舒张压。静息状态下，正常成人的收缩压为 90～140 mmHg，舒张压为 60～90mmHg。主动脉收缩压与舒张压因年龄不同而异。收缩压与舒张压之差称为脉压，正常成人的脉压为 30～40mmHg。一个心动周期中动脉血压的平均值称为平均动脉压，其计算方法有直接法和间接法：直接法计算的平均动脉压等于心动周期中每一瞬间的动脉压相加的平均值；间接法计算则等于舒张压加 1/3 脉压。

正常主动脉压力曲线在心电图 S 波之后，心音图第一心音（S_1）末，即主动脉瓣开放，左心室射血时开始迅速上升，在达至其较圆钝的顶峰之前可出现升支切凹，曲线顶峰常出现在心电图 T 波开始处，在左心室射血后期压力曲线逐渐下降，至主动脉瓣关闭时，压力曲线略回升，形成重复波，其后左心室进入舒张阶段，主动脉压力降低，压力曲线下降到一定水平后不再降低，直至下次左心室射血时再次上升。

主动脉瓣关闭不全时表现为压力曲线波幅增大，上升支快而陡，顶峰尖锐、前移，下降支开始部快而陡；主动脉瓣狭窄时表现为压力曲线波幅水平降低，上升支缓慢，与下降支形成类似等腰三角形的压力图形。主动脉缩窄时表现为缩窄近端主动脉压增高，尤以收缩压增高更为明显，曲线幅度增大且高峰略后移，波峰较尖锐而下降支较陡，而主动脉缩窄远端主动脉压明显降低，以收缩压降低更为明显，曲线幅度减小，上升缓慢，峰顶后移，波峰变宽且圆钝。

（朱国英）

zuǒxīnshìyā

左心室压（left ventricular pressure，LVP）

心室收缩产生强大的内压。左心室压是心脏向动脉射血的主要动力。心脏舒张时内压降低，腔静脉血液回流入心脏。心脏每收缩和舒张一次构成一个心动周期。

正常 LVP 曲线呈典型高原型压力曲线，即曲线的上升和下降均较迅速，分别由心室的等容收缩和等容舒张引起，左心室向主动脉大量喷血形成曲线顶峰。在左心室收缩前有个向上的波即左心房传来的 a 波，左心室等容收缩期中压力曲线迅速上升，在心电图 S 波之后，第一心音末，压力超过主动脉的舒张压而向主动脉射血，压力继续上升达到高峰形成高原，在射血后期略有下降至心电图 T 波末，心音图的第二心音（S_2）。主动脉瓣关闭进入等容舒张期，压力曲线迅速下降，并降至最低水平；此后心室舒张而迅速充盈，压力略升高并维持水平直至下一次收缩。正常左心室收缩压为 90～120mmHg，舒张压为 0～10mmHg。

左心室舒张末压测定是评价左心功能的重要方法，通常 > 12mmHg 时为左心室舒张末压增高，见于左心衰竭、缩窄性心包炎、限制型心肌病等；左心室收缩压增高见于高血压、主动脉瓣狭窄等。若左心室腔狭小，导管活动受限，可造成假性压差。左心室压差的检查，应同时测定流入道及流出道（即二尖瓣下和主动脉瓣下）部位的压力，并与心尖部压力同时进行比较。

高血压时周围动脉阻力增高，LVP 曲线升支上升缓慢抵达高峰后，维持一个短时期即进入舒张期，压力曲线下降，故压力曲线呈类似等腰三角形。左心室舒张充盈障碍时，LVP 曲线的特点是舒张早期出现压力曲线下降，但达不到零点，而在其后的舒张中期压力逐渐或迅速上升形成舒张后期的高原波，并维持到下一次收缩。心肌梗死后因心肌重构而形成左心室室壁瘤，心室收缩时瘤壁向外膨出，舒张时瘤壁反而向内运动，产生"矛盾运动"，因此其 LVP 曲线特点是在等容收缩期曲线上升缓慢，顶峰较低，射血较短，整个波峰低而圆钝。

（朱国英）

zuǒxīnshì shēngzhǔdòngmài liánxù cèyā

左心室升主动脉连续测压

（ continuous pressure tracing from left ventricle to ascending aorta） 将心导管从左心室撤至主动脉，回撤时连续记录压力曲线。该压力曲线的变化可用于判断左心室流出道或瓣膜等部位是否存在狭窄。正常左心室升主动脉连续测压时，两者收缩压无压差（图 1）；若连续测压时左心室收缩压较主动脉高 10～20mmHg，应考虑为升主动脉口部狭窄（图 2）。按其狭窄部位分类如下。①主动脉瓣上狭窄：压力曲线特点是左心室收缩压增高，心导管到达主动脉后收缩压不变而舒张压升高成主动脉压力图形；心导管进入主动脉瓣上狭窄区时，收缩压下降而舒张压不变，连续测压可出现两次压差。②主动脉瓣膜部狭窄：压力曲线特点是左心室收缩压增高，心导管撤至主动脉后收缩压下降，舒张压升高，连续测压出现一次压差。③主动脉瓣下狭窄：主动脉瓣下狭窄或左心室流出道狭窄的连续压力曲线特点是左心室收缩压增高，心

导管从左心室心腔撤至左心室流出道时，收缩压下降而舒张压不变，心导管撤至主动脉后收缩压不变而舒张压升高成主动脉压力图形，连续测压出现两次压差。梗阻性肥厚型心肌病是主动脉瓣下狭窄的主要代表性疾病。左心室流出道梗阻者还可同时进行左心室和主动脉压力描记即双通道测压。这种压力描记方法可通过双通道压力的测量值计算出二者间的平均压差，能更有效判断左心室流出道梗阻的程度和评估化学消融等干预治疗的效果。

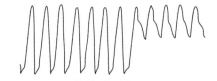

图 1　正常左心室升主动脉连续压力曲线示意

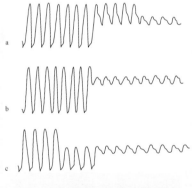

图 2　3 种类型主动脉口狭窄的左心室升主动脉连续压力曲线示意

注：a. 主动脉瓣上狭窄；b. 主动脉瓣膜狭窄；c. 主动脉瓣下狭窄

（朱国英）

xīnxuèguǎn zàoyǐng

心血管造影 （angiography）

将对比剂快速注入心血管内，使心脏和大血管腔在 X 线照射下显影，应用数字电影将心脏和大血管腔的显影过程拍摄的检查方法。通过显影可观察到含对比剂的血液流动顺序，观察心脏大血管充盈情况，了解心脏和大血管的生理和解剖变化。心血管造影是一种常用且很有价值的诊断心脏血管病的方法，尤其对复杂的心血管畸形或冠状血管旁路移植等手术前及介入治疗术前诊断是必不可少的。常用的有选择性右心造影、左心造影、肺动脉造影、主动脉及周围动脉造影、冠状动脉造影及肾动脉造影等。

适应证　①先天性心脏病的术前诊断，特别是复杂型先天性心脏病外科手术前，需对心脏和（或）大血管进行全面的解剖畸形诊断和生理状况评价，判断血流动力学的变化和程度，为手术或介入治疗的选择或术后疗效判定提供信息和依据。②后天性心脏病，特别是伴肺动脉高压征象者的诊断及危重患者的血流动力学监测。③心血管疾病在造影同时和（或）介入治疗前后取得血流动力学资料，与造影配合可明确诊断，指导选择治疗方法及疗效评价。

禁忌证　无绝对禁忌证。相对禁忌证：各种急性感染，严重肝肾功能损害，严重心律失常，充血性心力衰竭，各种出血性疾病，妇女妊娠期和月经期，器械不全或仪器不适合。

操作方法　心血管造影用的 X 线机需要在短时间内发射大量 X 线，缩短曝光时间，便于快速连续摄影和提高影像清晰度，因此需要 50mA 以上大容量 X 线机。造影用的心导管要求管腔较大，使对比剂可迅速通过，成人常用 5F 和 6F 造影导管，小儿可用 5F 导管。

根据穿刺途径备皮，可选择

腹股沟部、肘部或腕部。术前禁食6小时。术前可用镇静剂，如巴比妥类或地西泮等。成人及合作儿童用1%利多卡因局部麻醉，5岁以下小儿可用氯胺酮或其他基础麻醉。穿刺血管成功后插入鞘管。用肝素盐水（0.9%氯化钠500ml中含肝素40mg）冲洗导管防导管凝血，若行左心系统造影，经鞘管推入0.25～0.50mg/kg的肝素抗凝，防止血栓形成和栓塞。右心导管在X线透视下将导管送至上腔静脉-右心房各部位取血测血氧饱和度，并测定和记录各部位的压力；再操作导管从右心房进入右心室、主肺动脉、左右肺动脉，分别在上述部位取血氧标本并测定压力。根据临床需要将导管送至肺动脉分支远端嵌入后测定肺毛细血管楔压。将导管自主肺动脉后撤至右心室，记录连续测压力曲线。左心导管检查逆行将其送入主动脉及左心室，根据病情及诊断需要测定压力或连续测压，必要时取血标本测定血氧饱和度。根据临床需要进行特定部位的造影。

数字减影血管造影是综合影像增强-电视系统数据收集和计算机处理产生图像，可显著降低对比剂浓度和剂量，收到良好的诊断效果。对比剂经心导管注入心脏大血管腔时，要求弹丸式地形成一团，迅速从心导管前端进入血液，才能在该部达到最高浓度而清楚显影。由于对比剂有一定的黏稠度，导管腔又有一定阻力，故须借助高压注射器以达到快速注射的目的，一般一次药量在约1.5秒注入，注射一定量对比剂后触发注射器上的快速摄片或电影摄影的曝光触发装置，开始摄影。摄影时可按需要选用正位、侧位或左、右斜位，以及头足位角度进行投照。

术后处理 造影完毕退出心导管后，穿刺部位按压止血，至不再出血后加压包扎，尤其动脉穿刺应注意止血彻底，以免形成血肿。若为切开插管，静脉可将远端血管结扎，动脉则应用无创血管缝线缝合血管破口，然后再缝合皮肤切口。

结束心血管造影最初4～6小时内，应观察心率、呼吸、血压、体温变化，及时发现心功能的变化、心律失常及对比剂不良反应等，及时处理。清醒患者应鼓励多饮水，麻醉未醒患者应给予适当的静脉补液以促进对比剂排出，以减少对肾脏的影响。观察患者伤口是否有渗血。股静脉刺患者需卧床4～6小时，股动脉穿刺患者需卧床12～24小时，避免过早活动造成穿刺部位血肿或假性动脉瘤形成。穿刺部位使用封堵器者封堵2～4小时后可轻微活动。

临床意义 由于影像辅助诊断的广泛应用，心血管造影的适应证具有明显的选择性；心外科手术治疗的进展，特别是新生儿、婴幼儿及复杂先心病手术开展，均需要心导管检查和造影，对手术方法的选择、风险评估及预后判断均有重要作用。此外，心律失常、心肌病及周围血管病等诊治的进展又扩大了心导管的应用范围。心导管检查和造影已经由原来的以诊断为主要目的而转化为心血管疾病治疗的重要手段，心血管造影确定诊断后，通过心导管途径达到治疗心血管疾病的目的。

（乔树宾）

fèidòngmài zàoyǐng

肺动脉造影（pulmonary arteriography）用介入插管方法由高压注射器将对比剂直接注射到肺动脉，同时由血管造影机拍摄、记录X线动态影像的辅助诊断肺动脉疾病的检查方法。

适应证 肺动脉血栓栓塞、肺动脉狭窄、肺动脉瘤、肺动静脉畸形、肺动脉高压。

禁忌证 ①对含碘对比剂严重过敏者。②未控制的全身感染。③未控制的原因不明的严重肝肾功能障碍。④未控制的甲状腺功能亢进症。⑤有严重出血倾向。⑥感染性心内膜。⑦妊娠期女性。⑧各种原因导致患者不能平卧或不能配合检查。

检查方法 术前禁食水6～8小时。肺动脉造影通常经右股静脉塞丁格（Seldinger）法穿刺插管途径进行（必要时也可经左股静脉、肘部静脉、锁骨下静脉、颈内静脉等途径）。腹股沟区触摸确定股动脉与腹股沟横纹的交叉点，以其内下方约2cm处为穿刺点。1%利多卡因局部浸润麻醉，以手术刀尖在局部做一小横切口。以吸入2ml 0.9%氯化钠溶液的注射器连接穿刺针带负压穿刺股静脉，待顺利抽出静脉血时左手固定穿刺针位置，右手取下注射器，将0.889mm（0.035英寸）导引钢丝插入穿刺针尾端，将钢丝送至下腔静脉，退出穿刺针，沿导引钢丝送入带扩张管的血管鞘，退出导引钢丝和扩张管，经鞘管侧臂排气并注入少许肝素化生理盐水。在0.035英寸导引钢丝导引下，经鞘管送入猪尾导管，X线透视下将导管依次送到下腔静脉、右心房、右心室、肺动脉，分别测量各部位压力（必要时可取血做血气分析）。连接高压注射器，确认管道内无气泡，高压注射器与血管造影机同步联动进行造影，对比剂注射参数：注射总量 25～30ml，注射速度 10～20ml/s，压力 4100～6900kPa，高压注射比 X 线延迟 0.5～1.0 秒。投照体位为后前位（可加头位 10°～20°）、侧位、左（右）前斜位 30°。造影时患者须屏住呼吸。造影结束后退出导管，拔除鞘管，压迫 10～15 分钟，确认止血后局部加压包扎，右下肢制动 6 小时。

临床意义 肺动脉造影可清楚显示肺动脉树状分支体系。正常情况下肺动脉随逐级分支而逐渐变细、血管壁光滑、管腔无充盈缺损。局部血管异常变细提示肺动脉狭窄，局部异常扩张呈瘤样提示肺动脉瘤，肺动脉与肺静脉直接连通提示肺动静脉瘘，急性肺动脉血栓栓塞表现为管腔内充盈缺损可伴局部对比剂染色、血管阻断的断端平齐或呈杯口状，慢性血栓栓塞可有血管扭曲、变形、局部充盈缺损、分支闭塞等表现，严重肺动脉高压患者主肺动脉及左、右肺动脉增粗而外周分支变细、血管分布稀疏。

并发症 包括穿刺处血管、神经损伤，心律失常，对比剂肾病，超敏反应，心脏损伤等。

（霍勇 洪涛）

zhǔdòngmài jí zhōuwéidòngmài zàoyǐng

主动脉及周围动脉造影（angiography of aorta and peripheral arteries）

将导管插入主动脉或其分支动脉内，注入对比剂，并用血管造影机记录其整个过程的诊疗方法。血管造影机均为数字化设备，可根据临床需要利用减影、三维等技术对影像进行处理。

适应证 ①动脉狭窄、闭塞性病变：动脉硬化、动脉炎、肌纤维发育不良、外伤、先天性动脉病变等。了解病变部位、程度、长度、性质及侧支循环情况，有利于制订治疗方案。②动脉扩张性病变：即动脉瘤，了解其形态（尤其是瘤颈）、大小、分支累及情况等。③动脉出血性病变：溃疡、肿瘤、憩室、血管性病变所致消化道出血，支气管扩张、肺结核、肺肿瘤、血管性病变所致咯血，外伤性肝、脾、肾、盆腔等出血，医源性出血、鼻出血等。④血管性病变：主要包括动静脉畸形和动静脉瘘，用以观察病变的范围，累及血管的情况（数目、管径、走行等），用以指导可能进行的栓塞治疗。⑤动脉夹层：判定夹层破口的位置、大小、数目、是否累及各主要分支等。⑥肿瘤：了解肿瘤的血供特点及其与周围组织、脏器的关系。大部分肿瘤（肝、肾等）均可同时进行动脉化疗、栓塞，包括外科手术前辅助性栓塞、姑息性栓塞治疗、根治性（相对）栓塞治疗等。⑦血管内异物：了解血管内异物与血管壁的关系。

禁忌证 对比剂过敏为绝对禁忌证。相对禁忌证：①因对比剂需经肾排泄，肾功能不良者慎用，必要时可在充分水化、利尿，甚至做好透析准备的基础上进行造影检查。②年长体弱，多脏器功能衰退，预计造影检查对患者疾病的转归无明显意义。③患者意识障碍，不能配合者。④穿刺点区域存在感染性病灶。⑤婴幼儿动脉纤细、各脏器发育不成熟、射线照射敏感等，应慎行，急危重症者应除外。⑥因动脉闭塞、关节屈曲等无合适穿刺点。

操作方法 主动脉造影的穿刺径路多为股动脉，左右侧均可，也可选择桡动脉或肱动脉。若患者同时需要脑血管造影则最好选择股动脉，利于将导管插入靶血管进行选择性造影。行升主动脉及主动脉弓造影时，需将导管头端置于升主动脉，在左前斜 30°～45°进行造影，此角度可清晰显示主动脉弓及其分支。行胸降主动脉及腹主动脉造影时先行正位造影，必要时加侧位和（或）斜位。需注意的是，主动脉造影对比剂的剂量较大，因此应严格掌握造影次数。

周围动脉包括内脏动脉和四肢动脉，因其起始动脉及血管走行、解剖形态不同，选择的导管形态有所不同。①上肢动脉：造影时将导管插入同侧锁骨下动脉即可。②下肢动脉：行单侧下肢动脉造影时多采取对侧股动脉入路，将导管头端插入需造影侧的髂总动脉、髂外动脉甚至股浅动脉。行下肢动脉造影可采取桡动脉、肱动脉径路，尤其怀疑双侧髂动脉病变者，此时可将猪尾导管置于腹主动脉分叉处，同时进行双下肢动脉造影，也可应用单弯导管进行单侧肢体造影。由于下肢较长，多需分段造影，应注意对比剂剂量。很多血管造影机具有追踪造影即"步进"功能，可在一定程度上减少对比剂剂量。

临床意义 动脉造影不仅用于诊断，还可根据具体出血情况进行动脉栓塞止血治疗。

动脉狭窄和闭塞 ①动脉直接溶栓：将导管插入病变部位，直接注入溶栓药物，适用于相对新鲜血栓。②栓子取出：用导管进行抽吸，适用于新鲜血栓。③球囊扩张：适用于纤维肌性发育不良所致动脉狭窄及支架植入前的预扩张，亦可用于大动脉炎非活动期。④支架植入：适用于动脉粥样硬化所致局限性动脉狭窄。⑤斑块旋切：适用于偏心性动脉粥样硬化性斑块。临床上不常用。

动脉扩张性病变 主要指各种动脉瘤。①动脉瘤填塞：使用钢圈、可脱性球囊、医用胶等。②动脉瘤隔绝：使用覆膜支架。

动脉夹层 使用覆膜支架，主要覆盖第一破口（入口）。

动脉出血性病变 一般出血量大、保守治疗无效者可用明胶海绵、各种微球、钢圈、医用胶等进行动脉栓塞止血。①消化道出血：主要有溃疡、憩室、肿瘤浸润等。②外伤性出血：肝、脾、肾等破裂，骨盆骨折等。③妇产科出血：产后、刮宫后、肿瘤浸润等。④咯血：各种炎症、肿瘤等。⑤鼻出血：肿瘤性、外伤等。⑥各种医源性出血：活检后、手术后、胆道穿刺后等。

肿瘤 将导管插入肿瘤的供血血管，注入化疗药物，并根据具体情况进行栓塞治疗，即化疗栓塞。几乎所有的恶性肿瘤均可进行动脉化疗，实质性脏器（如肝脏）肿瘤适合进行栓塞治疗，而对空腔脏器肿瘤的栓塞治疗应谨慎（可能出现坏死、穿孔等）。若有大出血需止血，可谨慎栓塞止血。

动静脉畸形 主要用动脉栓塞进行治疗，并可根据具体情况结合其他方法如经皮药物注射、手术等。

动静脉瘘 动脉栓塞或用覆膜支架隔绝。

（霍 勇 佟小强）

guānzhuàngdòngmài zàoyǐng

冠状动脉造影（coronary arterio-graphy，CAG）

经皮肤穿刺动脉插入动脉鞘管，在 X 线引导下，通过动脉鞘管送入特殊设计的导管至左、右冠状动脉开口，选择性地在冠状动脉开口注入适量对比剂，从而显示冠状动脉解剖和病变的心血管介入性诊断技术。又称选择性冠状动脉造影，简称冠脉造影。

CAG 的发展经历了 3 个阶段：最初采用的是主动脉根部造影，使左、右冠状动脉同时显影，故称非选择性 CAG。它不能清晰显示整个冠状动脉血管树，尤其是冠状动脉远端血管，因此改进为半选择性 CAG，即主动脉窦内造影，分别在左、右主动脉窦内注射造影剂使左或右冠状动脉显影（图 1、图 2）。这种显影效果虽然优于非选择性 CAG，但仍达不到临床诊断和治疗冠状动脉疾病的要求。1959 年儿科心脏病专家索恩斯（Sones）行主动脉造影时，无意将大量对比剂注入右冠状动脉，偶然进行了选择性右冠状动脉显影。此后，1966 年安普莱茨（Amplatz）、1967 年贾金斯（Judkins）等对造影导管顶端的形状和弧度及导管操作技术做了改进。经皮股动脉穿刺技术的应用进一步简化了选择性 CAG，使得这一技术简单易行，并发症少，逐渐在临床上得到广泛应用。

适应证 分为以诊断为目的和以治疗为目的。

以诊断为目的 ①不典型胸痛经无创性检查不能确诊有无冠心病者。②临床无症状，但心电图、动态心电图、运动试验等提示心肌缺血客观证据者。③不明原因的心律失常、心脏扩大、心功能不全，需排除冠心病者。④疑有先天性冠状动脉畸形者。⑤风湿性心脏病、老年退行性心脏病、梗阻性肥厚型心肌病、先天性心脏病等心脏疾病或其他非心血管疾病、肿瘤等需手术治疗或腹部大手术前需排除冠心病者。⑥无症状但为冠心病高危者（如有冠心病家族史、代谢综合征等）或从事高危职业者（如飞行员、运动员、宇航员等）。

以指导治疗和评估治疗效果为目的 ①稳定性心绞痛内科药物治疗效果不佳者。②不稳定性心绞痛需依据 CAG 结果确诊和制订治疗方案者。③急性心肌梗死发病 12 小时以内或发病 12 小时以上仍有持续胸痛，有条件的医院应行紧急 CAG 及经皮冠状动脉介入治疗（percutaneous coronary intervention，PCI）；若医院无急诊 PCI 手术条件或错过急诊 PCI 时间，待病情稳定后行择期 CAG。④陈旧性心肌梗死者出现再发心

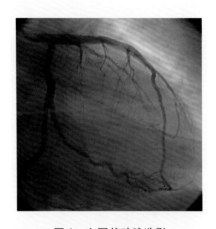

图 1 左冠状动脉造影

注：选择性左冠状动脉造影右前斜位，示左主干、前降支、回旋支及钝缘支正常

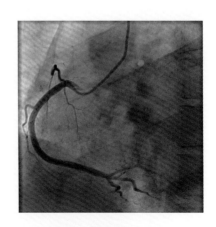

图 2 右冠状动脉造影

注：选择性右冠状动脉造影左前斜位，示右冠状动脉、左室后支及后降支正常

绞痛、并发室壁瘤、乳头肌功能障碍等，需行 CAG 明确是否需行 PCI 或冠状动脉旁路移植术（coronary artery bypass graft，CABG）。⑤已行 PCI 或 CABG 治疗者，为评价疗效及确定进一步治疗方案可行 CAG。

禁忌证　无绝对禁忌证。相对禁忌证：①不明原因的发热、尚未控制的感染。②严重肝、肾功能障碍；重度贫血；电解质紊乱。③肿瘤等疾病的终末期。④对比剂过敏。⑤未经控制的甲状腺功能异常。⑥脑血管意外急性期。⑦洋地黄中毒。⑧慢性心力衰竭失代偿期。⑨严重凝血性疾病。⑩活动性心内膜炎。

检查方法　术前完善血、尿、粪常规，血液生化、凝血功能、X 线胸片、心电图、超声心动图等检查。双侧腹股沟、会阴部备皮或腕部备皮。

穿刺血管径路　有股动脉穿刺、桡动脉穿刺和肘动脉穿刺等，最常用的血管径路是股动脉穿刺和桡动脉穿刺。股动脉穿刺是 CAG 的传统常规穿刺途径。桡动脉位置表浅，无重要血管神经伴行，易于压迫止血，穿刺并发症很少，经桡动脉途径已逐渐在临床推广应用。

穿刺过程　选择股动脉或桡动脉搏动最强处为穿刺点，在穿刺点注入适量的 1% 利多卡因行局部麻醉，采用塞丁格（Seldinger）法穿刺（图 3）。右手持动脉穿刺针，针尖斜面朝上与皮肤呈 30°~45°，斜行沿动脉走向刺向动脉搏动最强点，快速刺穿动脉前壁进入动脉腔内，有突然减压感并见到穿刺针尾部有动脉血喷出，将软头导丝插入穿刺针内并缓慢向前推进，不能有阻力感，至一定深度后退出穿刺针，将导丝保留在动脉腔内。将动脉扩张鞘管沿导丝送到穿刺部位，一边旋转一边向前推送，使其进入动脉内，将导丝和扩张管芯一起退出，外鞘管留在动脉腔内。用注射器从鞘管尾端侧管抽回血排除气体，用肝素生理盐水冲洗残留在侧管内的血液，以防血栓形成。酌情给予肝素 3000~5000U（高凝状态或操作时间超过 1 小时者，可追加肝素）。

导管操作　导管远端经特殊造型而成，有多种不同类型和弧度的造影导管：贾金斯（Judkins）型导管、安普莱茨（Amplatz）型导管、经桡动脉途径时的多功能导管及造影大隐静脉桥的 Bypass 导管等。将软头 J 型长导丝放入冠脉造影导管内，经动脉外鞘管送入血管。在 X 线透视下将导引钢丝逆动脉而行送至升主动脉。在导引钢丝的引导下将导管送至升主动脉，拔除导引钢丝，当导管尾部冒血排气后将导管与三联三通注射系统连接，回抽血液以保证导管内无残留气体。打开三连三通系统上的压力检测开关行压力监测。操作导管，使其选择性地插入左冠状动脉、右冠状动脉、大隐静脉桥血管、乳内动脉等开口，然后选择合适体位，注入适量对比剂并同时摄像记录，在 X 线透视下显示冠状动脉血管和病变。检查结束，经股动脉途径行 CAG 者可拔出动脉鞘管，局部压迫止血 15~30 分钟，加压包扎（也可酌情使用血管闭合装置），需卧床制动 12~24 小时；经桡动脉途径检查完毕后拔出动脉鞘管，随即予以加压包扎，术后不需卧床制动。

投照体位选择　CAG 要求能清晰显露冠状动脉主支和分支血管树的全貌及血管开口处的情况，投影体位即从不同角度投照以达到清楚暴露病变的目的。投照体位由右前斜位（RAO）、左前斜位（LAO）、头位（RA）和足位（AU）的不同组合而成，为了清楚显示病变，可在术中灵活选用、调整度数或增加相关体位。

左冠状动脉造影常用投照体位有 4~6 个，依次为正头位（正位+头位 30°~45°）、左肩位（左前斜 50°+头位 30°）、蜘蛛位（左前斜 50°+足位 30°）、肝位（右前斜 30°+足 30°）、右肩位（右前斜 30°+头 30°）等。右冠状动脉造影常选择 2~3 个投照体位，分别是左前斜位（左前斜 45°~50°）、正位+头 10°和（或）右前斜位（右前斜 30°）。

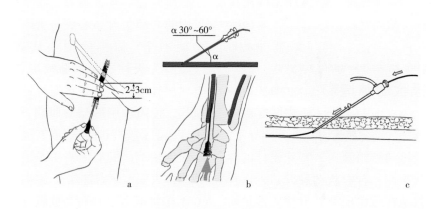

图 3　Seldinger 法穿刺

旁路移植血管造影 常用的移植血管为大隐静脉与乳内动脉。

大隐静脉桥血管造影 右冠脉静脉旁路吻合口位于升主动脉前壁,位置最低,左前降支和回旋支静脉旁路吻合口位于升主动脉的侧壁,左前降支静脉旁路吻合口位于回旋支静脉旁路吻合口上方(图4)。一般用右 Judkins 冠状动脉导管可完成,最常用右前斜30°的投照体位,亦可选用多功能导管。

乳内动脉造影 ①沿导丝将导管送入左锁骨下动脉。②将导管送入左乳内动脉。Judkins 右冠状动脉造影导管是最常用的导管,取小角度右前斜位或后前位以完成导管操作(图5)。

左心室造影 了解左心室解剖和功能情况,包括心室腔大小、室壁整体和节段运动功能、室壁心肌是否增厚、有无附壁血栓及二尖瓣反流情况等。用于左心室造影的导管有猪尾导管和多功能造影导管,临床多采用猪尾导管行左心室造影检查(图6)。用于左心室造影的体位包括:①右前斜30°,主要观察高侧壁、前壁、心尖部和下壁室壁运动。②左前斜45°~60°,主要观察侧壁和室间隔室壁运动及左心室流出道情况。

结果判读 准确判读 CAG 结果直接影响到患者的诊治策略,包括冠状动脉病变的部位和狭窄程度、病变长度及特征、冠状动脉的变异和侧支循环等。

国际上统一采用直径法表示冠状动脉病变狭窄程度,以紧邻狭窄段的近心端和远心端的正常血管段内径为100%,狭窄处直径减少的百分数为狭窄程度,组织学采用面积法表示狭窄程度,两者间的关系:血管直径狭窄50%相当于面积狭窄的75%;血管直径狭窄75%相当于面积狭窄的90%;血管直径狭窄90%相当于面积狭窄的99%。一般认为血管直径狭窄>50%具有病理意义,可引起心肌缺血,但<50%的狭窄不能排除其引起心肌缺血的可能性。直径70%以上的狭窄可引起临床症状,90%~99%的重度狭窄病变,不仅可导致严重的心肌缺血,还可引起该血管供应区域的心肌功能不全。

冠状动脉病变特征的观察包括:向心性或偏心性、边缘光滑或不规则、病变长度、累及分支、成角病变的程度、钙化程度、溃疡、血栓、病变是否位于血管转弯处、病变近端血管的弯曲程度,以及远端血管走向、是否存在其他病变、侧支循环等,完全闭塞病变还应观察闭塞断端的形状、有无大分支发出或桥侧支等。

临床意义 选择性 CAG 是临床上诊断冠状动脉病变的常用检查方法,可为诊断和治疗提供准确的影像资料,旨在检查冠状动脉血管树的全部分支(包括自身血管和外科手术后的旁路血管),了解其解剖的详细情况,包括冠状动脉起源与分布、变异,病变的解剖特征和功能异常,以及冠状动脉间和冠状动脉内侧支循环等。由于 CAG 是通过对比剂的充填显示血管腔,因此只能反映对比剂充填的管腔大小,不能反映冠状动脉血管壁结构、血管内皮功能、斑块性质或冠状动脉血流动力学的生理学情况。血管内超声、光学相干断层扫描、血管镜或冠状动脉血流储备分数测定可弥补 CAG 的不足。尽管有这些局限性,CAG 仍然是评价冠状动脉解剖的金标准。

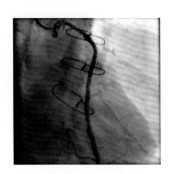

图4 大隐静脉桥血管造影

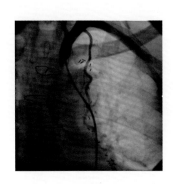

图5 乳内动脉造影

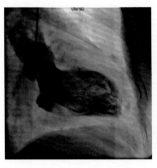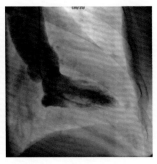

图6 左心室造影

(朱国英)

shèndòngmài zàoyǐng

肾动脉造影 (renal arteriography)

经股动脉穿刺置管至肾动脉开口上方并注入对比剂,以显示双肾动脉、腹主动脉及其分支,明确病变血管情况并进行治疗的介入技术。肾血管性疾病确诊主要依赖血管影像学检查。随着影像学技术的发展,彩色多普勒超声、磁共振血管成像、CT血管成像可在无创条件下准确显示肾动脉形态,但肾动脉造影仍是确诊的金标准。

适应证 ①各种原因所致的肾动脉狭窄,出现肾性高血压、缺血性肾病、心功能不全及以下情况之一,如无创血管成像提示肾动脉狭窄>50%,无创血管成像显像不清或不能显像,<30岁患者出现高血压,肾动脉肌纤维性增生被认为是高血压的病因,>60岁患者近期出现高血压,血压控制后仍有肾组织缺失或肾功能恶化,尤其是应用血管紧张素转换酶抑制剂或血管紧张素Ⅱ受体阻断剂后。②肾内实质性占位性病变的鉴别诊断。③其他检查不能确诊的肾源性血尿。

禁忌证 无绝对禁忌证。相对禁忌证:①有严重心、脑、肝、肾等重要器官功能障碍。②明显出血倾向。③感染状态或大动脉炎活动期等。

检查方法 术前了解重要脏器功能和凝血功能,术前2~3天服用阿司匹林和氯吡格雷,术前4小时禁食,腹股沟区备皮,可适当应用降压药物,控制舒张压在100mmHg以下。

造影方法 腹股沟区常规消毒铺巾后,经股动脉穿刺引入导管,置猪尾管于T11~T12水平,采用高压注射器,肾功能正常者腹主动脉造影常规用对比剂,注射速度15~20ml/s,用时2秒,应用数字减影血管造影连续采集图像(6帧/秒以上),肾功能异常者应尽量少用对比剂,并稀释至30%~50%。根据造影图像分别选择左、右肾动脉行选择性肾动脉造影,对比剂注射速度5~7ml/s,用时2秒。导管头端不宜过于深入,应使对比剂能够反流入主动脉,以便清楚显示肾动脉开口,必要时除后前位再加照左、右前斜位,可发现常规后前位腹主动脉造影不易诊断的肾动脉开口部位狭窄。

成功标准 ①应显示从腹主动脉至肾实质的肾血管,明确有无肾动脉狭窄、狭窄部位和长度及狭窄两端正常肾动脉管腔直径。②无操作相关严重血管并发症。

入路处理 手术顺利者术后即可拔管,压迫穿刺点止血,确认局部止血无血肿后,行加压包扎或用2kg以上沙袋压迫。术中出现急性闭塞或血管损伤等并发症者,术后应拔出导管,保留导管鞘,以作为再次发生急性动脉闭塞或出血时入路,观察24小时无异常后,再将导管鞘拔出。动脉入路使用直径>10F以上导管鞘者和血压明显升高者,局部压迫时间应延长,可达15~30分钟,有条件者应采用专用的鞘式血管丝线缝合器沿导丝插入,进行穿刺口缝合。穿刺口较小,但术后需抗凝治疗者,可用专用的穿刺口塞子将其闭塞。

术后监护及常规用药 ①根据血压调整降压药用量。②鼓励患者多饮水或经静脉充分补液,保证4~6小时尿量在1000ml以上,使对比剂尽快排泄。③植入肾动脉支架者服用氯吡格雷和阿司匹林。④患肾萎缩、肾血流量明显减少者用低分子肝素。⑤密切监测尿量和肾功能变化。⑥术后当天查血、尿常规,次日复查血、尿常规和肾功能。

临床意义 包括以下几方面。

肾动脉狭窄 动脉造影见血管内膜不规则增厚,偶可见粥样斑块或管壁溃疡,管腔狭窄与扩张相间,常累及肾动脉近1/3段或肾动脉开口部位(图1)。

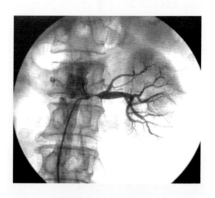

图1 肾动脉狭窄
注:选择性左肾动脉造影正位,示左肾动脉近心段重度狭窄

大动脉炎 动脉造影可见节段性动脉管腔狭窄后扩张,狭窄段管壁相对较光滑,病变累及范围较广泛。

肾动脉肌纤维增生 动脉造影多表现为多发狭窄,相间以正常或扩张血管,呈念珠或皱褶样改变,亦有表现小段膜样狭窄,动脉狭窄后瘤样扩张,夹层及节段性梗阻为间接征象(图2)。

肾实质占位 良性肿瘤处血管受压移位或包绕肿瘤周围;血管瘤可见供应动脉增粗,肿瘤区显示血管团影,引流静脉迂曲扩张;恶性肿瘤血管多有动静脉瘘,肾静脉早期显影,若肿瘤浸润血管引起闭塞,血管可有中断现象,肿瘤内血供丰富,出现局限性密度增高。肿瘤区血管受侵、闭塞,则密度较正常肾组织为低,边缘多不清晰（图3）。

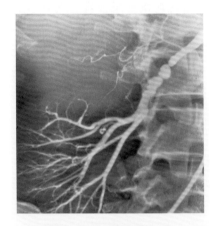

图2 肾动脉肌纤维增生

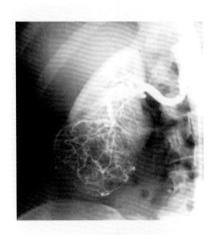

图3 肾恶性肿瘤

（霍 勇）

xīnbāo chuāncìshù

心包穿刺术（pericardiocentesis）

通过穿刺心包引流心包积液以明确病因及解除心脏压塞的方法。维也纳内科医师舒（Schuh）于1840年首创。心包穿刺成功率为86%，少量或中等量但局限于后心包者穿刺成功率为58%，前后心包均有的中等量及大量积液穿刺成功率为93%，超声心动图指导下穿刺成功率可提高到96%。

适应证 ①大量积液或快速形成的积液出现心脏压塞症状。②明确心包积液病因。③心包腔内注射药物治疗。

禁忌证 正在接受抗凝治疗、血小板数明显下降（一般＜50×10^9/L）、凝血功能下降、少量积液、积液局限于后心包者，穿刺宜慎重。

操作方法 穿刺前焦虑者可予镇静药，必要时可予阿托品0.5mg，以防穿刺时发生血管迷走反射。有条件者可行超声心动图检查确定穿刺部位、进针方向与深度、观察积液形态、明确穿刺点和心包腔间有无脏器，从而减少脏器损伤。既往多采用直接穿刺的方法，也可以采用塞丁格（Seldinger）法穿刺后留置引流管，方便多次抽液及心包内注射药物。

可选择3个部位穿刺：①左侧第5或6肋间锁骨中线外心浊音界内约2cm，沿下一肋骨上缘向背部并稍向正中线刺入，最常用。②右侧第4肋间心浊音右界内1cm处，针尖向内向后刺入，由于心包积液大部在右侧呈包裹性，此部位不常用，因有刺破右心及乳内动脉的危险，应特别慎重。③剑突左缘与肋缘相交处，穿刺针与胸壁成30°角，向上、指向左肩进入心包腔下部与后部，一般可避免刺入胸腔，损伤冠状动脉及乳内动脉。

注意事项 ①对于无心脏压塞者，一般超声心动图测量舒张期末期积液量＞2cm，穿刺把握比较大。②第一次抽液量不超过200ml，以后渐增到300～500ml，以防诱发肺水肿。③抽液过程中密切观察患者心率、呼吸及一般情况。若出现不适或有咳嗽，应停止抽液。④若抽出血液，应立即拔出针头。血液和血性心包积液的鉴别在于前者能够迅速凝固，而后者静置3～5分钟不凝固。若有超声监护，也可考虑用激惹盐水造影观察以鉴别是心包腔显影还是心腔显影。

并发症 包括损伤局部血管、神经、器官，空气栓塞，胸膜心包反应，感染，心肌或冠状动脉损伤，心律失常（包括室性期前收缩、室性心动过速和心脏骤停等），气胸，急性肺水肿，死亡等。超声指导下心包穿刺的死亡率约为0.1%，严重并发症的发生率约为0.8%，主要合并症的发生率1.3%～1.6%。

（霍 勇）

jīngpí xīnxuèguǎn jièrù zhìliáo

经皮心血管介入治疗（percutaneous cardiovascular intervention）

穿刺体表动脉或静脉，在数字减影的连续投照下，送入各种不同的心导管，通过特定的心脏导管操作技术对心脏病进行诊治的方法。不需要开胸，具有创伤小、可重复的特点。包括冠状动脉造影、血管内超声、光学相干断层扫描等诊断技术，经皮冠状动脉腔内成形术、冠状动脉支架植入术、冠状动脉斑块旋磨术、经皮冠状动脉激光成形术、经皮二尖瓣球囊成形术、经导管主动脉瓣置换术等治疗技术，以及心内电生理标测、射频导管消融术、起搏器置换术、先天性心脏病介入治疗等。冠状动脉支架的使用被视为心血管病学介入治疗历史上的一个重大突破，已广泛用于心血管疾病中发病率最高的冠心病的治疗。

（韩雅玲）

jīngpí guānzhuàngdòngmài jièrù zhìliáo

经皮冠状动脉介入治疗（percutaneous coronary intervention，PCI）

在冠状动脉造影的基础上将治疗器械通过各种途径送入冠状动脉，疏通狭窄甚至闭塞的冠状动脉管腔，从而改善心肌血流灌注的治疗方法。包括经皮冠状动脉腔内成形术和冠状动脉支架植入术。PCI 已经成为冠心病治疗的重要手段之一。大量临床试验结果的发表为 PCI 临床应用提供了新的循证医学证据，国内外指南不断更新。2007 年美国心脏病学会、美国心脏协会、美国心血管造影和介入学会更新了 PCI 指南。2008 年欧洲心脏病学会《ST 段抬高型心肌梗死指南》进一步提高了直接介入治疗的临床地位。中华医学会心血管病学分会于 2009 年 1 月发表中国最新的 PCI 指南。同时美国六大学会联合发布的《血管重建技术适当应用标准》指导临床医师合理应用血运重建技术。

由于经验的积累和新技术、新器械的出现，PCI 的适应证在不断扩展，过去认为困难或风险很大的病变现在已经可以很安全地进行治疗，难以界定绝对的适应证和禁忌证。确定适应证和禁忌证实际上是平衡 PCI 的收益和风险。收益大于风险是相对适应证，反之即为相对禁忌证。平衡收益和风险需考虑很多因素：①患者全身情况能否耐受操作。②心肌缺血的严重程度。③手术操作成功的可能性。④处理并发症的能力。⑤远期效果。⑥费用。临床医师需要与患者本人和家属客观和认真地讨论 PCI、外科手术和药物治疗的利弊，在讨论过程中应尊重患者本人的意愿和选择。适应证主要根据患者症状、心肌缺血的客观证据、PCI 成功的把握性、左心室功能及是否合并其他疾病而定。PCI 的主要作用是缓解心绞痛，在某些患者和病变可改善预后。患者无症状通常不应做 PCI。某些患者症状虽不严重，但负荷试验显示广泛心肌缺血，患者平常活动量较大，进行血运重建治疗有可能预防致死性心脏事件的发生。

操作时将一根导管从股动脉或桡动脉的穿刺口逆行送至冠状动脉，注入对比剂，在 X 线透视下，观察病变血管的狭窄程度、病变程度和范围，从而判断患者病情。根据病情，用球囊撑开或支架扩开狭窄病变部位，恢复冠状动脉血流。

PCI 成功标准如下。①血管造影成功：随着冠状动脉支架等技术的广泛应用，认为术后残余狭窄 <20% 是理想的造影成功标准。②操作成功：已达到造影成功标准，同时患者住院期间无下列事件发生，如死亡、心肌梗死、急诊冠状动脉旁路移植术。③临床成功：近期临床成功指达到解剖学和操作成功后患者心肌缺血的症状和（或）体征得到缓解。远期临床成功指上述有益作用持续超过 6 个月以上。再狭窄是导致患者近期临床成功而远期临床不成功的主要原因。

（韩雅玲）

jīngpí guānzhuàngdòngmài qiāngnèi chéngxíngshù

经皮冠状动脉腔内成形术

（percutaneous transluminal coronary angioplasty，PTCA） 经皮穿刺外周血管为入口，通过导管操作扩张和疏通冠状动脉狭窄或堵塞病变部位，从而恢复冠状动脉供血的介入治疗技术。又称冠状动脉球囊扩张术。1977 年 9 月，瑞士心内科医师安德烈亚斯（Andreas）在苏黎世对一位 37 岁男性患者的冠状动脉左前降支进行扩张疏通治疗，首次成功实施 PTCA，开创了冠心病介入治疗的先河。早期 PTCA 技术仅适用于相对年轻、左心室功能正常的稳定性心绞痛患者，治疗病变仅限于冠状动脉单支、局限、非钙化向心性狭窄病变，即 A 型病变，因此适合接受 PTCA 治疗的冠心病患者不足 10%。之后，随着介入器材不断改进、研究的开展和术者经验的积累，PTCA 技术逐渐扩展应用到冠状动脉多支、复杂和完全闭塞病变（B 型、C 型），以及左心室功能减退和有严重合并症的患者，并很快探索性应用于急性心肌梗死患者的急救（机械开通堵塞的梗死相关血管）。

普通球囊扩张机制是球囊扩张导致血管内膜、中膜不规则撕裂而增大管腔。故 PTCA 仍有其自身局限性，即球囊扩张撤出后，由于血管壁的弹性回缩，扩开的血管内径会缩小，扩张处血管内膜撕裂和夹层也可导致管腔急性闭塞等。所以，单纯 PTCA 术后并发血管急性再闭塞率约 5%，6 月内再狭窄率仍有 30%~40%。尽管如此，PTCA 开创了经皮冠状动脉介入治疗（percutaneous coronary intervention，PCI）新时代，是 PCI 技术的基础和重要里程碑。

适应证 ①有典型心绞痛症状和运动试验下心肌缺血证据者。②冠状动脉单支或双支病变 ≥70%，而非左前降支开口受累者。③ST 段抬高型心肌梗死（ST-elevation myocardial infarction，STEMI）患者的梗死相关动脉（infarct-related artery，IRA）100% 堵塞者。

禁忌证 ①不典型心绞痛症状，无心肌缺血证据，仅有冠状动脉轻度狭窄（<50%）病变或临界狭窄（50%~70%）病变而无解剖或功能意义证据的冠心病患者。②无保护左主干病变。③无心脏外科支持。④STEMI 多支冠状动脉病变患者的非 IRA 病变。⑤冠状动脉弥漫病变、大隐静脉桥血

管（无远端保护装置）和提供侧支循环血管的狭窄病变，均为PTCA的相对禁忌证。

操作方法 ①经皮穿刺外周动脉（股动脉、桡动脉或肱动脉），找到进入血管内的"入口"（图a）。②经"入口"送入导引导管至冠状动脉口，建立体外直通冠状动脉的通道。③沿导引导管送入导引导丝通过冠状动脉狭窄或堵塞病变至远端，建立体外连通狭窄病变处的"轨道"（图b）。④沿导丝"轨道"送入球囊扩张导管至冠状动脉狭窄或堵塞病变处，加压扩张数秒钟至数分钟，疏通堵塞血管（图c）。⑤冠状动脉造影显示狭窄消失，经观察无急性冠状动脉闭塞的风险，缓慢后撤导丝"轨道"至导引导管内，再将后者连同前者一起缓慢撤出体外。⑥拔除动脉鞘管，局部压迫或使用动脉封堵或缝合器止血，加压包扎。一般均在术后即刻完成，经股动脉穿刺手动局部压迫止血者需在PTCA术后4~6小时，即肝素作用消失后才能完成；12~24小时可下床活动，经桡动脉介入治疗者术后随时可下地活动，24小时后撤除包扎

绷带。

并发症及处理 包括以下几方面。

冠状动脉急性闭塞和濒临闭塞 是最紧急和严重的并发症，发生率3%~8%，1/4在患者离开导管室后发生。主要源于冠状动脉夹层，也可能是冠状动脉血栓形成、栓塞、痉挛及无再流或慢血流。一旦发生，需紧急处理开通急性闭塞冠状动脉。可用球囊低压（2~3个大气压）长时间（1~2分钟）扩张，有可能恢复或部分恢复冠状动脉血流；或尽快植入支架，支架植入仍未恢复冠状动脉血流者只要在真腔内，应考虑有内膜下血肿或无再流存在，前者需再植入支架，后者则应按原则抢救，措施见下文。对不能有效开通冠状动脉者，应立即请外科会诊准备行急诊冠状动脉旁路移植术，同时做好患者急救，主要是应用血管活性药维持血压、主动脉内球囊反搏循环支持、防治恶性心律失常和准备实施心肺复苏等。

冠状动脉夹层 是PTCA引起冠状动脉急性闭塞的主要原因。发生机制同PTCA治疗机制，即

球囊扩张、挤压斑块产生血管内膜和中膜损伤撕裂，只是球囊或扩张压力过大致血管内中膜损伤更广泛和更严重。夹层内膜本身会阻断血流，局部胶原暴露，血小板黏附和激活凝血瀑布产生的血栓也会阻断血流，致冠状动脉急性闭塞或濒临闭塞。冠状动脉严重夹层产生内膜下血肿也可压迫管腔而发生急性闭塞。夹层治疗在PTCA时代使用长球囊，长时间扩张将夹层内膜"粘贴"到血管壁上即可，对已有冠状动脉急性闭塞而球囊扩张无效者应使用灌注球囊扩张，以保证冠状动脉部分供血；在支架时代，只需立即植入支架即可，这也是支架植入的最佳适应证。夹层预防的关键在于避免球囊扩张时压力过高。

冠状动脉血栓形成和栓塞 前者源于球囊扩张后，管壁内膜下的胶原成分暴露于血液，迅速引起血小板黏附、激活和聚集，并激活凝血酶，直接致血栓形成；后者源于粥样斑块和血栓经球囊扩张后脱落，栓塞冠状动脉远端血管。PTCA前给足量肝素，1小时后及时追加肝素1000U/h，使

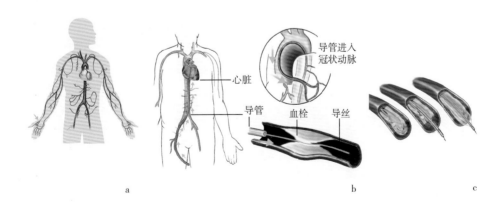

图 PTCA

注：a. 经皮穿刺外周动脉（箭头处：股动脉、桡动脉或肱动脉），内置动脉鞘管，建立体外进入血管内的"入口"；b. 经导引钢丝导引送入导引导管至冠状动脉开口，经导引导管送入PTCA导引导丝进入冠状动脉内，并通过狭窄或闭塞病变至远端；c. 沿导丝"轨道"送入球囊扩张导管直达狭窄或堵塞病变部位，加压球囊进行扩张，"扩张开"狭窄或闭塞病变，恢复冠状动脉血供

整个 PTCA 过程肝素化，保持激活全血凝固时间在 250～350 秒是防范的基础。急性心肌梗死急诊 PTCA 时，对于血栓性病变患者应常规使用血栓抽吸或保护装置，并常规给予血小板糖蛋白（Ⅱb/Ⅲa）受体拮抗剂抗血栓治疗。

冠状动脉痉挛　也是冠状动脉急性闭塞的原因之一，是 PTCA 机械刺激冠状动脉的结果。一旦发生，应立即给予冠状动脉内硝酸甘油或地尔硫䓬解除痉挛。术前常规给予钙通道阻滞剂口服可预防。

冠状动脉无再流和慢血流　指冠状动脉血流<TIMI Ⅲ级。主要源于冠状动脉微小血栓或软斑块碎屑致冠状动脉微血管水平栓塞和痉挛，意味着已发生冠状动脉闭塞和濒临闭塞，需紧急处理。此时冠状动脉并无明显的机械堵塞，机械开通无济于事，只能依靠冠状动脉内重复给硝酸甘油、腺苷、地尔硫䓬等药物扩张微血管，并给予血小板糖蛋白（Ⅱb/Ⅲa）受体拮抗剂和抽吸导管反复抽吸大栓子，以及嘱患者咳嗽、多巴胺维持血压等措施。若冠状动脉血流迅速恢复 TIMI Ⅲ级，则

患者血流动力学可很快稳定，心电图 ST 段上抬也可很快恢复；若冠状动脉血流最终难以恢复 TIMI Ⅲ级，则应给予主动脉内球囊反搏循环支持，血小板糖蛋白（Ⅱb/Ⅲa）受体拮抗剂维持，以及腺苷、尼可地尔等改善微血管功能的药物，以促进心肌灌注的恢复。

冠状动脉破裂穿孔　冠状动脉破裂穿孔的直接后果是心包积血，导致心脏压塞。因为冠状动脉压力高，一旦破裂，血液即直接"喷漏"进入心包腔，若不能及时堵住破口，很快导致急性心脏压塞。也有分支末梢穿孔漏血，造影下难以发现，出现亚急性心脏压塞，个别在 PTCA 术后 2～3 天后发现迟发性心脏压塞。冠状动脉血管破裂一旦发生，应立即送入球囊低压扩张和封堵住破裂口近端血管，避免心包积血和心脏压塞，同时给予鱼精蛋白中和肝素（1mg 中和 1mg），心包穿刺引流和准备外科心包开窗引流。若大血管破裂，应首选植入带膜支架，迅速封堵冠状动脉破裂口恢复冠状动脉血流；若冠状动脉较小或末梢穿孔破裂，球囊封堵

无效，应立即给予微量凝胶海绵颗粒栓堵。

穿刺血管并发症　包括出血、血肿、腹膜后血肿、动静脉瘘、假性动脉瘤，均源于穿刺血管损伤出血或压迫或器械止血不当，应注意防范和及时处理。

其他　消化道或颅内出血、肾功能损伤、肺栓塞和对比剂过敏，应警惕其发生，及时诊断和急救。

(杨跃进)

guānzhuàngdòngmài zhījià zhírùshù
冠状动脉支架植入术（percutaneous coronary stent implantation）　在经皮冠状动脉腔内成形术基础上植入金属网管状支撑物，将撕裂夹层的血管内膜均匀支撑和贴壁，以预防冠状动脉急性闭塞的治疗。冠状动脉支架通常预装在常规经皮冠状动脉腔内成形术（percutaneous transluminal coronary angioplasty，PTCA）球囊上备用，由球囊输送至血管病变处，加压扩张球囊使支架紧贴血管壁释放即"支撑起来"，再将球囊抽瘪并撤出体外，即完成支架植入（图 1）。因此，预装支架的 PTCA

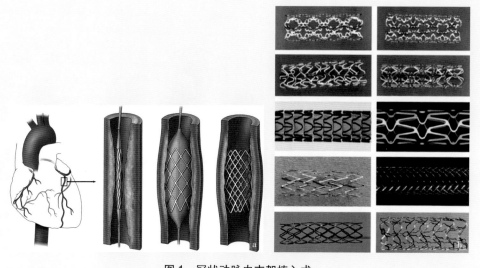

图 1　冠状动脉内支架植入术
注：a. 冠状动脉支架释放过程；b. 金属支架

球囊导管又称冠状动脉支架输送系统。支架植入主要解决了PTCA后冠状动脉急性闭塞和再狭窄等问题，使其更安全和有效，也使经皮冠状动脉介入治疗（percutaneous coronary intervention, PCI）技术日趋完善和成熟。

最初用于临床的冠状动脉支架由金属不锈钢制成的裸金属支架（bare metal stent, BMS）。它因可抵抗血管弹性回缩和负向重构，可预防PTCA再狭窄，使再狭窄率从单纯PTCA时的30%~50%下降至约20%，但仍有支架内血管内膜增生的问题，从而产生支架内再狭窄，随后研发和应用药物洗脱支架（drug-eluting stent, DES）为解决支架内再狭窄的问题提供了原动力。

DES即在BMS的表面涂以抗细胞增生药，通过支架在血管病变局部缓慢释放，抑制支架内膜过度增生，可显著降低支架内再狭窄发生率至5%~10%，基本解决了支架内再狭窄的难题，但BMS和DES均为金属异物，有支架内血栓（stent thrombosis, ST）的风险，包括急性ST（≤24小时）和亚急性ST（1~30天），二者统称为早期ST（≤30天），最初发生率为10%~16%。研究发现单一阿司匹林抗血小板强度不够和支架贴壁不良是其原因，使用双联抗血小板药物和使用耐高压球囊高压（>16atm）后扩支架使其完全贴壁即可解决这一问题，早期ST发生率降至约0.5%。DES因多聚物涂层和内膜增生抑制药延迟支架内膜修复，又存在晚期ST（1个月~1年）和晚晚期ST（>1年）的新问题，延长双联抗血小板药物使用至少1年及研发使用第二代DES（或可降解或无涂层DES）使问题得以解决，年发生率已降至约0.6%。虽然发生率较低，但是一旦发生后果严重，65%的患者将发生猝死或致命性心肌梗死，故对高危病变（如左主干、真分叉和长病变）的PCI患者，双联抗血小板治疗时间需尽可能延长至2年。

最理想的是生物再吸收血管支架（bioabsorbable vascular scaffolds, BVS）。BVS不仅具有DES的所有特性，而且支架本身在一定时间后可缓慢降解，并最终（2~3年）完全被组织吸收，冠状动脉血管结构及其舒缩功能可完全恢复。BVS在欧洲已经获批临床使用，在中国也已完成Ⅲ期临床试验，并将最终获批临床应用。

适应证 有心肌缺血或梗死的症状和证据，伴主要冠状动脉及其分支（直径≥2.5mm）严重狭窄（>70%）或闭塞（100%）的心肌梗死或心绞痛者。包括：①ST段抬高型心肌梗死（ST-elevation myocardial infarction, STEMI）伴梗死相关动脉（infarct-related artery, IRA）完全闭塞（100%堵塞）或严重狭窄（>70%狭窄）者，前者应行急诊PCI，后者则应在心肌梗死恢复期行择期PCI。②非ST段抬高型心肌梗死（non-ST-elevation myocardial infarction, NSTEMI）伴IRA完全闭塞（100%堵塞）或严重狭窄（>70%）者可行急诊或择期PCI。若伴药物不能控制的反复心肌缺血，或伴严重心律失常，或心力衰竭，或血流动力学不稳定者，应行急诊PCI。③STEMI和NSTEMI冠状动脉多支病变伴非IRA严重狭窄（≥70%）或次全、完全闭塞（100%）者可行择期或急诊PCI。④不稳定性心绞痛伴缺血相关或非相关冠状动脉严重狭窄（≥70%）或完全闭塞（100%堵塞）者可行急诊或择期PCI。⑤劳力型心绞痛伴冠状动脉严重狭窄（≥70%）或完全闭塞（100%）者可行择期PCI。

禁忌证 ①冠心病心绞痛或心肌梗死，主要冠状动脉及其分支（直径≥2.5mm）无或仅有轻度狭窄（≤50%）病变者；或有临界狭窄（50%~70%）病变而无运动负荷试验心肌缺血证据，也无血流储备分数、血管内超声（intravascular ultrasound, IVUS）或光学相干断层扫描（optical coherence tomography, OCT）支持的功能学或影像学证据者。②冠心病伴严重合并症者，如近期消化道出血、脑出血、重度贫血、严重肝肾功能不全、恶性肿瘤预期存活<1年、体质极度虚弱或恶病质等。③对对比剂、阿司匹林和氯吡格雷等双联抗血小板药物、肝素甚至支架金属有明确或严重过敏史，或因出血高风险而不能耐受双联抗血小板治疗者。④冠状动脉病变复杂（如极度弯曲、成角、钙化等）和高危，如左主干、向慢性完全闭塞病变血管提供侧支循环的大血管、大隐静脉桥血管和（或）伴严重心功能低下者则是相对禁忌证。

操作方法 PTCA预扩张后再送入支架至冠状动脉病变处，进行定位、加压扩张、抽瘪和撤出球囊，使支架释放支撑在冠状动脉病变部位（图2）。对于简单病变也可省去PTCA步骤，直接送入支架植入即直接支架植入术。只是支架比球囊外径更粗、更僵硬、前送摩擦阻力更大、到病变处容易阻塞管腔而阻断冠状动脉血流。

支架植入技术关键有以下两点。①确保支架顺利前送到位：指到冠状动脉病变处，这是所有

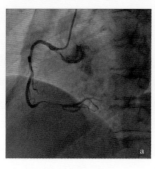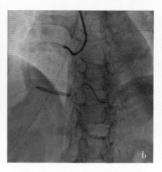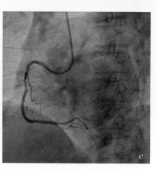

图2 冠状动脉内支架植入术过程

注：a. 选择性右冠状动脉造影显示，远端管腔90%严重狭窄病变；b. 右冠状动脉狭窄病变植入支架过程，即球囊扩开支架释放贴壁；c. 右冠状动脉远段支架植入术后造影显示，支架通畅，狭窄消失，几乎无残余狭窄

支架植入的前提。选择管腔大、后坐力强的导引导管，使用2.5mm球囊充分预扩张狭窄病变及选用柔顺性好的支架是关键，特别是复杂病变如弥漫、弯曲、成角、钙化、慢性完全闭塞（chronic total occlusion，CTO）病变和需要对吻技术甚至双支架技术的分叉病变尤为重要。BMS比DES，新一代DES比第一代DES前送更顺畅，BVS外形粗，前送困难，植入前应充分预扩张狭窄病变。②确保支架植入满意：指支架与血管壁完全贴合即完全贴壁，以防支架内早期（≤30天）血栓发生。使用较高压力（12~16atm）释放支架或使用相同尺寸耐高压球囊高压（≥16atm）扩张支架是其技术要点，必要时使用IVUS或OCT检查，确认支架完全贴壁，尤其对左主干病变植入支架后，应常规使用IVUS检查。支架植入后其两端特别是远端尽量避免并发内膜撕裂或夹层，否则有血管急性闭塞的风险。

并发症 ①支架内血栓：直接结果是冠状动脉急性闭塞，根据心肌缺血范围、有无侧支循环开放、心功能状态和能否迅速再灌注治疗，通常会产生严重后果，包括心肌梗死甚至死亡。②支架晚期贴壁不良：支架与血管壁不但非完全贴壁，而且完全分离，甚至使支架处的冠状动脉呈瘤样扩张或形成动脉瘤。造影下可见血管呈锯齿样扩张或瘤样扩张，可伴支架内血栓形成。③冠状动脉瘤：指支架与血管壁不但出现贴壁不良，而且发生血管壁瘤样扩张。造影下支架处血管呈瘤样扩张即可确诊。④支架断裂：支架植入后数月至数年，经冠状动脉造影或冠状动脉CT检查发现一条支架已断裂成两段或数段而相互不相连。支架断裂较少见，多源于柔顺性差的长支架植入到弯曲成角的弥漫狭窄血管段内，在心脏无限节律性舒缩活动中而折断。由于支架断裂过程非常缓慢，也不影响支架内膜修复，因此患者通常无症状，只是在复查后才发现，本身并无特殊的临床意义。⑤冠状动脉破裂：支架植入过程中发生冠状动脉破裂，可见对比剂外渗或直接快速漏入心包内，需立即给予紧急封堵处理，否则很快发生心脏压塞而死亡。主要源于支架或后扩球囊选择偏大，或植入或后扩压力过大，或血管负性重构或肌桥偏小，或病变严重偏心钙化在钙化边缘血管处易

被扩破。一旦发生，需立即球囊低压扩张，封堵破口近端，并做好心包穿刺或外科开窗引流准备。同时应尽快试图植入带膜支架封堵破口，同时请外科做好急诊冠状动脉旁路移植术准备。⑥支架脱载：支架在冠状动脉内前送途中与球囊分离而脱载，可在冠状动脉内，也可在冠状动脉外，但均在导引导丝上。一旦发生应尽快找到支架，若在冠状动脉内可原位加压植入，或另植入支架将其贴壁；若在冠状动脉外，可用抓捕方法将其拉进引导管，再经引导管取出即可。支架脱载与病变和操作相关，多见于严重钙化病变、小球囊预扩不充分、支架前送到位困难者。

支架植入术后的药物治疗
药物治疗依然是治疗冠心病的基础。除抗心肌缺血、控制危险因素（如高血压、高血脂、糖尿病）及其他基础疾病的药物治疗外，阿司匹林和噻吩吡啶类的双联抗血小板治疗是最重要的药物治疗，旨在预防支架内血栓。

与单纯PTCA不同，支架植入冠状动脉后，因支架是异物，可产生支架内血栓，双联抗血小板治疗可有效预防支架内血栓。对择期PCI来说，术前需给予阿

司匹林和氯吡格雷常规双联抗血小板治疗至少 1 周，或给予其负荷量各 300mg 至少 24 小时；对于急性心肌梗死患者急诊 PCI，则应在术前常规给予负荷量各 300mg；对于有支架内血栓形成的高危因素如大体重者也可给予氯吡格雷 600mg 的负荷量。

PCI 术后应给予常规双联抗血小板治疗至少 1 个月（BMS）或 12 个月（DES），再改用阿司匹林单抗血小板长期治疗。对支架血栓高危病变患者如左主干、分叉病变、CTO 病变和双支架术式、多支架植入者，若可耐受或无出血并发症，双联抗血小板治疗可延至 2 年。

新一代抗血小板药物替格瑞洛和普拉格雷，由于其抗血小板作用更强、更快，可替代氯吡格雷，特别是对氯吡格雷有抵抗或急诊 PCI 者，应首选。

（杨跃进）

luǒjīnshǔ zhījià

裸金属支架（bare metal stent, BMS）

单纯由金属材料制成的支架。是支架设计的基础，也是药物洗脱支架（drug-eluting stent, DES）的平台，能反应支架设计和改进的理念和特性。BMS 设计的关键要素有材料、设计和特性。

材料 是支架结构和功能的基础，既要符合永久植入体内的标准，又要满足支架设计和特性的要求。临床应用的所有 BMS 和 DES 均由金属材料制成，具体有以下几种。

316L 不锈钢 既是最早冠状动脉支架材料，也是 BMS 的主要材料。优点为支架径向支撑力强，弹性回缩率低（<5%），缺点是支架柔顺性及可视性差，镍含量偏高的致敏性，使再狭窄风险增高。

钴铬合金 是第二代 DES 即当前临床使用 DES 的主用材料。相比 316L 不锈钢，其优点是硬度更强，支架丝可以更细而不影响支架的支撑力，还可改善其输送性，降低支架内血栓形成和再狭窄风险，另外支架可视性得到改善，镍含量也减少。

铂铬合金 铂金的突出优势有硬度强（密度比铁或钴大 2 倍）、韧性好、抗腐蚀和抗折断性能也好，其支架丝细，支架径向支撑力强，对血管顺从性和可视性均好，镍含量也更低。

镍钛合金 即镍和钛的合金，有形状记忆、生物相容、抗疲劳和超伸缩等性能，最早用于生产冠状动脉自膨胀网状支架。其支架也有远端不易夹层、分支不易闭塞、无再流发生率低和促使血管正向重构（使管腔变大）的优势。然而，支架植入时操作复杂，学习曲线长，支架植入后明显缩短难以精确定位均是其不足。自膨胀支架最终主要用于外周血管介入，DES 时代仅限于生产特殊类型的冠状动脉内支架，如血管分支支架（开口即可自行膨胀贴壁），试用于分叉病变经皮冠状动脉介入治疗的支架等。

设计 指支架本身的设计，是支架技术的基础和核心，也是支架功能的灵魂，直接关系到支架的各种性能，甚至临床疗效。支架设计上的不断探索和改进一直贯穿在支架技术发展和成熟的始终。根据支架的研发和应用历史，其设计可分为以下阶段。

原型支架 指最早应用于临床的 3 种 BMS，包括 Wallstent、Palmaz-Schatz 和 Gianturco-Roubin 支架。这 3 种支架包含着最初的支架设计理念，即能输送入冠状动脉内，支撑性贴壁，使撕裂或夹层的内膜全覆盖。其设计特点如下：①网状型支架（Wallstent 支架），即由镍钛合金金属丝编织成网状的自膨胀冠状动脉支架，于 1986 年 3 月开始用于临床，也是最早用于临床的冠状动脉支架。②缠绕型支架，即 Gianturco-Roubin（G-R）支架，是一根金属丝缠绕而成的"长圈形"球囊可扩张支架，1998 年获美国批准上市用于经皮冠状动脉腔内成形术并发冠状动脉夹层的治疗。③管状型支架，即 Palmaz-Schatz（P-S）支架，由钢管通过激光蚀刻成的球囊可扩张支架，于 1987 年在巴西首次用于临床，植入前需要将支架手捏预装在经皮冠状动脉腔内成形术球囊上，再送到冠状动脉病变处植入。这 3 种支架均代表了冠状动脉支架的原型，临床应用后均暴露出各自的不足。首先，支架外径较粗，输送困难；其次，P-S 支架太硬，输送过程中易脱落；另外，G-R 支架植入后弹性回缩多，支撑力太弱，贴壁不理想，发生血栓和再狭窄风险高。这些问题的显现开始启动此后支架设计上的诸多改进。

改进型支架 主要是在球囊扩张支架设计上的改进。

模块型设计或冠状环型支架 由缠绕型支架改进而来，以美敦力（Medtronic）公司的 S670、S7、Driver 支架为其经典。将缠绕型支架丝的每一圈改进成正弦形支架丝的每一环即冠状环或模块单位，再将数个或更多冠状环串联焊接而形成模块型支架。使用冠状环数量越多，支架就越长，一定长度内冠状环越多，支架的柔顺性就越好。该设计保留了缠绕型支架柔顺性好的优点，又改进了其弹性回缩和支撑力差的缺点，是理论上最理想的支架设计。

美敦力公司最新一缠绕型 integraty 支架设计更巧妙，由一根支架丝先按"Z"字形折叠成正弦曲线型二级结构，再按螺旋形缠绕成三级结构焊接成支架，以获得最佳的柔顺性和血管顺从性，而很少影响支架的支撑力。此外，将支架丝横断面由方形改为圆形，减小剪切力，还可降低支架两端内膜撕裂甚至穿孔的风险。

管状支架闭环和开环设计闭环设计以 Cordis 公司的 Velocity 支架为其经典，是以管状支架扩张后每一"网眼"或"侧孔"各自独立封闭设计。闭环支架基本保持了管状支架支撑力强、对血管内膜面覆盖全的优点，其柔顺性或柔软性差，以致对血管弯曲和钙化病变难以输送植入是其缺点。另外，分叉病变的分支易受其影响，再送进导丝时较困难。

开环设计是目前临床应用的所有管状支架的经典类型，是支架扩张后两个或更多相邻"网眼"或"侧孔"相融合组成了更大的"网眼"或"侧孔"。开环设计显著增加了管状支架的柔顺性，而基本保留了其较强的径向支撑力，分支病变时导丝较易通过支架"网眼"进入分支；支撑力稍弱，"侧孔"在弯曲血管多会变化，特别对弯曲血管病变外侧内膜覆盖少是其不足。

特性 支架设计需满足"送到位"并"支撑住"这两个主要目标，故需要满足以下主要特性。①推送性：是支架输送时在导引管和血管内前行的性质，除取决于支架输送系统球囊的特性外，主要取决于支架外径和僵硬度。支架外径小、缠绕型支架和模块型或环形支架推送性好，而支架外径大和管状支架推送性差。②跟踪性：是支架沿着弯曲的血管前行和通过弯曲病变的能力，

也取决于支架外径的大小和僵硬度。支架外径越小，柔软性越好，则跟踪性越好。通常管状支架跟踪性差，非管状支架跟踪性好。③柔顺性：即支架本身的柔软性（与僵硬度相反），决定支架的推送性，更决定其跟踪性，对于能否将支架"送到位"至关重要。缠绕型支架柔顺性好，管状支架柔顺性差，模块型或环形支架居中。④径向支撑力：是支架植入后"支撑住"病变的力（或抵抗病变弹性回缩的力），对于支架完全贴壁、预防急性或亚急性血栓及支架内再狭窄均非常重要。管状支架支撑力最强，缠绕型支架最弱，模块型或环形支架居中。⑤弹性回缩率：是支架扩张植入后径向支撑力被狭窄病变处弹性回缩力抵消的程度，反映支架支撑力的大小。管状支架弹性回缩率最小（<5%），缠绕型支架弹性回缩率高，模块型或环形支架居中。⑥血管顺从性：是支架植入后对弯曲血管顺从或保持弯曲血管自然形状的特性，基本取决于支架的柔顺性。缠绕型支架柔顺性好，血管顺从性自然也好。反之，管状支架血管顺从性差（通常将弯曲血管拉直），模块型或环形支架血管顺从性居中。

上述特性中，支架柔顺性和径向支撑力临床上最关键，前者决定支架"送到位"的输送性和植入后的血管顺从性，后者决定支架植入后的径向支撑力，两者分别代表了缠绕型和管状支架的设计特点，是所有新支架设计时均需具备的特性，也是临床上选用支架时需优先考虑的特性。对于弯曲血管病变，需选用柔顺性好的缠绕型，或模块型，或开环设计的管状型支架；血管偏心性狭窄或斑块负荷较重时，需选择

支撑力强的管状支架；对于病变血管弯曲，同时斑块负荷又很重（弥漫严重狭窄）的病例，需柔顺性和支撑力均好的支架时，宜选择模块型或冠状环型支架或开环设计的管状支架。

(杨跃进)

yàowù xǐtuō zhījià

药物洗脱支架（drug-eluting stent，DES） 利用裸金属支架平台携带（载）抗血管内膜增生的药物，在血管局部洗脱释放，有效抑制支架内膜增生，以预防支架内再狭窄的支架。除裸金属支架外，DES 主要包括聚合物载药涂层技术和所载药物两部分，前者包括永久、可降解和无聚合物载药涂层技术，后者包括利莫司类和紫杉醇。

聚合物载药涂层技术 ①永久聚合物载药涂层技术：是 DES 载药的基本技术，关键是聚合物涂层技术，内涂层增加与支架的黏着力，载药涂层包含药物，外涂层控制药物释放速度。DES 对永久聚合物要求很高，需生物相容性好，无或仅有很轻的致炎作用。有些 DES 另使用了支架外表面或非对称聚合物涂层技术，以减少致炎作用对支架内膜修复和覆盖的影响。永久聚合物涂层内药物通过微颗粒溶解而释放，之后以被动扩散方式进入血管壁内。载药也可以溶液形式储存在聚合物薄膜内或直接溶解在聚合物基质内，药物释放可通过弥散、化学反应和溶剂活化而控制。②可降解聚合物载药涂层技术：动物和临床研究均表明永久聚合物载药涂层很可能是致超敏反应和致炎症反应的刺激原，从而与临床晚期（1~12 个月）和晚晚期（>1 年）支架内血栓和延迟再狭窄相关。DES 的可降解聚合物载

药涂层在降解后，理论上与裸金属支架一样，可改善 DES 的晚期安全性。然而，可降解涂层技术本身极具挑战性，需明确其理想的生物相容性、成分、组方和降解时间，并特别注意抗增生药物释出涂层后的药代动力学，以及涂层降解时间的变异。可降解聚合物涂层通过药物弥散和聚合物降解双途径释放药物。聚合物降解时也有致炎作用，有时产生酸性环境，也可因机体对降解单体的免疫反应而产生并发症。对这些不确定方面应加以研究，并侧重临床长期随访结果。③无聚合物涂层载药技术：为彻底消除 DES 中聚合物涂层的致敏和致炎作用对增加晚期和晚晚期血栓的潜在风险，研发无聚合物涂层载药技术势在必行，并取得了突破。其优势是可避免聚合物涂层的副作用，理论上不影响支架内膜修复、愈合和覆盖，也消除了聚合物涂层的开裂、剥脱和堆积现象，从而维持支架表面的整体性。无聚合物涂层载药技术包括：纯药灌入支架丝表面的微盲孔或纳米孔中；药物溶解在支架表面非聚合物涂层的生物可吸收的载体中；药物活性物质以共价键结合，或以晶体形式或化学沉淀方法附着在支架表面。

所载药物 DES 中使用药物的目的是抑制支架内膜增生，预防支架再狭窄。所用药物应具备以下特性：宽治疗窗，低致炎风险，选择性抑制平滑肌细胞增生而对血管中膜和外膜无毒，不影响支架内膜修复和内皮化的作用。其药效不仅取决于体外生物活性，还取决于局部药物代谢动力学和药物理化特性；药物在血管壁组织内的分布由支架介导并受弥散力的平衡驱动。水溶性药物如肝素易渗入组织，但清除也快；相反，脂溶性药物如紫杉醇或利莫司类均不溶于水，只能与动脉壁内的疏水点结合。虽然水溶性和脂溶性药物在动脉壁中均有较大的空间浓度梯度，但是脂溶性药物的分布比水溶性药物更均一。仅有免疫抑制剂利莫司家族和抗增殖药紫杉醇两类药物用于 DES 中，前者包括西洛莫司、依维莫司、索他罗莫司、巴利莫司、那伏莫司和马利莫司。

（杨跃进）

shēngwù kěxīshōu xuèguǎn zhījià

生物可吸收血管支架（bioabsorbable vascular scaffold, BVS）

符合裸金属支架和药物洗脱支架的基本特性和要求，可在冠状动脉内逐渐降解，并被吸收的支架。冠状动脉内放置裸金属支架和药物洗脱支架，可使冠心病患者近期获益，然而长期获益尚不明确，反而有晚期事件如晚期和晚晚期支架内血栓的风险，失去血管生理性舒缩功能，妨碍下一步外科冠状动脉旁路移植手术治疗，并影响冠状动脉无创性检查的影像质量等问题。为克服上述支架缺陷，完全可吸收支架的研发和处于不同阶段的产品应运而生。BVS 的潜在优势有望：①降低晚期和晚晚期支架内血栓的发生率。②恢复血管的舒缩功能，对剪切力的适应和晚期管腔扩大。③因不必长期双抗血小板治疗而降低出血风险。④不影响下一步外科冠状动脉旁路移植手术的选择。⑤不影响冠脉无创影像学如 CT 血管造影和磁共振成像的随诊复查。

BVS 设计和特性的关键是其材料，除具有生物相容性外，还应有强径向支撑力、抗过度扩张和抗断裂的机械特性；需更粗的支架丝才能代偿性增强这些机械特性。用于 BVS 的材料包括生物可吸收聚合物和金属合金，前者主要包括聚乳酸酯、聚酪氨酸碳酸酯、聚酐酯和聚原酸酯；后者主要包括镁合金和铁合金。

（杨跃进）

guānzhuàngdòngmài bānkuài xuánmóshù

冠状动脉斑块旋磨术（rotational coronary atherectomy）

利用高速旋转装置去除冠状动脉管腔内动脉粥样硬化斑块以维持管腔通畅的心脏介入治疗。主要作为冠状动脉支架植入前的祛斑治疗。20世纪 80 年代早期，在激光外科工作的奥特（Auth）开始研究使用旋磨装置消融动脉粥样硬化斑块。1988 年伯特兰（Bertrand）等完成首例冠状动脉斑块旋磨术。

适应证 ①严重钙化病变：特别是冠状动脉内超声证实的管腔内 360° 环形钙化病变。②开口病变：特别是主动脉开口病变、累及到分叉部位、钙化长病变和远端病变。

禁忌证 球囊扩张后血管夹层、明显血栓病变、严重迂曲成角病变和退化的大隐静脉桥病变。

操作方法 根据所需旋磨头的大小选择内腔足够大的导引导管。选择旋磨头大小时应考虑患者血管直径、病变形态、远端血管床情况、左心室功能及其他血管的状态。下列情况应从小的旋磨头开始：小血管或分叉病变、病变成角较大、严重的钙化病变、完全闭塞病变、长节段病变及导丝发生偏移时。一般选择的第一个旋磨头应较最终所需旋磨头小 0.5mm。

将旋磨导引钢丝沿导引导管插过冠状动脉狭窄处并到达血管远端。将旋磨导管沿导引钢丝缓慢低速前送至狭窄近端，然后将旋磨机马达开至高速（$1.7 \times 10^4 \sim 2.0 \times 10^4$ r/min），并缓慢推送推进器上的旋磨头调整钮。同时在推进器的灌注管内输入肝素生理盐水，以减少驱动杆与特氟隆（teflon）鞘之间的摩擦力，并冷却驱动杆和旋磨头。旋磨头多次通过狭窄部位后，根据具体情况决定是否增大旋磨头旋磨。旋磨结束后，以低速转动退出旋磨头导管。再次造影，满意后可行经皮冠状动脉腔内成形术加支架植入术。

并发症及防治 ①冠状动脉痉挛：与高速旋转的旋磨导管、旋磨头对血管壁的机械刺激、摩擦及热损伤等有关，也与手术操作技巧及冠状动脉病变血管密切相关。较常见，一般预后良好。可给予硝酸甘油冠状动脉内注射，给予维拉帕米或地尔硫革。②无血流或慢血流现象：主要与冠状动脉微血管痉挛及微栓塞相关，发生率为 $1.8\% \sim 9.5\%$。预防主要在于合理选择适应证、选择合适的旋磨头、避免旋磨头失速（旋磨头失速造成的斑块碎屑直径较大）和控制旋磨时间（每次 <30 秒）。③内膜撕裂：与病变的复杂程度有关，发生率（包括轻度内膜撕裂）为 $5\% \sim 13\%$，偏心病变、长节段病变、迂曲及钙化病变撕裂的发生率较高。一旦证实有内膜撕裂发生即不宜再增大旋磨头。④冠状动脉穿孔：发生率相对较低，但仍明显高于单纯球囊扩张，尤其是在高龄、冠状动脉病变弯曲成角、导引钢丝偏心、旋磨头过大及手术技巧不当等情况穿孔发生率较高。⑤心动过缓及房室传导阻滞：时有发生，在右冠状动脉及左回旋支病变的旋磨中较易发生心动过缓，前降支开口及近端病变用较大旋磨头行旋磨治疗时可能发生房室传导阻

滞。因此，在行上述部位或血管旋磨治疗时可预置临时起搏导管，必要时可经静脉给予阿托品。

（吕树铮）

dìngxiàngxìng guānzhuàngdòngmài bānkuài xuánqiēshù

定向性冠状动脉斑块旋切术

（directional coronary atherectomy，DCA） 依靠高速旋转的旋切导管，对冠状动脉内硬化的斑块进行切割并移出以消除冠状动脉狭窄病变的心脏介入治疗。是在经皮冠状动脉腔内成形术基础上发展起来的斑块消蚀技术。DCA 除切除斑块部分动脉内膜和硬化斑块组织外，还包括部分动脉中层结构，使动脉壁变薄，顺应性增大，且在血压作用下，进一步牵拉脉壁，使管腔扩大，血流增多。斑块旋切导管主要有两种，其中应用最广泛的是 1985 年由辛普森（Simpson）发明的定向性冠状动脉斑块旋切导管，此外还有冠状动脉腔内斑块旋切吸引导管。

适应证 ①偏心型病变。②溃疡病变。③开口病变：DCA 理想的开口病变是无钙化的短病变，血管直径 >3mm。④分叉病变：特别是无钙化、直径 >2.5mm 的血管分叉病变。⑤血栓病变。⑥大隐静脉桥病变：无退行性变的静脉桥上的局限性病变。⑦左主干病变：尤其是开口和偏心型病变。⑧经皮冠状动脉腔内成形术后效果不理想：主要是较大血管的局限性病变。⑨再狭窄病变。⑩植入支架前的斑块切除。

禁忌证 ①成角（>30°）病变或血管严重迂曲。②严重钙化病变。③小血管（直径 <2.5mm）病变。④长节段病变和弥漫性病变。⑤螺旋形内膜撕裂。⑥陈旧性大隐静脉桥内退行性病变。⑦明

显的股动脉-髂动脉血管病变。

操作方法 首先经皮穿刺股动脉插入鞘管，沿其送入特制的 DCA 导引导管至冠状动脉口（左冠状动脉导引导管为 10F，右冠状动脉导引导管为 9.5F）。给予肝素 10 000U 后，将旋切导管的刀具推向最前端，通过带有止血活瓣的 Y 形连接器送入导引导管。首先将导引钢丝跨过狭窄区送至冠状动脉远端，然后沿该导引钢丝将旋切导管的圆筒状壳置于狭窄病变部位，扭动旋转器，使圆筒状壳的窗口对向病变。将刀具通过手柄拉回至圆筒状壳窗的近端，将球囊加压 $1 \sim 2$ 个大气压，使之在血管内将圆筒状壳稳固地抵住病变。开动马达，缓慢推动手柄使刀具前进，切削突入圆筒状壳窗内的斑块，将刀具一直推送到机械终点（全程约需 5 秒），以便将切削下来的组织贮存在前锥体的收集腔内，然后关闭马达，将球囊抽瘪。轻柔地通过旋转器转动圆筒状壳窗的方向，使之对向残余病变，再次充盈球囊，将刀具拉回近端，开动马达，推动刀具至终点。如此反复，在一个病变处可转动方向反复旋切 $4 \sim 6$ 次，直至无残余狭窄为止。回拉刀具时一定先将球囊充盈，以免前锥体内贮存的组织碎屑栓塞远端血管。斑块旋切完成以后，将旋切导管撤除。撤管前必须确认刀具位于最远端的机械终点处，球囊必须抽瘪。旋切导管撤出以后，将刀具拉回近端，将导引钢丝撤至刀具之近端，用细针头将贮存于前锥体内的组织碎屑取出，送病理检查。若残余狭窄较明显，可将导管彻底冲洗以后再次插入，重复进行旋切，必要时可稍加大球囊压力至 3 个大气压，直至造影显示满意或无组织再被切割

下来。

并发症 ①冠状动脉痉挛：较常见，一般预后良好。②无复流或慢血流现象。③冠状动脉夹层。④冠状动脉穿孔。⑤非病变部位冠状动脉内膜损伤。⑥心律失常。⑦低血压。⑧出血。

（吕树铮）

jīngpí guānzhuàngdòngmài jīguāng chéngxíngshù

经皮冠状动脉激光成形术（percutaneous transluminal coronary laser angioplasty，PTCLA）

采用经皮穿刺途径，经光导纤维传输激光能量，汽化冠状动脉内狭窄或阻塞性病变以扩大管腔的心脏介入治疗。20 个世纪 80 年代开始应用于临床，早年研究显示该技术可将斑块消蚀，对一些病变产生良好效果，曾认为是非常有前途的介入治疗技术。20 世纪 90 年代初随机临床研究表明，对绝大多数病变的疗效并不优于经皮冠状动脉腔内成形术（percutaneous transluminal coronary angioplasty，PTCA），而并发症发生率可能高于 PTCA，再狭窄发生率与 PTCA 相似，加之激光器价格昂贵，绝大多数必须辅以球囊扩张。因此，PTCLA 的临床应用大幅度减少。主要产生热效应的激光源有氩离子激光（Ar⁺激光）、二氧化碳激光（CO_2激光）、掺钕钇铝石榴石激光（Nd：YAG 激光）；主要产生光化学效应的激光源有准分子激光和钬 - YAG 激光（Ho：YAG 激光）；此外还有可调谐染料激光。热效应激光由于产生明显的组织损伤，并发症及再狭窄发生率均高于 PTCA，现已不再使用。临床上主要应用准分子激光冠状动脉成形术（excimer laser coronary angioplasty，ELCA）。

适应证 ①支架内再狭窄，尤其是球囊扩张效果不佳的病变。②支架植入前的斑块切割。③完全闭塞性病变，普通导丝不能通过的慢性完全闭塞病变或球囊无法扩张的病变。④大隐静脉桥血管病变。⑤开口病变。⑥偏心及向心性病变。⑦长节段（≥2cm）病变、弥漫性病变。⑧血栓性病变。⑨球囊不能通过或球囊扩张失败的病变。

禁忌证 ①无保护的左主干病变。②导引导丝不能通过的病变（可应用激光导丝者除外）。③病变近端血管重度迂曲或病变成角 > 60°。④冠状动脉夹层。⑤直径小于激光导管的血管病变。⑥重度钙化病变。

操作方法 术前准备及操作与 PTCA 相似。导引导管口径的选择主要取决于所用光导纤维导管的直径。经导引导管插入导引钢丝跨过狭窄病变送至冠状动脉远端，然后沿导引钢丝送入激光光导纤维导管至病变近端，轻触靶病变。应用准分子激光治疗时，光导纤维导管一般可先选用 1.6～1.7mm，开动激光器，按预先选定的参数进行间断激光照射，边照射边缓慢轻柔地推进光导纤维导管，速度 1mm/s，直至病变被满意消蚀，退出光导纤维导管，进行冠状动脉造影。必要时可换用直径大一号的光导纤维导管或辅以球囊扩张。准分子激光光导纤维导管直径不应超过靶血管直径的 70%。

并发症 ①冠状动脉痉挛：ELCA 研究表明冠状动脉痉挛的发生率为 5%，可能与导丝和激光导管的机械作用有关。②冠状动脉夹层：ELCA 只引起精细的蚀刻边缘，不形成夹层和炭化。10%～15% 的患者会发生不同程度的血管夹层。③冠状动脉穿孔：ELCA

冠状动脉穿孔的发生率 1%～3%。约半数穿孔患者有严重并发症。④栓塞：ELCA 很少发生微粒碎片栓塞，即使在静脉桥中也很少。

（吕树铮）

xīnjī jīguāng xuèguǎn chóngjiànshù

心肌激光血管重建术（transmyocardial laser revascularization，TMLR）

利用激光在缺血的左心室壁制造多个直径约 1mm 的孔道，使左心室腔内的血液经激光孔道进入心肌内，并通过心肌血窦、冠状动脉交通网及随后新生的毛细血管供应氧合血，以改善心肌缺血缺氧、治疗冠心病的心脏介入治疗。TMLR 的技术构思来源于 1933 年沃恩（Werrn）等发现爬行类动物（蛇）和人类胚胎心肌冠状动脉存在着与左心室直接相通的孔道，血流通过这些孔道向心肌直接供氧。20 世纪 80 年代临床上使用二氧化碳激光仪成为可能，米尔霍赛尼（Mirhoseini）等通过激光打孔在急性冠状动脉阻塞的犬心脏上建立新的血供，改善了心肌的血流灌注。20 世纪 90 年代初期到中期 TMLR 蓬勃发展，大量动物实验和非随机临床试验证实，TMLR 可明显降低心绞痛的级别和增加心肌灌注，并使 TMLR 正式应用于临床。

用于研究和临床的激光有二氧化碳激光（CO_2激光）、钬激光（Ho：YAG 激光）、准分子激光和钕激光（Nd：YAG 激光）4 类。其中 CO_2 激光对激光孔道周围的热损伤很小，产生的热凝结层也很小，封闭毛细血管的能力相对较弱。因此，用 CO_2 激光打出的孔道能与心肌组织中的毛细血管较好吻合，达到改善血液循环的目的。钬激光可经光导纤维输送激光，打孔时光导纤维可经小切口或胸腔镜置入心肌表面进行，也可经皮穿刺动脉，将光导纤维送入左心室，从心内膜向心外膜方向打孔，从而避免手术创伤。对照射组织周围的热凝固损伤较小，可起到精细雕刻的作用。脉冲式 Ho∶YAG 激光作为一种很有潜力的新型激光，应用于临床各科疾病的治疗。准分子激光对孔道周围组织垫损伤较大，仍处于实验研究阶段。钕激光属调制脉冲式固体激光，可经光导纤维传导，尚在研究中。

适应证 原则上 TMLR 适用于任何类型的缺血性心脏病，但经临床实践，TMLR 适应证包括：①大隐静脉移植退行性变，尤其乳内动脉通畅者。②冠状动脉病变多发、弥漫及远端血管病变或血管普遍纤细者（如糖尿病患者）。③反复发生的再狭窄或弥漫性支架内再狭窄者。④慢性完全闭塞病变，血管造影不能看到病变远端血管或病变远端血管条件差。⑤经皮冠状动脉腔内成形术或冠状动脉旁路移植术的辅助治疗：在二者不能进行心肌血运重建的区域同时行 TMLR。

禁忌证 ①心肌损伤或瘢痕严重，无明显缺血区域。②有明显的充血性心力衰竭。③凝血功能障碍。④严重心律失常。⑤心肌壁厚度<9mm（一般心肌打孔深度为 5mm）。

操作方法 包括经胸 TMLR 和经皮直接心肌血运重建术。前者最常用，每平方厘米缺血心肌区域打孔 1 个，根据病变范围，可打 15~25 个孔。手术时经食管置入超声探头，用于术中监测心功能和证实打孔的可靠性。高能量 CO_2 激光打孔时，由于心室壁肌肉组织汽化，每次打孔后心室腔内可见到大量熔化气体，从而证实打孔成功。TMLR 可经左前胸小切口进行，但操作不太方便，也可经胸腔镜进行。冠状动脉旁路移植术附加 TMLR 手术时，可先行冠状动脉旁路移植术，待心脏复搏后再行 TMLR。

经皮直接心肌血运重建术是在经胸 TMLR 的基础上发展起来的冠心病介入治疗的新领域，可达到与外科经胸 TMLR 相同的益处，而不需开胸或全麻，可对外科 TMLR 不能治疗的部位进行治疗，如室间隔和后壁，并可提供多次治疗机会。该治疗应确保将激光能量准确地传送到特定的缺血心肌治疗部位，而不引起穿孔和其他不利的组织效应，如血栓形成、微屑、梗死、室性心律失常、心脏运动效应、重复打孔现象。这就要求激光光纤具有适当的扭转反应，能到达心内膜的每一部位，且光纤顶端易弯曲，与心内膜接触稳定且对表面损伤最小。

疗效评价 大多数预期的随机试验证实，与传统药物治疗相比，TMLR 可明显减少患者心绞痛，增加运动耐量，但是 TMLR 治疗在总体死亡率、心肌灌注和心功能方面并无明显改善。以往研究大多关注于术后 1 年内的表现，因此结果比较乐观，但是长期研究结果表明，TMLR 虽可使大多数顽固性心绞痛患者疼痛缓解，但多数患者的缓解是短期的，且需考虑死亡、复发及高昂的费用等因素。因此，TMLR 治疗临床应用并不广泛。

（韩雅玲）

guānzhuàngdòngmài xuèshuān chōuxīshù

冠状动脉血栓抽吸术（coronary thrombus aspiration）

经皮冠状动脉腔内成形术的基础上，利用负压抽吸原理通过抽吸导管将血栓吸出的心脏介入治疗。是针对急性冠状动脉综合征患者冠状动脉内含有大量血栓或静脉移植血管病变的有效治疗方法。血栓抽吸原理及操作较简单，基本不需要额外的训练及学习过程。

血栓抽吸装置分为手工和机械两种。手工血栓抽吸装置以 Export 导管、Pronto 导管、Diver 导管等为代表，机械血栓抽吸装置主要包括 AngioJet 和 X-Sizer。手工抽吸导管操作简便迅速，价格便宜，比较有吸引力，临床推广应用较好，但早期用于评价手工抽吸导管的临床对照研究样本量较少，仅发现它们在改善微血管灌注方面有效，检测不出临床终点事件方面的差别。个别研究甚至认为对挽救心肌无帮助。直到 2008 年关于血栓抽吸装置的规模最大的随机对照临床研究 TAPAS 研究结果发表之后，这一治疗方法的价值才得以证实。国内外指南一致认为，急诊经皮冠状动脉介入治疗时，实施血栓抽吸术是合理的（Ⅱb 类适应证），但应根据冠状动脉造影结果对罪犯病变血栓负荷情况进行评估。并非所有急诊经皮冠状动脉介入治疗病例均适合血栓抽吸术并从中获益，血栓负荷轻和小面积心肌梗死者可不用，具体由有经验的医师决定。

适应证 高危的急性冠状动脉综合征伴血栓负荷较大者，尤其是：①梗死相关血管粗大。②不完全闭塞病变，病变处富含大量血栓。③闭塞形状为断端齐头截断者。④闭塞处近段大量血栓，血栓长度>5mm。⑤闭塞处近段存在浮动血栓者。⑥闭塞处远段存在持续对比剂滞留。⑦经血管内超声、血管内镜或光学相干断层扫描证实病变为斑块破裂，且斑块富含较大脂质池者。

禁忌证 ①稳定性心绞痛者。②小血管病变者。③分叉病变者。④严重钙化病变不易通过者。⑤慢性完全闭塞病变者。⑥已发生明显远段栓塞者。⑦冠状动脉夹层者。

操作方法 冲洗环鞘激活亲水涂层，用抽吸注射器吸取 5～10ml 肝素生理盐水，将抽吸延长线和注射器连接至抽吸导管。打开旋塞阀，用肝素生理盐水冲洗整个抽吸系统，关闭旋塞阀，确保其处于关闭状态。向外抽拉注射器中的活塞，使其处于最大负压，顺时针旋转活塞锁定注射器。在透视状态下轻柔、缓慢地向前推进抽吸导管，使远端标记定位在需要位置上的近端，打开延长线上的旋塞阀开始抽吸，同时缓慢向前推送抽吸导管至病变或闭塞处，开始抽吸后，缓慢推送抽吸导管，同时在闭塞血管内做前后移动。抽吸完成后，在负压及透视下缓慢回退并移除抽吸导管。

注意事项 ①先由近及远抽吸，然后由远及近抽吸，应缓慢地前送抽吸导管并始终保持负压。②反复多次抽吸。③退出抽吸导管时应始终保持负压，导管撤出体外后应冲洗抽吸导管，避免血栓或碎屑物质遗留在抽吸导管及导引导管腔内。

（韩雅玲）

xuèguǎn yuǎnduān bǎohù zhuāngzhì

血管远端保护装置（distal protection device for vessel） 可将血栓或斑块滤出的心导管系统。该装置最初应用于颈动脉血管成形术，可抽吸出大量斑块脱落片及血栓性物质，防止其阻断远端血流形成微栓塞，明显减低了脑卒中发生率，已经作为颈动脉介入治疗的常规。在急性冠状动脉综合征、大隐静脉桥血管的介入治疗中，常发生远端血管的微栓塞，若能有效保护远端血管、避免或减少微血管栓塞，减少慢血流或无血流现象的发生率，降低急性心肌梗死（尤其是非 Q 波急性心肌梗死）的发生率，理论上可提高即刻疗效、改善远期预后，提高血栓性病变经皮冠状动脉介入治疗的安全性，是经皮冠状动脉介入治疗领域的研究热点之一。

适应证 ①冠状动脉内存在明显血栓，尤其是急性 ST 段抬高型心肌梗死患者。②不稳定性心绞痛，高度狭窄病变局部有血栓性斑块者。③冠状动脉旁路移植术后静脉桥病变的介入治疗。④同时进行冠状动脉及颈动脉的介入治疗。

禁忌证 ①稳定性心绞痛者。②小血管病变者。③分叉病变者。④严重钙化病变导致器械不易通过者。⑤慢性完全闭塞病变者。⑥已发生明显远端栓塞者。⑦冠状动脉夹层者。

临床意义 根据设计和应用原理，临床常用的血管远端保护装置，主要有球囊阻塞保护装置和滤器保护装置两种。实验发现血管远端保护装置可有效清除大隐静脉血管成形术中的血栓碎片，减少相关心血管事件（死亡、心肌梗死、急诊外科手术、靶血管再通术）。因投入临床使用的时间较短，尚需不断改进和完善，如滤孔大小，是否需要联合药物治疗，在远端血管使用的可能性，如何解决血管分支、分叉处病变等。

需注意的是，无再流现象的发生涉及微血管栓塞、微血管痉挛、微血管顿抑及微血管结构破坏等，血管远端保护装置并不能防止所有的无再流现象，还需要进一步研究阐明如何将药物与机械治疗相结合，以期将无再流现象及其产生的临床后果降至最小。

（韩雅玲）

jīngpí zhōuwéidòngmài jièrù zhìliáo

经皮周围动脉介入治疗（percutaneous intervention of peripheral artery disease） 通过非外科手术的微创方式，使用导管、导丝、球囊与支架等器械消除或减轻除冠状动脉及颅内动脉以外的周围动脉狭窄与血栓，改善该动脉供血区域器官的血液灌注，以提高患者生活质量和降低死亡率的治疗方法。1964 年多特（Dotter）和贾金斯（Judkins）首先描述周围动脉的介入治疗，格林齐希（Gruentzig）开始使用可扩张球囊导管扩张狭窄动脉，支架植入使得介入治疗效果更安全长久。由于该治疗可在局麻下完成，与外科手术相比，创伤小，并发症少，恢复快，不影响后续的手术治疗，也可重复介入。这些优势使其适应证逐渐有所放宽，对于管腔较大、病变较局限的患者可作为首选治疗方法。

患者术前需接受超声多普勒、磁共振成像和 CT 血管造影等检查，以确定血管解剖是否适合。血管直径狭窄 50%～75% 的临界病变可能需要使用压力导丝确定患者是否可从介入治疗中获益，以避免使用导管测量压力阶差产生的误差。无证据显示治疗无症状但有血流动力学意义的病变可改善预后，故指南不推荐治疗此类病变。

介入治疗前检查肝肾功能、血常规、凝血功能，了解患者有无过敏史，能否耐受双联抗血小板治疗等。操作前需服用足够时间和剂量的阿司匹林与氯吡格雷。

一般采用穿刺股动脉置管的办法，术中应用肝素抗凝，具体方式包括球囊血管成形、支架植入、血栓超声消融或抽吸等。球囊扩张后严重的残余狭窄、血管夹层、闭塞病变、再狭窄或复杂病变均是支架植入的适应证。斑块消除术与单纯血管成形及支架术相比未显示更好疗效，且需考虑远端栓塞及动脉穿孔风险。为减少再狭窄而进行血管内放射治疗仅获得暂时效果。

患者术后最主要的是穿刺部位的观察管理，相关的出血、血肿、假性动脉瘤形成，随着血管缝合器的使用，发生率已明显降低；血管破裂、夹层、栓塞与对比剂肾病偶有发生，后者常发生在基础肾功能异常、糖尿病、同服其他肾毒性药物的患者，一旦发生预后较差，预防措施包括水化、尽可能减少对比剂剂量和选择非离子等渗对比剂。

接受介入治疗的患者需密切随访，包括症状、体征、多普勒超声，严格控制心血管危险因素，包括合理健康饮食、适当规律运动、戒烟、血压、血脂、血糖管理达标，以及终生的单药或双联抗血小板治疗，保证介入治疗的长期疗效。

再狭窄和再闭塞是影响长期预后的主要因素；与单纯球囊扩张比较，支架植入可减少再狭窄，发生概率与血管病变长度呈正比，与管腔直径呈反比，术后管腔直径>6mm的再狭窄机会很少，远端肢体的病变治疗效果差。发生再狭窄后可用球囊或支架再次治疗。支架断裂也偶有发生，尤其是受外力作用大的部位及两个支架重叠的位置，后果可能表现为再狭窄与动脉瘤形成。

（陈纪言 蒋世良）

shèndòngmài xuèguǎn chéngxíngshù jí zhījià zhírùshù

肾动脉血管成形术及支架植入术（renal artery angioplasty and stent implantation）

使用球囊导管、支架等器械消除或减轻肾动脉狭窄与血栓，改善其供血区域器官血液灌注的治疗方法。使未闭塞的肾动脉血流灌注得以恢复的任何操作统称为肾动脉血管成形术。其并发症的发生率和技术成功率随时间变化。研究表明，随着手术经验的积累和新技术的应用，成功率逐渐增加，并发症的发生率逐渐减少。文献报道并发症的发生率为12%～36%，平均约为14%。

适应证 ①肾动脉狭窄直径>50%或横断面积减少>75%。②收缩压阶差>10%的收缩压或为10mmHg、15mmHg或20mmHg。

相对禁忌证 ①肾动脉分叉病变而支架超过隔绝50%以上的肾脏。②败血症。③肾动脉直径<4mm，除非使用药物洗脱支架。

操作方法 多选择经股动脉穿刺逆行插管。特殊情况下亦可用经桡动脉或肱动脉穿刺途径插管，如双侧股动脉同时合并狭窄性病变而不宜行动脉穿刺插管，或肾动脉开口及其走行朝下且与主动脉之夹角过于狭小。选择适合于支架输送内径的肾动脉导引导管，将导引钢丝轻柔地送入肾动脉分支血管远段，沿着导丝将球囊或支架送至肾动脉狭窄处，球囊扩张时应注意不必使用过高的扩张压力，尽量避免造成血管严重撕裂或闭塞。肾动脉支架多选用球囊扩张型支架，若病变累及肾动脉开口或近开口处，应注意支架应完全覆盖病变，可让支架突出主动脉内1～2mm。多个投照角度观察肾动脉确切的开口位置，以避免支架病变覆盖不全或突出主动脉内过多，然后将导管收回至导引导管内再回撤导引导管，以避免支架移位而脱落到主动脉。经桡动脉或肱动脉穿刺插管径路，可选用右冠状动脉导引导管或多功能导引导管，导引导管到位后其支架输送释放过程与经股动脉径路法相同。

临床意义 ①对于肾动脉粥样硬化所致肾性高血压，虽然血管重建术加药物治疗比单用药物治疗优势明显，但实际上仅少数患者在血管成形术后肾性高血压得到治愈。②对于中等纤维形成型纤维肌性发育不良，应用该治疗效果好，可作为一线治疗方法。③肾动脉粥样硬化通过一系列复杂的病理生理机制加重冠心病、左心室功能不全或心肌病患者的心绞痛或收缩性心功能不全，激活肾素-血管紧张素-醛固酮系统，导致水钠潴留和外周血管收缩。肾动脉血管成形术可缓解心脏紊乱综合征，特别是双侧肾动脉狭窄患者，有望降低心血管事件及其相关死亡率。④缺血性肾病患者可能从血管成形术得到获益的指标评价一直都有争议，主要问题在于对于介入治疗疗效的评估。肾功能随年龄的增长而降低，表现为肾小球滤过率和肾脏大小的进行性下降。很多疾病状态可加速肾衰竭，包括缺血性肾病，其同时还有肾脏组织的减少，可因肾动脉粥样硬化继发低灌注和肾自我调节能力受损而产生功能性肾功能不全。血管成形术的获益依赖于功能性损伤的恢复程度、肾小球滤过率的恢复，以及年龄和其他同时存在的除缺血之外的疾病。有关肾动脉血管成形术的前瞻性随机对照研究提示，缺血性肾病患者的平均肾功能未得到改善。

(陈纪言 蒋世良)

jǐngdòngmài xuèguǎn chéngxíngshù jí zhījià zhírùshù

颈动脉血管成形术及支架植入术（carotid artery angioplasty and stent placement）

使用球囊导管、支架等器械消除或减轻颈动脉狭窄与血栓，改善其供血区域器官血液灌注的治疗方法。虽然开展较晚，由于其微创的优势，得到很快发展，尤其在中国，颈动脉支架植入术（carotid artery stenting，CAS）的普及甚至超过了颈动脉内膜切除术（carotid endarterectomy，CEA）。在早期进行的多项临床试验如 Wallstent、CAVATAS 中，CAS 术后并发症明显高于 CEA。随着导管技术的进步和介入器材的改进，尤其是脑保护装置的出现，术中血栓和斑块脱落造成远端颅内血管堵塞的风险降低。

CAS 与 CEA 的临床试验尚无法明确 CAS 疗效优于 CEA。在血运重建方式选择时仍需综合考虑，美国心脏病学会 2006 年发布的指南中对症状性患者血运重建的推荐如下：①近期短暂性脑缺血发作或 6 个月内缺血性卒中，伴同侧严重颈动脉狭窄（70%～99%）患者，若术者围术期发病率和死亡率<6%，推荐 CEA（Ⅰ类适应证，证据级别 A 级）。②近期短暂性脑缺血发作或缺血性卒中，伴同侧中度颈动脉狭窄（50%～69%）患者，依据年龄、性别、合并症及初发症状的严重度等因素，推荐 CEA（Ⅰ类适应证，证据级别 A 级）。③若狭窄程度<50%，无 CEA 指征（Ⅲ类适应证，证据级别 A 级）。④若有 CEA 指征，建议 2 周内手术而非延期手术（Ⅱa 类适应证，证据

级别 B 级）。⑤对于严重狭窄（>70%）的症状性患者，若狭窄部位难于手术处理，存在增加手术危险的内科疾病，或其他特殊情况（如放射性狭窄或 CEA 后再狭窄），CAS 效果不差于 CEA，可予以考虑（Ⅱb 类适应证，证据级别 B 级）。⑥若术者围术期发病率和死亡率为 4%～6%，同 CEA 和 CAS 试验中相似，实施 CAS 是合理的。

CAS 与 CEA 孰优孰劣尚无定论，持续多年的颈动脉血运重建方法之争正在逐渐淡化，无论是 CEA 还是 CAS，均无法完胜对方而单独存在。多中心临床试验提示治疗技术和经验的重要性。术者的技术熟练程度与手术成功及并发症的发生密切相关。对于已完成 200～300 例手术的技术娴熟的术者来说，CAS 和 CEA 并发症的发生率相当。

颈动脉狭窄的介入治疗一直存在争议，尽管有一些随机对照试验，但仍无定论，因为相关技术、器械发展改进非常快，试验研究显示出较明显的滞后性。综上建议，颈动脉介入治疗应该量体裁衣，根据患者症状、主动脉弓与分支血管形态、斑块特点选择介入方法与器械，尤其是保护装置和支架的选择。在开展此项技术较多的大的中心，采取谨慎的术前评估和术中操作，可取得与 CEA 不相上下的治疗效果。

(陈纪言)

qiàdòngmài hé gǔdòngmài xuèguǎn chéngxíngshù jí zhījià zhírùshù

髂动脉和股动脉血管成形术及支架植入术（iliac and femoral artery angioplasty and stent implantation）

使用球囊导管、支架等器械消除或减轻髂动脉和股动脉狭窄与血栓，改善其供血区域器官血液灌注的治疗方法。

髂动脉、股动脉阻塞狭窄性病变的病因有先天性动脉狭窄、动脉粥样硬化、大动脉炎等，其中动脉粥样硬化最常见。

适应证 已出现间歇性跛行等缺血症状，经动脉造影证实有下肢动脉严重狭窄（<正常管径的 50%）。

禁忌证 ①严重出血倾向。②缺血器官功能已丧失。③大动脉炎症活动期。④导丝和导管未能插过血管狭窄（闭塞）段。

操作方法 ①根据事先的影像学资料选择穿刺血管，经穿刺血管行血管造影了解血管狭窄的程度及长度。②用导丝试通过狭窄段，成功后将导管跟进。通过困难时可换用超滑或较细的导丝和导管。③导管通过狭窄段后，注入对比剂显示狭窄后血管情况，撤出造影导管。④球囊导管沿导丝送入狭窄段。困难时可采用超硬导丝协助，或可先采用小球囊导管对狭窄段进行预扩张，再送入大球囊导管。⑤确定球囊准确位于狭窄段后即可开始扩张术。用 5ml 注射器抽取稀释为 1/3 的对比剂，注入球囊使其轻度膨胀。透视下可见狭窄段对球囊的压迹。若压迹正好位于球囊的有效扩张段可继续加压注射，直至压迹消失。一般每次扩张持续 15～30 秒，可重复 2～3 次。⑥撤出球囊导管时应用 20ml 注射器将其抽瘪，以利于通过导管鞘，再插入导管行造影观察。⑦经导丝送入支架到病变部位释放，若造影提示残余狭窄或支架贴壁不良，可使用球囊进行后扩张。

(陈纪言)

xī yǐxià dòngmài xuèguǎn chéngxíngshù

膝以下动脉血管成形术（below-the-knee angioplasty）

通过

球囊扩张，在可控制范围内对膝以下动脉附壁斑块施压造成局限性断裂，同时拉伸动脉中外膜，从而解除管腔狭窄的治疗方法。主要包括胫动脉成形术和腓动脉成形术。膝以下血管病变多以中小血管为主，病变范围广泛且患者多为高龄、伴全身性动脉硬化和多种不同程度的心脑血管疾病，尤其是糖尿病周围血管病变，多累及胫动脉、腓动脉，且多为弥漫性病变，是一种严重危害健康，高致残率、高死亡率的凶险疾病。传统上，膝以下血管再通首选外科分流术，手术创伤大，并发症多，治疗存在很大风险，且远期通畅率低。2000 年后随着微导丝、微球囊的出现，膝关节平面以下的血管成形术逐渐开展。治疗目标是挽救缺血肢体、促进溃疡愈合和缓解疼痛。经皮血管腔内成形术（percutaneous transluminal angioplasty，PTA）因创伤性小、安全性高、操作简便、术后恢复较快等优势，受到医患双方的青睐。膝以下三支动脉即胫前动脉、胫后动脉和腓动脉，只要保证有一条动脉全程通畅，一般即可避免截肢。膝以下动脉 PTA 后再狭窄闭塞是一个逐渐的过程，随着再狭窄的逐渐形成，肢体的侧支循环也随之逐渐建立代偿，是救肢率远大于血管通畅率的关键。PTA 的可重复性，更有助于提高缺血肢体的救肢率。研究证实，介入治疗不但能使 80% 以上的患者得到远期的肢体保留，而且被认为是存在有威胁肢体缺血病并适合血管腔内介入治疗患者的首选治疗策略。

随着小直径、高支撑力支架的出现，膝以下动脉血管成形术的应用日益增多，虽然支架种类繁多，有裸金属支架、药物洗脱支架、碳涂层支架和生物可吸收支架等，但是支架不能跨关节使用是膝以下动脉支架植入术的最大局限性。膝以下动脉的长段病变，若植入多个支架，支架之间的重叠会增加支架断裂和再狭窄风险，临床上尚无直径渐细的适合膝以下动脉形态的长支架可用，膝以下动脉血管成形术主要以球囊扩张为主，血管内支架主要用于球囊扩张导致血管内膜损伤或有动脉夹层等情况。

适应证 ①Fontaine 分期Ⅱ期以上临床症状。②数字减影血管造影证实病变狭窄程度 > 70%。③静息状态下跨狭窄压差 > 10mmHg，或患侧动脉直接注射硝酸甘油 100 ~ 200μg 或罂粟碱 10 ~ 20mg 后，跨狭窄压差在 10 ~ 20mmHg。④病变较长或钙化，预计手术困难较大。⑤股浅动脉闭塞或完全闭塞。⑥糖尿病足引起肢端缺血坏死等。

禁忌证 ①严重出血倾向。②缺血器官功能已丧失。③导丝和导管不能通过血管狭窄（闭塞）段。④病变血管的解剖类型不适合等。

操作方法 患者平卧，常规消毒腹股沟区皮肤，局麻下以塞丁格（Seldinger）法穿刺股动脉进入血管腔内，向股浅动脉上段送入导丝和造影导管，通过造影导管实施血管造影，造影完毕借助动脉路图技术指导导丝、导管方向。待造影明确血管病变部位、范围和程度后，选择适宜直径的球囊导管（腘动脉 4~5mm，胫动脉或腓动脉 2.5mm），沿导丝将球囊导管送至血管狭窄段中央，以 1：1 稀释的对比剂充盈球囊，扩张病变动脉狭窄部位，压力以荧光屏上血管狭窄部位球囊压迹消失为宜，球囊扩张时间 15 ~ 30 秒（完全闭塞病变需扩张 1 ~ 3 分钟），间隔 1~2 分钟后重复扩张，一般 3 ~ 4 次，然后撤出球囊导管，重复造影观察血管成形情况，直到满意为止。

斑块的位置、长度、组成及形态常是影响 PTA 能否顺利实施的重要因素。偏心型或开口处病变一般 PTA 处理较困难。对于狭窄段病变，通常采用直径 0.4572mm（0.018 英寸）的铂金头导丝，在导丝通过狭窄段时用一只导管固定导丝，使导丝顺利通过血管狭窄段。球囊导管直径 2~4mm、长度 120mm。对于完全闭塞病变一般选用 0.8890mm（0.035 英寸）的铂金头导丝，导丝一旦通过病变，沿导丝送入一只导管，更换 0.4572mm（0.018 英寸）的铂金头导丝，余操作同狭窄段病变。

术后处理 严密观察患者生命体征及穿刺部位情况，以防穿刺部位血肿、假性动脉瘤等并发症发生。对病变血管的随访观察可用超声多普勒检查。继续口服抗凝药治疗。

（陈纪言）

zhǔdòngmàiliú jièrù zhìliáo

主动脉瘤介入治疗（interventional treatment of aortic aneurysm） 经皮穿刺或切开股动脉，在影像设备的引导下，沿动脉推送治疗器械至病变部位，对主动脉瘤病灶局部进行隔绝治疗的方法。主动脉瘤是主动脉的血管壁病变导致主动脉管腔局限性膨胀。介入治疗技术具有微创、安全、操作简便及近期疗效确切等特点，是新兴的治疗主动脉瘤的微创技术，并取得了较满意的初步成果。

适应证 ①无症状性动脉瘤，主动脉直径<5.5cm 或主动脉瘤直径年增长速度<1cm。②症状性动

脉瘤支架植入的预期风险明显低于常规开放性外科手术或单纯药物治疗的风险。

禁忌证 ①动脉瘤破裂，生命体征不稳定。②对对比剂过敏或肝肾功能不全不能耐受对比剂者。③孕妇或血液病患者。④动脉瘤已累及腹主动脉主要分支。⑤动脉瘤近侧瘤颈直径>28mm，长度<15mm，但随着腔内治疗技术的发展及新器材的出现，短瘤颈不再视为绝对禁忌。⑥近侧颈部呈锥形，或角度>60°。⑦髂总动脉内径>12mm或<6mm，或双髂内动脉受累。⑧髂动脉多处硬化或扭曲，伴广泛钙化者视为相对禁忌证。

操作方法 局部或全身麻醉后于患者腹股沟韧带下斜切口显露股动脉，或直接穿刺顺序扩张插入大动脉鞘，引入超滑导丝及造影导管，在数字减影血管造影下检查确定瘤体的位置和大小，根据动脉瘤的形态、范围及附着区情况选择相应的介入治疗方法，如主动脉覆膜支架植入、主动脉分支血管支架植入等。主动脉覆膜支架植入是将覆膜支架放置在真腔内封闭破裂口，隔绝真、假腔间血流，重建主动脉管壁，而假腔中的血流一旦与真腔中血流隔绝，将逐渐形成血栓。经皮球囊主动脉开窗术是以J形导管穿刺针穿刺主动脉夹层隔膜，再以球囊导管扩张隔膜穿刺孔，达到与手术开窗的同样目的，使假腔压力下降，受压的真腔恢复，从而改善血供。主动脉分支血管支架植入可用于治疗由于夹层内膜片或血肿造成的主动脉分支静止型阻塞，在采用覆膜支架或开窗方法改善动力型阻塞后，若分支血管血流仍不理想，可用分支支架植入。造影确认位置后释放支架，再经造影导管造影确认支架、

位置和状态及瘤体旷置的情况。介入治疗结束后修补股动脉切口。

并发症 ①内瘘：指动脉瘤隔绝得不完全，瘤腔内仍存在持续血流，为腔内治疗的特有并发症。②动脉损伤：源于装有支架的输送系统直径较粗，且多数患者存在程度不一的动脉硬化和扭曲，在支架进入、释放过程中，引起股动脉、髂动脉及腹主动脉损伤，甚至破裂。③支架移位：指主动脉支架向动脉远端相对移动的现象，可能造成迟发性I型内漏及继发性动脉瘤破裂。④其他：与支架相关的并发症，如支架阻塞、支架感染；与术中切口有关的并发症，如伤口感染、动静脉感染、髂动脉或股动脉损伤等；与脉管系统有关的并发症，如肢体远端血管栓塞、肠缺血坏死、骶尾部缺血性坏死、截瘫等，上述并发症相对罕见。术后需长期随访。

（蒋雄京　彭　猛）

zhǔdòngmài jiācéng jièrù zhìliáo
主动脉夹层介入治疗（interventional treatment of aortic dissection）

经皮穿刺或切开股动脉，在影像设备的引导下，沿动脉推送治疗器械至病变部位，对主动脉夹层病灶局部进行隔绝治疗的方法。主动脉夹层是主动脉腔内的循环血液从主动脉内膜撕裂口进入主动脉壁内，使主动脉壁中层形成夹层血肿，并沿主动脉纵轴扩展的一种极为严重的心血管系统疾病。主动脉夹层根据病变的解剖部位分为：①斯坦福（Stanford）A型：凡累及升主动脉的夹层病变［包括德贝基（DeBakey）I型和II型］及破口位于主动脉弓而逆行剥离至升主动脉者。②Stanford B型：病变始于主动脉弓峡部及以远的夹层病变

（相当于DeBakey III型）。

根据发病时间分类如下。①急性：起病在2周以内。②慢性：起病超过2周。介入治疗方法包括主动脉覆膜支架植入、主动脉分支血管支架植入等，具有微创、安全、操作简便、近期疗效确切等特点，是新兴的治疗主动脉夹层的微创技术，在Stanford B型主动脉夹层治疗中取得了重大进展，可显著降低患者的病死率。其目标不是完全消除假腔内血流，而是覆盖最初的内膜撕裂口，缓解下游躯体的灌注不足，预防夹层破裂。

适应证 ①慢性Stanford B型主动脉夹层，病程3周以上，瘤颈长度>1.5cm。②急性Stanford B型主动脉夹层伴主动脉破裂可能（如新出现溃疡样投射影）、假腔扩张、分支器官缺血、主动脉瘤形成、持续或复发的难治性疼痛，以及高血压、外科手术风险较大者。③部分Stanford A型主动脉夹层，如胸主动脉最大直径>5.5cm，主动脉直径年增加速度>1cm，伴肾动脉灌注不良或真腔较小的难治性高血压（已联合使用降压药物治疗），排除其他原因引起的反复发作性胸背部疼痛。

禁忌证 见主动脉瘤介入治疗。

操作方法 见主动脉瘤介入治疗。

并发症 见主动脉瘤介入治疗。

（蒋雄京　彭　猛）

jīngpí shìjiāngé xīnjī xiāoróngshù
经皮室间隔心肌消融术（percutaneous transluminal septal myocardial ablation，PTSMA）

通过经皮冠状动脉注射化学制剂的方法消除肥厚室间隔，使左心室流出道增宽的治疗方法。可减轻心脏后负荷，增加心输出量，是肥厚型心肌病的主要治疗方法

之一。1995 年英国医师西格瓦特（Sigwart）首次在《柳叶刀》上报道了应用 96% 乙醇注射到间隔支血管，造成肥厚室间隔缺血、坏死、变薄，导致心室流出道变宽，成功治疗肥厚型心肌病。PTSMA 与外科心肌切除术比较见表（表）。

适应证 分为临床适应证、有症状患者血流动力学适应证和形态学适应证。

临床适应证 ①经过药物治疗效果不佳或有严重不良反应≥Ⅲ级（NYHA 分级）/Ⅲ级（CCS 分级）患者。②症状虽不严重，但左心室流出道压差（left ventricular outflow tract pressure difference，LVOTPG）高及有猝死的高危因素或受到客观限制的Ⅱ级（NYHA 分级），或有运动诱发的晕厥，或活动能力下降。③原外科治疗或植入 DDD 起搏器失败。④有增加外科手术危险的合并症。

有症状患者血流动力学适应证 ①静息状态下 LVOTPG > 50mmHg。②激发的 LVOTPG > 100mmHg。

形态学适应证 ①超声显示主动脉瓣下肥厚，并有与收缩期前向运动有关的压差及室中部的压差，排除乳头肌受累和二尖瓣叶过长。②冠状动脉造影有合适的间隔支。

禁忌证 ①非梗阻性肥厚型心肌病者。②合并必须进行心脏外科手术的疾病者，如严重二尖瓣病变、冠状动脉三支病变等。③无或仅有轻微临床症状，即使 LVOTPG 高者。④不能确定靶间隔支或球囊在间隔支固定不确切。虽无年龄限制，但原则上对年幼及高龄患者更应慎重，权衡利弊后再决定是否行 PTSMA 治疗。

操作方法 术前必须插入临时起搏器，同时监测主动脉和左心室压，排除瓣膜病所致压差。常规应用肝素 10 000U。

技术要点 靶血管的选择和心肌声学造影，技术关键是确定靶间隔支，既达到良好的血流动力学改善，又要尽可能减少并发症的发生。选择导引导管，将

0.3556mm（0.014 英寸）导引钢丝送至靶间隔支，再沿导引钢丝将合适的移动导丝球囊送至靶间隔支的近段。加压充起球囊后，通过中心腔注射超声发泡对比剂（Levovist 或 Sonovue）确定间隔支的分布区域。观察有无对比剂通过侧支血管进入前降支或其他血管，并用超声探头观察该间隔支分布区域大小。若超声下观察到对比剂向乳头肌后室壁的其他部位分布，不应注入乙醇。加压球囊过程中还应观察压差变化，若压差下降，可考虑注入无水乙醇。若室间隔近中段有多个间隔支发出，室间隔呈弥漫性增厚（≥33mm），则 PTSMA 的效果通常不佳。

使用无水乙醇 注入无水乙醇的量根据急性血流动力学影响、造影显示的靶间隔支大小及心肌声学造影估计的间隔支分布情况，并严密观察胸痛及心律失常情况，原则上只要达到治疗效果，应尽可能减少乙醇用量，越少越不容易出现并发症。乙醇用量一般为

表　PTSMA 与外科心肌切除术比较

项目	PTSMA	外科心肌切除术
概况	全世界总例数超过 5000 例（1995 年~2007 年）	总例数少于 PTSMA 例数（自 20 世纪 60 年代至 2007 年）
	适应证：LVOTPG 静息>50mmHg 或激发>100mmHg	适应证：LVOTPG 静息>50mmHg 或激发>100mmHg
	手术成功标准：LVOTPG 下降>50%	手术成功标准：LVOTPG 下降>50%
	围术期死亡率：0~4%	围术期死亡率：早期约≥5%，近年 0~6%
	因并发症安装永久起搏器：0.5%~11.0%	因并发症安装永久起搏器：1%~10%
	手术成功率（半年以上随访）：80%~90%	手术成功率（半年以上随访）：90%~95%
优点	避免了由体外循环所致其他风险	可完全解除静息和活动所致梗阻
	适于治疗孤立的腔中部梗阻或合并瓣下梗阻	疗效长达 30 年
	住院时间短	可同时治疗并存的冠心病和瓣膜病
	恢复时间短	可同时治疗乳头肌异常
	花费低	
潜在缺点	左冠状动脉损伤而导致急诊旁路移植术或左主干/左前降支植入支架	对术者经验要求较高
	有可能无法进入隔支	少数患者术后主动脉瓣关闭不全
	对于二尖瓣和乳头肌异常和室间隔严重肥厚的年轻患者成功率较低	左束支传导阻滞
		要求体外循环

注：LVOTPG：左心室流出道压差

0.5~2.5ml。注射乙醇时应注意控制速度，建议选择1ml注射器以精确掌控。注射乙醇过程一定在透视下进行，观察球囊充盈和有无异位，密切注意压力表上的压力。

消融终点为LVOTPG下降≥50%。一旦出现血流动力学不稳定，必须终止介入操作。三度房室传导阻滞一旦出现，应减慢、减少甚至中止注射无水乙醇，若三度房室传导阻滞恢复时间很长，不管LVOTPG下降是否达标，均应终止注射无水乙醇。

注射无水乙醇过程中一旦出现交通支开放应立即停止注射。注射前通过OTW球囊中心腔造影明确有无交通支存在；注射中应观察心电图有无ST-T改变，并用超声心动图观察室壁运动。若出现明显的ST-T改变应排除乙醇通过交通支漏入其他血管的可能，此时应用超声心动图观察室壁运动是很好的手段。

PTSMA结束前应造影确定冠状动脉有无损伤和间隔支阻塞及冠脉血流状况。若有不恢复的三度房室传导阻滞，可植入DDD起搏器。若PTSMA术后症状复发，压差回升，可再次行PTSMA，但应在距第一次PTSMA的3个月后进行。

术后观察 应注意血流动力学各项指标的变化。临时起搏器术后应保留24小时以上，床旁拍X线胸片观察起搏导线位置。注意防止术后导线脱落、导线穿孔发生心脏压塞、晚发性三度房室传导阻滞等。

并发症 ①死亡：院内死亡率为2%~4%。②三度房室传导阻滞：2%~10%，需安装永久起搏器，与是否应用心肌声学造影方法、乙醇注射的量与速度有关。

③束支传导阻滞：约占50%，以右束支传导阻滞为主。④非治疗性心肌梗死：前降支撕裂、乙醇泄漏、注入部位不当引起无再流、左前降支或左主干损伤。⑤其他：冠状动脉损伤、急性二尖瓣关闭不全，需急诊外科手术。

注意事项 ①PTSMA存在缺点与局限性：如损伤左冠状动脉需急诊旁路移植或支架植入，有时球囊不能进入靶间隔支，有时不能确定靶间隔支，部分年轻患者压差降低效果不理想（<5%）。可能原因包括间隔内有良好的侧支循环，间隔肥厚程度较高，纤维化程度较高，间隔消融后瘢痕形成较差。②PTSMA手术较复杂，有一定危险，应慎重。应强调首选药物治疗。DDD起搏治疗经临床试验疗效不显著。在一些有条件的中心选择肥厚型心肌病患者进行PTSMA治疗，可达到改善临床症状和血流动力学的目的。由于可能存在早期和远期并发症，宜严格仔细选择患者，进行术中和术后的严密监测，定期随访，提高PTSMA的安全性。

（乔树宾）

jīngpí èrjiānbàn qiúnáng chéngxíngshù
经皮二尖瓣球囊成形术（percutaneous balloon mitral valvuloplasty，PBMV） 利用球囊扩张的机械力量使粘连的二尖瓣叶交界处分离，以缓解瓣口狭窄程度的介入治疗方法。1984年井上（Inoue）和1985年洛克（Lock）先后开发了PBMV技术，因具有创伤小、成功率高、效果好、并发症低等优势，已取代了外科二尖瓣闭式分离术。现临床主要采用Inoue技术。

适应证 理想适应证：①二尖瓣口面积≤1.5cm^2，瓣膜柔软，无钙化和瓣下结构异常。②窦性

心律，无体循环栓塞史。③无合并二尖瓣关闭不全及其他瓣膜病变。④无风湿病活动。⑤年龄<50岁。⑥有明确临床症状，心功能为Ⅱ~Ⅲ级（NYHA分级）。

相对适应证：二尖瓣口面积≤1.5cm^2，合并下列情况。①二尖瓣叶弹性较差或轻度钙化。②外科闭式分离术后或PBMV术后再狭窄者。③合并轻度二尖瓣关闭不全或主动脉瓣关闭不全。④心房颤动患者经食管超声心动图证实无左心房血栓者，抗凝治疗4~6周后。⑤高龄患者。⑥合并中期妊娠者。⑦合并急性肺水肿者。⑧合并其他可施行介入性治疗的先天性心脏病者，如房间隔缺损、动脉导管未闭、肺动脉瓣狭窄及肺动静脉瘘等。⑨合并其他不适合外科手术情况者，如心肺功能差或因气管疾病等无法耐受手术麻醉者。⑩合并其他心胸畸形如右位心或明显脊柱侧凸者。⑪已治愈的感染性心内膜炎且经超声心动图证实无瓣膜赘生物者。

禁忌证 ①合并左心房血栓者。②有活动性风湿病者。③未控制的感染性心内膜炎或有其他部位感染性疾病者。④合并中度以上的二尖瓣关闭不全者。⑤合并中度主动脉瓣关闭不全或狭窄较重者。⑥瓣膜条件极差，合并瓣下狭窄者。

操作方法 ①局部麻醉下经皮穿刺股动脉、股静脉插管。②记录肺动脉压和左心室压。③进行房间隔穿刺，记录左心房压，将环形导丝引入左心房。④应用扩张器进行穿刺点和房间隔扩张。⑤选择适当直径的Inoue球囊导管，并充分排净球囊内气体。⑥沿左心房导丝送入Inoue球囊至左心房，扩张二尖瓣口。⑦根

据左心房压和心脏杂音的变化，结合超声心动图监测结果，酌情增加球囊直径和扩张次数。⑧扩张结束后撤出球囊，重复记录肺动脉压和左心室压。⑨压迫局部穿刺点。

并发症　①心律失常：可适当调整导管位置及酌情应用抗心律失常药。②栓塞：冠状动脉空气栓塞可吸氧、酌情药物治疗；血栓栓塞酌情应用抗凝药及溶栓药。③心脏压塞：心包穿刺引流或外科手术。④二尖瓣关闭不全：轻至中度二尖瓣反流，若患者无症状，可随访观察，重者需择期外科处理。⑤房间隔损伤导致左向右分流：一般多在术后 6～12 个月分流消失，若有意义的心房水平分流持续存在，可采用介入疗法处理。

（蒋世良）

jīngdǎoguǎn zhǔdòngmàibàn zhìhuànshù

经导管主动脉瓣置换术（transcatheter aortic valve replacement，TAVR）　用介入的方法经导管植入人工主动脉瓣膜的技术。老年人主动脉瓣狭窄（aortic stenosis，AS）发生率高（欧美≥75 岁人群中达 4.6%），预后较差，很多错过了外科手术换瓣机会。法国医师克里比耶（Cribier）于 2002 年首次报道了 TAVR 技术临床应用成功病例，此后 15 年随着器械的改进和经验的积累，该技术不断完善，特别是经过一系列注册研究及随机对照研究相继证实其有效性、可行性和安全性后，TAVR 技术在欧美发达国家已成为不能外科换瓣或手术极高危的严重 AS 患者首选和常规治疗方法，至 2015 年底，全世界 TAVR 手术已超过 25 万例。

临床上 TAVR 使用人工生物瓣膜主要是球囊扩张植入的 Edwards Sapien 和自膨胀植入的 Core Valve 两种。此外，还有近 20 种新型人工生物瓣膜处在研发和临床前评估阶段。新一代瓣膜的设计将更好地克服瓣膜移位、严重瓣周漏、传导异常和冠状动脉口堵塞等并发症，具备再定位和可收回功能，不但将减少并发症的发生，还能满足不同类型 AS 患者的需求。2012 年 9 月，由高润霖院士牵头，启动了国产 Venus A 人工瓣膜 TAVR 的临床试验，该研究顺利完成也推动这一技术在中国快速和健康发展。

适应证　因禁忌证或极高危而不能行外科换瓣治疗的严重 AS（包括二叶式 AS）患者。

禁忌证　①无心脏外科和 TAVR 心脏团队。②临床禁忌证如预期寿命<1 年等。③解剖禁忌证如单纯主动脉瓣反流、升主动脉或左心室血栓等。④血流动力学不稳定，或心功能严重低下，或严重钙化的二叶式 AS 等为相对禁忌证。

术前评估　包括影像学评估和多学科心脏团队评估，前者主要评估 AS 的严重程度、心功能状态、有无冠状动脉病变，以及对主动脉瓣膜、升主动脉根部及双侧股动脉的解剖进行准确评估和精确测量，重点解决 TAVR 的技术可行性和风险性及其防范问题，主要依靠超声心动图和 CT 检查完成；后者主要为明确和落实 TAVR 术前准备和术中操作的具体方案和细节。

操作方法　在"杂交"手术导管室进行，操作步骤如下。①麻醉：可选择全身麻醉，或局部麻醉，或局部麻醉加静脉镇静法。②途径：经股动脉是首选途径（经皮穿刺或外科切开），而经心尖、锁骨下动脉、主动脉、颈动脉途径则为替代途径。③导引钢丝跨瓣：在 Amplatz 左 1-2 造影导管引导下，使用 0.889mm 亲水涂层直头钢丝逆向穿过严重狭窄的主动脉瓣进入左心室，再经猪尾导管换成强支撑硬钢丝。④球囊预扩张：将 18～22mm 直径的瓣膜扩张球囊沿钢丝送至 AS 处，快速起搏（180～200 次/分）下，手动加压扩张开 AS，同时行升主动脉造影参照球囊直径为瓣膜大小选择提供参考，撤出扩张球囊。⑤瓣膜定位：换送 TAVR 瓣膜通过主动脉瓣到位后，瓣膜准确定位至关重要，是防止瓣周漏、冠状动脉口闭塞及瓣膜因植入过深致严重反流或过浅致退回脱落于升主动脉等严重并发症的关键。主要依据升主动脉造影下右冠状动脉窦最低水平为参照，使用"双 S"软件寻找确定的最佳投照体位，即可见 3 个冠状动脉窦成一条直线的体位，根据不同瓣膜的要求准确定位。⑥瓣膜释放：对球囊扩张型瓣膜精确定位后，应在右心室快速起搏（180～220 次/分），使左心室压力下降至 60mmHg 以下无搏血时，快速加压扩张球囊植入瓣膜，抽瘪球囊，停止起搏并撤出球囊。对于自膨胀瓣膜释放开始应非常缓慢，以及时消除摩擦张力，防止开瓣时出现快速移位致植入过深或过浅；释放过程中若堵塞主动脉瓣口，则需快速释放以迅速恢复瓣膜功能。⑦疗效评价：主动脉根部造影和超声心动图检查有无瓣膜反流和冠状动脉口堵塞；主动脉根部和左心室压力曲线可测量跨瓣压差，并通过其舒张压和舒张末压估测有无瓣膜反流及其严重程度。若存在瓣周漏，可用球囊后扩张瓣膜；若因瓣膜植入过深而产生大量反流，则应尽快再植入另一个瓣膜。可见，术者操作经验对手术成功与否起关键作用。

疗效 即TAVR植入成功率。早期成功率可达90%以上，现在可达98%。中国Venus A试验TAVR介入成功率达96%，其中三叶式AS患者成功率达98%，而二叶式瓣者仅93%。因TAVR未成功或严重并发症需外科紧急手术率为3.7%，也证明心脏团队外科保驾的必要性。

并发症 尽管TAVR技术本身已获得公认，但患者属外科手术高危或极高危甚至禁忌者，本身病情危重，故TAVR介入操作的风险自然很高，住院期间死亡率5%~10%，1年死亡率20%~25%，总并发症发生率20%~40%。因此，应特别重视TAVR介入操作并发症的防范和救治。

血管并发症和出血 因为TAVR瓣膜输送系统外径很粗，从最早25F（8.3mm）到至今18F（6.0mm），极易损伤血管且并发致命出血，是TAVR介入手术死亡的主要原因之一。早年严重血管并发症发生率2%~26%，一般5%~7%，中国Venus A试验为6.3%，包括动脉夹层、血管闭合装置失败、动脉闭合装置所致狭窄或闭塞、穿刺点血肿等。血管内径过小、严重血管硬化、钙化和迂曲是血管并发症的主要危险因素。血管并发症直接结果是出血，总发生率>40%，其中威胁生命者达15.6%。

传导阻滞 主要为术后新出现的房室传导阻滞（atrioventricular block，AVB）和束支传导阻滞，源于瓣膜结构设计和植入位置较深对房室结或房室传导束机械压迫。CoreValve瓣膜发生率高于Edwards Sapien瓣膜，荟萃分析表明因AVB需起搏器植入率分别为28.9%和4.9%，Venus A试验为18.5%。术前存在右束支传导阻滞、瓣膜植入位置低、小瓣环、术中出现三度房室传导阻滞及CoreValve均是TAVR术后发生完全性AVB的潜在预测因素，尤其是对TAVR术后新发的完全性左束支传导阻滞者应常规植入永久起搏器。

残余瓣周漏 TAVR术后不同程度的瓣周漏达80%~96%，大多为微量或轻度，≥2+的反流占7%~24%，CoreValve和Edwards Sapien瓣膜发生率相似。术后≥2+的反流是短期和长期死亡率的独立预测因素。故TAVR术中应及时纠正严重的瓣膜反流，包括瓣膜后扩张，必要时再次植入另一瓣膜。其他并发症还包括脑卒中、冠状动脉急性闭塞、主动脉根部撕裂、心室穿孔、心包积血、心脏压塞、心肌损伤及急性肾损伤等，均应做好防范和急救。

（杨跃进）

jīngpí fèidòngmàibàn qiúnáng chéngxíngshù

经皮肺动脉瓣球囊成形术（percutaneous pulmonary balloon valvuloplasty，PBPV）

经皮穿刺股静脉送入专用球囊导管至肺动脉瓣口，利用球囊扩张的机械力量使粘连的肺动脉瓣叶交界处分离，以缓解瓣口狭窄程度的介入治疗方法。1982年卡恩（Kan）等首次应用PBPV治疗先天性肺动脉瓣狭窄（pulmonary stenosis，PS）获得成功，已成为外科手术的替代或补充。

适应证 绝对适应证：典型PS，心输出量正常时经心导管检查跨肺动脉瓣压差≥50mmHg。最佳年龄2~4岁，其余各年龄组均可进行。

相对适应证：①典型PS，心电图示右心室大，右心室造影示肺动脉扩张、射流征存在，但经心导管检查跨肺动脉瓣压差<50mmHg或≥35mmHg者。②重症新生儿PS。③重症PS伴心房水平右向左分流者。④轻至中度发育不良或二瓣畸形PS的减轻症状治疗。⑤典型PS合并动脉导管未闭或房间隔缺损等先天性心脏病，可同时进行介入治疗者。⑥复合或复杂畸形合并PS的减轻症状治疗者。

禁忌证 ①重度PS合并中至重度右心室流出道肌肥厚性狭窄者。②肺动脉瓣发育不良或二瓣畸形PS合并右心室流出道狭窄者。③单纯性肺动脉瓣下漏斗部狭窄，但瓣膜正常者。④合并重度三尖瓣反流需外科处理者。

操作方法 局麻或全麻（不能配合的患儿）下经皮穿刺股静脉。先行右心导管检查，分别测量及记录右心室压、肺动脉压和肺动脉-右心室连续压差。置换猪尾导管行右心室造影，左侧位投照。观察肺动脉、瓣叶和瓣环发育情况和右心室流出道有无继发性狭窄及其程度。在右心室造影侧位片上测量肺动脉瓣环直径。一般按肺动脉瓣环与球囊导管直径1.0：（1.2~1.4）比例选择适宜的球囊导管，如直径15~20mm球囊导管，球囊选择3cm长为宜。按对比剂与生理盐水1：（3~5）比例配制准备球囊导管充盈液。

聚乙烯单球囊导管法 适用于肺动脉瓣环直径<20mm者。①送端或端侧孔导管至肺动脉（以左下肺为佳）近膈肌处，以260cm长导丝（硬端向下）置换出导管。

②用扩张管扩张股静脉穿刺点或放置与球囊导管相适宜的鞘管。③沿该导丝送入球囊导管，在左侧位透视下置球囊中心于肺动脉瓣口，充盈球囊至狭窄形成的切迹消失，迅速回抽减压至球囊完全回缩后撤出。④沿导丝置换入端孔或端侧孔导管重复测量肺动脉压、右心室压和两者收缩压差，判定疗效并重复右心室造影。

井上（Inoue）球囊导管法适用于肺动脉瓣环直径>20mm或体重>25kg者。①经端孔导管送环形导丝至右心房，置换扩张管扩张穿刺局部后沿该导丝将球囊导管送入右心房。②撤出环形导丝，换入成形导丝引导球囊导管至主肺动脉。③充盈前囊固定于肺动脉瓣口，继之充盈后囊至导管腰部的切迹消失，迅速回抽球囊后撤出。④沿导丝置换入端孔或端侧孔导管重复测量肺动脉压、右心室压和两者收缩压差，判定疗效并重复右心室造影。

并发症 ①心动过缓：可一过性出现，一般回抽球囊或将其向上送入主肺动脉，心律即可恢复，必要时给予阿托品。②右心室流出道痉挛或激惹：一般不需特殊处理，术后数天乃至数月可自行恢复。术后由于右心室流出道痉挛激惹，造成右心室收缩压下降不理想，可口服β受体阻断剂予以治疗，疗程3~6个月。③三尖瓣关闭不全：少量反流不需治疗，中至大量反流者根据病情需要行外科手术治疗。④肺动脉瓣关闭不全：少至中等量反流不需处理。肺动脉瓣环发育不良、瓣环撕脱，致肺动脉瓣大量反流者，应行外科手术治疗。⑤穿刺血管损伤：股动静脉瘘可局部加压止血，必要时外科治疗。

（蒋世良）

xiāntiānxìng xīnzàngbìng jièrù zhìliáo

先天性心脏病介入治疗（percutaneous Interventions for congenital heart diseases）

用经皮穿刺外周血管的方法，在X线透视引导和超声心动图辅助下，借助导丝、导管、球囊等器材，在心脏或大血管腔内植入器械或进行其他操作治疗先天性心脏病的微创方法。先天性心脏病（简称先心病）是一种与发育异常和遗传有关的心血管疾病。随着生存环境的改变和筛查手段的提高，先心病发病率较前明显上升。1939年起外科开胸手术成为矫正先天性畸形治疗先心病最有效的方法，但是外科手术需要开胸、应用人工心肺机进行体外循环、创伤大、并发症发生率高，且有一定的死亡率，因此患者和医务人员向往更安全、简单、微创的治疗方法，先心病的经皮介入治疗应运而生。

1966年拉什坎德（Rashkind）等应用球囊导管行房间隔造口术使大动脉转位的婴儿患者血氧饱和度上升，酸中毒得以纠正，开创了先心病介入治疗的先河。随后在1967年波斯特曼（Porstmann）经导管送入泡沫塑料塞子栓塞未闭的动脉导管获得成功。此后的数十年中，随着材料科学的发展和介入技术的进步，介入治疗方法在先心病治疗中的应用范围不断扩大，可以通过介入治疗获得治愈或好转的先心病多达10余种，尤其是20世纪90年代Amplatzer镍钛合金系列封堵器的问世，更是拓宽了先心病介入治疗的范围，且介入治疗成功率显著提高，并发症发生率明显下降。

先心病介入治疗的另一个里程碑式的发展是瓣膜病介入治疗

方法的问世。2000年开始，经皮肺动脉瓣球囊成形术在先天性肺动脉瓣疾病或复杂先心病外科术后肺动脉瓣反流患者中开始应用，且在临床上迅速开展，病例数逐年增多，近期疗效良好。一些先天性二尖瓣疾病也可用经导管二尖瓣"边对边"缝合、钳夹或经冠状窦缩环装置进行治疗。由于经皮瓣膜植入或修复技术在临床上的应用时间较短，随着对其治疗效果的随访研究，新的介入器械和治疗方法仍在不断更新中。

适应证 ①左向右分流的先心病：动脉导管未闭、房间隔缺损、室间隔缺损、卵圆孔未闭、冠状动脉瘘、主肺动脉窗、肺动静脉瘘、瓦氏窦瘤破裂、乳内动脉-肺动脉瘘等。②狭窄性先心病：主动脉缩窄、肺动脉狭窄。③先天性瓣膜病：主动脉瓣膜狭窄、肺动脉瓣膜狭窄和反流、二尖瓣关闭不全、埃布斯坦畸形（Ebstein malformation）及三尖瓣闭锁等。④部分先心病外科术后的遗留病理畸形：如房间隔缺损、室间隔缺损、动脉导管未闭外科修补术后、结扎后的残余漏、人工瓣膜置换术后的瓣周漏、法洛四联症（tetralogy of Fallot）术后或右心室带瓣管道衰败所致肺动脉瓣反流等。⑤需介入手段和外科技术结合即"杂交"或"镶嵌"技术进行治疗的复杂病理畸形：单纯介入治疗无法纠正心血管结构异常，通过外科手术径路，采用介入治疗的特殊器械，如扩张球囊、血管内支架、封堵器等，在超声心动图和（或）X线引导下，对先心病患者进行根治或者姑息性手术。

禁忌证 ①解剖位置不适合介入器械植入。②心内膜炎及出血性疾病。③严重肺动脉高压导致右向左分流。④合并出血性疾病和血小板减少。⑤合并明显的肝肾功能异常。⑥心功能不全，不能耐受操作者。

操作方法 先心病的介入治疗主要采用可经外周血管植入的导管、导丝和其他专门器械，如镍钛合金封堵器、支架、弹簧圈等。术前经超声心动图进行筛选，以股动静脉或颈内静脉为血管入路，进行相应的心室或血管造影后明确先天性畸形的形态和位置，并据此选择相应尺寸的介入器械，通过导管将其植入在心脏大血管内或缺损部位。术后一般需口服抗血小板药约半年，并进行长期的超声心动图、心电图或心导管检查等随访。

先心病治疗时机的选择至关重要，有些严重主动脉瓣狭窄的胎儿可在出生前发生宫内死亡，国外开展了胎儿期采用超声引导经母体皮肤穿刺技术介入治疗胎儿先心病，可在一定程度上提高胎儿出生后存活概率。用胎儿镜技术进行治疗的方法显著增加了介入治疗中的影像学清晰度，克服了传统治疗方式的局限性，可能成为胎儿先心病介入治疗的新的发展方向。

并发症 ①血栓栓塞。②气体栓塞。③血管穿刺部位血肿和股动静脉瘘。④心脏压塞。⑤心律失常。⑥溶血。

（秦永文）

jīngpí dòngmài dǎoguǎn wèibì fēngdǔshù

经皮动脉导管未闭封堵术（percutaneous closure of patent ductus arteriosus） 经皮静脉插管，将封堵器送到心脏相应部位，对动脉导管未闭进行封堵的介入治疗方法。是治疗动脉导管未闭（patent ductus arteriosus，PDA）的首选方法。1967 年波斯特曼（Porstmann）首先通过心导管送入栓塞材料使动脉导管闭合，此后有弹簧圈等多种封堵装置应用于临床。

适应证 绝对适应证：体重≥8kg，有临床症状和心脏超负荷表现，不合并需外科手术的其他心脏畸形的 PDA。相对适应证：①体重 4~8kg，有临床症状和心脏超负荷表现，不合并需外科手术的其他心脏畸形的 PDA。②"沉默型"PDA（直径<2mm，听诊杂音不明显）。③未闭导管直径≥14mm。④合并感染性心内膜炎，停用抗生素 3 个月无复发。⑤合并轻至中度二尖瓣关闭不全、轻至中度主动脉瓣狭窄和关闭不全。

禁忌证 ①感染性心内膜炎，心脏瓣膜和导管内有赘生物。②严重肺动脉高压出现右向左分流。③合并需外科手术矫治的心内畸形。④依赖 PDA 存活者。⑤合并其他不宜手术和介入治疗疾病者。

操作方法 广泛应用的是弹簧圈封堵法和镍钛合金封堵器封堵法。①弹簧圈封堵器包括不可控弹簧圈封堵器如 Gianturco coil 和可控弹簧圈封堵器如 Cook detachable coil、PFM Duct-Occlud coil，多用于直径≤2mm 的 PDA。②镍钛合金封堵器为蘑菇伞型，镍钛丝编织成的网状结构起支撑作用，其中 5 层高分子聚酯纤维膜缝在镍钛丝中，起到阻隔血流的作用。Amplatzer 封堵器主动脉侧直径大于肺动脉侧 2mm，长度有 5mm、7mm、8mm 3 种规格，肺动脉侧直径可分为 4~16mm 7 种型号。国产封堵器与其相似，但直径范围更大，最大者为 32mm。

婴幼儿采用全身麻醉，成人和配合操作的大龄儿童可用局部麻醉。通过心导管检查测量主动脉、肺动脉等部位压力。合并有肺动脉高压者必须计算体、肺循环血流量和肺循环阻力等，判断肺动脉高压程度与性质，必要时行试封堵试验。行主动脉弓降部造影了解 PDA 形状及大小。用弹簧圈封堵法或镍钛合金封堵器封堵法进行介入治疗，植入封堵器。

临床意义 PDA 一经诊断必须进行治疗，介入治疗的成功率达 100%。

（秦永文）

jīngpí fángjiāngé quēsǔn fēngdǔshù

经皮房间隔缺损封堵术（percutaneous closure of atrial septal defect） 经皮静脉插管将阻隔材料送至房间隔缺损处修补的介入治疗方法。多数房间隔缺损（atrial septal defect，ASD）患者青春期后才出现症状。大、中型 ASD 随病程发展将发生充血性心力衰竭和肺动脉高压，若不及时干预，肺动脉高压可致右心室容量和压力负荷增加，进而右心衰竭。部分患者还可因矛盾性血栓栓塞引起脑卒中。

ASD 分为原发孔型房间隔缺损和继发孔型房间隔缺损，前者较多见。原发孔型 ASD 位于房间隔下部，靠近三尖瓣和二尖瓣，一般需进行矫治术。继发孔型 ASD 又分为中央型、上腔型、下腔型和混合型，自然闭合率可达87%。中央型约占 80%，缺损周围有良好的边缘，适合介入治疗；上腔型缺损的上缘常与上腔静脉相连，导致上界边缘缺如；下腔型缺损的下界边缘缺如，均不适合行介入治疗。临床上应用的封堵器有国产双盘状房间隔缺损封堵器及部分国外产品。应用最广的是双盘状镍钛合金封堵器，由超弹性镍钛合金丝编织成两个圆盘和中间相连的腰部，封堵器中有 3 层聚酯片。经皮房间隔缺损封堵术简单、安全、并发症少。

适应证 ①年龄 ≥ 3 岁。②继发孔型 ASD 直径 5mm ~ 36mm，伴右心容量负荷增加。③缺损边缘至冠状静脉窦、上腔静脉、下腔静脉及肺静脉的距离 ≥ 5mm，至房室瓣距离 ≥ 7mm。④房间隔的直径大于所选用封堵伞左心房侧的直径。⑤不合并必须外科手术的其他心脏畸形。此外，一般 <10mm 的 ASD，若无心脏扩大和症状可不封堵，但因可能在成人尤其是 60 岁以上老人并发矛盾性血栓栓塞和脑脓肿，故成年人小型 ASD 也应封堵。

禁忌证 ①伴右向左分流的重度肺动脉高压。②合并部分或全部肺静脉异位引流。③伴与 ASD 无关的严重心肌或瓣膜疾病。④伴心内膜炎、未治愈的消化性溃疡及出血性疾病。⑤封堵器安置处有血栓存在，导管插入处有静脉血栓形成，左心房或左心耳血栓。

操作方法 术前准备：①全面评价患者的心脏和其他脏器的功能，告知介入治疗风险和并发症的可能，签署手术知情同意书。②行经胸或（和）经食管超声心动图检查，观察 ASD 的大小、位置和边缘情况。③常规行右心导管检查，测量上腔静脉、下腔静脉至肺动脉水平的压力，并留取血标本行血氧分析。必要时选用球囊导管测量 ASD 大小，根据测量结果选择封堵器。选择封堵器的原则为直径应比球囊测量的缺损伸展直径大 1 ~ 2mm，也可根据超声心动图所测量的 ASD 最大缺损直径选择，成人患者加 3 ~ 6 mm，小儿加 2 ~ 4mm，同时需测量房间隔总长度，以判断封堵器是否能充分展开。

在 X 线和超声心动图的监测

下沿鞘管送入封堵器至左心房，打开左心房侧伞，回撤至房间隔的左心房侧，然后固定输送杆，继续回撤鞘管，打开封堵器的右心房侧伞。若封堵器放置位置稳定，可旋转推送杆释放封堵器，完成治疗。

（秦永文）

jīngpí shìjiāngé quēsǔn fēngdǔshù

经皮室间隔缺损封堵术（percutaneous closure of ventricular septal defect） 经周围血管（如股动脉、股静脉）将堵闭器通过导管沿血管送达并固定于心脏的特定部位，以矫治室间隔缺损的介入治疗方法。室间隔缺损（ventricular septal defect，VSD）是最常见的先天性心脏缺损畸形，根据缺损部位分为膜部、肌部和漏斗部 3 类，其中膜部 VSD 约占 80%，因膜部室间隔范围较小，缺损常向周围延伸，故又称膜周部 VSD。小的 VSD 因左向右分流量较小，可长期不出现症状，较大的 VSD 可并发肺动脉高压、心力衰竭、感染性心内膜炎。VSD 有的可在出生后 7 ~ 12 个月自然闭合，大部分在 3 岁前闭合，若未闭合则需要手术或介入治疗。VSD 的介入治疗始于 1987 年，早期的封堵器由于操作难度大、并发症多、残余分流发生率高，均未能在临床推广应用。1998 年，安普莱泽（Amplatzer）发明了肌部 VSD 封堵器，成功治疗了肌部 VSD，但由于肌部 VSD 仅占 1% ~ 5%，临床价值有限。2002 年，安普莱泽在房间隔缺损封堵器和动脉导管未闭封堵器的基础上，研制出膜周部偏心型 VSD 封堵器并成功应用于临床。从 2001 年起，中国相继研制出对称型镍钛合金膜周部封堵器、零偏心型、细腰型等多种类型和规格的封堵

器，使室间隔缺损介入治疗的适应证范围扩大，成功率得到较大提高。

适应证 绝对适应证：①膜周部 VSD，年龄 ≥ 3 岁；体重 > 5kg；有血流动力学异常的单纯性 VSD，3mm < 直径 < 14mm；VSD 上缘距主动脉右冠瓣 ≥ 2mm，无主动脉右冠瓣脱入 VSD 及主动脉瓣反流；超声在大血管短轴五腔心切面 9 ~ 12 点位置。②肌部 VSD，>3mm 者。③外科手术后残余分流。④心肌梗死或外伤后 VSD。

相对适应证：①小 VSD，直径 <3mm，无明显血流动力学异常。封堵治疗旨在避免或减少感染性心内膜炎并发症。②嵴内型 VSD，缺损靠近主动脉瓣，成人患者常合并主动脉瓣脱垂，超声心动图和左心室造影多低估 VSD 的大小。尽管此型 VSD 靠近主动脉瓣，但若缺损距离肺动脉瓣 2mm 以上，缺损直径 <5mm，多数患者可成功封堵，其长期疗效尚需随访。③感染性心内膜炎愈后 3 个月，心腔内无赘生物。④VSD 上缘距主动脉右冠瓣 ≤ 2mm，无主动脉右冠瓣脱垂，无或只有轻度合并主动脉瓣反流。⑤VSD 合并一度或二度房室传导阻滞。⑥VSD 合并动脉导管未闭。⑦VSD 合并瓦氏窦瘤破裂。⑧伴膨出瘤的多孔型 VSD，缺损上缘距离主动脉瓣 2mm 以上，出口相对集中，封堵器的左心室面可完全覆盖全部入口。

禁忌证 ①感染性心内膜炎，心内有赘生物，或存在其他感染性疾病。②封堵器放置处有血栓存在，导管插入径路中有静脉血栓形成。③巨大 VSD、缺损解剖位置不良，封堵器放置后可能影响主动脉瓣或房室瓣功能。④重度肺动脉高压伴双向分流。⑤合

并出血性疾病和血小板减少。⑥合并明显肝肾功能异常。⑦心功能不全，不能耐受操作。

操作方法 ①术前行经胸或经食管超声心动图检查评价 VSD 的位置、大小、数目与瓣膜的关系，膜周部 VSD 需测量缺损边缘距主动脉瓣距离，VSD 伴室间隔膜部瘤者，需检测基底部缺损直径、出口数目及大小等。术前筛选必须观察的切面有心尖或胸骨旁五腔心切面，心底短轴切面和左心室长轴切面。在心尖或胸骨旁五腔心切面上重点观察 VSD 距离主动脉瓣的距离和缺损的大小。在心底短轴切面上观察缺损的位置和大小及缺损与三尖瓣的关系，如缺损距离三尖瓣的距离。左心室长轴切面观察缺损与主动脉瓣的关系及是否合并主动脉瓣脱垂和主动脉瓣反流。在经胸超声心动图显示不清时可行经食管超声心动图检查。近心尖部肌部 VSD，还需检查周围解剖结构，有助于封堵器及介入途径的选择。②建立动静脉轨道，膜周部 VSD 建立股静脉-右心房-右心室-VSD-左心室-主动脉-股动脉轨道。肌部 VSD 建立左股动脉-主动脉-左心室-右心室-右颈内静脉（或右股静脉）轨道。③选择封堵器，直径较造影测量直径大 1~2mm。缺损距主动脉窦 2mm 以上者，选用对称型封堵器，不足 2mm 者，选用偏心型封堵器，囊袋型多出口且拟放置封堵器的缺损孔距离主动脉窦 4mm 以上者选用细腰型封堵器。④沿轨道将封堵器送至心脏相应缺损部位，放置和释放封堵器。⑤封堵器植入后需重复左心室造影，确认封堵器位置是否恰当及分流情况，并做升主动脉造影，观察有无主动脉瓣反流。

（秦永文）

jīngpí fèixuèguǎn jièrù zhìliáo

经皮肺血管介入治疗（percutaneous pulmonary vascular intervention）

用经皮心导管技术疏通狭窄的肺动脉管腔，以改善肺血流灌注的介入治疗方法。主要针对肺血管疾病。广义指包括肺动脉和肺静脉狭窄的经导管球囊扩张术和支架植入术、肺栓塞的经导管溶栓和血栓抽吸术、肺动静脉畸形的经导管栓塞治疗；狭义指经皮肺动脉狭窄和肺静脉狭窄的介入治疗。

由于肺静脉狭窄主要是医源性的，临床病例较少，主要是针对肺动脉狭窄的介入治疗。肺动脉狭窄分为先天性和后天性，狭窄部位包括肺动脉主干、左右肺动脉分支及周围肺动脉，单发或多发，可为节段性或弥漫性。若不进行干预，随着年龄增长，狭窄程度会逐渐加重，进而引起右心衰竭。肺动脉狭窄的治疗方法包括外科手术和介入治疗，后者主要是经导管球囊扩张成形术及经导管支架植入术。由于经导管支架植入术可显著降低术后再狭窄的发生率，故临床上应用较多，尤其是用于一些再次手术风险较大的外科手术后肺动脉狭窄者（图）。

支架根据材质分类如下。①金属支架：存在血栓形成、金属残留、不适合患者行磁共振成像检查等缺陷。②生物可吸收支架：根据材料不同分为多聚合物材料和金属两种，如多聚左旋乳酸支架和镁合金支架，前者机械支

撑力比金属支架弱，常规 X 线下显影不佳，增加准确植入的难度；金属可吸收支架的材料主要为镁，降解过程中对人体的毒性较小，降解速度快，有良好的支撑强度，可有效增加血管直径，局部有新生血管内膜形成，引起的炎症反应较轻微。支架根据释放方式分为球囊扩张支架和自膨胀支架。儿童患者肺血管直径随年龄而增大，若年幼时植入金属支架，待其发育成人后，该部位可能成为获得性狭窄部位。新型肺动脉支架可在患儿长大后用大直径的球囊行再次扩张，增加支架直径，解除相对狭窄。

适应证 ①肺动脉主干、左右肺动脉、肺动脉分支和肺动脉分支以下狭窄，合并右心室高压及肺血流灌注不平衡的肺动脉广泛性发育不良者。②右心衰竭者。③右心导管检查狭窄两端压差为 20mmHg 或超声心动图测得压差为 30mmHg 者。④肺动脉造影显示狭窄程度>50%者。⑤复杂先天性心脏病手术后狭窄部位不适合行外科手术纠正或外科手术风险极高者。⑥单心室合并肺动脉狭窄、发育不良或扭曲行丰唐（Fontan）手术（右心房-肺动脉管道转流术）前。⑦肺癌、纤维性纵隔炎、纵隔肿瘤等所致继发

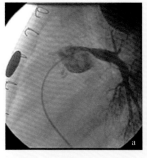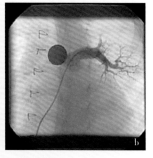

图　法洛四联症术后左肺动脉重度狭窄经皮支架植入治疗前后

注：a. 治疗前；b. 治疗后

性肺动脉狭窄。

禁忌证 ①感染性心内膜炎或体内存在活动性感染疾病者。②血管入路梗阻，无法将导管置于肺动脉狭窄远端者。③合并其他需要外科手术的先天性心脏畸形。④出血性血液系统疾病者。⑤存在抗血小板治疗禁忌的疾病。

操作方法 局麻下开放桡动脉或左股动脉通路，行血气分析。选右股静脉为手术入路，先行右心导管检查，测得右心室压和肺动脉压。行肺动脉造影通过多个体位观察，明确狭窄部位和形态，根据狭窄段的长度和狭窄近远段的血管直径选择支架的长度和直径，之后将导引钢丝送入肺动脉狭窄段远端，尽可能在远端保留较长距离的导引钢丝。对于球囊扩张支架应选用非顺应性球囊，球囊应等于支架长度，并在充气扩张时根据压力表操作，防止过度充气使球囊破裂，推荐将球囊膨胀直径限制到正常血管直径的1.1倍。植入支架的长鞘长度应足够，但需预防长鞘进入心脏后对心内结构产生的额外刺激，以减少严重并发症的发生。若狭窄较长，可选择多个支架植入，一般先植入最远端的支架，支架之间的重叠长度可为30%~50%。植入后复查造影，术后24小时内给予抗生素，密切观察生命体征，随访6个月中给予阿司匹林口服治疗。

(秦永文)

zhǔdòngmàinèi qiúnáng fǎnbóshù

主动脉内球囊反搏术（intra-aortic balloon counterpulsation）

通过动脉系统植入一根带球囊的导管至降主动脉近心端，于心脏舒张期球囊充气，收缩期前球囊排气，起到辅助心脏作用的机械辅助循环方法。1952年坎特罗威茨（Kantrowitz）实验证明血液从股动脉吸出，舒张期回注入动脉可增加冠状动脉血流。20世纪60年代初，克劳斯（Clauss）开始主动脉内反搏的探索，在收缩期将血液从主动脉内吸出，舒张期打回主动脉内。此后，穆卢普洛斯（Moulopoulos）研制了主动脉内球囊泵，利用球囊的充气与排气，取得了与Clauss相同的"反搏"效果。1968年坎特罗威茨首次临床应用主动脉内球囊反搏术治疗心源性休克取得成功。1981年布莱格曼（Bregmen）经多年精心研究，改进了球囊结构及植入动脉的方法。

工作原理 心室舒张时主动脉瓣关闭，球囊立即充气扩张。由于球囊的挤压，产生反搏作用，将主动脉血流逆向挤压至主动脉根部，使近端主动脉舒张压升高，冠状动脉流量增加，心肌供血增加。球囊在心脏收缩、主动脉瓣开放前的瞬间迅速完成排气，使主动脉内瞬时减压，心脏后负荷下降，心脏射血阻力减少，心肌耗氧量下降。

此方法可降低左心室后负荷，减少心脏做功：左心室收缩压和射血阻力降低10%~20%，左心室舒张末容积下降20%，心输出量增加$0.5L/(min \cdot m^2)$；提高舒张压，增加冠状动脉灌注；全身重要器官血灌注增加：肾血流增加20%、肝血流增加35%、脾血流增加47%，微循环改善，尿量增加；降低右心房压及肺动脉压：右心房压降低11%，肺动脉压降低12%，肺血管阻力降低19%，对右心功能也有一定帮助和改善。

基本装置包括球囊导管和反搏控制装置（反搏泵）。①球囊导管：由高分子材料聚氨酯类制成，具有较好的抗血栓性能和生物相容性，供一次性使用。根据球囊充气量有4ml、9ml、10ml、15ml、25ml、35ml、40ml等不同容积，供不同体重的儿童和成人选用。球囊导管选择标准是球囊充气后阻塞主动脉腔的90%~95%，球囊容积大于每搏量的50%，因此按照标准成年男性多选择40ml，成年女性多选35ml或40ml，儿童根据体重酌情选择。②反搏控制装置：主要由压力驱动系统、监测设备、电源和蓄电池、二氧化碳储备筒及报警系统等组成。临床上多用二氧化碳充气球囊，一旦漏气，可在出现并发症前很快被吸收。

适应证 ①高危患者预防性应用：心脏术前患者心功能差、血流动力学不稳定、估计手术危险性大的复杂病例，如瓣膜手术患者术前心功能Ⅳ级（NYHA分级），冠状动脉旁路移植术前射血分数<30%；急性心肌梗死并发心源性休克或合并室间隔穿孔、乳头肌或腱索断裂者，术前、术后的循环支持；终末期心脏病患者行心脏移植或植入人工心脏前后的循环支持；心脏手术后用药物难以纠正的低心输出量综合征；心脏直视手术后不能脱离体外循环者；高危心脏病患者施行重大非心脏手术。②重症冠状动脉旁路移植术、重症急性心肌梗死、晚期风湿性心脏病及射血分数<30%心力衰竭患者。

禁忌证 ①心脏畸形矫治不满意。②中度以上主动脉瓣关闭不全。③主动脉夹层动脉瘤、主动脉窦瘤破裂或主动脉、髂动脉梗阻性疾病。④心脏停搏、心室颤动。⑤终末期心脏病，又不宜施行心脏移植。⑥严重出血倾向或出血性疾病（特别是脑出血者）。⑦不可逆的脑损害。⑧恶性肿瘤发生远处转移。

操作方法 术前准备：①向患者和（或）家属解释操作过程，取得患者及家属的签字同意。②建立静脉输液通道，检查心电图导联信号和电极位置。③将心电图导联线和动脉内导联线连接到气泵控制装置上。④患者仰卧位，双侧腹股沟备皮，常规消毒铺巾。

经皮股动脉穿刺插管 ①从无菌包中连同保护盘一起取出经皮穿刺双腔导管，注意不要从保护套中抽出主动脉内反搏导管。②以50ml注射器接到球囊导管的旋扣式接头上，缓慢抽吸使球囊形成真空。③在反搏导管上标记需要插入的深度，将导管头端置于第1肋与锁骨交点，向下经脐后，斜向通过腹股沟至穿刺点。④以1%利多卡因局部麻醉后，塞丁格（Seldinger）法穿刺右（或左）股动脉，置入8F血管鞘管。在120cm长的J形导引钢丝引导下，经血管鞘送入球囊导管，使球囊头端位于左锁骨下动脉下方，尾端位于肾动脉上方。透视或床旁胸部X线片确定其位置。⑤撤出中央管腔中导引钢丝，冲洗管腔后接换能器测压。⑥将球囊导管连接到气泵装置上。⑦缝扎固定密封圈和Y接头。

反搏 ①开启球囊泵装置电源开关。②观察增大的动脉压波形，并与未增大的动脉压波形相比较。③调整充气旋钮，使充气发生在动脉压波形的重搏波切迹处，形成V形重搏波切迹，辅助动脉舒张压超过非辅助动脉收缩压；调整放气旋钮，使球囊辅助动脉收缩压低于非辅助收缩压，辅助动脉舒张末压下降应低于非辅助舒张末压10~15mmHg。

停止反搏 ①通过递减反搏频率或球囊容量的方法逐步停止

反搏。②血流动力学参数及患者临床稳定后，可撤出反搏。

拔除主动脉内球囊导管 ①从球囊导管尾部卸下延长管，接上50ml注射器，抽吸使球囊内形成真空。②从鞘管和导管上撤走所有缝线和结扎线。③回撤鞘管内的主动脉内球囊导管，直至球囊近端恰进入鞘管。④一起拔出球囊导管和鞘管，压迫止血30分钟。确定止血后，加压包扎。⑤密切观察穿刺口出血及穿刺点远端下肢的血运情况。

并发症及处理 包括以下几方面。

下肢缺血 为此治疗方法的常见并发症，发生率5%~20%。原因包括股动脉粥样硬化斑块狭窄；血栓脱落，下肢动脉栓塞；球囊导管或鞘管过粗，阻塞股动脉；球囊导管或鞘管周围血栓形成。临床表现缺血肢体疼痛，颜色苍白、变凉、足背动脉搏动消失。预防措施为适当抗凝治疗，选择合适的球囊导管，应用无鞘管穿刺球囊导管，以防阻塞股动脉血流。持续反搏，不能停、搏交替，防停搏时在球囊表面形成血栓，在搏动时脱落。注意下肢脉搏、温度、颜色变化，发现情况应及时处理，否则有造成下肢缺血坏死的危险。若出现远端肢体缺血，应拔出球囊、修复血管、清除血栓。无效者需实施股-股动脉旁路移植术。

动脉栓塞 因血栓或粥样硬化栓子脱落导致肾动脉、肠系膜上动脉甚至髂动脉等处的栓塞。表现为肾梗死、小肠坏死及截瘫等，发生率为2%。宜适量应用肝素等抗凝治疗，严密观察，一旦发生栓塞，及时手术取栓。

血管损伤 经皮穿刺股动脉置管的过程中，由于血管原发性

病理改变或插管操作不当，导管可损伤动脉形成夹层动脉瘤。髂动脉、股动脉损伤或穿孔，可导致腹膜后出血。预防方法为经皮穿刺置管时，注意穿刺针回抽血液通畅，放置导引钢丝顺畅无阻，通入导管时应轻柔，遇到阻力时不可用力插入。

感染 多见于切开植入法，经皮穿刺法很少发生。多因紧急情况下操作消毒不严格，或长时间进行辅助，机体抵抗力下降所致。感染多表现在插管处局部及全身反应（发热、菌血症）。预防措施为严格无菌操作、预防使用抗生素、加强插管部位的无菌管理。

球囊破裂 球囊壁被尖锐物或动脉粥样硬化斑块刺破。表现为气体管腔内出现血液，同时机器会出现连续的报警并停搏。预防手段为避免球囊与尖锐物或粗糙物接触。一旦确认球囊破裂应立即停止反搏并拔除导管。若不及时拔除，气囊内血液凝固形成血栓，可致导管无法拔出。

血小板减少症 一般出现在连续应用5~7天后，多数血小板可降至（50~100）×10^9/L，拔除球囊导管后可逐步恢复正常。预防方法为每日定时检查血小板计数，必要时补充外源血小板。

（高炜）

guānzhuàngdòngmài pánglù yízhíshù

冠状动脉旁路移植术（coronary artery bypass grafting，CABG）用患者自身血管（常为大隐静脉或乳内动脉等），将狭窄冠状动脉的远端和主动脉连接起来，血液可绕过狭窄部分到达缺血的心肌，改善心肌缺血、缺氧状态的手术方法。手术是在充满动脉血的主动脉根部和缺血心肌之间建立起一条畅通的路径，故又称冠状动

脉搭桥术。CABG 是公认的治疗冠心病最有效的方法，可缓解患者心绞痛症状，改善心脏功能，提高患者生活质量及延长寿命。

适应证 心肌缺血症状内科治疗未能控制者。患者症状严重，缺血范围越大，狭窄程度越重，手术效果越好。①左主干病变：外科手术是左主干病变的首选。左主干一旦发生堵塞或再狭窄，可能会致命。②三支或多支血管弥漫性病变：病变血管较多，若选择介入治疗，应植入多根支架，不仅再狭窄、血栓的发生率明显增加，而且会加重患者的经济负担。③伴心功能不全者：需要完全性的血运重建以促进缺血心肌的恢复。④伴糖尿病者：两支以上血管病变，尤其伴前降支近段狭窄。⑤合并需要外科手术治疗的心脏结构改变：如腱索断裂二尖瓣反流、室间隔穿孔、黏液瘤或合并室壁瘤者。⑥心脏急症：部分介入治疗失败或出现急性并发症者，如严重的冠状动脉损伤、心脏压塞等或急性心肌梗死伴心源性休克。⑦冠状动脉肌桥：少数症状严重、药物治疗效果不满意或造影显示有严重收缩期狭窄者。⑧对抗血小板药过敏者。

禁忌证 ①冠状动脉病变远端血管直径<1mm。②严重的心、脑、肺、肝、肾功能不全，不能耐受手术创伤者。

操作方法 术前详细询问患者病史，尤其注意有无合并症，包括高血压、心肌梗死、糖尿病、脑卒中、肝肾功能不全、慢性阻塞性肺疾病、消化性溃疡、心脏手术史及大隐静脉剥脱史等。做全面彻底的体格检查，注意患者有无颈动脉杂音、心脏杂音、肺部啰音和下肢曲张静脉，以及有无周围血管病变体征。术前必须

做冠状动脉造影检查，以明确冠状动脉狭窄的部位和程度，据此决定 CABG 的数目和位置。常规做超声心动图、心电图、胸部 X 线片、肝肾功能、凝血功能、血糖及血尿粪常规等检查，以了解全身各脏器的功能状况。高龄、长期吸烟和有慢性阻塞性肺疾病患者，需做肺功能检查。乳内动脉或桡动脉超声检查了解其作为桥血管的状况，以备选择。胸部X 线片提示升主动脉有钙化者，术后易发生脑卒中和升主动脉夹层分离致命并发症，术前应进一步 CT 或经食管超声心动图检查，详细了解升主动脉病变情况，以便选择合适的手术方案。术前常规服用抗血小板药、硝酸酯类药和 β 受体阻断剂等。哮喘患者应慎用或禁用 β 受体阻断剂，可改用钙通道阻滞剂减缓心率。此外，术前严格控制感染，糖尿病患者应控制好血糖；除非急诊手术，术前 3~5 天停用阿司匹林等抗血小板聚集药。

CABG 主要有两种常用的方法。①体外循环下冠状动脉旁路移植：用药物使心脏停止搏动，全身血液被引到体外循环机进行血液氧合，然后在停止搏动的心脏上进行血管缝合。优点是手术操作方便，在静息、无血的视野里进行手术；缺点是创伤大，术后并发症较多，同时血液制品需求量大，康复时间长，医疗费用高。②非体外循环冠状动脉旁路移植（off-pump coronary bypass grafting，OPCABG）：不需使心脏停止搏动，借助血管固定器，直接在搏动的心脏上进行血管吻合。由于在搏动的心脏上进行血管缝合，操作难度大，需要很高的手术技巧。优点是创伤小、不需使心脏停搏、术后康复快，几乎适

用于所有需要 CABG 患者，尤其适用于高龄、伴多种其他疾病，如肾功能不全、慢性阻塞性肺疾病、主动脉钙化、脑血管或周围血管病变、出凝血功能障碍。对于心源性休克，麻醉和手术过程中血压极不稳定，不能耐受心脏翻动，出现低血压，严重心律失常或有心肌缺血表现的患者，不考虑实施 OPCABG。对于左前降支埋在心肌内走行，或靶血管普遍偏细小（直径<1.5mm）的患者则不宜首选 OPCABG。血管桥的材料是取自身的大隐静脉或乳内动脉、桡动脉等。手术时将小腿或股部大隐静脉取出，一端与冠状动脉狭窄远端吻合，一端与升主动脉吻合，也可同时在一根静脉上开几个侧孔分别与几支冠状动脉侧侧吻合，即序贯旁路移植。用乳内动脉移植只需在其游离的一端缝合到阻塞冠状动脉远端即可；用大隐静脉移植，手术损伤小些，操作相对简单，但远期效果比动脉移植稍差，10 年通畅率约 50%，因此适用于年龄大的患者；用动脉移植损伤大，技术要求高，手术更难，但远期效果较大隐静脉好，10 年通畅率达90% 以上，适用于年轻患者。一般情况下，70 岁以上患者可单独使用大隐静脉，55 岁以上可考虑全用动脉，其他年龄可用一根乳内动脉加大隐静脉。

新技术的应用为 CABG 带来良好的发展前景。①杂交技术（联合经皮冠状动脉腔内成形术治疗冠状动脉多支病变技术）：为多支病变患者提供个体化治疗方案，既微创、又有良好的中远期疗效。②微创 CABG：即采用肋间、胸骨旁、部分胸骨劈开等小切口，通常 8~10cm，直视下或胸腔镜辅助下非体外循环的 CABG，适用

于单支血管病变，主要是左乳内动脉与前降支的吻合，也可适用于对角支和右冠状动脉近端病变（应用右乳内动脉）。随着电脑和机器人辅助技术的发展及患者的需求，微创 CABG 的方向发展为切口更小、创伤更小。

注意事项 ①调整生活方式：适当锻炼身体，戒烟限酒，合理饮食。②规范用药：术后终身服用阿司匹林等抗血小板聚集药，控制高血压、高血糖、高血脂等。③伤口护理：伤口可能有轻微的肿胀、疼痛，有时甚至会持续数月，这是正常现象。若有感染迹象，应及时去医院检查。取下肢静脉的患者术后脚踝部可能会肿胀数星期，可穿弹力袜或休息时将患肢抬高，以减轻肿胀。④记忆力暂时下降、注意力不集中：术后少数患者可能出现，通常在几周内可恢复正常。⑤视力改变：较轻微，6 个月后均可恢复至术前视力。⑥注意心理的负面影响：不少患者会出现情绪低落，甚至有抑郁症的表现，应及时到心理医学科就诊。⑦定期监测：做心电图、经食管超声心动图或行冠状动脉造影，以监测"桥"是否通畅。

（吕树铮）

shèpín dǎoguǎn xiāoróngshù
射频导管消融术（radiofrequency catheter ablation，RFCA）
通过外周血管用消融导管释放射频能量破坏心律失常起源或维持的关键部位，达到根治心律失常的治疗方法。RFCA 治疗心律失常始于 20 世纪 80 年代，最早应用直流电消融患者房室交界区组织，但因并发症较多很快被射频能量代替。射频能量是一种高频低电压电能，在射频导管头端与心肌内膜组织之间转化为热能，使消融靶点局部心肌细胞脱水、变性、坏死，自律性和传导性发生改变，从而终止心动过速。

适应证 ①预激综合征伴心动过速发作症状；预激综合征合并心房颤动（简称房颤）伴快速心室率；房室折返性心动过速发作时症状重不能耐受。②房室结内折返性心动过速、房性心动过速或无器质性心脏病的室性心动过速（简称室速）反复发作或不耐受者。③反复发作、症状明显的心房扑动或阵发性房颤，药物治疗效果不佳或不耐受或不愿长期服用药物治疗者。④植入心律转复除颤器后因室速发作频繁反复放电，药物治疗效果不佳，或不愿长期药物治疗者。

禁忌证 ①感染性疾病急性期患者。②房颤患者左心耳血栓；房颤患者脑梗死急性期；房颤患者有华法林抗凝治疗禁忌证或近期大出血。③严重对比剂过敏者。④不愿接受手术治疗者。⑤入路血管条件差者。

操作方法 术前需明确心律失常类型（心电图可确诊），并进行初步定位。术者根据心律失常类型选用经股静脉或锁骨下静脉，必要时经股动脉置入标测导管，进行电生理检查，明确消融靶点。消融导管到达消融靶点，放电进行消融或隔离。最后，验证消融是否达到终点，如各种方法不能诱发心动过速发作、隔离线双向阻滞、房室旁路消失等。

并发症 常

见并发症有穿刺部位出血、血肿等；严重并发症包括气胸、高度房室传导阻滞、心脏压塞、脑卒中及左心房-食管瘘等。在技术熟练、经验丰富的电生理中心，上述并发症的发生率很低。

（马长生）

fángxìng xīndòng guòsù jīngdǎoguǎn shèpín xiāoróng
房性心动过速经导管射频消融
（radiofrequency catheter abladon for atrial tachycardia） 通过外周血管用消融导管释放射频能量破坏房性心动过速起源或维持的关键部位，达到根治的方法。根据发生机制房性心动过速（简称房速）分为局灶性房速和大折返房速，前者机制包括自律性、触发激动和微折返，后者包括典型心房扑动（房扑）及起源于心房其他部位的大折返。局灶性房速为起源于心房某一局灶部位规律性的心动过速，心房激动由该起源部位向心房其他部位呈离心性传导，心房率通常在 100 ~ 250 次/分，很少达到 300 次/分。房速的起源点并非遍布于整个心房，而是有着相对特征性的解剖分布（图）。在右心房内常沿界嵴、冠

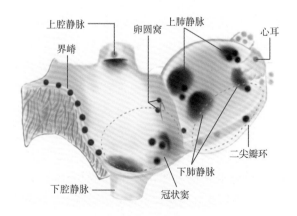

图 房速起源部位分布
注：蓝点为房速在右心房的起源部位，红点为房速在左心房的起源部位

状静脉窦、希氏束旁、三尖瓣环及右心耳分布。在左心房，多数起源自肺静脉，少数起源于左心耳和二尖瓣环。随着技术的不断发展，经导管射频消融已成为症状显著的局灶性房速患者的首选治疗方法，成功率为69%~100%，复发率为0~33%。

适应证 ①抗心律失常药治疗无效的房速。②不能耐受药物治疗或不愿接受药物长期治疗的房速。

禁忌证 无绝对禁忌证。快速房速药物治疗效果满意，患者耐受良好，不愿意接受消融治疗的患者不宜施行手术。

操作方法 通常术前根据患者体表心电图进行初步定位诊断。手术经股静脉和（或）锁骨下静脉放置冠状静脉窦、右室心尖部、希氏束和高位右心房电极导管。通过刺激诱发房速，根据心动过速电生理特征结合激动标测、拖带标测确定房速起源部位，即消融靶点，放电消融。消融后立即或30分钟后重复房速诱发刺激及异丙肾上腺素刺激诱发房速。若房速不能被诱发，则手术成功。若房速仍可被诱发，激动顺序与原房速相同，则需巩固消融原靶点。若诱发房速与原房速激动顺序不同，且可反复诱发，则需重新标测和消融新的房速。

消融靶点常早于窦性P波起始部15~40ms激动。消融靶点常可记录到碎裂电位，提示心房局部传导异常可能。单极记录也常被用于识别房速的起源点，若除极波呈单纯的负向，伴快速的起始斜率，提示此处为房速起源点。

并发症 严重并发症发生率很低（1%~2%），主要有心脏穿孔、右侧和左侧膈神经损伤、窦房结功能障碍等。在房间隔或科

赫三角（Koch triangle）消融房速时应注意避免房室结损伤。

（马长生）

xīnfáng pūdòng jīngdǎoguǎn shèpín xiāoróng

心房扑动经导管射频消融 （radiofrequency catheter ablation for atrial flutter）

通过外周血管用消融导管释放射频能量破坏心房扑动起源或维持的关键部位，达到根治的方法。心房扑动（简称房扑）是一种常见的快速性房性心律失常，随着激动顺序标测、拖带及重整刺激技术和三维标测技术的应用，房扑主要机制已基本明确，即围绕解剖或功能屏障区产生的大折返，经导管射频消融可作为症状性房扑的一线治疗。根据房扑的机制及经导管射频消融策略选择的不同，房扑可分为三尖瓣环峡部依赖型房扑和非三尖瓣环峡部依赖型房扑，前者指房扑的折返路径通过三尖瓣环峡部，包括典型房扑（顺钟向房扑和逆钟向房扑）、部分依赖于峡部型房扑和低环折返型房扑；非三尖瓣环峡部依赖型房扑即不典型房扑，指除三尖瓣环峡部依赖型房扑以外的大折返房性心动过速，根据病史可分为心脏外科术后非三尖瓣环峡部依赖型房扑、心房颤动（简称房颤）射频消融术后非三尖瓣环峡部依赖型房扑和非典型房扑。经导管射频消融三尖瓣环峡部是治疗三尖瓣环峡部依赖型房扑的首选方法。随着盐水灌注导管和头端电极较大的消融导管（如8mm导管）的应用，三尖瓣环峡部依赖型房扑即刻成功率可达100%，远期成功率可达98%，但是这些患者在长期随访期间发生房颤或不典型房扑的比例可高达21.5%~67.0%，术前合并房颤是

术后房颤复发最强的预测因素。部分术前伴房颤的房扑患者，峡部双向阻滞可减少甚至消除房颤的复发。

适应证 症状明显、反复发作的房扑，药物难以控制或不能耐受或不愿长期药物治疗者。

禁忌证 心房内血栓形成者。

操作方法 术前准备：①完善术前检查，包括血、尿、粪常规，出凝血时间，甲状腺功能和生化检查。②记录窦性心律和心律失常发作时的12导联常规体表心电图，常规行24或48小时动态心电图。③消融前常规行经食管超声心动图检查。④胸部X线片。⑤超声心动图。⑥心脏和肺静脉多排CT或磁共振成像。术前应详细了解前次房颤的消融术式，心脏外科手术的类型，心房的手术切口和补片、人工管道等人工材料的位置。停用抗心律失常药至少5个半衰期。

三尖瓣环峡部依赖型房扑 三尖瓣环峡部是消融的靶点。可采用的消融径路有三尖瓣环至下腔静脉，三尖瓣环至冠状窦口和冠状窦口至下腔静脉，绝大多数中心主要采用三尖瓣环至下腔静脉径路。射频是最常用的消融能量。无三维影像指导时，X线透视左前斜位45°和右前斜位30°投照体位相结合可指导峡部消融。CARTO和EnSite等三维标测系统可建立右心房的三维构型，以显示消融导管的位置和记录消融径路的位置和完整性，可显著降低X线曝光量、提高成功率，对于复杂房扑的消融有很大优势。峡部的双向阻滞是房扑消融的理想终点。

非三尖瓣环峡部依赖型房扑 消融部位最好选择在峡部最窄处和导管能够稳定贴靠的部位。

对于心脏外科术后非三尖瓣环峡部依赖型房扑一般采用线性消融峡部的方法，消融线从峡部的人工传导屏障（如手术切口、补片材料）开始，到峡部另一侧的解剖传导屏障（如三尖瓣环或上下腔静脉开口）。对于房颤射频消融术后非三尖瓣环峡部依赖型房扑，若前次房颤消融术式是为以肺静脉隔离为终点的环肺静脉隔离术，则折返环通常位于消融线上的恢复传导的"缝隙"之间，在消融线上补点消融通常可终止心动过速，若标测的折返环为环绕一侧肺静脉消融路进行折返，则在关键峡部行线性消融并达到双向阻滞。对于呈一过性表现的非典型房扑，随即转变为房颤者，应按房颤进行治疗。

并发症 三尖瓣环峡部依赖型房扑经导管射频消融的并发症包括房室传导阻滞、心脏压塞、右冠状动脉损伤导致心肌梗死、血栓栓塞等。非三尖瓣环峡部依赖型房扑则可损伤窦房结组织造成病态窦房结综合征，损伤膈神经及房室传导系统。

注意事项 消融术后注意观察血压、心律和心电图的变化，以及心脏压塞、气胸、血管并发症的发生。所有患者消融术后华法林应继续应用 1 个月。

（马长生）

xīnfáng chàndòng jīngdǎoguǎn shèpín xiāoróng

心房颤动经导管射频消融（radiofrequency catheter ablation for atrial fibrillation）

通过外周血管用消融导管释放射频能量破坏心房颤动起源或维持的关键部位，达到治疗目的的方法。心房颤动（简称房颤）是最严重的心房电活动紊乱，是临床上常见的快速性心律失常。随着人口不断老龄化，其发病率不断升高。由于抗心律失常药疗效有限，经导管射频消融治疗房颤逐渐成为主要的治疗手段之一。其设想来自外科迷宫术的启发。早期斯沃茨（Swartz）等通过模仿外科手术径路进行导管消融取得一定疗效。1994 年海萨格瑞（Haïssaguerre）等通过精简消融径路，完成了第一例右心房线性消融持续性房颤并获得成功。1998 年 Haïssaguerre 等又发现肺静脉局灶发放快速激动可诱发房颤，消除触发灶即可消除房颤，从此肺静脉成为导管消融干预的主要靶点。

适应证 ①症状明显的阵发性房颤，导管消融可作为一线治疗。②对于病史较短、药物治疗无效、无明显器质性心脏病的持续性房颤，导管消融可作为首选治疗。③对于病史较长、伴器质性心脏病的持续性房颤，导管消融可作为维持窦性心律或预防复发的措施之一。

禁忌证 左心房内血栓形成者。

操作方法 术前准备同心房扑动经导管射频消融。停用抗心律失常药至少 5 个半衰期。肺静脉和（或）肺静脉前庭消融是房颤消融的基石，干预的靶点为房颤触发和（或）维持的基质。射频是最常用的消融能量。

节段性肺静脉隔离 指在环状标测导管指导下，消融肺静脉开口部或开口近端的一个或若干个节段，实现肺静脉和左心房之间电学联系的完全阻断。

环肺静脉消融和隔离 环肺静脉消融是在心腔内超声持续监测下或在 CARTO 或 EnSite 等三维标测系统指导下沿肺静脉前庭的线性消融。环肺静脉隔离是在环状标测导管指导下行环肺静脉线性消融达到肺静脉电隔离。

心房复杂碎裂电位消融 在房颤心律下通过三维标测系统指导下实现左、右心房的三维构型重建，在心房内选择呈现复杂碎裂电图的部位进行消融。

自主神经节（丛）消融 在左心房中对每个高频刺激下产生迷走反应的区域进行消融，直到高频刺激下迷走反应消失为止。

并发症 ①心脏穿孔或心脏压塞：常见原因有房间隔穿刺，左心房内操作导管致左心耳穿孔，放电过程中发生爆裂伤。②血栓栓塞：多数指脑卒中，原因包括血栓脱落、气体栓塞、消融所致的焦痂脱落等。③消融术后房性心动过速：机制主要包括消融线上有残存传导部位即传导缝隙，围绕固定解剖障碍或一侧消融环运行的左心房大折返性房速和局灶机制。④左心房-食管瘘：是房颤导管消融最严重的并发症，主要见于左心房线性消融术膈神经损伤。⑤膈神经损伤：膈神经损伤绝大多数发生在右上肺静脉下前区域或上腔静脉的后间隔区域。⑥食管周围迷走神经损伤。⑦急性冠状动脉闭塞：在二尖瓣峡部消融时可出现回旋支闭塞，罕见。⑧血管并发症：常见，包括腹股沟血肿、股动脉假性动脉瘤或股动静脉瘘、腹膜后出血等。

注意事项 消融术后注意观察血压、心律和心电图变化，以及心脏压塞、气胸、血管并发症。对于阵发性房颤患者消融术后不再使用抗心律失常药，除非出现相关症状或再发心律失常，而对于持续性房颤患者则应在消融术后常规应用抗心律失常药 3 个月。所有患者消融术后应继续应用华法林 3 个月，此后是否继续应用华法林视具体情况而定。

（马长生）

fángshì pánglù zhéfǎnxìng xīndòng
guòsù jīngdǎoguǎn shèpín xiāoróng

房室旁路折返性心动过速经导管射频消融（radiofrequency ablation for atrioventricular reciprocating tachycardia）

将电极导管经静脉或动脉血管送入心脏，在房室结（通常为慢径路）释放射频电流，造成局部心肌凝固性坏死，达到阻断（慢径路）传导以治疗房室旁路折返性心动过速的技术。

房室旁路折返性心动过速（atrioventricular reciprocating tachycardia，AVRT）的折返环路由心房、房室结、浦肯野纤维系统、房室旁路组成。根据旁路在折返中的作用 AVRT 分类如下。①顺向型：激动沿房室结及浦肯野纤维前传至心室，再由房室旁路逆传至心房形成折返。②逆向型：与顺向型相反，心动过速时旁路前传而房室结逆传。若旁路有双相传导功能，其前向传导速度通常比房室结的前向传导速度快。窦性心律时激动经旁路下传的同时也经房室结下传，因旁路下传的速度快，故体表心电图表现为δ波。若旁路无前向传导功能而仅有逆向传导功能，窦性心律时患者心电图与常人无异。③多条房室旁路型：指房室间有两条或更多条的附加肌束旁路连接，可构成心脏内大折返环。其中一条旁路做房室前向传导，另一条旁路做房室逆向传导。多条房室旁路包括旁路与旁路之间的折返、肯特束与马海姆束之间的折返。

操作方法 ①左游离壁旁路消融：常采用右前斜 30°投照体位。一般经动脉逆行插管，在二尖瓣室侧消融，偶尔可将大头导管跨越二尖瓣环，在心房侧消融。亦可穿间隔路径行左心房侧消融。

因在左心系统消融，应给予肝素抗凝，开始 3000~5000U，以后每小时追加 1000U。大头导管跨瓣时应遵循"弯进直出"的原则，即进入左心室大头导管应弯曲，退出时应伸直。进入左心室后，退至主动脉瓣处，再行逆时针旋转。应注意，大头导管在二尖瓣旋转不应超过 360°，以免导管与二尖瓣腱索缠绕。②右游离壁旁路消融：右侧旁路因导管不易稳定贴靠，早年成功率低于左侧旁路。消融时常采用左前斜 45°~60°投照体位。先凭借冠状静脉窦、希氏束电极及大头导管探查的电位找到旁路的大致位置，然后再精细标测。可直接将消融导管送至右心房，然后适当弯曲导管远端部位，使其远端电极贴靠在三尖瓣环上进行标测和消融。可将导管远端部分弯曲 180°形成倒"U"形，增加贴靠程度，使导管更趋于稳定。若仍贴靠不好则加用长鞘。③右前间隔部、中间隔部旁路消融：因该部位邻近希氏束，消融过程中极易伤及正常房室传导系统，故一般采用左前斜位，最好在心动过速时将逆行心房激动最早且希氏束电位振幅尽可能小的部位确定为靶点。消融时最好在窦性心律下或心动过速时，严禁在右心室起搏下放电，因此时虽可明确是否阻断旁路逆传，但不能确定希氏束是否被伤及。④后间隔旁路消融：X线影像投照体位在右后间隔用左前斜位，通常采用经股静脉沿三尖瓣环右后间隔部位标测与消融右后旁路。采用动脉途径在二尖瓣心室侧做后间隔部位消融左后间隔旁路。先用大头导管比较冠状静脉窦口上下与窦口内几个部位的激动顺序，找出最早心室激动点。若在窦口外最先激动则为

右后间隔旁路，若在窦口内最先激动则为左后间隔旁路。因后间隔距希氏束远，一般放电可用 30~40W，出现交界性心律立即停止放电。

靶点特征图：①局部电图呈小 A 大 V，当导管在瓣环上偏向心房侧时可呈大 A 小 V。②最早心室激动点较体表预先激动提前至少 20ms。③可记录到高频双峰的旁路电位。④心动过速时最早心房激动点可融入 V 波结束部分内。确认靶点图后可试行消融，先采用试行放电 10 秒，若旁路未能阻断应重新标测靶点位置，若有效则继续巩固 60~90 秒。

消融终点 显性旁路消融成功特征：体表心电图预激波消失，心内电图原靶点处融合突然延长。隐匿性旁路消融成功特征：心动过速消融时心动过速于逆传心房时终止，或快速起搏心室原来的 1：1 旁路逆传消失，表现为室房分离或呈文氏现象。

（孙英贤）

fángshìjiénèi zhéfǎnxìng xīndòng
guòsù jīngdǎoguǎn shèpín xiāoróng

房室结内折返性心动过速经导管射频消融（radiofrequency ablation for atrioventricular nodal reentry tachycardia）

将电极导管经静脉或动脉血管送入心脏，在房室结（通常为慢径路）释放射频电流，造成局部心肌凝固性坏死，达到阻断（慢径路）传导以治疗房室结内折返性心动过速的技术。其成功率为 98.8%，复发率为 0~2.3%。

适应证 房室结内折返性心动过速频发伴明确临床症状者。

操作方法 较早使用快径路改良术，术中损伤希氏束导致完全性房室传导阻滞的风险较高。房室结慢径路改良术已广泛应用，

多采用解剖定位法与电解剖法结合，在放电过程中可能出现的加速性交界区心律也有预测消融成功的意义。常规标测需放置标测电极于冠状静脉窦、右心室前间隔（希氏束部位）、右心室心尖部及高右心房部位。电生理检查内容包括房室激动顺序、房室传导特性、房室逆行激动顺序、房室逆行传导特性及诱发心动过速，必要时应用异丙肾上腺素诱发心动过速。消融可采用多种类型消融导管，对导管不易稳定贴靠于有效靶点部位者可用斯沃茨（Swartz）鞘管加强支持，消融靶点首先在中、下 1/3 段交界处附近标测，若消融无效可向下或略向上寻找靶点，但是仍应满足以下条件：①局部双极心内膜电图呈碎、宽、小的 A 波和大 V 波。②局部心内膜电图无希氏束电位。③电极稳定贴靠于间隔。术中应警惕发生严重房室传导阻滞的可能，三度房室传导阻滞的发生率为 0.8%。

消融终点 ①房室结跳跃现象消失，1∶1 慢径路前传功能消失。②房室结跳跃现象未消失，1∶1 慢径路前传功能消失。③静脉滴注异丙肾上腺素下不能诱发心动过速。

（孙英贤）

shìxìng qīqián shōusuō jīngdǎoguǎn shèpín xiāoróng

室性期前收缩经导管射频消融

（radiofrequency ablation for premature ventricular beat） 通过外周血管用消融导管释放射频能量破坏室性期前收缩起源或维持的关键部位，达到治疗目的的方法。非器质性心脏病的室性期前收缩（premature ventricular beat，PVB），被视为是一种"良性"或"功能性"心律失常，功能性 PVB 是临床工作中常见的心律失

常，多数患者症状不明显或对症治疗后可缓解。频发单形性 PVB 常见起源于右心室流出道、右心室流入道、三尖瓣环、左心室流出道、主动脉窦等部位，经治疗后 PVB 近于消失和症状明显改善。

适应证 ①频发 PVB 伴严重不适症状。②频发单形性 PVB，单用或合用多种抗心律失常药治疗无效。③心电图提示 PVB 出现于前一心搏的 T 波上（即 R-on-T 现象）。

操作方法 常用的基本标测方法包括激动标测、起搏标测。PVB 发作时，激动标测非常有用，最早激动部位多为心动过速起源点，确定为消融靶点。起搏标测指 PVB 未发作时，应用起搏技术在心室的不同部位，以不同频率进行起搏，然后比较和分析不同部位的 12 导联起搏心电图与心动过速 12 导联心电图。当两者心电图图形在 12 导联或接近 12 导联完全一致时，说明该起搏部位位于或靠近心动过速的起源点。以往射频消融术中只有心内膜标测。心外膜标测，过去只能在外科手术时进行，将密集电极片贴放在心外膜上，获取多点心外膜的心电产生和激动传导信息从而进行综合分析。自 1996 年索萨（Sosa）发明心包穿刺行心外膜标测与导管消融 PVB 以来，很多心外膜室性心动过速、PVB 患者有机会接受导管消融治疗。

对于 PVB 的心内膜消融，常规实心 4mm 射频消融导管通常是足够的，通常温度控制模式应用 30~50W 功率，滴定到电极温度 55℃~70℃或阻抗下降 10~15Ω。相对于常规的 4mm 电极，8mm 电极发放更大的能量，因为电极表面积的增大而增加循环血液的冷

却，但常需更大的功率。

随着三维标测系统及非接触标测技术迅速发展，极大地减少了 X 线照射量，尤其在复杂心律失常的标测和消融中，提高了消融成功率。临床上常用的三维标测系统主要是 CARTO 和 EnSite 系统及其相关衍生技术。现代影像技术如实时三维超声定位系统、旋转式血管造影三维成像系统、实时磁共振成像，可清楚地显示心脏各个结构的图像，在患者解剖图像的指导下进行消融，可提高消融位点的精确性，缩短手术时间和 X 线曝光时间，减少手术相关并发症。

消融终点 为 PVB 完全消失。对消融过程中 PVB 较少的病例，可静脉滴注异丙肾上腺素诱发。有效靶点的消融过程中可出现两种不同反应：①出现非持续性室性心动过速及频次更多的 PVB，继而 PVB 消失。若在 30 秒内仍有 PVB 出现，多提示消融无效。②在消融数秒钟后原呈联律的期前收缩突然消失，且在继续放电过程中无 PVB 出现。PVB 的出现具有偶然性，消融结束后应至少观察 30 分钟，若再次出现形态与原期前收缩完全相同的 PVB，则说明消融不成功，应再次消融。对术前期前收缩不成联律的病例，术后可静脉滴注异丙肾上腺素做诱发试验，可减少术后复发率。术后复查动态心电图是判断消融是否成功的重要手段。

（孙英贤）

shìxìng xīndòng guòsù jīngdǎoguǎn shèpín xiāoróng

室性心动过速经导管射频消融

（radiofrequency ablation for ventricular tachycardia） 通过外周血管用消融导管释放射频能量破坏室性心动过速起源或维持的

关键部位，达到治疗目的的方法。室性心动过速（简称室速）可分为特发性室速和器质性心脏病室速。前者指发生于无明显器质性心脏病患者的室性心动过速，电生理检查可依据起源部位分为左心室特发性室速和右心室特发性室速。左心室起源的室速常见于室间隔和流出道，也有部分起源于主动脉窦。右心室室速常见于流出道及三尖瓣环。特发性室速的射频消融成功率为85%~95%。器质性心脏病室速指发生于器质性心脏病者的室性心律失常，主要与心肌瘢痕有关，是猝死的危险因素。瘢痕参与折返性室性心律失常，部分为束支或分支参与的折返性室速，或自律性、触发机制。

适应证 ①有症状的持续性或非持续性单形室速者。②药物治疗无效或不能耐受者。③不愿长期接受药物治疗者。

操作方法 术前停用抗心律失常药至少5个半衰期。备好除颤器，保持静脉通道和术中血压心电监护。室速的基本标测方法包括激动标测、拖带标测、基质标测和起搏标测。激动标测和起搏标测对局灶机制非常有用，基质标测和拖带标测只适用于折返机制。标测消融前必须先诱发室速，尤其是器质性心脏病室速的标测与导管消融比较复杂，单靠某一种激动标测技术难以完成，大多数均需联合几种标测手段方可准确、快速地找到起源点或折返环的关键峡部，完成标测与导管消融。对于室速的心内膜消融，通常使用实心4mm射频消融导管，温度控制模式应用30~50W功率，滴定到电极温度55℃~70℃或阻抗下降10~15Ω。相对于4mm消融导管，8mm导管尖端

电极表面积的增大而增加循环血液的冷却，常需更大的功率。灌注消融电极可在温度升高至凝血块形成前发放更大的功率，从而增加射频损伤病变范围，终止瘢痕相关性室速，是瘢痕相关室速消融的首选方法。

瘢痕相关性室速或特发性室速患者，若心内膜消融失败可考虑经皮心外膜途径。心电图看似右束支传导阻滞图形，不清楚的上升支表现为假性预激波提示心外膜起源。心外膜标测方法基本与心内膜一致，包括激动标测、拖带标测、基质标测和起搏标测。一般应用射频能量消融，功率设置为25~50W产生更深的损伤（达5mm）。体外灌注速率在标测时为0~2ml/min，消融时增至10~30ml/min，以保证电极温度<50℃。开放性灌注系统，液体需间断从心包腔抽出。术后约30%的患者出现心包炎症状。应用抗炎药（如布洛芬等）症状可在数日内消退，心包腔滴入糖皮质激素也可减轻炎症。

三维标测系统及非接触标测技术迅速发展，极大地减少了X线照射量，尤其在复杂心律失常的标测和消融中，提高了消融成功率。临床常用的三维标测系统主要是CARTO和EnSite系统及其相关衍生技术。现代影像技术如实时三维超声定位系统、旋转式血管造影三维成像系统、实时磁共振成像系统等，可清楚地显示心脏各个结构的图像，在患者解剖图像的指导下进行消融，可提高消融位点的精确性，缩短手术时间和X线曝光时间，减少了手术相关并发症。

消融终点 对于室速，一般消融终点为临床室速不可诱发，不可诱发任何室速。术中不可诱

发任何室速的患者复发率较低。另外，其他可供参考的消融终点有：窦性心律下孤立的、舒张晚期电位作为消融靶点，消融后这些电位消失或部分最大化延迟作为有效终点。在欧洲心律协会和美国心律学会制定的《室性心律失常消融专家共识》中，专家推荐如下：临床或假定的临床室速先前已有记录，且在手术开始可诱发，消融最低终点为术后程序性刺激不能诱发室速。刺激程序应包括至少两个部位（一个在左心室）的3个期外刺激，最短联律间期为180~200ms或到不应期。若初始的刺激程序要求期外的左心室起搏或静脉滴注儿茶酚胺诱发，消融后的刺激程序必须重复。对于无休止性室速，恢复窦性心律可作为合理的临床终点，不需考虑随后的程序性刺激的结果。是否应将消除所有可诱发室速作为一级和常规手术终点，尚未达成共识。

（孙英贤）

xīnzàng qǐbó

心脏起搏（cardiac pacing）将心脏起搏器植入人体，利用其发放的电脉冲模拟心脏的激动形成和传导，刺激心肌细胞使其除极，引起心肌收缩，以治疗缓慢性心律失常的方法。心动过缓可导致脑缺血和各个脏器供血不足，还可引发恶性心律失常如室性心动过速、心室颤动等，患者可有黑蒙、晕厥、阿-斯综合征甚至猝死，轻者生活质量降低，重者危及生命。1958年瑞典胸外科医师森宁（Senning）开胸植入了世界上首例植入式心脏起搏器。1959年弗曼（Furman）设计制造出心内膜起搏导线，并通过外周静脉将导线植入右心室起搏心肌，使植入起搏器不再需要开胸手术。

复病变细胞或重建组织的目的。干细胞是一类未充分分化、具有自我更新和分化潜能的细胞。按照分化潜能的大小，干细胞分为全能性干细胞、多功能性干细胞和单能干细胞。除造血干细胞移植外，干细胞移植已尝试用于治疗多种退行性、坏死性疾病，包括神经系统疾病、心血管疾病、1型糖尿病、视网膜色素变性、肝硬化、烧伤、肌肉性疾病、整形外科疾病等。

干细胞移植基本步骤如下。①确定细胞类型：尝试用于治疗心脏病的细胞类型有骨骼肌成肌细胞、间充质干细胞、心脏自身干细胞、诱导式多能性干细胞、胚胎干细胞等，但后两者尚未进入临床试验。②细胞体外操作：包括干细胞在体外的分离、培养、扩增、修饰、诱导成特定的祖细胞或体细胞，以及其他能改变细胞生物学行为的处理。③移植：在确定细胞种类、细胞数量和移植时机的基础上，通过一定的移植途径将干细胞移植到患者体内。移植途径包括外周静脉注射、开胸心外膜心肌内注射、介入冠状动脉内移植、经心内膜心肌内注射以及干细胞心肌组织工程等。④细胞的示踪、疗效和安全性评估。

自2002年自体骨髓细胞移植治疗急性心肌梗死以来，已有数十个成体干细胞治疗缺血性心脏病和心力衰竭的临床试验，但遗憾的是，临床疗效并不一致，有关干细胞移植的最佳细胞类型、合适治疗剂量和移植途径、适宜疾病和人群、主要作用机制等基本问题有待进一步研究。干细胞移植有伦理道德争议（尤其是胚胎干细胞移植）、生物污染、致瘤性、免疫排斥、心律失常、微血管栓塞、促进支架内再狭窄等潜在风险，但现有证据初步表明，干细胞移植治疗心血管疾病是安全的。

（葛均波）

zuǒxīnshì fǔzhù zhuāngzhì

左心室辅助装置（left ventricular assist device，LVAD）

通过辅助泵将左心的血液引流到泵内再注入主动脉系统，部分或完全替代心脏的泵血功能，减轻左心室负担，保证全身组织器官血液供应的治疗方法。主要用于终末期心力衰竭（简称心衰）心脏移植前的过渡性治疗及永久性支持治疗，而因心脏手术需要使用LVAD短期支持的病例明显减少。LVAD是心衰晚期患者提供机械辅助循环帮助的一种装置，主要部件基本上均由血泵、驱动系统、检测系统及能源系统4部分组成，其中，血泵是LVAD系统的关键部分。

分类　LVAD按血流动力学特征分为脉动型和连续轴流型；按驱动方式分为气动型、电动型（电机械推板型，电-液压隔膜型、电-液压推板型）、电-磁型和记忆合金型；按血泵类型分为囊型血泵式、隔膜型血泵式、轴流泵式和离心泵式；按植入时间分为暂时性和永久性；按植入方式分为可植入型和部分植入型（体旁型），前者包括Novarco、TCI、Birlin-Heart Incor I 和 DeBakey 等，后者包括 Binlin-Heart Excor、MEDOS、Thoratec等。临床上最常用的两种可植入型LVAD为Novacor和HeartMate。HeartMate 装置植入在腹腔或腹腔壁上，血泵入口通过一个插管插入左心室，血泵出口流入升主动脉。HeartMate是一种高速、非脉动型、轴流式旋转血泵，重约375g，直径约4cm，长度6cm，适用于成人和儿童。血泵内表面是光滑的钛合金，血泵转子（内部有永磁体）由电机驱动。血泵转速范围6000~15 000r/min，流量10L/min。驱动控制系统在体外，包括驱动器、电源和附件，供电方式采用电池或交流供电两种方式（图）。Novacor 装置是一种植入式脉动流 LVAD，系统配置与HeartMate 类似，主要区别是 Novacor 血泵有顺应室，其工作机制模拟心脏的工作机制。血泵由电磁铁、弹簧机构和顺应室组成，电磁铁的工作方式模拟 ECG 信号接通/断开，使顺应室压缩/舒张，实现血泵输出控制。新一代 Novacor 血泵则取消顺应室，采用旋转式结构，减小血泵的体积。

适应证　①终末期心衰患者在等待移植期间病情恶化，心衰难以控制者。②心脏直视手术后严重低心输出量，使用主动脉内球囊反搏术仍不能脱离体外循环者。③急性病毒性心肌炎致心衰，不能用药物控制者，尤其是年轻患者。此类患者心功能恢复后可撤除LVAD。④急性大面积心肌梗死、心源性休克经用主动脉内球囊反搏术不能纠正者。⑤其他如经皮冠状动脉腔内血管成形术或冠状动脉旁路移植术中的循环支持等。

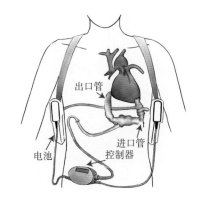

图　HeartMate 系统装置

出口管

电池

进口管
控制器

禁忌证 ①严重的肝肾功能障碍者。②凝血功能障碍者。③不能控制的脓毒血症者。④恶性肿瘤转移者。⑤严重的右心衰竭合并肺动脉高压难以逆转者。⑥其他如患者体表面积<1.2m²，不适合植入型 LVAD 等。

操作方法 LVAD 的左心插管置于左心室心尖部无血管区或右上肺静脉左心房入口处。左心房插管操作简便，对左心损伤小，可不需体外循环支持下完成；左心室插管能提供较大流量，常需体外循环支持，但由于损伤心肌，多用于心脏移植前的过渡，LVAD 动脉供血管插入升主动脉近心端。对于部分植入型 LVAD，所有管道通过腹壁下隧道引至上腹部皮肤外，分别连接人工心脏血泵；植入型 LVAD 的血泵放置在胸腔或腹壁下。

消毒铺巾范围除胸部外包括全腹部，在正中开胸以前先做正中腹部切开，由剑突至脐水平。切开皮肤皮下至腹白线之后，选择左侧腹直肌缘，切开腹直肌鞘，钝性分离腹直肌群和后鞘，上至肋弓，左缘到相当腋前线的皮下脂肪层，下缘视患者腹部大小而定，也可切开腹壁肌群后胸膜与腹膜，中间用 Gore-Tex 补片加大此"袋"。

正中开胸和腹正中切口相连，切开心包，全身肝素化，建立体外循环，整个手术可在常温下进行。手术开始在左心室的心尖打一个口，此口和装置的流入道吻合口大小相当，吻合口采用 3-0 Prolene 带涤纶垫片的双头针缝线共 12 针，间断环绕心尖切口缝合一圈，此 12 针缝线再与装置流出道的管道缝合，打结固定。流出道管道通过心包和左胸膜腔，再穿过横膈进入已预置的腹膜外口

袋。术者将已固定在心尖并穿入腹膜外的流入道管道和左心室辅助装置连接，将驱动动力导线由皮下戳口穿出皮肤外。皮下隧道应较长，离装置越远越好，主要是防止逆行感染。导线出口最佳位置选择在右下腹外缘，不影响患者活动和便于电源或电池的装卸。在主动脉排气后开放升主动脉，恢复心搏。在排出装置内残余气泡并将流出道的人工血管和升主动脉连续缝合后，逐渐将人工控制转入自动控制，左心室辅助装置的启动和体外循环平行运行，逐渐减少体外循环的流量到停止运行。

并发症 与患者相关并发症，如出血、感染、脑卒中、器官功能衰竭、心律失常等。与 LVAD 设备相关并发症，如溶血、栓塞、装置感染、机械故障等。

注意事项 ①一般 LVAD 均能顺利地支持全身循环，在驱动 LVAD 时，首先应注意保持中心静脉压在 6mmHg 以上。若中心静脉压过低，提示血容量太低，必须补充足够，LVAD 的心输出量稳定在 5L/min 以上即可完全停止体外循环。若中心静脉压 > 12mmHg，右心搏动无力，适当使用肾上腺素等增加心肌收缩力的药物，或延迟体外循环时间，直至右心功能改善。若中心静脉压不超过 16mmHg，植入 LVAD 后右心室功能均可逐渐好转。②术后 24 小时内不用抗凝药，激活全血凝固时间（activated clotting time，ACT）维持在 150 秒 ± 10 秒。24 小时后使用肝素抗凝，仍维持 ACT 在上述水平。至引流管拔除后或术后 5 天抗凝方法同所有其他使用 LVAD 患者一样，INR 维持在 3.0 左右。

（葛均波）

xīnzàng yízhí

心脏移植（heart transplantation） 通过植入健康供者心脏改善心脏泵功能，治疗终末期心脏病患者的手术方式。依据是否保留自体心脏分为原位心脏移植和异位心脏移植，后者多用于：①供者体重明显小于受者，无法独立承担泵功能。②受者心脏仍有功能，为可逆性病变，通过供者心脏辅助，帮助其恢复功能。该移植法有以下缺点：①供心吻合后置于右胸腔内，可压迫右中、下肺而增加肺部感染的机会。②晚期冠心病患者做异位心脏移植，术后因自体心脏缺血所致心绞痛仍存在。③术后晚期可发生自体心脏的二尖瓣和三尖瓣反流。④增加再次手术行原位心脏移植的手术难度。因此异位心脏移植效果不如原位心脏移植，加上手术操作相对复杂和具有上述各项缺点，该法临床上很少应用。

适应证 美国器官分享联合网络制定心脏移植受者手术适应证：①内科或其他外科治疗无效的终末期心脏病；射血分数 < 20%。②预计生存时间超过 1 年的可能性<75%。③年龄≤55 岁。④肺血管阻力必须<6Wood。⑤其他脏器无严重器质性病变。

禁忌证 ①不可逆的肝、肾功能不全。②严重肺动脉高压，肺血管阻力>6Wood。③活动性感染。④其他器官状态未定的肿瘤。⑤治疗配合差。⑥高龄（70 岁以上）。

传统供者心脏标准 ①年龄，男性≤40 岁，女性≤45 岁（由于供者紧缺，只要无冠状动脉病变，供者年龄可放宽至 45~50 岁）。②超声心动图显示无心脏运动异常。③左心室射血分数 > 50%。④瓣膜结构、功能良好。⑤供者

取心前静脉注射正性肌力药物，如多巴胺。⑥供者体重与受者相差≤30%。⑦冷缺血时间<6小时。⑧无感染。⑨无恶性肿瘤。⑩血清学检查未发现乙型病毒性肝炎、丙型病毒性肝炎、获得性免疫缺陷综合征等。⑪心电图正常或轻微的ST-T改变，无心脏传导异常。⑫ABO血型相同或相配。⑬受者血清做淋巴毒试验<10%或群体反应性抗体阴性。

方法 包括原位心脏移植方法和异位心脏移植方法。

原位心脏移植 自开展原位心脏移植以来，术式虽不断改进，但可归纳为标准原位心脏移植（standard orthotopic heart transplantation，SOHT）、全心原位心脏移植（total orthotopic heart transplantation，TOHT）及双腔原位心脏移植（bicaval orthotopic heart transplantation，BOHT）。

SOHT术式要点 受者心脏保留左心房后壁、右心房后壁和侧壁。将供心的左心房后壁的4条肺静脉口剪通，修剪后以备与受者的左心房吻合。供心的右心房自下腔静脉口前壁中份向右心耳剪开，以备与受者的右心房吻合。吻合顺序为左心房、右心房、主动脉、肺动脉。在长期应用中，尽管手术的一些细节有所变动，但以左、右心房进行吻合的原则始终未变。术式评价：因右心房的后壁、侧壁及上腔静脉口周围有传导组织，故供者心脏的切口不能在这些部位。SOHT选择心房前壁斜行切口，若不考虑力学因素，应是最佳选择。SOHT中，2条腔静脉和4条肺静脉通过两个吻合口连于供心，使手术明显简化，是SOHT的最大优点，但同时也带来了许多与之相关的并发症。心律失常、血流动力学紊乱及房室瓣反流是SOHT后的常见并发症。

TOHT术式要点 受者的上、下腔静脉插管尽量远离心脏，分别于上、下腔静脉管身插入，切除受者全部心脏，仅于左、右肺静脉周围留一小块心房袖。供心切取时，上、下腔静脉尽量保留充足，以利于吻合。于左心房后壁将左、右肺静脉口分别剪通并修剪，待与受者的左心房袖吻合。吻合顺序：左、右肺静脉，上腔静脉、下腔静脉、肺动脉、主动脉。术式评价：TOHT采取上、下腔静脉直接吻合，使右心房的大小和形状保持正常，从而避免了SOHT中因右心房增大变形而致的各种并发症。左心房采取带左、右肺静脉的心房袖进行吻合，较SOHT的左心房变化减小，故TOHT较SOHT更符合生理要求，但因为胸腔内下腔静脉很短，在下腔静脉管身直接进行插管较困难，且切除受者的心脏后，所剩的下腔静脉残端更短，使下腔静脉吻合的难度增加。因此，TOHT的供心缺血时间较SOHT长，对心肌保护不利。

BOHT术式要点 供者、受者的上、下腔静脉及右心房的处理类似于TOHT，左心房的操作类似于SOHT，切除受者的右心房，保留左心房后壁。吻合顺序：左心房、上腔静脉、下腔静脉、肺动脉、主动脉。术式评价：BOHT保留了右心房的完整性，从而使与右心房吻合相关的并发症明显减少。由于受者的左心房后壁的保留使手术操作较TOHT简便，可缩短手术时间。因受者的右心房及窦房结已被切除，故左心房残余部分将随供心左心房的运动而出现被动的反常运动，可能对血流动力学造成一定影响。BOHT

和SOHT的二尖瓣反流发生率无明显差别，这可能与保留受者的左心房后壁有关。此外，由于BOHT中上、下腔静脉操作与TOHT相同，因此也存在插管困难的问题，术后可发生上腔静脉狭窄。

异位心脏移植 是一种不切除病心，在身体的其他部位（多为右侧胸腔）再移植一颗心脏的手术。常见的移植方式是背驮式心脏移植。

手术要点 供心的采取基本同原位心脏移植的供心采取，唯应尽可能多地保留主动脉和肺动脉的长度。

吻合前供心准备 分离主动脉与肺动脉之间的结缔组织，缝合右肺动脉，缝闭下腔静脉、右上肺静脉和右下肺静脉的开口。在上腔静脉开口后侧切开直到右心房中部，以备进行吻合。最后切左下肺静脉和左上肺静脉间的组织，使成为一个共同开口，准备做左心房吻合。另外，在供心到达之前受者建立体外循环，并于右膈神经上方敞开右侧胸膜腔以放置供心。

供心吻合 先行左心房吻合，供心放在受者的右侧胸腔，使其左心房开口靠近受者心脏的左心房，在受者心房间沟左侧做吻合切口（与二尖瓣置换时切口相同）在供心左心房开口中部与受者心脏左心房切口中部开始缝合，用4-0 Prolene线连续缝合完成吻合。然后行右心房吻合，在窦房结前方纵行切开受者心脏的右心房，直达上腔静脉中部，用5-0 Prolene从供心右心房切口中部和受者右心房切口中部起，连续缝合进行吻合。主动脉的吻合应充分考虑血管长度，使吻合后供心可借主动脉及肺动脉悬于右侧胸腔。沿受者的升主动脉大弯侧做切口，将供心的主动脉用 4-0 Prolene 线端侧吻合法连续吻合。肺动脉的吻合可在去除主动脉阻断钳后进行，由于肺动脉的长度显然不够，需加用一段人造血管。先于受者的肺动脉总干做纵向切口，用 4-0 Prolene 线将合适口径的人造血管端侧吻合法缝于肺总动脉上，然后再用端侧吻合法将该人造血管和供心的左肺动脉相连接。

并发症　围术期并发症包括等待供者过程中的严重心力衰竭、术后因肺动脉高压导致严重的右心功能不全、术前及术后的肾功能不全和免疫抑制所致严重感染。

（葛均波）

tóngzhǒng xīnzàng yízhí páichì fǎnyìng
同种心脏移植排斥反应（cardiac allograft rejection）

供者心脏作为一种异物被机体免疫系统识别并予破坏和清除的过程。分为超急性、急性和慢性 3 种类型。①超急性排斥反应：是一种由体内免疫反应引起的排斥反应。临床上较少见，发生于供者和受者 ABO 血型不合及受者血内有抗供者淋巴细胞毒性抗体，在供心恢复血液循环时即发生，唯一抢救办法是移除已遭受排斥的供心，安置人工心脏后争取时间寻找合适的供心再移植。②急性排斥反应：是受者 T 淋巴细胞活化后引起的细胞免疫反应。术后 5~7 天即可发生，术后 3 个月内发生率最高，1 年后发生概率降低。若未能及时发现和正确处理，将导致广泛心肌坏死和心力衰竭，最后死亡。③慢性排斥反应：指在心脏移植后晚期发生的进行性冠状动脉弥漫性病变，导致心肌缺血和梗死，是影响患者长期生存的主要因素。心内膜下心肌活检术是监测心脏移植术后排斥最可靠的方法及诊断的金标准，可判断排斥的级别并指导临床治疗。

（葛均波）

xīnlǜ shīcháng
心律失常（arrhythmia）

心脏在生理因素发生变化或在某些病变的情况下，电传导系统发生异常，导致心脏搏动节律或速率的异常改变。通常并非一种独立的疾病，可能有不同病因，且其合并疾病种类、心肾功能状况及年龄差异也很大。正常心脏激动起源于窦房结，可自动地、有节律地发放激动，60~100 次/分，为窦性心律。窦房结的电信号传导到整个心脏需要一套特殊的传导系统，包括窦房结、结间束、房室结、房室束、左右束支和浦肯野纤维网，进而引起心脏兴奋-收缩偶联反应。心律失常按发生机制分为激动起源异常和激动传导异常，这种分类方法在临床诊断技术尚难确定心律失常电生理机制的情况下，实用价值不高；按心律失常时心率快慢分为快速性心律失常和缓慢性心律失常，前者主要包括室上性心动过速（简称室上速）、室性心动过速（简称室速）、心房颤动（简称房颤）、心房扑动（简称房扑）、心室扑动（简称室扑）和心室颤动（简称室颤）等，后者包括窦性心动过缓及房室传导阻滞等；有些学者还提出按心律失常时循环障碍严重程度和预后，将心律失常分为致命性、潜在致命性和良性 3 类。

病因及发病机制　大部分心律失常找不到病因，可发生于正常人，或是窦房结或传导系统老化的结果，如室性期前收缩、室上速、房颤、窦性心动过缓等。心律失常可见于各种器质性心脏病，其中以冠状动脉粥样硬化性心脏病（冠心病）、心肌病、心肌炎和风湿性心脏病多见，尤其在发生心力衰竭或急性心肌梗死时。遗传性离子通道异常也是心律失常不可忽视的原因，主要与基因异常有关。其他病因有电解质或内分泌失调、麻醉、低温、胸腔或心脏手术、药物作用和中枢神经系统疾病等。

临床表现　其症状多种多样，主要取决于心律失常的性质、类型、心功能及对血流动力学影响的程度。如轻度的窦性心动过缓、窦性心律不齐、偶发的房性期前收缩、一度房室传导阻滞等对血流动力学影响甚小，故无明显临床表现。较严重的心律失常，如病态窦房结综合征、房颤伴快速心室率、阵发性室上速、持续性室速等，可引起心悸、胸闷、头晕、低血压、出汗。恶性心律失常，如长时间心脏停搏、室扑或室颤，患者可突然出现晕厥、阿-斯综合征，甚至发生心脏性猝死。

诊断与鉴别诊断　心律失常的诊断除根据病史（主要是发作特点）和体格检查外，主要依靠以下辅助检查。①心电图：有些心律失常在心电图即有异常表现，如预激综合征、持续性房扑、房颤等，还有的是在发作时才可记录到心律失常情况，如室上速、室速等。②运动负荷试验：了解运动后心率、心律情况，有些心律失常是在运动时易发作，如儿茶酚胺敏感性室速。③动态心电图：了解 24 小时心率基本范围及心律失常的严重程度，观察与症状相关的心律失常发作情况。对于有些心律失常的诊断和治疗的选择，动态心电图有非常重要且不可替代的作用。④其他检查：经食管电生理检查、药物试验（如阿托品）等，可明确室上速的电生理机制或窦房结功能情况；

倾斜试验主要用于不明原因的晕厥患者等。⑤有创检查：如心内电生理检查、植入式心电记录仪，对高度怀疑有心律失常尤其是恶性心律失常者，若常规检查不能确诊，可行有创检查以辅助诊断。

治疗 针对不同患者，治疗目的和方法也不同。

一般治疗 ①针对病因治疗：是治疗的基础，对合并有心脏或是全身其他疾病（如甲状腺功能亢进症、贫血、电解质紊乱等）患者伴发的心律失常，首先是控制原发疾病。②消除患者疑虑：很重要，患者觉察到心律失常易产生忧虑。有些患者为良性心律失常，虽经安慰、解释仍有很大心理压力，这时采取心理治疗常有帮助。③调整生活方式：心律失常有时与生活状态、精神紧张等密切相关，应建议患者尽量保持生活规律，避免劳累和情绪波动，避免受寒感冒，缓解压力，戒烟、戒酒，注意饮食，保持健康的生活习惯等。

药物治疗 抗心律失常的药物治疗是处理大部分心律失常患者的主要治疗方法。尚无通用的有效药物，所有抗心律失常药均有一定副作用，甚至可加重或导致心律失常，这也为药物的选择增加了困难。根据威廉斯（Williams）的分类方法，抗心律失常药分为4类：Ⅰ类，钠通道阻滞剂，包含ⅠA类、ⅠB类和ⅠC类；Ⅱ类，β受体阻断剂；Ⅲ类，钾通道阻滞剂；Ⅳ类，钙通道阻滞剂。还有一些药物具有抗心律失常作用，如硫酸镁、腺苷、洋地黄等，未被列入上述4类。大多数抗心律失常药是通过直接或间接作用于心肌细胞离子通道或受体而发挥抗心律失常作用。

心律失常药种类很多，选择和使用药物时应注意：①明确药物的适应证与禁忌证，尤其是药物的可能不良反应。②用药剂量有个体差异，应根据患者综合情况及对药物的反应选择合适剂量，如合并肾功能不全者可能需减量。③联合用药时，一般不联合应用同类抗心律失常药，对于不良反应相同或相似的药物也尽量不合用。④抗心律失常药不一定需终身服用，应根据患者症状、心律失常的严重程度、是否存在器质性心脏病等综合考虑，决定是否长期治疗。

非药物治疗 主要包括射频消融、起搏器植入、埋藏式心律转复除颤器及外科手术等。

射频消融 经静脉途径将导管放入心脏后，寻找发作心律失常的关键部位，用消融导管轻度加热造成的一般直径<1cm的损伤，组织穿透应>1cm。因此心律失常能否治愈依赖于其起源或传导途径能否被射频损毁。多数心动过速患者，如阵发性室上速、特发性室速及房扑等，均可经射频消融治愈，房颤的射频消融也取得了很大进展。

起搏器植入 是针对心动过缓的主要也是唯一的治疗方法。病情取决于心动过缓的程度，严重时有发生猝死危险，因此有危险的心动过缓最好用起搏器治疗。

埋藏式心律转复除颤器 是针对由严重室性心律失常（如室速、室颤）导致心脏性猝死的高危人群的一种有效预防方法。

外科手术 心律失常可外科手术治疗，但一般是与其他心脏手术同时进行，如迷宫术治疗房颤，心肌梗死后室速的手术治疗等，但并不常用。

预后 与心律失常的病因、诱因、演变趋势是否导致严重血流动力学障碍有关。发生于无器质性心脏病基础上的心律失常包括期前收缩、室上速和房颤，大多预后良好；发生在器质性心脏病基础上的心律失常，若本身不引起明显血流动力学障碍，又不易演变为严重心律失常者，预后一般尚好，若基础心脏病严重，尤其是伴心功能不全或急性心肌缺血者，预后一般较差。

预防 ①正确对待，心胸开阔，早发现，早治疗，心律失常可以被控制。②积极治疗基础心脏病，避免诱因，按时服药。③合理安排休息与活动，合并严重器质性心脏病者应长期休息。④随季节、气候变化调节生活起居。在气候变化大、季节交替的时候应采取措施，预防感冒，以免加重病情。⑤合理饮食，戒烟，少饮酒。⑥养成良好的排便习惯，避免因便秘而发生意外。⑦定期到医院检查，复查有关项目，合理调整用药。

（华　伟）

huǎnmànxìng xīnlǜ shīcháng

缓慢性心律失常（brady cardia）

心率低于60次/分。又称心动过缓。正常人静息情况下心率60~100次/分。根据激动起源部位，缓慢性心律失常可分为窦性心律、交界性心律和室性心律3种，症状主要与心率快慢及起搏点位置有关。

病因及发病机制 缓慢性心律失常可见于正常人，如运动员或健康人夜间睡眠时，一般不引起症状，属于生理性。引起缓慢性心律失常的病理性原因可分为心脏性和心脏外，前者原因包括缺血性心脏病、瓣膜性心脏病、高血压、心肌病及传导系统退行性病变等，心脏外原因通常为继发性，包括药物影响、代谢性或内分泌因素（特别是甲状腺功能异常）、电解质紊乱、神经源性因素、自主神经反射、自身免疫病等。发病机制包括心脏自律性降低、传导阻滞或异位起搏点产生的逸搏心律。

临床表现 主要取决于心率快慢和患者基础心脏病情况，也与异位起搏点的位置有关。窦性心律或交界性心律、心率 > 50 次/分，无其他器质性心脏病者可能无症状，或仅有轻度胸闷、心悸、乏力、食欲减退等不典型表现；室性心律，心率 < 40 次/分，或伴器质性病变，有时会出现心脑血管缺血的表现，包括头晕、黑蒙、胸痛、气促，严重者甚至出现晕厥，可引起心脏性猝死，称为阿-斯综合征。

诊断与鉴别诊断 心率 < 60 次/分，缓慢性心律失常的诊断即可成立。各种临床亚型特点如下。①窦性心律：病态窦房结综合征是临床上最常见的缓慢性心律失常，可有窦性心动过缓、窦房传导阻滞、窦性停搏、心动过缓-心动过速综合征等多种表现。窦性心动过缓心电图特点为窦性 P 波，PR 间期 > 0.12 秒，QRS 波正常，心率多在 40 ~ 60 次/分。②交界性心律：也是病态窦房结综合征的常见表现，因窦房结不能正常发放激动，房室结作为次级起搏点发放激动而产生的心律。心电图特点为 P 波消失或倒置，位于 QRS 波前、中、后，位于 QRS 波前时 PR 间期 < 0.12 秒，QRS 波形态正常，心率多在 40 ~ 60 次/分。③室性心律：多见于三度房室传导阻滞，通常阻滞部位在房室结以下，来自窦房结的激动完全不能下传，心室肌自行发放激动，形成室性逸搏心律。其特点是 P 波消失，或与 QRS 波完全无关，

QRS 波宽大畸形，心率多 < 40 次/分。

治疗 分为急性期治疗和长期治疗。

急性期治疗 主要取决于血流动力学状态：血流动力学稳定者无任何症状，不需用药，可观察；血流动力学不稳定者有头晕、黑蒙、心悸、胸闷等，应及时处理。窦性心动过缓或交界性逸搏心律，药物治疗可考虑阿托品、山莨菪碱等；室性逸搏心律应选用异丙肾上腺素，但应注意后者可导致心肌缺血或室性心律失常等副作用；患者有心绞痛、心力衰竭或晕厥反复发作，应及时植入临时起搏器，防止猝死的发生。

长期治疗 主要根据症状、心率快慢及基础心脏病情况决定。最常见的缓慢性心律失常为病态窦房结综合征和房室传导阻滞，产生心动过缓并有明显症状，或必须服用某些影响心率药物者，均应植入永久起搏器。具体指征见病态窦房结综合征和房室传导阻滞。

（华 伟）

bìngtài dòufángjié zōnghézhēng

病态窦房结综合征 （sick sinus syndrome，SSS）

窦房结及其周围组织的病变和功能减退所致多种心律失常。包括窦性心动过缓、窦房传导阻滞、窦性停搏、交界性逸搏心律、心动过缓-心动过速综合征及窦房结变时性功能不全。多发生于 60 ~ 80 岁的老年人。

病因 ①窦房结非特异性退行性纤维变性：随年龄增长窦房结内逐渐纤维化，起搏细胞被纤维组织所取代。②心肌浸润性病变：如心肌淀粉样变性、结节病、血色病等。③窦房结血管缺血或硬化：主要见于冠心病。④全身免疫性疾病：如风湿性心脏炎、

系统性红斑狼疮、系统性硬化症、结节性多动脉炎。⑤心肌病变：包括各种心肌病（肥厚型、扩张型、限制型心肌病等）、心肌炎（病毒性、细菌性）及继发性心肌病变等。⑥先天性发育异常：多有家族发病倾向。⑦其他：如遗传性共济失调、进行性肌萎缩、甲状腺疾病等。

发病机制 SSS 的病理基础及其与临床表现的相关性并不明确。窦房结组织广泛分布于上腔静脉与右心房间的结合区域，因此弥漫的心房结构异常如心房正常结构组织丧失及纤维化等是引起 SSS 的主要原因。

临床表现 缓慢心室率造成重要器官特别是心、脑、肾供血不足时，常可诱发明显症状。①脑部症状：心动过缓致脑供血不足时可表现为头晕、失眠、记忆力减退、烦躁、间歇性遗忘、乏力等，严重者可出现头痛、眩晕、语言障碍、轻瘫、阵发性黑蒙，甚至阿-斯综合征。RR 间期 ≥ 3 秒，患者出现黑蒙，为先兆晕厥；RR 间期 ≥ 5 秒，患者出现晕倒，但无抽搐，为晕厥；RR 间期 ≥ 10 秒，则出现阿-斯综合征，严重者可猝死。②心脏症状：以心悸、充血性心力衰竭和心绞痛为突出表现，是仅次于脑部症状的最常见症状。心悸主要由缓慢的心室率和交替出现的异位快速性心律失常所致，尤其易发生于心率突然减慢时。③其他表现：肾脏缺血可出现腰痛、少尿、尿液成分改变；消化道缺血可出现食欲缺乏、胃肠道功能紊乱；骨骼肌缺血可出现肌肉酸痛无力。上述症状主要源于低心输出量，常为非特异性。此外，可出现血栓栓塞，常导致脑卒中等严重后果，主要发生在心动过速-心动过

缓综合征，特别是伴心房颤动的人群。

诊断 根据临床表现、心电图特征，结合动态心电图检查结果，可确诊。①常规心电图：表现为清醒状态下窦性心动过缓，心率≤40 次/分，二度Ⅱ型窦房传导阻滞，窦性停搏>3 秒，或窦性心动过缓伴短阵房性心动过速、心房颤动等，心动过速发作停止后窦性搏动恢复时间>3 秒（图）。②动态心电图：除上述心电图异常外，可出现 24 小时总心率减少（<8 万次），平均心率减慢（<50 次/分），反复出现>3 秒的长间歇等。③经食管或心内电生理检查：窦房结恢复时间>1550～2000ms，校正的窦房结恢复时间为 525～600ms，窦房传导时间为 160～180ms，固有心率<80 次/分。

鉴别诊断 需排除其他原因所致心动过缓，如甲状腺功能减退症、颅内压增高和相关药物等，主要根据病史、用药史、临床表现和实验室检查。

治疗 包括病因治疗、药物治疗和植入永久起搏器。源于冠心病或心肌炎的 SSS，治疗见冠状动脉性心脏病和心肌炎；药物治疗效果不明确，多为临时提高心率、改善症状；植入起搏器是唯一有效的治疗方法，主要指征为与症状相关的心动过缓或变时性功能不全，其次为药物治疗所致心动过缓，具体适应证如下。

Ⅰ类适应证：①症状性心动过缓，伴或不伴心动过缓依赖性心动过速：自发性，症状与心动过缓同时发生；必需的药物治疗所诱发的心动过缓。②窦房结病变导致的晕厥，不论是自发还是电生理检查诱发。③窦房结病变引起的变时性功能不全：自发性，必需的药物治疗所诱发。

Ⅱa 类适应证：伴症状的 SSS，不论是自发还是药物所诱发，但无症状与心律情况的相关性记录；静息心率应<40 次/分；不明原因的晕厥，而电生理检查有异常发现（校正的窦房结恢复时间>800ms）。Ⅱb 类适应证：轻微症状的 SSS，患者清醒时静息心率<40 次/分，不伴变时性功能不全。

Ⅲ类适应证：①无症状的窦房结病变，包括药物诱发的心动过缓。②心电图发现的 SSS，伴症状但非直接或间接的心动过缓导致。③伴症状的 SSS，但症状源于非必须服用的药物。

预后 SSS 病程进展缓慢，一般认为患者预后较好，死亡率较低。有些患者预后不良可能与患者基础心脏病的严重程度有关。栓塞是影响患者预后的重要因素。

（华 伟）

dòuxìng xīndòng guòhuǎn

窦性心动过缓（sinus brady-cardia） 窦房结发出激动的频率低于 60 次/分。简称窦缓。一般为

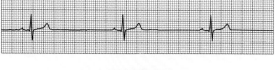

图　病态窦房结综合征

45～59 次/分，偶可至 40 次/分。单纯性窦缓的房室传导是正常的，每一个 P 波后均紧随着 QRS 波，PR 间期正常或稍延长，QT 间期也相应延长，但经校正后的 QTc 间期则在正常范围内。

病因 引起窦缓的原因很多，大体分为生理性和病理性两大类，前者如正常儿童和成人睡眠时心率可慢至 30～40 次/分，训练有素的运动员或强度大的体力劳动者静息时心率约在 50 次/分；迷走神经张力过度增高可引起窦缓，有时也属于生理性。临床上引起显著窦缓最常见的病理性原因是窦房结功能障碍，多见于老年人，严重时会引起心脏停搏。还有许多因素可直接作用于窦房结的起搏细胞，影响或减慢窦性激动的释放。其他系统病变，如中枢神经系统缺血、消化道病变、严重感染等，也会引起窦缓（表）。

表　窦缓的常见原因

生理性
　正常人，特别在睡眠中
　运动员或高强度体力劳动者
病理性
　应用药物（β 受体阻断剂、钙通道阻滞剂、胺碘酮、可乐定、西咪替丁）
　迷走神经刺激或应用拟副交感神经药
　病态窦房结综合征
　中枢神经系统影响（眼科手术、脑膜炎、颅内肿瘤、垂体功能减退症、颅内压增高、抑郁症）
　革兰阴性杆菌败血症
　新生物疾患（颈部肿瘤、纵隔肿瘤）
　梗阻性黄疸
　呕吐反射
　低温
　心肌梗死，尤其是急性下壁心肌梗死
　黏液性水肿

发病机制 窦房结起搏细胞4相上升速度减慢、最大舒张期电位负值增大阈电位水平上移等，使窦房结自律性强度降低。

临床表现 主要取决于窦缓的严重程度及基础心脏状态。若心率40~60次/分，血流动力学改变不大，且无严重的器质性心脏病，则患者可无症状或仅有胸闷、心悸等轻微不适；若合并有严重的器质性心脏病，则因每搏量减少引起冠状动脉、脑及肾血流量减少，出现气促、心前区疼痛、头晕等，严重者出现晕厥。若心率<40次/分，心输出量明显降低，患者可有头晕、黑蒙、乏力等。

诊断 窦缓的心电图诊断标准：①窦性P波，频率<60次/分，一般不低于40次/分。②PR间期，0.12~0.25秒。③QRS波，每个P波后紧随一正常的QRS波，形态、时限均正常。④T波、U波，可正常，也可表现T波振幅较低，U波常较明显。

鉴别诊断 窦缓的心电图应与二度窦房传导阻滞、房性期前收缩未下传、2∶1房室传导阻滞鉴别。

治疗 ①心率≥50次/分，无症状者，不需治疗。②心率<40次/分，且有症状者可临时用提高心率药物，如阿托品、麻黄素或异丙肾上腺素。对于合并严重器质性心脏病者，可采用临时心脏起搏治疗。③病态窦房结综合征所致窦缓伴发症状者，应植入心脏起搏器。④对于继发于其他疾病所致窦缓，应积极治疗原发病，同时采取对症及支持治疗。

(华 伟)

dòufáng chuándǎo zǔzhì

窦房传导阻滞 (sinoatrial block)

窦房结仍能正常发出激动，但其激动通过窦房结与心房肌组织的连接处发生传出延缓或完全阻滞的心电异常现象。属于传导功能障碍，非窦房结功能紊乱。

病因及发病机制 窦房传导阻滞多为功能性，常见于迷走神经张力过高或颈动脉窦过敏者，通常为暂时性。多发或持续性窦房传导阻滞可见于器质性心脏病如冠心病，尤其是下壁心肌梗死，此外高血压病、心肌病、心肌炎等也是常见原因。其他尚包括高钾血症及应用洋地黄、奎尼丁、β受体阻断剂等。

临床表现 偶发的窦房传导阻滞一般无症状，或仅有心悸、胸闷等；持续性严重窦房传导阻滞，特别是阻滞频繁发作或由于长时间心脏停搏时，可出现胸痛、头晕、黑蒙等，严重者可导致晕厥、阿-斯综合征的发作。

诊断与鉴别诊断 根据心电图特点，窦房传导阻滞可分为一度、二度和三度。①一度窦房传导阻滞：指窦性激动在窦房连接组织中传导速度较正常减慢，但每次激动均能传导到心房，产生窦性P波，PP间期无改变，因此在体表心电图无法诊断。②二度窦房传导阻滞：指不仅有窦性激动传导延缓，同时有激动传导脱落。可分为二度Ⅰ型窦房传导阻滞及二度Ⅱ型窦房传导阻滞，二度Ⅱ型比二度Ⅰ型多，心电图表现为P波突然脱落，出现长的PP间期，此长的PP间期为短PP间期的整倍数，常为2~3倍，此时应与窦性心动过缓鉴别。③三度窦房传导阻滞：窦房结发出的激动完全不能下传至心房，不出现P波及其后的QRS波；由心房、房室结或心室发出逸搏，或形成逸搏心律以维持心脏激动，此时很难与窦性停搏鉴别。

治疗 主要取决于阻滞严重程度和患者的症状。窦房传导阻滞一般不需特殊处理；频发、严重的窦房传导阻滞伴明显症状者，应植入永久起搏器。

(华 伟)

dòuxìng tíngbó

窦性停搏 (sinus arrest)

窦房结在较长时间内不能产生激动，使心房或心室暂时不能除极的心电异常现象。简称窦停。

病因及发病机制 常见原因分为心脏性与心脏外，前者主要包括急性心肌梗死、心肌缺血、急性心肌炎、窦房结和心房肌退行性纤维化、心脏手术损伤窦房结等；后者常见于迷走神经张力过高，如吞咽、咽部刺激、按摩颈动脉窦等迷走神经反射刺激或夜间睡眠呼吸暂停所致。此外应用洋地黄或奎尼丁、电解质紊乱（如高钾血症）、Ⅰ类抗心律失常药等也是引起窦停的原因。窦房结本身不能起搏可引起窦性静止；完全性窦房传导阻滞，窦性激动不能传导到心房也可出现窦性停搏。

临床表现 主要取决于窦停的严重程度。单发窦停，RR间期<2秒，一般不引起症状，或仅引起心悸、轻度头晕或胸闷等不典型症状；频发连续的窦停，或窦停超过2~3秒，可出现胸痛、胸闷、头晕，甚至黑蒙等；停搏时间过长，又无逸搏出现，则导致晕厥发作；RR间期>5秒时，严重者会出现阿-斯综合征。

诊断 主要根据心电图、动态心电图等检查。心电图特点：①在正常窦性节律中，突然出现一个长PP间歇，即较长时间内无P-QRS-T波。②停搏的长PP间期与正常窦性周期不呈倍数关系。③长间歇后可恢复正常窦性心律，但通常出现交界性或室性逸搏，以及逸搏心律。

鉴别诊断 窦停主要与窦房传导阻滞鉴别，但从心电图上窦停与一度及三度窦房传导阻滞均难以鉴别，仅能与二度窦房阻滞区别，后者表现为停搏的长 PP 间期与正常窦性周期呈倍数关系。

治疗 无症状者一般不需特殊治疗，处理主要是针对病因治疗，以及避免应用影响心率的药物。伴头晕、胸闷、心悸等症状者，急性期可用阿托品、异丙肾上腺素等治疗；若窦停发作频繁出现明显症状，特别是伴晕厥或阿-斯综合征者，应及时植入起搏器。

预后 一般较好，影响预后的主要因素：伴严重器质性心脏病者预后不良；出现阿-斯综合征者 1 年、5 年生存率分别为 87%、74%，心脏起搏治疗可提高阿-斯综合征患者 6 年以上的生存率。

（华 伟）

shìxìng yìbó xīnlǜ

室性逸搏心律（ventricular escape rhythm）

连续 3 个或 3 个以上的室性逸搏。心室的上级起搏点均不能正常发放激动或激动不能下传，心室起搏点发出激动控制心室所形成的异位心律。又称室性自主心律、室性自搏心律、室性自身心律。

病因 ①严重心脏病：如冠心病、急性心肌梗死、心肌炎等，通常是晚期心脏病的表现。②可逆性原因：如洋地黄、奎尼丁等药物中毒，电解质紊乱（如高钾血症）及低温麻醉。③三度房室传导阻滞。④严重窦性心动过缓且房室交界区未发出逸搏。

临床表现 室性逸搏心律的频率仅 20～40 次/分，血流动力学常有改变，患者可出现胸闷、头晕、无力等。常伴严重器质性

心脏病，兼之心率过慢，可出现心绞痛、心力衰竭，有时可出现快速性心律失常，如室性心动过速和心室颤动等，严重者可发生晕厥、阿-斯综合征，甚至猝死。

诊断 室性逸搏心律心电图特点：①心室率，30～40 次/分；逸搏间期多数规则，少数略不规则。② QRS 波，宽大畸形，时限 > 0.12 秒。③继发性 ST-T 改变，在 R 波为主的导联上 ST 段下移、T 波倒置；在 QS 波或 S 波为主的导联上，ST 段抬高、T 波直立。④伴三度房室传导阻滞者 QRS 波与 P 波无关，呈房室分离。

鉴别诊断 室性逸搏心律有时需与交界性逸搏心律伴室内差异性传导鉴别，后者心率一般 40～60 次/分，QRS 波轻度畸形，多呈右束支传导阻滞图形，时限 < 0.11 秒。

治疗 因室性逸搏心律常伴血流动力学改变，故需急诊处理。①无器质性心脏病者，可静脉应用异丙肾上腺素提高心室率，改善症状，必要时植入临时起搏器，特别是对于伴发快速性心律失常者。②伴器质性心脏病者，应积极治疗原发病，如急性心肌梗死、急性心肌炎等。③可逆性原因导致者，应对症处理，如停用洋地黄、奎尼丁，纠正高血钾、酸中毒等。长期治疗应根据患者的症状、心律失常出现时间和持续时间及伴发疾病决定，必要时需植入永久起搏器。

（华 伟）

jiāojièxìng yìbó xīnlǜ

交界性逸搏心律（junctional escape rhythm）

来自窦房结的激动延迟或被阻滞，房室结（又称房室交界区）代替窦房结被动发放激动所形成的异位心律。正常情况下，心脏起搏点是窦房结，

房室结不发放激动，为潜在起搏点。生理和病理情况下房室结均可能发放激动，产生交界性逸搏心律。生理性交界性逸搏心律多发生在迷走神经过度兴奋时。病理性则发生于窦房结病变，如病态窦房结综合征所致严重窦性心动过缓，此时窦房结发放的激动低于房室结；传导系统病变，如三度房室传导阻滞，窦房结激动不能下传至房室结。

交界性逸搏心律的特点是心率慢而规则，通常为 40～60 次/分。心电图表现为逆行 P 波（Ⅱ、Ⅲ、aVF 导联 P 波倒置，aVR 直立）位于 QRS 波之前、之中或之后；逆行 P 波若位于 QRS 波前，则 PR 间期 < 0.12 秒；QRS 波形态与窦性心律时相同，时限 < 0.12 秒。三度房室传导阻滞时，交界性逸搏心律在心电图上表现为窦性 P 波，P 波与 QRS 波完全无关，QRS 波形态与时限正常，频率为 40～60 次/分。

患者静息时一般无不适，或仅有心悸、胸闷等；活动后因心率不能相应增快，可表现为胸闷、乏力，伴运动耐量下降等。诊断主要依据心电图及动态心电图。合并束支传导阻滞者需与室性逸搏心律鉴别，根据窦性心律时心电图是否存在束支传导阻滞可区分二者。

交界性逸搏心律不需急诊处理。夜间偶然出现者不需特殊治疗，病态窦房结综合征或三度房室传导阻滞性者需治疗（见病态窦房结综合征和房室传导阻滞）。

（华 伟）

xīndòng guòhuǎn-xīndòng guòsù zōnghézhēng

心动过缓-心动过速综合征（bradycardia-tachycardia syndrome）

心动过缓与窦性心动过

缓或窦性停搏与房性心动过速或心房扑动和心房颤动交替出现所致的临床综合征。又称慢快综合征。是病态窦房结综合征的一种亚型。

此征原因是窦房结或其周围组织病变导致窦房结功能下降。心动过缓的临床症状有心悸、乏力、胸闷、头晕等，特别是在心动过速终止时出现的窦性停搏过长时，患者可出现一过性黑蒙，甚至晕厥。心动过速的常见症状有心悸、胸闷、头晕等，合并冠心病、心力衰竭等器质性心脏病，还可因心率过快诱发胸痛、呼吸困难等。

通过心电图或动态心电图即可确诊（图）。此征需与心动过速-心动过缓综合征鉴别。两者的主要区别是：此征平时有持续窦性心动过缓或窦性停搏或窦房传导阻滞的证据，并伴各种快速性房性心律失常，即快速性心律失常发生在缓慢性心律失常的基础上，快速性心律失常是"被动的"；心动过速-心动过缓综合征平时无心动过缓，发生在正常窦性心律的基础上，仅在快速心律失常终止时因一过性窦房结功能受抑制而导致窦性停搏的发生，故快速性心律失常是"主动的"。

此征药物治疗较困难，因为控制快速性心律失常的药物可加重平时的心动过缓，加重心动过速终止时的窦性停搏，故需在安装起搏器的基础上加用抗心律失

图　心动过缓-心动过速综合征

常药。

（华　伟）

房室传导阻滞（atrioventricular block，AVB）

房室传导系统中某个或多个部位不应期异常延长，心脏激动不能正常自心房下传至心室的异常心电现象。AVB 可发生在房室传导过程的不同水平，房室结和希氏束是最常见部位。阻滞部位愈低，潜在节律点的稳定性愈差，危险性也就愈大。根据传导阻滞的程度分为一度房室传导阻滞、二度房室传导阻滞（Ⅰ型和Ⅱ型）和三度房室传导阻滞，后者又称完全性 AVB。3 种类型的 AVB 可随病情的变化发生转化。AVB 可以是一过性的，也可以是暂时性或永久性的，永久性损伤多为器质性病变或损伤的结果。相对不应期或绝对不应期的延长为 AVB 发生的电生理基础。其临床表现与传导阻滞部位和程度相关，一度 AVB 无明显症状和体征，多为原发病表现。二度 AVB 出现心搏脱漏时，可出现胸闷、心悸或其他非特异性症状，如头晕、乏力、运动耐量下降等。心率过慢如低于 50 次/分者，可出现黑蒙、晕厥、阿-斯综合征等表现，严重者可出现猝死。诊断主要依据心电图检查。准确判断传导阻滞的部位需借助希氏束电图。AVB 的治疗取决于病因、阻滞部位和程度。一过性 AVB 可纠正病因，若能有效去除，不需特殊治疗。器质性心脏病、传导系统退行性变等所致传导阻滞，可临时试用阿托品、异丙肾上腺素，但疗效有限，不宜长期使用。应

根据阻滞部位和程度及对患者血流动力学的影响，决定是否用心脏起搏治疗。一般二度Ⅱ型 AVB、三度 AVB、心率过于缓慢者，应予植入起搏器。

（张　澍）

一度房室传导阻滞（first-degree atrioventricular block）

心脏激动从心房至心室过程中房室传导时间延长，超过正常时限但不存在房室传导中断的异常心电现象。发生率在各种心律失常中占第四位，仅次于窦性心律失常、期前收缩和心房颤动，可见于正常人。

病因及发病机制　房室传导阻滞（atrioventricular block，AVB）源于心房、房室结和（或）希氏束-浦肯野纤维系统内的传导延迟，主要源于房室结传导延迟，成人多见，也可能是多于一处的传导延迟组合引起。一度 AVB 由某个部位相对不应期延长，导致房室传导时间延长，但每一次心房激动均能下传至心室。导致 PR 间期延长的因素很多：①迷走神经张力增高为主要原因之一，运动员发生率为 8.7%。②缺血性心脏病、传导系统退行性变、先天性心脏病、结缔组织病、炎症性疾病和药物等均可导致 PR 间期延长，在急性心肌梗死中发生率为 4%～15%，尤其是下壁心肌梗死者，但多为暂时性，可自行消失。③某些药物如洋地黄、奎尼丁、钾盐、β 受体阻断剂和钙通道阻滞剂，中枢神经和周围神经阻滞剂如甲基多巴、可乐定等均可使 PR 间期延长。

临床表现　无明显症状和体征，多为原发病表现。心肌炎或其他心脏病患者听诊时可发现响亮的第一心音在发生阻滞时突然减弱。少数 PR 间期过度延长者

可有胸闷、气促和颈静脉充盈。

诊断 依据心电图。心电图主要表现为 PR 间期延长，但每个心房 P 波后均有 QRS 波（图）。典型心电图特点：①每个窦性 P 波均能下传心室产生 QRS-T 波。②PR 间期成人>0.20 秒，儿童≥0.18 秒。③PR 间期>正常高值（视心率而定）。

鉴别诊断 主要与导致 PR 间期延长的原因鉴别：①发生较早的房性心律失常，其 PR 间期可延长。当房性期前激动下传时，房室结尚未脱离前一次激动后的相对不应期，属生理现象。②各种期前收缩后的第一个窦性心搏的 PR 间期延长，尤其在插入性室性或交界性期前收缩后。这种 PR 间期延长源于期前收缩隐匿地逆向传入房室结。③房室结双径路传导所致 PR 间期显著突然延长，是由于房室结内存在两条传导途径，一条传导速度快，不应期长（快径路），另一条传导速度慢，不应期短（慢径路）。在一个临界频率时，原经由快径路下传的窦性 P 波，突然改由慢径路下传，因此 PR 间期显著延长。④隐匿性希氏束期前收缩或隐匿性分支期前收缩所致 PR 间期延长，即伪一度 AVB。

治疗 对无症状者不需特殊处理，主要针对原发病治疗；有明显症状者可试用阿托品或氨茶碱，极少数需植入双腔起搏器。对希氏束-浦肯野纤维系统内的一

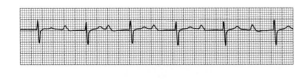

图 一度 AVB

注：每个 P 波后均跟随 QRS 波，PR 间期 0.32 秒

度 AVB 者，必须密切随访观察，因为它有可能突然转变为二度 II 型 AVB，甚至是三度 AVB。若存在晕厥发作史而又排除其他原因，尽管心电图上仅有一度 AVB 的证据，但希氏束电图证实为希氏束内及其以下部位的一度 AVB 者，应植入永久起搏器。有晕厥史，心电图 PR 间期正常，但希氏束电图表现为 HV 间期显著延长（>60ms）者，也应植入永久起搏器。

（张 澍）

èrdù fángshì chuándǎo zǔzhì

二度房室传导阻滞（second-degree atrioventricular block） 部分激动从心房至心室过程中发生中断，可同时伴房室传导延迟的异常心电现象。1924 年莫氏（Mobitz）将二度房室传导阻滞（atrioventricular block，AVB）分为莫氏 I 型和莫氏 II 型，又称二度 I 型和二度 II 型，二者主要区别：前者 PR 间期逐渐延长直至心搏脱漏，后者发生心搏脱漏之前和之后的所有下传搏动的 PR 间期是恒定的，即 P 波突然受阻不能下传。

病因及发病机制 二度 I 型 AVB 发生的电生理基础为房室结传导组织的绝对不应期和相对不应期均延长，且以相对不应期延长为主。多见年轻人和运动员，其房室结功能无器质性病变，且多发生在夜间迷走神经张力增高时，运动或阿托品可改善。洋地黄、β 受体阻断剂和钙通道阻滞剂，中枢神经和周围神经阻滞剂等药物也可引起，缺血性心脏病时也可见。

二度 II 型

AVB 发生的电生理基础为房室结传导组织的绝对不应期显著延长，而相对不应期基本正常。当绝对不应期的延长超过一个窦性周期时，引起下一个窦性或室上性激动传导受阻而产生间歇性心搏脱漏，而下传的 PR 间期是正常的。其阻滞点大多为希氏束内或双侧束支水平。药物（洋地黄、奎尼丁等）、电解质紊乱（高钾血症、低钾血症）、心肌炎、器质性心脏病或退行性变均可引起。

临床表现 取决于传导阻滞的程度及心室率的快慢。阻滞程度轻、心室心搏脱漏少者，血流动力学影响不大，可无症状；心室心搏脱漏较多，心室率<50 次/分者，可有头晕、乏力甚至黑蒙等心输出量降低的症状。心室率极慢者可诱发阿-斯综合征。

诊断 依据心电图。体表心电图上表现为一部分 P 波之后无 QRS 波。①二度 I 型 AVB：P 波规律出现，PR 间期逐渐延长（通常每次延长的绝对增加值多呈递减），直至一个 P 波后脱落一个 QRS 波，心搏脱漏后 AVB 得到一定程度的改善，PR 间期又趋缩短，之后又逐渐延长，如此周而复始的出现，称为文氏现象或文氏周期。通常以 P 波数和 P 波下传数的比例表示 AVB 的程度，例如 3：2 传导表示 3 个 P 波中有 2 个 P 波下传至心室，1 个 P 波不能下传。②二度 II 型 AVB：表现为 PR 间期恒定（正常或延长），部分 P 波后无 QRS 波（图）。出现 2 次或 2 次以上 QRS 波脱落者，则称为高度二度 II 型 AVB。

鉴别诊断 ①心搏脱漏前后下传心搏中 PR 间期是否固定，固定为二度 II 型 AVB，反之为二度 I 型 AVB。②2：1 和 3：2 阻滞也可见于二度 I 型 AVB，依 PR

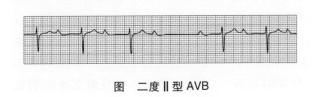

图 二度 II 型 AVB

间期是否固定判断。③高度 AVB 伴逸搏形成不完全房室分离时，观察心室夺获心搏 PR 间期是否相等，相等为二度 II 型 AVB，反之为二度 I 型 AVB。④静脉注射阿托品抵消迷走神经影响，房室结阻滞有所改善者多为二度 I 型 AVB；而由于加快心率通常使希氏束-浦肯野纤维系统内的组织加重，多为二度 II 型 AVB。静脉注射阿托品，可引起房室传导比例改变，观察下传的 PR 间期是否恒定，借以区别二度 I 型和 II 型 AVB。

治疗　有原发病者需积极治疗原发病，去除诱因，对症处理。无症状的二度 I 型 AVB 多不需治疗，但需定期随访。阻滞区位于希氏束-浦肯野纤维系统内的二度 I 型 AVB 应密切随访，必要时考虑心脏起搏治疗。有症状的二度 I 型 AVB 不论阻滞区何在均应积极治疗，可服用阿托品或氨茶碱。二度 II 型 AVB 心律不稳定，可突然发生心脏停搏或三度 AVB，产生阿-斯综合征，预后较差，应给予心脏起搏治疗。急性心肌梗死伴二度 AVB 积极治疗原发病后阻滞可消失，不改善者也应考虑植入永久起搏器。

（张　澍）

sāndù fángshì chuándǎo zǔzhì

三度房室传导阻滞（third-degree atrioventricular block）　心脏激动从心房传导至心室过程中出现完全中断，任何心房激动都不能到达心室的异常心电现象。

又称完全性房室传导阻滞。阻滞部位可位于房室结，更多见于房室结以下部位，如希氏束或浦肯野纤维内。此时心房和心室分别由不同的节律控制。心房的节律可以为窦性节律、异位节律（房性心动过速、心房扑动、心房颤动）或来源于房室结心律的逆传。心室的节律通常由阻滞部位以下的传导系统产生逸搏心律控制。

病因及发病机制　此病可分为先天性和获得性。先天性三度房室传导阻滞（atrioventricular block，AVB）常与复杂的先天性心脏病及母亲体内存在抗 Ro/SS-A 和抗 La/SS-B 抗体有关。获得性三度 AVB 的原因包括心肌缺血、传导系统退行性变、直接损伤（外科手术或导管射频消融）、药物、神经系统疾病（强直性肌营养不良）、遗传性疾病［卡恩斯-塞尔综合征（Kearns-Sayre syndrome）］、肿瘤（间皮瘤、淋巴瘤）、代谢性疾病（甲状腺功能减退症等）、感染（莱姆病等）、自主神经功能紊乱及电解质紊乱等。

临床表现　与病因密切相关，部分患者可能无症状，仅心电图检查时发现。症状严重程度主要取决于心动过缓的程度，心率≥50 次/分者常无明显症状或仅有非特异性症状，如头晕、乏力、运动耐量下降。心率<50 次/分或出现>3 秒的长间歇者，可表现为心率过慢引起重要脏器供血不足，如一过性晕厥、近似晕厥、黑蒙

等，严重者可出现阿-斯综合征甚至猝死。查体可见第一心音经常变化，第二心音可增强或反常分裂。间断出现心房音及响亮、清晰的第一心音（大炮音），此时颈静脉可见巨大的 α 波（即大炮波）。

诊断　依据心电图。心电图上可见心房和心室节律互不相关，即 P 波与 QRS 波分离，且 P 波频率快于 QRS 波频率（图）。三度 AVB 也可发生于心房颤动时，表现为较慢、但规则的 RR 间期。希氏束电图可明确阻滞部位。阻滞部位位于希氏束附近时，逸搏的 QRS 波形类似正常形态，且节律通常在 40～55 次/分；希氏束内阻滞时，逸搏多位于希氏束下段，心室率多<40 次/分，QRS 波可增宽；希氏束下及束支传导阻滞时，逸搏的 QRS 波形态与正常不同，且节律通常 20～40 次/分，QRS 波宽大畸形。

鉴别诊断　①加速性室性自主心律：心室率>60 次/分，有房室分离但易出现心室夺获和心室融合波。②干扰性完全性房室脱节：脱节的心房率大于心室率，心室率一般较快，且形态为室上性。③高度 AVB：房室之间并未完全阻滞，P 波间断下传形成新的夺获，且夺获的 P 波与 QRS 波有固定的时间关系，而与前面的逸搏搏动无固定的时间关系，夺获之后的间歇等于或略短于逸搏心律的周期长度（无代偿间歇）。

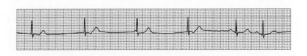

图　三度 AVB

注：II 导联窦性 P 波规则。QRS 波正常，节律规则。P 波与 QRS 波互不相关。QRS 波形态和时限正常

治疗 应尽可能明确病因，如急性心肌梗死可考虑行冠状动脉血运重建，改善冠状动脉供血。外科手术损伤所致可用糖皮质激素减轻局部充血水肿等。阿托品、异丙肾上腺素或临时心脏起搏等暂时提高心率。病变不改善、心率过于缓慢、伴血流动力学障碍者，应植入永久起搏器。

（张 澍）

shùzhī chuándǎo zǔzhì

束支传导阻滞 （bundle branch block，BBB）

希氏束分支以下部位的传导系统发生传导减慢和阻滞的异常心电现象。一般分为左束支传导阻滞、右束支传导阻滞、左前分支传导阻滞和左后分支传导阻滞。左、右束支及左束支分支不同程度的传导障碍，还可分别构成不同组合的双分支阻滞和三分支阻滞。

正常激动经房室束及三分支系统几乎同时到达心室肌，室内传导时间约80ms，不超过100ms。BBB源于两侧束支不应期发生显著差异，当一侧束支较另一侧传导延迟达40ms或以上时，可发生完全性BBB图形；若传导延迟25~40ms，则发生不完全性BBB图形。当某一束支发生传导阻滞时，心室除极首先在正常束支分布的心肌进行，这个过程通过浦肯野纤维进行，除极发生同步且快速，此后通过心室肌缓慢传导，最后使发生BBB分布区域的心肌除极。BBB可以是永久性或间歇性的。

轻度BBB一般无症状或偶有轻度心悸、胸闷，多在体格检查及心电图普查时发现。中度BBB在平时或劳累及情绪波动时出现心悸、胸闷、气促、心前区不适或隐痛、头晕等。通常伴心血管系统的改变，出现心率缓慢。重度BBB在静息状态即感胸闷、心悸、气促、乏力、头晕，甚至黑蒙、晕厥或阿-斯综合征。

诊断主要依据心电图检查。BBB不影响房室传导功能时，不需特殊治疗。治疗主要针对病因。若左、右束支同时发生阻滞，则将引起三度房室传导阻滞。心室率显著缓慢，伴明显症状者，应植入心脏起搏器，以免发生长时间心脏骤停，导致生命危险。

（张 澍）

yòushùzhī chuándǎo zǔzhì

右束支传导阻滞 （right bundle-branch block，RBBB）

心房电激动经希氏束向下在右束支发生传导延迟和（或）阻滞，仅从左束支下传到心室的心电现象。RBBB时室间隔左侧中1/3部分先激动，在左心室壁除极即将完毕时，激动才通过室间隔传向右心室。RBBB可见于器质性心脏病患者，也可见于健康人。

病因及发病机制 正常心脏各束支不应期时长依次为右束支>左前分支>左后分支>左间隔分支。正常情况下左束支与右束支的传导速度相差约≤25ms，QRS波形正常。当右束支不应期延长，传导速度比左束支慢25~40ms时，QRS波时限可稍加宽，呈部分传导阻滞的图形改变，即产生不完全性RBBB。若慢40ms以上（多在40~60ms）或右束支传导阻滞性传导中断，则QRS波时限明显增宽（≥120ms），产生完全性RBBB。RBBB时，心室除极仍始于室间隔中部，自左向右方向除极，接着通过浦肯野纤维正常快速激动左心室，最后通过缓慢的心室肌传导激动右心室。因此QRS波前半部接近正常，主要表现在后半部QRS时间延迟、形态发生改变。右束支细长，由单侧冠状动脉分支供血，且右束支不应期比左束支长，故传导阻滞较多见。

临床表现 RBBB本身不产生明显的血流动力学异常，故临床上常无症状。多为原发病症状。

诊断 主要依靠心电图检查（图）：①QRS波时限≥0.12秒。②V_1或V_2导联QRS波呈rsR′型或M形，此为最具特征性的改变；I、V_5、V_6导联S波增宽而有切迹，其时限≥0.04秒；aVR导联呈QR型，其R波宽而有切迹。③V_1导联R峰时间>0.05秒。④V_1、V_2导联ST段轻度压低，T波倒置；I、V_5、V_6导联T波方向常与终末S波方向相反，仍为直立。⑤在不合并左前分支阻滞或左后分支阻滞的情况下，QRS电轴一般仍在正常范围。不完全性RBBB时，QRS波形态与完全性RBBB相似，仅QRS波时限<0.12秒。

鉴别诊断 ①右心室肥大：RBBB合并右心室肥大时，心电图可表现为心电轴右偏，V_5、V_6导联的S波明显加深（>0.5mV），V_1导联R′波明显增高（>1.5mV）。②时相性束支传导阻滞：由于室内传导系统的特性，当心率过快或过慢时，束支传导系统复极不完全，可产生束支传导阻滞心电图图形，心率正常时消失。通常属正常心电现象。

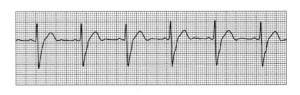

图 RBBB心电图

治疗 主要针对病因及基础疾病，若出现以下情况可植入起搏器：①心电图表现为完全性RBBB合并左后分支阻滞和（或）左前分支传导阻滞等双分支、三束支传导阻滞。②急性获得性完全性RBBB伴室上性或室性快速性心律失常，需用普鲁卡因胺、奎尼丁、胺碘酮或大剂量利多卡因纠正者。上述药物对束支、希氏束-浦肯野系统及房室传导等均有一定的抑制作用，所以应用这些药物时可先植入临时起搏器。

(张 澍)

zuǒshùzhī chuándǎo zǔzhì

左束支传导阻滞 （left bundle branch block，LBBB）

心房电激动经希氏束向下，在左前、左后分支发生传导延迟和（或）阻滞的心电现象。LBBB时激动由右心室经室间隔传入左心室，导致左心室激动明显延迟。LBBB包括左束支主干阻滞及左前与左后分支的双阻滞。LBBB多见于器质性心脏病患者，极少见于健康人。

病因及发病机制 左束支的主干很短，两组纤维从希氏束一经分出后即在左侧室间隔内膜下呈扇面形展开，到达左心室各部内膜下分为浦肯野纤维。左束支粗短、分支早，其主干前部及后部分别接受左冠状动脉前降支和后降支的双重供血，受损机会较少，所以左束支发生阻滞常提示受损范围较广。器质性心脏病导致的左心室肥厚缺血、左心室扩张牵拉使左束支损伤或断裂，可引起LBBB；暂时性心肌缺血或炎症、水肿使传导纤维不应期延长，或传导速度减慢，也能导致LBBB。不完全性LBBB与完全性LBBB的病理意义相似，只是左束支的病变较轻。LBBB时，激动沿

右束支下传至右室前乳头肌根部后，开始向不同方向扩布，使心室除极顺序从一开始即发生改变。由于初始室间隔除极变为右向左方向除极，导致Ⅰ、V_5、V_6导联正常室间隔除极波（q波）消失；左心室除极通过心室肌缓慢传导激动，故心室除极时间明显延长；心室除极向量主要向左后，其QRS向量中部及终末部除极过程缓慢，使QRS主波（R波或S波）增宽、粗钝或有切迹。LBBB可见于冠心病、原发性高血压、心肌病、心肌炎、肺源性心脏病、风湿性心脏病、先天性心脏病、主动脉病变（钙化性主动脉瓣狭窄）等，其他尚有列夫病（Lev disease）、伦格雷病（Lengere disease）、心脏创伤、心内直视手术、高钾血症及药物（如奎尼丁、普鲁卡因、胺碘酮、大剂量利多卡因等）不良反应。

临床表现 通常无明显的血流动力学异常，故一般无明显症状与体征，多为原发病表现。

诊断 主要依靠心电图。心电图表现：①QRS波时限超过0.12秒。②V_5、V_6导联呈宽阔、平顶或伴有切迹的R波，无q波，而V_1、V_2导联呈宽大而深的QS波或rS波，Ⅰ导联R波宽大或有切迹，S波常不存在。③T波与QRS波主波方向相反。若心电图与上述相似，QRS波时限≤0.12秒，则为不完全性LBBB。

鉴别诊断 包括以下疾病。

B型预激综合征 ①PR间期多缩短。②QRS波起始向量有δ波，波群中段无顿挫，QRS波易变性大。③多无器质性心脏病依据，常有阵发性室上性心动过速病史。④静脉推注阿托品、吸入亚硝酸异戊酯，或运动、站立，或深吸气后继之屏气，正常途径

的传导性提高，预激波可消失。

左心室肥厚 ①QRS波时限常<0.11秒。②V_5、V_6导联R波振幅超过正常范围，无顿挫，有q波。③V_5、V_6导联的室壁激动时间延长不明显，通常<0.06秒。④V_5、V_6导联ST段压低，T波低平。

治疗 完全性LBBB通常不产生明显的血流动力学障碍，主要是针对病因治疗，预防LBBB的进展。急性心肌梗死伴LBBB，应密切注意三度房室传导阻滞的发生，及时给予心脏起搏治疗。心力衰竭合并LBBB可用心脏再同步化治疗。交替出现的LBBB与右束支传导阻滞，易发展为三度房室传导阻滞，预后不良，病死率高，应植入心脏起搏器。

预后 与基础心脏病密切相关。

(张 澍)

shìnèi chuándǎo zǔzhì

室内传导阻滞 （intraventricular block）

下传的心脏激动在希氏束分叉以下的传导过程中发生的传导减慢和（或）阻断，导致QRS波形态异常和时限延长的心电现象。根据发生部位分为束支阻滞（左、右束支）、分支阻滞（左前、左后分支）、浦肯野纤维或心室肌内阻滞（非特异性室内传导阻滞）。根据QRS波时限可分为完全性（≥0.12秒）和不完全性束支传导阻滞（<0.12秒）。左、右束支及左束支分支同时发生传导障碍时，还可分别构成不同组合的双束支阻滞和三支阻滞。

病因及发病机制 室内传导阻滞的概念包含了全部的室内传动系统，可以是功能性或病理性，可以为暂时性、永久性或呈频率依赖性。健康人亦可发生束支传导阻滞尤其是右束支传导阻滞。

一些药物和电解质紊乱等可产生一过性室内阻滞。永久性阻滞可伴发于各种心脏疾病，如传导系统退行性变、高血压性心脏病、冠心病、心肌病、先天性心脏病和心脏炎症性疾病。部分充血性心力衰竭患者可合并左束支传导阻滞，后者可加重心功能恶化。

临床表现 单束支或双束支传导阻滞时，若心率不改变通常无临床症状；严重的双束支或三分支阻滞导致阵发性或持续性房室传导阻滞、心动过缓，可产生心脏本身和其他脏器供血不足的表现，包括心悸、胸闷、气促、严重者有头晕、眩晕、乏力、心力衰竭加重。室内阻滞所致三度房室传导阻滞，替代的逸搏起搏点过于缓慢并多不稳定，常发生阿-斯综合征并导致猝死。

诊断 主要依靠心电图。

右束支阻滞 QRS 波时限≥0.12 秒。V_1 导联呈 rsR′，R′波粗钝。V_5、V_6 导联呈 qRS，S 波宽阔。T 波与 QRS 波主波方向相反。不完全性右束支阻滞的图形与上述相似，但 QRS 波时限<0.12 秒。

左束支阻滞 QRS 波时限≥0.12 秒。V_5、V_6 导联 R 波宽大，顶部有切迹或粗钝，前方无 q 波。V_1、V_2 导联呈宽阔的 QS 波或 rS 波形。T 波与 QRS 波主波方向相反。不完全性左束支阻滞图形与上述相似，但 QRS 波时限<0.12 秒。

左前分支阻滞 额面平均 QRS 电轴左偏达-90°～-45°。I、aVL 导联呈 qR 波，Ⅱ、Ⅲ、aVF 导联呈 rS 图形，QRS 波时限<0.12 秒。

左后分支阻滞 额面平均 QRS 电轴右偏达+90°～+120°（或+80°～+140°）。I 导联呈 rS 波，Ⅱ、Ⅲ、aVF 导联呈 qR 波，且 $R_Ⅲ>R_Ⅱ$，QRS 波时限<0.12 秒，

确诊前应首先排除常见引起电轴右偏的病变，如右心室肥厚、肺气肿、侧壁心肌梗死与正常变异等。

双分支阻滞 指室内传导系统三分支中任何两分支发生阻滞。

三分支阻滞 指三分支同时发生阻滞。若三分支阻滞为完全性，可致三度房室传导阻滞。由于阻滞分支的数量、程度、是否间歇发生等不同形成的配合，可出现不同的心电图表现。最常见为右束支阻滞合并左前束支阻滞。右束支阻滞合并后分支阻滞则较罕见。当右、左束支阻滞两者交替出现时，双束支阻滞的诊断可确立。三分支阻滞引起的房室传导阻滞的心电图表现有以下类型：①完全性三分支阻滞：完全性房室传导阻滞，心室起搏点在房室束分支以下或心室停顿。②不完全性三分支阻滞：一度或二度房室传导阻滞合并双分支传导阻滞；一度或二度房室传导阻滞合并单分支阻滞；交替出现的左束支传导阻滞和右束支传导阻滞，合并一度或二度房室传导阻滞。

鉴别诊断 ①时相性束支阻滞：由于室内传导系统的特性，心率过快或过慢时，束支传导系统复极不完全，可产生束支传导阻滞心电图图形，心率正常时消失，通常属正常心电现象。②心脏缺血：分支阻滞时应排除。

治疗 主要针对原发病及诱因进行治疗，积极纠正引起一过性室内传导阻滞的原因。心率缓慢造成血流动力学障碍者应及早植入心脏起搏器。

(张 澍)

kuàisùxìng xīnlǜ shīcháng
快速性心律失常（tachyarrhythmia）心率增快且超过正常范围的心律失常。根据激动起源部位

和发生机制可分为：窦性心动过速、窦房结折返性心动过速、不适当的窦性心动过速；房性期前收缩、房性心动过速、心房扑动、心房颤动；交界性期前收缩、房室结内折返性心动过速、房室折返性心动过速、交界性心动过速；室性期前收缩、室性心动过速、心室扑动、心室颤动。

病因 窦性心动过速可以是正常人在运动、情绪激动和饮酒后的正常生理反应，也可见于发热、甲状腺功能亢进症、贫血、休克、心力衰竭的患者，使用 β受体激动剂、阿托品等药物也可引起窦性心动过速；约60%的正常人在疲劳、焦虑、吸烟、饮酒、饮浓茶和咖啡后可出现房性或室性期前收缩。交界性期前收缩较少见，也可见于正常人。

绝大多数房室结内折返性心动过速和房室折返性心动过速患者不合并器质性心脏病；房性期前收缩、房性心动过速、心房扑动、心房颤动、交界性期前收缩、交界性心动过速、室性期前收缩、室性心动过速常见于各种器质性心脏病和其他疾病，如冠心病、风湿性心脏病、高血压性心脏病、心力衰竭、慢性阻塞性肺疾病、甲状腺功能亢进症、心肌炎、心肌病、心包炎、心脏瓣膜病、心脏外科手术后、洋地黄中毒、电解质紊乱、糖尿病等；某些室性心动过速，特发性心室颤动继发于心脏离子通道病，如布鲁加达综合征（Brugada syndrome）、长QT综合征、短QT综合征等，这类患者虽无明显器质性心脏病，但其心肌细胞的离子通道存在严重遗传缺陷。部分心房颤动和预激综合征患者也有明显的遗传背景，4%～26%的埃布斯坦畸形（Ebstein malformation）患者合并

预激综合征。

发病机制 ①自律性增高：心脏传导系统中的起搏细胞具有自律性。正常情况下，窦房结自律性最高，房室结次之，希氏束、束支和浦肯野纤维最低。在生理或病理因素作用下，传导系统或心脏其他部位的自律性增高即可形成快速性心律失常。②触发激动：其电生理机制是后除极，指心脏局部的心肌细胞由于各种病理因素，在动作电位的复极期发生的除极活动，后除极达到兴奋阈值即可引起一次新的动作电位，导致快速性心律失常。③折返：是快速性心律失常最常见机制。前两者属激动形成异常，折返属激动传导异常。

快速性心律失常形成必要条件：①存在两条以上解剖或功能上相互独立的传导径路，传导性和不应期各不相同，形成一个闭合环路。②其中一条传导径路存在单向传导阻滞，另一条通道传导缓慢。③激动沿折返环运行一周的时间长于折返环任何部位的不应期。

临床表现 快速性心律失常表现多样，取决于基础心脏疾病、年龄、性别、心率快慢、节律是否规则、是否影响血流动力学等多种因素。即使是同一种心律失常，在不同的患者或同一患者的不同时期，症状也有不同。心悸最常见，表现为心搏沉重感、落空感、心前区撞击感或咽喉部梗阻感，尤其常见于各种期前收缩。由于心动过速导致心输出量减少，可出现乏力、呼吸困难甚至急性心力衰竭的症状；冠心病患者可加重心肌缺血，常出现胸痛和气促；若导致脑供血不足，可表现为头晕、黑蒙和晕厥。心脏听诊时，期前收缩表现为提前出现的

心音，房性心动过速、房室结内折返性心动过速、房室折返性心动过速表现为快而规律的心搏。心房扑动伴固定比例的房室下传也可表现为规律而快速的心搏。心房颤动表现为心律绝对不齐、第一心音强度绝对不等，心室率快者可发生脉搏短绌。低血压提示血流动力学不稳定，常见于室性心动过速或合并器质性心脏病的室上性心动过速。突发突止、刺激迷走神经可终止发作，是房室结内折返性心动过速和房室折返性心动过速的特点。心律规则而第一心音强弱不等（大炮音），尤其伴颈静脉搏动间断不规则增强（大炮波）时，提示房室分离。

诊断与鉴别诊断 ①详细询问病史：发作时心率、节律（规则与否、有无停搏感等），发作起止与持续时间；发作时有无低血压、晕厥或先兆晕厥、抽搐、心绞痛或心力衰竭等表现，以及既往发作的诱因、频率和治疗经过。②体格检查：发作时应着重于判断心律失常的性质及心律失常对血流动力学的影响。听诊了解心率的快慢和规则与否，结合颈静脉搏动所反映的心房活动情况，有助于作出心律失常的初步鉴别诊断。发作间歇期着重了解有无高血压、冠心病、瓣膜病、心肌病、心肌炎等器质性心脏病的证据。③心电图检查：诊断快速性心律失常最重要的手段。应在 P 波清楚的导联如 II 或 V_1 导联仔细寻找 P 波，判定 P 波的节律、形态是否正常；分析 P 波和 QRS 波的关系；分析 QRS 波的形态。部分心律失常由于常规体表心电图难以清楚显现 P 波，必要时可加大电压或用食管导联帮助显示 P 波。部分心律失常突发时间短暂，体表心电图无法及时捕捉，动态

心电图或心电监护可延长记录时间，有助于提供相关信息。④心脏电生理检查：用心脏导管记录心脏内各部位心电图，用电脉冲刺激不同部位心肌组织，以探寻心律失常的发生机制，便于对复杂心律失常作出诊断，判断心律失常的危险程度和预后，协助制订治疗方案。⑤超声心动图、心电图运动负荷试验、放射性核素心脏显像、血管造影等检查：有助于确诊及排除器质性心脏病。

治疗 ①病因治疗：积极治疗快速性心律失常的原发疾病，寻找并去除引起心律失常的原因和诱因。②药物治疗：抗快速性心律失常药主要有四大类，I 类是钠通道阻滞剂，II 类为 β 受体阻断剂，III 类为延长动作电位和有效不应期的药物，IV 类为钙通道阻滞剂。其他药物如含钾离子、镁离子制剂，洋地黄、腺苷三磷酸等也具有抗心律失常作用。③非药物治疗：按摩颈动脉窦等刺激迷走神经的方法可终止房室结内或房室折返性心动过速。超速或程控心脏电刺激可终止部分折返机制的心动过速。直流电复律可用于终止心房扑动、心房颤动、室性心动过速、心室扑动、心室颤动及合并血流动力学不稳定的室上性心动过速。射频消融几乎可用于各种类型的快速性心律失常，有些患者可达到根治。植入心律转复除颤器是及时终止恶性心律失常和预防心脏性猝死的有效手段。

（黄从新）

qīqián shōusuō

期前收缩（premature beat）

在正常窦性心律之外，心脏其他部位发放异位激动并激动心房或心室，引起心房和（或）心室的提前收缩。根据异位激动来源部

位的不同，期前收缩可分为房性、交界性和室性。研究发现，与心房毗邻的肺静脉、腔静脉和冠状静脉窦中存在的肌袖结构也可发放激动，引起单次或连续的心房激动，这种期前收缩也称房性期前收缩。期前收缩与其前一个窦性心律之间的间期称为联律间期，与其后一个窦性心律之间的间期称为代偿间期。若期前收缩出现在 2 个窦性激动之间，且未干扰其后的窦性激动，称为间位性期前收缩。每个正常窦性激动后出现 1 次期前收缩，连续重复 3 次以上称为二联律；每 2 个正常窦性激动后出现 1 次期前收缩，连续重复 3 次以上称为三联律。

期前收缩病因包括生理性和病理性两种。发生机制见快速性心律失常，包括异位自律性增高、触发激动和单次折返。其临床表现与基础疾病的性质和严重程度、期前收缩的频度、患者自身的敏感性有关，不同的人有很大差别。部分患者症状轻微，甚至无症状。青年人、女性、精神紧张和全身情况较差者易出现症状，多表现为心悸、胸闷、胸部不适等。频发、多源、成对或成串的房性期前收缩常是心房扑动和心房颤动的先兆。频发的室性期前收缩可引起心输出量下降，导致头晕、乏力、胸闷等症状，甚至加重心力衰竭，诱发心绞痛。

除详细的病史和体格检查外，心电图是具有确诊价值的检查手段。它有助于判断期前收缩的起源部位，鉴别不同来源的期前收缩。动态心电图有助于发现常规心电图难以捕捉的偶发期前收缩，可全面了解全天期前收缩发生的次数、规律、有无成对或成串的期前收缩，有无多源或多形性期前收缩，对期前收缩作定性和定量分析，评估期前收缩的危险程度。它有助于判断患者的症状是否源于期前收缩，判断心动过速、长 RR 间期等其他心律失常是否源于期前收缩。

治疗包括药物治疗和非药物治疗。对于部分发作不频繁、无明显症状、无器质性心脏病的患者，可不予处理。β 受体阻断剂、钙通道阻滞剂、胺碘酮等药物对期前收缩有一定疗效。对于个别频繁发作的临床症状较多、药物治疗无效、不合并器质性心脏病的单源性室性期前收缩患者可予射频消融治疗。

（黄从新）

fángxìng qīqián shōusuō

房性期前收缩 （atrial premature beat） 起源于窦房结以外的心房或心房毗邻结构（如肺静脉、腔静脉、冠状静脉窦等）提前出现的心房激动。曾称房性早搏。

病因及发病机制 约 60% 的正常人可记录到房性期前收缩。正常人在焦虑、疲劳、过度烟酒、饮茶和咖啡后易出现。各种器质性心脏病、慢性肺部疾病、甲状腺功能亢进症、洋地黄中毒患者，房性期前收缩更常见。其发病机制包括心房异位自律性增高、触发激动和单次折返。

临床表现 主要为心悸，部分患者有胸闷、乏力，自觉有停跳感，部分患者可能无任何症状。

诊断 根据症状、体征和心电图表现（图），房性期前收缩不难诊断。房性期前收缩有一些特殊的心电图表现。①P′波形态与房性期前收缩起源部位有关：起源于心房上部者，P′波在 Ⅱ、Ⅲ、aVF 导联直立；起源于心房下部者，P′波在 Ⅱ、Ⅲ、aVF 导联倒置；起源于右心房者，P′波在 Ⅰ、aVL 导联直立，V_1 导联倒置；起源于左心房者，P′波在 Ⅰ、aVL 导联倒置，V_1 导联直立。②P′波与前一次窦性 P 波的间期称为配对间期：房性期前收缩的配对间期一般较固定；有时 P′波形态一致，但配对间期显著不同，提示存在房性并行心律；若 P′波形态和配对间期均显著不同，则提示多源性房性期前收缩。③P′波与后一次窦性 P 波的间期称为代偿间期：大多数房性期前收缩可激动窦房结，造成窦房结节律的重整，使得代偿间期不完整。部分舒张晚期的房性期前收缩未能激动窦房结，不造成窦房结节律的重整，其代偿间期完整。间位性房性期前收缩极罕见，此时房性期前收缩位于 2 次正常窦性心搏之间，无代偿间期。④房性期前收缩的 P′R 间期通常与窦性心律时的 PR 间期相同：若 P′R 间期 <0.12 秒，需考虑存在房室旁路或交界性期前收缩。较早发生的房性期前收缩，由于房室结仍处于相对不应期，故 P′R 间期长于窦性心律的 PR 间期。更早的房性期前收缩，由于房室结处于有效不应期，故 P′后不继以 QRS 波，造成未下传的房性期前收缩。⑤房性期前收缩下传心室后的室内传导大多正常，QRS 波形态与窦性心律时相同：较早发生的房性期前收缩下传心室后，可能遇到一侧束支的

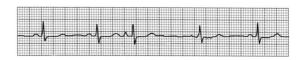

图 房性期前收缩心电图

不应期，形成该侧束支传导阻滞的 QRS 波形，即室内差异性传导。由于右束支不应期长于左束支，故右束支传导阻滞形态的室内差异性传导较常见。罕见情况下，左、右束支传导阻滞可交替出现。⑥未下传的房性期前收缩虽然不引起心室除极，但在房室结内隐匿性传导，使得其后的窦性心律的 PR 间期延长或被干扰，造成长 RR 间期。⑦过早发生的房性期前收缩可能落在前一次心房激动的易损期内，易引起折返性房性心律失常，如心房扑动或心房颤动。⑧频发、成对、成串、持续、多源、多形的房性期前收缩通常是房性心动过速、心房扑动、心房颤动的先兆。

鉴别诊断　表现特殊的房性期前收缩需认真鉴别。①有时房性期前收缩的 P′波重叠在前一次心搏的 T 波中，若不仔细比较 ST-T 的改变，易误诊为交界性期前收缩；若同时合并室内差异性传导，易误诊为室性期前收缩；较晚发生的室性期前收缩若落在窦性 P 之后，易误诊为房性期前收缩伴室内差异性传导。鉴别要点是 P′波是否提前出现，形态是否正常，与其后的 QRS 波是否有关。②未下传的 P′波若隐藏在前一次心搏的 ST-T 中，不易辨认，易误诊为窦性停搏。前一次心搏的 T 波变形，通常提示 P′波的存在。③房性期前收缩二联律的 P′波形态若与窦性 P 波形态相似，易误诊为二度 I 型窦房传导阻滞伴 3∶2 房室下传。其鉴别要点为：凡基本节律的 RR 间期与二联律短 RR 间期相等者为 3∶2 窦房传导阻滞，而基本节律的 RR 间期与二联律长 RR 间期相等者为房性期前收缩二联律。若遇此种心律，需延长心电图记录，直到记录到基本节律方可。

治疗　①生理性房性期前收缩：消除情绪、烟酒、疲劳及消化不良等诱因，避免过量饮用咖啡或浓茶等，必要时服用适量镇静剂，房性期前收缩即可明显减少或消失。②病理性房性期前收缩：若发作不频繁，无明显症状，可暂不治疗。频繁发作且伴明显症状者，其治疗包括治疗原发疾病、消除症状和控制发作。β受体阻断剂、钙通道阻滞剂、胺碘酮等有一定疗效。③适量的洋地黄可治疗由心力衰竭所致房性期前收缩。

预后　一般较好。若基础心脏病较重或伴心房扩大，则易发展为房性心动过速、心房扑动及心房颤动，对血流动力学产生明显影响，甚至诱发心力衰竭。连续未下传的房性期前收缩可造成长间歇，引起头晕、黑蒙、晕厥等一过性脑缺血的症状。

（黄从新）

shìxìng qīqián shōusuō

室性期前收缩（ventricular premature beat）

起源于希氏束分叉以下的心室内异位起搏点提前出现的心室激动。曾称室性早搏。是临床上最常见的心律失常，约 60% 正常人的动态心电图中可记录到，约 7% 正常人的常规心电图中可记录到，器质性心脏病患者的检出率则超过 80%。

病因及发病机制　主要见于各种器质性心脏病和其他疾病，如心肌炎、心肌病、冠心病、心脏瓣膜病、心力衰竭、电解质紊乱、药物影响、心脏手术或导管操作、自主神经功能紊乱等。发病机制包括心室异位自律性增高、触发激动和单次折返。

临床表现　可有心悸，心脏听诊室性期前收缩后出现较长间歇，第二心音强度减弱，仅能听到第一心音。桡动脉搏动减弱或消失。颈静脉可见巨大的 α 波。

心电图检查　体表心电图表现为提前出现的宽大畸形的 QRS 波，其前无相关的 P 波，希氏束电图 V 波前无相关 H 波，或有 H 波但 HV 间期缩短（图）。特殊表现如下。①QRS 波形态与室性期前收缩起源部位有关：起源于右心室者，QRS 波呈左束支阻滞形态；起源于左心室者，QRS 波呈右束支阻滞形态；起源于室间隔上部者，因心室激动顺序类似于正常心室激动顺序，故 QRS 波变形不明显，类似于窦性心律；起源于心室上部者，QRS 波在 II、III、aVF 导联主波向上；起源于心尖部者，QRS 波在 II、III、aVF 导联主波向下；起源于左心室前壁者，QRS 波在 $V_1 \sim V_5$ 导联主波向下；起源于右心室后壁者，QRS 波在 $V_1 \sim V_5$ 导联主波向上；起源于左心室侧壁者，QRS 波在 V_1、V_2 导联主波向上，V_5、V_6 导联主波向下。②多源性室性期前收缩：2 个以上的心室异位起搏点引起的室性期前收缩，表现为在心电图同一导联中有 2 个以上的 QRS 波形态不同的室性期前收缩，联律间期不固定。③多形性室性期前收缩：在同一导联中出现的室性期前收缩的 QRS 波振幅、形态互

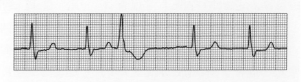

图　室性期前收缩心电图

不相同，但联律间期相同。④二联律法则和长短周期现象：室性期前收缩易出现在长心动周期之后，其完全代偿间期又有利于下一次期前收缩的发生，如此重复形成期前收缩二联律，这种规律称为二联律法则。某些恶性室性心律失常与长心动周期之后的室性期前收缩有关，称为长短周期现象。⑤R-on-T 现象：发生于舒张中晚期的室性期前收缩，其 QRS 波落在前一次心搏的 T 波上。T 波是心室复极的终末部，是心室的易损期，此时发生的室性期前收缩易诱发室性心动过速和心室颤动。因此，R-on-T 的室性期前收缩具有潜在危险，尤其是在急性心肌梗死患者。⑥室性并行心律：一种常见的室性期前收缩表现形式。其机制是在窦性心律或其他室上性主导心律之外，还存在一个心室异位节律点规律地发放激动，因为该异位节律点周围存在单向的传入阻滞，其自律性不被主导心率所抑制，其激动的传出过程受到主导节律的干扰，不能 1∶1 激动心室。心电图表现为频发的室性期前收缩，联律间期不等，各个室性期前收缩之间的 RR 间期不等，但存在最大公约数，该公约数通常就是心室异位节律点的基本频率。⑦窦性心律震荡：在室性期前收缩之后，出现窦性心律先加速后减速的现象，见于正常人。若室性期前收缩后窦性心律的心率无明显变化，表明窦性心律震荡减弱或消失，见于器质性心脏病患者，提示猝死高风险。

诊断　根据症状、体征和心电图表现，室性期前收缩不难诊断。

鉴别诊断　包括两个方面。

功能性与器质性的鉴别　室性期前收缩既可是功能性的，也可见于严重器质性心脏病，两者的临床意义和处理方法不同，应结合患者的临床情况综合分析。①临床特点：无器质性心脏病的青壮年，伴明显症状，休息时发生者以功能性居多；老年人和儿童伴器质性心脏病、心功能不全，无明显症状，运动后发生者以器质性居多；急性心肌梗死合并的多源多形室性期前收缩通常是恶性室性心律失常的先兆，需积极处理；再灌注后的室性期前收缩多为再灌注心律失常，应积极预防。②心电图鉴别：功能性者 QRS 波电压高大，时限 120～140ms，光滑无顿挫，T 波与主波方向相反；器质性者 QRS 波电压较低，可低于室上性 QRS 波的电压，时限可达 160ms，有明显顿挫或切迹，ST 段压低，T 波与主波同向。

与合并宽 QRS 波室上性期前收缩鉴别　后者的常见原因是室内差异性传导，酷似室性期前收缩。鉴别要点如下。①QRS 波前有无相关 P′波：有则为差异传导，无则为室性期前收缩。②代偿间歇是否完全：完全为室性期前收缩，不完全为室内差异性传导。③QRS 波形室内差异性传导多为三相波，室性期前收缩多为双向或单向波。④测量 QRS 波起始 40ms（Vi）和终末 40ms（Vt）的电压：计算 Vi/Vt，>1 支持室内差异性传导，<1 支持室性期前收缩。

治疗　①功能性室性期前收缩不需治疗，但应避免诱发因素；症状严重者可使用 β 受体阻断剂。②器质性心脏病患者首先应积极治疗原发疾病，如改善心肌缺血，纠正电解质紊乱、心力衰竭，避免洋地黄中毒，控制感染等。③急性心肌梗死合并频发、多源、多形、R-on-T 的室性期前收缩应密切观察，但不主张预防性应用抗心律失常药，若出现室性心动过速可选用利多卡因或胺碘酮，出现低血压等血流动力学不稳定者应立即电复律。心力衰竭合并室性期前收缩在控制心力衰竭后首选胺碘酮。β 受体阻断剂可降低器质性心脏病患者的远期猝死率。④右心室流出道室性期前收缩频发、症状重、药物治疗效果不好者，导管射频消融成功率可达 80% 以上，随着心脏三维标测技术的进展，某些器质性室性期前收缩也可行导管射频消融治疗，防止其诱发室性心动过速或心室颤动。

预后　决定于基础心脏病的性质和严重程度、全身情况及室性期前收缩的频率和性质。大多数功能性室性期前收缩患者预后良好。器质性心脏病患者的某些室性期前收缩是预测恶性室性心律失常和心脏性猝死的独立预测因子，应积极治疗，降低风险。

（黄从新）

fángxìng xīndòng guòsù

房性心动过速（atrial tachycardia）

起源于心房或心房毗邻结构（如肺静脉、腔静脉、冠状静脉窦等），发生和维持不依赖于房室结的心动过速。简称房速。房速发生率占全部室上性心动过速的 7%～10%，儿童发病率较高。按电生理机制可分为异位自律性房速、折返性房速、触发激动性房速；按发作持续时间可分为阵发性房速和持续性房速。

病因及发病机制　异位自律性房速多见于无器质性心脏病的儿童，也可见于器质性心脏病患者。慢性阻塞性肺疾病、急性心肌梗死、风湿性心脏病、心包疾病、心肌炎、心肌病、先天性心脏病、心力衰竭合并洋地黄中毒、病态窦房结综合征、甲状腺功能亢进症、低钾血症等是房速常见原因。紊乱性房速常见于老年慢性阻塞性肺疾病患者，表现为多灶或多源性异位自律性房速，常由多源性房性期前收缩发展而来，是心房扑动或心房颤动的先兆。

异位自律性房速源于局部激动灶自律性异常增高，心动过速的起始和终止时可见频率逐渐加快和减慢的过程，不被快速心房刺激或期前收缩刺激所诱发或终止，但可被超速起搏所抑制，迷走神经刺激或腺苷三磷酸静脉注射不能终止，电复律效果欠佳。

触发激动性房速常见于洋地黄中毒和血浆儿茶酚胺过高，可被快速心房刺激诱发和终止，对β受体阻断剂、钙通道阻滞剂较敏感。部分触发激动性房速可表现为多源性，P′波形态多变。

瘢痕、切口、心房线性消融相关的房速为大折返机制。微折返房速表现为局灶性房速，阵发性发作，突发突止，心房程序刺激可诱发或终止。

临床表现 发作可呈短暂、阵发性或持续性。短阵房速常无明显症状，有时可有心悸；持续性房速常有心悸、胸痛、气促、乏力、晕厥等。无休止性房速可因心动过速性心肌病而造成心力衰竭。

诊断 依据症状、体征和心电图表现。心电图 P 波形态与窦性 P 波不同，在下壁导联通常直立；常出现二度Ⅰ型或Ⅱ型房室传导阻滞，刺激迷走神经可使传导阻滞加重，但不能终止心动过速发作；发作开始时心率逐渐增快，P 波之间的等电位线仍存在（心房扑动时等电位线消失）。房速的心电图中 P′波形态异常，在下壁导联通常直立，P′波频率 100~250 次/分，P′-P′ 之间常有等电位线。与房性期前收缩类似，根据 P′波形态可判断房速的起源。自律性房速的起始和终止时可见频率逐渐加快和减慢的过程，折返性者呈阵发性发作，突发突止。房速的 P′R 间期可以正常或延长，若伴二度房室传导阻滞，造成 RR 间期不齐，固定比例的房室传导（如 2∶1 下传）也较常见。心率过快可造成室内差异性传导。紊乱性房速 P′波频率＞120 次/分，P′波至少有 3 种形态，可反复短阵发作也可呈持续性发作。

鉴别诊断 需与其他机制的窄 QRS 心动过速进行鉴别，合并束支阻滞者尚需与室性心动过速鉴别。体表心电图有时不能清楚显现 P 波，鉴别有一定难度，常需食管或心腔内电生理检查进行鉴别。

治疗 包括药物治疗和导管射频消融治疗。

药物治疗 取决于房速机制、持续时间和对血流动力学的影响。短阵房速发作频繁者可选择不良反应相对较小的抗心律失常药，如β受体阻断剂或钙通道阻滞剂，症状较重且上述药物疗效欠佳者，可酌情选用Ⅰ类和Ⅲ类抗心律失常药治疗。持续性房速，常用维拉帕米、普罗帕酮、腺苷或腺苷三磷酸快速静脉注射，对部分患者有效，可短时间内转复为窦性心律。少数患者需静脉注射胺碘酮以转复窦性心律。无休止性房速以Ⅰ类和Ⅲ类抗心律失常药治疗，仅对部分患者有效，多数患者需选择β受体阻断剂以有效控制心室率，对发生心动过速心肌病者应积极采用非药物治疗。

导管射频消融治疗 房速主要的非药物治疗方式，可用于临床症状明显、药物治疗效果欠佳的持续性和无休止性房速。局灶性房速导管射频消融治疗有效率可达 95% 以上。普遍采用心动过速节律下激动顺序标测，结合局部双极电图的提前程度和单极电图的形态特征判断消融靶点，部分患者需放置特殊标测导管如 Hallo 导管、界嵴导管或特殊肺静脉标测导管，以确定靶点标测的感兴趣区域。折返性房速与心脏手术的类型、心房切口和补片直接相关。导管射频消融治疗需进行详细的电生理检查，诱发房速，标测心房最早激动点，寻找心房双电位区和心房电静止区，以确定手术瘢痕或补片的边界，多部位起搏、拖带标测折返环的峡部。选择峡部为消融起始点，向峡部另一侧的解剖传导屏障（如三尖瓣环或腔静脉）做连续线性消融。放电过程中房速终止，且完成消融后房速不再被诱发为消融终点。

（黄从新）

xīnfáng pūdòng

心房扑动（atrial flutter） 介于房性心动过速和心房颤动之间的快速性心律失常。简称房扑。扑动波可按固定比例下传，表现为规则的 RR 间期，有时扑动波可不等比例下传，则 RR 间期不规则。房扑的发病率为 0.10%~0.88%，其中半数以上合并心房颤动（简称房颤）。随着年龄增加，房扑的发病率增加。在 50~79 岁人群中，房扑的发病率为 5/10 万，80 岁以上则为 587/10 万。

病因及发病机制 房扑可发生在各种心脏疾病患者，如风湿性心脏病、冠心病、高血压性心脏病、先天性心脏病、心肌病等。甲状腺功能亢进症、酒精中毒、慢性肺部疾病等也可引起房扑。约 60% 房扑患者由外科手术、肺炎、急性心肌梗死等诱发。

房扑可分为峡部依赖型和非峡部依赖型。下腔静脉至三尖瓣环间的峡部（简称峡部）为峡部依赖型房扑折返环的关键部位；

非峡部依赖型房扑较少见,心脏外科手术形成的心房瘢痕是其常见原因。

临床表现 心室率不快尤其是不伴器质性心脏病者,可无自觉症状。心室率快者,多有心悸、胸闷、气促、乏力等。器质性心脏病者,心室率过快可诱发低血压、心绞痛、心力衰竭,甚至休克和晕厥。查体可见快速颈静脉搏动,多数患者有原发心脏病体征。若房室传导比例恒定,则第一心音强度恒定不变;若房室传导比例不恒定,则心律不规则,第一心音强弱不等。

诊断 根据患者症状、体征和心电图表现。心电图上表现为P波消失、代之以快速而规则的心房扑动波,其频率在250~350次/分,常无等电位线,多数未经治疗的房扑,房室传导比例为2:1,心室率约为150次/分。围绕三尖瓣环呈逆钟向折返的房扑最常见,称典型房扑;围绕三尖瓣环呈顺钟向折返的房扑较少见,称非典型房扑。逆钟向折返性房扑的心电图表现为Ⅱ、Ⅲ、aVF导联的扑动波呈负向,V_1导联扑动波呈正向,V_6导联扑动波呈负向。顺钟向峡部依赖型房扑的心电图特征则相反,表现为Ⅱ、Ⅲ、aVF导联正向扑动波,V_1导联负向扑动波和V_6导联正向扑动波。

治疗 主要针对原发病进行治疗。能转复为窦性心律者尽量转复为窦性心律,预防复发;对不能或不宜转复者,应控制心室率、缓解症状。治疗原发病是治疗房扑的基础,如控制患者血压、治疗心力衰竭、改善心肌供血等;甲状腺功能亢进症患者,常需在控制甲状腺功能亢进后,方可有效地减慢心室率和维持窦性心律。

同步直流电复律 房扑多呈阵发性发作,如发作短暂、症状不明显,可不做特殊处理;若发作时心室率快、症状严重,甚至出现严重低血压、心绞痛或心力衰竭等,应迅速终止房扑发作。最有效终止房扑的方法是同步直流电复律。通常应用较低的能量(<50J)便可将房扑转为窦性心律。若电复律后转成房颤,则以较高能量再电复律一次,通常可转复为窦性心律。

快速心房起搏 若电复律无效,或已应用大量洋地黄不适宜电复律者,可将导管插至食管的心房水平,或经静脉穿刺插入导管至右心房,以房扑频率的115%~130%超速起搏心房,终止房扑。

药物治疗 ①静脉应用依布利特转复房扑的成功率为38%~76%,转复时间平均为30分钟,复律成功与房扑持续时间无关。对于房扑的转复,静脉应用依布利特明显优于索他洛尔或Ⅰ类抗心律失常药。对有严重的器质性心脏病、QT间期延长或窦房结病变者,不应给予依布利特治疗。②钙通道阻滞剂:维拉帕米或地尔硫䓬能有效地减慢房扑时的心室率,有时可使新近发生的房扑转复为窦性心律。③β受体阻断剂:超短效β受体阻断剂艾司洛尔对心脏β_1受体具有选择性阻滞作用,减慢窦性心率,减慢房室结传导,有效控制心室率。④胺碘酮:150mg稀释后缓慢静脉注射,观察10~15分钟,若未能转复窦性心律,可重复静脉注射1~2个初始剂量,通常先转为房颤,同时心室率减慢,然后转复为窦性心律。

若房扑患者合并冠心病、心力衰竭等严重心脏病变,应用ⅠA类或ⅠC类药物易导致严重室性心律失常,甚至死亡。此时选用胺碘酮较适宜。合并严重低血压、心力衰竭者,禁用具有负性肌力作用药物,如钙通道阻滞剂、β受体阻断剂等,可选用洋地黄制剂或胺碘酮。

预激综合征合并房扑者,禁用洋地黄和维拉帕米,因其可缩短房室旁路不应期而加快心室率,应采用直流电复律或静脉注射胺碘酮迅速终止房扑发作。

射频消融 在三尖瓣环和下腔静脉入口之间的峡部进行消融,以阻断房扑折返环路的关键部位,可治愈峡部依赖型房扑。房扑消融成功率为90%~100%。峡部依赖型房扑成功消融后,部分患者可出现房颤,发生率取决于消融前是否有房颤的发作。若出现房颤,则按房颤的治疗原则进行后续治疗。

预防 可选用胺碘酮、钙通道阻滞剂、β受体阻断剂。低剂量胺碘酮的疗效与耐受性均较好。心力衰竭患者首选地高辛口服。由于抗心律失常药均有一定的心脏或心脏外不良反应,长期服用预防复发者必须权衡利弊。

房扑患者栓塞的发生率为1.7%~7.0%,未经充分抗凝的房扑患者直流电复律后血栓栓塞风险为2.2%。因此有关房颤的抗凝治疗指南也适用于预防房扑的血栓栓塞并发症。有栓塞高危因素者,如既往栓塞史、严重瓣膜病、糖尿病、年龄>60岁、左心房显著扩大、冠心病等,均应长期抗凝治疗。口服华法林使国际标准化比值维持在2.0~3.0。不宜用华法林及不伴栓塞高危因素者,可口服阿司匹林。

(黄从新)

xīnfáng chàndòng

心房颤动(atrial fibrillation)
规律有序的心房电活动丧失,代

之以快速无序的颤动波。简称房颤。是最严重的心房电活动紊乱，临床上最常见的心律失常，人群发病率约为 0.5%，60 岁以上为 2%~5%，70 岁以上超过 10%。70% 的房颤发生在器质性心脏病患者，30% 发生在无器质性心脏病者。

病因 房颤常发生于器质性心脏病患者，如心脏瓣膜病（多为二尖瓣病变）、冠心病、高血压心脏病、肥厚型心肌病、扩张型心肌病、先天性心脏病，以及限制型心肌病、心脏肿瘤、缩窄性心包炎、二尖瓣环钙化、特发性右心房扩张及充血性心力衰竭等。房颤还与某些急性、暂时性原因有关，包括过量饮酒、急性心肌炎、外科手术、电击、急性心包炎、肺栓塞、急性肺部疾病（如慢性阻塞性肺疾病的急性加重期）及甲状腺功能亢进症等。房颤是心肌梗死和心胸外科手术后较常见的早期并发症。无器质性心脏病的房颤多见于年轻患者，称为孤立性房颤或特发性房颤。

发病机制 ①触发因素：包括交感和副交感神经刺激、心动过缓、房性期前收缩，或心动过速、房室旁路和急性心房牵拉等。②发生和维持的基质：房颤发生的心房基质是其发作和维持的必要条件，以心房有效不应期缩短和心房扩张为特征的电重构和解剖重构是维持房颤的基质，重构变化可能有利于形成多发折返子波。③心房某些电生理特性变化：包括有效不应期离散度增加、局部阻滞、传导减慢和心肌束的分隔等。随着对局灶驱动机制、入心大静脉肌袖、电重构等概念认识的加深，认为房颤是多种机制共同作用的结果。

临床表现 房颤症状取决于发作时的心室率、心功能、伴随疾病、持续时间及患者敏感性等多种因素。大多数患者有心悸、呼吸困难、胸痛、乏力、头晕、黑蒙等。心室率慢者可无明显症状，阵发或初发房颤通常有心悸、胸闷；心室率 > 150 次/分者可出现头晕、乏力、气促，甚至晕厥。原有器质性心脏病者房颤可诱发或加重心功能不全症状，严重二尖瓣狭窄者快速心室率房颤可诱发急性肺水肿；原有冠心病者房颤可诱发或加重心绞痛。

并发症 房颤持续 48 小时后，5%~14% 的患者即可在左心房内发现血栓。血栓栓塞最常发生于房颤急性发作期或转复为窦性心律后的 10 天内，是房颤的严重并发症。栓塞部位和临床表现多样，从脑动脉、内脏动脉到四肢动脉均可能发生，导致组织器官缺血坏死，严重者危及生命。房颤患者脑栓塞年发生率为 2.3%（致死率 30%）；肠系膜动脉栓塞发生率为 0.14%（致死率 70%）；急性肢体动脉栓塞发生率为 0.4%（致死率 16%）。栓塞并发症导致死亡的 80% 是由于脑栓塞，20% 是其他外周动脉栓塞。经食管超声心动图是检测心房血栓的主要手段，CT 和磁共振成像也有一定价值。早期诊断和处理可避免组织器官缺血坏死。

诊断 部分房颤患者无任何症状，仅偶然或出现房颤的严重并发症如脑卒中、栓塞或心力衰竭时才被发现。有些患者有左心室功能不全症状，可能继发于房颤时持续的快速心室率。晕厥并不常见，但却是一种严重并发症，常提示存在窦房结功能障碍、房室传导功能异常、主动脉瓣狭窄、肥厚型心肌病、脑血管疾病或存在房室旁路等。

心脏听诊时心律绝对不齐、第一心音强度绝对不等，心室率快者可发生脉搏短绌，这是房颤的三大临床特征。房颤的心电图表现为 P 波消失，代之以大小、形态及时限均不规则的颤动波。房颤时的心室率取决于房室结的电生理特性、迷走神经和交感神经的张力水平，以及药物影响等。若房室传导正常，则伴不规则的快速心室反应。若合并房室传导阻滞，可出现长 RR 间期。

心动过速-心动过缓综合征患者可有反复发作的阵发性房颤，房颤终止时出现程度不同的窦性停搏，而在窦性心律期间检测窦房结功能常无明显异常，运动后心率可增加到 90~100 次/分或更高，窦性停搏均出现在房颤发作终止后，时间长短不等，与房颤持续时间无关。对抗心律失常药敏感，低剂量即出现严重的窦性心动过缓，使房颤发作后的窦性停搏加重。同一份心电图可既有心房扑动又有房颤。房颤时若出现规则 RR 间期，常提示房室传导阻滞、室性或交界性心律。若出现 RR 间期不规则的宽 QRS 波群常提示存在房室旁路前传或束支阻滞。

治疗 包括以下几方面。

积极治疗原发病 房颤的原发病和诱因直接影响房颤的治疗效果，应积极加以控制。

控制节律 对阵发性、持续性房颤和部分经选择的慢性房颤患者，若能转复并长期维持窦性心律，是最理想的治疗结果。转复和维持窦律的益处在于消除症状，改善血流动力学障碍，减少血栓栓塞事件，减轻或消除心房电重构。阵发性房颤和新近（24 小时内）发生的房颤，多数可自行转复为窦性心律。房颤持续时

间的长短是能否自行转复窦性心律的最重要因素，持续时间越长，转复概率越低。

电复律 安全、有效，起始能量以 150~200J 为宜，若复律失败，可用更高的能量。直流电复律的适应证为持续性房颤伴血流动力学恶化且药物复律无效者，对房室旁路前传并有血流动力学恶化的房颤为一线治疗。在下列情况下不宜选择电复律：急性感染、风湿热活动、甲状腺功能亢进症未控制、左心房明显增大（>60mm）、左心房内有附壁血栓和新近栓塞史、病态窦房结综合征、高度或三度房室传导阻滞、低钾血症。

房颤引起血流动力学改变、心功能不全加重者应紧急电复律。房颤持续 48 小时或以上者，复律前至少抗凝治疗 3 周，复律后继续抗凝治疗 4 周。电复律常见的并发症有栓塞、低血压、肺水肿、心律失常等，实施电复律时应密切观察患者情况。

药物复律和维持窦性心律 药物转复对新发房颤的成功率较高，对持续性房颤的成功率低。若无器质性心脏病，ＩＣ类药最安全；若伴心力衰竭，则胺碘酮为首选。

控制心室率 有助于减轻或消除症状，改善心脏功能，提高生活质量。

控制心室率可作为一线治疗。①无转复窦性心律指征的持续性房颤。②有证据表明房颤已持续数年，在无其他方法干预的情况下（如经导管射频消融治疗），即使转复为窦性心律，也很难以维持。③抗心律失常药复律和维持窦性心律的风险大于房颤本身的风险。④心脏器质性疾病，如左心房内径>55mm、二尖瓣狭窄等，

若未纠正，很难长期维持窦性节律，需抗凝治疗以预防血栓栓塞。

心室率控制的标准为静息时心室率 60~80 次/分，运动时心室率 90~115 次/分，并以运动试验分析运动耐量。常用控制心室率的药物有洋地黄类制剂、β受体阻断剂、钙通道阻滞剂等。

对药物治疗不能有效控制心室率而有严重症状的房颤患者，房室结消融联合起搏治疗能有效地减轻症状，减少患者住院率和心力衰竭发生率，但术后持续性房颤的发生率增加，特别是 75 岁以上或合并其他心脏疾病者。阻断房室结后，极少数患者可能发生与消融相关的心脏性猝死，多发生于术后 2 天内，术后一段时间内提高心室的起搏频率有利于降低心脏性猝死的发生率。

经导管射频消融治疗 是治疗房颤的重要手段。常用消融术式包括节段性肺静脉隔离术、环肺静脉隔离术、心房复杂碎裂电位消融术、神经节丛消融术，以及针对具体患者的个体化消融术和递进式消融术。其成功率取决于多个因素，如房颤类型和持续时间、心房大小、术式选择、术者经验、评价方法等。在有经验的医院阵发性房颤的治疗成功率可达 70%以上。《心房颤动：目前的认识和治疗建议 2015》建议对于经过合理药物治疗仍有明显症状的房颤患者行导管射频消融，同时还应综合考虑房颤类型、左心房大小、房颤病史、医师经验、合并的心血管疾病及患者意愿等。

抗凝治疗 根据 CHADS2 评分，血栓栓塞低危的房颤患者只需服用阿司匹林，中危患者可用阿司匹林或华法林抗凝，高危患者需用华法林抗凝，并使国际标准化比值（international normalized

ratio，INR）维持在 2.0~3.0，换瓣术后患者 INR 应维持在 2.5 以上。使用华法林的开始阶段应每天监测 INR，直到 INR 连续 2 天稳定在目标范围，然后每 2~3 天检测一次，共 1~2 周，稳定后可每 4 周检测 1 次。INR 高于目标值者，出血风险急剧升高；INR<2.0 者，栓塞风险增加。

（黄从新）

shìshàngxìng xīndòng guòsù

室上性心动过速（supraventricular tachycardia） 起源在心室以上的一切快速性心律失常。

病因 最常见为房室旁路及房室结双径路，其他病因包括冠心病、原发性心肌病、甲状腺功能亢进症、洋地黄中毒等。

发病机制 随着心内电生理检查的发展，对室上性心动过速的发生机制认识更为明确，认为折返激动是其发生的主要机制，自律性增强及触发激动较少见。①房室结内折返性心动过速（atrioventricular nodal reentry tachycardia，AVNRT）：房室结内存在双径路，其近端、远端有共同通道，形成折返环路。激动在慢径路中传导缓慢，足以在快径路脱离不应期后到达远端，激动经快径路逆传至心房引起心房回波。若慢径路已脱离不应期，激动可沿慢径路下传、循快径路逆传，形成房室结内折返。②房室折返性心动过速（atrioventricular reentry tachycardia，AVRT）：房室旁路双向传导时可出现典型的预激综合征的心电图图形，称为显性旁路。适时的房性期前收缩遇到房室旁路有效不应期，激动沿房室结下传心室，经房室旁路逆传心房，再循房室结下传。房室旁路前传出现单向阻滞时则形成隐匿传导。③窦房结折返性心动过速：窦房结细胞

群及窦房结周围的结周区均可存在功能上的差异，形成功能性纵向分离的径路。④房性心动过速：发生机制为激动在房内折返，也可能为房性异位灶，较少见。

临床表现 心悸突发突止，可伴胸闷、气促、乏力、胸痛、出汗等。心率常在 160～250 次/分，心律规则。

诊断 ①发作特征为突发突止，心率常在 160～250 次/分，心律规则，刺激迷走神经有效。可出现心悸、胸闷、气促、乏力、胸痛等表现。②心率快而整齐，窄 QRS 波，AVRT 者在 QRS 波后见逆行 P′波，AVNRT 者无 P′波。③心内电生理检查可确诊，确定旁路或折返途径。

鉴别诊断 ①窦性心动过速：心率<150 次/分，窦性 P 波，P 波与 QRS 波的关系固定。②室性心动过速：QRS 波畸形，时限≥0.12 秒，房室分离，心室夺获和心室融合波。

治疗 ①兴奋迷走神经：恶心反射、瓦尔萨尔法（Valsalva method）、压迫颈动脉窦法等。②药物治疗：β 受体阻断剂、钙通道阻滞剂、腺苷及洋地黄类药物。③电复律治疗：伴血流动力学障碍者可行同步直流电复律，能量约 100J。④射频消融术：药物治疗无效、发作频繁者，应使用射频消融术，创伤小，安全性和成功率高。

预后 良好，若发作次数多、持续时间长，可出现心动过速性心肌病。

（马长生）

yùjī zōnghézhēng

预激综合征（preexcitation syndrome） 起源于窦房结或心房的激动在经正常房室传导下传激动心室的同时，快速通过房室之间存在的异常通路提前激动部分或全部心室，造成以异常电生理和伴发多种快速性心律失常为特征的综合征。属先天性心脏发育异常。激动经房室旁路下传，提早兴奋部分心室，引起部分心室肌提前激动，称为心室预激；合并室上性心动过速者称为预激综合征。男性多于女性。

病因及发病机制 多数患者心脏结构和功能正常，部分合并二尖瓣脱垂、心肌病、先天性心脏结构异常如埃布斯坦畸形（Ebstein malformation）、大血管转位、法洛四联症（tetralogy of Fallot）等。常见的旁路有：①肯特束，连接心房肌与心室肌，是胚胎早期发育中连接心房、心室的肌组织退化不完全的残余物，具有正常心室肌细胞的电生理特性。可位于二尖瓣环、三尖瓣环的不同部位，直径一般 1～3mm。起于房室环附近的心房肌，经过房室沟止于心室肌，长 3～10mm。少数位置较偏心脏外表面，位于心外膜的脂肪组织下。少数患者可有一条以上的肯特束，并可位于不同部位。根据房室旁路的位置可将其分为游离壁旁路和间隔旁路，前者位于左、右心房室环的游离壁，后者位于间隔区，并可进一步分为前间隔、中间隔和后间隔旁路（图1）。②詹姆斯束，连接心房肌与希氏束，窦房结和房室结之间的前、中、后三条结间束到达房室结处相互交织，前、中结间束的大部分和后结间束的小部分纤维进入房室结后上缘，后结间束的大部分和前、中结间束的小部分纤维共同绕过房室结主体而止于房室结的下部或希氏束的近侧部。有学者认为房室结右侧的心房肌覆盖层的一些纤维也可与房室结相连，止于房室结的前部，也构成一种旁路纤维。③马海姆束，连接房室结下部与室间隔，是胚胎早期发育中类似房室结组织的残余物。其起点绝大多数位于邻近三尖瓣环游离壁的右心房，终点既可以位于远离三尖瓣环的右束支远端（房束纤维）（图2），亦可位于邻近三尖瓣环的右室基底部心肌（短房室纤维）。

房室旁路具有快速传递激动的功能。通常房室旁路传导速度快、无递减传导，电生理特性与心房肌、心室肌一样，表现为"全或无"的传导。具有前传功能的旁路是显性的，在心电图上有预激表现。显性旁路通常既有前向传导功能又有逆向传导功能。若仅有单向传导功能，多为逆向传导，即隐匿性旁路。预激的程

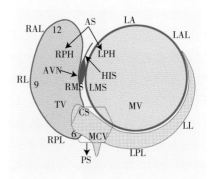

图 1 房室旁路解剖位置示意

注：MV：二尖瓣环；TV：三尖瓣环；HIS：希氏束；AVN：房室结。心脏左前斜观，将房室环分为间隔部、右侧游离壁、左侧游离壁。间隔部分为前间隔、中间隔、后间隔，前间隔分为右侧希氏束旁（RPH）和左侧希氏束旁（LPH），中间隔分为左中间隔（LMS）和右中间隔（RMS），后间隔（PS）分为右后间隔（RPS）、左后间隔（LPS）和心中静脉（MCV），右侧游离壁自上至下依次分为右前侧壁（RAL）、正右侧壁（RL）、右后侧壁（RPL），左侧游离壁自前至后依次分为正前壁（LA）、左前侧壁（LAL）、正左侧壁（LL）、左后侧壁（LPL）

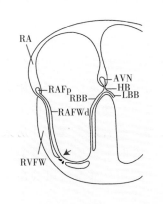

图2　房束纤维解剖位置示意

注：RA：右心房；AVN：房室结；HB：希氏束；LBB：左束支。可见右侧房束纤维的近端（RAFp）位于三尖瓣环的游离壁侧，而其远端（RAFd）沿右室游离壁（RVFW）下行，止于邻近右心尖的右束支（RBB）远端分支部位（箭头所示）

度由经房室结传导和旁路传导的比例决定。某些患者只有在旁路附近起搏才能有显著的预激（如左侧旁路）。

临床表现　单纯的预激综合征不引起症状和体征，具有预激心电图表现者，心动过速的发生率为1.8%，并随年龄增长而增加。预激综合征有沃-帕-怀综合征（Wolf-Parkinson-White syndrome，简称WPW综合征）、罗-岗-雷综合征（Lown-Ganong-Levine syndrome，简称LGL综合征）、马海姆综合征（Mahaim syndrome）3种类型（表）。3型临床特点与一般的室上性心动过速患者相同，呈阵发性的心动过速发作，具有突发突止的特点，刺激迷走神经的方法可使部分患者心动过速终止。亦可发生房性

期前收缩、室性期前收缩、心房颤动、心房扑动等。少数频率过快的心动过速可恶化为心室颤动，甚至猝死。

诊断　根据临床表现、心电图（发作和非发作心律失常）及电生理检查。典型的预激综合征心电图有3个最基本特征：①窦性心律时PR间期<0.12秒（因心室经房室结旁路提前激动）。②QRS波时限>0.12秒，起始部粗钝，结尾部分正常。③有继发性ST-T改变（图3）。

心电图检查　①WPW综合征：表现为突发突止的窄QRS波心动过速，窦性心律时体表心电图可见δ波，应考虑有肯特束旁路存在可能。②LGL综合征：表现为突发突止的窄QRS波心动过速，窦性心律时体表心电图P波形态正常，PR间期<0.12秒，QRS波形态正常，应考虑有詹姆斯束旁路存在可能。③马海姆综合征：表现为突发突止的宽QRS波心动过速，窦性心律时体表心电图正常，应考虑有马海姆束旁路存在可能。

电生理特性　①WPW综合征：大多数旁路的不应期较短、传导速度快，常造成旁路参与折返的心动过速频率较快。此外旁路不应期超长或偏长是产生隐匿性心室预激和间歇性预激的重要因素。一般旁路的顺向性不应期比逆向性不应期要长。旁路有顺传能力或逆传能力或二者均有，表现为显性旁路、隐性旁路、隐

匿性旁路。②LGL综合征：多数表现为房室结内折返性心动过速，少数LGL综合征患者可能伴心房-希氏束连接（旁路直接插入希氏束远端），而詹姆斯束只是其第三种可能的解释机制。③马海姆综合征：马海姆束只能前传，不能逆传。传导速度慢，不应期短，对腺苷敏感。房室结的传导速度快于马海姆束，心房激动优先经房室结下传心室，所以窦性心律时心电图多无预激表现或预激成分较小。马海姆束有自律性。

鉴别诊断　应与房室结内折返性心动过速鉴别。若并发心房扑动或心房颤动，均表现为宽QRS波心动过速，需与室性心动过速鉴别，经食管心脏电生理检查有助于确诊：①经食管心房刺激可诱发和终止心动过速。②S_1S_2期前收缩无"房室结双径路传导"。③诱发的心动过速符合房室折返性心动过速心电图特点。

治疗　药物治疗无效、有症状的预激综合征，尤其是心动过速发作时血流动力学不稳定者，导管射频消融治疗是一线治疗方法，有效性高、风险低，治疗房室旁路的成功率约为95%，左侧游离壁旁路的成功率比其他部位稍高。5%的患者在消融损伤的炎性水肿消退后，旁路传导恢复而复发。复发病例经再次消融通常可治愈。若心室率快伴血流动力学障碍，如出现心绞痛、心功能不全、晕厥或休克等，宜尽快采用同步直流电复律。抗心律失常

表　预激综合征各型特征

类型	传导通路	PR间期	QRS间期	δ波
WPW综合征	肯特束	短	长	+
LGL综合征	詹姆斯束	短	正常	-
马海姆综合征	马海姆束	正常	长	+

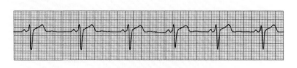

图3　预激综合征心电图

药已逐渐被导管射频消融治疗所替代。预激综合征并发心房颤动或心房扑动者，药物治疗首选可减慢旁路传导的普罗帕酮和胺碘酮。

预后　对预激综合征患者进行 3~10 年的随访发现，心脏性猝死的发生率为 0.15%~0.39%。猝死的高危因素包括自发或诱发的心房颤动最短 RR 间期<250ms、曾发作心动过速、多旁路、埃布斯坦畸形和家族性预激综合征。有症状的预激综合征患者猝死的终身风险为 3%~4%（每年为 0.25%），与普通人群相比心源性猝死的风险无显著性升高。无症状房室旁路患者预后良好，心脏骤停罕见。

（马长生）

Kěntèshù

肯特束（bundle of Kent）　连接心房肌和心室肌的一束特殊纤维。又称房室副束、Kent 束。是典型预激综合征［沃-帕-怀综合征（Wolf-Parkinson-White syndrome），简称 WPW 综合征］的解剖基础。1893 年肯特（Kent）在心脏病理组织学研究时发现，但当时为认为是连接心房和心室的正常结节组织。直到 1930 年沃尔夫（Wolff）、帕金森（Parkinson）、怀特（White）三位学者共同描述了一种体表心电图表现为短 PR 间期合并束支阻滞，临床表现为阵发性心动过速的综合征，但是当时学者并未将他们的发现与电生理解剖结合起来。1932 年，霍尔兹曼（Holzman）和舍夫（Scherf）首次描述 WPW 综合征是由于房室结和房室旁路形成折返环所致心动过速。

肯特束是胚胎早期发育中连接心房、心室的肌组织退化不完全的残余物，具有正常心室肌细胞的电生理特性，可位于二尖瓣环、三尖瓣环的不同部位，但二尖瓣环游离壁的前内侧即左心室流入道与流出道之间，由主动脉二尖瓣复合体构成，无心室肌，故该处不可能存在肯特束。肯特束一般很细，直径 1~3mm，起于房室环附近的心房肌，经过房室沟止于心室肌，长 3~10mm。少数位置较偏心脏外表面，位于心外膜的脂肪组织下。少数患者可有一条以上的肯特束，并可位于不同部位。根据房室旁路的位置可将其分为游离壁旁路和间隔旁路，前者位于左、右心房室环的游离壁，后者位于间隔区，并可进一步分为前间隔、中间隔和后间隔旁路。

大部分肯特束病变患者的临床特点与一般的室上性心动过速患者相同，呈阵发性的心动过速发作，具有突发突止的特点，刺激迷走神经的方法可使部分患者心动过速终止。体表心电图表现为突发突止的窄 QRS 波心动过速，窦性心律时可见 δ 波。其电生理特性：①旁路兴奋性，大多数旁路的不应期较短、传导速度快，常造成旁路参与折返的心动过速频率较快。此外旁路不应期超长或偏长是产生隐匿性心室预激和间歇性预激的重要因素。一般旁路的顺向性不应期比逆向性不应期要长。②旁路传导性，旁路可有顺传能力或逆传能力或二者均有，从而表现为显性旁路、隐性旁路、隐匿性旁路。肯特束介导的心动过速的首选治疗方法是导管射频消融阻断该旁路。

（马长生）

Mǎhǎimǔshù

马海姆束（Mahaim fiber）　位于三尖瓣环游离壁的既有前传功能、又有递减传导特性的特殊房室旁路。又称马海姆纤维。1937 年由马海姆（Mahaim）等学者最先发现和命名。1971 年韦伦（Wellen）等认为马海姆束可引起心动过速，心电图呈左束支传导阻滞型房室结参与的心动过速可能由马海姆束引起，该观点得到广泛认可。随着心内电生理检查技术的广泛开展和应用，马海姆束的定义包括结束纤维、结室纤维、束室纤维、短房室纤维和房束纤维 5 种特殊的房室旁路。在这 5 种旁路中，除尚未发现束室旁路参与任何折返性心律失常之外，其余 4 种均有可能作为必需的组成部分参与折返性心动过速的形成或作为其他心动过速（特别是房室结内折返性心动过速）的旁路者。在能够形成心动过速的 4 种马海姆束中以房束纤维最常见。

马海姆束是胚胎早期发育中类似房室结组织的残余物。其起点绝大多数位于邻近三尖瓣环游离壁的右心房，而终点既可位于远离三尖瓣环的右束支远端（房束纤维），亦可位于邻近三尖瓣环的右心室基底部心肌（短房室纤维）。

大部分马海姆束患者（束室旁路除外）的临床特点与一般的室上性心动过速患者相同，呈阵发性心动过速发作，具有突发突止的特点，刺激迷走神经的方法可使部分患者心动过速终止。体表心电图表现为突发突止的宽 QRS 波心动过速，窦性心律时心电图正常。其电生理特性：①单向传导，马海姆束只能前传，不能逆传。心动过速发作时，体表心电图表现为突发突止 QRS 波宽大畸形，左束支传导阻滞，电轴左偏或不偏。②递减性传导，传导速度慢，不应期短，对腺苷敏感。因房室结的传导速度快于马海姆束，心房激动优先经房室结下传心室，故窦性心律时心电图多无预激表现或预激成分较小。③自律性，马海姆束有自律性。

马海姆束介导的心动过速可根治，预后良好。首选治疗方法是导管射频消融阻断马海姆旁路。绝大多数具有前传递减传导特性的马海姆束为房束旁路或短房室旁路，真正的表现为结室旁路或结束旁路的马海姆束十分少见。所以，在临床中更多治疗的是由缓慢传导的房束旁路介导的心动过速。

（马长生）

Zhānmǔsīshù

詹姆斯束（James fiber）　连接心房与希氏束的一束纤维。又称詹姆斯旁路纤维。由詹姆斯（James）首先描述。窦房结和房室结之间的前、中、后 3 条结间束到达房室结处相互交织，前、中结间束的大部分和后结间束的小部分纤维进入房室结后上缘，后结间束的大部分和前、中结间束的小部分纤维共同绕过房室结主体而止于房室结的下部或希氏束的近侧部。有学者认为房室结右侧的心房肌覆盖层的一些纤维也可与房室结相连，止于房室结的前部，也构成一种旁路纤维。既往认为詹姆斯束是罗-岗-雷综合征（Lown-Ganong-Levine syndrome，简称 LGL 综合征）的解剖基础，但詹姆斯束在正常心脏普遍存在，而非 LGL 综合征患者所特有。研究认为，绝大多数 LGL 综合征是由于房室结加速传导所致，心脏电生理检查和导管射频消融治疗证实这些患者多数表现为房室结内折返性心动过速，少数 LGL 综合征患者可能伴心房-希氏束连接（旁路直接插入希氏束远端），而詹姆斯束只是它的

第三种可能的解释机制。

LGL 综合征临床特点与一般的室上性心动过速患者相同，呈阵发性心动过速发作，具有突发突止的特点，刺激迷走神经的方法可使部分患者心动过速终止。心电图多表现为：P 波形态正常，PR 间期<0.12 秒，QRS 波群形态正常，有突发突止的窄 QRS 波心动过速。首选治疗方法是导管射频消融。

（马长生）

shìxìng xīndòng guòsù

室性心动过速（ventricular tachycardia，VT）　起源于希氏束分支以下的左、右心室或心脏的特殊传导系统，至少连续 3 个或 3 个以上的自发的快速性心室搏动，或程序性心室刺激诱发的连续 6 个或 6 个以上的快速性心室搏动（频率≥100 次/分）。简称室速。是临床常见的心血管急症之一，可蜕变为心室扑动或心室颤动（简称室颤）引起心脏骤停。室速的分类仍不统一，有 10 余种分类方法，常用的按室速持续时间分为非持续性室速、持续性室速、反复性室速；按室速发作时的QRS 波形态分为单形性室速、多形性室速。

病因　室速多见于器质性心脏病患者，也可发生在无器质性心脏病的正常人。原因较多。①无明显器质性心脏病的突发性室速：部分室速患者经各种检查，无明显器质性心脏病及心电活动异常证据，即特发性室速。②无明显器质性心脏病的原发性心电异常：这类室速患者经各种检查，无明显器质性心脏病证据，但有心电活动异常证据，如布鲁加达综合征（Brugada syndrome）、先天性长 QT 综合征和短 QT 综合征、儿茶酚胺敏感性室速等。

③器质性心脏病：冠心病是最常见病因，急性心肌缺血可诱发多形性室速或室颤，心肌梗死后的瘢痕形成容易发生持续性单形性室速。其他可见于各种类型的心肌病、心脏瓣膜病、先天性心脏病、心肌炎、二尖瓣脱垂综合征、原发性或转移性心脏肿瘤等。④外界因素：包括药物和毒物作用，如洋地黄过量、抗心律失常药的致心律失常作用、拟交感药、抗抑郁药和锑剂中毒等；电解质紊乱和酸碱平衡失调，如低钾血症、高钾血症、低镁血症和酸中毒等；其他如心脏外科手术、冠状动脉造影、心导管刺激等。

发病机制　①折返激动：正常相邻部位心肌的兴奋性与传导性是相近的，当某一部分心肌发生病变时可出现结构性或功能性的、不应期相差较大的两条或多条传导路径，当前传的激动在一侧传导径路中遇到单向阻滞，则从另一传导径路缓慢前传，然后再经单向阻滞区逆传到原处，引起部分心肌激动。若折返激动得以持续并替代正常节律，即形成折返性心动过速（图1）。②触发激动：由前一个动作电位触发的膜电位震荡，若幅度达到阈电位水平则引起后除极激动。根据发生的时间分为早期后除极和晚期后除极。早期后除极发生在动作电位 2 相或 3 相早期，晚期后除极发生在动作电位 3 相的晚期。

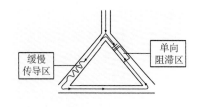

图1　心律失常折返机制示意

③自律性增加：在交感神经兴奋和儿茶酚胺分泌增加、低钾血症、缺血、缺氧和酸中毒等情况下，原有自律性的心肌细胞可能出现自律性异常增高，原来无自律性的心肌细胞也可产生异常自律性。

临床表现　症状多种多样，取决于基础心脏病的有无和严重程度、室速频率和持续时间、是否存在周围血管疾病、房室收缩顺序的丧失和心室激动顺序的改变对收缩功能的影响等诸多因素。大部分室速发作时均有症状，轻者表现心悸，重者可出现血流动力学障碍，心输出量减少和低血压症状，可有心悸、颈部沉重感、头晕、乏力、视觉障碍、精神改变等。缺血性心脏病患者可出现胸闷、胸痛。室速持续时间长可诱发和加重心力衰竭，出现相应表现。严重者可出现低血压、休克、先兆晕厥、晕厥、阿-斯综合征及猝死等。查体心率和脉搏增快，可因房室收缩不同步导致心尖部第一心音强弱不等，房室同时收缩时会出现颈静脉大炮波，长时间室速可引起心脏扩大和瓣膜关闭不全的体征。

诊断　主要依据体表心电图、动态心电图、运动心电图、食管心电图、腔内电生理检查等。腔内电生理检查对室速诊断及鉴别诊断有重要价值，特征性表现为在心动过速时心房电极电图示房室分离，高频心房起搏可夺获心室。体表心电图和动态心电图是室速诊断的主要依据，常见的心电图特征：①频率多在100~250次/分，持续性室速频率多在180次/分左右，小儿的室速频率较成人快。②持续性单形性室速的节律一般是规则或相对规则的，RR间期之差一般<20ms，但多形性室速的RR间期可极不规则。

③约2/3的室速电轴左偏，其余病例中一半为电轴右偏，另一半正常。若心动过速时的肢体导联Ⅰ、Ⅱ和Ⅲ导联均为负向波，则电轴位于右上象限，即电轴无人区，提示室速。若左束支传导阻滞的心动过速心电轴右偏，提示室速。右束支传导阻滞时，电轴左偏伴V₆导联R/S<1。若心动过速的电轴与窦性心律时相差超过40°，也提示室速。④可表现为房室分离、室房1∶1传导或室房部分传导。心室夺获或室性融合波是室速特有的心电图表现，是指窦性或房性激动经房室结下传部分或完全激动心室，但仅见于约5%的频率较慢的室速。⑤QRS波宽大畸形，时限多>120ms，其中半数以上的病例超过140ms，而起源于高位室间隔或束支的室速，QRS波时限可<120ms。若心动过速呈右束支传导阻滞图形时QRS波时限>140ms或呈左束支传导阻滞图形时QRS波时限>160ms提示室速，但特发性室速多数在120~140ms。⑥室速QRS波形较复杂，可呈无规律性的形态。若心动过速呈右束支传导阻滞图形时V₁导联QRS波单向R、RR′（左侧兔耳征）、RS、Rs、qR形；V₆导联呈QR或QS、rS波形时提示室速。若心动过速呈左束支传导阻滞图形时V₁导联QRS波起始波增宽（r>30ms，r波肥胖征）或伴切迹、起始r波高度大于窦性心律时，S波下降支缓慢或伴切迹，r波起点至S波的最低点时间>60ms，V₆导联起始为q（Q）波呈qR、QS或Qr波形等均提示室速。全部胸导联QRS波呈同向性（一致向上或向下）提示室速。若窦性心律时有q波，心动过速时仍有q波提示心肌梗死后室速。

鉴别诊断　与窦性心律的QRS波或室性期前收缩比较，若与前者不同或与后者相同，则多考虑为室速。

布鲁加达（Brugada）四步法　主要用于室速与室上性心动过速（简称室上速）伴差异性传导或束支传导阻滞的鉴别，具体步骤：①任一胸导联无RS波形为室速，若有则进入下一步。②任一胸导联RS（rS、Rs，从R波起始至S波谷底）间距>100ms为室速，若无则进入下一步。③有室房分离为室速，若无则进入下一步。④胸导联QRS波符合室速特征为室速，否则为室上速（图2）。

安图内斯（Antunes）三步法　主要用于室速与经房室旁路前传的房性心动过速、心房扑动、心房颤动或逆向型房室折返性心动过速的鉴别。具体步骤如下：①V₄~V₆导联有明显负向QRS波为室速，若无则进入下一步。②V₂~V₆任一导联呈QR波形为室速，若无则进入下一步。③有房室分离为室速，否则为室上速（图3）。

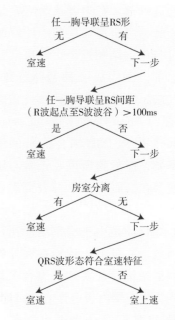

图2　布鲁加达（Brugada）四步法诊断

韦赖茨凯伊（Vereckei）新四步法流程图 为补充布鲁加达四步法的不足，2007年韦赖茨凯伊（Vereckei）等提出了新四步法流程图（图4）。Vi/Vt比值是一项新指标，Vi是心室初始除极或激动传导40ms时的振幅绝对值，Vt是心室终末除极或激动前40ms的振幅绝对值。测量Vi或Vt应选择多导同步记录的心电图，应选择振幅较高的R波或S波进行测量，且选择QRS波起点终点清晰可辨者，一般选择胸导联中呈双相或多相的QRS波群。

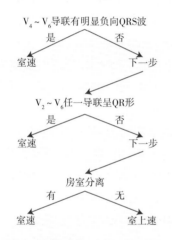

图3 安图内斯（Antunes）三步法诊断宽QRS波心动过速

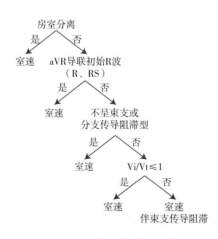

图4 韦赖茨凯伊（Vereckei）新四步法流程

治疗 应个体化，根据室速类型、合并的基础心脏病及发作时的血流动力学状态等选择治疗方案。对于有器质性心脏病或有明确诱因的室速首先应去除病因或诱因；无器质性心脏病患者发生非持续性短暂室速，若无症状或血流动力学影响，不必积极治疗；对于持续性室速，无论有无器质性心脏病均应给予治疗；有器质性心脏病的非持续性室速也应考虑治疗。

终止室速发作 ①电复律治疗：用于血流动力学不稳定、血流动力学稳定经药物转复无效者、心房颤动伴旁路前传者。使用同步电复律，能量选择150～200J，若无效可酌情递增能量。洋地黄中毒者的室速是电复律的禁忌证。②药物治疗：对于血流动力学稳定者，可先行药物治疗，无效时考虑电复律。常用药物有胺碘酮、索他洛尔、利多卡因、普罗帕酮、维拉帕米等。对于特发性室速可选用维拉帕米。③程序电刺激：用于短期内室速反复发作者。

药物治疗 对于症状明显的非器质性心脏病室速，可选用β受体阻断剂、美西律、普罗帕酮。对于特发性室速可选用维拉帕米。对于有器质性心脏病室速，首先积极治疗原发病，去除诱因，服用适当的抗心律失常药。胺碘酮是缺血性心脏病和心功能不全患者较理想的抗心律失常药，索他洛尔不适用于心力衰竭合并室速者。β受体阻断剂的抗心律失常效果较差，但可降低心肌梗死后心力衰竭合并室速患者的猝死率，适用于合并冠心病的室速。利多卡因可用于急性心肌梗死时的室速。对于有心功能不全和病态窦房结综合征的患者普罗帕酮、维拉帕米、索他洛尔等不宜使用。

恶性、顽固性室速通常需不同类、不同作用机制的抗心律失常药联合应用。临床研究证实同时联合应用血管紧张素转换酶抑制剂或血管紧张素Ⅱ受体阻断剂、醛固酮受体拮抗剂、钾镁盐、他汀类药物可降低室性心律失常的发生率。

植入型心律转复除颤器 其降低恶性室性心律失常患者死亡率的效果明显优于抗心律失常药。室速的植入型心律转复除颤器（implantable cardioverter defibrillator，ICD）治疗的Ⅰ类建议适应证如下。一级预防：心肌梗死后40天，左心室射血分数（left ventricle ejection fraction，LVEF）＜35%，心功能Ⅱ级或Ⅲ级（NYHA分级）；心肌梗死后40天，LVEF＜30%，心功能Ⅰ级；心功能Ⅱ级或Ⅲ级，LVEF＜35%的非缺血性心肌病患者。二级预防：非可逆原因导致的室速或室颤所致的心脏骤停；心肌梗死后非持续性室速，LVEF＜40%，电生理可诱发持续性室速；伴器质性心脏病持续性室速；原因不明的晕厥，电生理检查诱发血流动力学不稳定的室速。ICD治疗Ⅱ类建议适应证：服用β受体阻断剂后出现晕厥和室速的长QT综合征；心室功能正常的持续性室速；原因不明的晕厥伴明显左心室功能障碍和非缺血性扩张型心肌病；致心律失常性心肌病或肥厚型心肌病，有1项以上主要心脏性猝死的危险因素。

心脏再同步化治疗 心脏再同步化治疗（cardiac resynchronization therapy，CRT）在改善心力衰竭患者心功能的同时，心脏机械重构与电重构得以逆转，从而可能减少恶性室性心律失常的发生，降低心力衰竭患者的心脏性猝死率。与心脏再同步起搏比较，同时具备 CRT 和 ICD 功能的心脏再同步除颤器更有优势。

起搏治疗 对于长 QT 综合征所致的尖端扭转型室速，起搏治疗是一种可选择性治疗措施；对于应用 β 受体阻断剂治疗儿茶酚胺敏感性多形性室速和长 QT 综合征所致的心动过缓者，起搏治疗是必要的；对于长间歇依赖性多形性室速起搏治疗意义更大。

射频消融治疗 室速射频消融治疗的 I 类适应证：①低危的心脏性猝死的持续性单形性室速患者出现耐药或抗心律失常药不能耐受或不愿长期服药治疗。②主要发生在扩张型心肌病患者的束支折返性室速。③因持续性室速 ICD 反复电休克，药物不能控制的 ICD 治疗者。④无休止性室速患者。对于特发性室速，射频消融治疗是根治性方法。

外科手术 针对室性心律失常的外科手术治疗主要包括切除异位兴奋灶和阻断参与心动过速生成、维持与传导的组织，如左心室壁瘤切除术等。冠心病室性心律失常的间接治疗为血运重建术，如冠状动脉介入治疗和心脏旁路移植术。对于长 QT 综合征患者，左侧颈胸交感神经阻断术也是一种可选择性治疗措施，但效果并不十分理想。

预防复发 积极治疗原发病或可能诱因，预防室速复发，防止猝死。

(曹克将)

xīnshì pūdòng

心室扑动 （ventricular flutter, VT） 心室呈整体收缩，但收缩极快且微弱无效，心电图上分不出除极波及复极波的心律失常。简称室扑。是室性心动过速（室速）和心室颤动（简称室颤）之

间的过渡阶段，也可与室颤先后或掺杂出现。室扑及室颤的血流动力学特点为心脏排血功能丧失，等于心脏骤停，常为心脏疾病或其他全身疾病的临终心律。

病因 各种器质性心脏病及其他疾病引起的缺血、缺氧、电解质紊乱、药物中毒及理化因素等均可导致室扑和室颤。也可见于既往并无明显心脏病，甚至无器质性心脏病依据者。常见病因和诱因如下。①冠心病：是引起室扑和室颤的最常见病因，约占 80%，包括急性心肌梗死、不稳定性心绞痛和慢性心肌缺血状态等，其中以急性心肌梗死发生率最高，为 7% ~ 11%。②原发性心肌病：包括扩张型心肌病、肥厚型心肌病、致心律失常性右心室心肌病等。③其他器质性心脏病：如瓣膜性心脏病、高血压性心脏病、先天性心脏病、心肌炎、二尖瓣脱垂综合征等，其中伴左心室肥厚或充血性心力衰竭是室扑和室颤的独立危险因素。④其他心律失常转化为室扑或室颤：常见的有三度或高度房室传导阻滞、室速、预激综合征合并心房颤动、病态窦房结综合征、少数心房颤动等。⑤其他疾病：各种药物中毒、电解质紊乱、电击、溺水、心脏手术、麻醉及其他特殊类型的心血管综合征，如短 QT 综合征、长 QT 综合征、布鲁加达综合征 （Brugada syndrome）、马方综合征 （Marfan syndrome） 等。

发病机制 室颤的具体机制尚不清楚，早期对室颤的维持机制的认识有：①多发子波理论，认为颤动是独立的子波围绕大量不可兴奋组织随机扩散的结果，室颤维持依赖子波的数量。②局灶起源理论，认为心脏存在围绕周围功能阻滞区转动的持续激动，

这些转子看作颤动的驱动灶。早期研究已证实，颤动维持的关键在于波裂。近年研究认为患者固有的异质性、动态不稳定性和恢复性质是室颤起始和维持的关键，也是导致波裂的两个因素。

临床表现 为阿-斯综合征表现，即突发的意识丧失、抽搐、呼吸停顿，甚至猝死，听诊心音消失、脉搏触不到、血压测不出。

诊断 患者多有器质性心脏病病史，依据临床表现及典型的心电图特点不难作出诊断。①心室扑动：连续、规则、宽大、畸形的 QRS 波。QRS 波时限>0.12 秒，QRS 波呈向上向下的振幅似正弦样曲线与 T 波无法分开，QRS 波之间无等电位线。QRS 波多在 180 ~ 250 次/分，P 波消失。②心室颤动：QRS-T 波完全消失，代之以形态不同、大小各异、间距极不均匀的颤动波（f 波），频率为 250 ~ 500 次/分，颤动波之间无等电位线。根据 f 波的粗细分为粗颤波和细颤波：前者 f 波振幅>0.5mV，多见于室颤早期，对于电除颤反应较好；后者 f 波振幅<0.5mV，多见于临终前患者，对于电除颤反应较差。

治疗 包括初级复苏、高级复苏和复苏后处理。

初级复苏 应在室扑、室颤发生后的 1 ~ 4 分钟内开始进行，若在 5 分钟后实施，则脑复苏可能性极小。①开放气道：保持呼吸道通畅是成功复苏的重要一步，可用仰头抬颏法开放气道，清除呼吸道内异物。②人工呼吸：每次吹气应持续 2 秒以上，确保呼吸时有胸廓起伏，以建立有效呼吸。③胸外按压：正确部位是胸骨中、下 1/3 交界处，按压时使胸骨下陷 3 ~ 5cm，频率 100 次/分。胸外按压与人工呼吸的比例应为

30：2。胸外按压前可先尝试拳击胸骨中、下 1/3 交界处 1~2 次进行复律。若有电除颤器应立即采用。

高级复苏 若在室扑、室颤发生后 8 分钟内开始此步骤，复苏成功率可超过 40%。①非同步直流电除颤：首次电除颤的电能为单向波 360J，双向波 200J，第二次均为 360J，两次电除颤间隔 30~60 秒。②气管插管：应尽早用呼吸机维持呼吸，纠正低氧血症。③开通静脉通道，进行心电监护。④药物治疗：电除颤无效者可应用肾上腺素 1mg 静脉推注，无效可 3~5 分钟重复 1 次，再配合电除颤。其他常用药物有胺碘酮、利多卡因、硫酸镁等。⑤临时人工心脏起搏：应尽早应用。

复苏后处理 ①生命体征的监测和有效维持，保持生命体征稳定，以及维持水电解质和酸碱平衡。②防止脑缺氧和脑水肿，应用低温疗法、脱水疗法、促进脑细胞复苏药、防止抽搐、促进早期脑血流灌注或高压氧治疗等。③防治继发感染和病因治疗。④防治肾衰竭。⑤对于肠鸣音消失和机械通气伴意识障碍者，应保留胃管，并尽早应用肠内营养。

预后 伴急性心肌梗死发生而不伴泵衰竭或心源性休克的原发性室颤，预后较佳，抢救存活率较高，复发率很低。室颤发生前已有低血压、休克或心力衰竭的继发性室颤，复苏成功率较低，预后差，复发率高。

预防 ①积极寻找和治疗可引起室扑、室颤的病因和诱因。②进行危险分层：高危因素有各种致命性室速、左心室射血分数<40%、心室晚电位阳性、心律变异性异常、需行电生理检查、心动周期<230ms、冠心病行运动负荷试验时不能达到预期的心率或血压下降、有室扑或室颤发作史、患有易发生猝死的综合征（如短 QT 综合征、长 QT 综合征、布鲁加达综合征、马方综合征等）。③药物预防：包括对各种原发病和诱因的防治，对易导致室扑和室颤的各种心律失常的防治。④非药物预防：植入型心律转复除颤器、介入治疗、外科手术治疗等。

（曹克将）

xīnshì chàndòng

心室颤动 （ventricular fibrillation，VF） 心室肌全呈蠕动状态，各部分心肌发生更快而不协调地颤动，完全丧失心脏整体收缩功能。见心室扑动。

（曹克将）

xīnzàng tíngbó

心脏停搏 （cardiac arrest） 心脏完全丧失电活动，处于无收缩的静止状态。又称心脏停顿、全心停搏。由于心脏窦房结不能产生激动，心房或整个心脏停止活动。心脏停搏和心脏骤停是两个意义不同的医学名词，心脏骤停是指心脏射血功能的突然终止。导致心脏骤停的病理生理机制最常见为室性快速性心律失常，其次为缓慢性心律失常或心脏停搏。心脏停搏是心脏骤停的主要原因之一。

病因及发病机制 心脏停搏可发生于室上性心动过速压迫颈动脉窦时，或异位性心动过速突然终止后，或对快速性心律失常进行直流电复律后，以及病态窦房结综合征、窦性停搏、窦房传导阻滞、三度房室传导阻滞等，濒死时的心脏在心室扑动或心室颤动或缓慢性逸搏心律等严重心律失常后，随之而来的必然是心脏停搏。心脏停搏可发生于各种器质性心脏病及各种疾病的临终期，尤其是急性心肌梗死、严重心力衰竭、洋地黄中毒、药物中毒、电除颤、雷击等。上述病理情况下，窦房结不能正常发放激动或窦房结周围传出阻滞，其他潜在的异位起搏点也不能及时的出现逸搏时即可引起心脏停搏。

临床表现 心脏停搏时间，依其病因的性质和严重程度而不同。短暂的心脏停搏在临床上不致引起严重后果，心脏停搏 3~5 秒，患者可仅有头晕、黑蒙、全身无力等。停搏 5~10 秒常可引起晕厥伴面色苍白、双目发直。停搏 15 秒以上即可发生阿-斯综合征、抽搐、发绀或皮肤苍白。心脏停搏刚发生时脑中尚存少量含氧血液，可短暂刺激呼吸中枢，出现呼吸断续，呈叹息样或短促痉挛性呼吸，随后呼吸停止，瞳孔散大。由于尿道括约肌和肛门括约肌松弛，可出现尿、便失禁。停搏时间超过 5 分钟而未进行抢救者则可造成严重的大脑缺氧性损害或死亡。

诊断 根据心电图的典型表现及临床表现与心电图改变存在明确的相关性，即可确诊。心电图表现为数秒钟或更长时间（通常>2.7 秒）的等电位线（一条直线），无 P 波及 QRS-T 波，即心房、心室均处于静止状态，长间期与正常窦性的 PP 间期之间无倍数关系，长间期后可见交界性或室性逸搏心律。

鉴别诊断 应主要与心室静止鉴别：①心室静止发生在高度或三度房室传导阻滞基础上；心脏停搏是发生在各种致命性心律失常、各种器质性心脏病及各种疾病的临终期、原发性或继发性心脏骤停等。②心室静止在心电图上有房性 P 波而无房室交界区和室性的 QRS 波；心脏停搏心电图上为持续 2.7 秒以上的等电位线。③心室静止有心房收缩而无心室收缩；心脏停搏则心房、心室均无收缩。

治疗 ①对于反复发作的短时间的心脏停搏的治疗：尽早植入心脏起搏器，积极治疗原发性心脏疾病和诱因，必要时用增加心率的药物，如阿托品、异丙肾上腺素等。②对于长时间的心脏停搏的治疗：尽快给予有效的心肺复苏（见心室扑动），尽早植入临时心脏起搏器，成功复苏者应择期植入心脏起搏器。

（曹克将）

xīnzàng lízǐ tōngdàobìng
心脏离子通道病（cardiac channelopathy）
编码心脏离子通道亚单位的基因突变或表达异常，引起离子通道结构或功能异常，表现为恶性室性心律失常和猝死而心脏结构正常的一组遗传性疾病。主要包括布鲁加达综合征（Brugada syndrome）、短 QT 综合征、长 QT 综合征、儿茶酚胺敏感性多形性室速，还可能包括遗传性心脏传导阻滞、不可预测的夜间猝死综合征、婴儿猝死综合征等。具有明显家族聚集性，多数为单基因遗传，以常染色体显性遗传最常见。

病因及发病机制 多数源于编码离子通道亚基单位的基因突变。根据突变离子通道不同，心脏离子通道疾病可分为钠离子通道疾病、钾离子通道疾病、钙离子通道疾病、氯离子通道疾病、钠-钙交换体疾病和非选择性阳离子通道疾病。已发现至少 26 个亚型 1500 多个突变，如钾离子通道（KCNE2，KCNE3，KCNJ2）、钙离子通道（CACN1C，CACNB2）、钙贮存和释放蛋白（RyR2，

CASQ2）、调节蛋白（CAV3，AKAP9，SNTA）、编码和调节的钠离子通道（SCN5A，SCN4B）、钾离子通道（KCNQ1，KCNH2，KCNE1）等基因突变。

临床表现 通常具有猝死家族史。患者可表现为多种恶性快速性及缓慢性心律失常，如多形性室性心动过速、心脏骤停、晕厥和猝死。

诊断与鉴别诊断 根据典型心电图表现和临床事件，确诊需进行基因检测。2011 年美国心律学会和欧洲心律协会公布了心脏离子通道病的基因检测指南。建议应进行基因检测前咨询，基因检测和检测结果解读可在对于遗传性心律失常和以家庭为基础的管理方面经验较丰富的医疗中心进行；同时就基因检测对诊断、预后和治疗的影响进行了详细描述。通过基因诊断，运用分子生物学手段对人体携带各种疾病易感基因检测与分析，并对患者进行危险分层，进而筛查患者家族成员，并对该疾病基因型与表型的关联性进行评估，实现症状前的早期诊断，提早干预，并结合不同基因型患者对治疗药物的反应性差异，进行个体化治疗。应注意排除与心肌局部缺血、药物、电解质或代谢异常及中毒等因素有关的心电紊乱。

治疗 以预防和终止心律失常为主。①改善生活方式以去除诱因，避免应用诱发疾病药物。②植入型心律转复除颤器（implantable cardioverter defibrillator，ICD）对大多数心脏离子通道病有效。不适于植入 ICD 治疗者，射频消融及药物治疗也有重要价值。③β受体阻断剂、相应离子通道阻滞剂对某些离子通道病可能有效，通过不同机制抑制室性心动

过速、心室颤动的诱发，可作为 ICD 的辅助治疗措施。补钾、补镁也是有效的辅助治疗手段。

（王玉堂）

Bùlǔjiādá zōnghézhēng
布鲁加达综合征（Brugada syndrome）
编码心脏钠离子通道基因（SCN5A）异常突变，临床上以反复发作的晕厥或猝死为首发表现的遗传性心脏离子通道病。为家族性原发性心脏疾病。1992 年由布鲁加达（Brugada）兄弟首次报道。该病可导致恶性心律失常，是青年人猝死的原因之一。多见于青中年男性，男女患病率为 10:1。

病因及发病机制 此征呈常染色体显性遗传。发病机制主要为编码心脏钠离子通道基因（SCN5A）突变引起离子通道功能异常，导致跨膜离子变化，动作电位 1 相末短暂性钾外流增强，动作电位时限缩短和 2 相平台期消失，主要见于右心室心外膜。另外，右心室外膜动作电位变化是不均质的，导致心外膜复极离散度加大，电压差加大，形成局部电位，由平台期存在部位流向平台期丢失部位，形成 2 相折返激动，诱发室性心律失常。

临床表现 平时无心绞痛发作、胸闷、呼吸困难等，通常以晕厥或猝死为首发表现。其特点为发作前无先兆症状，多发生在夜间睡眠状态，伴呻吟、呼吸浅慢而困难。

诊断 主要依据心电图检查，$V_1 \sim V_3$ 导联 ST 段抬高，典型者呈穹隆形，也可能呈马鞍形，T 波通常倒置，其他导联 ST 段多无改变，无对应性 ST 段压低。肌酸激酶、肌钙蛋白、胸部 X 线片、超声心动图、冠状动脉造影等无异常发现，心内膜心肌活检可鉴定

出突变基因片段。

2002 年欧洲心脏病学会将布鲁加达综合征心电图分为 3 型（表）。Ⅰ型心电图改变有较强的诊断意义，若伴晕厥发作即可确诊；Ⅱ型、Ⅲ型心电图改变不能作为确诊依据，对出现Ⅱ型、Ⅲ型心电图改变者应详询病史，注意有无晕厥或近似晕厥发作，有无夜间濒死呼吸发作，有无青年猝死家族史，家族成员中有无Ⅰ型布鲁加达综合征心电图改变者。提高 1~2 个肋间描记 $V_1 \sim V_3$ 导联可能提高布鲁加达综合征检出率。临床高度怀疑而心电图改变不明显者可做激发试验，静脉注射阿义马林（5 分钟）的特异性和敏感性最高。为对抗激发试验可能引起的交感神经电风暴，应备好异丙肾上腺素。动态心电图监测有助于发现布鲁加达综合征心电图的动态变化。

2005 年欧洲心脏病学会关于心律失常的分子生物学会议上完善并修订了布鲁加达综合征的诊断标准。主要包括典型Ⅰ型布鲁加达综合征心电图改变，并具有下列临床特征之一：①心室颤动或多形性室性心动过速。②有猝死家族史，死亡年龄 < 45 岁。③家族成员存在Ⅰ型布鲁加达波，ST 段呈穹隆样改变，电生理检查阳性，可诱发出室性心动过速，或出现晕厥，或夜间呼吸困难。④QT 间期正常。⑤排除其他心脏疾病。

鉴别诊断 ①与癫痫、器质性心脏病如急性心急梗死伴心脏骤停鉴别。②与右胸导联出现 ST 段抬高的疾病鉴别，如急性心包炎、右心室梗死、肺栓塞、变异型心绞痛、早期复极综合征和致心律失常性右心室心肌病。③与可引起布鲁加达波的疾病鉴别：2001 年赫斯特（Hurst）将仅有右束支传导阻滞及右胸导联 ST 段抬高而无临床症状者命名为布鲁加达波。可引起布鲁加达波的疾病有数十种，如低温、高热、漏斗胸、高钾血症、高钙血症、药物作用（Ⅰ类抗心律失常药、三环类抗抑郁药、可卡因中毒等）、少数致心律失常性右心室心肌病和心包积液压迫右心室等。心电图出现布鲁加达波者，必须详细询问病史，做全面检查，注意有无上述疾病。若能找到基础病因，尽可能去除。无阳性家族史及症状，有明确病因的布鲁加达波者预后多良好。

治疗 ①药物治疗：临床应用的唯一能显著阻断钾离子外流电流的药物是奎尼丁，应用时应给予大剂量。②非药物治疗：包括植入型心律转复除颤器、射频消融治疗和起搏器治疗，其中植入型心律转复除颤器治疗是唯一已证实对布鲁加达综合征有效的方法。对曾有晕厥、猝死先兆等发作者，不需行电生理检查，均需植入心律转复除颤器进行二级预防，已达共识。布鲁加达综合征患者右心室流出道心外膜标测到异常电位，并证实通过消融这些异常电位，可使布鲁加达波消失、室性心动过速难以诱发和室性心动过速发生率显著降低，但该研究病例数较少、随访时间尚短，确切结论有待进一步研究。起搏治疗通过防治慢频率依赖性的室性心动过速或心室颤动而起到预防猝死的作用，但其疗效仍需验证。

预防 植入型心律转复除颤器治疗是预防猝死的有效措施。

（王玉堂）

duǎn QT zōnghézhēng

短 QT 综合征（short QT syndrome，SQTS） 体表心电图示 QT 间期明显缩短，伴或不伴各种房性、室性心律失常，有高猝死风险的心脏离子通道病。2000 年古萨克（Gussak）等提出这一概念。

病因 SQTS 多有家族史，偶为散发病例。同一家族男女成员均可发病，提示 SQTS 是一种常染色体显性遗传病。因其家族聚集性人们很早就从基因水平研究 SQTS。已发现 5 种单基因突变可导致心肌离子通道蛋白结构和功能异常。将 5 种基因缺陷所致 SQTS 分别称为 SQT1 ~ SQT5，其中 SQT1~SQT3 源于编码不同钾离子通道的基因突变引起钾离子通道（KCNH2，KCNQ1 和 KCNJ2）功能异常，SQT4~SQT5 则源于编码 L 型钙离子通道的基因突变引起钙离子通道（CACNA1C、CACNB2）功能丧失，最终导致 QT 间期短缩。

发病机制 尚不完全清楚。认为动作电位时限（action potential duration，APD）、有效不应期（effective refractory period，ERP）和 QT 间期缩短仅是 SQTS 患者易

表　布鲁加达综合征的心电图分型

特点	Ⅰ型	Ⅱ型	Ⅲ型
J 点抬高	>2mm	>2mm	>2mm
T 波	倒置	双向或正向	正向
ST 段形态	穹隆形	马鞍形	马鞍形
ST 段终末部分	逐渐下降	抬高≥1mm	抬高<1mm

于发生室性心动过速（简称室速）、心室颤动（简称室颤）和心房颤动（简称房颤）的前提之一，尚需期前收缩的触发及折返机制的维持。SQTS 因不均一缩短 ERP 而使跨壁复极离散度（transmural dispersion of repolarization, TDR）增加，引起心室肌和心房肌的易损性增加，为短联律间期的期外收缩触发快速折返性心律失常提供基础。QT 间期缩短导致心房肌和心室肌复极离散度增加所形成的折返机制是心律失常产生的重要基础。膜电位在 L 型钙离子通道激活范围内的迅速恢复可使 M 细胞的 L 型钙离子通道复活，产生内向的 L 型钙离子通道电流，导致继发性膜除极，产生早期后除极，从而发生期前收缩。SQTS 患者由于基因变异使不同心室肌细胞的 APD 和 ERP 不均一缩短，增大 TDR，同时由于早期后除极所产生的期前收缩而触发折返性室速、室颤的发生。还有报道认为交感神经活动性增加或儿茶酚胺水平增加可能与患者的心律失常事件有关。

临床表现　可有偶发晕厥、房颤、室颤、室速及家族性心脏性猝死等，以及晕厥及心脏性猝死家族史。

诊断　主要依据心电图检查：①QT 间期显著缩短，ST 段几乎消失，伴 T 波降支陡峭双支不对称，或 T 波高尖双支对称，或布鲁加达波。②伴阵发性房颤、室颤、室速等心律失常。阵发性房颤常见，尤其是年轻人诊断孤立性房颤时必须排除 SQTS。超声心动图常无器质性心脏病。电生理检查显示心室和（或）心房 ERP 缩短。基因筛查可确诊。

鉴别诊断　①排除导致 QT 间期缩短的继发性因素，如高钾血症、高钙血症、交感神经兴奋、洋地黄类药物作用等非心脏器质性改变。②无器质性心脏病的年轻患者出现 QT 间期持续性显著缩短伴 ST 段缺失、胸导联 T 波高尖、T 波双支对称或不对称、降支陡峭或布鲁加达波（QT 间期≤360ms）。

治疗　①植入型心律转复除颤器：是 SQTS 首选的治疗方法，尤其适用于心脏性猝死复苏成功或有晕厥病史者，但因价格昂贵、儿童植入有困难、误感知导致窦性心律下不适当放电治疗，限制其广泛应用。②药物治疗：首选奎尼丁，它可正常化 QT 间期，但其长期疗效尚不清楚。尚有氟卡尼、维拉帕米。理论上Ⅰ类和Ⅲ类抗心律失常药有效，但临床试验显示索他洛尔和伊布利特疗效差，氟卡尼轻度延长 QT 间期，这与心脏离子通道蛋白结构和功能变化后对上述药物的亲和力降低有关。③射频消融治疗：有报道 SQTS 所致室速、室颤，经射频消融治疗随访 2 年余无心律失常发作，远期疗效满意，患者生活质量较植入型心律转复除颤器和药物治疗显著提高，但因报道病例太少，尚需进一步观察。

预后　SQTS 有猝死高风险，预后差。

预防　2011 年美国心律学会和欧洲心律协会联合发布专家共识，对已发现 SQTS 相关突变者，推荐对其家庭成员进行基因检测（Ⅰ类适应证）；对高度疑似病例，可行基因检测（Ⅱb 类适应证）。可见，由于基因分型对 SQTS 患者的风险评估和治疗选择无很大的指导作用，美国心律学会和欧洲心律协会并未强烈推荐对 SQTS 患者进行基因筛查；对于已明确基因型的患者，则要求对家庭成员进行筛查，可发现沉默的携带者，有利于对其进行管理。

（王玉堂）

cháng QT zōnghézhēng

长 QT 综合征（long QT syndrome, LQTS）

体表心电图示 QT 间期延长和 T 波异常的心律失常，以晕厥、心脏骤停甚至猝死为主要表现的综合征。与尖端扭转型室性心动过速（torsade de pointe, TdP）的易感性增加相关。

病因及发病机制　分为获得性和遗传性两种类型，前者较后者多见。

获得性 LQTS　通常与心肌局部缺血、心动过缓、电解质异常和应用某些药物有关，也可导致 TdP、心脏骤停和猝死。可分为以下几类。①药源性 LQTS：可能机制为直接阻滞 hERG 通道与阻止 hERG 通道蛋白转运到细胞表面。②电解质紊乱：如低钾血症（血清钾 < 3.5mmol/L）、低镁血症（血清镁<0.7mmol/L），细胞内钾外流增加，易导致细胞除极，引发自发性心律失常。③心肌顿抑：如神经源性心肌顿抑、应激性心肌病，心肌顿抑中 QT 间期显著延长的动态变化与 T 波倒置的原因主要是局部室壁运动异常导致的心肌恢复顺序变化。这种变化并不总是与跨壁复极离散度相关。因此可致猝死的 TdP 在心肌顿抑患者中并不常见。④其他：包括 hERG 通道的氧化、心肌病、二尖瓣脱垂、充血性心力衰竭、高血压、冠心病、完全性心脏传导阻滞、川崎病（Kawasaki disease）、心肌炎、糖尿病、神经性厌食和肝损伤等。上述疾病可导致心脏离子通道发生重塑，复极化延长。多数患者服用致 QT 延长的药物，增加猝死风险。

遗传性 LQTS　发病率约为

1/2500，是一种离子通道疾病，源于编码或调节心脏钠、钾和钙离子通道的基因突变。致病基因至少有 14 个，已发现 1200 多个突变位点。其中 12 个引起罗曼诺-沃德综合征（Romano-Ward syndrome，简称 RW 综合征），2 个引起伴耳聋的耶韦尔-郎格尼尔森综合征（Jervell and Lange-Nielsen syndrome，简称 JLN 综合征）。RW 综合征最常见，为常染色体显性遗传，后代患病概率为 50%。JLN 综合征相对少见，为常染色体隐性遗传。婴儿猝死综合征可能也涉及 LQTS。

临床表现 LQTS 患儿发作期表现为室性心动过速、心室颤动或心室停搏，也是晕厥和猝死的原因。室性心动过速通常为 TdP。发病者多见于幼儿和青少年。晕厥发作多数在情绪激动或运动应激时发生，亦可因游泳、大的响音（唤醒钟、门铃、雷、电话及手枪声音）为诱因而发生。遗传性 LQTS 临床上依据基因型不同可有特异性表现。JLN 综合征除上述表现外，尚有神经性耳聋，其 QT 间期比 RW 综合征患者长，发生晕厥和猝死等恶性事件的概率也高。

诊断 ①临床诊断标准：主要依靠家族史、不明原因的晕厥和心电图上校正 QT 间期（QTc）延长。1993 年国际 LQTS 协作组颁布临床诊断标准，并进行了改进（表）。对于诊断更重要的是特点和家系调查。②心电图表现：LQTS 患者的心电图表现不仅是心室复极的延长，T 波有几种基于临床经验易于被识别的形态，虽难以定量，但对确诊有帮助。例如，LQTS1 患者有平滑、基底部较宽的 T 波；LQTS2 患者心电图上常见低振幅和有切迹的 T 波；

LQTS3 患者心电图以延迟出现的 T 波为特征。在各型 LQTS 患者中，心电图形态的差异有一定程度的交叉重叠，具有 T 波形态的极度异质性。③分子生物学诊断：不能作为对患者作出处理决策的基础而代替临床判断。完全有可能存在其他未被发现的基因，因此，分子生物学检测的阴性结果并不能排除诊断。

治疗 包括获得性 LQTS 治疗和遗传性 LQTS 治疗。

获得性 LQTS 治疗原则包括去除诱因和消灭长间歇。①纠正或解除病因：药物诱发者停药，电解质紊乱引起者则应及时纠正。②消灭长间歇后出现 TdP 时可提高基础心率，缩短 QT 间期以改善心室复极不平衡。可使用异丙肾

上腺素或阿托品。最有效的治疗是快速心房或心室起搏。若有严重心动过缓（如三度房室传导阻滞、病态窦房结综合征），可植入心脏起搏器，调整心率在 90 次/分以上。③禁用 I A、I C 及Ⅲ类抗心律失常药，可试用 I B 类药。④电解质紊乱所致者可静脉补钾或补镁。⑤持续发作者以直流电复律终止发作。

遗传性 LQTS 治疗原则是防止心律失常所致晕厥或猝死。包括生活管理和特异性治疗。

β 受体阻断剂 为 LQTS 的首选治疗。其抗心律失常作用与其抑制触发心律失常机制有关，对 LQTS1 和 LQTS2 患者有效，对 LQTS3 患者无效。有晕厥发作者应服用可耐受的最大剂量。长期

表　LQTS 诊断标准（1993~2013 年）

项目	标准	计分
心电图检查[a]		
	QTc[b] ≥480ms	3.0
	QTc[b] 460~479ms	2.0
	QTc[b] 450~459ms（男性）	1.0
	QTc[b] 运动负荷恢复时间≥480ms	1.0
	TdP[c]	2.0
	T 波电交替	1.0
	3 个导联 T 波切迹	1.0
	心率缓慢[d]	0.5
临床表现		
	晕厥[e]	?
	伴应激状态	2.0
	不伴应激状态	1.0
	先天性耳聋	0.5
家族史		
	家族成员中有 LQTS[e]	1.0
	直系亲属中<30 岁不明原因心脏性猝死[e]	0.5

注：评分≤1.0 分，LQTS 的诊断可能性小；1.5~3.0 分，LQTS 的诊断为临界型；≥3.5 分，LQTS 的诊断可能性大。a. 排除对心电图改变有影响的药物或其他疾病；b. QTc（经心率校正后的 QT 间期）采用 Bezett 公式计算：$QTc=QT/\sqrt{RR}$；c. TdP 与晕厥同时存在，计分只取二者之一；d. 休息状态心率低于正常同龄 2 个百分位数；e. 家族史中 2 项同时具备，计分只取二者之一

用药可因 β 肾上腺素能受体下调而影响疗效。

左侧颈胸交感神经节切断术可减少局部去甲肾上腺素释放，从而阻止交感神经触发恶性室性心律失常的作用。适应证包括：①植入型心律转复除颤器（implantable cardioverter defibrillator, ICD）终止室颤的不恰当放电。②充足的药物治疗下，仍出现 LQT 触发的心脏事件。③因 β 受体阻断剂的副作用或哮喘而不耐受其治疗者。④药物治疗效果欠佳的年轻患者，作为植入 ICD 的桥接治疗。

植入 ICD 适应证：①充分药物治疗情况下发生心脏骤停的存活者。②非可逆或可预防原因所致心脏骤停，可能从未诊断或治疗的 LQTS1 患者。③在充分使用 β 受体阻断剂治疗的情况下出现 LQTS 触发的晕厥，而不具备左侧颈胸交感神经节切断术（left cardiac sympathetic denervation, LCSD）条件或患者不同意行 LCSD。④充分使用 β 受体阻断剂治疗或已行 LCSD 的情况下出现晕厥的患者。⑤无症状的 QTc（经心率校正后的 QT 间期）≥550ms 的 LQTS2 女性及有心电不稳定证据的 QTc≥550ms 的患者。

基因靶向治疗　依据遗传性 LQTS 的发病机制在分子生物学水平研究，建立起以基因型为基础的治疗方法。例如 LQTS3 的 SCN5A 基因突变，使钠离子通道失活减慢，钠离子持续内流，动作电位时限延长。阻滞晚期开放的钠离子通道则可逆转上述病理过程。美西律通过直接纠正异常钠离子通道功能，改变引起此病的基质。尼可地尔具有开放钾离子通道作用。研究表明，尼可地尔可改善 LQTS 患者的复极异常，加用普萘

洛尔可增强尼可地尔的作用。

预后　非治疗情况下预后差，第 1 次晕厥后 1 年内死亡率为 21%，10 年内 50%～80%。经恰当的药物或器械植入治疗，5 年生存率可显著提高。

（王玉堂）

yíchuánxìng cháng QT zōnghézhēng

遗传性长 QT 综合征（hereditary long QT syndrome）

编码离子通道基因缺陷引起心室复极延迟，心电图上表现为 QT 间期延长、T 波和（或）U 波异常，进而可出现尖端扭转型室性心动过速的遗传性心脏病。主要累及年轻人，发病率约为 1/2500。

病因及发病机制　研究认为遗传性长 QT 综合征（long QT syndrome, LQTS）源于调控心室肌细胞膜复极化离子通道的基因突变。从突变基因的角度，遗传性 LQTS 可分为 13 型。其中 1～3 型最常见，占 90% 以上。LQTS1、LQTS5 和 LQTS11 由于基因突变导致延迟整流钾离子通道的慢激活成分失活；LQTS2 和 LQTS6 则由于基因突变使延迟整流钾离子通道的快激活成分功能下降；LQTS3、LQTS9、LQTS10 和 LQTS12 由于基因突变使钠离子通道延迟失活；LQTS4 突变基因可影响多种离子通道、转运蛋白和调节蛋白，可能使延迟整流钾离子通道功能下降，并导致细胞内钙超载；LQTS7、LQTS8 和 LQTS13 则分别由内向整流钾离子通道功能下降、L 型钙离子通道功能增加及乙酰胆碱依赖型钾离子通道功能下降所导致。以上 13 型均使复极外向电流减少和（或）内向电流增加，动作电位时限及 QT 间期延长。

临床表现　晕厥和猝死通常发生在 40 岁之前，特别是 LQTS2 和 LQTS3，几乎占半数以上。仅

少数 LQTS1 患者在 40 岁前出现症状。LQTS1 发作主要与情绪和应激相关，其心脏事件的发生呈交感神经依赖性。LQTS3 发作主要在休息时，与心率慢有关。40 岁以上 LQTS 患者的致命性心脏事件仍维持在一个极高的水平。其他 LQTS 的临床表型不如前 3 型明显。

心电图检查　主要包括遗传性 LQTS1、LQTS2 和 LQTS3。

遗传性 LQTS1 心电图特点　①婴儿型 ST-T 波形，ST 段与 T 波上升支融合，后者呈直斜线状，双峰 T 波常见。在肢体和左胸导联，第二峰构成 T 波的顶端。总体而言，T 波基底部较宽，顶端锐利，T 波的下降支陡立，呈非对称状。一般 QT 间期在 470ms±20ms，这种波形多见于婴幼儿。②宽大 T 波，T 波呈单峰状，基部宽大，上升支与下降支光滑。QT 间期可正常或明显延长，一般在 490ms±20ms。③T 波形态正常，QT 间期可正常或明显延长，QT 间期在 460ms±20ms。④晚发正常 T 波，ST 段延长，T 波形态正常，QT 间期在 490ms±40ms。

遗传性 LQTS2 心电图特点　多导联存在 T 波双峰、双向或切迹是 LQTS2 的心电图特征。T 波振幅常偏低，QT 间期可正常或明显延长。双峰 T 波可分为 4 种亚型：①明显型双峰 T 波，T 波双峰分明，第二峰常位于 T 波下降支的早期。②第二峰位于 T 波顶部的表浅型双峰 T 波。③第二峰位于 T 波下降支的表浅型双峰 T 波。④低钾型双峰 T 波，T 波低矮，两峰间距较大，第二峰常与 U 波融合，类似于低钾血症的心电图改变。

遗传性 LQTS3 心电图特点　主要特征为晚发尖锐或双相 T 波，

ST 段平直或斜形延长，T 波尖锐，起始和终止分明。双相 T 波常见，QT 间期常显著延长。LQTS3 的突变基因是 SCN5A，其突变可同时导致其他的遗传性疾病，如布鲁加达综合征（Brugada syndrome）、病态窦房结综合征和先天性传导阻滞等。

诊断 虽然 2009 年美国心脏协会、美国心脏病学会基金会和心律学会推荐男性 QTc（经心率校正后的 QT 间期）>450ms，女性 QTc>460ms 作为诊断 QT 间期延长的界限，但是也有研究表明携带突变基因的患者 QTc 可＜460ms，QTc 不应作为诊断 LQTS 的唯一标准。据统计，有 12% 基因异常者 QT 间期正常，30% 在临界水平。

鉴别诊断 应与血管迷走性晕厥、直立性低血压、致心律失常性右心室心肌病、儿茶酚胺敏感性室性心动过速、肥厚型心肌病、室性心动过速、获得性 LQTS 和癫痫鉴别。

治疗 包括针对遗传背景的选择性治疗和应用 ICD 治疗。

针对遗传背景的选择性治疗 ①遗传性 LQTS1：β 受体阻断剂为首选。对于不能耐受大剂量 β 受体阻断剂者可选择左侧颈胸交感神经节切断术，后者是公认的对 LQTS1 最有效的治疗方案。②遗传性 LQTS2：虽然 β 受体阻断剂在 LQTS2 的治疗中不及 LQTS1，但仍是其治疗不可缺少的药物。由于其对细胞外液的钾离子比较敏感，所以补钾治疗十分有效，长期口服补钾可很好地抑制尖端扭转型室性心动过速的发生。③遗传性 LQTS3：不十分主张应用 β 受体阻断剂。研究认为，出生后第 1 年无心脏事件的 LQTS3 患者，使用 β 受体阻断剂似乎有效，而 β 受体阻断剂治疗失败的患者必须安装植入型心律转复除颤器（implantable cardioverter defibrillator，ICD）。可抑制晚钠离子通道的药物亦有效，如美心律、氟卡尼等。④其他类型：补充钾离子，使用钾离子通道开放剂，抑制钠离子或钙离子。

应用 ICD 治疗 适用于对 β 受体阻断剂无效或反复发生晕厥者，尤其是 LQTS3 患者，一旦明确 SCN5A 突变即可安装 ICD。

（王玉堂）

huòdéxìng cháng QT zōnghézhēng

获得性长 QT 综合征（acquired long QT syndrome）

药物、心脏疾病或代谢异常等引起以可逆性 QT 间期延长伴尖端扭转型室性心动过速发作的疾病。美国心脏协会和美国心脏病学会 2010 年发表的院内获得性 LQTS 防治建议中，推荐 QTc（经心率校正后的 QT 间期）正常值男性为 470ms，女性为 480ms。不论女性或男性，QTc>500ms 均属于明显异常。应注意的是，传统观点和现用标准 12 导联心电图分析程序均将 QTc>440ms 作为 QT 间期延长的界值，但实际上仅有 10%～20% 的正常人超出这个范围。中国尚无统一标准，仍采用美国心脏协会和美国心脏病学会推荐的 QTc 异常延长的标准。

病因 包括药物、心脏疾病（如心力衰竭、心肌缺血、心动过缓等）或代谢异常（如电解质紊乱、糖尿病）等，其中药物因素最常见。

发病机制 QT 间期延长、T-U 波形态异常和随后出现的尖端扭转型室性心动过速（torsade de pointe，TdP）源于心室肌细胞复极相关的离子通道及蛋白质结构和功能异常。药物引起类似通道功能异常的机制如下。①药物直接阻滞快速激活延迟整流性钾离子电流（I_{kr}）：I_{kr} 是人类心肌细胞的主要复极电流。药物本身或其代谢产物阻滞 I_{kr} 是药物性 LQTS 的主要分子机制之一。HERG 基因编码 I_{kr} 通道的 α 亚基，后者结构的特异性决定药物对其有高敏的亲和力和高结合率。研究表明，药物阻滞 I_{kr} 效应与诱发室性心律失常或猝死的效应相关。②药物抑制 I_{kr} 通道表达：通过干扰 HERG 蛋白转运，降低 I_{kr} 通道在细胞膜表面表达。③心室复极储备降低：缓慢激活延迟整流性钾离子电流（I_{ks}）是人类心肌细胞重要的复极储备。静息态下，I_{ks} 电流很小，对复极几乎不起作用。心率加快或其他复极电流（如 I_{kr}）受抑制时，I_{ks} 代偿增大，心室复极获得补偿掩盖复极缺陷。若 I_{ks} 基因异常或单核苷酸多态性增加药物敏感性，导致 I_{kr} 外向电流减弱，其他钾离子电流（如 I_{kr}）又不能补偿，则复极储备能力降低。④内向电流增强：在慢性心衰和心肌缺血中，内向晚钠离子电流加大，也可引起 QT 间期延长和早期后除极。

临床表现 以可逆性 QT 间期延长为主，部分患者伴晕厥及 TdP 发作。

诊断与鉴别诊断 存在原发病和（或）致 QT 延长的因素，药物、低钾血症和低镁血症所致 LQTS 通常伴动态 QTU 延长，与易发展成 TdP 的 T-U 融合。获得性 LQTS 通常无遗传性 LQTS 特征性心电图波形，遗传性 LQTS 存在无法用其他原因解释的猝死家族史、血亲亲属罹患 LQTS 和心脏事件病史。

治疗 包括以下几方面。

去除病因 是治疗的关键。药物引起 QT 间期延长和 TdP 者，应立即停止明确或可能诱发 TdP 的药物，并进行连续的 QTc 间期监测。在使用某种导致 QT 间期延长的药物后出现预警性心电图时，除停药外，还应立即给予如下处理：评估是否存在促发 TdP 的其他因素，包括药物相互作用、代谢异常、有无心动过缓或电解质异常；备好除颤器；患者需在病房接受密切心电监护，不应因任何诊断检查和治疗而离开病房。对于药物所致 QT 间期延长及 TdP 发作者，无论血镁水平如何，均应静脉注射硫酸镁。若 TdP 发作仍持续，必要时可再重复静脉注射，之后可用硫酸镁持续静脉滴注，直至 TdP 消失。使用硫酸镁时一般不需监测血镁水平。

电复律 患者发生 TdP 不能自行终止或蜕化为心室颤动，应立即实施直流电复律。对于 TdP，特别是频率较快、ORS 形态严重畸形者，同步直流电复律难以奏效，可用心室颤动的复律方法，使用非同步最大电量（单相波 360J，双相波 200J）复律。对于不能明确 TdP 的原因且有心脏性猝死危险者，应考虑植入式心脏复律除颤器预防心脏性猝死。

起搏治疗 对心动过缓和明显长间歇依赖者可考虑经静脉心房或心室临时起搏，起搏频率维持 80 次/分左右，有指征者应行永久性起搏。若为三度或高度房室传导阻滞，明显窦性心动过缓，等待临时起搏时，可短时使用提高心率的药物，如阿托品、异丙肾上腺素。

补钾 获得性 LQTS 致 TdP 通常合并低血钾。药物和低钾血症协同可使 TdP 的发生率增加。因此积极补钾也是治疗措施之一。建议将患者血钾水平保持在 4.5~5.5mmol/L。

应用抗心律失常药 如利多卡因和美西律，但在获得性 LQTS 和 TdP 中的治疗价值有限，非治疗和预防的主要措施。心动过缓但已接受起搏者，可用 β 受体阻断剂。

（王玉堂 李 健）

xīnlì shuāijié

心力衰竭（heart failure） 心室泵血和（或）充盈功能降低，主要表现为呼吸困难和水肿的临床综合征。简称心衰。根据发生时间，可分为急性心衰和慢性心衰；根据主要累及的心脏腔室，可分为左心衰竭和右心衰竭。中国心衰的患病率约 0.9%，心衰患者约为 400 万。心衰患病率随年龄增长显著上升，城市高于农村，北方明显高于南方。

病因及发病机制 绝大多数心衰患者有基础心血管疾病。根据中国 2000 年调查资料，冠心病居各种病因之首，占 45.6%，其次为风湿性心瓣膜病（18.6%）和高血压（12.9%）。心衰发生的基本机制是心肌重构。初始的心肌损伤可引起一系列神经内分泌和细胞因子的激活，肾素-血管紧张素-醛固酮系统和交感神经系统的过度兴奋起极为重要的作用。这一病理生理机制原本是机体的一种代偿机制，以便恢复血流动力学状态和心脏功能，但长期过度激活引起心肌结构和功能改变，造成心肌重构。心肌重构又会进一步激活神经内分泌和细胞因子，形成恶性循环，发生心衰。

临床表现 不同类型的心衰临床表现不同。

乏力和运动耐受性明显降低 由于心功能受损使心输出量降低，导致全身包括肌肉和各个脏器血流灌注不足，氧供应减少。

呼吸困难 左心衰竭的典型表现，源于肺循环阻力增加、肺淤血和肺气体交换功能受损。特点是呼吸困难与体力活动有关，病情较轻者仅在较剧烈活动后才出现呼吸困难。胸部听诊可闻及细湿啰音，尤其两肺底部。

水肿 右心衰竭的典型表现，通常先出现于下垂部位，如足背、下肢尤其胫骨前。水肿部位皮面压之凹陷，严重者可有全身水肿、胸腔积液及腹水。

诊断 ①心脏病病史：如冠心病、瓣膜性心脏病、长期控制不良的高血压、心肌炎和心肌病等。②典型临床表现：如呼吸困难和水肿。③实验室检查：心电图异常，胸部 X 线检查可见心脏扩大、肺淤血，超声心动图示心脏各腔室增大、左心室射血分数降低。④心衰的生物学标志物检查：B 型利尿钠肽及 N 末端 B 型利尿钠肽原检测水平显著增高。

鉴别诊断 与左心衰竭鉴别的常见疾病有支气管和肺部感染、支气管哮喘、慢性阻塞性肺疾病等；与右心衰竭鉴别的主要是各种可能引起全身或局部水肿的疾病如慢性肾脏疾病、肝硬化等。

治疗 有明确疗效并推荐长期应用的有以下 6 种药物：血管紧张素转换酶抑制剂（ACEI）、β 受体阻断剂、血管紧张素 II 受体阻断剂（ARB）、醛固酮受体拮抗剂、利尿剂和地高辛。有明显液体潴留如水肿、肺淤血者，首先使用利尿剂，液体潴留消除后可加用 ACEI 或 β 受体阻断剂，并合用两者，这 3 种药物的联合形成了心衰的基本或标准治疗方案。若效果不满意，可酌情加用醛固酮受体拮抗剂、地高辛或 ARB。

（黄 峻）

xīngōngnéng zhǐbiāo

心功能指标 (cardiac function index)

评定心功能状态的方法。常用指标有左心室射血分数、纽约心脏病学会心功能分级、B 型利尿钠肽及 N 末端 B 型利尿钠肽原及 6 分钟步行试验等。

左心室射血分数 (left ventricular ejection fraction, LVEF): 测定应采用二维超声心动图改良的 Simpson 法。测定值<40% 可诊断收缩性心力衰竭。LVEF 主要反映左心室收缩功能状况, 降低提示左心室收缩功能减退。经过积极治疗, LVEF 可提高, 提示心功能尤其左心室功能状况有所改善。

纽约心脏病学会心功能分级见心功能分级。B 型利尿钠肽及 N 末端 B 型利尿钠肽原见 B 型利尿钠肽。

6 分钟步行试验: 方法简单、易行且安全, 不但可评定患者的运动耐量, 而且可预测患者预后。6 分钟步行距离<150m 为重度心力衰竭; 150~450m 为中度心力衰竭; >450m 为轻度心力衰竭。根据临床研究亚组分析资料, 6 分钟步行距离短和距离长的患者, 8 个月随访死亡率分别为 10. 23% 和 2. 99%。6 分钟步行距离<300m, 提示预后不良。

(黄 峻)

xīngōngnéng fēnjí

心功能分级 (cardiac functional classification)

评估心功能受损程度的临床方法。正确和客观地评估心功能状况有助于临床治疗, 也有助于判定患者的危险程度 (危险分层) 和预后。

评定方法通常采用美国纽约心脏病学会 (New York Heart Association, NYHA) 的标准, 将心力衰竭 (简称心衰) 患者分为 I 级、II 级、III 级和 IV 级, I 级~IV 级心衰的严重程度依次递增。I 级: 日常活动无心衰症状; II 级: 日常活动如快步行走或上二楼, 出现心衰症状如呼吸困难、乏力; III 级: 低于日常活动量出现心衰症状; IV 级: 休息时出现心衰症状。

NYHA 心功能分级一般适用于左心衰竭患者, 实际上是一种评价左心室功能状态的方法, 具有一定的客观性, 但与同样反映左心室收缩功能的左心室射血分数并非完全一致。同一患者心功能分级是可以变化的, 病情严重时心功能可能为 III 级, 甚至 IV 级, 经过积极治疗随病情好转, 可降为 II 级; 反之, 病情加重时, 级别可增加。因此, 这一分级方法也可用来评价心衰疗效, 并与预后有一定关联, 心功能 III 级, 尤其 IV 级者通常病死率高, 提示病情严重、预后较差。

(黄 峻)

xīnlì shuāijié fēnqī

心力衰竭分期 (heart failure stage)

将患者从只有心血管危险因素到出现心力衰竭, 再发展至难治的终末期心衰, 并最终死亡的全过程, 依据临床特点加以区分。2000 年首先由美国学者提出, 随后得到各国的普遍认可并应用于临床。

评定方法 分为 4 个期, 以 A、B、C、D 来表示, A~D 心衰的严重程度递增。①A 期: 患者仅有危险因素, 并无心脏结构性改变和心力衰竭 (简称心衰) 的症状与体征。②B 期: 患者不仅有危险因素, 而且已出现结构性心脏病的表现, 如高血压引起左心室肥厚, 高脂血症造成冠心病并发生心肌梗死等, 但尚未出现心衰的症状和体征。③C 期: 患者不仅有结构性心脏病, 而且已出现心衰的症状和体征。通常所说心衰患者即处于此期。④D 期: 又称终末期心衰, 主要特点是仅采用一般的内科治疗方法已不能缓解心衰的症状, 通常需要给予静脉的各种血管活性药如血管扩张药、正性肌力药等, 还需要合并应用其他非药物的辅助性治疗, 如血液滤过、左心室辅助装置、机械通气等。

临床意义 ①倡导预防重于治疗的理念: 心衰分期十分形象又清晰明了, 心衰呈不断进展的过程。心衰尚不能完全治愈, 但可以预防; 心衰尚不能逆转, 但可以延缓。②提倡早期干预和早期预防的理念: 有症状的心衰患者, 预后无异于常见的恶性肿瘤, 故重要的是预防出现心衰症状。根据心衰分期, 有两个最重要的干预靶标: 一个是防止从 A 期转变为 B 期, 即早期干预各种危险因素, 防止发生结构性心脏病变; 另一个是防止从 B 期转变为 C 期, 防止出现心衰的症状和体征。③与心功能分级的关系: 这两种心衰分类方法是完全不同的概念。纽约心脏病学会 (New York Heart Association, NYHA) 心功能分级是对患者心功能状态 (主要为左心功能状态) 的评估, 而心衰分期则是对患者在心衰长期发展过程中所处阶段的确认。NYHA 心功能分级的变化是双向的, 例如心功能 II 级患者可转变为 III 级, 也有可能转变为 I 级。等级增加提示心衰加重, 等级降低则表示心衰减轻。心衰分期是单向的, 只能向前, 不可能向后, 例如 C 期患者不会转变为 B 期, 但可能进展至 D 期。这两种分类方法具有一定的对应性。A 期、B 期患者心功能相当于 I 级, C 期患者心功能相当于 II、III、IV 级中部分病情较轻者，D 期患者心功能相当于Ⅳ级中病情严重者。

治疗 ①A 期：积极治疗和控制危险因素，如高血压、高脂血症、糖尿病等。②B 期：除控制危险因素外，由于患者已有结构性心脏病，心肌已发生重构，此时应优先考虑应用具有抑制心肌重构作用的药物如肾素-血管紧张素-醛固酮系统阻滞剂［血管紧张素转换酶抑制剂（ACEI）、血管紧张素Ⅱ受体阻断剂（ARB）］和交感神经系统阻断剂（β 受体阻断剂）。③C 期：应积极进行抗心衰治疗，如应用利尿剂、ACEI 和 β 受体阻断剂作为基本治疗方案。不能耐受 ACEI 者可代之以 ARB。治疗效果不满意者可加用醛固酮受体拮抗剂（螺内酯、依普利酮）、地高辛或 ARB。④D 期：除继续 C 期的抗心衰治疗外，可加用静脉血管活性药物，如各种血管扩张药、正性肌力药等。此外，患者多半需要采用非药物的辅助性治疗，如血液滤过、机械通气、左心室辅助装置等。由于此期患者的平均寿命仅半年，有条件者可考虑做心脏移植。

（黄　峻）

jíxìng xīnlì shuāijié

急性心力衰竭（acute heart failure）

心力衰竭的症状和体征急骤发生或加重的临床综合征。突然起病或在原有慢性心力衰竭（简称心衰）的基础上急性加重，表现为收缩性心衰或舒张性心衰，发病前可以有或从无基础心脏病史。根据病因、诱因、血流动力学改变和临床特征，急性心衰分为 3 类：①急性左心衰：常见于慢性心衰急性失代偿、急性冠状动脉综合征、高血压急症、急性心瓣膜功能障碍、急性重症心肌炎和围生期心肌病及严重心律失

常。②急性右心衰：多为右心室梗死、急性大块肺栓塞或右侧心瓣膜病所致。③非心源性急性心衰：如高心输出量综合征、严重肺动脉高压等。急性心衰住院病死率为 3%，60 天为 9.6%，3 年和 5 年分别为 30% 和 60%。中国因心衰住院者占住院心血管病患者的 16.3%~17.9%。

病因 老年人冠心病、高血压和退行性心瓣膜病是主要病因，年轻人多源于扩张型心肌病、心肌炎、风湿性心瓣膜病、先天性心脏病或心律失常。缺血性心脏病合并急性心衰主要见于下列情况：①大面积急性心肌梗死。②面积大、严重的急性心肌缺血。③原有慢性心功能不全者心肌缺血发作。

发病机制 尚未完全阐明，主要包括以下几方面。

急性心肌损伤和坏死 急性心肌梗死或急性重症心肌炎等可造成心肌坏死，使心脏的收缩单位减少。高血压急症或严重心律失常等均可使心脏负荷增加。这些改变可产生血流动力学紊乱，肾素-血管紧张素-醛固酮系统（renin-angiotensin-aldosterone system，RAAS）和交感神经系统激活，病情加剧和恶化，或在多种诱因下激发而迅速发生急性心衰。

血流动力学紊乱 ①心输出量下降，外周组织和器官灌注不足，导致出现脏器功能障碍和末梢循环障碍，甚至发生心源性休克。②左心室舒张压升高，肺静脉压升高，可发生急性肺水肿。③右心室舒张压升高使体循环静脉压升高、水钠潴留以及循环淤血等。

神经内分泌激活 交感神经系统和 RAAS 激活本是机体在急性心衰时的一种保护性代偿机制，但长期过度兴奋则产生不良影响，

使多种内源性神经内分泌与细胞因子激活，加重心肌损伤、心功能下降和血流动力学紊乱，反过来刺激交感神经系统和 RAAS 的兴奋，形成恶性循环。

心肾综合征 心衰和肾衰竭常并存，并互为因果，称为心肾综合征。例如，原发性急性肾功能恶化或慢性肾病均可导致急性心功能不全和（或）心血管不良事件危险性增加。急性或慢性全身性疾病也可导致心肾功能同时衰竭。

慢性心衰的急性失代偿 稳定的慢性心衰可在短时间内急剧恶化，心功能失代偿而急性心衰。促发因素中药物治疗缺乏依从性、严重心肌缺血、重症感染、严重影响血流动力学的各种心律失常及肾功能损伤等较多见。

临床表现 ①左心衰伴肺淤血：为呼吸困难突然发作（又称心源性哮喘），咳大量白色泡沫样痰，不能平卧，两肺有干啰音、哮鸣音，中、下肺野可闻及细湿啰音。②肺水肿：端坐位，喘息不止，可咳大量粉红色泡沫样血痰，口唇发绀，大汗淋漓，烦躁并有恐惧感。③心源性休克：持续低血压，可伴面色灰白、皮肤湿冷、外周发绀，以及尿量减少等末梢循环障碍表现，还可出现神志恍惚，逐渐发展至意识模糊，甚至昏迷。④急性右心衰：低心排出综合征，右心循环负荷增加，可有颈静脉充盈、下肢水肿、肝大和低血压等。

诊断 急性左心衰根据基础心脏病病史、临床表现、心电图改变、血气分析异常（血氧饱和度<90%），以及超声心动图检查异常等作出初步诊断。急性右心衰根据病史（有右心室梗死、急性大块肺栓塞）、临床表现（如突

发的呼吸困难、低血压、颈静脉怒张等），结合心电图和超声心动图检查作出诊断。

鉴别诊断 急性左心衰应与可引起明显呼吸困难的疾病（如支气管哮喘发作和哮喘持续状态、急性大面积肺栓塞、肺炎、严重的慢性阻塞性肺疾病伴发感染）、非心源性肺水肿（如急性呼吸窘迫综合征）及非心源性休克等鉴别。若有怀疑，可检测 B 型利尿钠肽及 N 末端 B 型利尿钠肽原，显著升高者可确认为心源性。急性右心衰应与急性心肌梗死、肺不张、急性呼吸窘迫综合征、主动脉夹层、心脏压塞和缩窄性心包炎等鉴别。

治疗 目标：①控制基本病因和纠正引起急性心衰的诱因。②缓解呼吸困难等严重症状。③稳定血流动力学状态，维持收缩压≥90mmHg。④纠正水电解质紊乱和酸碱平衡失调。⑤保护重要脏器如肺、肾、肝和脑，防止功能损害。⑥降低死亡危险，改善近期和远期预后。

急性心衰确诊后即应开始一般处理，并视病情做进一步治疗：①根据收缩压水平和肺部淤血状况合理选择应用血管活性药（如血管扩张药、正性肌力药或缩血管药）。②根据病情需要采用非药物的辅助性器械治疗，如主动脉内球囊反搏术、无创性或气管插管呼气机辅助通气、血液净化及左心室辅助装置等。③动态评估急性心衰的程度、疗效，并及时调整治疗方案。

急性左心衰 ①一般处理：应半卧位或端坐位，双腿下垂以减少回心血量，采用鼻导管或面罩吸氧，必要时无创呼吸机辅助通气。对症给药，如明显呼吸困难伴烦躁不安者给予吗啡缓慢静

脉注射；伴快速心室率的心房颤动者给予毛花苷丙缓慢静脉注射。②药物治疗：利尿剂适用于急性心衰伴肺循环和（或）体循环明显充血及容量负荷过重者，祥利尿剂为首选；血压正常伴低灌注状态或有明显淤血且尿量减少者，应尽早应用血管扩张药，以助于开放外周循环和降低前负荷，常用硝酸酯类药、硝普钠、乌拉地尔和重组人 B 型利尿钠肽，后者主要作用是扩张血管，降低前、后负荷，并促进钠的排泄；正性肌力药适用于低心输出量综合征，可缓解组织低灌注性症状，对血压较低和血管扩张药、利尿剂反应不佳或不耐受的患者尤为有效，主要有儿茶酚胺类正性肌力药、磷酸二酯酶抑制剂及钙离子增敏剂左西孟旦。

急性右心衰 除急性右心室梗死外，主要应用利尿剂以减轻水肿，并治疗基础心血管疾病。

（黄　峻）

mànxìng xīnlì shuāijié

慢性心力衰竭（chronic heart failure）

各种慢性心肌病变和长期心脏负荷过重，使心肌收缩力减弱，心输出量下降，出现以肺循环和（或）体循环淤血为主要临床表现的临床综合征。心力衰竭（简称心衰）正在成为 21 世纪最重要的心血管病症。中国心衰患病率为 0.9%，患者约为 400 万人。

病因 中国心衰的病因中冠心病占 45.6%，居各种病因之首；风湿性心瓣膜病占 18.6%；高血压病占 12.9%。心衰的死亡原因依次为泵衰竭（59%）、心律失常（13%）和猝死（13%）。

发病机制 心衰发生发展的基本机制是心肌重构。初始的心肌损伤可引起交感神经系统和肾素-血管紧张素-醛固酮系统

（renin-angiotensin-aldosterone system，RAAS）兴奋性增高，并使多种内源性的神经内分泌和细胞因子激活，其长期、慢性激活促进了心肌重构，加重心肌损伤和心功能恶化，又进一步激活神经内分泌和细胞因子等，形成恶性循环。心衰是一种进行性病变，一旦起始，即使无新的心肌损害，仍可通过心肌重构不断进展，最后导致心室泵血和（或）充盈功能低下，出现心衰的症状和体征，并进展至终末期阶段。

临床表现 不同类型的心衰临床表现不同。①乏力和运动耐量明显降低：由于心功能受损使心输出量降低，导致全身包括肌肉和各个脏器血流灌注不足，氧供应减少。②呼吸困难：左心衰竭的典型表现，源于肺循环阻力增加、肺淤血和肺气体交换功能受损。特点是呼吸困难与体力活动有关，病情较轻者仅在较剧烈活动后才出现呼吸困难。胸部听诊可闻及细湿啰音，尤其两肺底部。③水肿：右心衰竭的典型表现，通常先出现于下垂部位，如足背、下肢尤其胫骨前。水肿部位皮面压之凹陷，严重者可有全身水肿、胸腔积液及腹水。

诊断 ①心脏病病史：如冠心病、瓣膜性心脏病、长期控制不良的高血压、心肌炎和心肌病等。②典型临床表现：如呼吸困难和水肿。③实验室检查：心电图异常，胸部 X 线检查可见心脏扩大、肺淤血，超声心动图示心脏各腔室增大、左心室射血分数降低。④心衰的生物学标志物检查：B 型利尿钠肽及 N 末端 B 型利尿钠肽原水平显著增高。

鉴别诊断 与左心衰竭鉴别的常见疾病有支气管和肺部感染、支气管哮喘、慢性阻塞性肺疾病

等；与右心衰竭鉴别的主要是各种可能引起全身或局部水肿的疾病如慢性肾脏疾病、肝硬化等。

治疗 包括一般治疗、药物治疗和非药物治疗。

一般治疗 ①去除诱因：尤其是感染、心律失常、电解质紊乱。②监测体重。③调整生活方式：限制钠和水的摄入量等。

药物治疗 有明显液体潴留如水肿、肺淤血，首先使用利尿剂。液体潴留消除后可加用血管紧张素转换酶抑制剂（ACEI）或β受体阻断剂，并使两者合用。不能耐受 ACEI 者可改为血管紧张素Ⅱ受体阻断剂（ARB）。这3种药物的联合形成了心衰的基本或标准治疗方案，将 ACEI 和β受体阻断剂达到目标剂量称为优化治疗。若效果不满意，可酌情加用醛固酮受体拮抗剂、地高辛或ARB。

利尿剂 有液体潴留的证据或原先有过液体潴留者，均应给予利尿剂。利尿剂是唯一能充分控制心衰液体潴留的药物，是标准治疗中必不可少的组成部分。袢利尿剂为首选；噻嗪类仅适用于轻度液体潴留、伴高血压和肾功能正常的心衰。使用时从小剂量开始，逐渐加量，应严密观察不良反应，如电解质紊乱、症状性低血压及肾功能不全。

ACEI 可降低心衰死亡率，是治疗心衰的基石。慢性心衰患者必须应用 ACEI，包括 B 期无症性心衰［左心室射血分数（left ventricular ejection fraction, LVEF）<40%或有过心肌梗死］，且需终身应用，除非有禁忌证或不能耐受。应用方法：①采用临床试验规定的目标剂量，不能耐受者可应用能够耐受的最大剂量。②从小剂量开始，达到目标量即

可长期维持应用。③监测血压、血钾和肾功能。

ARB 可阻断与血管紧张素 1 型受体（AT_1）结合，从而阻断 RAAS。临床研究证实其与 ACEI 同样有效。可用于 A 期，以预防心衰的发生；亦可用于不能耐受 ACEI 的 B 期、C 期和 D 期患者，替代 ACEI 作为一线治疗，以降低死亡率和合并症发生率；对于常规治疗（包括 ACEI 和β受体阻断剂）后心衰症状持续存在且 LVEF 低下者，可考虑加用 ARB。各种 ARB 均可考虑使用，其中坎地沙坦、缬沙坦和氯沙坦降低死亡率和病残率的证据较明确。应用方法和注意事项同 ACEI。

β受体阻断剂 具有很强的负性肌力作用，以往禁用于心衰患者。临床试验表明，该药治疗初期对心功能有明显抑制作用，但长期治疗（>3 个月）则可改善心功能；治疗 4~12 个月，可延缓或逆转心肌重构。这种急性药理作用和长期治疗截然不同的效应被认为是该药具有的改善内源性心肌功能的生物学效应。所有慢性收缩性心衰、心功能Ⅱ级~Ⅲ级（NYHA 分级）、病情稳定及心功能Ⅰ级（LVEF<40%或有过心肌梗死）的患者均必须应用，且需终身使用，除非有禁忌证或不能耐受。心功能Ⅳ级患者需待病情稳定，在严密监护下由专科医师指导应用。推荐应用美托洛尔、比索洛尔和卡维地洛。必须从极小剂量开始，缓慢增加剂量直至达到目标剂量或最大耐受量，使得清晨静息心率 55~60 次/分。注意监测有无低血压、液体潴留、心衰恶化、心动过缓和房室传导阻滞等。

地高辛 通过降低神经内分泌系统的活性发挥治疗心衰作用，

旨在改善临床状况，适用于应用 ACEI、β受体阻断剂和利尿剂后仍有症状的患者，也适用于伴快速心室率的心房颤动患者。采用维持量治疗。

醛固酮受体拮抗剂 醛固酮对心肌重构有不良作用。衰竭心脏中心室醛固酮生成及活化增加，且与心衰严重程度成正比。加用该药可抑制醛固酮的有害作用。适用于基础治疗后心功能Ⅱ级~Ⅳ级患者。用药过程中应警惕高钾血症和肾功能异常。

非药物治疗 ①心脏再同步化治疗：适用于 LVEF≤35%、窦性心律，左心室舒张期末内径≥55mm，心脏不同步（标准为 QRS 波时限>120ms），以及已应用基础和优化药物治疗，心功能仍为Ⅲ级~Ⅳ级患者，可改善预后。②植入型心律转复除颤器：心衰患者室性心律失常导致的猝死很常见，它可有效用于猝死的预防。推荐应用于曾有致命性快速性心律失常而预后较好的患者（二级预防）。适应证：缺血性心脏病，心肌梗死后至少 40 天，LVEF≤30%，长期优化药物治疗后心功能Ⅱ级~Ⅲ级。非缺血性心肌病，LVEF≤30%，长期优化药物治疗后心功能Ⅱ级~Ⅲ级。③心脏再同步治疗除颤器：适用于心功能Ⅲ级~Ⅳ级、LVEF≤35%且 QRS 波时限>120ms 的有症状心衰患者。④心脏移植：终末期心衰的治疗方式，主要适用于无其他可选择治疗方法的重度心衰。研究显示，术后患者 5 年生存率显著提高，为 70%~80%。

预后 有明显心衰表现的患者预后不良，5 年病死率 50%~60%，与恶性肿瘤如乳腺癌、肺癌相仿，故心衰又称心血管病中的恶性疾病。死因主要是心脏性

猝死和顽固性心衰。

（黄 峻）

shèxuè fēnshù bǎoliú de xīnlì shuāijié

射血分数保留的心力衰竭

（heart failure with preserved ejection fraction，HFPEF） 心脏松弛受损和（或）充盈减缓和（或）心肌顺应性降低所致心力衰竭。又称射血分数正常心力衰竭、舒张性心力衰竭。可出现体循环或肺循环淤血甚至肺水肿，超声心动图检查左心室射血分数（left ventricular ejection fraction，LVEF）正常或轻微减低。多见于老年人、高血压、糖尿病及肥胖等患者，占心力衰竭的30%~50%。

病因及发病机制 病因包括：①影响左心室舒张功能及顺应性的疾病：如高血压性心脏病、肥厚型心肌病等。②影响心室间相互作用及左心室充盈障碍的疾病：如肺动脉高压、右心室梗死及急性肺栓塞等。其发生机制为心脏主动舒张功能障碍及舒张功能不全，前者多为能量供应不足时，细胞内 Ca^{2+} 不能及时被肌质网回摄及泵出胞外，主要见于冠心病等，后者源于心肌细胞肥大及细胞间质和胶原增生，导致心脏舒张功能减退、心输出量降低，心率增快时特别明显，表现为心室肌弛缓不均一及心室顺应性降低。心室肌顺应性减退及充盈障碍，主要见于肥厚型心肌病等。

临床表现 与充血性心力衰竭类似。气促通常是最早出现的症状，其次为肌肉疲劳感，源于HFPEF患者心输出量降低及骨骼肌代谢异常，但两者诊断的特异性和阳性预测值低。虽然急性肺水肿、夜间阵发性呼吸困难和奔马律等也可出现，但是发生率却低于收缩性心力衰竭，对于肥胖患者或老年人出现的症状应注意鉴别诊断。

诊断 首先需除外收缩性心力衰竭，应满足以下条件：①存在充血性心力衰竭的症状和体征，包括劳力性呼吸困难、端坐呼吸、奔马律、肺水肿等。②左心室收缩功能正常或接近正常，包括左心室舒张期末内径指数、容积指数正常，LVEF ≥ 50%。③有左心室松弛、充盈、顺应性异常的证据。有创血流动力学监测显示左心室舒张期末压>16mmHg 或肺毛细血管楔压>12mmHg 或无创组织多普勒检查显示二尖瓣环 E/E'>15。若 E/E' 为 8 ~ 15，需结合其他无创性左心室舒张功能不全的证据，如 E 峰减速时间及二尖瓣或肺静脉血流频谱等。检测血清B 型利尿钠肽（B-type natriuretic peptide，BNP）的水平也应用于此病诊断。若 N 末端 B 型利尿钠肽原（NT-proBNP）<120ng/L 或 BNP ≤ 100ng/L，可基本除外 HFPEF。BNP 或 NT-proBNP 不能单独作为确诊依据，必须结合其他无创性检查技术。

治疗 原则为去除病因；减慢心率，心房颤动（简称房颤）者尽量恢复窦性心律；治疗肺淤血；松弛心肌，逆转心肌肥厚，减轻心肌纤维化。

具体方法如下。①积极控制血压：血压宜低于单纯高血压患者的标准，收缩压<130mmHg，舒张压<80mmHg。②控制房颤心率和心律：尽可能转复房颤并维持窦性心律，慢性房颤患者应控制心室率。③应用利尿剂和硝酸酯类药：利尿剂可减少血容量和回心血量、减轻肺淤血、缓解外周水肿，但应注意避免前负荷过低导致心输出量下降。硝酸酯类药可扩张静脉血管，降低前负荷，

改善心肌缺血，减轻肺淤血。④血运重建：由于心肌缺血可损害心室舒张功能，冠心病患者若有症状或可证实的心肌缺血，应考虑行冠脉动脉血运重建治疗。⑤逆转左心室肥厚，改善舒张功能：可用血管紧张素转换酶抑制剂（ACEI）、血管紧张素 Ⅱ 受体阻断剂（ARB）、β 受体阻断剂、钙通道阻滞剂（CCB）等，ACEI 和 ARB 可抑制成纤维细胞增殖合成胶原，逆转心肌肥大，增加心肌顺应性，减轻左心室重量指数。CCB（尤其是维拉帕米）对伴心绞痛、高血压、心律失常者疗效更佳，美国心脏病学会和美国心脏协会指南也对 CCB 做了 Ⅱb 类推荐。β 受体断剂可减慢心率，延长充盈时间，减少心肌氧耗和缺血，从而改善心室舒张功能及逆转左心室肥厚；还可抑制交感神经及肾素-血管紧张素-醛固酮系统，减轻水钠潴留。⑥洋地黄类药：仅推荐用于合并快速房颤或心房扑动控制心室率。⑦若同时有收缩性心力衰竭，以治疗后者为主。⑧其他：Caldaret 可通过阻断钠-钾交换增强心肌细胞肌质网钙的摄取，减轻心肌细胞钙超载，改善心脏舒张功能；他汀类药物可抗心肌纤维化及增加动脉壁的顺应性；磷酸化的肌节蛋白有可能成为心肌特异性药物治疗的新靶点。此外基因治疗改善心脏舒张功能也取得一定进展。

预后 病死率报道差异较大，可能与研究对象的种族、性别、年龄及合并疾病等方面有关。临床上应根据患者的具体病情，采用相应的措施。

（李新立）

wángùxìng xīnlì shuāijié

顽固性心力衰竭

（refractory heart failure） 经内科优化治疗

后症状仍持续存在或进行性加重，且需要如反复住院、长期静脉用药、应用器械辅助装置、等待心脏移植等特殊干预的心力衰竭。又称难治性心力衰竭。病情严重，治疗困难，预后差。通过及时发现和纠正难治性的病因或诱因，强化心力衰竭治疗，有望改善症状、延长生存期。

病因 主要见于终末期的严重器质性心脏病，但部分源于心外因素、各种并发症甚至治疗本身。①心源性因素：如心肌病、心律失常、甲状腺功能亢进症性心脏病等。②心外因素：如未控制的肺部感染、肺栓塞、肺动脉高压等。③治疗相关因素：如洋地黄使用不足或过量、利尿剂或血管扩张药应用不当等。

临床表现 休息或轻微活动即感气促、端坐呼吸、极度乏力、发绀、倦怠、四肢发冷、血压低、运动耐量降低伴呼吸困难、心源性恶病质、顽固性水肿、肝脏进行性增大伴右上腹疼痛。

诊断 尚无统一标准，作出诊断前需考虑：①患者是否为心力衰竭，有无诊断错误，不可将肺部疾病、代谢性酸中毒、肝肾疾病所致呼吸困难或水肿误诊为心力衰竭，特别是器质性心脏病患者同时合并上述疾病时，必须认真鉴别。②是否存在可完全或部分矫正的病因，并进行相应处理，如甲状腺功能亢进症、贫血、维生素 B_1 缺乏症等可通过内科治疗获得根治或缓解，瓣膜性心脏病、某些先天性心脏病、心肌梗死后室壁瘤可通过介入性治疗或手术获得纠正。③心力衰竭的诱因是否已合理去除，如感染（特别是呼吸道感染）、妊娠、心律失常、风湿热活动、感染性心内膜炎、肺栓塞等。④是否严格限制

水、钠摄入，已用心力衰竭治疗措施是否充分、合理、适当，电解质紊乱、酸碱平衡失调是否已纠正，是否合并使用影响心功能的药物。

治疗 原则为针对不同病因选择治疗方案。例如，急性心肌梗死并发心力衰竭，常无水钠潴留所致的前负荷过重，且急性缺血的心肌对洋地黄既不敏感又易致中毒反应，因此宜选用扩血管治疗为主，严重病例需用主动脉内球囊反搏术支持；肺源性心脏病发生心力衰竭，由于缺氧致肺血管收缩引起右心室后负荷的加重及心肌收缩力的抑制，对洋地黄的治疗反应差，易发生中毒反应，应予改善呼吸（必要时辅助呼吸）、控制感染、纠正缺氧及辅以利尿剂和血管扩张药治疗；二尖瓣狭窄所致肺淤血，虽与其他左心室衰竭所致肺淤血的临床症状相似，但实为左心房衰竭。窦性心律时给予洋地黄治疗并无明显治疗作用；相反，由于右心室收缩力增强，右心输出量增加，加重肺淤血使临床症状恶化。应选用 β 受体阻断剂，减慢心率、延长左心室的舒张充盈和左心房排空，抑制右心室收缩，从而减轻肺淤血和缓解症状，并争取早日手术治疗。

顽固性心力衰竭治疗应注意的问题。①控制液体潴留：是治疗成功的关键。可加大利尿剂用量，或联用静脉滴注多巴胺或多巴酚丁胺，但可能会引起氮质血症恶化。若肾功能不全严重，水肿变为难治性，可应用超滤法或血液透析，患者有可能恢复对利尿剂的反应。②神经内分泌抑制剂的应用：患者对血管紧张素转换酶抑制剂（ACEI）和 β 受体阻断剂耐受性差，宜从极小剂量开

始。ACEI 易致低血压、肾功能不全。β 受体阻断剂易引起心力衰竭恶化。收缩压 <80mmHg 者两药均不宜应用。有显著液体潴留，近期内曾静脉注射正性肌力药者，则不宜用 β 受体阻断剂。血管紧张素受体阻断剂是否与 ACEI 同样有效尚不清楚，但也易引起低血压和肾功能不全。醛固酮受体拮抗剂的临床试验证据仅限于肾功能正常的人群，对肾功能受损者则可引起危险的高钾血症。③静脉应用正性肌力药或血管扩张药：静脉滴注正性肌力药（如多巴酚丁胺、米力农）和血管扩张药（如硝酸甘油、硝普钠）可作为姑息疗法，短期（3~5 天）应用以缓解症状。一旦情况稳定，即应改为口服方案。对可成功中断静脉应用正性肌力药者，不推荐常规间歇静脉滴注正性肌力药。某些确实无法中断静脉治疗患者，可允许持续静脉输注多巴酚丁胺、米力农，但通常多应用于等待心脏移植者。④机械和外科治疗：心脏移植适用于有严重心功能损害或依赖静脉正性肌力药者。左心室辅助装置可考虑应用于内科治疗无效、预期 1 年生存率 <50% 且不适于心脏移植者。

（李新立）

zuǒxīn shuāijié

左心衰竭 (left heart failure)

左心功能异常所致心肌收缩力下降，心脏负荷加重，心输出量降低，周围循环阻力增加，肺循环压力升高，引起肺循环充血伴组织器官灌注不足和心源性休克的临床综合征。心血管系统的基本任务是提供合适的血氧供应外周组织，心脏功能的实现需要多种因素的相互作用，包括心肌特性、神经体液因素的影响、循环血容量和外周血管顺应性。决定心脏

巴胺。去甲肾上腺素作用于 α 和 β₁ 受体，其正性肌力作用在血管阻力增大的情况下有所抵消。由于肾血管收缩，无尿和肾衰竭的情形可能加重，有潜在致心律失常危险。

多巴酚丁胺 是一种正性肌力药，对心源性休克有效，病因是瓣膜或瓣膜下狭窄者除外。可与多巴胺联用。对长期慢性心力衰竭已使用大剂量 β 受体阻断剂者，不宜选用多巴酚丁胺，宜选择米力农。

强心苷 抑制 Na^+-K^+-ATP 酶，使细胞内 Na^+ 增多，通过钙-钠交换增多，从而增强心肌收缩力。对非心肌组织的 Na^+-K^+-ATP 酶的抑制，有神经内分泌调节作用，强心苷复杂的电生理作用取决于对心脏起搏和传导的直接影响及对副交感神经间接作用的综合效应。强心苷对心源性休克患者作用有限，其正性肌力作用较弱，在心房颤动伴快速心室率引起的急性心力衰竭伴休克，其他药物无法控制的快速心室率，选用强心苷可减慢心室率。

磷酸二酯酶抑制剂 通过阻滞 cAMP 的降解发挥正性肌力作用。米力农是临床应用的第三类磷酸二酯酶抑制剂，具有正性肌力，正性松弛、扩张外周血管的效应，在减低肺毛细血管楔压的同时，增加心输出量。由于其作用与 β 受体无关，对已经应用 β 受体阻断剂的患者，米力农的作用优于多巴酚丁胺，该药需静脉给药，短期应用。

新型正性肌力药左西孟旦主要与肌钙蛋白 C 结合，加强收缩蛋白对 Ca^{2+} 的敏感性，从而增加心肌收缩力，但不增加细胞内 Ca^{2+} 浓度，同时促进 ATP 依赖的钾离子通道开放，引起血管扩张，

有潜在抗心肌缺血的作用。静脉滴注左西孟旦可引起每搏量增加，心率增快，心输出量增多；肺毛细血管楔压下降，外周阻力降低；冠状动脉血流增多，顿抑心肌收缩和舒张功能改善。左西孟旦半衰期较长，具有扩血管效应，通常需要与血管活性药联合应用。对急性心肌梗死合并心源性休克者，该药与多巴酚丁胺和去甲肾上腺素三药联合应用，可改善血流动力学，维持血压稳定。

非药物治疗 根据心源性休克的病因和并发症采用不同治疗策略。

冠状动脉血运重建 急性心肌梗死所致心源性休克，可选择紧急 PCI 或冠状动脉旁路移植术，开通犯罪血管，降低死亡率。

急诊外科手术 急性心肌梗死机械并发症需紧急心脏手术，修补游离壁破裂、室间隔穿孔、二尖瓣置换等，同时进行冠状动脉血运重建。

主动脉内球囊反搏术 是通过动脉植入一根带球囊的导管至降主动脉内，左锁骨下动脉开口的远端，在心脏舒张期球囊充气，心室收缩前球囊排气，从而起到辅助衰竭心脏的作用。急性心肌梗死伴机械并发症和心源性休克是应用该治疗的适应证。

心脏辅助装置 主要有 3 种用途。①功能恢复桥梁：适用于心脏可逆性受损者，如心脏手术后心源性休克、急性重症心肌炎等。经过短期或中期应用心室辅助装置，心肌损伤得以恢复。②心脏移植的过渡：顽固性终末期心力衰竭伴心源性休克等待心脏移植时，采用心室辅助装置支持到患者获得供者。③终末期替代治疗：顽固性心力衰竭终末期患者，无法进行心脏移植时使用

心室辅助装置维持生命。

（卢永昕）

gāoxuèyā

高血压（hypertension） 各种原因或因素引起的体循环动脉收缩压和（或）舒张压异常升高的临床综合征。常伴脂肪和糖代谢紊乱，是脑卒中、心力衰竭、冠心病、心肌梗死、肾脏损害的重要危险因素。高血压通常表现为收缩压和舒张压均升高，也有单纯收缩期高血压和单纯舒张期高血压。约90%的高血压患者的血压升高并非由某种确定原因引起，称为原发性高血压。由确定的疾病或病因引起的血压升高称为继发性高血压，查出病因并有效去除或控制其后，高血压可治愈或在一定程度上缓解。

病因及发病机制 原发性高血压和继发性高血压有所不同。

原发性高血压 为遗传易感性与诸多环境因素共同作用综合造成。其遗传易感性表现在家族聚集性及种族差异等。双亲血压正常者，子女高血压患病率约为3%；双亲均为高血压者，子女患病率达45%。有高血压家族史、肥胖、缺乏运动、糖尿病、吸烟、焦虑或抑郁，以及过量饮酒和钠盐摄入量高等危险因素者，血压易于升高。

单纯收缩期高血压主要由于粥样硬化使大动脉弹性功能明显减退，顺应性降低；在左心室射血时大动脉的扩张不能与射血相适应，表现为收缩压（systolic blood pressure，SBP）升高；舒张期由于大动脉不能很好地弹性回缩使舒张压（diastolic blood pressure，DBP）下降，导致脉压增大。少数收缩期高血压继发于主动脉瓣关闭不全、严重贫血和甲状腺功能亢进症，主要表现为脉

压增大，左心室射血速率和心排血指数增高，但总血管外周阻力正常。

单纯舒张期高血压是由于DBP升高而SBP不高，脉压很小。这类高血压的特点是外周阻力增高而大动脉弹性功能尚好，多见于中青年患者。交感神经兴奋时心输出量增加，因主动脉相对易扩张，故收缩压不高；心脏舒张时，由于主动脉过度扩张，弹性回缩有力，即表现为DBP升高。

不同患者血压升高的机制不尽相同，较集中在3个方面：交感神经系统活性增强、容量负荷增加和肾素-血管紧张素-醛固酮系统激活。某个患者的血压升高可能以其中一种机制为主，但一般由于多种机制失调共同造成。

继发性高血压 导致血压升高的主要疾病包括肾实质疾病，如慢性肾小球肾炎或肾盂肾炎、多囊肾、肾结缔组织病；肾血管疾病；尿路梗阻；某些内分泌疾病，如嗜铬细胞瘤、库欣综合征、原发性醛固酮增多症、甲状腺功能亢进症。主动脉缩窄、主动脉瓣关闭不全、大动脉炎等心血管疾病也可导致血压升高。其他继发性高血压可见于颅脑病变、妊娠期高血压、红细胞增多症，过量饮酒，口服某些药物（避孕药、拟交感药、类固醇药、可卡因或甘草等）。

临床表现 大多数起病缓慢，又称缓进型高血压。因患者个体感受阈值的不同，患者可无症状，体检时偶尔发现血压增高；或间有头晕、视物模糊、耳鸣、鼻出血、乏力、注意力不集中等非特异性症状。若发生脑、心和肾等并发症，可出现头痛、胸闷、气促、多尿等。

体征一般较少，心脏和血管杂音是体检的重点。若主动脉瓣区第二心音增强且有收缩期杂音和舒张期杂音，表明已发生主动脉瓣狭窄、关闭不全和左心室肥厚。有些体征提示继发性高血压可能。例如，上腹部血管杂音提示肾动脉或腹主动脉狭窄；下肢血压明显低于上肢是主动脉缩窄的特征之一；双上肢血压差别大或一侧动脉搏动减弱或消失，提示可能存在大动脉炎。

某些患者可出现血压明显波动，即所谓病理性血压变异。晨起血压高于夜间平均血压的30%或以上，称为晨峰现象，大多数心脏和脑卒中事件发生于此时。

极少数原发性或继发性高血压患者可出现高血压急症和高血压亚急症，前者突然在短时间内（数小时或数天）出现血压急骤升高，DPB多持续在120mmHg以上，伴心、脑、肾、血管损伤或功能不全，后者仅血压急骤升高但不伴靶器官严重损害。

诊断 完整的诊断应包括：确定血压水平；判断是否为继发性高血压及原因；寻找血压升高以外的其他危险因素；是否合并靶器官损害或相关疾病。

确定血压水平 对于大多数成年人，SBP和DBP分别不超过140mmHg和90mmHg。可根据患者的血压水平划分为1级、2级和3级高血压。患者既往有高血压史，正在服用抗高血压药，血压虽然低于140/90mmHg，亦应诊断为高血压。测量血压的方法主要有3种：诊室血压、自测血压和动态血压监测。诊室血压是临床诊断高血压和分级的标准方法，自测血压是诊室血压的重要补充，动态血压监测可较客观地反映血压的实际水平与波动状况。

判断是否为继发性高血压及原因 熟悉继发性高血压的特异性临床表现和实验室筛查手段是减少漏诊和误诊的关键。血压越高，患者越年轻，越需寻找可能的病因。筛查继发性高血压时，辅助检查应有针对性，避免不加思考的全套检查方案，同时也需熟悉常用筛查试验的操作流程。应综合分析检查结果，不能根据任何一项结果轻易确诊或排除某一诊断。

寻找靶器官损害 必须强调总体心血管风险评估在高血压诊断和治疗中的重要性。临床根据多重危险因素，心、脑、肾、血管靶器官损害程度对患者进行危险分层，量化地估计预后。

鉴别诊断 原发性高血压主要与继发性高血压鉴别。对初次发现血压高的患者，宜多次复查血压特别是非同日血压，以免将精神紧张、情绪激动或体力活动所致暂时性血压增高，误诊为早期高血压。对有疑问的患者，宜经一段时间的观察再下结论为妥。

治疗 包括原发性高血压治疗和继发性高血压治疗。

原发性高血压 旨在最大限度地降低心血管疾病发病和死亡的总危险。在治疗高血压的同时，应干预患者检查出来的所有可逆性危险因素（如吸烟、高胆固醇血症或糖尿病等），并适当处理同时存在的各种临床情况。

非药物治疗 应始终贯穿于整个治疗过程中，为此需坚持健康生活方式（见原发性高血压）。

药物治疗 降压治疗的目标是将高血压患者，以及合并多重危险因素、冠心病、糖尿病、脑卒中、肾脏病的高危患者的血压分别降低至相应的目标水平。晚期治疗干预对于改善预后、减少心血管事件作用有限。低危（无其他危险因素）、中危（有 1~2 个危险因素）的 1 级高血压患者在改良生活方式一段时间后血压仍未控制患者，可开始降压药治疗；伴高危（有 ≥3 个危险因素、靶器官损害或糖尿病）和很高危（并存的临床情况）的 1 级高血压患者，以及 2 级、3 级高血压患者，应及时启动降压药治疗。

某些降压药可能有一些降压以外的益处，例如钙通道阻滞剂（CCB）可较好地预防脑卒中，血管紧张素转换酶抑制剂（ACEI）可能更多地减少冠心病事件，噻嗪类利尿剂可较好地预防心力衰竭。利尿剂、β 受体阻断剂、CCB、ACEI 和血管紧张素 Ⅱ 受体阻断剂（ARB）均可作为起始和维持治疗的降压药。不同患者并存的靶器官损害和伴随的危险因素有所不同，对于不同药物的疗效或耐受性也有差别。因此治疗需个体化。个体化治疗时药物选择应参照优先适应证患者和药物的循证医学证据。此外，还需考虑下列因素：是否对某些伴随疾病不适合，与治疗其他并存疾病的药物之间有无相互作用，患者意愿，所在地区供应的降压药品种，患者的支付能力。

降压治疗要求有效、平稳、长期控制血压，为此最好使用每天一次给药而作用持续 24 小时的药物，其标志之一是降压谷峰比值>50%。

大多数患者需应用 2 种或更多的药物才能使血压达到目标水平。因此，联合治疗是血压达标的关键，已成为高血压治疗的重要策略。联合用药的目的是希望几种药物协同降压而相互抵消不良作用，尽快降压达标。合理的配方还需考虑各药作用时间的一致性和配比成分的剂量合理。对于 2 级、3 级高血压患者治疗初始即应使用联合方案以使血压尽早达标；对于 1 级高血压但属于高危或很高危的患者也提倡联合治疗，以降低心血管事件的危险。

特殊人群如老年人、冠心病、糖尿病、脑血管病、慢性肾病、妊娠期高血压，与普通人群有所不同，应结合相应病理生理特点和临床情况制订治疗策略和方案。

继发性高血压 需针对引起高血压的基础病因，即原发病的治疗，其次包括降压治疗及对症治疗。只有治疗原发病，才能有效地控制血压升高。

预后 见原发性高血压。

预防 高血压的防治是一个重要的公共卫生课题。应特别重视人群一级综合预防。消除和控制与高血压发生有关的危险因素（高钠、低钾饮食，缺乏运动，肥胖，大量饮酒，吸烟，长期精神应激，血糖或血脂控制不良等）。对血压正常高值者或有家族史者则应采取更积极的预防措施。对继发性高血压的预防，关键在于防治原发病。

（林曙光）

yuánfāxìng gāoxuèyā

原发性高血压（primary hypertension, PH）

以体循环动脉血压异常升高为主要临床表现而无明确病因的临床综合征。又称特发性高血压，简称高血压。常伴脂肪、糖代谢紊乱和心、脑、肾、血管损害，是心脑血管疾病、肾脏疾病发生的重要危险因素，是心脑血管疾病死亡的主要原因。PH 患病率和发病率存在地区、国家、种族及年龄等差异。发达国家比发展中国家高，老年人、黑种人较常见。2006 年全世界高血压患者约 9.72 亿，相当于成人的 26.4%。中国居民高血压发病率持续增长，2002 年升至 18.8%，约 2 亿人，呈北方高于南方、沿海高于内地、城市高于农村的特点。

病因 PH 为多因素综合作用的结果。①遗传因素：表现为家族聚集性及种族差异等。双亲血压正常者，子女高血压患病率约 3%；双亲均为高血压者，子女患病率达 45%。约 60% 的高血压患者有家族史。可能的遗传方式为主要基因显性遗传和多基因连锁遗传。②饮食因素：高钠、高脂饮食与人群血压水平和高血压发病率密切相关，钾摄入量与血压呈负相关。③精神因素：长期处于精神压力、精神紧张或其他应激状态者发病率高。④其他因素：肥胖、吸烟、过量饮酒、糖尿病、焦虑、抑郁和缺乏体力活动。

发病机制 公认的有：①交感神经活动增强，增加心脏收缩的频率和力量，使心输出量增加；引起全身小动脉收缩，总外周阻力增高；减少肾脏排出钠盐和水分，使血容量增加。随着病程进展，血管重构进一步增高外周阻力，减少肾血流量，肾素-血管紧张素-醛固酮系统（renin-angioten-sin-aldosterone system, RAAS）活性增强。②RAAS 活性增强，导致外周阻力增高而升高血压；血管紧张素触发醛固酮释放导致体内水钠潴留。虽然高血压患者血浆肾素水平增高的仅为少数，但组织中（血管壁、心脏、中枢神经系统、肾及肾上腺）的 RAAS 在血管重构、心肌细胞纤维化、左心室肥厚和顺应性降低方面具有更重要的作用。③肾性水钠潴留，肾血流量减少和肾功能减退可导致肾储钠倾向增加，血容量增多，同时使血管壁内 Na^+、Ca^{2+} 浓度增高，血管平滑肌对交感神经刺激的反应性增强，从而导致血压升高。某个患者的血压升高可能以其中一种机制为主，但一般源于多种机制失调。

单纯收缩期高血压主要源于动脉粥样硬化，大动脉弹性功能明显减退，顺应性降低；在左心室射血时大动脉的扩张不能与射血相适应，表现为收缩压升高；在舒张期由于大动脉不能很好地弹性回缩使舒张压下降，导致脉压增大。少数收缩期高血压继发于主动脉瓣关闭不全、严重贫血和甲状腺功能亢进症，主要表现为脉压增大，左心室射血分数和心排血指数增高，但总血管外周阻力正常。

单纯舒张期高血压是舒张压升高而收缩压不高，脉压小。这类高血压的特点是外周阻力增高而大动脉弹性功能尚好，多见于中青年患者。交感神经兴奋时心输出量增加，因主动脉相对易扩张，故收缩压不高，心脏舒张时由于主动脉过度扩张，弹性回缩有力，即表现为舒张压升高。

临床表现 大多数患者属于缓进型高血压（良性高血压），血压缓慢上升，无特异性症状，头晕和头痛较常见；若发生脑、心和肾等并发症，则出现相应的症状和体征。少数患者表现为急进型高血压（恶性高血压），血压突然显著升高，伴进行性心、脑、肾等重要靶器官损害或功能不良的表现，若不积极治疗，死亡率较高。

诊断与鉴别诊断 主要根据静息状态下诊所测量的血压值，收缩压≥140mmHg和（或）舒张压≥90mmHg，经一段时间随访确认并排除继发性高血压后可诊断。测量血压的方法主要有3种：诊室血压、自测血压和动态血压监测。诊室血压是临床诊断高血压和分级的标准方法，自测血压是诊室血压的重要补充，动态血压监测可较客观地反映血压的实际水平与波动状况（见动态血压监测）。单纯收缩期高血压的诊断标准为收缩压≥140mmHg和舒张压<90mmHg。收缩压和舒张压均与脑卒中及冠心病危险性呈连续逐级递增的正相关。诊断标准中的两个界定值，可最佳地预测血压升高导致心血管病的可能性。

血压水平的定义和分类 将120~139/80~89mmHg定为正常高值，是因为它与<110/75mmHg水平者比较，心血管发病危险增加1倍以上，应予以关注。不仅血压升高的程度，而且多重危险因素、某些临床情况和靶器官损害也不同程度增加高血压患者的心血管病风险。由于患者就诊次数有限，血压又具有波动性，故需数周内多次测量诊室血压，才能客观地进行血压水平分类，尤其是对初诊判断为轻度高血压者（表1）。

总体心血管风险评估 心血管风险指未来10年内发生心血管病事件的概率。心血管病是多种心血管危险因素共同作用的结果，除血压水平外，还应考虑3个因素。①心血管危险因素：包括肥胖；年龄（男性>55岁，女性>65岁）；吸烟；高血压、糖尿病、高脂血症；早发心血管病家族史（一级亲属50岁以前发病）；向心性肥胖或体质指数≥28及缺乏体力活动。②靶器官损害：包括左心室肥厚；蛋白尿和（或）血肌酐轻度升高；颈动脉粥样硬化斑块。③临床并发症：包括心脏疾病（心绞痛、心肌梗死、冠状动脉血运重建术后、心力衰竭）；脑血管疾病（脑出血、缺血性脑卒中、短暂性脑缺血发作）；肾脏疾病；血管疾病（主动脉夹层、外周血管病）；重度高血压性视网膜病变。

根据对血压水平的分类和影响预后因素的综合分析，可对患者进行危险分层，量化评估预后（表2）。

治疗 降压治疗可有效降低心血管疾病的患病率和死亡率，甚至小幅度血压下降也能使患者获益。降压目标值：普通高血压患者<140/90mmHg；老年人<150mmHg，若能耐受，还可进一步降低；年轻人、合并心肌梗死、糖尿病患者应≤130/80mmHg；合并脑卒中、肾脏疾病及蛋白尿者应<130/80mmHg。同时，应干预患者所有可逆的相关危险因素（如吸烟、高胆固醇血症或糖尿病），治疗并发症，以期最大限度地降低心血管疾病的风险。

表1 血压水平的定义和分类

类别	收缩压（mmHg）	舒张压（mmHg）
正常血压	<120	<80
正常高值	120~139	80~89
高血压	≥140	≥90
1级高血压（轻度）	140~159	90~99
2级高血压（中度）	160~179	100~109
3级高血压（重度）	≥180	≥110
单纯收缩期高血压	≥140	<90

表2　按危险分层量化评估高血压预后

其他危险因素及病史	高血压		
	1 级	2 级	3 级
无其他危险因素	低危	中危	高危
1~2 个危险因素	中危	中危	很高危
≥3 种危险因素或靶器官损害	高危	高危	很高危
并发症或合并糖尿病	很高危	很高危	很高危

注：低危组 10 年随访中患者发生主要心血管事件的危险<15%，中危组为 15%~20%，高危组为 20%~30%，很高危组≥30%

非药物治疗　应始终贯穿于整个治疗过程中，坚持健康生活方式有助于控制血压和其他危险因素，减少降压药的种类与数量。①改变饮食结构：氯化钠摄入量<6g/d，保证钾离子的摄入量，控制高脂饮食。②戒烟。③不饮或少饮酒。④控制体重（体质指数 18.5~24.9）和适当进行体育锻炼。非药物治疗长期依从性差，绝大多数患者需长期乃至终身药物治疗。

药物治疗　晚期降压治疗干预对改善预后、减少心血管事件作用有限。低危（无其他危险因素）、中危（有 1~2 个危险因素）的 1 级高血压患者在改良生活方式一段时间后血压仍未控制，应开始应用降压药治疗；伴高危（有≥3 个危险因素、靶器官损害或糖尿病）和很高危（并存的临床情况）的 1 级高血压患者，以及 2 级、3 级高血压患者，应及时启动应用降压药治疗。

根据心血管危险和靶器官损伤程度选择个体化用药。例如，单纯收缩期高血压、老年患者（多具有低肾素、盐敏感特点）适合应用噻嗪类利尿剂和钙通道阻滞剂；年轻人和患过心肌梗死或有快速性心律失常、心绞痛者适合应用 β 受体阻断剂；慢性肾脏病或糖尿病肾病导致的蛋白尿及伴心力衰竭者适合应用血管紧张素转换酶抑制剂和血管紧张素 Ⅱ 受体阻断剂；伴代谢综合征者尽量应用不会诱发糖尿病的药物。降压治疗要求有效、平稳、长期控制血压，因此最好使用每天 1 次给药而作用持续 24 小时的药物，其标志之一是降压谷峰比值>50%。

过去使用的"阶梯疗法"降压存在一些弊端。因此，对于血压超过目标值 20/10mmHg 或目标血压值较低的高危或极高危患者宜采用起始联合治疗，可明显提高血压控制率，减轻药物不良反应，降低治疗费用。联合治疗是血压达标的关键，已成为高血压治疗的重要策略。合理的配方还应考虑到各药作用时间的一致性和配比成分的剂量合理性。

预后　血压未控制的高血压患者发生脑卒中、心脏事件（如心力衰竭、心肌梗死等）、肾衰竭等的危险性增加。未治疗的恶性高血压患者有 5% 以上在 1 年后死亡。高血压患者易发生动脉粥样硬化，其中 80% 以上还存在其他危险因素，单纯控制血压仍存在发生心血管事件的残余风险，故需同时控制所有危险因素。

预防　应重视人群一级综合预防。消除和控制与此病发生有关的危险因素（高钠、低钾饮食，缺乏运动，肥胖，大量饮酒，吸烟，长期精神应激，血糖或血脂控制不良等）。对血压正常高值者或有家族史者则应采取更积极的预防措施。

（林曙光）

dānjīyīn yíchuánxìng gāoxuèyā
单基因遗传性高血压（monogenic form of hypertension）
因单个基因改变并按孟德尔遗传模式可遗传给后代的高血压病。多为家族遗传性，符合孟德尔遗传规律，发病年龄较早，可在儿童期或青少年期发病。已经明确为单基因遗传性高血压病的致病基因至少有 19 个，共 11 种疾病：家族性原发性醛固酮增多症、假性醛固酮增多症、拟盐皮质激素过多症、盐皮质激素受体活性突变、假性醛固酮减少症 Ⅱ 型、假性醛固酮减少症 Ⅰ 型、高血压伴短指畸形、家族性嗜铬细胞瘤等。确诊后可给予病因治疗、选择性生育、研究发病机制、开发新的降压药。

家族性原发性醛固酮增多症　临床特征类似原发性醛固酮增多症，表现为高血压、低钾血症、碱中毒；高血、尿醛固酮，低血浆肾素活性。分为 3 种临床类型。

家族性原发性醛固酮增多症 Ⅰ 型　又称糖皮质激素可抑制性醛固酮增多症。致病基因为 CYP11B1 与 CYP11B2 嵌合，呈常染色体显性遗传。生理状态下，在肾上腺皮质球状带存在醛固酮合成酶，受血管紧张素 Ⅱ 调控，合成醛固酮；在束状带，11β-羟化酶受促肾上腺皮质激素（adrenocorticotropic hormone，ACTH）调控，合成糖皮质激素。由于染色单体联会时配对不精确和不等交叉，形成一个新的"融合基因"，即嵌合基因，由合成类固醇的基因调控区与调控醛固酮合成的基因编码区嵌合而成。因此，该嵌合基因不受血管紧张素Ⅱ和血钾调控，而受 ACTH 调控，在束状带合成醛固酮，故醛固酮分泌受 ACTH 调控，不受血管紧张素Ⅱ和血钾调控。

此病常有早发脑血管意外家族史。临床表现为电解质敏感，中至重度容量性高血压（也有血压正常者），通常有代谢性碱中毒，低钾血症（约 50%），血浆肾素活性低，尿中可查到 18-羟、18-酮皮质醇。此病常被疑诊为原发性醛固酮增多症，患者多血浆醛固酮水平很高，但 CT 扫描未见腺瘤。使用小剂量外源性糖皮质激素可完全抑制患者的醛固酮分泌，螺内酯治疗亦有效。

家族性原发性醛固酮增多症Ⅱ型 双侧肾上腺增生最常见，致病基因虽被连锁到 7p22，但尚未找到。

家族性原发性醛固酮增多症Ⅲ型 致病基因为 KCNJ5，突变导致产生醛固酮的腺瘤。

其他孟德尔型的原发性醛固酮增多症可能存在，有待进一步研究。这类疾病为原发性醛固酮增多症的表现，如高血压、低钾血症，走路易摔倒等，降压药疗效不满意。可用螺内酯或依普利酮，有单侧腺瘤者可手术治疗。

假性醛固酮增多症 又称利德尔综合征（Liddle syndrome），为常染色体显性遗传病。致病基因是上皮钠离子通道基因 SC-NN1B（β 亚单位）与 SCNN1G（γ 亚单位），位于 16p12.2。临床特征为早发、严重高血压伴低钾血症、低醛固酮血症，代谢性碱中毒，血浆肾素活性抑制。

肾脏远曲小管和集合管上皮细胞膜上含有上皮钠离子通道，调控钠的重吸收。编码上皮钠离子通道的基因发生突变，使上皮钠离子通道不能被泛素活化酶 NEDD4 识别，内化（吸收进入细胞内）降解，持续存在于上皮细胞，增加钠的重吸收，导致水钠潴留，血容量扩张，血压升高。吸收钠导致钠离子与钾离子交换，因此钾丢失增多，临床有低钾血症的表现。高钠血症与高血容量，反馈性抑制血浆肾素活性，肾素可将血管紧张素原转化为血管紧张素Ⅰ，后者再被转换酶转变为具有升压作用的血管紧张素Ⅱ，后者具有收缩血管、升高血压的作用，并引起醛固酮分泌，导致水钠潴留，血容量增加，血压升高。

患者有早发高血压家族史，也可表现为无家族史的散发病。典型临床表现酷似原发性醛固酮增多症，有早发中至重度高血压、低钾血症（少部分血钾正常）、代谢性碱中毒、低血浆肾素活性。与原发性醛固酮增多症不同，这类患者的血浆醛固酮很低或测不到。对降压药疗效反应不好。

确诊有赖于基因筛查，检测有无上皮钠离子通道突变。治疗上需严格限制盐摄入，选择特异性上皮钠通道阻滞剂，可有效控制血压和纠正低血钾。盐皮质激素受体拮抗剂无效。

拟盐皮质激素过多症 为常染色体隐性遗传病，致病基因为 11β-羟化酶 D2 基因（HSD11B2），位于 16q22.1。该基因突变，导致 11β-羟化酶 D2 活性降低，导致皮质醇不能被转化成皮质酮。正常情况下，皮质醇由 11β-羟化酶 D2 催化形成皮质酮，后者与盐皮质激素受体无亲和力，不能激活盐皮质激素受体，而皮质醇能与盐皮质激素受体结合，大量皮质醇蓄积并占据远端小管的盐皮质激素受体，可使上皮钠离子通道活性升高，钠重吸收增加，出现类似醛固酮增高的临床表现。

11β-羟化酶 D2 基因突变对其酶活性的影响程度与临床表现的轻重程度密切相关。Ⅰ型（儿童型）为纯合突变，导致先天性 11β-羟化酶 D2 无活性，患儿出生时低体重，儿童时期即表现重度盐敏感高血压，烦渴多尿，低血钾性碱中毒和肌无力，低血浆肾素活性和醛固酮，尿中皮质醇和皮质酮代谢产物的比值显著升高。几乎所有Ⅰ型患者均有左心室肥厚和肾脏钙沉积，或至少一种靶器官（肾脏、眼底、心脏和中枢神经系统）损害。Ⅱ型（成人型）患者 11β-羟化酶 D2 活性低，多在青年或成年期发病，表现为轻至中度高血压，血钾正常。

盐皮质激素受体阻断剂可有效阻断皮质醇或醛固酮与盐皮质激素受体结合，注意补钾和限盐饮食。

盐皮质激素受体活性突变 常染色体显性遗传病。又称妊娠可加重的高血压。部分源于盐皮质激素受体结合域突变。突变受体不同于正常受体，在无激素的情况下，突变受体仍处于半激活状态，醛固酮可激活突变受体。此外，正常一些仅与受体结合而不能激活正常受体的物质与突变受体结合后，可激活突变受体：如 21-羟基孕酮可与盐皮质激素突变受体结合，激活该受体。螺内酯属盐皮质激素受体拮抗剂，但与突变受体结合后，不能拮抗反而激活突变受体，引起高血压。孕后体内孕酮升高 100 倍，孕酮与突变的盐皮质激素受体结合并激活该受体，因此妊娠后盐皮质激素受体突变携带者产生严重盐敏感高血压，血浆肾素活性抑制，但血浆醛固酮不高。所有突变携带者 20 岁以前均发生高血压。血浆肾素活性和醛固酮水平低，血钾多正常。妊娠使女性患者高血压和低钾血症加重恶化，盐皮质激素受体拮抗剂不但无治疗作用，反可加重恶化高血压和低血钾。终止妊娠可减轻高血压。男性或非妊娠女性无特殊治疗方法。

假性醛固酮减少症 Ⅱ 型　又称戈登综合征（Gordon syndrome），常染色体显性遗传病，源于 WNK 家族中的基因突变。WNK 丝氨酸-苏氨酸激酶家族蛋白位于集合管远端肾单位，调控钾-氢交换及钠-氯重吸收。20 岁前发病，身材矮小，可有智力障碍、门齿缺失、肌无力症状，30 岁后出现严重的高血压和高钾血症，肾功能正常，尿钠排泄减少，高氯代谢性酸中毒，低血浆肾素活性和醛固酮水平。高血钾是此病主要特征。治疗上应限盐，WNK4 基因突变者对小剂量噻嗪类利尿剂的有效性超过原发性高血压的 6 倍，WNK1 基因突变者则对噻嗪类利尿剂并不特别敏感。

先天性肾上腺皮质增生症　一组常染色体隐性遗传疾病，肾上腺皮质激素合成过程中 5 种酶的任意一种缺陷，均可导致终产物皮质醇生成不足，负反馈抑制垂体释放 ACTH 的作用减弱，致 ACTH 分泌过多，进而导致肾上腺皮质增生。其中最常见的为 21-羟化酶缺陷症，其次为 11β-羟化酶缺陷症、3β-羟类固醇脱氢酶缺陷症、17α-羟化酶/17,20 碳链裂解酶缺陷症，最罕见的是先天性类脂肾上腺增生症。

高血压伴短指畸形　比尔金图兰（Bilginturan）1973 年最早报道的常染色体显性遗传病，又称比尔金图兰综合征（Bilginturan syndrome）。家族中患者特征是高血压伴 E5 型短指畸形，血压随年龄增加幅度增大，多在 50 岁前死于脑卒中。临床特征不同于上述单基因遗传性高血压，表现为非盐敏感性高血压，血浆肾素活性、血管紧张素、醛固酮和儿茶酚胺水平正常。

家族性嗜铬细胞瘤　30%的病例由 9 个生殖细胞致病基因突变所致：VHL、RET、NF1、SDHA、SDHB、SDHC、SDHD、SDHAF2、TMEM127。对家族性嗜铬细胞瘤患者，应进行基因突变检查。其典型临床表现为发作性高血压或低血压，不用药物可自行恢复，也可表现为持续性高血压。发作时常伴怕热、阵发性心悸、颜面潮红。

确诊依据：①病史。②血、尿生化检查，生化诊断推荐 24 小时尿去甲肾上腺素、肾上腺素化验，特异性与准确性高，不受降压药物及或疾病发作与否的影响。③肿瘤定位靠 CT 或磁共振成像检查。对异位嗜铬细胞瘤，可进行奥曲肽-正电子发射计算机断层显像，或多巴胺-正电子发射计算机断层显像，或 [131]I-间碘苄胍扫描。

（惠汝太）

jìfāxìng gāoxuèyā

继发性高血压（secondary hypertension）　继发于其他疾病或原因的高血压。占高血压人群的 5%～10%。临床上引起继发性高血压的疾病很多，常见的有肾实质性高血压、原发性醛固酮增多症、嗜铬细胞瘤、库欣综合征、肾血管性高血压、主动脉缩窄、阻塞性睡眠呼吸暂停低通气综合征等。不同病因导致高血压的机制各不相同，临床特点亦不同。这部分高血压人群，若能寻找到引起高血压的继发性原因，针对特定病因进行治疗（如手术），可使部分患者血压恢复正常。若不能根除，确诊后也可给予针对性治疗，从而最大限度地减少靶器官损害及临床疾病的发生率。

（孙宁玲）

shèn shízhìxìng gāoxuèyā

肾实质性高血压（renal parenchymal hypertension）　各种肾实质性疾病所致高血压。是最常见的继发性高血压，约占全部高血压的 5%。不同肾脏疾病所致高血压的发生率不同，如肾小球肾炎性高血压为 34%～80%，慢性肾盂肾炎性高血压为 10%～30%，慢性间质性肾炎性高血压为 50%～60%，糖尿病肾病性高血压为 65%～70%，终末期肾病性高血压约 90%。与同等血压水平的原发性高血压比较，更易发展成恶性高血压。

病因　主要是原发性或继发性肾实质性病变，如急性肾小球肾炎、慢性肾小球肾炎，慢性肾小管-间质病变（慢性肾盂肾炎、梗阻性肾病），代谢性疾病肾损害（痛风性肾病、糖尿病肾病），结缔组织病肾损害（狼疮肾炎、系统性硬化症），先天性肾病（多囊肾、马蹄肾、肾发育不全）等。

发病机制　①急性肾实质性疾病：主要机制是水钠潴留，血容量增加。②慢性肾实质性疾病：机制较复杂。其发生主要是肾小球玻璃样变性、间质组织和结缔组织增生、肾小管萎缩、肾细小动脉狭窄等导致肾单位大量丢失。肾实质性病变和缺血，使肾脏分泌升血压因子（如肾素、血管紧张素 Ⅱ 等），导致血管收缩，刺激醛固酮分泌，引起水钠潴留和交感神经兴奋。高血压又可引起肾小动脉病变，进一步升高肾小囊压力，加重肾缺血，形成恶性循环。此病单纯容量性或单纯阻力性高血压均少见，大多数为容量性和阻力性高血压并存。与原发性高血压相比，容量因素更明显。

临床表现 ①肾实质性疾病病史，蛋白尿、血尿及肾功能异常多发生在高血压之前或同时出现。②年轻患者血压升高明显。③血压升高常为顽固性或难治性。③体格检查可有贫血貌、肾区可有肿块等。④眼底病变较重。⑤常有多种心血管危险因素，如糖尿病肾病的糖代谢紊乱；肾功能不全时的贫血、高尿酸血症、高半胱氨酸血症、尿毒症、代谢性酸中毒等。⑥尿蛋白量多的肾小球疾病性高血压的肾损害作用更加明显，尤其大量蛋白尿可导致肾小球内高压、高灌注及高过滤，促进肾小球硬化。

诊断 主要依据临床表现和辅助检查。①实验室检查：血、尿常规，血电解质（钠、钾、氯）、肌酐、尿酸、血糖、血脂测定；24小时尿蛋白定量或尿白蛋白/肌酐比值、12小时尿沉渣检查；若发现蛋白尿、血尿及尿白细胞数增加，则需行中段尿细菌培养、尿蛋白电泳、尿相差显微镜检查，明确尿蛋白、红细胞来源及排除感染。②肾脏超声：了解肾脏大小、形态及有无肿瘤；若发现肾脏体积及形态异常，或发现肿物，则需做肾CT或磁共振成像以确诊。③眼底检查：可有视网膜出血、渗出及视盘水肿等改变。④肾穿刺及病理学检查：是诊断肾实质性疾病的金标准。

鉴别诊断 ①高血压所致肾损害：肾实质性高血压常是肾病先于高血压或与其同时出现，血压水平较高且较难控制，易进展为恶性高血压，蛋白尿或血尿发生早、程度重，肾功能受损明显；高血压所致肾损害通常在高血压发生一段时间后出现肾脏损害或功能异常，且程度较轻。②妊娠期高血压疾病：妊娠20周后出现高血压伴水肿、蛋白尿或血尿，且易发生先兆子痫或子痫。分娩后仍有高血压者多为肾实质性高血压。

治疗 治疗原发病，对肾脏原发病进行有效治疗，保护靶器官，延缓肾功能损害。降压治疗原则与原发性高血压相似。目标血压控制在≤130/80mmHg；若尿蛋白≥1g/24h，更应严格控制血压；终末期肾病的血压目标放宽为≤140/90mmHg。严格控制血压是延缓肾脏病变进展、预防心血管事件发生的关键。血管紧张素转换酶抑制剂（ACEI）或血管紧张素Ⅱ受体阻断剂（ARB）可降压及减少尿蛋白；长效钙通道阻滞剂、利尿剂、β受体阻断剂或α受体阻断剂均可作为联合治疗药物。肾小球滤过率≤30ml/min或有大量蛋白尿者，噻嗪类利尿剂常无效，应选用襻利尿剂。使用ACEI或ARB长期治疗者，应监测血肌酐及血钾水平，若肌酐较基线升高>30%，应减量并密切观察，必要时改用钙通道阻滞剂。低盐饮食，避免水钠潴留；大量蛋白尿及肾功能不全者，宜摄入高生物价蛋白。肾病晚期尿毒症患者宜透析治疗。

预后 此病比原发性高血压预后差，发展为恶性高血压者预后更差。

（王 文）

yuánfāxìng quángùtóng zēngduōzhèng

原发性醛固酮增多症（primary aldosteronism） 肾上腺皮质发生病变而分泌过多的醛固酮，导致水钠潴留、血容量增多、肾素-血管紧张素系统活性受抑制，主要表现为高血压的疾病。简称原醛症。1955年由康恩（Conn）首先报道，故又称康恩综合征（Conn syndrome）。为继发性高血压的常见病因之一，继肾实质性高血压之后，居第二位。该病占同期高血压的0.05%~2.00%。

病因 常见原因：①肾上腺皮质腺瘤，多数为良性，左侧多见；瘤体周围界限清楚，肿瘤平均直径约1.5cm，1/3以上在1cm以内；肿瘤含有肾上腺皮质球状带、束状带和网状带特有的细胞或中间类型细胞，其余肾上腺皮质内含有小结节。②良性肾上腺增生，外观变异大，从正常外观到弥漫性增生或结节样改变；球状带通常显示弥漫性增生，增生的结节内含有类似束状带细胞。少见原因为遗传缺陷的糖皮质激素可抑制性醛固酮增多症（glucocorticoid-remediable aldosteronism, GRA）、肾上腺皮质癌。

发病机制 包括醛固酮分泌增多导致水钠潴留、高血压、心血管损害、低肾素血症、高尿钾症、低钾血症、胰岛素抵抗、糖调节受损等。

临床表现 ①高血压：首发症状，血压轻至中度升高，部分重度升高，舒张压可达120~150mmHg，少数表现为恶性高血压。降压药效果不明显。②低钾血症：部分患者有低血钾，其中50%的肾上腺皮质腺瘤和17%的良性肾上腺增生患者血钾<3.5mmol/L。常无症状，当血钾低到一定程度时可出现嗜睡、肌无力、多尿、周身不适、肌肉痉挛，少见抽搐、心律失常。③其他：血钠常升高，可用于鉴别醛固酮升

高是原发性或是继发性。常合并左心室肥厚、心肌缺血、脑血管病及肾功能不全。

诊断 对高血压伴自发性低钾血症且原因不明的尿钾增高者，应首先考虑原醛症。

筛查试验 有下列情况的高血压患者应做筛查：①血压较高，特别是>180/110mmHg。②服用3种以上降压药而血压不能达标。③高血压伴持续性或利尿剂引起的低血钾（血钾<3.5mmol/L）。④高血压伴肾上腺肿瘤。⑤早发高血压。⑥有40岁以前脑血管意外家族史。⑦有原醛症家族史。具体方法：测定血浆醛固酮（A）与肾素（R）活性，并计算A/R比值（ARR）；对醛固酮分泌增多，血浆肾素活性降低或不受抑制，ARR>20者进行确诊试验。

确诊试验 包括口服盐负荷试验（醛固酮抑制试验）、盐水输注试验、氟氢可的松抑制试验、卡托普利试验。试验前停用对测定有影响的药物；低钾血症、心功能不全和严重高血压者禁做高钠负荷试验。上述1~2个试验证实醛固酮不被抑制则可确诊。

亚型分类及定位 肾上腺CT薄层（2~3mm）扫描可鉴别腺瘤与增生，除外肾上腺皮质癌；磁共振成像检查对原醛症亚型的诊断并不优于CT，分辨率较差，不推荐使用。确诊后若选择手术治疗，需进一步鉴别单侧肾上腺腺瘤或双侧肾上腺增生，应进行选择性肾上腺静脉取血标本测定醛固酮水平。该检查为侵入性，故应强调适应证并避免肾上腺出血等并发症的发生。若确诊原醛症患者<20岁，且有原醛症或年轻人脑卒中的家族史，则应做基因检测以确诊或排除GRA。

鉴别诊断 ①肾血管性高血压恶性进展：此类患者血压较高，病情进展快。腹部听诊可闻及血管杂音。肾血管造影可见狭窄部位，血浆肾素活性增高。②先天性肾上腺皮质增生症：某种羟化酶先天性缺陷导致高血压和低钾血症。检查11β-羟化酶、17α-羟化酶、性激素、皮质醇等可予以鉴别。

治疗 确诊为单侧醛固酮分泌瘤或单侧肾上腺增生者，服用盐皮质激素受体拮抗剂，待血压、血钾正常后行腹腔镜单侧肾上腺切除术；不能手术者，推荐用盐皮质激素受体拮抗剂进行长期治疗。若为双侧肾上腺增生，不推荐手术治疗，用盐皮质激素受体拮抗剂治疗，螺内酯为一线用药，依普利酮为选择用药。小剂量糖皮质激素治疗GRA患者，以纠正高血压和低钾血症。成人可用地塞米松或泼尼松。其他药物如钙通道阻滞剂、血管紧张素转换酶抑制剂、血管紧张素Ⅱ受体阻断剂均有抗高血压作用，但无明显拮抗高醛固酮的作用。

预后 腺瘤手术切除效果良好，肿瘤切除后高血压可得到纠正。不能手术者预后较原发性高血压差。

（王 文）

shìgèxìbāoliú

嗜铬细胞瘤（pheochromocytoma）

起源于神经外胚层嗜铬组织的肿瘤。属少见病，可引起继发性高血压，约占高血压的0.05%。约10%的患者呈家族性，10%为双侧肾上腺病变。嗜铬细胞起源于肾上腺髓质和交感神经细胞。嗜铬细胞合成、贮存和释放大量儿茶酚胺，表现为高儿茶酚胺血症。90%的嗜铬细胞来源于肾上腺，其余可分布在肾上腺外部位，肾上腺外嗜铬细胞瘤又称副神经节瘤。患者可因高血压造成严重的心、脑、肾血管损害，或因高血压突然发作而危及生命；若能早期、确诊并行手术切除肿瘤，是临床可治愈的一种继发性高血压。

病因及发病机制 肾上腺髓质和交感神经系统共同起源于胚胎期的交感神经元细胞，经分化演变成为交感神经节细胞和嗜铬细胞，这些细胞的异常分化形成神经细胞瘤、神经节瘤及嗜铬细胞瘤。嗜铬细胞瘤可生长于有交感神经节及嗜铬细胞的部位，即头、颈、胸、腹及盆腔。90%的嗜铬细胞瘤为良性，平均瘤体直径5cm，瘤细胞呈多形性、多角形或球形，胞质含有儿茶酚胺颗粒；少数为恶性，呈浸润性生长，并可转移。肾上腺外的嗜铬细胞瘤为恶性的概率比肾上腺的高3~15倍。

嗜铬细胞分泌过量的儿茶酚胺，主要为肾上腺素和去甲肾上腺素，以后者为主。有些肿瘤分泌多巴、多巴胺及其他神经激素，产生相应表现。过量的肾上腺素和去甲肾上腺素产生强烈收缩血管作用，导致高血压、心动过速及出汗等。

临床表现 ①阵发性高血压或突然发作血压剧烈升高，>200/120mmHg，也有两者兼有者。研究认为，瘤体囊性化程度高者多表现为阵发性高血压，瘤体的实质性程度高者则表现为持续性高血压，可能与囊性化瘤体对儿茶酚胺分泌的不稳定有关。②心率增快，表现为窦性心动过速。③怕热或出汗。④面色苍白及手足凉，患者自感周身发热，但手足冰凉。⑤对一般降压药反应差，但对α受体阻断剂（酚苄明等）治疗反应好。

诊断 对伴以下情况的高血压患者应疑诊此病：①高血压为阵发性、持续性或持续性伴阵发性加重；压迫腹部、活动、情绪变化或排尿排便可诱发高血压发作；一般降压药治疗常无效。②高血压发作时伴头痛、心悸、多汗三联征。③高血压伴直立性低血压。④高血压患者伴糖类、脂肪代谢异常及腹部肿物。⑤高血压伴反复发作的心动过速。⑥高血压患者自感发热，但手足冰冷。⑦高血压伴心血管、消化、泌尿、呼吸、神经系统等相关症状和体征，但不能用该系统疾病解释。

对疑诊者进行生化和影像检查可确诊。①定性诊断：血、尿儿茶酚胺测定，最好在发作间歇期，虽敏感性较低，但特异性较高。儿茶酚胺不高而临床表现典型者，应在发作高血压时检测。腔静脉分段取血局部儿茶酚胺升高明显（峰值），必要时做可乐定抑制试验。②定位诊断：CT、磁共振成像检查有助于肿瘤定位。^{131}I-间碘苄胍显像对极小嗜铬细胞瘤、肾上腺外和多发性嗜铬细胞瘤，以及嗜铬细胞转移癌可准确定位。

鉴别诊断 肿瘤生长在头、颈、胸、腹及盆腔等不同部位，故鉴别诊断除与内科多种疾病有关外，还涉及耳鼻咽喉头颈外科、胸外科、妇产科、泌尿外科等疾病。应特别注意与肾血管性高血压、甲状腺功能亢进症鉴别。

治疗 ①降压治疗：积极降低血压，防止出现高血压急症。主要药物是长效α受体阻断剂，包括酚妥拉明、酚苄明或哌唑嗪等。发生高血压危象时，首选酚妥拉明静脉滴注，也可用硝普钠。②手术治疗：除有手术禁忌证者，均应予手术切除肿瘤。术前积极控制高血压，首选酚苄明或哌唑嗪，必要时加β受体阻断剂，并补充血容量，防止低血压。急诊手术者单用α受体阻断剂或与β受体阻断剂合用至少18小时；非急诊手术者，用药时间不少于2周。认真做好术前准备工作，对于手术成功至关重要。

预后 良性嗜铬细胞瘤经手术切除肿瘤后，血压恢复正常，预后较好。不能手术或恶性嗜铬细胞瘤患者可长期口服酚苄明，但预后较差。

(王 文)

Kùxīn zōnghézhēng

库欣综合征（Cushing syndrome）

多种病因所致以高皮质醇血症为特征的临床综合征。又称皮质醇增多症。为常见肾上腺疾病，也是继发性高血压的原因之一。此征可发生于任何年龄，15~40岁者占80%，女性多于男性，男女发病比例为1∶（2~4）。

病因及发病机制 库欣综合征源于肾上腺皮质长期分泌过多的皮质醇。分为促肾上腺皮质激素（adrenocorticotropic hormone，ACTH）依赖性或非依赖性两大类。具体分型如下（前2型为ACTH依赖性，后4型属非依赖性）。①垂体性库欣综合征：即库欣病，垂体分泌过量ACTH所致，占库欣综合征的70%。又分为垂体ACTH腺瘤性和垂体ACTH细胞增生性，前者占库欣病的80%，后者可为弥漫性或形成多个结节。②异位ACTH综合征：垂体外肿瘤分泌过量的ACTH，使肾上腺增生并分泌过量皮质醇，约占库欣病的10%。③肾上腺皮质腺瘤：自主分泌过量皮质醇引起异位ACTH综合征，约占20%。④肾上腺皮质癌：占2%~3%。⑤肾上腺皮质大结节样增生。⑥肾上腺以外的肾上腺肿瘤。

皮质醇增加肾素底物，促进血管紧张素Ⅱ合成，加强血管收缩；减少舒张血管因子如前列腺素、内源性一氧化氮等。肾素水平增高，并增强对各种升压物质的反应，使总外周阻力和心输出量增加。

临床表现 库欣综合征患者中80%以上有高血压，多为轻至中度。高血压的主要原因是皮质醇分泌过多、糖皮质激素水平升高，糖代谢紊乱、向心性肥胖和钠潴留。肥胖，占患者总数的80%~95%（向心性肥胖占45%~95%）。满月脸，占70%~90%。皮肤紫纹，占50%~70%。高血压，占70%~90%。头痛，占10%~50%。多毛症，占70%~80%。神经精神症状，占60%~95%。性功能紊乱，占30%~90%（男）、75%~95%（女）。骨质疏松，占75%~85%。肌无力，占30%~90%。糖耐量减低、糖尿病，占40%~90%。肾结石，占15%~20%。此外，异位ACTH综合征可伴低血钾，儿童患者多表现为体重增加和生长停滞，血压升高以收缩压多见（占93%）。

诊断与鉴别诊断 伴下述表现的肥胖高血压患者应疑诊此征：①向心性肥胖、水牛背、锁骨上脂肪垫。②满月脸、多血质。③皮肤薄、淤斑、宽大紫纹，肌萎缩。④高血压、低钾血症、碱中毒。⑤糖耐量减低或糖尿病。⑥骨质疏松或有病理性骨折、泌尿系统结石。⑦性功能减退，男性阳痿，女性月经紊乱、多毛不育等。⑧儿童生长、发育迟缓。⑨神经精神症状。⑩机体抵抗力下降，易感染。实验室检查有助于确诊，可行 24 小时尿皮质醇测定、地塞米松抑制试验、血浆 ACTH 测定、24 小时尿 17 - 酮类固醇测定和甲吡酮试验。

库欣综合征应与单纯性肥胖、原发性醛固酮增多症、原发性高血压等鉴别。因其有典型临床表现，鉴别并不困难。

治疗 ①高血压：首选噻嗪类利尿剂联合醛固酮受体拮抗剂治疗。因患者有过多的体液潴留，随着原发病的治疗，血压可相应下降，但向心性肥胖和胰岛素抵抗依然存在。②特殊治疗：针对病因可选用手术、放疗、化疗或联合治疗。

预后 病情控制效果不佳者预后不良。

（王　文）

shèn xuèguǎnxìng gāoxuèyā

肾血管性高血压（renovascular hypertension） 肾动脉狭窄所致高血压。是肾性高血压的一种，进展到一定程度，可引起高血压，为继发性高血压的常见原因。一般认为肾动脉狭窄≥70%、狭窄远端和近端收缩压压差>30mmHg者，才会引起肾血管性高血压。患病率报道不一，有研究报道非选择的高血压患者中的患病率<1%。

病因及发病机制 病因较多，常见有动脉粥样硬化、大动脉炎、纤维肌性发育不良等。2008 年报道与过去比有较大变化，动脉粥样硬化是引起中国肾动脉狭窄的最常见病因，约为 70%，其次为大动脉炎（约 25%）和纤维肌性发育不良（约 5%）。①动脉粥样硬化造成的狭窄常见于老年人，约 30% 的粥样斑块位于肾动脉近段，引起肾动脉口狭窄。②大动脉炎常见于青少年，尤其是女性。可侵犯胸腹动脉及其分支的任何部位，常见于腹主动脉、胸主动脉、肾动脉和头臂动脉，其中 3/4 有肾动脉病变。

肾动脉狭窄主要为肾动脉主干或分支狭窄，导致患肾缺血，肾素-血管紧张素系统被激活，血管紧张素 Ⅱ 水平增高，导致血管收缩和高血压。由于单侧肾动脉狭窄的肾脏低灌注，引起肾小管萎缩，间质纤维化。暴露于高血压的对侧发生肾小球硬化，引起蛋白尿及肾功能减退。狭窄远端的血流通过血管紧张素 Ⅱ 对出球小动脉的血管收缩作用部分维持。这类患者使用血管紧张素转换酶抑制剂（ACEI）或血管紧张素 Ⅱ 受体阻断剂（ARB）治疗，可解除这种作用，从而使肾小球滤过率降低和血肌酐升高。

临床表现 患者血压显著升高，常伴靶器官损害，表现为恶性高血压或急进型高血压。常伴高肾素血症（50%）和继发性醛固酮增多症的临床表现，低钾性碱中毒为其特点。一般降压药治疗效果有限。若有重度高血压年轻女性患者、动脉粥样硬化老年患者肾功能突然恶化、原因不明的肺水肿、用 ACEI 治疗后肾功能恶化者，应考虑双侧肾动脉狭窄的可能。用 ACEI 治疗后，20%～50% 的肾动脉狭窄患者可出现血肌酐升高。50%～60% 的肾血管性高血压患者腹部可闻及血管杂音。20% 患者出现低血钾。老年肾动脉狭窄者 30% 以上合并冠心病、脑血管病及周围血管病。

诊断 肾动脉狭窄可以是无血流动力学意义的单纯狭窄或由继发性高血压产生或发展为缺血性肾病。对 30 岁以前发病，或 55 岁以后出现中至重度高血压、高血压呈加速性进展，或对一般降压药治疗反应差、广泛性动脉粥样硬化、闻及腹部血管杂音、反复突发性肺水肿或肾衰竭、用 ACEI 治疗后出现肾功能不全等情况，应疑诊肾血管性高血压。

诊断依据：①恶性或难治性高血压。②原来控制良好的血压明显升高。③高血压伴腹部血管杂音。④高血压合并血管闭塞病变（冠心病、颈部血管杂音、周围血管病变）。⑤无法用其他原因解释的血清肌酐水平升高。⑥ACEI 或 ARB 治疗的降压幅度非常大或诱发急性肾功能不全。⑦与左心功能不匹配的发作性肺水肿。⑧高血压患者的双肾大小不对称。

首先应明确肾动脉狭窄的诊断，包括明确病变部位及程度，血流动力学改变及意义，血运重建是否能获益，病变是否在发展。①一般项目：包括卡托普利试验、血浆肾素激发试验。②解剖诊断：多普勒超声、磁共振血管造影、CT 血管造影。③功能诊断：卡托普利肾图、分肾肾小球滤过率、分肾静脉肾素活性测定。④经动脉血管造影：是诊断肾动脉狭窄的金标准，用于确诊及提供解剖定位。

治疗 应个体化，根据患者年龄、伴随的临床疾病、肾功能、患肾体积、血压水平、对降压药的反应及肾动脉狭窄纠正后对血压与肾功能的可能影响等因素综合考虑，旨在保护肾功能和控制血压，最终目标是减少心血管事件和死亡。

肾动脉血运重建 经皮支架植入术已成为临床治疗推荐的方法，并取得很好的临床效果，80%～95% 患者血压下降。外科血运重建术，单侧局限性病变的手术成功率约为 90%，双侧病变的成功率为 70%～80%。

药物降压治疗 可选用钙通道阻滞剂、β受体阻断剂等降压药，通常需联合治疗。药物治疗注意事项：①双侧或单功能肾肾动脉狭窄患者，服用 ACEI 或 ARB 治疗可能诱发急性肾功能不全，若能及时发现，一般停药后肾功能可很快恢复到服药前水平。②对侧肾功能正常的一侧肾动脉狭窄患者，因有健肾代偿，使用 ACEI 或 ARB 可能有心血管系统保护作用，但应从小剂量开始，逐渐加量，并密切观察尿量、血肌酐及尿素氮变化。③定期测量肾体积及分肾功能，若患肾出现萎缩趋势或肾功能明显下降，则有血运重建指征。④药物治疗对动脉粥样硬化患者的一侧肾动脉狭窄可能达到长期有效地控制血压和保护肾功能，但对于双侧或单侧功能肾肾动脉狭窄患者疗效很差，建议进行血运重建治疗。⑤对于禁用 ACEI 或 ARB 治疗者，钙通道阻滞剂和β受体阻断剂为较安全有效的降压药，其他药物如α受体阻断剂、非特异性血管扩张药及中枢性降压药也可适当合用。⑥降压过度可导致患肾功能严重损害，动脉粥样硬化患者可能发生患肾梗死。因此，药物降压时宜保持血压在适当宽松水平，以保证患肾血流灌注。

动脉粥样硬化患者的危险因素治疗 降血脂、戒烟、控制糖尿病、服用小剂量阿司匹林、肥胖者减体重等。

预后 经血运重建后多数血压可恢复正常或改善，但双侧肾动脉严重狭窄者预后不良。

（王 文）

zhǔdòngmài suōzhǎi

主动脉缩窄（coarctation of aorta）

主动脉腔纤维性狭窄。男女发病率比例为 2∶1。

病因及发病机制 包括两类。①先天性主动脉缩窄：胎儿的心血管系统在母体内发育畸形所致。表现为主动脉局限性狭窄或闭锁，占先天性心脏病的 5%。狭窄部位通常紧靠左锁骨下动脉开口处或在动脉韧带附着点附近，位于腹主动脉和胸主动脉的极少。1/3 患者伴二叶主动脉瓣。出现症状早的婴儿常合并室间隔缺损、动脉导管未闭或二尖瓣和主动脉瓣狭窄。②获得性主动脉缩窄：主要源于大动脉炎及主动脉夹层。大动脉炎可分为头臂动脉型（主动脉弓综合征）、主动脉肾动脉型、广泛型和非动脉型。肾动脉或主动脉肾动脉受累者多合并高血压。病变常累及动脉全层，主要为弥漫性纤维组织增生或伴中层弹力纤维和平滑肌纤维破坏和断裂，导致管腔狭窄及血栓形成、瘤样扩张。受累动脉供应区多有广泛侧支形成。

临床表现 先天性主动脉缩窄通常为局限性，约为 1cm，狭窄程度不同，分为导管前型和导管后型。前者的动脉导管多呈开放状态，缩窄范围较广泛，常累及主动脉弓，侧支循环不充分，此型多见于婴幼儿，常合并其他畸形；后者动脉导管呈闭合状态，缩窄多较局限，侧支循环充分，此型多见于成人，合并心内畸形较少。

胸主动脉缩窄到一定程度可引起高血压。先天性主动脉缩窄及大动脉炎累及降主动脉，二者具有相似的血流动力学表现，上肢血压高，多为对称性，下肢血压低或测不到。大动脉炎高血压患者在上腹部可闻及高调血管杂音的占 80%。心脏杂音局限于心底部及肩背部，上腹部闻及不到血管杂音为此病的特征之一。可

合并心脏畸形，如二叶主动脉瓣、动脉导管未闭，心脏 X 线检查可见"3"字形影像。

诊断 上肢高血压，下肢动脉搏动微弱或无脉，下肢血压明显低于上肢（>20mmHg）；缩窄血管周围可有明显血管杂音；无创影像检查，如 CT 血管造影、磁共振血管造影或多普勒超声可明确缩窄的部位和程度，血管造影可进一步确诊。

治疗 先天性主动脉缩窄确诊后，若狭窄直径≥50%，且收缩压差≥20mmHg，无手术禁忌证，应及早手术解除狭窄，达到根治的目的。暂时不能手术者亦应积极内科治疗，改善条件，争取行动脉内扩张术或支架植入术。

预后 先天性主动脉缩窄患者若得不到恰当的手术治疗，一般在 35 岁以前死亡。常见死亡原因有心力衰竭、主动脉破裂、细菌性心内膜炎和颅内出血。

（王 文）

lǎonián dānchún shōusuōqī gāoxuèyā

老年单纯收缩期高血压（isolated systolic hypertension in the elderly）

排除其他继发原因，在未使用降压药的情况下，收缩压≥140mmHg 和舒张压<90mmHg 的老年性高血压疾病。常见于年龄>60 岁的老年人。血压随年龄增加而逐渐升高。50 岁之前，大部分高血压患者以舒张压升高为主；50 岁以后，收缩压持续增高，舒张压呈降低趋势，高血压患者以收缩压升高为主。收缩压升高引起心血管疾病及肾病的风险远大于舒张压升高。

病因及发病机制 此病主要源于大动脉弹性和顺应性降低。衰老或动脉粥样硬化伴发的钙和胶原沉积于血管壁，血管弹力素降解，导致动脉僵硬度增加，收

缩压增高。升高的血压本身可损伤血管内膜，增加动脉僵硬度，形成恶性循环，最终增加心室负荷，减少冠状动脉血流，导致心肌缺血、心力衰竭。单纯收缩期高血压尚有继发性原因，如重度贫血、甲状腺功能亢进症、主动脉瓣关闭不全、动静脉瘘和佩吉特病（Paget disease）。

临床表现　患者可无明显症状，只是在体格检查或因其他疾病就医时发现。一些患者可有头痛、头晕、头枕部或颈项僵紧感。可有主动脉瓣关闭不全、甲状腺功能亢进症和佩吉特病的体征。体格检查包括眼底、甲状腺、心脏、肺、周围血管和神经系统检查等。

辅助检查　①血常规：红细胞和白细胞一般无异常。严重贫血所致单纯收缩期高血压可见血红蛋白水平极低。②尿常规：早期患者尿常规正常，肾浓缩功能受损时尿比重逐渐下降，可有微量尿蛋白、红细胞，偶见管型。随肾脏病变进展，尿蛋白量增多，良性高血压肾硬化症者尿蛋白>1g/24h，提示预后差。红细胞和管型也可增多，管型主要是透明管型和颗粒管型。③肾功能：早期患者检查并无差异，肾实质受损到一定程度开始升高。④胸部X线检查：可见主动脉，尤其是升部、弓部迂曲延长，其升部、弓部或降部可扩张。可有左心室增大，有左心衰竭者更明显。⑤心电图：左心室肥厚时心电图可显示左心室肥大兼劳损。老年患者由于老年性心肌细胞减少而胶原组织相对增加，心肌已有生理性丧失，高血压时不易出现心肌肥厚。⑥超声心动图：可观察心脏腔室、瓣膜和主动脉根部情况，并做心功能检查。⑦动态血压监测：可观察被检者24小时血压变化，有助于明确高血压诊断，了解血压的昼夜变化，观察药物疗效和安全性，判断预后。⑧其他检查：血脂、血糖、血尿酸等检查，有助于进行风险评估。

诊断　由于症状隐匿，少数患者在发生心、脑、肾等器官的并发症时才明确高血压的诊断。单纯收缩期高血压的诊断并不困难，主要是确诊后进行全面评估。

鉴别诊断　①严重贫血：临床表现为面色苍白，伴头晕、乏力、心悸、气促等。血常规检查示红细胞数和血红蛋白含量低于正常。②甲状腺功能亢进症：多见于女性，患者可有乏力、不耐热、多汗、皮温潮湿、体重锐减等。体格检查发现甲状腺肿大，可有眼部改变。实验室检查发现甲状腺素水平升高，促甲状腺激素水平降低。③主动脉瓣关闭不全：有典型舒张期杂音伴周围血管征，超声心动图和心导管检查可对主动脉瓣关闭不全的病因和反流程度作出定量诊断。在风湿性疾病合并二尖瓣病变，支持风湿性心脏病诊断。单纯主动脉瓣关闭不全者应考虑马方综合征（Marfan syndrome）。④动静脉瘘：患者可有周围静脉曲张、局部皮温略高、色素沉着、溃疡形成；瘘口处可有血管杂音或震颤。晚期有心脏扩大、心力衰竭。体格检查可有一侧肢体肿胀、静脉曲张和静脉瓣膜功能不全。⑤佩吉特病：多数患者长期无症状、体征。诊断来自对其并发症的检查：骨痛、头痛、听力丧失、神经压迫，头颅增大、肢体弯曲、脊柱畸形、臀部痛，关节痛，结合血碱性磷酸酶等生化检查、X线检查、骨扫描等可确诊，预后较好。

治疗　旨在延缓或减少血压升高对心血管系统和肾脏的损害，降压治疗对老年患者减少心血管疾病发病和死亡均有益。老年患者应逐步降低血压，舒张压降至70mmHg以下可能不利。改善生活方式是治疗的基石，包括戒烟、减轻体重、适当运动、低盐饮食、减少过多的乙醇摄入和保持心理平衡。其次，老年高血压病患者均受益于利尿剂、钙通道阻滞剂、β-受体阻断剂和血管紧张素转换酶抑制剂等抗高血压治疗。

（惠汝太）

jiǎxìng gāoxuèyā

假性高血压（pseudohypertension）

动脉壁显著硬化致用普通袖带测压法所测血压值高于经动脉穿刺直接测量血压值的现象。若不能正确识别，将实际血压降得过低，影响心、脑供血，甚至可诱发缺血性脑卒中或心脏病发作，造成严重后果。多见于老年糖尿病、尿毒症、系统性硬化症患者。

病因及发病机制　动脉中层钙化性硬化及袖带充气后神经介导的血压反应。动脉中层钙化性硬化多见于中、小动脉，主要特征是动脉中层环状钙化，钙沉积在动脉中层，通常无典型的临床表现或特征。老年人由于动脉壁变厚，钙在血管壁沉积，随着钙沉积的不断加重，动脉中层逐渐融合成连续的钙化层，动脉僵硬度增加，需要更高的袖带压力才能阻断硬化的血管，使血压音消失。假性高血压还与硬化动脉的部位、病变性质和程度有关。

临床表现　①袖带测量血压升高，且持续时间较长，但无心、脑、肾等靶器官损害的表现及并发症。②试图给予降压治疗，患者出现头晕、意识错乱、尿量减少等。

辅助检查 包括有创血压测量、无创血压测量及影像学检查。

有创血压测量 又称直接法。将导管插入动脉内（也可将穿刺针刺入肱动脉或桡动脉），并通过导管顶端小的压力探头直接测量动脉腔内压力，是诊断假性高血压的金标准。动脉内直接测压多用于介入治疗及危重症抢救。由于操作难度较高且有一定的创伤，不适合高血压患者常规检查与长期血压监测。

无创血压测量 ①柯氏音听诊法：又称柯氏音法，是临床应用最广泛的无创测压法，多用于袖带充气式水银血压计和自动血压测量仪。该法与动脉内直接测压相比，通常高估了老年舒张期血压。②次声法：作为柯氏音听诊法的发展，通过分析人耳听不到的低频柯氏音振动（<50Hz）的能量探测血压，与听诊法类似。由于次声法准确反映动脉内真实血压，因此可作为无创法替代直接法测压，并可用于临床疑似老年假性高血压的筛查与监测。③示波法：又称压力震荡法，原理是在慢速放气过程中袖带阻断动脉血流，使血管壁搏动产生示波震荡波，通过检测该波的轨迹并利用轨迹与血压间固有的关系测量血压，多用于国内外监护仪。此法重复性好，由于不受测压者听力限制，可用于柯氏音不能使用的领域，如幼儿、严重低血压及动物。示波法测得的收缩压与动脉内真实收缩压几乎一致。该法不足之处是收缩压、舒张压的计算尚无统一标准，因此在高档的医用监护仪中通常采用柯氏音法和示波法相结合以提高测量精度。④脉搏波速率法：随着心脏间歇性收缩和舒张，血流压力、

血流速度和血流量的波动及血管壁的变形和振动在血管系统中的传播统称为脉搏波。是一种低频成分为主的生理信号，可通过体表动脉检测。此法可反映并筛查疑似假性高血压者，但与假性高血压的相关性有待于进一步研究。⑤超声法：原理是利用超声多普勒效应检测收缩压和舒张压处动脉管壁的运动变化，特别用于婴儿和休克患者及用其他方法难以测量的低血压状态的血压值。该装置需要在上臂袖带下放一个超声传感器，当超声遇到运动的血管壁时，回波发生频移，频移第一次被检测出的袖带压定为收缩压，频移显著减小处的袖带压定为舒张压，国内外应用不多。⑥奥斯勒（Osler）手法：指袖带加压超过患者收缩压，若能清楚扣及患者桡动脉或肱动脉搏动，则为Osler征阳性，反之为阴性。此法虽简单易行，但从报道的结果来看，不能用于诊断假性高血压。

影像学检查 包括X线平片、透视，血管超声，超高速螺旋CT及磁共振成像。X线平片检查血管钙化简便、经济、准确，对于临床高度疑似假性高血压者，首

选双上肢X线平片检查可发现动脉处有弥散而均匀的薄层钙化或动脉边缘呈齿状钙化影，提示动脉中层钙化。若血管硬化钙化程度较低、X线不能清晰显示，可考虑选择其他影像学方法。

诊断 主要依据诊断流程（图）。

治疗 动脉内血压正常且临床情况良好者，不需降压治疗。降压可导致血压过低从而损伤压力感受器反射，低灌注将损伤脑、心、肾等重要器官。

(惠汝太)

yǐnbìxìng gāoxuèyā

隐蔽性高血压（masked hypertension） 未服用影响血压的药物，诊室测量血压正常，而家庭自测血压偏高，或服用降压药的高血压患者诊室测量血压正常，而动态血压监测或家庭自测血压某些时段血压仍较高的现象。发病率为8%~48%，多见于男性、老年人、有吸烟史、大量饮酒史、体力活动和工作压力较大及糖尿病患者。儿童发病率为8%~20%。

原因尚不清楚。区分高血压与非高血压的方法有诊室血压测量和动态血压监测。这两种检查

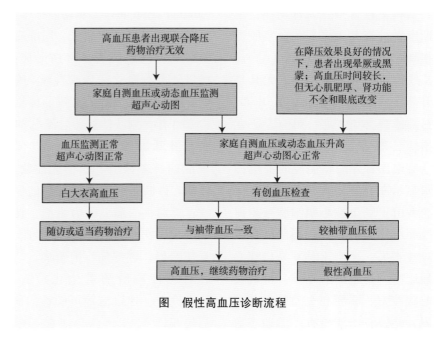

图 假性高血压诊断流程

方法将血压分为4种类型：①诊室测量血压和动态血压均正常，为无高血压者。②两种检查血压均高，则肯定为高血压患者，尤其血压持续保持在较高水平者。③单纯诊室血压增高，但动态血压正常，为白大衣高血压。④诊室测量血压正常，但动态血压较高，为隐蔽性高血压。

临床实践中，高血压患者的血压控制与否，主要根据诊室血压判断。在医院采用常规袖带法测量时血压正常，隐蔽性高血压易漏诊。用家庭自测血压或动态血压监测可提高其检出率，减少漏诊。

家庭自测血压是在家自己或家庭成员帮助测量的血压。简便易行，可更加及时判断血压水平，调整降压方案，控制高血压，减少心脑血管事件，显著减轻患者的经济负担和社会负担。家庭自测血压的优点：①避免环境嘈杂干扰，准确无误得到血压读数。②在一段时间中多次测量血压可反映真实血压水平。③鉴别白大衣高血压和隐蔽性高血压。④可更加有效地预测靶器官损害、心血管事件及心血管疾病病死率。与诊室血压比较，家庭自测血压与靶器官损伤的相关性更好。⑤提高治疗依从性，节省开支。

动态血压即用半自动或全自动血压记录仪所测量的血压，一般测量血压时间为24小时，每30分钟测量一次。动态血压正常值为日间血压<135/85mmHg，夜间血压<120/70mmHg。正常24小时血压<130/80mmHg，>135/85mmHg为异常。动态血压监测不仅可真实地反映各时间点的血压状况，而且能揭示高血压患者血压波动特点及昼夜变化规律，以及药物是否有效。

与正常血压比较，隐蔽性高血压对心、脑、肾等靶器官损害等同于高血压。因此，对于存在危险因素的人群，应用家庭自测血压和动态血压监测排除隐蔽性高血压。

隐蔽性高血压患者应积极改善生活方式，如戒烟，减轻体重，减少过多的酒精摄入，减少盐的摄入量，多吃蔬菜和水果，减少食物中饱和脂肪酸的含量和脂肪总量，减轻精神压力，保持心理平衡。同时在医师指导下适当应用降压药，以降低心血管疾病的发病危险。

（惠汝太）

gāoxuèyā jízhèng

高血压急症（hypertensive emergency，HE）　血压在短时间内显著升高（>180/120mmHg），伴心、肾、脑等靶器官进行性严重损害，危及患者生命的紧急状态。与高血压亚急症统称为高血压危象。

病因及发病机制　HE多发生于血压控制不良的高血压患者，既往血压正常者如急性肾小球肾炎、子痫、惊厥、烧伤等，血压也可能急剧升高。此过程中有多种复杂的神经体液及内分泌因素参与，包括交感神经张力增高，缩血管活性物质（如肾素、血管紧张素II等）释放增加等。血压上升超过自动调节阈值时，全身血管阻力突然升高，血管内皮损伤、小动脉发生纤维素样坏死，继而导致缺血、血小板沉积、血管活性物质释放，使自身调节能力继续降低，血压继续升高，形成恶性循环，对心、肾、脑等均产生不利影响。慢性高血压患者多存在血管系统的长期损伤、重构，全身动脉粥样硬化，相应靶器官功能低下，对突发性血压升

高的调节能力减弱，进一步加重靶器官结构和功能损害。

临床表现　常有明显头痛、眩晕、烦躁、恶心、呕吐、心悸、气促和视物模糊等。靶器官损害的相应表现：①心血管系统，急性心力衰竭或不稳定性心绞痛、急性心肌梗死，表现为发绀、呼吸困难、肺部啰音、心率加快、心律失常等。②神经系统，高血压脑病、急性脑出血或缺血性脑卒中，表现为头痛、头晕或眩晕、耳鸣、平衡失调，恶心、呕吐、腹痛、尿频、视力障碍、抽搐、意识模糊、嗜睡或昏迷等；脑卒中者可有神经系统定位体征。③自主神经功能失调，表现为异常兴奋、发热、出汗、口干、皮肤潮红（或面色苍白）、手足震颤等。④肾脏，出现少尿、无尿、蛋白尿、管型尿，血肌酐和尿素氮水平升高。⑤眼底，出现III级以上眼底改变（渗出、出血、视盘水肿）。

诊断　血压在短时间内超过180/120mmHg，伴进行性靶器官功能不全可诊断为HE。收缩压>220mmHg和（或）舒张压>140mmHg，无论有无症状亦应视为高血压急症；对于并发急性肺水肿、主动脉夹层、心肌梗死或脑血管意外者，即使血压仅中度升高，也应考虑为高血压急症；妊娠期妇女或儿童急性肾小球肾炎患者，高血压急症时血压升高可能并不显著。

诊断时应注意：①血压是否急性严重升高。②确认是否有急性靶器官损害、损害部位及损害程度。③确定高血压的可能原因（睡眠呼吸暂停低通气综合征、药物导致或药物相关、慢性肾脏疾病、原发性醛固酮增多症、肾血管性疾病、长期糖皮质激素治疗、

库欣综合征、嗜铬细胞瘤、主动脉缩窄、甲状腺或甲状旁腺疾病），并积极寻找血压急剧升高的可能诱因。

鉴别诊断 ①高血压亚急症：血压在数小时内显著升高但不伴明显的急性靶器官损害。区别的唯一标准是有无新近发生的急性进行性严重靶器官损害。②各靶器官原发病：鉴别血压急剧升高是否与这些靶器官的原发病有关。

治疗 一旦发现患者有靶器官急性受损征象，应立即静脉降压治疗，预防靶器官进行性损害，降低心血管事件及死亡率，挽救患者生命。由于发生高血压急症患者的基础条件、诱因不同，所累及的靶器官均不相同，应对患者进行评估，制订个体化的血压控制目标和用药方案。

降压目标 ①1小时内使平均动脉血压迅速下降但不超过25%。②在后续的2~6小时内，将收缩压降至160mmHg，舒张压降至100~110mmHg。③在以后的24~48小时，将血压逐步降至可接受水平。合并不同靶器官损害者的降压目标有所不同，如急性缺血性卒中尚无明确临床试验证据要求立即抗高血压治疗，主动脉夹层则应将收缩压迅速降至约100mmHg。

治疗靶器官损害及并发症 如急性脑出血、缺血性脑卒中、不稳定性心绞痛、急性心肌梗死、急性左心衰竭伴肺水肿、主动脉夹层、子痫。①患者应入监护室，持续监测血压和靶器官损害情况。②降压过程不应影响心率，心输出量、冠状动脉、肾及脑血流量。③治疗初期一般采用静脉给药，选择强力、短效降压药。血压控制后逐步减少静脉用药，转而用口服药物长期维持治疗。④选择

药物时应充分权衡血压与组织灌注、心脏负荷、血管损害、出凝血等的关系，合理控制降压的幅度与速度，考虑各种降压药的作用和不良反应。无论选择何类药品，保证重要脏器的血流灌注，维持正常或相对的脏器功能稳定是治疗高血压急症的核心。

预后 若能尽早治疗，靶器官损害多能逐步纠正。若受累靶器官存在基础疾病，则预后不良，致死率、致残率较高。

预防 ①发现高血压后，尽量排除引起血压升高的继发性因素。②尽量避免可能诱发血压急剧升高的因素。③日常治疗中注重平稳降压，注重靶器官的保护。④出现高血压亚急症时积极合理治疗，避免其进展为高血压急症。

(孙宁玲)

gāoxuèyā yàjízhèng

高血压亚急症 （hypertensive urgency，HU）

血压在短时间内显著升高但不伴靶器官损害的状态。与高血压急症统称为高血压危象。

病因及发病机制 在原发性或继发性高血压的基础上，许多原因可诱发HU。例如，应激、神经反射异常、内分泌激素水平异常等因素，使交感神经张力增高和缩血管活性物质（如肾素、血管紧张素Ⅱ等）释放增加，诱发短期内血压急剧升高。全身小动脉痉挛导致压力性多尿和循环血量减少，反射性引起缩血管活性物质激活，血管继续收缩和炎症因子产生，形成恶性循环。升高的血压导致内皮受损，小动脉纤维素样坏死，引发缺血、血管活性物质进一步释放，加重损害。

临床表现 头痛、眩晕、烦躁、心悸、多汗、恶心、呕吐、面色苍白、潮红、视物模糊等，

但不伴高血压脑病、颅内出血、急性心肌梗死、急性左心衰竭伴肺水肿、不稳定性心绞痛、主动脉夹层等。

诊断 对血压急性升高的患者应围绕高血压和可能出现的终末器官损害进行快速评估和危险分层，初步判定是否存在靶器官损害，以区分高血压急症和高血压亚急症。诊断性评估包括：①确定血压水平及其他心血管病危险因素。②判断高血压的原因（明确有无继发性高血压）。③寻找靶器官损害及相关临床情况。通过询问个人史、家族史，体格检查及实验室检查，诊断HU及其与高血压急症的鉴别并不难。

治疗 初始治疗应在休息并观察的前提下，立即口服抗高血压药联合治疗，在24~48小时内逐步降低血压，以期在数日内将血压逐渐控制。治疗过程中的注意事项：①休息可使血压下降，若血压仍较高，则需对症处理。②不宜静脉用药或口服快速降压药，以免血压骤降导致主要脏器灌注压下降和严重的神经系统并发症。③对于严重高血压的患者需查明病因和优化治疗。

预后 血压升高对HU患者短期预后无明显影响，血压突然过度下降则可伴随严重的神经系统并发症而影响预后，且初始的快速降压并不改善长期的血压控制。详问病史、细致检查、临床处置是保证预后良好的根本。

预防 待病情稳定后寻找血压异常升高的可纠正原因或诱因是预防复发的关键。对高血压患者不适当减药、停药和其他诱因未得到控制均可能诱发HU。提高高血压患者的知晓率、治疗率和控制率可有效预防其发生。

(孙宁玲)

要的中间环节。检出亚临床靶器官损害是高血压诊断评估的重要内容，对于高血压患者的心血管风险评估和分层具有重要意义（表 2）。对检出的各种亚临床靶器官损害进行有效治疗，有可能预防或延缓低、中危患者的疾病发展进入高危阶段。

抗高血压治疗包括非药物（主要指生活方式干预）和药物两种方法。各类降压药的降压作用相似，但对某些特定靶器官的保护效益不尽相同。因此，可根据患者的危险因素、亚临床靶器官损害及合并临床疾病情况，合理选择降压药，包括优先选择某类降压药（表 3）。

（施仲伟）

gāoxuèyā xiāngguānxìng xīnlì shuāijié
高血压相关性心力衰竭（hypertension-related heart failure）
血压升高导致心肌损伤，引起心脏结构变化，导致心室泵血或充盈功能低下的临床综合征。

发生机制 在高血压性心脏损害过程中，左心室肥厚是最重要的中间环节，是发生临床疾病的第一步。慢性压力负荷过重是高血压引起左心室肥厚的主要机制，非血流动力学改变如交感神经和肾素-血管紧张素系统过度激活等也促使心肌细胞生长。左心室肥厚是独立的心血管危险因素，它损害左心室的舒张功能和收缩功能；伴冠状动脉血流及血流储备降低、冠状动脉阻力增高、细

胞基质及血管周围组织的纤维化和微血管稀疏化；损害动脉内皮功能并加速动脉粥样硬化过程。高血压伴随着心肌重构过程，导致左心室几何形状改变，心腔变小、室壁相对增厚。左心室肥厚和重构过程影响细胞内 Ca^{2+} 的运转和离子通道，导致左心室舒张功能受损，舒张期左心室充盈较慢，左心房压力增高和收缩增强。随着病变进展，左心室顺应性降低，各心腔压力均增高，左心室充盈明显受限，收缩功能也会下降。高血压患者还常伴其他危险因素，如糖尿病、肾病或冠状动脉疾病，对左心室功能均有不利影响，最终发生有症状的心力衰竭（图）。

评估方法 ①心电图：是高血压患者的常规检查项目之一，可发现左心室肥厚、心肌缺血、心肌梗死和各种心律失常。心电图检出左心室肥厚的敏感性较低，但若符合索科洛夫-莱昂（Sokolow-Lyons）电压标准（S_{V1} + $R_{V5或6}$ > 3.8mV）或康奈尔（Cornell）标准 [(R_{aVL} + S_{V3}) × QRS 间期 > 2440mm · ms]，则可提高心血管事件的预测。②超声心动图：检出左心室肥厚的敏感性和可重复性均远高于心电图，常用指标包括舒张期末室间隔厚度（STd）、左心室后壁厚度（PWTd）和左心室内径（LVIDd）及根据上述指标计算的左心室心肌质量（LVM）和左心室心肌质量指数（LVMI）。LVM 公式：

$$LVM(g) = 0.80 \times [1.04(STd+PWTd+LVIDd)^3 - LVId^3] + 0.6$$

LVM 经体表面积校正后即为 LVMI。中国高血压指南将 LVMI 男性 ≥ 125 和女性 ≥ 120 作为左心室肥厚的诊断标准。超声心动图是评价

表 2　高血压患者心血管风险水平分层

其他危险因素和病史	1 级高血压	2 级高血压	3 级高血压
无	低危	中危	高危
1~2 个其他危险因素	中危	中危	很高危
≥3 个其他危险因素，或靶器官损害	高危	高危	很高危
临床并发症或合并糖尿病	很高危	很高危	很高危

注：1 级高血压指收缩压 140~159mmHg 和（或）舒张压 90~99mmHg；2 级高血压指收缩压 160~179mmHg 和（或）舒张压 100~109mmHg；3 级高血压指收缩压 ≥180mmHg 和（或）舒张压 ≥110mmHg

表 3　亚临床靶器官损害及合并临床疾病患者的降压药物选择

靶器官损害	CCB	ACEI	ARB	噻嗪类利尿剂	β受体阻断剂
左心室肥厚	+	+	+	±	±
稳定性冠心病	+	+	+	-	+
心肌梗死后	-	+	+	+[a]	+
心力衰竭	-	+	+	+	+
脑血管病	+	+	+	+	+
颈动脉内中膜增厚	+	±	±	-	-
蛋白尿/微量白蛋白尿	-	+	+	-	-
肾功能不全	+	+	+	+[b]	-
糖尿病	±	+	+	-	-
血脂异常	±	+	+	-	-

注：CCB：二氢吡啶类钙通道阻滞剂；ACEI：血管紧张素转换酶抑制剂；ARB：血管紧张素Ⅱ受体阻断剂；+：适用；±：可能适用；-：证据不足或不适用；a：螺内酯；b：袢利尿剂

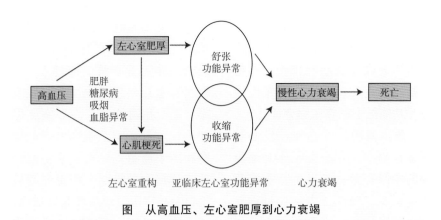

图 从高血压、左心室肥厚到心力衰竭

心脏舒张功能和收缩功能的最主要的医学影像技术，可通过观察二尖瓣血流频谱、肺静脉血流频谱、组织多普勒二尖瓣环运动速度等评价和检出左心室舒张功能异常。③胸部 X 线检查：可了解心脏轮廓、大动脉及肺循环情况。④其他：心脏磁共振显像、磁共振血管造影、CT 血管造影、运动负荷试验和冠状动脉造影等亦用于评价心脏结构、功能及冠状动脉病变。

干预措施 心力衰竭发生率的降低幅度不仅取决于血压降低程度，还与所使用的降压药种类有关。①高血压是心力衰竭的最重要的可控性危险因素，60%～80%的心力衰竭患者有高血压病史。根据弗雷明汉（Framingham）心脏研究，男性和女性心力衰竭患者分别有 39%和 59%归因于高血压；控制高血压可使新发心力衰竭的危险降低 50%。此外，左心室肥厚的消退伴随心室收缩功能、舒张期松弛及充盈指标的改善，新发心房颤动减少，心血管预后改善。因此，早期检出左心室肥厚等亚临床靶器官损害有重要临床意义，在无症状左心室功能异常阶段积极干预可推迟心力衰竭发生，改善患者预后。②利尿剂、β 受体阻断剂和血管紧张

素转换酶抑制剂（ACEI）预防心力衰竭的效益相似，优于钙通道阻滞剂。在高血压、糖尿病肾病患者中，血管紧张素 Ⅱ 受体阻断剂（ARB）预防心力衰竭的作用强于利尿剂、β 受体阻断剂或钙通道阻滞剂。ACEI 和 ARB 消退左心室肥厚的作用可能优于其他降压药，但能否改善舒张性心力衰竭患者预后尚不清楚。心力衰竭合并高血压者，可选用 ACEI、ARB、利尿剂、β 受体阻断剂或醛固酮受体拮抗剂。使用这些药物后血压仍未达标者，可加用长效二氢吡啶类钙通道阻滞剂或 α 受体阻断剂。

（施仲伟）

gāoxuèyā xiāngguānxìng shènshuāijié

高血压相关性肾衰竭（hyper-tension-related kidney failure）

血压升高导致肾功能损害的临床综合征。根据起病缓急及病程长短可分为慢性肾衰竭和急性肾损伤。与高血压相关的主要是慢性肾衰竭，指患者肾小球滤过率<15ml/（min·1.73m^2）或需接受透析或肾移植治疗。

发生机制 高血压与肾脏损害常同时存在，且可能互为因果，相互加重。肾脏损害的主要后果是肾功能进行性恶化和引起心血管并发症。一方面，高血压是慢

性肾脏病最主要的并发症之一，慢性肾脏病是继发性高血压的最常见原因（见继发性高血压）；另一方面，高血压是慢性肾脏损害的最重要原因之一，高血压肾硬化症是欧美国家导致肾衰竭的第二位疾病，仅次于糖尿病。高血压肾硬化症通常表现为缓慢进行性的肾功能降低，患者多无症状，直至发生中至重度肾脏损害。同时存在的其他危险因素或临床疾病如糖尿病、血脂异常或心血管疾病等均会引起或加速肾脏损害的进程，以致很难准确评估"单纯"高血压性肾损害的临床特征、发病机制、发生率及自然病程。

高血压肾硬化症可由恶性或良性高血压引起，分别称为恶性高血压肾硬化症良性高血压肾硬化症。良性高血压肾硬化症患者的血管损害开始于肾小球前小动脉，病理改变包括入球小动脉玻璃样变、小叶间动脉和弓状动脉肌层-内膜增厚，导致动脉壁增厚变硬、管腔狭窄和血流减少，进而继发缺血性肾实质损害。这种肾小球前小动脉-肾硬化过程逐渐加重，使肾小球及球后组织遭受缺血损害，导致肾小球后小动脉-肾硬化、肾小球废弃、间质纤维化、肾小管萎缩甚至肾单位丧失，并形成血压控制不佳、肾小动脉-肾硬化、缺血性肾病、肾单位丧失、代偿性肾小球高压和肥大的恶性循环。此外，高血压对肾脏较大血管的不利影响也会导致动脉-肾硬化和缺血性肾实质损害。血管紧张素 Ⅱ 和内皮素-1 在高血压肾损害过程中起重要作用，主要机制涉及肾内血管收缩、肾小球和系膜硬化及肾单位丧失。

评估方法 研究表明，慢性肾脏病患者的心血管并发症不仅

可以治疗，也可以预防或推迟发生，关键是早期检出并给予有效治疗。早、中期阶段的肾损害通常无明显症状，易被忽略，但可通过检测血清肌酐（serum creatinine，SCr）、微量白蛋白尿和估算肾小球滤过率（estimated glomerular filtration rate，eGFR）等高血压靶器官损害的肾脏标志物发现。主要表现为 SCr 水平升高，eGFR 降低和尿白蛋白排出量增加。① SCr 轻度升高（男性 $115 \sim 133 \mu mol/L$ 或女性 $107 \sim 124 \mu mol/L$）或微量白蛋白尿（$30 \sim 300mg/24h$ 或白蛋白/肌酐比值 $> 30mg/g$）可视为亚临床靶器官损害；SCr 明显升高（男性 $> 133 \mu mol/L$ 或女性 $> 124 \mu mol/L$）或出现蛋白尿（$> 300mg/24h$）可诊断为肾脏疾病。②微量白蛋白尿已被证实是心血管事件的独立预测因素，高血压患者尤其合并糖尿病的患者应定期检查尿白蛋白排出量，24 小时尿白蛋白排出量或晨尿白蛋白/肌酐比值为最佳，随机尿白蛋白/肌酐比值也可接受。③肾小球滤过率（glomerular filtration rate，GFR）是评估肾脏滤过功能和总体肾功能的最佳指标，但不能直接测定，只能通过测定各种物质（如肌酐）的血浆清除率来估算。临床上较常采用肾脏病膳食改良试验（modification of diet in renal disease study，MDRD）简化公式计算 eGFR。中国学者提出一种 MDRD 改良公式：

$$eGFR = 186 \times (SCr)^{-1.154} \times (年龄)^{-0.203} \times 0.742 (若为女性)$$

eGFR 是一项判断肾脏功能的简便且敏感的指标。根据 GFR 水平可将慢性肾脏病分为 5 期，$GFR < 15ml/(min \cdot 1.73m^2)$ 或需透析时为第 5 期（肾衰竭）。

干预措施　高血压伴肾脏病患者的治疗重点是降压和减少蛋白尿，严格控制高血压是延缓肾脏病变进展和预防心血管事件发生风险的关键。血管紧张素转换酶抑制剂（ACEI）或血管紧张素 II 受体阻断剂（ARB）既可降压，又可减少蛋白尿，对高血压伴肾脏病患者，尤其有蛋白尿者，应作为首选。在患者能够耐受情况下，可将血压降至 130/80mmHg，必要时可联合应用 2~3 种降压药，其中应包括 1 种肾素-血管紧张素系统阻断剂（ACEI 或 ARB）。对肾功能显著受损如 $SCr > 265.2 \mu mol/L$、$eGFR < 30ml/(min \cdot 1.73m^2)$ 或有大量蛋白尿者，宜首选二氢吡啶类钙通道阻滞剂，噻嗪类利尿剂可改用袢利尿剂（如呋塞米），肾衰竭而未接受透析的患者一般不用 ACEI 或 ARB。对肾脏透析患者，应密切监测血钾和肌酐水平，降压目标为血压 < 140/90mmHg。

（施仲伟）

gāoxuèyā xiāngguānxìng nǎoxuèguǎnbìng

高血压相关性脑血管病（hypertension-related cerebrovascular disease）

高血压引起的各种脑血管病变。主要表现为缺血性脑卒中、出血性脑卒中和短暂性脑缺血发作，高血压是最重要的致病原因。

发生机制　脑卒中的发病机制涉及多个生物学系统，高血压可直接或间接（通过促进动脉粥样硬化和心脏病变）造成血管性脑损伤。增高脑血管病风险的生物学机制：①氧化应激和内皮功能异常。②轻度炎症。③动脉僵硬度增加（胶原和纤连蛋白合成）。④肾素-血管紧张素系统活性上调。⑤内皮祖细胞功能受损。

⑥血管通透性增高。⑦阻力动脉重构（管腔缩小、血管阻力增高、脑血流减少）。⑧肌性动脉收缩（血管阻力增高、脑血流减少）。⑨小血管病变。⑩脑淀粉样血管病。慢性血压增高过程中，脑血管系统的结构和功能因不断发生的适应性和修复性改变进行性受损，导致高血压相关性脑血管病。动脉压慢性持续增高刺激阻力血管的平滑肌细胞生长和内中膜厚度增加，引起肥厚性血管重构。高血压还引起脑循环适应性改变，包括脑血管阻力增高和生理性脑血流自身调节机制丧失，使高血压患者在血压波动时易发生脑血管损害。例如，夜间血压下降可能导致脑血流量显著减少而发生缺血性脑卒中；白天一时兴奋可因血压突然升高而造成血管破裂和脑出血。高血压性小血管病变促成腔隙性脑梗死、脑白质损害和脑微出血，这些亚临床脑损害增加认知功能损害、痴呆、抑郁和有症状脑卒中的风险。流行病学研究显示，患者的血压水平与认知功能下降及晚年血管性痴呆相关。

评估方法　头颅磁共振成像（magnetic resonance imaging，MRI）及磁共振血管造影、CT 及 CT 血管造影有助于发现腔隙性病灶或脑血管狭窄、钙化和斑块病变，经颅多普勒超声对诊断脑血管痉挛、狭窄或闭塞有一定帮助。临床怀疑或已确诊的脑卒中患者中，影像学技术能帮助确诊、评估病变性质和准确定位。头颅 CT 是诊断脑卒中的标准方法，MRI 的诊断价值更高，特别有助于检出安静型脑梗死（患者无临床表现），其中大部分是位于深部的小范围腔隙性脑梗死。研究显示，MRI 检出的安静型小梗死灶、脑微出血和脑白质损害在普通人群中并不罕见，老年人和高血压患者中检出率更高，伴随增高的脑卒中、认知功能下降及痴呆风险。因此，对伴神经功能异常，特别是记忆缺失的高血压患者，应检查有无安静型脑梗死；老年高血压患者的临床评估应包括认知功能。

干预措施 高血压的主要并发症是脑卒中，其发病率显著增高。高血压是可以控制的危险因素。中国是脑卒中高发区，人群监测数据显示，脑卒中和冠心病事件的年发病率分别为250/10万和50/10万，脑卒中发病率是冠心病事件发病率的5倍。因此，脑卒中是中国高血压人群最主要的心血管风险，控制高血压是预防脑卒中的关键。

前瞻性研究显示，血压水平与脑卒中的风险呈连续、独立、直接的正相关关系。血压从115/75mmHg到185/115mmHg，收缩压每升高20mmHg或舒张压每升高10mmHg，心、脑血管并发症发生的风险倍增。另一方面，降压治疗有肯定的脑卒中一级预防和二级预防效益。随机临床试验的汇总分析显示，收缩压降低10~12mmHg和舒张压降低5~6mmHg，可使脑卒中发病率降低38%；病情稳定的脑卒中患者接受长期降压治疗，能显著减少复发性脑卒中和其他心血管事件。

降压治疗预防脑卒中的效益主要来自血压降低本身，可选用利尿剂、β受体阻断剂、血管紧张素转换酶抑制剂（ACEI）、血管紧张素Ⅱ受体阻断剂（ARB）或钙通道阻滞剂。长效二氢吡啶类钙通道阻滞剂在预防脑卒中方面可能略优于其他类别降压药。对一般脑卒中后的高血压患者应进行积极的常规降压治疗，血压目标为<140/90mmHg，但对老年尤其是高龄、双侧颈动脉或颅内动脉严重狭窄、严重直立性低血压患者应谨慎降压治疗；降压药从小剂量开始，密切观察血压水平与不良反应，根据患者耐受性调整降压药及其剂量，尽可能将血压控制在安全范围（160/100mmHg以内）。

急性脑卒中患者大多伴发高血压，早期进行抗高血压治疗在理论上有利有弊，在临床试验中未能显著降低主要心血管事件或改善神经功能。因此，对于大多数急性脑卒中患者，一般宜采取不积极干预的保守策略，允许血压水平暂时维持高位，直到病情基本稳定后（常需数天时间）才开始降压治疗。急性期需迅速采取降压措施的情况：①收缩压>220mmHg或舒张压>120mmHg的患者需适度降低血压。②合并主动脉夹层、急性心肌梗死、急性肺水肿、子痫或高血压脑病等高血压急症的患者，须立即较大幅度降低血压。③考虑急诊溶栓治疗的患者应将血压降至<185/110mmHg，以减少颅内出血危险。

（施仲伟）

dàdòngmàiyán

大动脉炎（aortoarteritis） 主动脉及其主要分支及肺动脉的慢性进行性非特异性炎性疾病。84%患者的病变侵犯多支动脉，主动脉、头臂动脉、肾动脉、肺动脉、腹主动脉及肠系膜动脉等为好发部位。血管狭窄或闭塞，少数患者血管中层破坏而致扩张型动脉瘤。病变位于主动脉弓及其分支者，曾称高安动脉炎（Takayasu arteritis）、无脉病、主动脉弓综合征、缩窄性大动脉炎。病变常累及肾动脉并造成其狭窄，引起继发性高血压，血压重度升高，降压药疗效欠佳，常伴靶器官损害。日本、中国、韩国、印度、泰国等亚洲国家较多见，西欧则罕见。多见于年轻女性，男女比例为1：（3~10）。患病年龄3~79岁，大多在30岁以前发病。

病因及发病机制 病因尚不明确，发病机制包括：①自身免疫学说，链球菌、结核菌、病毒或立克次体等感染后的体内免疫过程所致。表现为红细胞沉降率增快，C反应蛋白异常，γ-球蛋白增高，常合并结缔组织病，糖皮质激素治疗有效。②内分泌异常，雌激素分泌量增加，有人认为雌激素与营养不良（结核病）因素结合是发病原因。③遗传因素：大动脉炎病理表现为从动脉中层及外膜开始波及内膜的动脉壁全层病变，表现为弥漫性内膜纤维组织增生，管腔狭窄或闭塞，常合并血栓形成，病变以主动脉分支入口处较为严重。常呈多发性，动脉病变性扩张发生率高。由于病变进展快，动脉壁的弹力纤维和平滑肌纤维遭受严重破坏或断裂，动脉壁变薄，引起动脉扩张或形成动脉瘤。

临床表现 大动脉炎按病变部位分为：Ⅰ型，头臂动脉型；Ⅱ型，胸腹主动脉型；Ⅲ型，混合型；Ⅳ型，兼有肺动脉型。临床表现因病变部位不同而异。部分患者有发热、周身不适、食欲缺乏等。

Ⅰ型 颈动脉和椎动脉狭窄可引起头晕、头痛、视力减退、咀嚼肌无力或疼痛。少数有鼻中隔穿孔，脑缺血反复发作。颈动脉、桡动脉搏动减弱，两侧上肢收缩压差>10mmHg，颈部和锁骨上部可闻及血管杂音。眼底缺血性改变。

Ⅱ型 多数患者血压升高，

以舒张压为主。可有头晕、头痛、心悸、下肢无力、发凉、间歇性跛行。上腹部血管杂音占 50%~80%。下肢比上肢收缩压增高＜20mmHg，反映主动脉有狭窄。

Ⅲ型　兼有上述两种类型的特征，病情较重。

Ⅳ型　心悸、气促，肺动脉瓣区可闻及收缩期杂音。

诊断　尚无统一诊断标准。年轻高血压患者，尤其是女性具有以下 1 种表现者应考虑为此病：①单侧或双侧肢体出现缺血症状，伴动脉搏动减弱或消失。②双侧肢体血压差过大。③闻及上腹部血管杂音。④原因不明发热，伴血管部位疼痛。

中国医学科学院阜外医院诊断标准是：①发病年龄 40 岁以内。②锁骨下动脉狭窄或闭塞，脉弱或无脉，双上肢收缩压差＞10mmHg，锁骨上部闻及血管杂音。③颈动脉狭窄或闭塞，颈部闻及血管杂音。④胸主动脉、腹主动脉狭窄，上腹部闻及血管杂音，下肢比上肢收缩压增高＜20mmHg。⑤肾动脉狭窄，高血压，上腹部闻及血管杂音。⑥病变累及肺动脉、冠状动脉。⑦红细胞沉降率增快。具有①、②及③~⑤任一者，可确诊此病。对可疑者行血管造影或磁共振成像、CT 检查，方可确诊。

鉴别诊断　此病应与动脉粥样硬化、先天性主动脉缩窄、血栓闭塞性脉管炎、结缔组织病等鉴别。

治疗　①活动期：早期应有效控制感染，防止病情发展。糖皮质激素对发热、红细胞沉降率增快者治疗有效，常用口服泼尼松。②稳定期：扩血管药可用曲克芦丁。抗血小板药可用阿司匹林。降压药可选用钙通道阻滞剂、

β受体阻断剂等。单侧肾动脉狭窄者可用血管紧张素转换酶抑制剂（ACEI）、血管紧张素Ⅱ受体阻断剂（ARB），但应监测血肌酐、血钾，注意肾功能变化。双侧肾动脉狭窄者禁用此类药。③介入治疗：狭窄动脉引起相应器官缺血是介入治疗指征，尤其是肾动脉狭窄，可行经皮动脉血管成形术或支架植入术，以缓解高血压。④手术治疗：单侧或双侧肾动脉狭窄所致高血压，可行肾移植术或血运重建术。患侧肾明显萎缩、肾功能明显受损而对侧肾功能良好者，可行肾切除术。

预后　取决于心、脑、肾等重要器官的受累程度和病变的活动情况，病变严重者预后欠佳。

（王　文）

zhīzhì dàixiè yìcháng

脂质代谢异常 （dyslipidemia）

血浆脂蛋白代谢紊乱引起一类或多类脂蛋白浓度升高或降低。包括高胆固醇血症、高甘油三酯血症、混合型高脂血症、低高密度脂蛋白胆固醇血症等。

（赵水平）

gāodǎngùchún xuèzhèng

高胆固醇血症 （hypercholes-terolemia）　血浆总胆固醇浓度大于正常范围的脂质代谢异常。人体生化指标的正常值确定多采用统计学中的百分数法，即取人群的第 90 或 95 百分数作为上限，超过上限即认为是过高。人群流行病学调查资料表明，血浆胆固醇水平位于第 75~90 百分位数者，患动脉粥样硬化和冠心病的危险性明显增高。为了有效防治动脉粥样硬化和冠心病，国内外学者均普遍认定，人类合适的总胆固醇（total cholesterol, TC）浓度应＜5.18mmol/L。

病因及发病机制　高胆固醇

血症的主要原因是生活方式不良和遗传基因突变，其次为年龄效应和女性更年期影响。在绝大多数情况下，高胆固醇血症很可能源于多基因缺陷与环境因素相互作用。

生活方式不良　主要是饮食因素，即高胆固醇和高饱和脂肪酸摄入及热量过多引起超重。①食物中胆固醇高：一般西方国家人群摄入胆固醇量为 400mg/d，而低胆固醇人群的摄入量约为 200mg/d。胆固醇摄入量从 200mg/d 增加为 400mg/d，可升高血胆固醇 0.13mmol/L。②食物中饱和脂肪酸高：人类胆固醇边缘性升高的主要原因是食物摄入较高的饱和脂肪酸。典型的西方人摄入的饱和脂肪酸约为每日总热量的 14%，而理想量应为 7%。一般认为饱和脂肪酸摄入量占总热量的 14%，可致血浆胆固醇浓度增高约 0.52mmol/L。③体重增加：一般认为体重增加可使人体血浆胆固醇水平升高约 0.65mmol/L。

遗传基因突变　在一般人群中，杂合子型家族性高胆固醇血症的发病率为 1/500，而重度高胆固醇血症在成人中则为 5/100。显然，许多重度高胆固醇血症源于其他基因异常。

年龄及性别效应　年龄本身可使血浆胆固醇水平增加约 0.78mmol/L。在 45~50 岁前，女性的血浆胆固醇低于男性，随后则会高于男性。妇女绝经后 TC 可增高约 0.52mmol/L。

临床表现　①胆固醇在真皮内沉积，引起吞噬脂质的巨噬细胞（泡沫细胞）在真皮内聚集，形成黄色瘤。是一种异常的局限性皮肤凸起，其颜色可为黄色、橘黄色或棕红色，多呈结节、斑块或丘疹形状，质地一般柔软。

根据黄色瘤的形态、发生部位，一般可分为 6 种：肌腱黄色瘤、掌皱纹黄色瘤、结节性黄色、结节疹性黄色瘤、疹性黄色瘤、扁平黄色瘤。各种黄色瘤可见于不同类型的高脂血症，而在同一类型的高脂血症者又可出现多种形态的黄色瘤。经有效降脂治疗，多数黄色瘤可逐渐消退。②胆固醇在血管内皮下层沉积引起动脉粥样硬化斑块，产生冠心病和周围血管病等。

诊断　由于高脂血症时黄色瘤的发生率并不十分高，动脉粥样硬化的发生和发展则需相当长的时间，所以多数高脂血症患者并无任何症状和异常体征。多数患者常在进行血液生化检验（测定血胆固醇）时被诊断。

治疗　主要是服用降低胆固醇药物。需长期服用，方可获得明显的临床益处。服药期间应定期随诊，开始药物治疗后 4~6 周内，应复查血浆 TC、甘油三酯、高密度脂蛋白胆固醇（high-density lipoprotein cholesterol，HDL-C）和低密度脂蛋白胆固醇（low-density lipoprotein cholesterol，LDL-C），根据血脂改变调整用药。若血脂未达标，则应增加药物剂量或改用其他降脂药，也可考虑联合用药。若经治疗后血脂已降至正常或已达标，则继续按同量剂量用药，除非血脂已降至很低时，一般不需减少药物剂量。长期连续用药时，应每 3~6 个月复查血脂，以及肝肾功和肌酸激酶。常用药物有 3 类。

他汀类　是临床上应用最广泛的强效降低胆固醇的药物。自 1987 年第一个他汀药类洛伐他汀被批准用于治疗高脂血症以来，现国内已有 7 种他汀类药供临床选用。他汀类药通过抑制细胞内胆固醇合成早期阶段的限速酶，即 3-羟-3-甲戊二酸单酰辅酶 A 还原酶，减少细胞内游离胆固醇，反馈性上调细胞表面低密度脂蛋白（low-density lipoprotein，LDL）受体表达，使细胞 LDL 受体数目增多及活性增强，加速循环血液中极低密度脂蛋白残粒（或中间密度脂蛋白）和 LDL 的清除。他汀类药降低 TC 和 LDL-C 的作用虽与药物剂量有相关性，但并非呈直线相关关系。当他汀类药剂量增大 1 倍时，其降低 TC 的幅度仅增加 5%，降低 LDL-C 的幅度增加 7%。其主要不良反应是肝酶升高和肌病。

依折麦布　可有效抑制胆固醇和植物固醇的吸收，降低小肠中的胆固醇向肝脏的转运，使肝脏胆固醇贮量减少，降低血浆 TC 水平。依折麦布最大有效剂量为 10mg/d，可有效降低血浆 LDL-C 水平约 18%，同时使甘油三酯降低约 5%，HDL-C 水平升高约 3.5%。在他汀类药降脂作用的基础上，依折麦布可使 LDL-C 水平进一步降低 18%。依折麦布与低剂量他汀类药联合治疗使降脂疗效显著提高，达到高剂量他汀类药的效果，但无大剂量他汀类药发生不良反应的风险。

普罗布考　本品吸收入体内后，可掺入到 LDL 颗粒核心中，因此有可能改变 LDL 的结构，使 LDL 易通过非受体途径被清除。此外，该药可能还具有使肝细胞 LDL 受体活性增加和抑制小肠吸收胆固醇的作用。可使血浆 TC 降低 20%~25%，LDL-C 降低 5%~15%，而 HDL-C 也明显降低（可达 25%）。主要适用于高胆固醇血症尤其是纯合子型家族性高胆固醇血症。用药期间患者跟腱及皮肤黄色瘤可消退。常见副作用包括恶心、腹泻、消化不良等，亦可引起嗜酸性粒细胞增多，血浆尿酸浓度增高，最严重的不良反应是引起 QT 间期延长。室性心律失常或 QT 间期延长者禁用。

（赵水平）

gāogānyóusānzhǐ xuèzhèng

高甘油三酯血症　（hypertriglyceridemia）　血浆甘油三酯浓度大于正常范围的脂质代谢异常。血浆中甘油三酯（triglyceride，TG）主要存在于乳糜微粒（chylomicron，CM）和极低密度脂蛋白（very-low-density lipoprotein，VLDL）中。CM 和 VLDL 统称为富含甘油三酯脂蛋白，血浆 TG 浓度增高反映其水平增高。

病因及发病机制　凡引起血浆中 CM 和（或）VLDL 升高的原因均可导致高 TG 血症。①严重的高甘油三酯血症主要源于基因缺陷，载脂蛋白（apolipoprotein，apo）B 在剪接过程中可出现异常，造成 CM 和 VLDL 不能正常装配；脂蛋白脂酶和 apoCⅡ基因异常导致 TG 水解障碍；apoE 基因异常可使含 apoE 的脂蛋白代谢障碍；apoAV 基因表达程度可显著影响血浆 TG 的浓度。②轻度高 TG 血症多与不合理的饮食与不良生活方式有关。大量摄入单糖亦可引起血浆 TG 水平升高，可能与伴发的胰岛素抵抗有关，也可能是单糖可改变 VLDL 结构而影响其清除速度。饮食结构及饮酒也对血浆 TG 水平升高有影响。③部分疾病可引起继发性高 TG 血症，如未控制的 1 型糖尿病及糖尿病酮症患者存在重度胰岛素缺乏常伴显著的高 TG 血症；肾脏疾病状所致 TG 水平升高主要是因 VLDL 和低密度脂蛋白合成增加；甲状腺功能减退症常合并血浆 TG 浓度升高；肥胖患者因肝脏过量的合成

apoB 使 VLDL 的产生明显增多。

临床表现　高 TG 血症可无任何临床症状和体征。部分严重高 TG 血症患者可出现皮肤疹状黄色瘤。少数极严重的高 TG 血症可引发急性胰腺炎。

诊断　多数患者常在进行血液生化检验（测定血浆 TG）时被诊断。

治疗　对患者进行健康教育，改变生活习惯，包括戒酒、低脂饮食及适量热能摄入等。尚缺乏 TG 大规模临床试验的证据支持降低 TG 水平可使冠心病事件危险性降低，未提出 TG 目标值，临床实践采取的策略是，严重高 TG 血症者需积极治疗以预防急性胰腺炎发生；轻至中度高 TG 血症者，若伴冠心病或属心血管疾病高危者，可考虑在他汀类药的基础上联合应用降低 TG 的药物。①贝特类：是过氧化物酶增殖体激活型 α 受体激动剂，可通过激活该受体而明显降低 TG 水平，可作为降低 TG 水平的首选药物。②他汀类：为 3-羟-3-甲戊二酸单酰辅酶 A 还原酶抑制剂，是体内胆固醇合成的限速酶，主要是降低血浆胆固醇水平，亦可轻到中度降低 TG。③烟酸：应用 12 周可使 TG 下降 29%，升高高密度脂蛋白胆固醇 25%。④ω-3 脂肪酸：可使严重高 TG 血症患者的 TG 及 VLDL 水平分别下降 45% 和 50%。

（赵水平）

hùnhéxíng gāozhīxuèzhèng

混合型高脂血症（combined hyperlipidemia）

血浆总胆固醇和甘油三酯浓度大于正常范围的脂质代谢异常。60 岁以下冠心病患者中较常见。

病因及发病机制　混合型高脂血症多源于遗传基因异常。可能与以下因素有关：①载脂蛋白（apolipoprotein，apo）B 产生过多。②小颗粒高密度脂蛋白增加。③脂酶活性异常和脂质交换障碍。④ apoA Ⅰ-C Ⅲ-A Ⅳ 基因异常。⑤脂肪细胞中脂解障碍。

临床表现　①家族性混合型高脂血症：临床特征是在同一家庭成员中甚至在同一患者的不同时期，血浆脂蛋白代谢异常可有明显不同。很少见到皮肤黄色瘤，但常合并早发性冠心病。②家族性异常 β-脂蛋白血症：血浆脂蛋白经超速离心方法分离并进行琼脂糖电泳，发现其极低密度脂蛋白（very-low-density lipoprotein VLDL）常移至 β 位置，而不是正常的前 β 位置，称为 β-VLDL。血脂异常表现为血浆总胆固醇（total cholesterol，TC）和甘油三酯（triglyceride，TG）水平同时升高。血浆 TC 水平通常 > 7.77mmol/L，可高达 26.0mmol/L。血浆 TG 水平升高程度（若以 mg/dl 为单位）与血浆 TC 水平大体相当或更高。

诊断　混合型高脂血症最可靠的生化标志是 apoE 表型或 apoE 基因型的测定。

治疗　应采取综合治疗措施。①饮食疗法：应限制饮食中饱和脂肪酸和胆固醇的摄入。②运动治疗：加强运动，并努力减轻体重。③药物治疗：烟酸类药可有效降低 TG 和升高高密度脂蛋白胆固醇（high-density-lipoprotein cholesterol，HDL-C），降低 TC 和低密度脂蛋白胆固醇（low-density lipoprotein cholesterol，LDL-C），还可显著降低脂蛋白 a。贝特类可显著降低 VLDL 水平并升高 HDL-C 水平，也有一定程度的降 TC 作用，但降低 LDL-C 水平效果并不明显。他汀类药降低血浆 TC、LDL-C 的作用最强，可有效地降低轻至中度的高 TG 血症，还可升高 HDL-C，对家族性混合型高脂血症具有良好的降脂作用。鱼油可抑制 VLDL 的合成，改善餐后高 TG 血症，但仅有轻度降低 TG 和稍升高 HDL-C 的作用，对 TC 和 LDL-C 无影响。对于严重的高胆固醇血症或混合型血脂异常，后者即胆固醇升高、TG 升高和（或）HDL-C 降低，仅用一种降脂药很难使血脂水平满意达标，常需应用联合作用机制不同的降脂药。

（赵水平）

dīgāomìdùzhīdànbái dǎnggùchún xuèzhèng

低高密度脂蛋白胆固醇血症（hypoalphalipoproteinemia）

血浆高密度脂蛋白胆固醇浓度低于正常范围的脂质代谢异常。大规模流行病学研究证实，低高密度脂蛋白胆固醇（high-density lipoproteins cholesterol，HDL-C）血症与冠心病发生密切相关。男性冠心病患者的血浆脂质代谢异常表型的频率分布分析显示，75% 冠心病患者有血浆脂质代谢异常，其中血浆 HDL-C 水平降低（< 1.09mmol/L）者占 36%。冠心病人群中，血浆 HDL-C 水平低下的发生率明显高于普通人群。弗雷明汉（Framingham）心脏研究结果提示，人群中 HDL-C 水平与冠心病的患病率呈负相关，低水平 HDL-C 可预测冠心病的发生危险，但女性中预测价值更大。一项前瞻性研究表明，即使在总胆固醇水平正常的人群中，血浆 HDL-C 水平也与冠心病发生呈负相关。血浆 HDL-C 水平 < 1.24mmol/L 者患冠心病的危险性较血浆 HDL-C ≥ 1.66mmol/L 者高 3~4 倍。

病因及发病机制　环境因素和遗传因素共同引起。环境因素包括药物、饮食、肥胖、吸烟、缺乏运动等；遗传基因是决定个体 HDL-C 浓度的主要因素。影响 HDL-C 浓度的基因较多，主要包括载脂蛋白 A I［高密度脂蛋白（high-density lipoprotein，HDL）的主要结构蛋白］基因突变等。普通人群中由某一基因显著变异所致 HDL-C 显著降低的情况较少见，而多数低 HDL-C 血症发生是由多基因的非同义突变引起。

HDL 具有抗动脉粥样硬化作用，主要与其促进胆固醇逆转运有关。此外，HDL 还有抗氧化、抗炎和抗血栓作用。HDL-C 可促进体内胆固醇逆转运，减少胆固醇在血管内膜下的沉积，从而减缓动脉粥样硬化的进程。在动脉粥样硬化病变中，胆固醇超载细胞主要是巨噬细胞。因此，抗动脉粥样硬化的胆固醇逆转运的关键在于将巨噬细胞中的胆固醇转运出来。

治疗　传统治疗主要是以 HDL-C 浓度升高为标准。对低 HDL-C 血症者，提倡积极干预，然而，仅升高 HDL-C 水平不一定是针对 HDL 为最佳治疗靶点，因为 HDL 的质量和功能存在较大的异质性。所以，HDL-C 水平并不一定代表 HDL 体内功能，即胆固醇逆转运的速率，后者只能通过对胆固醇流出的动力学测定进行评估。①改变生活方式：包括戒烟、减轻体重、限制饮食中胆固醇摄入、增加不饱和脂肪酸比例及适量运动等。②药物治疗：降脂药通常对 HDL-C 的作用较小。他汀类药是降低高 LDL-C 的一线药物，但其对 HDL-C 的升高仅 5%~10%。贝特类作为过氧化物酶增殖体激活型 α 受体激动剂，主要作用是降低甘油三酯，但它能通过直接或间接调节胆固醇逆转运中涉及基因转录（如 LXR、

ABCA1、ABCG1），使 HDL-C 升高 5%~20%，升高 HDL-C 的作用与基线甘油三酯水平有关。烟酸是应用最久、最廉价但升高 HDL-C 水平最有效的药物，可升高 HDL-C 达 15%~35%。静脉注射载脂蛋白 A I 可使家族性高胆固醇血症杂合子患者粪便固醇排泄增加 39%，提示体内胆固醇逆转运增加。动物体内实验证实胃肠外途径给予载脂蛋白 A I 模拟 18 肽可减少动脉粥样硬化的形成。

（赵水平）

dòngmài zhōuyàng yìnghuà

动脉粥样硬化 （atherosclerosis，AS）

脂质诱发的慢性免疫炎症和纤维增生性疾病。早期累及中动脉和大动脉内膜，导致内膜增厚，继而发生血管腔狭窄。因内膜形成黄色或灰黄色状如粥样物质的斑块，故得名。典型的 AS 斑块富含脂质或胶原。以脂质为主的斑块质软，富含胆固醇及脂质；富含胶原的斑块质硬，二者可在斑块内并存。纤维样物质在动脉内膜及内膜下沉积包绕斑块纤维帽，斑块破裂时纤维帽破损，病变局部可合并侵蚀、溃疡、出血、血栓形成。AS 可导致心脑和外周血管疾病，是导致人类死亡和致残的首位原因。

分期　① I 期：血管内皮功能异常，由吞饮脂质的巨噬细胞形成的泡沫细胞、平滑肌细胞及细胞外脂质积聚在动脉内膜形成黄色条纹。② II 期：由于脂质（磷脂、脂蛋白、胆固醇）不断沉积，巨噬细胞、淋巴细胞等参与，导致条纹增大形成软斑块。③ III 期：斑块表面纤维增生，内膜增厚，脂质核心形成，斑块内部常含有胆固醇结晶并累及中层。④ IV 期：斑块表面发生侵蚀或破溃，斑块内出血，局部血栓形成

导致血管阻塞，病变部位可发生钙化。

病因　导致 AS 的主要危险因素包括吸烟、血脂异常、高血压、糖尿病、肥胖、增龄、遗传等、肾功能不全、精神压力增加、缺乏锻炼、高脂饮食、感染及环境因素等。

发病机制　AS 发病机制复杂，炎症反应贯穿各个时期阶段。血流切应力、免疫复合物及感染等各种危险因素引起动脉壁内皮损伤，导致脂质（主要是来自血液的低密度脂蛋白胆固醇）进入血管壁积聚并发生氧化应激反应，诱导单核细胞和淋巴细胞等多种炎症细胞与内皮细胞黏附、进入内皮下而进入血管壁。单核细胞来源的巨噬细胞吞噬脂质形成泡沫细胞，后者进一步刺激合成、分泌细胞因子和趋化因子等促进炎症介质释放，引起细胞黏附、增殖等炎症反应。激活的炎症细胞与动脉壁固有细胞合成胶原，在斑块外层包绕形成纤维帽，使脂质斑块发展为纤维斑块。炎症促进脂质聚集，后者又增强炎症反应。斑块内泡沫细胞死亡后释放脂质、巨噬细胞增殖和死亡、新生血管形成和破裂等导致斑块不断进展，最终形成粥糜样黄色物质，即典型的粥样斑块。巨噬细胞通过分泌蛋白溶解酶降解细胞外基质，使纤维帽变薄易破裂成为不稳定斑块。病变反复机化、纤维化，局部钙盐沉着形成斑块钙化。斑块破裂、斑块内出血、斑块破裂或发生糜烂时组织因子暴露，刺激凝血酶释放并启动血小板聚集和纤维蛋白沉积，促进血栓形成，导致 AS 病变迅速进展，致血管腔狭窄，最终导致心脑血管事件发生。

临床表现　取决于病变的程

度、进展速度和部位。轻者无症状，临床易漏诊。重者可表现为相关动脉供血部位的症状和体征。例如，冠状 AS 病变可引起心肌缺血、心肌梗死而发生心绞痛，以及心律失常、心力衰竭、猝死等。脑 AS 可引起脑缺血发作，出现头晕、头痛、耳鸣、恶心、呕吐、失语、一过性肢体活动障碍等；发生脑血栓、脑出血时出现偏瘫、肢体活动障碍、神志改变，甚至死亡等；部分患者可闻及颈部血管杂音。肾 AS 可导致高血压、肾功能不全。下肢 AS 可引起下肢麻木感和间歇性跛行等，重者可出现肢端坏疽，触诊足背动脉搏动减弱或消失。肠系膜 AS 可引起餐后腹痛、腹泻、消化不良等，严重者引起便血、肠梗阻及休克等。

诊断 踝肱指数检查可筛查 AS 病变。通过血管超声、血管造影、CT 或磁共振血管成像等影像学检查，可发现动脉内中膜增厚、AS 斑块并确定病变的严重程度。血管压力检测及超声多普勒检查有助于判断病变对血流和血管供血的影响。血管内超声、光学相干断层扫描、放射性核素显像等可观察斑块形态和结构特点、识别易损斑块。

鉴别诊断 冠状动脉病变导致的临床表现应与心包炎、心肌病、心肌炎等鉴别；AS 引起的主动脉病变需与梅毒性主动脉炎和大动脉炎等鉴别；肾动脉病变应与先天性肾动脉发育不良等鉴别；肠系膜 AS 所致缺血应与急腹症、肠道感染性疾病鉴别；下肢动脉病变应与血栓闭塞性脉管炎、血栓性疾病等鉴别。

治疗 对于轻度、无症状者应进行生活方式的调整，通过保持健康的饮食习惯、适当运动、控制相关的心血管危险因素预防病变进展。对于严重、导致症状或心血管事件的 AS 应积极进行药物或手术治疗。他汀类降脂药主要降低总胆固醇、低密度脂蛋白胆固醇，不同程度地降低甘油三酯水平、升高高密度脂蛋白胆固醇水平，延缓、稳定甚至逆转 AS 病变的进展，预防 AS 性心血管病的发生发展。抗血小板药如阿司匹林、氯吡格雷等通过抑制血小板聚集发挥抗栓作用，抑制 AS 病变相关的血栓形成和进展。血管紧张素转换酶抑制剂、血管紧张素 Ⅱ 受体阻断剂、钙通道阻滞剂等可改善血管弹性、延缓 AS 斑块的进展。经皮冠状动脉支架植入和冠状动脉旁路移植术对 AS 导致的严重或闭塞性病变是直接有效的治疗方法，可迅速恢复血管供血，避免缺血相关的症状及组织坏死。

预后 因病变部位、程度、发展速度、受累器官和有无并发症而异。AS 病变稳定者预后好，可不发生心脑血管事件。心、脑、肾的 AS 病变导致的急性心肌梗死、脑血管意外或肾功能损害等，若不及时治疗预后不佳。心脑血管事件是导致猝死和致残的首要原因。

预防 主要依赖于健康的生活方式、相关危险因素的积极干预和合理的药物治疗。通过改变生活方式，包括戒烟、限盐、适当的体育锻炼及合理膳食等预防 AS 的形成。对高血压、血脂异常、血糖异常者进行合理的药物治疗，可抑制、稳定或逆转 AS 的发生发展。

（刘梅林 何晓全）

guānzhuàngdòngmàixìng xīnzàngbìng

冠状动脉性心脏病（coronary artery disease，CAD） 冠状动脉造影显示主要冠状动脉固定性狭窄 ≥50%，或显示其主要冠状动脉狭窄<50%，但有一过性心肌缺血的证据或有明确心肌梗死病史的心脏病。简称冠心病。

病因及发病机制 冠状动脉发生粥样硬化病变导致血管发生狭窄是造成 CAD 的最主要原因，约占 90%。其他致病因素有：①冠状动脉栓塞，如心腔内附壁血栓脱落、感染性心内膜炎赘生物脱落及肿瘤钙质碎片等均可栓塞于冠状动脉。②冠状动脉痉挛，多发生在动脉粥样硬化的病变部位，亦可发生于造影显示血管正常的部位。③夹层动脉瘤，主要由主动脉夹层动脉瘤伸展到冠状动脉开口，致冠状动脉主干及其主要分支的夹层。④冠状动脉炎，一些结缔组织病及病毒感染等可侵犯冠状动脉，例如大动脉炎、系统性红斑狼疮和川崎病等。⑤冠状动脉肌桥，除先天性因素外，多源于肥厚心肌压迫。⑥梅毒性动脉炎累及冠状动脉开口。⑦代谢性疾病，如糖尿病和淀粉样变性等可致小冠状动脉病变。

临床表现 取决于 CAD 的临床类型。

世界卫生组织分型 1979 年世界卫生组织临床分型。

原发性心脏停搏 指由于 CAD 心电不稳定所引起的原发性心脏骤停，无其他诊断的依据可寻，若未做复苏或复苏失败，原发性心脏停搏可致猝死。

心绞痛 ①劳力型心绞痛：可分为初发劳力型心绞痛、稳定劳力型心绞痛和恶化劳力型心绞痛 3 类。②自发型心绞痛：其特征是胸痛发作与心肌需氧量的增加无明显关系。可单独发生或与劳力型心绞痛发作并存。某些自发型心绞痛患者胸痛发作时心电图呈现暂时性的 ST 段抬高，称为变异型心绞痛。初发劳力型心绞痛、恶化劳力型心绞痛和自发型心绞痛常统称为不稳定性心绞痛。

心肌梗死 诊断常根据病史、心电图和血清酶的变化而作出。分为肯定的急性心肌梗死、可能的急性心肌梗死和陈旧性心肌梗死 3 类。

缺血性心脏病心力衰竭 可因多种原因而发生心力衰竭，可以是急性心肌梗死或既往心肌梗死的并发症，可由心绞痛发作或心律失常诱发。

心律失常 可以是缺血性心脏病的唯一症状。

习用分型 颇为流行的临床分型更趋简化。将 CAD 分为慢性稳定型 CAD 和急性冠状动脉综合征两大类。前者主要指无症状性 CAD 和稳定性心绞痛，后者则包括不稳定性心绞痛和急性心肌梗死。

无症状性 CAD 中年以上患者，无明显 CAD 的症状和体征，但具有某些 CAD 易患因素，或冠状动脉造影显示主要血管存在 50%~75%固定性狭窄病变，但运动无缺血或心绞痛发作。一些陈旧性心肌梗死的患者，心肌梗死后无心绞痛症状亦包括在此类型中。

稳定性心绞痛 又称稳定劳力型心绞痛。

急性冠状动脉综合征 ①不稳定性心绞痛：指介于急性心肌梗死和稳定性心绞痛之间的一组心绞痛综合征。②急性心肌梗死：分为 ST 段抬高型心肌梗死和非 ST 段抬高型心肌梗死两类。这种按 ST 段抬高与否进行分类有助于迅速决定治疗策略，例如标准剂量的溶栓治疗仅对 ST 段抬高型心肌梗死有效，对非 ST 段抬高型急性心肌梗死无效，而急诊介入治疗是 ST 段抬高型心肌梗死的首选治疗，对于非 ST 段抬高型心肌梗死是否行急诊经皮冠状动脉介入治疗需按危险分层评估决定治疗方案。

诊断 冠状动脉造影是诊断 CAD 的金标准，造影显示主要冠状动脉狭窄 ≥ 50% 即可诊断为 CAD。若冠状动脉造影显示其主要冠状动脉的狭窄程度<50%，但有一过性心肌缺血的证据或有明确心肌梗死的病史，均可诊断为 CAD。在无创性检查中，冠状动脉多排螺旋 CT 特别是应用 64 排以上螺旋 CT 可对冠状动脉的狭窄程度进行判断，对 CAD 有重要的诊断价值。此外，运动心电图、运动放射性核素心肌增强扫描及超声心动图负荷试验也可作为诊断 CAD 的重要辅助检查。根据患者的临床症状，特别是患者有典型的劳力型心绞痛症状，如走路快时或上楼时出现胸痛，停止活动上述症状很快缓解，其诊断 CAD 的准确率可高达 90%。

治疗 包括一般性治疗、药物治疗和血运重建治疗。

一般性治疗 指控制 CAD 危险因素的治疗，将在预防中介绍。

药物治疗 ①增加冠状动脉血流的药物：包括硝酸酯类药和钙通道阻滞剂，这些药物主要用于抗心肌缺血和缓解心绞痛的治疗。②降低心肌耗氧量的药物：以 β 受体阻断剂为代表，主要用于劳力型心绞痛的治疗和急性心肌梗死后的二级预防。③降血脂治疗：主要以降低血浆胆固醇水平为治疗目的，其次是降低甘油三酯水平的治疗。④抗血栓治疗：包括抗血小板和抗凝血酶治疗两大类，主要针对急性冠状动脉综合征患者，对于稳定型 CAD 患者抗血小板治疗即可。⑤改善左心室重构的治疗：以血管紧张素转换酶抑制剂类药物为代表，主要用于 CAD 合并左心功能不全的患者和急性心肌梗死后的二级预防。⑥改善心肌代谢途径的药物：此类药物可改善缺血心肌的耐缺血能力，主要作为稳定劳力型心绞痛和 CAD 合并左心功能不全患者的辅助用药。

血运重建治疗 外科旁路移植术和介入治疗，对于冠状动脉三支血管病变合并左冠状动脉主干病变或三支血管弥漫性病变合并糖尿病患者，冠状动脉旁路移植术仍为首选治疗。对于单支血管病变或多支血管病变但病变较局限者应首选介入治疗，若病变介于上述两种情况之间者，年龄 ≤65 岁亦可考虑首选介入治疗。采用杂交手术（hybrid）治疗多支血管病变也取得了良好的临床疗效。这种手术方法创伤小，适用于左前降支近端弥漫性狭窄病变，或前降支近端病变严重钙化且弯曲成角，植入支架效果不满意或不适宜植入支架者。应用患者自身的乳内动脉旁路移植在前降支中远段，而右冠状动脉和（或）回旋支的病变则采用介入治疗的方法。

预防 分为一级预防或二级预防。

一级预防 主要是控制 CAD 的危险因素，降低 CAD 的发生率。已被公认的 CAD 独立危险因素有糖尿病、高胆固醇血症、高血压、吸烟、肥胖及缺乏运动。对于先天性危险因素如家族性高胆固醇血症的患者早发 CAD 尚无很好的治疗手段，但对于上述后天获得性危险因素完全可通过改变生活方式、控制危险因素、戒烟和增加运动等措施加以预防。

二级预防 指 CAD 患者如何

预防 CAD 事件。需在一级预防基础上加强力度，例如降血脂、降血压、控制糖尿病等治疗需要达标才能最大限度地降低 CAD 事件发生率。循证医学资料已证明，以下药物可改善 CAD 患者的远期预后，可作为二级预防用药，这些药物包括以阿司匹林为代表的抗血小板药、降低胆固醇水平的他汀类药、减少心肌耗氧量的 β 受体阻断剂及改善左心功能的血管紧张素转换酶抑制剂类药。

（陈纪林）

wěndìngxìng xīnjiǎotòng

稳定性心绞痛（stable angina pectoris）

冠状动脉固定性严重狭窄基础上，由于心肌负荷的增加引起心肌急剧暂时性缺血缺氧的临床综合征。此类患者冠状动脉粥样硬化病变进展缓慢，故在较长的时间内，其心绞痛发作的特点和规律性不变。

病因及发病机制 冠状动脉存在固定性狭窄或部分闭塞的基础上发生需氧量增加，如劳力、情绪激动、饱食、受寒等情况，心肌需氧量突然增加，冠状动脉供血不能满足心肌对血液的需求，即可引起心绞痛。

临床表现 心绞痛的典型部位是在胸骨后，疼痛范围常不局限，约拳头或手掌大小。有时心绞痛可发生在胸部以外，上腹部疼痛或不适相对常见，其次是咽部、颌骨和牙齿等部位。常放射至左肩、左臂和左手指内侧。胸痛性质常为压迫样、紧缩样和窒息样感觉，常伴濒死的恐惧感，或被描述为胸闷等。常见诱因是体力劳动、运动和情绪激动，最常见的日常活动（如走急路、上楼梯）时出现胸痛，停止活动胸痛症状可迅速缓解。此型心绞痛常有固定性发作诱因（如活动量一般是相对固定且可重复），发作时胸痛持续时间和缓解方式相对一致。

诊断 可根据患者发作特点、心电图改变及发作时是否有心率增快、血压升高等。若未能捕捉到发作时心电图改变，可进行运动负荷试验等协助诊断。

常规心电图 非发作时心电图多正常，静息 ST-T 改变因特异性差已不具备诊断价值。心绞痛发作时出现 ST 段压低，疼痛缓解后 ST 段迅速恢复最具有诊断价值。

心电图运动负荷试验 常用方法是次极量踏车运动试验和平板运动试验，诊断的敏感性和特异性分别为 50% ~ 70% 和 60% ~ 75%。阳性标准：R 波为主的导联中，ST 段水平或下斜型压低 ≥ 0.1mV 并持续 1 分钟以上。若伴胸痛发作或出现心率减慢、血压降低，则明显提高诊断的特异性。

负荷超声心动图 运动中或运动后立即行超声心动图检查发现室壁节段运动不正常，常提示存在心肌缺血。亦可行药物负荷超声心动图，常用药物为双嘧达莫、多巴胺和腺苷等。

放射性核素检查 最常用的示踪剂为 ^{201}Tl-甲氧基异丁基异腈和 ^{99m}Tc-甲氧基异丁基异腈，其运动试验诊断冠心病的敏感性和特异性为 80% ~ 90%。

冠状动脉 CT 造影 主要应用 64 排螺旋 CT 进行冠状动脉扫描成像，检出冠状动脉狭窄的敏感性和特异性均超过 80%，是仅次于冠状动脉造影的无创性诊断检查方法，主要应用于冠心病患者的诊断、鉴别诊断及冠状动脉造影前的筛选检查。

冠状动脉造影 是诊断冠心病的金标准，并可根据冠状动脉造影结果决定治疗方案。稳定性心绞痛患者冠状动脉病变均较严重，多支血管病变更常见，狭窄 75% ~ 90%，狭窄 ≥ 90% 者多有良好的侧支循环形成，斑块均为纤维性斑块，相对同心性，对称性狭窄，病变边缘光滑，底宽。

鉴别诊断 心绞痛症状首先需与非缺血性胸痛症状鉴别，后者特点：①短暂数秒钟的刺痛或持续几个小时甚至几日的隐痛、闷痛。②胸痛部位不是一片，而是一点，可用一两个手指指出疼痛的位置。③疼痛多于劳累后出现，而不是在劳力当时。④胸痛与呼吸或其他影响胸廓的运动有关。⑤胸痛症状可被其他因素转移，如与患者交谈反而使其胸痛症状好转。⑥口含硝酸甘油 10 分钟后方缓解的发作。

心绞痛常需与其他疾病的疼痛鉴别。①胃肠道疾病：如反流性食管炎和食管裂孔疝，症状主要与饱餐后的体位状态有密切联系，饱餐后平卧或半卧位可诱发胸痛症状，而站立或行走可使上述症状缓解，服制酸剂亦有明显效果。②胆绞痛：持续时间较长，多表现在右上腹，局部有压痛，严重者常伴发热、巩膜黄染、白细胞数增多等。

治疗 包括一般治疗、药物治疗和血运重建治疗。

一般治疗 去除冠心病危险因素，如降低胆固醇，治疗高血压和糖尿病，戒烟，适当增加运动，保持理想体重等。

药物治疗 包括 4 种药物。

硝酸酯类药 常用药物包括硝酸甘油、硝酸异山梨醇酯和 5-单硝酸异山梨醇酯等。硝酸甘油为口含制剂，舌下含服后 1 ~ 3 分钟即可起效，4 ~ 5 分钟血药浓度达峰值，有效作用时间为 10 ~ 30

分钟，主要用于心绞痛发作时或预防性用药。硝酸异山梨醇酯因有肝脏首次代谢作用，生物利用度为 40%~70%。5-单硝酸异山梨醇酯无肝脏首次代谢作用，生物利用度为 100%，半衰期 4~5 小时，有效作用时间长达 8 个小时，其缓释剂作用持续时间可达 12~16 小时。硝酸甘油和硝酸异山梨醇酯静脉制剂多用于心绞痛频繁发作者，一般持续静脉滴注 24~48 小时。硝酸酯类药的主要不良反应是头痛、心悸、面部潮红，个别患者可引起直立性低血压。

钙通道阻滞剂　①硝苯地平：对血管平滑肌作用强，对心脏传导系统无明显影响，主要作用是扩张血管、降低血压，对解除冠状动脉痉挛有良好的疗效，为变异型心绞痛的首选药物。主要不良反应头痛、头晕、低血压、面色潮红、下肢水肿等。第二代钙通道阻滞剂尼卡地平为二氢吡啶衍生物，其半衰期和作用与硝苯地平相似，但血管的选择性则强于硝苯地平，主要用于心绞痛和高血压的治疗。②地尔硫䓬：有较强的松弛血管平滑肌的作用，对心肌有直接负性肌力作用并可延长窦房结和房室结的传导时间，故不能与维拉帕米合用。该药主要用于心绞痛的治疗，对解除冠状动脉痉挛亦有良好的疗效，对于顽固性心绞痛可静脉滴注，常有良好疗效。主要不良反应为头痛、头晕、皮疹和踝部水肿等，个别患者可出现窦房或房室传导阻滞。③维拉帕米：有较强的扩张血管作用，但对冠状动脉的扩张作用弱于以上两种钙通道阻滞剂，该药能直接抑制心肌收缩力及窦房结和房室结的传导功能，产生负性肌力、负性频率和负性

传导的作用。主要用于治疗心绞痛和部分快速性室上性心律失常的患者。

β受体阻断剂　临床上常用的有阿替洛尔、美托洛尔和比索洛尔，主要不良反应为严重窦性心动过缓、充血性心力衰竭、低血压和支气管哮喘等。①阿替洛尔：选择性β受体阻断剂，主要用于稳定性心绞痛。②美托洛尔：选择性β受体阻断剂，但选择性强度不如阿替洛尔，该药为脂溶性，可进入血脑屏障，主要经肝脏代谢，主要用于心绞痛、心肌梗死二级预防和高血压的治疗。③比索洛尔：选择性β受体阻断剂，主要经肾排泄，用途同美托洛尔。

抗血小板药　按其作用机制主要分为两类。①阿司匹林：主要抑制血小板内环加氧酶使血栓素 A_2 合成减少，是冠心病患者二级预防的长期用药。②腺苷二磷酸受体阻断剂：主要代表药物为氯吡格雷，适用于对阿司匹林过敏或不能耐受者。稳定性心绞痛不主张阿司匹林与氯吡格雷联合使用。

血运重建治疗　包括经皮冠状动脉介入治疗（percutaneous coronary intervention，PCI）和冠状动脉旁路移植术（coronary artery bypass grafting，CABG），是最有效的缓解心绞痛的治疗方法。一般认为对于单支血管病变患者，梗死相关动脉（infarct-related artery，IRA）的狭窄≤70%，临床无心肌缺血证据，内科保守治疗有良好的近期、远期疗效，不需行 PCI 或 CABG 治疗；若 IRA 的狭窄>70%，临床有心肌缺血证据，PCI 在缓解患者心绞痛症状方面明显优于内科保守治疗，但并不改善此类患者的远期预后。

对于多支血管病变，PCI 或 CABG 治疗与内科保守治疗相比不仅可有效缓解心绞痛症状，而且可进一步改善患者近期、远期预后。由于介入治疗器械的不断进展，PCI 治疗的适应证已逐渐放宽，多支血管病变伴左心功能良好者，PCI 和 CABG 有同样良好的疗效，但对于多支血管病变合并左心功能不全，或多支血管病变合并左冠状动脉主干病变，以及多支血管弥漫性病变合并糖尿病者，CABG 治疗的近期、远期疗效优于 PCI 疗效，应为首选治疗。

（陈纪林）

jíxìng guānzhuàngdòngmài zōnghézhēng

急性冠状动脉综合征（acute coronary syndrome，ACS）　急性心肌缺血引起，包括不稳定性心绞痛、ST 段抬高型心肌梗死和非 ST 段抬高型心肌梗死的一组临床综合征。是冠心病中急性发病的临床类型。因上述 3 种临床类型均有突然发病的特点，故考虑可能与斑块的损伤和破裂有关，从而提出 ACS 概念。由于治疗差异，如标准溶栓治疗仅对 ST 段抬高型心肌梗死有效，而对非 ST 段抬高型心肌梗死无效，故可将 ACS 划分为 ST 段抬高型 ACS 和非 ST 段抬高型 ACS 两大类，前者主要指 ST 段抬高型心肌梗死，后者则包括非 ST 段抬高型心肌梗死和不稳定性心绞痛。

病因及发病机制　ACS 发作大多与内膜损伤或斑块破裂有直接关系，内膜损伤常诱发血管痉挛，在血管痉挛的基础上有时可伴继发血栓形成，而斑块破裂则多诱发急性血栓形成，血栓形成的速度和类型主要取决于斑块破裂的程度，斑块下脂质暴露于血液循环的量及体内凝血和纤溶活

性之间的平衡状态等。因此，ACS 的病理生理基础包括内膜损伤、斑块破裂、血管痉挛、血小板聚集及血栓形成等，这些病理因素相互作用导致 ACS 的不同临床类型。

ACS 的主要发病机制为斑块破裂诱发急性血栓形成，血栓若为闭塞性则造成急性 ST 段抬高型心肌梗死，若为非闭塞性则造成急性非 ST 抬高型心肌梗死或不稳定性心绞痛。次要机制包括：①斑块破裂、内膜损伤或斑块表面糜烂诱发血管痉挛，可与血栓形成并存，亦可单独存在，可造成短暂 ST 段抬高的变异型心绞痛，亦可造成不稳定性心绞痛和非 Q 波性急性心肌梗死（acute myocardial infarction，AMI）。②斑块因脂质浸润而急剧增大或斑块下滋养血管破裂致斑块下血肿，使血管狭窄加重造成不稳定性心绞痛。

临床表现　通常 ST 段抬高型 AMI 发病最急骤，症状也最重，若治疗不及时有较高的死亡率。ST 段抬高型 AMI 患者的临床表现见急性心肌梗死。

非 ST 段抬高型 ACS 包括非 ST 段抬高型 AMI 和不稳定性心绞痛，前者与 ST 段抬高型 AMI 相比从发病的急骤程度和症状的严重程度均逊于后者，多数发病过程常显现亚急性发病的过程，心电图常显示出 ST 段持续性压低或 T 波倒置的特点，血清酶学检测结果与 ST 段抬高型 AMI 的血清酶学演变过程相类似。不稳定性心绞痛的临床表现主要体现在心绞痛发作特点突然发生变化，例如发作频次增多、疼痛持续时间延长、症状明显加重及硝酸甘油缓解心绞痛的作用明显减弱等。心绞痛发作时常伴心率、血压的增加，心电图常显示短暂的 ST 段压低的表现，ST 段压低幅度越大则提示罪犯病变的狭窄程度越重，ST 段压低的导联范围越广则提示狭窄病变位于主要血管的近端。若心绞痛发作时伴广泛导联的 ST 段明显压低同时伴心率、血压下降，常提示为左冠状动脉主干病变所致。由于不稳定性心绞痛包括许多不同类型的心绞痛，临床表现也不同。

诊断　ACS 涵盖冠心病急性发病的所有临床类型，诊断需根据患者的临床症状、发作时心电图特征性改变及心肌损伤标志物或心肌酶学水平的变化综合判断。ST 段抬高型 AMI 的诊断和鉴别诊断见急性心肌梗死。非 ST 段抬高型 AMI 和不稳定性心绞痛的诊断主要依据症状、发作时的心电图动态变化和心肌损伤标志物或心肌酶水平升高作出诊断。仅有心电图的缺血表现无心肌酶的升高，或心肌损伤标志物仅轻度升高，应诊断为不稳定性心绞痛。若心肌酶指标明显升高并符合 AMI 酶学演变曲线即可诊断为非 ST 段抬高型 AMI。由于非 ST 段抬高型 AMI 患者发病常不如 ST 段抬高型 AMI 患者急骤，有些患者就诊较晚，错过心肌酶指标升高阶段，此时亦可根据心电图 T 波倒置的演变诊断。

鉴别诊断　①非心脏性胸痛：鉴别要点为症状发作时心电图是否有缺血性改变，是否有心肌损伤标志物指标的升高，只要上述两项中的一项改变即可诊断 ACS。②稳定性心绞痛：发作有明显规律性，如心绞痛发作的诱因、发作的持续时间和缓解方式均较固定。一旦心绞痛发作明显增频，发作诱因发生变化，特别是心绞痛发生在以往可很好耐受的劳力水平以下，甚至发作于休息状态，发作持续时间明显延长，硝酸甘油缓解发作的作用亦明显减弱，即可诊断 ACS。

治疗　抗血栓和稳定斑块是 ACS 治疗的主线。对于急性血栓形成已造成血管完全闭塞或濒临闭塞的患者，即 ST 段抬高型 AMI，紧急血运重建治疗是首选治疗。循证医学资料充分证明，急诊介入治疗可明显降低上述患者住院期间死亡率，改善患者的远期预后。对于非 ST 段抬高型 ACS 是否需急诊介入治疗尚有争议。一般共识是对于非 ST 段抬高型 ACS 患者首先进行危险分层，高危患者可行急诊介入治疗，中低危患者可先行药物治疗，若药物治疗不满意者可随时行介入治疗，若经强化的药物治疗病情很快稳定可择期行介入治疗。药物治疗中抗血栓和降血脂治疗是最重要的治疗，ACS 的急性期常规使用磺达肝癸钠或低分子肝素以预防再次血栓形成，一般使用 3~5 天；抗血小板治疗中强调两种抗血小板药联合治疗，特别是植入支架的患者，一般联合用药选择阿司匹林与氯吡格雷或普拉格雷或替卡格雷联合治疗，时间为 9~12 个月，此后可选择一种抗血小板药长期服用。他汀类降脂药不仅可降低血浆胆固醇水平，还有减轻炎症反应、稳定斑块、促进内皮功能修复等多效功能，是 ACS 最重要的治疗之一，治疗力度以达标为准。ACS 患者的其他治疗主要是针对冠心病的危险因素的治疗，其中治疗糖尿病和控制高血压最重要。在 AMI 的二级预防中还包括预防左心室重构、改善左心功能的 ACEI 治疗及 β 受体阻断剂的合理使用等。

预后　ACS 中 ST 段抬高型

AMI 和非 ST 段抬高型 AMI 的预后主要取决于患者冠状动脉病变的严重程度和左心室功能状况，前者又取决于是否行介入治疗或冠状动脉旁路移植术，介入治疗是否达到完全血运重建还是部分血运重建。左冠状动脉主干病变合并三支血管病变，特别是三支弥漫性病变的患者预后最差，血运重建若能达到完全血运重建可明显改善其预后。AMI 患者预后与其左心室功能状况亦相关，左心室功能越差其预后也越差，故改善左心室功能的治疗也十分重要。5%～15% 的不稳定性心绞痛患者急性期发生 AMI 在此类患者中预后最差。多数不稳定性心绞痛患者经治疗转变为稳定性心绞痛，其后的预后主要取决于冠状动脉病变的严重程度，多支包括左冠状动脉主干病变预后较差，少数患者（自发型或变异型心绞痛患者）心绞痛完全消失，其预后最佳。

（陈纪林）

bùwěndìngxìng xīnjiǎotòng

不稳定性心绞痛（ustable angina pectoris）

介于稳定性心绞痛与急性心肌梗死之间的心绞痛。包括初发型心绞痛、恶化劳力型心绞痛、静息型心绞痛和梗死后心绞痛等。卧位型心绞痛兼有静息型和劳力型心绞痛特征，发作十分频繁，也应归入不稳定性心绞痛的范畴。不稳定性心绞痛多数由稳定性心绞痛发展而来。

病因及发病机制 不稳定性心绞痛发病与斑块损伤或斑块破裂关系密切。斑块破口处常见血小板聚集或附壁血栓形成，管腔阻塞的严重程度与附壁血栓的量相关。由于斑块破裂后其内皮下组织暴露，故在不稳定性心绞痛发作中亦可有血管收缩或痉挛的因素参与。

临床表现 发病突然。胸痛发作部位和疼痛性质与稳定性心绞痛相似，但胸痛的严重程度明显加重，表现在胸痛的持续时间延长及硝酸甘油缓解疼痛的效果减弱。胸痛的发作诱因也较稳定性心绞痛有较大变化，胸痛可发生在活动时，亦可发生在休息时，甚至出现睡眠中痛醒的现象，显示诱发心绞痛的阈值波动大，提示其发作有动力性阻塞因素参与。此外，同等活动量于清晨易诱发心绞痛也是此型心绞痛的一个特点。合并高血压的冠心病患者，心绞痛发作时常伴血压明显升高，此时硝酸甘油缓解疼痛的作用减弱是造成心绞痛持续时间明显延长的主要原因，因此迅速降压治疗十分必要。

诊断 若心绞痛发作突然增频，发作持续时间明显延长，硝酸甘油缓解心绞痛作用明显减弱或心绞痛突然发生于休息时或既往能很好耐受的劳力水平以下，即可诊断为不稳定性心绞痛。此时还需行辅助检查以进行确诊、鉴别诊断及选择治疗方案。①心电图：心绞痛发作时常可见明显 ST 段压低；心绞痛缓解后，压低的 ST 段迅速恢复正常或接近正常水平，有时亦可见 T 波倒置，倒置的 T 波多于 24 小时内恢复，若倒置的 T 波持续超过 24 小时以上，则需考虑是否已发生心肌梗死。缺血发作时 ST 段压低的幅度常与冠状动脉阻塞的严重程度直接相关，而 ST 段压低的导联范围越大，则提示阻塞的部位在主支血管的近端。②冠状动脉造影：不仅有助于冠心病的诊断，同时也是评估患者预后及选择血运重建方式的唯一途径。不稳定性心绞痛诊断一旦成立，不宜再做运动试验包括运动负荷试验等，行冠状动脉造影成为最佳选择。初发型心绞痛患者单支血管病变占比较大；在长期稳定性心绞痛基础上出现的不稳定性心绞痛患者，多支血管病变占多数；近期出现的静息型心绞痛患者，冠状动脉血栓检出率最高；卧位型心绞痛患者冠状动脉病变在不稳定性心绞痛中最严重，常表现为三支血管严重狭窄伴单支血管完全阻塞。

鉴别诊断 心肌缺血所致心绞痛需与非心脏性胸痛进行鉴别诊断（见稳定性心绞痛），其次需与稳定性心绞痛鉴别。后者心绞痛发作有固定诱因，发作持续时间和缓解方式均相对一致。

治疗 心绞痛发作的急性期应给予积极治疗，包括卧床休息 1～3 天、间断吸氧、静脉滴注硝酸甘油 24～48 小时等。静脉滴注硝酸甘油后可选择短效或长效的硝酸酯类药继续治疗，其他治疗药物还包括 β 受体阻断剂和钙通道阻滞剂。硝酸酯类药与 β 受体阻断剂联合应用可明显减少稳定性心绞痛发作次数，此时不主张再联合使用钙通道阻滞剂，除非合并高血压。对于有血管痉挛参与的心绞痛发作，如自发型或变异型心绞痛，硝酸酯类药和钙通道阻滞剂合用为最佳选择，β 受体阻断剂慎用或不用。

由于斑块破裂诱发局部血栓形成是不稳定性心绞痛的主要发病原因，故抗栓为常规治疗。循证医学研究已证明，阿司匹林和氯吡格雷合用可有效地减少心脏事件的发生率（CURE 试验）。除抗血小板治疗外，静脉滴注肝素也有效，但多数主张应用低分子肝素替代普通肝素作为不稳定性心绞痛患者的常规治疗，疗程 3～5 天。

多数不稳定性心绞痛患者经上述药物治疗，心绞痛发作会明显减少，择期血运重建治疗宜在病情稳定后进行。对于反复发作心肌缺血的患者，若治疗不能有效地控制其发作，可行急诊介入治疗（48 小时内），而紧急冠状动脉旁路移植术仅限于左冠状动脉主干病变合并多支血管病变或合并左心功能不全者。

预后　5%~15%的不稳定性心绞痛急性期患者发生急性心肌梗死，急性心肌梗死后的预后常取决于心功能状况。多数不稳定性心绞痛患者经内科治疗病情趋于稳定后转为稳定性心绞痛，预后主要取决于冠状动脉病变的严重程度。经介入治疗心绞痛可完全消失的患者，预后最佳。

（陈纪林）

chūfāxíng xīnjiǎotòng

初发型心绞痛（initial angina pectoris）

病程在 1 个月内，以前从未发生过的心绞痛。可发生在体力劳动或活动时，亦可发生在一般日常活动甚至休息时，发作无明显规律性，心绞痛阈值波动较大，提示有动力性阻塞的因素参与。初发型心绞痛的初发阶段，病情很不稳定，有较高的急性心肌梗死发生率。冠状动脉造影显示单支血管病变占比例较大，其中左前降支受累最常见，斑块多见偏心性狭窄，斑块边缘较不规则。突发心绞痛主要与斑块损伤和破裂有关，破口局部附壁血栓形成比例约占 20%。初发型心绞痛需立即入院治疗。若药物治疗不能完全控制心绞痛发作，可行急诊介入治疗。药物治疗以抗血管痉挛、抗血栓及降低心肌耗氧量为主。除少数患者急性期发生心肌梗死外，多数患者经药物治疗转为稳定性心绞痛，部分患者心绞痛完全消失，提示斑块损伤后血管发生痉挛是其发病的主要原因。

（陈纪林）

jìngxīxíng xīnjiǎotòng

静息型心绞痛（resting angina pectoris）

静息状态或很轻度劳力状态下，排除情绪因素影响发生的心绞痛。

发病机制　静息型心绞痛的发作与心肌耗氧量的增加无明显关系，主要源于冠状动脉暂时性痉挛或收缩，以及其他动力性因素造成一过性心肌供血减少。动物实验证明，若冠状动脉偏心性狭窄达 85%~90%，冠状动脉半径减少 5%即可致该动脉完全闭塞。其原因是偏心性硬化斑块使病变对侧管腔保留较多的正常平滑肌，并能形成环形收缩，由于硬化的斑块不易被压缩，所以更多受压的是冠状动脉管腔。冠状动脉造影结果证实这些患者冠状动脉罪犯血管的狭窄约 90%，故提出约 90%的冠状动脉狭窄是劳力型心绞痛患者产生静息型心绞痛发作的临界性狭窄。这一发现对于临床医师判断此类患者冠状动脉病变程度有重要的提示作用。

临床表现　有两种临床类型。①心绞痛仅发生在静息状态，其发作特点与变异型心绞痛极为类似，但发作时心电图呈现 ST 段压低，而非 ST 段抬高，根据安枝（Yasue）的报道，变异型心绞痛患者不仅有 ST 段抬高的发作，亦可见 ST 段压低的发作，发作时心电图显示缺血部位一致，从而提出变异型心绞痛患者心绞痛发作时 ST 段偏移方面的差别，主要与冠状动脉痉挛的程度、部位及侧支循环有关，故这种类型实际上应归属于广义的变异型心绞痛范畴。②冠状动脉严重阻塞情况下出现的静息型心绞痛。按不稳定性心绞痛布劳恩瓦尔德（Braunwald）分类又将这种静息型心绞痛分为亚急性静息型心绞痛（指有静息型心绞痛但 48 小时内无静息型心绞痛发作）和急性静息型心绞痛（48 小时内出现一次或多次发作的静息型心绞痛），冠状动脉造影显示这种静息型心绞痛患者均有极严重的冠状动脉阻塞性病变，且血栓在冠状动脉阻塞中占较大比例，属于不稳定性心绞痛病情最严重的类型。多数静息型心绞痛患者合并劳力型心绞痛，其静息型心绞痛是劳力型心绞痛晚期的一种表现（混合型心绞痛），白天以劳力型心绞痛为主，夜间为静息型发作，清晨起床穿衣、叠被、洗漱和排尿便等可诱发心绞痛，但同等活动量于下午则不易诱发，提示清晨轻度活动后的发作多为混合因素所致，既有心肌耗氧量的增加，又有冠状动脉供血的减少。

鉴别诊断　静息型心绞痛需与卧位型心绞痛鉴别，因为后者心绞痛亦发作于静息状态，但发作却与心肌耗氧量的增加有明确关系。

治疗　以解除血管痉挛为目的（见变异型心绞痛）。对于静息型心绞痛合并劳力型心绞痛患者，其冠状动脉均有严重阻塞性病变，故药物治疗需兼顾抗血管痉挛和降低心肌耗氧量两个方面，临床上多采用硝酸酯类药、钙通道阻滞剂和 β 受体阻断剂联合应用。对于生活质量较差者推荐行血运重建治疗。

预后　单纯静息型心绞痛与变异型心绞痛预后相近，血管痉挛解除后 3 个月内不复发者预后良好。静息型心绞痛合并劳力型心绞痛患者药物治疗常不能完全控制心绞痛发作，介入治疗或冠状动脉旁路移植术能达到完全血运重建则可明显改善预后。

（陈纪林）

恶化劳力型心绞痛 （worsening exertional angina pectoris）

 èhuà láolìxíng xīnjiǎotòng

稳定性心绞痛患者在 1 个月内心绞痛发作的次数突然增加，持续时间延长且程度加重。心绞痛加重前多无明显诱因，心绞痛突然发生在既往能很好耐受的劳力水平下，甚至于发生在轻度活动时，心绞痛突然加重的短时期内，活动耐量进行性降低，发作持续时间明显延长，有时休息也不能有效缓解，硝酸甘油消耗量明显增加，8%～12% 患者于不稳定期发生急性心肌梗死。冠状动脉造影显示患者大多数有冠状动脉严重病变，3 支血管病变最常见，约占 50% 以上，合并左冠状动脉主干病变的比例也较高。病变多表现为弥漫性狭窄，狭窄程度 80%～95%，病变边缘多不规则，有时有模糊现象，附壁血栓形成的比例略低于初发型心绞痛患者。治疗宜采用联合用药。硝酸酯类药、钙通道阻滞剂及 β 受体阻断剂常联合应用缓解心绞痛的发作。药物治疗虽可缓解症状，但患者生活质量仍然较差，故应首选血运重建治疗。少数于急性期发生急性心肌梗死外，大多数转归为稳定性心绞痛。

（陈纪林）

心肌梗死后心绞痛 （postinfarction angina pectoris）

xīnjīgěngsǐ hòu xīnjiǎotòng

急性心肌梗死 48 小时后至 1 个月内出现的心绞痛。亦有学者将其病程限制在 2 周内。由于梗死后心绞痛对于急性心肌梗死患者的近期及远期预后有一定影响，易发生再梗死，故将其归入不稳定性心绞痛范畴。

主要病因是梗死相关血管存在严重的残余狭窄。梗死后心绞痛可由冠状动脉收缩、痉挛及短暂的心肌耗氧量增加等因素诱发。急性心肌梗死患者的血管再通后残余狭窄的严重程度主要与以下因素有关：①斑块发生破裂前的狭窄程度越重，再通后残余狭窄程度也越重，患者多数梗死前有明确的劳力型心绞痛病史，而梗死前无劳力型心绞痛病史者，血管再通后残余狭窄相对较轻。②梗死前发病症状持续时间越长，血管再通后残余狭窄越重，患者斑块破裂后先诱发不稳定性心绞痛，发生急性心肌梗死时罪犯病变局部血栓已部分机化，故溶栓只能将其表层的新鲜血栓溶解。③梗死前有反复痉挛性心绞痛发作者，血管再通后残余狭窄相对较轻。

心绞痛主要发生在急性心肌梗死 2～14 天，后半夜、清晨发作最常见，多表现为自发型心绞痛或混合型心绞痛。冠状动脉造影显示梗死后混合型心绞痛发作的患者，梗死相关动脉的残余狭窄最重，其狭窄程度均 ≥90%；其次是梗死后劳力型心绞痛，而梗死后变异型心绞痛患者冠状动脉狭窄病变相对较轻。

除应按心绞痛的发作性质进行针对性的药物治疗，急诊介入治疗是最佳选择。若患者的血管解剖条件不适宜介入治疗，则需加强药物治疗力度，择期冠状动脉旁路移植术最好选择在急性心肌梗死 1～2 个月后进行较安全。

梗死后心绞痛患者住院期间再发梗死的发生率明显高于无梗死后心绞痛患者，其住院期间的死亡率是后者的近 1 倍。因此，除加强药物治疗外，尽早行介入治疗或外科手术治疗十分必要。

（陈纪林）

变异型心绞痛 （variant angina pectoris）

biànyìxíng xīnjiǎotòng

发作与活动无关，发作时心电图 ST 段抬高，疼痛缓解后 ST 段回落，不伴心肌酶升高的心绞痛。1959 年普林兹梅特尔（Prinzmetal）首先报道，并认为变异型心绞痛源于冠状动脉粥样硬化部位的血管收缩。

病因及发病机制 冠状动脉一过性痉挛是变异型心绞痛发作的主要病因。诱发冠状动脉痉挛的原因包括神经因素、体液因素、内皮功能及血小板前列腺素系统因素等。变异型心绞痛可能是多种诱因相互作用的结果。

临床表现 心绞痛多发生于休息和一般活动时，发作常呈周期性，几乎都在同一时段发生，尤以后半夜、清晨多见，午休时亦可有发作。疼痛发作持续时间短则几十秒，长可达 20～30 分钟，相对而言短暂发作更常见。发作时舌下含硝酸甘油或硝苯地平粉可迅速缓解发作。变异型心绞痛发作时常并发各种类型心律失常，快速性室性心律失常最常见，其次为缓慢性心律失常，包括窦房传导阻滞和房室传导阻滞等。

诊断与鉴别诊断 发作时心电图显示暂时性 ST 段抬高，伴对应导联 ST 段压低，T 波常呈高尖或表现为"假正常化"，约 30% 患者缓解后可见 T 波倒置，倒置的 T 波多在 24 小时内恢复，但心肌酶指标未升高，由于 T 波倒置时间相对 ST 段抬高明显延长，容易发现，故此心电图特征可作为变异型心绞痛的重要诊断线索。动态心电图经常可见无痛性的 ST 段抬高现象。冠状动脉痉挛发生于造影显示"正常的"冠状动脉占 10%～20%，发生于有严重固定性狭窄的冠状动脉占 50% 以上。冠状动脉痉挛可表现为闭塞性或非闭塞性痉挛，前者造成透壁性心肌缺血心电图呈现 ST 段抬高，后者致心内膜下心肌缺血心电图表现为 ST 段压低。有时 1 支冠状动脉的多段可同时发生痉挛，或痉挛呈迁移形式，但多支冠状动脉同时痉挛极少见。冠状动脉痉挛的总发生率以前降支最高，其次为右冠状动脉，但在冠状动脉无明显病变的变异型心绞痛患者中，右冠状动脉痉挛发生率高于前降支，女性相对多见。

疑诊变异型心绞痛但未能捕捉到发作时心电图者，可行激发试验辅助诊断。在无创性激发试验中，采用过度换气或静脉输注碱性药物（三羟甲基氨基甲烷缓冲液）的方法较实用，不良反应小，但诱发冠状动脉痉挛的敏感性<70%。上午时段行运动负荷试验诱发冠状动脉痉挛的阳性率约为 40%。在有创性激发试验中，采用选择性冠状动脉内注入麦角新碱或乙酰胆碱的方法，其诱发冠状动脉痉挛的发生率均在 90% 以上。由于这种激发试验有一定的危险性，故仅适用于冠状动脉未见明显异常或仅有轻至中度狭窄的单支血管病变者，禁用于新近心肌梗死、脑血管病、未控制的高血压和心力衰竭患者。

治疗 初发期治疗以药物治疗为主，旨在迅速缓解痉挛发作，降低急性心肌梗死的发生率。急性发作时可口含硝酸甘油或硝苯地平粉，口含硝酸甘油 3～5 分钟内胸痛不缓解者，应即刻追加口含。同样口含硝苯地平粉后 10 分钟内胸痛不能缓解者亦可重复。两种药物可交替服用。对于短时间内反复发作者可给予硝酸甘油持续静脉滴注 24～48 小时。预防痉挛发作的药物中钙通道阻滞剂为首选，并可配合服用硝酸酯类药，两种药物合用可产生协同作用而增强疗效。在钙通道阻滞剂中首选硝苯地平或尼卡地平，次选地尔硫䓬。变异型心绞痛反复发作者还可同时合用两种钙通道阻滞剂，如硝苯地平与地尔硫䓬，但应注意血压不宜降得过低。在应用钙通道阻滞剂的同时选用短作用的硝酸酯类药如硝酸异山梨酯。为控制夜间和清晨发作，用药时间应每 6 小时 1 次，其中以 9、3、9、3 时间点给药最佳。夜间和清晨发作已不频繁者，还可采用睡前服长效钙通道阻滞剂或 5-单硝酸异山梨醇类药。无劳力型心绞痛的单纯变异型心绞痛患者，一般不主张应用 β 受体阻断剂。变异型心绞痛患者经上述药物治疗，基本上可很快控制心绞痛发作，待病情稳定后根据冠状动脉造影结果决定是否需行血运重建治疗。

预后 变异型心绞痛急性发作期有发生急性心肌梗死或猝死的可能，但由于患者冠状动脉病变较轻，故痉挛解除后均有良好预后。

（陈纪林）

jíxìng xīnjī gěngsǐ

急性心肌梗死（acute myocardial infarction，AMI）

冠状动脉血流量急剧减少或中断，其所供血的心肌严重、持久缺血导致的心肌坏死。是心血管疾病中致死、致残的最主要原因，中国每年约新发心肌梗死 50 万人，现患心肌梗死约 200 万人，且发病率和死亡率均有增加趋势。临床表现为持久性胸痛、心电图特征性改变和演变过程及心肌损伤标志物增高。可发生心律失常、急性循环功能障碍（如低血压、休克或心力衰竭），为冠心病的严重类型。按心电图 ST 段是否抬高分为 ST 段抬高型心肌梗死和非 ST 段抬高型心肌梗死。

AMI 绝大多数发生在冠状动脉粥样硬化基础上，动脉粥样硬化斑块破裂，继而血小板黏附聚集，管腔内血栓形成，导致冠状动脉管腔急性闭塞或严重狭窄，严重而持久的心肌缺血造成心肌坏死。粥样硬化斑块破裂的最常见分子及细胞病理生理学机制是血管炎症，炎症导致斑块不稳定、膨胀、撕裂或侵袭；位于斑块边缘活化的巨噬细胞或 T 淋巴细胞可增加酶（如金属蛋白酶）的表达，使斑块变薄和撕裂。少数情况下，冠状动脉严重而持久的痉挛、冠状动脉夹层、冠状动脉炎、冠状动脉介入治疗、冠状动脉旁路移植术和先天性畸形等也可引起心肌梗死。

病理研究表明，冠状动脉闭塞持续 20～30 分钟开始出现心肌细胞坏死；随着闭塞时间延长，坏死自心内膜下向心外膜扩展，至少 2～6 小时或更长时间才发生心肌全层坏死，其发生的时间取决于侧支循环状况、冠状动脉闭塞持续或间断、心肌细胞对缺血的敏感性、缺血预适应及心肌对氧需求的个体差异。若心肌坏死波及心外膜，病理上称为透壁性心肌梗死，心电图表现 ST 段抬高和病理性 Q 波，分类为 ST 段抬高型心肌梗死，曾称 Q 波心肌梗死；若冠状动脉血栓未完全闭塞管腔或冠状动脉血栓自发溶解、早期再通，抑或有丰富侧支循环，心肌坏死可局限于心内膜下部位，病理上称为非透壁性心肌梗死或心内膜下梗死，心电图仅表现为 ST 段压低，不出现病理性 Q 波，分类为非 ST 段抬高型心肌梗死，曾称非 Q 波心肌梗死。

根据心电图是否出现 Q 波的 AMI 分类方法是一种回顾性分类，对指导临床治疗意义不大，而以心电图是否出现 ST 段抬高对 AMI 进行分类对指导临床有重要价值。ST 段抬高型心肌梗死表明冠状动脉急性完全闭塞，心肌全层出现缺血、损伤，此类患者多进展为 Q 波心肌梗死，但少数经早期再灌注治疗或血栓早期再通患者也可演变为非 Q 波心肌梗死。因此，对这类患者尽早、尽快再灌注治疗，使冠状动脉再通，以期缩小心肌梗死面积，改善预后。非 ST 段抬高型心肌梗死则提示冠状动脉管腔未完全闭塞，心肌缺血、坏死主要在心内膜下。此类患者多进展为非 Q 波心肌梗死，少数患者也可能演变为 Q 波心肌梗死，其治疗原则与不稳定性心绞痛相同。非 ST 段抬高心肌梗死与不稳定性心绞痛归类为非 ST 段抬高急性冠状动脉综合征。

心肌急性缺血、坏死后，受累心肌出现程度不等的收缩功能障碍，表现为节段性室壁运动功能减低，运动功能消失，运动不协调或反向搏动（矛盾运动）。非梗死心肌节段可有代偿性收缩增强。大面积心肌梗死可造成急性左心衰竭和心源性休克。作为心肌梗死的后果，左心室体积、形态及梗死节段和非梗死节段的心肌厚度均可发生变化，称为心室重构。有效的治疗措施可缩小心肌梗死面积，并减少心室重构的发生。

（高润霖）

xīnjī gěngsǐ quánqiú tǒngyī dìngyì

心肌梗死全球统一定义 （universal definition of myocardial infarction）

2007 年美国心脏病学会、美国心脏协会、欧洲心脏病学会及世界心脏联盟专家组共同制定并发表了关于"心肌梗死全球统一定义"的专家联合共识。中华医学会心血管病学分会及中华心血管病杂志编委会专家组一致同意在中国推荐使用该定义。2012 年该定义已修改为第 3 版。

全球统一定义　心肌梗死在病理上被定义为长时间缺血导致的心肌细胞死亡，细胞死亡病理分类为凝固性坏死和（或）收缩带坏死。

心肌梗死　按全球统一定义，"心肌梗死"一词用于临床上有急性心肌缺血并有心肌坏死证据者。在此前提下，存在下列任何 1 项即符合急性心肌梗死的诊断：①心肌损伤标志物（最好是肌钙蛋白）增高或增高后降低，至少有一次数值超过参考值上限的 99 百分位（正常值上限），并有以下至少 1 项表现：心肌缺血临床症状；提示新的心肌缺血的心电图变化，即新出现的 ST-T 改变或左束支传导阻滞；出现病理性 Q 波；影像学证据显示新的心肌活力丧失或节段性心室壁运动异常；冠状动脉造影或病理检查确定内有血栓。②心脏性死亡，伴提示心肌缺血的症状，推测为新的 ST 段抬高或左束支传导阻滞，死亡发生在取血标本之前或生物标志物升高之前。③基线肌钙蛋白水平正常、接受经皮冠状动脉介入治疗（percutaneous coronary intervention，PCI）的患者，若心肌损伤标志物升高超过正常值上限的 5 倍或基线肌钙蛋白水平仍增高的患者，心肌损伤标志物升高 > 20%，且伴下列任何一项者：提示心肌缺血的症状，或新出现的缺血性心电图改变，或符合操作并发症的造影所见，或影像学显示新的心肌活力丧失或节断性室壁运动异常，则定义为 PCI 相关心肌梗死，其中包括一种已经证实的支架血栓形成相关的亚型。④若心肌缺血伴心肌损伤标志物升高或升高后降低，至少有一次超过正常上限，冠状动脉造影或病理发现支架内血栓，则定义为支架血栓相关心肌梗死。⑤基线肌钙蛋白水平正常、行冠状动脉旁路移植术（coronary artery bypass grafting，CABG）的患者，若心肌损伤标志物升高超过正常值上限 10 倍并发生新的病理性 Q 波或新的左束支传导阻滞，或冠状动脉造影证实新移植的或自身的冠状动脉闭塞，或有心肌活力丧失的影像学证据，则定义为 CABG 相关心肌梗死。

陈旧性心肌梗死　符合下列标准之一：①发生新的病理性 Q 波，伴或不伴症状，但无非缺血性原因。②有影像学上活力心肌丧失区的证据，该处心肌变薄和不能收缩而无非缺血性原因。③有既往心肌梗死的病理学发现。

再梗死　对初次心肌梗死后临床症状或体征怀疑复发梗死者，若心电图 ST 段再次抬高或出现新的 Q 波和（或）心肌损伤标志物再度升高超过正常值上限，或在原升高的基础上升高 20%。

临床类型　分为下列 5 型。①1 型：与缺血相关的自发性心肌梗死，由一次原发性冠状动脉事件（如斑块侵袭及破裂、裂隙或夹层）引起。②2 型：继发于缺血的心肌梗死，源于心肌需氧增加或供氧减少，如冠状动脉痉挛或栓塞、贫血、心律失常、高血压、低血压。③3 型：突发、未预料的心脏性死亡，常有提示心肌缺血的症状，伴推测为新的 ST 段抬高，新的左束支传导阻滞，或冠状动脉造影和（或）病理发现冠状动脉有新鲜血栓的证据，但死亡常发生于取得血样本之前或心肌损伤标志物升高之前。④4a 型：伴发于 PCI 的心肌梗死；4b 型：伴发于支架血栓形成的心肌梗死。⑤5 型：伴发于 CABG 的心肌梗死。

分期 按临床、其他特征及病理学表现，心肌梗死可分为演变期（<6 小时）、急性期（6 小时~7 天）、愈合期（7~28 天）和已愈合期（≥29 天）。

（高润霖）

ST duàn táigāoxíng xīnjī gěngsǐ

ST 段抬高型心肌梗死（ST-elevation myocardial infarction, STEMI）

冠状动脉供血急剧减少或中断，使其所供血的心肌严重、持久缺血，心电图具有典型 ST 段抬高的心肌梗死。是急性心肌梗死（acute myocardial infarction, AMI）最常见的临床类型，按"心肌梗死全球统一定义"的临床分型属 1 型。尽早再灌注治疗可缩小心肌梗死面积，改善心功能。

病因及发病机制 动脉粥样硬化斑块破裂，继而血小板黏附聚集，管腔内血栓形成，导致冠状动脉管腔急性完全闭塞，严重而持久的心肌缺血造成心肌坏死。病理上通常为透壁性心肌梗死，心电图表现 ST 段抬高和病理性 Q 波，大多进展为"Q 波心肌梗死"，少数血栓早期自发性再通者可演变为"非 Q 波心肌梗死"。

临床表现 多数患者发病前有初发型心绞痛或原有心绞痛加重，运动耐量明显降低或有静息时发作，发作频繁，持续时间延长，对硝酸甘油反应差，为不稳定性心绞痛，但也有 1/3~1/2 的患者无任何先兆而突然发病。

症状 ①胸痛：最常见的起始症状，胸痛部位和性质与心绞痛类似，但更严重，持续时间长，休息和含服硝酸甘油不缓解。可伴恶心、呕吐、出汗和恐惧感。胸痛超过 20 分钟不缓解应疑及 AMI。典型胸痛位于胸骨后或心前区，可向颈部、下颌及左上臂内侧放射，有些患者仅上腹、下颌、牙齿、背部疼痛，易被误诊。少数患者无明显胸痛，发病即为急性左心衰竭、休克或严重乏力、虚脱、晕厥。②心律失常：多发生在起病 1~2 天，尤其 24 小时内，室性心律失常如室性期前收缩、阵发性室性心动过速、心室颤动，后者是 AMI 早期尤其是住院前的主要死因。房性心律失常如房性期前收缩、阵发性室上性心动过速和心房颤动也较常见。缓慢性心律失常如房室传导阻滞和窦性心动过缓，多发生在下壁、后壁心肌梗死。③低血压、休克：剧烈疼痛、恶心、呕吐、出汗、血容量不足、心律失常等可引起低血压，大面积心肌梗死（梗死面积>40%）时心输出量急剧减少，可引起心源性休克，表现明显而持久的低血压（收缩压<80mmHg，持续 30 分钟以上）、面色苍白、皮肤湿冷、烦躁或神情淡漠、心率增快、尿量减少（<20ml/h）。④急性左心衰竭：一般在发病后最初几天内发生，但也有少数患者尤其是老年人，以急性左心衰竭为最初表现，呼吸困难、端坐呼吸、咳白色或粉红色泡沫痰、出汗、发绀。心力衰竭和低血压、休克称为泵功能衰竭，AMI 时心功能按 Killip 分级可分为 4 级：Ⅰ级无明显心力衰竭；Ⅱ级有左心衰竭，肺部啰音<50%肺野；Ⅲ级有急性肺水肿；Ⅳ级表现为心源性休克。⑤胃肠道症状：恶心、呕吐和腹胀等。下后壁心肌梗死者更常见。⑥全身症状：发热、乏力等。发热源于坏死心肌吸收，见于发病 24~48 小时，约 38℃，若未合并感染很少超过 39℃。

体征 根据梗死面积与有无并发症有很大差异，梗死面积较小、无并发症者可无异常体征。①一般情况：疼痛剧烈者可表现烦躁、出汗、面色苍白或发绀，发病早期血压可升高，心输出量降低者血压则下降、心率增快，下壁心肌梗死者心率可减慢。②心脏体征：心浊音界可正常或扩大；心尖部第一心音可减弱，出现第四心音，有心力衰竭者可出现第三心音奔马律；10%~15%的患者在发病 2~5 天内可出现心包摩擦音，源于反应性纤维蛋白性心包炎，一般不伴明显的心包积液，一过性或持续数天，多见于广泛 Q 波心肌梗死患者；新的强度多变的收缩期杂音，少数患者可伴收缩中晚期喀喇音，源于乳头肌功能不全。③其他体征：可出现与心律失常、休克和心力衰竭相关及与机械性并发症相关的体征。

并发症 乳头肌功能不全或断裂、室间隔穿孔（破裂）、心脏破裂（心室游离壁破裂）、室壁瘤和心肌梗死后综合征。尚可并发血栓栓塞，见于起病后 1~2 周，左心室内附壁血栓脱落可引起脑、肾等器官及四肢动脉栓塞。下肢深静脉血栓脱落则可发生肺栓塞。

辅助检查 包括心电图检查、实验室检查及影像学检查。

心电图检查 ①超急性期 T 波高尖，相邻两个导联新出现。②ST 段抬高，V_2~V_3 导联≥0.2mV，其他导联≥0.1mV，可与直立 T 波形成单向曲线，ST 段上升的形态多为弓背向上型或呈平顶状,反映心肌损伤,一般见于发病数小时内,但也有晚至 10 余小时出现者。③异常 Q 波:Q 波时限≥0.04 秒,Q/R 振幅>1/4,R 波减少或消失形成 QS 波。一般在发病后 10 余小时至数日出现。根据异常 Q 波出现的导联可判断心肌梗死部位:前间壁为 $V_1 \sim V_3$ 导联,前壁为 $V_1 \sim V_4$ 导联,广泛前壁为 $V_1 \sim V_5$ 导联,前侧壁为 $V_5 \sim V_6$ 导联,高侧壁为 I 、aVL 导联,下壁为 II 、III 、aVF 导联,正后壁为 $V_7 \sim V_9$ 导联(V_1 导联 R 波升高,R/S>1)(图1、图2)。④心电图演变过程:ST 段由升高逐步回到等电位线,直立的 T 波逐渐变倒置,3~6 周倒置达最深,以后逐渐变浅,部分患者可恢复直立(图3)。再灌注治疗使血管再通可加速 ST 段回降和心电图演变过程。

实验室检查 ①心肌损伤标志物(表):肌酸激酶同工酶(CK-MB)及肌钙蛋白 T 或 I(TnT 或 TnI)水平升高,是心肌梗死诊断并评估梗死面积的重要依据。肌钙蛋白出现早、消失晚,敏感性及特异性均较强,新的全球诊断标准更强调其诊断价值。再灌注治疗成功可使生物心肌损伤标志物峰值提前。肌红蛋白升高出现最早但特异性差,仅作为早期诊断的参考。CK 水平升高也可见于骨骼肌、脑等其他器官疾病,缺乏特异性。天冬氨酸转氨酶(AST)和乳酸脱氢酶(LDH)升高特异性更差,已不再作为 AMI 的诊断指标。心肌损伤标志物测定结果应结合病史、发病时间、心电图改变等综合分析,并定期复查,对需紧急再灌注治疗者,不应等待检查结果。②组织坏死和炎症的非特异性指标:发病 1~2 天白细胞数上升,中性粒细胞增多,持续数日降至正常。红细胞沉降率增快,C 反应蛋白增多,可持续 1~3 周。

影像学检查 ①超声心动图:可见节段性室壁运动障碍及心室壁变薄等心肌梗死改变,并有助于发现如室壁瘤、室间隔穿孔、乳头肌功能不全及心包积液等并发症。②床旁 X 线胸片:观察有无肺淤血及肺部病变。

诊断 心肌损伤标志物典型升高(超过正常值上限)继之降低,辅以临床表现或特征性心电图改变(新出现的 ST 段抬高、左束支传导阻滞或病理性 Q 波)任何一项即可确诊。若无条件检查心肌损伤标志物,根据临床表现及特征性心电图改变也可诊断。中老年患者突然发生严重心律失常、急性左心衰竭、晕厥、休克或严重持久的胸闷、憋气、颈部、下颌或上腹部疼痛而局部无相应体征者,均应疑及此病。若心电

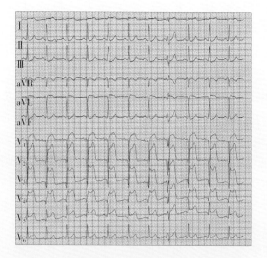

图1 广泛前壁及高侧壁心肌梗死心电图

注:发病 3 小时 I 、aVL、$V_1 \sim V_5$ 导联 ST 段弓背向上型抬高,与 T 波融合成单向曲线,aVL、V_1 导联呈 QS 型,I 、$V_2 \sim V_5$ 导联可见异常 Q 波

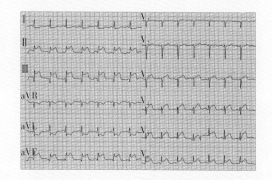

图2 下壁心肌梗死心电图

注:发病 3 小时 II 、III 、aVF 导联 ST 段抬高与 T 波融合成单向曲线

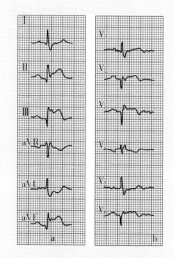

图3 下壁心肌梗死心电图演变

注:a. 发病 3 小时 II 、III 、aVF 导联 ST 段抬高与 T 波融合成单向曲线,出现异常 Q 波;b. 发病 36 小时,ST 段回落,Q 波加深,T 波开始倒置

表 心肌损伤标志物及其时相变化

心肌损伤标志物	开始升高时间（小时）	达到峰值时间（小时）	恢复正常时间（天）
CK-MB	3~12	24	2~3
TnT	3~12	12~24	5~14
TnI	3~12	24	5~10
CK	4~12	12~36	2~4
AST	6~8	12~48	3~5
LDH	8~18	24~72	4~16
肌红蛋白	1~4	6~7	1~2

图尚无特征性改变，应及时复查并定期检测心肌损伤标志物。

鉴别诊断 包括以下疾病。

不稳定性心绞痛 疼痛性质和部位与 AMI 相似，但一般不超过 30 分钟，不伴恶心、呕吐、心力衰竭和休克，无心肌损伤标志物升高。心绞痛发作时可有心电图 ST 段压低，T 波倒置，但缓解后常恢复。变异型心绞痛发作时可有 ST 段抬高，但缓解后可恢复正常，无心肌梗死的特征性演变过程。

主动脉夹层 起病类似 AMI 的胸痛，但更突然、范围更广、程度更重，可放射至背、颈、腰，甚至下肢，可出现相应器官受累表现：双上肢血压和脉搏可有差别；有脑和腹腔脏器缺血、下肢暂时性瘫痪等表现。升主动脉夹层可导致主动脉瓣关闭不全，但一般无心电图特征性改变及心肌损伤标志物升高。超声心动图和多层螺旋 CT 或磁共振成像对诊断有重要价值。

急性肺栓塞 可发生胸痛、咯血、呼吸困难和休克，但有右心负荷急剧增加的表现，如发绀、肺动脉瓣第二音亢进；心电图电轴右偏，II 导联 S 波加深，III 导联 Q 波显著、T 波倒置（$Q_{III}T_{III}$ 图形），右胸导联可 T 波倒置；心肌损伤标志物水平不升高。多层螺旋 CT 肺动脉造影和放射性核素肺动脉灌注扫描有助于确诊。

急性心包炎 可有较剧烈而持久的胸痛，但多与发热同时出现，深呼吸及咳嗽时加重；早期即出现心包摩擦音，心包积液出现后与胸痛一起消失。心电图除 aVR 导联外，其余导联呈 ST 段弓背向下抬高，T 波明显倒置，无 Q 波出现，无心肌损伤标志物水平升高。

急腹症 急性胰腺炎、急性胆囊炎、胆石症、消化性溃疡穿孔等均可表现上腹痛，可伴恶心、呕吐、休克等表现，但有腹部体征，无心电图改变及心肌损伤标志物变化。

治疗 包括以下几方面。

常规治疗 ①吸氧：动脉氧饱和度低（$SaO_2 < 90\%$）者应吸氧。无并发症者在发病 6~12 小时内也可经鼻导管给氧。②严密监测心电图、血压及呼吸，除颤器应随时处于备用状态。有严重泵衰竭者必要时行血流动力学监测。建立静脉输液通道，保证给药途径通畅。③镇痛：可给吗啡或哌替啶静脉注射，烦躁者可给予地西泮口服。④硝酸甘油：持续缺血性胸痛患者应舌下含服硝酸甘油片。持续胸痛、高血压或肺淤血者可静脉滴注硝酸甘油或硝酸异山梨酯。⑤阿司匹林：无

禁忌证者立即服水溶性阿司匹林或嚼服肠溶阿司匹林。⑥卧床休息：无并发症者应卧床休息 2~3 天，起床及活动时间根据病情决定。⑦饮食：发病第 1 天出现恶心、呕吐，进食即吐者应禁食，静脉输液维持水电解质平衡，之后可进流质、半流质。数日后改为易消化、低胆固醇、低脂膳食。发病 3 天后仍无排便者可服通便药，避免排便用力。

再灌注治疗 是最重要的治疗措施。发病 12 小时内开通闭塞的冠状动脉，恢复血流，可缩小心肌梗死面积，减少死亡。越早再通冠状动脉获益越大。对所有 STEMI 患者就诊后必须尽快诊断，并尽快开始再灌注治疗。若有条件，对所有胸痛发病 12 小时内的患者均应行直接经皮冠状动脉介入治疗（percutaneous coronary intervention，PCI），使梗死相关动脉再通。为达到最好效果，要求患者进入急诊室至第一次球囊扩张的时间应 <90 分钟。在无条件行直接 PCI 的情况下，若无禁忌证，应尽快开始溶栓治疗，要求患者进入急诊室至开始注射溶栓剂的时间 <30 分钟。应该强调的是，在无急诊直接 PCI 条件，而又不能快速转运的情况下，溶栓治疗仍是值得推荐的有效治疗。有研究表明，在发病 2 小时内开始溶栓治疗，其效果与直接 PCI 相当。基本原则及方法见再灌注治疗。

药物治疗 ①抗凝：溶栓剂阿替普酶半衰期短，血浆纤维蛋白原含量降低少，应同时给予静脉肝素治疗。对尿激酶、链激酶溶栓患者，除非有动脉栓塞高危因素（如大面积前壁梗死、心房颤动、左心室附壁血栓和既往有栓塞史），输注肝素并非必需。低

分子肝素皮下注射在溶栓治疗患者可替代普通肝素静脉注射，也适用于未行溶栓治疗、卧床时间长的高危患者。②抗血小板：除阿司匹林外，直接 PCI 植入支架者还应服用氯吡格雷；未行介入治疗者给予氯吡格雷也可减少死亡。对直接 PCI 患者术前可给予血小板糖蛋白Ⅱb/Ⅲa 受体拮抗剂。③β 受体阻断剂：不论是否行溶栓或直接 PCI 治疗，对无禁忌证者 β 受体阻断剂治疗均为必需。④肾素-血管紧张素-醛固酮系统抑制剂：血管紧张素转换酶抑制剂（ACEI）对无禁忌证的心肌梗死患者均可应用，特别是高危患者，例如老年、前壁心肌梗死、有心肌梗死史、心功能 ≥ Ⅱ级（Killip 分级）和左心室射血分数 <40% 者，若无低血压（收缩压 <100mmHg）和禁忌证，应在发病 24 小时内应用。对 ACEI 不能耐受者可用血管紧张素Ⅱ受体阻断剂。⑤钙通道阻滞剂：对于 β 受体阻断剂无效或有禁忌证但持续缺血或心房颤动、心房扑动伴快速心室率、无心力衰竭、左心室功能失调及房室传导阻滞者，可用维拉帕米或地尔硫䓬。⑥他汀类降脂药：对所有 STEMI 患者均应早期开始应用他汀类药治疗，有助于进一步改善患者预后。

其他处理 ①控制血糖：合并糖尿病和血糖明显升高者应输注胰岛素，控制血糖至适宜水平。②处理心律失常：见急性心肌梗死并发心律失常。③治疗低血压、休克：见急性心肌梗死并发心源性休克。④治疗急性左心衰竭：见急性心肌梗死并发急性左心衰竭。⑤治疗机械性并发症：见室间隔穿孔、乳头肌断裂和心脏破裂。

恢复期治疗 应逐渐增加活动，有条件者应进行有计划的康复治疗。对有缺血复发或可诱发心肌缺血者，应行冠状动脉造影，必要时血运重建治疗。

预后 与梗死面积大小、并发症及治疗有关。死亡大多发生在第 1 周内，尤其 1~2 小时内，相当一部分患者在住院前死于心室颤动。住院后死亡原因除严重心律失常外，还包括心源性休克、心力衰竭、心脏破裂等。急性期住院病死率 20 世纪 60 年代超过 30%，70 年代广泛采用监护治疗后降至约 15%，应用溶栓治疗后降至 8%~10%，应用直接 PCI 后降至 4%~6%。

预防 心肌梗死后必须做好二级预防，避免再发。应低脂、低胆固醇饮食，戒烟，限酒，适度运动，心态平衡。坚持服用抗血小板药、β 受体阻断剂、他汀类降脂药及 ACEI 制剂，控制高血压及糖尿病等危险因素，定期复查。

（高润霖）

fēi ST duàn táigāoxíng xīnjī gěngsǐ

非 ST 段抬高型心肌梗死

（ non-ST-elevation myocardial infarction，NSTEMI） 冠状动脉供血急剧减少，所供血的心肌严重、持久缺血导致的部分心肌坏死（一般在心内膜下）。临床上与不稳定性心绞痛统称为非 ST 段抬高型急性冠状动脉综合征。

病因及发病机制 绝大多数发生在冠状动脉粥样硬化的基础上，硬化斑块破裂或侵袭，血小板黏附聚集，形成附壁血栓，致冠状动脉管腔急性严重狭窄，心肌严重而持久缺血，造成局灶性或心内膜下心肌坏死；血小板聚集和斑块撕裂碎片导致的微血管栓塞，也可引起灶性心肌坏死，心肌损伤标志物释放。存在广泛侧支循环者，闭塞性血栓可不引起 ST 段抬高型心肌梗死（ST-elevation myocardial infarction，STEMI）而发生 NSTEMI。少数情况下，冠状动脉严重而持久的痉挛、炎症、粥样硬化斑块急剧加重、冠状动脉介入治疗、冠状动脉旁路移植术及心肌需氧明显增加或供血急剧减少（如甲状腺功能亢进症、严重贫血等）也可引起 NSTEMI。NSTEMI 与不稳定性心绞痛有共同的病理生理基础，即冠状动脉粥样硬化斑块破裂或侵蚀及附壁血栓形成，但血栓未完全闭塞管腔或自发溶解、血管早期再通。此时，患者原有心绞痛加重或初发心绞痛，临床上称为不稳定性心绞痛；若心肌损伤标志物升高则表明有心肌坏死，诊断为 NSTEMI。其心电图仅表现为 ST 段压低，不出现病理性 Q 波，曾称非 Q 波心肌梗死。心肌坏死局限于心内膜下，病理上称为非透壁性心肌梗死或心内膜下梗死，但约 25% 的患者可演变为 Q 波心肌梗死。

临床表现 主要为胸痛，部位和性质与心绞痛相似，为胸骨后或心前区压榨性、烧灼性疼痛或憋闷感，可向颈部、下颌、左上肢内侧、背部及上腹部放射。疼痛较心绞痛剧烈，程度类似 STEMI，一般在静息时发生，可为初次胸痛发作，也可发生在原有心绞痛患者，胸痛发作突然加重并在静息时发作。疼痛持续时间一般 >20 分钟，含服硝酸甘油不缓解。胸痛剧烈者可伴恶心、呕吐、出汗、心悸、气促、眩晕等。部分患者疼痛部位不典型，无胸痛，仅表现为上腹痛、颈部或下颌痛。约 1/3 患者无明显疼痛，而以呼吸困难、极度乏力、晕厥、休克就诊，多见于高龄、糖尿病或合并心力衰竭者。可并发心律失常、心力衰竭或心源性休克。

查体可无特殊体征。血压可正常、升高或降低，取决于基础血压及心功能状态，心率和心律则取决于有无心律失常和心力衰竭。合并心力衰竭者可有第三心音奔马律和相应体征，如肺部啰音、肝大、下肢水肿等。

辅助检查 ①心电图：可出现 ST 段压低 ≥0.05mV 和（或）T 波倒置，除 ST 段压低外，胸导联 T 波明显对称性倒置 ≥0.2mV 也高度提示急性心肌缺血。ST-T 有动态演变过程，在数小时至数天内 T 波倒置逐渐加深再逐渐变浅，有的可在数日或数十日后逐渐恢复至正常。②实验室检查：心肌损伤标志物肌酸激酶同工酶（CK-MB）和（或）肌钙蛋白 T 或 I（TnT 或 TnI）水平升高超过正常值上限。TnT 或 TnI 水平升高比 CK-MB 更具敏感性和特异性，被"心肌梗死全球统一定义"推荐作为首选指标，但必须注意检测的准确性，建立本实验室的正常值。过去沿用的 CK、天冬氨酸转氨酶（AST）及乳酸脱氢酶（LDH）等其他指标缺乏特异性，已不再应用。各种生物标志物在血清中出现、达峰及消失时间见 ST 段抬高型心肌梗死。

诊断 CK-MB 或 TnT 或 TnI 水平升高超过正常值上限，结合临床症状或心电图改变任何一项即可诊断。临床症状高度怀疑而心肌损伤标志物正常者，6~12 小时后应复查。

鉴别诊断 ①不稳定性心绞痛：胸痛发作时间较短，一般 <20 分钟，心肌损伤标志物水平不高。②非心源性疼痛：如胃病、胆囊疾病、胰腺炎、食管裂孔疝等，它们均无心电图改变及心肌损伤标志物升高。③其他：如心包炎、主动脉夹层、急性肺栓塞等，见 ST 段抬高型心肌梗死。

治疗 总原则同不稳定性心绞痛。患者应卧床休息，低流量吸氧。胸痛剧烈者应用吗啡或哌替啶静脉注射，舌下含服硝酸甘油后仍有持续胸痛者改为静脉滴注。若无禁忌证应口服阿司匹林和氯吡格雷双联抗血小板治疗至少 1 个月，最好 1 年，以后长期服用阿司匹林。无禁忌证者可口服 β 受体阻断剂，有禁忌证但心功能正常者可用钙通道阻滞剂地尔硫䓬或维拉帕米。皮下注射低分子肝素或磺达肝癸钠 5~8 天或静脉注射普通肝素。合并高血压或心功能不全者加用血管紧张素转换酶抑制剂（ACEI）或血管紧张素 II 受体阻断剂。对高血压不能控制或胸痛不缓解者可选用长效二氢吡啶类钙通道阻滞剂（缓释或控释硝苯地平或氨氯地平等）。所有 NSTEMI 患者均应早期开始应用他汀类药，以期降血脂并改善预后。另外，控制高血糖、心律失常、心功能不全等。NSTEMI 患者不应溶栓治疗。

治疗中应根据临床症状、心电图改变和心肌损伤标志物是否升高及程度进行危险度分层，决定是否进行血运重建治疗。①高危患者：反复发作胸痛和心肌缺血、心电图 ST 段动态改变（明显压低或一过性抬高）、梗死后不稳定性心绞痛、肌钙蛋白升高、合并糖尿病、血流动力学不稳定或严重心律失常（室性心动过速或心室颤动）。对于高危患者，应在上述治疗同时准备进行冠状动脉造影，必要时输注血小板糖蛋白 IIb/IIIa 受体拮抗剂。若有严重进行性缺血、血流动力学不稳定或严重心律失常，应紧急造影，若病变适宜进行紧急经皮冠状动脉介入治疗（percutaneous coronary intervention，PCI）。大多数患者在药物治疗下病情逐渐趋于稳定，可在 24~72 小时或住院期间进行冠状动脉造影，病变适宜者进行 PCI 治疗。对左主干、严重三支病变或弥漫性狭窄不适宜行 PCI 者，应考虑冠状动脉旁路移植术。②低危患者：观察期间无胸痛发作、无肌钙蛋白及其他标志物水平升高、无心电图 ST 段压低、心电图正常或仅有 T 波低平、倒置。对于低危患者，应在 6~12 小时后重复测定肌钙蛋白或 CK-MB。对低危患者继续药物治疗，出院前进行运动负荷试验，确定冠心病的诊断并评价其危险水平。若运动试验阳性，应冠状动脉造影，必要时血运重建治疗。若运动试验阴性，不推荐造影。部分患者在观察期间心电图及心肌损伤标志物正常、运动试验阴性，尤其运动耐量良好者，其胸痛症状可能并非心肌缺血所致，出院后可在门诊行进一步检查。

预后 NSTEMI 的预后总体上与 STEMI 相似。早期死亡率低于 STEMI，主要与心肌损伤范围及其导致的血流动力学障碍有关，但远期预后不良，患者非致死性心肌梗死的发生率高于 STEMI，致使 1 年病死率两者相似。这可能与 NSTEMI 患者高龄、冠状动脉病变更广泛、再梗死多、并发疾病（如糖尿病、肾衰竭等）多有关。心肌梗死溶栓疗法（TIMI）风险评分和全球急性冠状动脉事件注册风险评估模型（GRACE 评分）可根据临床参数估计住院期及 6 个月病死率，有助于临床医师评估患者预后、选择治疗方式及强度。

预防 NSTEMI 后二级预防旨在防止心肌梗死再发。患者应采用合理膳食（低脂、低胆固醇饮食），戒烟、限酒，适度运动，心态平衡。坚持服用抗血小板药、β受体阻断剂、他汀类降脂药及 ACEI 制剂，控制高血压及糖尿病等危险因素，定期复查。

（高润霖）

zàiguànzhù zhìliáo

再灌注治疗（reperfusion therapy） 用药物或手术使闭塞的冠状动脉再通，心肌得到有效再灌注的方法。是 ST 段抬高型心肌梗死（ST-elevation myocardial infarction, STEMI）治疗的关键。主要方法有：①经皮冠状动脉介入治疗（percutaneous coronary intervention, PCI），首选方法，具备 PCI 条件的医院能够开展。②溶栓治疗，快速、简便、经济、易操作，尤其在各种原因使就诊至血管开通时间延长时，静脉溶栓仍是再通的重要手段。③冠状动脉旁路移植术（coronary artery bypass graft, CABG），急性心肌梗死时较少应用，仅用于 PCI 失败者。

PCI 包括直接 PCI、转运 PCI、溶栓后紧急 PCI 和早期溶栓成功或未溶栓患者（＞24 小时）PCI。

直接 PCI 常规使用支架。再狭窄率风险性高者可选用药物洗脱支架。

适应证 ①有条件的单位且能及时进行（就诊至球囊扩张时间应控制在 90 分钟内），对症状发生 12 小时内的 STEMI 或伴新出现的左束支传导阻滞患者。②年龄≥75 岁，发病 36 小时内出现心源性休克，病变适合血运重建，并能在休克发生 18 小时内完成者，除非患者拒绝、有禁忌证和不适合行介入治疗者。③症状发作＜12 小时，伴严重心功能不全和（或）肺水肿者。④发病 12～24 小时内有严重心力衰竭、血流动力学和心电不稳定、持续心肌缺血者。

禁忌证 ①非梗死相关血管，但心源性休克者除外。②发病＞12 小时，无症状，血流动力学和心电稳定者。

转运 PCI 就诊于无直接 PCI 条件医院的高危患者，尤其是有溶栓禁忌证或发病＞3 小时的患者，立即用抗血小板或抗凝药，并尽快转运至有 PCI 条件的医院，或尽快请有资质的介入医师到有 PCI 条件的医院进行治疗。

溶栓后紧急 PCI 适应证：①发病 36 小时内的心源性休克，适合进行血运重建，发病后仍有严重心力衰竭和肺水肿、严重心律失常和持续缺血者。②溶栓 1 小时后仍有持续心肌缺血表现的高危患者，心肌处于危险状态（前壁心肌梗死，累及右心室的下壁心肌梗死或胸导联 ST 段压低）。对于已接受溶栓治疗者，不适宜做 PCI 或不同意进一步治疗者，不推荐行有创性检查和治疗。

早期溶栓成功或未溶栓患者（＞24 小时）PCI 适应证：①再发心肌梗死者。②有自发或诱发的心肌缺血证据。③有心源性休克或血流动力学不稳定。④左心室射血分数＜40%、心力衰竭、严重室性心律失常。以上情况，若病变适宜（包括梗死相关血管严重狭窄者），应行 PCI 治疗；但对于梗死相关血管完全闭塞，无症状的 1～2 支血管病变，无心肌缺血，血流动力学和心电稳定者，不考虑发病 24 小时后常规行 PCI。

溶栓治疗 在发病 3 小时内进行，梗死相关血管的开通率高，患者病死率明显降低，临床疗效与直接 PCI 相似。发病 3～12 小时内进行，疗效不如直接 PCI，但仍能获益。发病 12～24 小时内，若仍有持续或间断的缺血征兆和持续 ST 段抬高，溶栓治疗仍有效。STEMI 合并左束支传导阻滞、大面积心肌梗死患者，溶栓获益最大。STEMI 发生后，溶栓治疗越早进行，挽救的心肌越多，故可在救护车上进行。年龄≥75 岁的患者应首选 PCI，溶栓治疗应严格控制药物剂量。

适应证 ①发病 12 小时内就诊于不具备急诊 PCI 治疗条件的医院，不能迅速转运，无溶栓禁忌证者。②发病≤3 小时就诊而不能及时进行介入治疗者，或虽具备急诊 PCI 治疗条件，但就诊至球囊扩张时间与就诊至溶栓开始时间相差＞90 分钟者。③再梗死，不能立即（症状发作后 60 分钟内）进行冠状动脉造影和 PCI 者。④发病 12～14 小时仍有进行性缺血性疼痛和至少 2 个胸导联或肢体导联 ST 段抬高＞0.1mV，无急诊 PCI 条件，对经过选择的患者也可溶栓治疗。

禁忌证 ①脑出血病史。②脑血管结构异常。③颅内恶性肿瘤。④6 个月内缺血性脑卒中或短暂性脑缺血发作史。⑤可疑主动脉夹层。⑥活动性出血或出血体质。⑦3 个月内的严重头部创伤。⑧慢性、严重、未得到良好控制的高血压（收缩压≥180mmHg 或舒张压≥110mmHg）。⑨3 周内创伤或进行过大手术。⑩心肺复苏时间≥10 分钟。⑪4 周内有内脏出血。⑫2 周内不能压迫止血部位的大血管穿刺。⑬感染性心内膜炎。⑭活动性消化性溃疡。⑮严重肝肾疾病、恶病质、终末期肿瘤等。⑯妊娠。

方法 尿激酶、链激酶或重

组组织型纤溶酶原激活剂静脉滴注或推注。

血管再通的判定 间接判定指标：①60～90分钟内抬高的ST段至少回落50%。②肌钙蛋白T或I峰值提前至发病12小时内，肌酸激酶同工酶（CK-MB）峰值提前到14小时内。③2小时内胸痛症状明显缓解。④治疗后2～3小时内出现再灌注心律失常，如加速性室性自主心律、房室传导阻滞或束支传导阻滞突然改善或消失，或下壁心肌梗死出现一过性窦性心动过缓、窦房传导阻滞，伴或不伴低血压。上述指标中，以心电图变化和心肌损伤标志物峰值提前最重要。

冠状动脉造影判定：采用TIMI分级判定，TIMI 2或3级血流表示再通，TIMI 3级为完全性再通，溶栓失败为梗死相关血管持续闭塞（TIMI 0～1级）。

急诊CABG 急性心肌梗死的急性期需行CABG的患者数量有限，但若PCI失败，闭塞血管PCI不能开通，PCI后出现顽固症状、心源性休克或机械性并发症（如心室破裂、急性二尖瓣关闭不全或室间隔缺损）应行CABG。若患者急诊PCI时发现多支病变，急性期后还需外科血运重建，建议急诊PCI时仅使用裸金属支架，而不是药物洗脱支架。

发生STEMI后再灌注策略的选择需根据发病时间、施行直接PCI的能力、患者发生出血并发症的可能性等综合考虑。下列情况优选溶栓治疗：①就诊早，发病≤3小时，且不能及时进行PCI者。②介入治疗不可行，如导管室被占用、动脉穿刺困难或转运困难。③介入治疗不能及时进行。

下列情况优选急诊介入治疗：①就诊晚，发病>3小时。②导管室工作量大，心脏介入医师经验丰富，估计就诊至球囊扩张时间<90分钟，就诊至球囊扩张时间较就诊至溶栓时间延长<60分钟。③高危患者，如心源性休克、心功能≥Ⅲ级（Killip分级）。④有溶栓禁忌者。⑤诊断明确者。

（乔树宾）

jíxìng xīnjī gěngsǐ bìngfā xīnlǜ shīcháng
急性心肌梗死并发心律失常
（cardiac arrhythmias in acute myocardial infarction） 急性心肌梗死导致的心脏节律变化。十分常见，占75%～95%，多发生在起病1~2周内，24小时内最多见，可伴乏力、头晕、晕厥等症状。有些急性心肌梗死（acute myocardial infarction，AMI）患者首发临床表现为室性心动过速（简称室速）、心室颤动（简称室颤）和三度房室传导阻滞（atrioventricular block，AVB），猝死发生率较高。AMI急性期危及生命的室速和室颤发生率高达20%，需积极处理和抢救。AMI急性期心律失常通常为基础病变严重的表现，如持续严重的心肌缺血、泵衰竭、电解质紊乱、低氧血症、酸碱平衡失调及自主神经功能紊乱等。此类心律失常的处理取决于其对血流动力学的影响程度。使用再灌注治疗时，应避免预防性使用利多卡因，尽管其能减少室颤发生，却可能引起心动过缓和心脏停搏使病死率增加。

室性心律失常 ①室性期前收缩：最常见，无症状者不需抗心律失常药治疗。②室性逸搏心律：早期常见，一般也不需特殊处理。③室速和室颤：非持续性室速（持续时间<30秒）和加速性室性自主心律，通常不需处理。持续性和（或）血流动力学不稳定的室速需应用抗心律失常药治疗，必要时予电除颤治疗。对无心输出量的室速和室颤应立即进行心肺复苏。成功复苏后应继续静脉胺碘酮联合β受体阻断剂治疗。因再灌注治疗和β受体阻断剂应用增加，ST段抬高型心肌梗死48小时内室颤的发生率降低。虽ST段抬高型心肌梗死早期室颤可增加院内死亡率，但并不影响长期死亡率。电解质紊乱诱发的室颤需纠正低血钾和低血镁。若AMI早期出现与QT间期延长有关的尖端扭转型室速，应静脉推注1~2g的镁剂（持续推注时间应>5分钟），特别是发病前使用利尿剂，伴低镁血症、低钾血症者。需指出，镁剂治疗不降低病死率，故AMI患者不应常规补充镁剂。

室上性心律失常 心房颤动（简称房颤）的发生率为10%～20%，以严重左心室功能损害、心力衰竭和老年人多见，其脑卒中和院内病死率明显增加。处理包括控制心室率和转复窦性心律。多数患者对房颤耐受较好，可自行恢复，不需处理。部分房颤患者心室率增快加重心力衰竭，需即刻处理，但禁止使用ⅠC类抗心律失常药。对于未抗凝治疗患者，应考虑开始抗凝治疗。其他类型室上性心动过速少见，且通常可自行终止。若无禁忌证，则可使用β受体阻断剂。

窦性心动过缓和AVB ①窦性心动过缓：发病后1小时内常见（9%～25%），以下壁心肌梗死为多见，部分患者使用阿托品有效。部分病例与应用吗啡有关。②AVB：发生率约7%，持续束支传导阻滞发生率为5.3%，其院内和晚期病死率高于房室传导功能正常者，病死率的增加与广泛心肌损害有关。下壁心肌梗死所致

AVB 表现为一过性、窄 QRS 波逸搏心律（>40 次/分）者病死率较低。前壁心肌梗死引起者心肌损害严重，表现为不稳定的宽 QRS 波逸搏心律。尽管临时起搏器不改善远期生存率，但对于症状性心动过缓的 AMI 患者仍建议临时起搏治疗。新出现的左束支传导阻滞通常为广泛的前壁心肌梗死，易发展为三度 AVB，应尽早行临时起搏治疗。

AMI 急性期（≥14 天）后，窦性心动过缓和 AVB 不能恢复者，发生希氏束-浦肯野纤维系统交替束支传导阻滞的持续二度 AVB，或希氏束-浦肯野纤维系统内或之下发生的三度 AVB 患者；持续性、症状性二度或三度 AVB 患者；无症状的房室结水平的持续二度或三度 AVB 患者，应植入永久性起搏器。

急性缺血发作时心律失常的发生机制不同于慢性稳定性缺血性心脏病。对于无室内传导异常的一过性 AVB，仅有左前分支阻滞的一过性 AVB，无 AVB 的新发束传导阻滞或分支传导阻滞，合并束支传导阻滞或分支传导阻滞的无症状性持续一度 AVB，不推荐起搏器治疗。AMI 猝死者多发生在住院前，因此加强住院前 AMI 抢救治疗非常重要。

（乔树宾）

jíxìng xīnjī gěngsǐ bìngfā xīnyuánxìng xiūkè

急性心肌梗死并发心源性休克（cardiogenic shock in acute myocardial infarction）

大面积急性心肌梗死引起血压下降甚至休克，伴严重组织灌注不足的临床综合征。心源性休克可突然发生，也可在入院后逐渐发生，是急性心肌梗死患者院内死亡的主要原因。

病因 ST 段抬高型心肌梗死（ST-elevation myocardial infarction, STEMI）合并低血压甚至心源性休克通常源于梗死面积大、合并右心室梗死或存在严重机械性并发症（如室间隔穿孔、游离壁破裂、乳头肌断裂致严重二尖瓣关闭不全）等。

临床表现 差异较大，轻者仅为轻度低灌注状态，重者可出现休克，其严重程度与短期预后密切相关。除急性心肌梗死的表现外，可有：①四肢湿冷、尿量减少和（或）精神状态改变。②血流动力学特征是严重持续低血压（收缩压<90mmHg）或平均动脉压较基础值降低≥30mmHg，伴心室充盈压增高（肺毛细血管楔压>20mmHg，右心室舒张期末压>10mmHg），心排血指数明显降低，即无辅助循环者<1.8L/（min·m²），有辅助循环者<2.2L/（min·m²）。

诊断与鉴别诊断 急性心肌梗死患者若出现低血压甚至休克、胸部 X 线片显示肺充血，即可诊断。超声心功能测定和左心室充盈压增高有助于诊断。在诊断心源性休克前，应排除其他原因（如主动脉夹层合并主动脉瓣关闭不全、低血容量、血管迷走反射、电解质紊乱、药物不良反应、心脏压塞、心律失常等）引起的低血压。见心源性休克。

治疗 及早再灌注及循环支持是防止器官衰竭和降低死亡率的重要措施。

一般治疗 镇痛、纠正心律失常、吸氧或辅助通气、补充血容量。下壁合并右心室梗死出现低血压休克者及时有效扩容治疗很重要，但大面积心肌梗死或高龄患者避免补液过多诱发左心衰竭。可根据血流动力学监测结果指导治疗。若补充血容量后心输出量仍不增加、血压不升高，说明周围血管张力不足，应静脉滴注正性肌力药。多巴胺应用最广泛。必要时可同时使用多巴酚丁胺或去甲肾上腺素。在升压药和主动脉内球囊反搏术治疗基础上，严密观察血流动力学变化，谨慎、少量应用血管扩张药（如硝普钠或硝酸酯类）可能减轻心脏前后负荷，改善心功能。见 ST 段抬高型心肌梗死。

机械治疗 机械性再灌注治疗包括经皮冠状动脉介入治疗或冠状动脉旁路移植术（见再灌注治疗），用于药物溶栓治疗效果不佳者，以期提高生存率。对于 STEMI 合并心源性休克者，主动脉内球囊反搏术是最常用的机械辅助循环方法。它可降低左心室收缩期后负荷，降低心肌耗氧量，增加冠状动脉血流灌注，减轻心肌缺血，阻断和延缓血流动力学恶化。①STEMI 合并低血压、低心输出量及对药物治疗反应差者应尽早应用。②大面积 STEMI 或高危患者应预防应用。③年龄>75 岁、有心力衰竭史、心功能 Ⅲ～Ⅳ 级（Killip 分级）、收缩压<120mmHg 且持续性心动过速者应用主动脉内球囊反搏术可改善预后。④尽早联合冠状动脉血运重建治疗，及时开通梗死相关动脉，达到有效的心肌再灌注，可改善预后，降低死亡率。⑤STEMI 合并机械性并发症（如室间隔穿孔和乳头肌断裂）者，主动脉内球囊反搏术是重要的稳定性治疗手段。⑥顽固性心律失常合并血流动力学不稳定、梗死后难治性心绞痛患者，主动脉内球囊反搏术是冠状动脉血运重建前的一项治疗措施。其对血压及冠状动脉血流的影响依赖于左心室

功能状态。单纯主动脉内球囊反搏术可使患者死亡率降为 70%~80%；在主动脉内球囊反搏术的基础上若能成功进行血运重建，死亡率可降为 40%~50%。

经皮左心室辅助装置通过辅助泵将左心房或左心室的血液与膜式氧合器相连，再注入主动脉系统，部分或完全替代心脏泵血功能，减轻左心室负担，增加组织灌注。对主动脉内球囊反搏术无效或病情严重者，此法可作为心脏移植的过渡。

预后 心源性休克是临床心肌梗死严重并发症，预后较差，与血流动力学异常程度直接相关，各种治疗方法虽可改善预后，但致死、致残者仍不少。

（乔树宾）

jíxìng xīnjī gěngsǐ bìngfā jíxìng zuǒxīn shuāijié

急性心肌梗死并发急性左心衰竭（acute left ventricular failure in acute myocardial infarction）

急性心肌梗死导致的急性发作或加重的左心功能衰竭。心肌收缩力明显降低和心脏负荷加重，造成急性心输出量骤降，肺循环压力突然升高，周围循环阻力增加，引起肺循环充血而出现急性肺淤血、肺水肿，可伴组织器官灌注不足和心源性休克的临床综合征。

病因及发病机制 ①急性心肌损伤和坏死：心肌坏死使心脏的收缩单位减少。②血流动力学障碍：心输出量下降，血压绝对或相对下降及外周组织器官灌注不足；左心室舒张期末压和肺毛细血管楔压升高导致急性肺淤血或肺水肿；右心室充盈压升高，使体循环淤血等。③神经内分泌激活：交感神经系统和肾素-血管紧张素-醛固酮系统的过度兴奋是机体在急性心力衰竭时的一种保护性代偿机制。长期过度兴奋产生不良影响，使多种内源性神经内分泌与细胞因子激活，加重心肌损伤、心功能下降和血流动力学紊乱。

临床表现 ①早期表现：原心功能正常者出现原因不明的乏力或运动耐量明显减低，心率增加 15~20 次/分，可能是左心功能降低的最早期征兆。继续发展可出现劳力性呼吸困难、夜间阵发性呼吸困难、睡觉需用枕头抬高头部等。检查可发现左心室增大、闻及舒张早期或中期奔马律、肺动脉瓣第二心音亢进，两肺尤其肺底部有湿啰音，还可有干、湿啰音和哮鸣音。②急性肺水肿：突发严重呼吸困难、端坐呼吸；频繁咳嗽，并咳出大量粉红色泡沫痰；心尖部常可闻及奔马律；两肺满布湿啰音和哮鸣音。③心源性休克：收缩压降至 90mmHg 以下，或原有高血压患者收缩压降低 60mmHg，且持续 30 分钟以上。④组织低灌注状态：可有皮肤湿冷、苍白和发绀；尿量显著减少，甚至无尿；意识障碍，如神情恍惚、表情淡漠、反应迟钝，逐渐发展至意识模糊，甚至昏迷。

诊断 可疑的急性左心力衰竭患者根据临床表现和辅助检查可作出诊断。①心电图：能提供许多重要信息，包括心率、心脏节律、传导，以及某些病因依据如心肌坏死和缺血性改变等。②胸部 X 线检查：可显示肺淤血程度和肺水肿，如出现肺门血管影模糊、蝶形肺门，甚至弥漫性肺内大片阴影和胸腔积液，右侧多见。③超声心动图：可了解心脏结构和功能、心瓣膜状况、是否存在心包病变、急性心肌梗死的机械并发症及室壁运动失调；可测定左心室射血分数，监测急性心力衰竭时的心脏收缩、舒张功能相关的数据。④心力衰竭标志物：B 型利尿钠肽（B-type natriuretic peptide，BNP）及其 N 末端 B 型利尿钠肽原（NT-proBNP）的浓度增高是公认诊断心力衰竭的客观指标，也是心力衰竭临床诊断的重要进展。若 BNP < 100ng/L 或 NT-proBNP < 400ng/L，心力衰竭的可能性很小，阴性预测值为 90%；若 BNP > 400ng/L 或 NT-proBNP > 1500ng/L，心力衰竭的可能性很大，阳性预测值为 90%；若 BNP 持续增高，提示预后不良。⑤心肌损伤标志物：包括心肌肌钙蛋白 T 或 I、肌酸激酶同工酶，可评价是否存在心肌损伤或坏死及其严重程度。

鉴别诊断 应与可引起明显呼吸困难的疾病鉴别，如支气管哮喘和哮喘持续状态、急性大块肺栓塞、肺炎、严重的慢性阻塞性肺疾病尤其伴感染等。还应与其他原因所致的非心源性肺水肿（如急性呼吸窘迫综合征）及非心源性休克等鉴别。

治疗 确诊后应立即采用规范的处理流程。先进行初始治疗，继以进一步治疗。①初始治疗包括经鼻导管或面罩吸氧，静脉给予吗啡、祥利尿剂（如呋塞米）、毛花苷丙、氨茶碱（或二羟丙茶碱）等。②初始治疗仍不能缓解病情的严重患者应进一步治疗，可根据收缩压和肺淤血状况选择应用血管活性药包括正性肌力药、血管扩张药和缩血管药。③病情严重或血压持续降低甚至心源性休克者，应在血流动力学监测下进行治疗，并酌情采用各种非药物治疗方法，包括主动脉内球囊反搏术、机械通气支持、血液净化、心室机械辅助装置及外科手术。④BNP/NT-proBNP 的动态测定有助于指导急性心力衰竭的治疗，其水平在治疗后仍高居不下者，提示预后差；若治疗后其水平降低且降幅＞30%，提示预后较好。

（周玉杰）

yòuxīnshì gěngsǐ

右心室梗死（right ventricular infarction）

右冠状动脉主干急性闭塞所致的右心室心肌坏死。是急性心肌梗死的特殊类型，常与下壁和后壁心肌梗死同时出现，很少单独发生。右心室梗死合并下壁梗死的发生率为30%~50%，下壁和（或）后壁心肌梗死若出现低血压则提示合并右心室梗死。

病因及发病机制　一般源于右冠状动脉主干急性闭塞，少数由左冠状动脉回旋支的急性闭塞引起。右心室梗死后右心室心肌部分功能丧失，导致右心室收缩及舒张功能下降，致使右心输出量减少，进入肺动脉的血液减少。由于静脉血液不能被输送到肺动脉内，导致右心室和右心房压升高，上腔静脉、下腔静脉淤血。另外，由于进入肺循环的血液减少，左心室回流血液减少，左心室充盈压降低，左心输出量减少。由于肺循环压降低，患者肺毛细血管楔压降低，无肺充血。

临床表现　患者可表现为胸痛、胸闷、上腹痛及左肩不适，多有恶心、呕吐及低血压性休克。尚可有右心室收缩和舒张功能障碍的表现：①腔静脉淤血，如颈静脉怒张、肝大、库斯莫尔征（Kussmaul sign）阳性（吸氧时颈静脉充盈明显）、肝颈静脉回流征阳性。其中颈静脉怒张和库斯莫尔征阳性是诊断右心室梗死伴严重血流动力学改变最敏感和最特异的指标。②低心输出量，可出现低血压和休克，血压明显降低、

脉搏细弱、心率加快、面色苍白、皮肤湿冷。③患者常无呼吸困难，听诊双肺呼吸音清，无湿啰音，此外可有奇脉及第三心音。其中，低血压、颈静脉压升高和双肺听诊清晰是急性下壁梗死合并右心室梗死体格检查的三联征表现。尽管右心室梗死见于30%以上的下壁心肌梗死患者，但仅不足10%的患者有明显的右心室血流动力学改变。右心室梗死也易出现严重心动过缓和房室传导阻滞。

诊断　下壁和正后壁心肌梗死的患者均应注意是否合并右心室梗死，若出现上述临床表现及下述辅助检查异常则提示发生急性右心室梗死。

心电图　右胸 V_4 ~ V_6 导联 ST 段抬高 ≥0.1mV 对右心室梗死的诊断有高度的敏感性和特异性。其中，V_4R 导联 ST 段抬高 ≥0.1mV 是诊断急性右心室梗死的高度特异性指标，但右心室梗死时 ST 段抬高持续时间短，近半数患者 ST 段在症状发作 10 小时内回落。

超声心动图　可见右心室壁节段性运动异常；右心扩大，左心室长轴切面舒张期末右心室内径/左心室内径＞0.5、右心室舒张期末内径＞25mm 及心尖四腔切面时右心室内径/左心室内径＞1.0 均为右心室受累的标志；室间隔矛盾运动；右心功能不全，右心室短轴缩短率压低，右心房压和肺动脉压升高（90%以上合并三尖瓣反流）。这些异常均可在短期内改善。

放射性核素心室显像　可见右心室扩大、右心室节段性运动异常及右心室射血分数降低。右心室功能障碍定义为右心室扩大或射血分数＜45%（正常右心室射血分数为35%~75%）。

血流动力学改变　右心充盈压相比左心充盈压不成比例的升高是右心室梗死的标志。右心室梗死时右心室收缩和舒张功能发生障碍，表现为心输出量和动脉血压显著降低，右心房压和右心室舒张期末压增高。右心室梗死的血流动力学诊断标准包括：右心房压＞10mmHg，右心房压与肺毛细血管楔压比值＞0.8。

鉴别诊断　①急性心肌梗死引起的低血压、休克：急性下壁心肌梗死常因血管迷走反射导致低血压，但右心房压升高，与右心室梗死时的右心房压降低不同。左心室梗死所致的心源性休克、低血压和肺淤血同时存在，肺毛细血管楔压明显升高，这些均与右心室梗死不同。②急性肺栓塞：可出现右心压升高，肺毛细血管楔压不高，这一点与右心室梗死相似，但急性肺栓塞的肺动脉压明显升高，可与后者鉴别。③缩窄性心包炎：尽管右心压升高，但超声可呈现右心室腔变小，心包增厚，易与右心室梗死鉴别。④心脏压塞：超声心动图可确诊。

治疗　一般处理与左心室梗死相同，但有些治疗措施与左心室梗死有所不同。

扩充血容量　首先应通过补充血容量增加右心室前负荷和心输出量，改善血流动力学。合理的扩容治疗应在血流动力学监测下进行，治疗中右心房压轻度增高，肺毛细血管楔压不增高，左心输出量增加，血压回升，即可认为疗效满意。对右心室梗死合并低血压者，可快速补充液体1000ml或以上。液体可选用生理盐水、5%葡萄糖、低分子右旋糖酐或血浆等。

正性肌力药　若低血压仍未纠正，应在血流动力学监测下应

用正性肌力药。可应用多巴酚丁胺增强右心室收缩力，增加右心室每搏量和射血分数，从而提高体循环动脉压。

血管扩张药 右心室梗死时以右心衰竭为主而无左心衰竭的患者，不宜用血管扩张药，但若出现左心衰竭征象，应停止扩容，可应用动脉血管扩张药如硝普钠，可降低左心室射血阻力，从而降低左心室舒张压、左心房压和肺动脉压，进而降低右心室射血阻力，增加右心室输出量。

再灌注治疗 在症状开始的12小时内，最好6小时内尽早行再灌注治疗，可挽救濒临坏死的心肌，改善心功能，提高患者生存率。右心室梗死发生后即刻行经皮冠状动脉介入治疗，开通阻塞的冠状动脉可快速改善患者血流动力学紊乱，对右心室功能的恢复和急性期转归至关重要。经静脉溶栓治疗的右心室梗死患者在死亡率、心功能分级 ≥ Ⅲ 级（Killlip 分级）的比例和严重心律失常发生率等方面均显著低于未经溶栓或溶栓不成功者。

其他 对出现严重的心动过缓和房室传导阻滞者，可应用阿托品、糖皮质激素等治疗。部分对药物治疗无反应者，需植入心脏起搏器，应选用心房起搏或心房心室顺序起搏。

预防 积极控制心血管疾病的危险因素，如高血压、糖尿病、高脂血症、肥胖、吸烟等。避免或改变不良习惯，注意合理饮食、适当运动、保持心理平衡等，从而减少冠心病的发生。

（周玉杰）

shìjiāngé chuānkǒng
室间隔穿孔（ventricular septal rupture，VSR） 急性心肌梗死后室间隔发生缺血并出现破裂导致的继发性室间隔缺损。是急性心肌梗死严重而少见的并发症，发生率为 1% ~ 3%，接受心肌再灌注治疗者发生率为 0.25% ~ 0.31%。多数患者在 1 周内发生，2 周后较少见，平均 24 小时内。病死率高，预后差。

病因及发病机制 相关的危险因素有女性、高龄、高血压、初发心肌梗死及既往无明显心绞痛史、缺乏侧支循环和广泛前壁透壁性心肌梗死等。VSR 多为单个裂口，也可多发小穿孔，直径多为 1~2cm，最大可达 5cm。前部常见，多为室间隔两侧直接贯通，易并发室壁瘤，手术或介入治疗较方便。后部 VSR 通道出口远离心肌梗死部位，通道迁曲，常伴心肌内出血和撕裂，给手术或介入治疗增加困难。后间隔 VSR 易并发乳头肌断裂导致二尖瓣关闭不全。

临床表现 突然出现心前区粗糙的全收缩期杂音，以胸骨左缘中下部为著，部分可触及震颤。严重者可迅速出现心力衰竭、急性肺水肿或心源性休克。

诊断与鉴别诊断 超声心动图可及时确定穿孔的部位及大小、判断分流量、评价心功能及有无室壁瘤形成等，并可初步估测预后。床旁漂浮导管或右心导管检查可确诊，判断分流量、肺阻力及心功能情况，并指导治疗。手术前后血流动力学监测对了解左右心功能，指导围术期的处理，判断疗效等均有重要价值。左心室及冠状动脉造影可作为确诊手段，在外科手术前进行。心电图除有急性心肌梗死的表现外可出现严重的房室传导阻滞。此病应与腱索、乳头肌断裂所致急性二尖瓣关闭不全鉴别。

治疗 包括内科治疗、外科手术或介入治疗。

内科治疗 旨在减少 VSR 左向右分流，维持循环功能，增加左心输出量以保证重要脏器灌注。方法包括应用利尿剂、血管扩张药和正性肌力药，主动脉内球囊反搏术辅助支持，面罩吸氧、持续气道正压通气、双水平气道正压通气或气管插管等机械通气治疗等。不论用硝酸甘油降低前负荷，还是用硝普钠降低体循环阻力均无法减轻左向右分流、增加心输出量和阻止血流动力学进行性恶化，所以药物治疗稳定病情是暂时的，内科保守治疗效果差。

外科治疗 是有效的治疗方法，应根据患者血流动力学情况掌握手术时机。①急症手术：VSR 后 48 小时内。适应证为急性心肌梗死后 VSR 诊断明确，肺循环流量/体循环流量（Qp/Qs）比值>2：1，有心源性休克、严重心力衰竭和有多脏器功能不全早期征象。②择期手术：室间隔穿孔后>2 周，一般为 3 ~ 6 周。由于 VSR 早期病变区组织脆弱，不易缝合，故手术补片破裂发生率高（28%）、术后死亡率高。因此，破裂口较小和血流动力学较稳定者，若在内科精心治疗（包括主动脉内球囊反搏术）2 周以上再手术，可使手术死亡率降低（约 10%）。不宜行外科手术治疗者可尝试心导管介入封堵治疗。

（周玉杰）

rǔtóujī gōngnéng bùquán
乳头肌功能不全（papillary muscle dysfunction） 二尖瓣乳头肌因缺血使收缩功能发生障碍，造成轻至中度二尖瓣反流的现象。是急性心肌梗死的早期并发症，发生率高达 50%，常发生于急性心肌梗死后 1 周内，通常无明显血流动力学障碍，不需特殊治疗。

病因及发病机制 心脏的后内乳头肌大多为右冠状动脉后降支单支供血，而前外乳头肌由前降支分支对角支和（或）左回旋支的边缘支双重供血，因此左心室后内乳头肌较前外侧乳头肌易受缺血的影响，故乳头肌功能不全多见于后内乳头肌。乳头肌及乳头肌所在部位的左心室游离壁缺血或梗死，等容收缩期时乳头肌张力不足，射血期不能充分缩短，以及相应的左心室游离壁矛盾运动、空间位置失常等均可使二尖瓣的正常对合关系消失，乳头肌功能失调，导致二尖瓣反流。后内乳头肌断裂常见于急性透壁性下壁心肌梗死，前外侧断裂则为急性前侧壁心肌梗死所致。

临床表现 因乳头肌功能不全发生的速度及程度不同而异。缓慢发生的轻度乳头肌功能不全可无明显症状，而迅速出现的乳头肌功能不全则可有心悸、气促，甚至呼吸困难、左心衰竭、肺水肿等表现。患者通常有心尖部收缩晚期杂音、全收缩期杂音，杂音可能呈间断性，可伴收缩期喀喇音。乳头肌急性缺血改善后杂音可减轻或消失。

诊断 ①急性心肌梗死后常不知不觉发生。②收缩期杂音多短暂出现，随心肌缺血加重而增强，随缺血改善而减轻或消失，期前收缩后杂音可减轻。③病情多平稳，不常发生肺水肿。二维超声心动图可发现左心室、左心房扩大，心肌无运动或运动失调，多普勒超声可发现轻至中度二尖瓣反流。

鉴别诊断 需与急性心肌梗死后室间隔穿孔鉴别：①95%患者有收缩期杂音，胸骨左缘最响亮，50%可触及震颤。②超声心动图可发现室间隔穿孔，多普勒

超声探及心室水平左向右分流。③右心室和肺动脉血氧饱和度高于右心房血氧饱和度10%。

治疗 多采用内科治疗，主要是改善冠状动脉供血，改善和减轻乳头肌缺血性损害。若有左心衰竭及肺水肿，可应用血管扩张药、利尿剂等。

预后 大多预后良好，随着冠状动脉缺血的改善而改善。

（高 炜）

rǔtóujī duànliè

乳头肌断裂 （papillary muscle rupture，PMR）

二尖瓣乳头肌因缺血使收缩功能发生障碍，造成重度二尖瓣反流的现象。是急性心肌梗死少见但具致命性的机械并发症，发病多在急性心肌梗死后1周内，发生率极低，约为1%。

病因及发病机制 心脏的后内乳头肌大多为右冠状动脉后降支单支供血，而前外乳头肌由前降支分支对角支和（或）左回旋支的边缘支双重供血，因此左心室后内乳头肌较前外侧乳头肌易受缺血的影响，故乳头肌断裂多见于后内乳头肌。

乳头肌断裂可分为完全断裂和部分断裂两种，左心室乳头肌完全断裂时可引起急性重度二尖瓣反流和严重的血流动力学障碍，导致严重的急性肺水肿，约1/3患者立即死亡，半数患者24小时内死亡。临床上乳头肌部分断裂较常见，通常发生在乳头肌的头部或尖部，也可引起重度二尖瓣反流，但通常不会立即死亡。

临床表现 急性心肌梗死后患者仍有持续和剧烈的心前区疼痛、心悸、气促突然加重、端坐呼吸、咳粉红色泡沫痰等严重急性左心衰竭的表现。满肺野布满干、湿啰音，心尖部可闻及响亮

的Ⅱ～Ⅳ级全收缩期杂音，不常伴震颤。前外侧乳头肌断裂时，杂音向左腋下传导；后内乳头肌断裂时，杂音向心底部传导。动脉血压下降时，杂音可变轻或者消失。

诊断 急性心肌梗死患者突然出现严重急性左心衰竭和（或）休克，心尖部出现新的收缩期杂音，结合辅助检查可诊断乳头肌断裂。超声心动图显示二尖瓣前后叶对合不良、二尖瓣连枷样回声。多普勒超声可见大量二尖瓣反流。漂浮导管（Swan-Ganz导管）血流动力学监测肺毛细血管楔压压力曲线上显示明显高峰收缩波，即巨大的V波，而无心室水平的分流。X线胸片显示严重肺水肿，短期内可见左心室明显扩张。

鉴别诊断 急性心肌梗死后室间隔破裂：①95%患者有收缩期杂音，胸骨左缘最响亮，50%可触及震颤。②超声心动图可发现室间隔穿孔，多普勒超声探及心室水平左向右分流。③右心室和肺动脉血氧饱和度高于右心房血氧饱和度10%。

治疗 包括内科治疗和外科治疗。

内科治疗 即时治疗目标是缓解急性肺水肿，改善前向血流和血流动力学，稳定病情，以便尽早行二尖瓣置换术或修补术。包括应用利尿剂、血管扩张药和正性肌力药，以及主动脉内球囊反搏术辅助支持。内科治疗效果差，仅少数乳头肌部分断裂患者经内科治疗后病情可趋于平稳，大多数需手术治疗。

外科治疗 最有效，但手术时机的选择随临床症状的严重程度而变化。乳头肌断裂后，患者立刻出现严重左心衰竭和（或）

休克,在主动脉内球囊反搏术和药物支持下应立即手术,否则患者难以生存。若手术拖延,严重肺水肿得不到控制,易并发急性呼吸窘迫综合征、急性肾损伤、感染、梗死范围扩大等。预测手术后存活率取决于早期手术、休克的病程长短、左心室和右心室功能损害的程度。若患者病情允许,血流动力学指标可保持稳定,最好推迟手术到心肌梗死后4~6周。研究认为,外科置换或修复瓣膜同期行冠状动脉旁路移植术,有益于改善左心室功能,提高生存率及改善预后。

预后　单纯内科治疗预后差,仅6%的患者生存2个月以上,80%~90%患者在1周内死亡。外科手术可提高生存率。

(高 炜)

xīnzàng pòliè

心脏破裂 (cardiac rupture)

急性心肌梗死并发心脏游离壁破裂和室间隔穿孔。是急性心肌梗死 (acute myocardial infarction, AMI) 的严重机械性并发症,临床救治困难,死亡率极高,是AMI患者发病早期的主要死亡原因之一。AMI患者心脏破裂的发生率随着早期再灌注治疗的开展已明显下降,溶栓前时代约为4%,溶栓时代<1%,进入直接经皮冠状动脉介入治疗 (percutaneous coronary intervention, PCI) 时代后为0.96%,其中左心室游离壁破裂占0.72%。

病因及发病机制　老年 (>60岁) 女性、低体重、首次AMI、大面积ST段抬高型AMI、再灌注时间延迟、AMI后无心力衰竭、胸痛持续时间长、AMI后血压升高及AMI早期应用强心苷、类固醇激素类药的患者易发生心脏破裂。心脏游离壁破裂多发生在前降支供血区域的前壁或前侧壁、梗死心肌与正常组织的交界部位,较少发生在梗死中心部位。心脏游离壁破裂时大量血液迅速涌入心包腔,导致急性心脏压塞和血流动力学异常。心脏破裂多发生于AMI发病后1周内。溶栓前时代心脏破裂多发生于AMI后5~7天,溶栓治疗虽然降低了心脏破裂的发生率,但使心脏破裂发生的时间窗提前,心脏破裂发生的高峰时间提前至AMI后24小时内,考虑与心肌内出血扩展、坏死区心肌软化和撕裂及心肌胶原含量减少等因素有关。直接PCI时代心脏破裂的发生时间波动较大 (4.8小时~5天),但平均时间 (52.3小时) 介于溶栓前时代和溶栓时代之间。研究表明,心脏破裂的发生与再灌注治疗时间延迟有关,左前降支闭塞更易发生透壁性心肌梗死而导致心脏破裂。

临床表现　AMI并发心脏破裂根据其发生时间可分为3型:Ⅰ型为AMI发病24小时内发生的急性心肌撕裂;Ⅱ型为AMI发病24小时后发生的坏死心肌缓慢撕裂;Ⅲ型则是先有早期室壁瘤形成,之后发生室壁瘤破裂。

根据临床和血流动力学表现,左心室游离壁破裂可分为急性破裂和亚急性破裂。前者通常无先兆而突然发生,因急性心脏压塞和心肌收缩功能立即停止致电-机械分离,表现为突然意识丧失、血压下降、心脏呼吸骤停,病情异常凶险,死亡率在90%以上;亚急性破裂通常有持续而剧烈的胸痛,可表现为不同程度的低血压和典型的心脏压塞征象,从心脏破裂至手术或死亡可持续数小时,有通过外科手术抢救成功的机会。

诊断　急性左心室游离壁破裂:①临床特征为突然意识丧失、心音消失、脉搏不能触及、呼吸停止。②心电监护示心电图可仍为窦性心律或窦性心动过缓,很快变为交界性心律或房室传导阻滞、室性逸搏心律,即电-机械分离。③超声心动图示心包积液。

亚急性左心室游离壁破裂:①临床特征为多有持续性胸痛先驱症状,继之出现严重呼吸困难、发绀、颈静脉怒张、奇脉、心音遥远、血压下降等心脏压塞征象。②心电监护示心电图多为窦性心动过速、心房扑动或心房颤动等快速性心律失常,早期亦可因心包壁迷走神经受刺激而出现反射性缓慢性心律失常。③超声心动图示有一定量心包积液。

鉴别诊断　急性左心室游离壁破裂常导致心脏骤停,应与心室颤动或心室停搏所致心脏骤停鉴别。急性心脏破裂的特征性表现为电-机械分离,即心搏停止时心电图显示规则的心电活动,可为窦性心律或窦性心动过缓,然后起搏点逐渐下移,出现交界性心律、室性逸搏心律。另外,床旁超声心动图检查可显示一定量心包积液。急性心脏破裂心肺复苏难以成功,死亡率近乎100%。

亚急性左心室游离壁破裂通常导致急性心脏压塞,需与急性心肌梗死后早期心包炎鉴别。急性心肌梗死后早期心包炎多发生于梗死后1周内,多为局限性纤维素性心包炎,可表现为与呼吸相关的心前区疼痛和心包摩擦音;心包积液量常很少,但在溶栓或抗凝治疗时,心包积液可大量或为血性,甚至可发生心脏压塞需心包穿刺引流。此病具有自限性,一般用镇痛药或非甾体抗炎药可控制症状。亚急性心脏破裂亦可有持续性胸痛的先兆，一旦发生，通常迅速出现心脏压塞，需紧急行心包穿刺引流术及外科心脏修补术。

治疗 急性左心室游离壁破裂发生迅速，病情凶险，通常来不及救治。若有可能应迅速行心包穿刺引流，主动脉内球囊反搏术辅助循环，可行急诊外科心脏修补（或同时行冠状动脉旁路移植术），但外科治疗成功率很低，死亡率极高。亚急性左心室游离壁破裂的治疗最终依赖于外科心肌修补术或部分心肌切除术，但需及时有效的内科急救措施为手术创造机会。一旦发生心脏压塞，应及时行心包穿刺术，最好在床旁超声心动图定位引导下进行。心脏压塞解除后需在血流动力学监测下适当扩容并应用血管活性药维持血压，有条件者可应用主动脉内球囊反搏术辅助循环，以保证重要生命器官的灌注，为进一步外科治疗争取机会。

预后 早期发现和迅速采取积极措施是抢救的关键。多数急性心脏破裂的患者通常在数分钟内发生休克或死亡而来不及救治，死亡率可高达90%以上。

预防 左心室游离壁破裂尤其急性破裂难以抢救成功，重在预防，如 AMI 发病后积极采取早期再灌注治疗，并应用 β 受体阻断剂等药物，尽力缩小梗死面积；发病时有效镇痛，控制血压在合适范围；发病早期避免用力和过多活动，保持排便通畅；适当镇静，避免精神刺激和情绪波动；慎用洋地黄等正性肌力药及类固醇激素类药等。

（高 炜）

shìbìliú

室壁瘤 (ventricular aneurysm)

心肌梗死区域心肌丧失收缩功能（或明显减弱），在左心室压力作用下，收缩期被动性向外瘤样膨出。又称真性室壁瘤。用于描述左心室室壁的宽颈反常运动区，主要见于 ST 段抬高型心肌梗死 (ST-elevation myocardial infarction, STEMI)。真性室壁瘤通常由纤维组织和坏死心肌组织，有时混有存活的心肌，较正常左心室壁薄，心肌梗死并发左心室室壁瘤的特点：①室壁瘤发生率为 5%~10%，常发生于冠状动脉左前降支完全闭塞且无侧支循环形成的前壁大面积心肌梗死。②可发生在梗死早期或梗死灶已纤维化的愈合期。③室壁瘤易合并充血性心力衰竭、动脉栓塞及严重的心律失常。④病变区变薄的心室壁向外膨出，心脏收缩时丧失活动能力或呈现反常运动。⑤左心室室壁瘤约85%位于前外侧靠近心尖区，少数病例可位于心脏膈面。⑥死亡率比无室壁瘤者高 5~6 倍。⑦约半数病例心内膜面有附壁血栓，有时可见钙化。

病因及发病机制 主要病因为冠心病、急性心肌梗死。发病机制主要是由于心室内张力使无收缩功能的梗死心肌拉长，收缩期被动性膨出，随每次心脏收缩梗死区相对薄弱的坏死心肌和纤维组织薄层隆起。随时间延长，室壁瘤的瘤壁成为致密的纤维组织，但仍随每次心脏收缩向外隆起，影响左心室射血分数。

前壁 STEMI 合并室壁瘤通常源于左前降支冠状动脉急性完全闭塞，且无（或较少）侧支循环形成。室壁瘤的直径大多 1~8cm。发生在心尖和前壁的室壁瘤比下壁和后壁约多 4 倍。室壁瘤可与心外膜有致密粘连，数年后有部分钙化。左心室室壁瘤形成后短期内罕见破裂（与假性室壁瘤不同）。到晚期真性室壁瘤内形成稳定致密的纤维组织，则几乎不发生破裂。由于室壁瘤部位丧失缩短能力，心室其余部位代偿性收缩力增强。室壁瘤较大或失代偿时心室舒张期末容积增加，室壁张力和需氧量增大，患者可发生心力衰竭或心绞痛。合并室壁瘤者常突然死亡，推测与快速性室性心律失常发生率高有关。

临床表现 与室壁瘤的大小和左心室正常部分心肌的数量和功能状况密切相关，较小的室壁瘤可无症状及体征。左心室室壁瘤最常见的是心绞痛，其次是呼吸困难等心力衰竭表现。可出现各种类型的心律失常，以顽固性室性心律失常最常见，可出现晕厥、猝死。可出现反复的周围动脉栓塞，引起脑卒中、再发心肌梗死及肢体或脏器的缺血。

查体可见心脏扩大，心尖搏动弥散，心尖部可见并可触及收缩期反向搏动，伴或不伴震颤。心尖部可闻及收缩期杂音、舒张期奔马律。有些患者可能血压偏低。心力衰竭者可闻及肺内干、湿啰音，有水肿、肝颈静脉回流征阳性等体征。

诊断 主要依据心肌梗死病史、临床表现、心电图及影像学检查。①心电图：可见陈旧性心肌梗死（前壁心肌梗死多见）、束支传导阻滞、各种心律失常及梗死相关区持续性 ST 段抬高。ST 段持续性抬高曾被认为是室壁瘤最有诊断价值的心电图特点，但实际上 ST 段持续抬高仅指明有大面积心肌梗死伴局部室壁活动异常，并不能确诊有无室壁瘤形成。②胸部 X 线检查：缺乏特异性。可见左心室扩大，心脏左缘心尖部位局部膨出，搏动减弱或呈现反向搏动，也可有左心房扩大。

③影像学检查：包括超声心动图、放射性核素心室造影、磁共振成像检查及心室造影。可见病变区心肌局部膨出隆起，心脏舒缩时瘤壁与正常左心室呈反常运动，可了解室壁瘤的形态、大小等。选择性左心室造影是诊断室壁瘤的金标准，可更加清晰地显示室壁瘤的部位、体积和瘤体内是否有血栓，并可测定和计算左心室舒张期末压、射血分数和舒张期末容积等。选择性冠状动脉造影术可显示冠状动脉分支的病变部位和程度，为制订外科治疗方案提供重要资料。

鉴别诊断 需与以下疾病进行鉴别。

假性室壁瘤 为急性心肌梗死后梗死区坏死的心肌在心室腔压力的作用下变薄破裂，破口处形成由壁层心包包裹的血肿向外膨出，内含血液、血栓及纤维心包组织，但无心肌组织。二维超声心动图可见左心室腔外有一囊状无回声腔，通过一个较细的瘤颈与左心室相通，开口小、瘤腔大、心内膜心肌中断、有破裂口。心包外层呈囊状瘤腔局限性外凸，矛盾运动不明显。彩色多普勒可见左心室腔与假性室壁瘤的瘤颈处出现双向血流。

左心室憩室 临床罕见，可分为肌型和纤维型。肌型伴中线胸腹缺损和心脏畸形，而纤维型多为位于瓣膜下或心尖区的单纯性心肌损害；后者常与室壁瘤混淆，但它可伴并发症，包括二尖瓣关闭不全、心绞痛、心律失常、全身性栓塞及心脏破裂。左心室憩室彩色多普勒血流显像可见收缩期自憩室到左心室腔的血流信号，而假性室壁瘤表现为收缩期自左心室到假性室壁瘤的血流信号。

心尖部心包部分缺如 一种临床罕见的先天性畸形，其表现类似真性室壁瘤，左心室轮廓局限性异常膨出，但所不同的是室壁瘤在舒张期最突出。由于局部心包缺如，心室充盈时局部室壁缺乏与周围心包一样的限制层。

治疗 包括内科治疗和外科治疗。

内科治疗 包括急性期积极行心肌梗死早期再灌注治疗、冠心病二级预防、改善心室重构、预防和治疗心力衰竭、防治血栓栓塞性并发症等。药物治疗应给予血管紧张素转换酶抑制剂（ACEI）、β受体阻断剂、抗凝及抗血小板治疗、硝酸酯类药等。心肌梗死后使用ACEI可非特异性减少心室肥大，减少梗死区域扩张（心室重构），从而减少室壁瘤的发生。糖皮质激素的使用促进梗死晚期愈合中的纤维化过程，可能增加室壁瘤形成的概率，在心肌梗死后早期应尽可能避免使用儿茶酚胺类药和糖皮质激素。由于室壁瘤患者有较高的附壁血栓形成和体循环栓塞的危险，STEMI后有左心室室壁瘤患者建议口服华法林抗凝防治。

外科治疗 左心室室壁瘤体积较大，临床上有充血性心力衰竭、心绞痛、室性心动过速和体循环栓塞者应考虑手术治疗。手术包括切除室壁瘤、心室成形及冠状动脉旁路移植术。心力衰竭症状严重，内科治疗难控制，室壁瘤体积大，占据左心室游离壁50%以上，冠状动脉多支病变，以及非室壁瘤区域左心室心肌收缩功能普遍减弱的病例，外科治疗的手术死亡率高，应慎重考虑。较大室壁瘤若不影响心功能，仅伴反复发作的室性心动过速也可三维标测下射频消融。室壁瘤体积较小，临床上无明显症状者不

需外科手术治疗。有心肌缺血和冠脉狭窄或闭塞者可行冠状动脉介入治疗。

预后 与左心室心肌受累范围及室壁瘤体积密切相关。瘤体小，左心室心肌受累范围局限，临床无症状或仅呈现轻度症状者，预后良好，生存期可达10年以上。病变范围较大，左心室收缩功能严重受损，射血分数明显降低，临床上呈现充血性心力衰竭者5年生存率为10%~20%。

预防 心肌梗死早期再灌注治疗是预防室壁瘤形成最有效的手段，可选择静脉溶栓治疗或急诊经皮冠状动脉成形术。

（高 炜）

jiǎxìng shìbìliú

假性室壁瘤（ventricular pseudoaneurysm） 左心室室壁破裂后被邻近心包包裹所致的室壁瘤。是心肌梗死后常见的并发症，见于12%~15%急性心肌梗死存活的患者，较真性室壁瘤更少见。自然病程凶险，常迅速进展，易致自发性破裂，有报道破裂发生率可达31%~45%，患者常因瘤壁破裂和难治性心力衰竭死亡。

病因及发病机制 透壁性心肌梗死是左心室假性室壁瘤的最常见原因，常发生在心肌梗死后3个月到2年。心肌梗死发生心脏破裂后患者大多很快死亡，仅少部分形成假性室壁瘤，发生机制不完全相同。心脏破裂发生时，若血栓、血肿和心包壁层粘连在一起将左心室的破裂口封闭，可发生心脏的不完全破裂，随着时间的推移，血栓机化并与心包一起形成假性动脉瘤。它与左心室间通常有一个较窄的交通，与动脉瘤的根本区别在于瘤体不含心肌组织。此外，透壁性心肌梗死继发心包炎，心包脏层和壁层粘

连，而后在梗死中心发生穿孔也可导致假性室壁瘤形成。胸部钝伤也可引起假性室壁瘤，与心肌撕裂或挫伤引起左心室壁逐渐破裂出血有关。

假性动脉瘤可以很大，甚至超过正常心室大小，可造成血液分流，产生类似二尖瓣反流的血流动力学变化。瘤体内常含有大量新鲜和陈旧的血栓，易造成动脉栓塞。

临床表现　基础心脏病的临床表现如下。①难治性心力衰竭：与心脏收缩期部分血液分流至假性室壁瘤腔内有关。②猝死：与假性室壁瘤的大小无明确关系，有时很小的室壁瘤即可发生破裂。少见表现包括频发室性期前收缩、胸痛，以及瘤内附壁血栓脱落引起体循环栓塞等。

部分患者（较大的假性室壁瘤）心前区可见持续性收缩期抬举样搏动，心尖部可闻及全收缩期杂音，并向腋下传导。

诊断　主要依据病史（心肌梗死）和辅助检查结果（影像学检查）。常用辅助检查包括以下几项。①心电图：大多有病理性 Q 波，约 2/3 患者有持续性 ST 段抬高。②X 线胸片：心脏扩大，特征性表现为进行性增大、突出于心影外的团块状影，但其敏感性有限。③CT 和磁共振成像：诊断假性室壁瘤十分可靠的非侵入性检查技术。④超声心动图：临床常用，可帮助区分真性和假性室壁瘤，后者显示瘤腔大而颈相对狭小，彩色多普勒血流显像可检测到双向血流。⑤左心室造影：可见假性室壁瘤瘤腔，大小不等，有时瘤腔可大于左心室腔，瘤腔通过一狭窄的孔与左心室交通，形成哑铃或葫芦状；对比剂因破口小及瘤壁缺乏收缩能力而排空

迟缓。左心室造影加冠状动脉造影是鉴别真性、假性室壁瘤的金标准。若冠状动脉造影显示室壁瘤上有冠状动脉，说明为真性室壁瘤，假性室壁瘤壁上看不到冠状血管。

鉴别诊断　①真性室壁瘤：临床相对多见，病理生理基础与假性室壁瘤不同，源于梗死区心肌变薄，心室内压力使其逐渐向外膨出，一般不进行性增大，自发性破裂罕见。很小时可无症状，预后相对较好。超声心动图显示囊腔无论收缩期或舒张期均呈囊状突出，囊颈宽阔；冠状动脉造影显示室壁瘤上有冠状动脉。②左心室憩室：可分为肌型和纤维型，后者易与室壁瘤混淆，但它可伴二尖瓣关闭不全、心绞痛、心律失常等并发症。左心室憩室彩色多普勒血流显像可见收缩期自憩室到左心室腔的血流信号，而假性室壁瘤表现为收缩期自左心室到假性室壁瘤的血流信号。

治疗　早期开通梗死相关血管是防止室壁瘤发生的主要手段，可采用溶栓治疗、经皮冠状动脉介入治疗、冠心病二级预防药物及抗血小板药治疗等措施。若瘤体较大、有附壁血栓、并发循环栓塞者还需加用华法林抗凝，控制国际标准化比值在 2.0～3.0。手术切除是治疗假性室壁瘤的关键，可与冠状动脉旁路移植术同时进行。手术死亡率高于单纯冠状动脉旁路移植术，但优于非手术治疗。一旦确诊，应尽早手术切除。

预后　此病预后差。有症状的假性室壁瘤患者 5 年生存率仅为 10%～12%，未接受手术治疗的患者常因瘤壁破裂和难治性心力衰竭死亡。改善预后的关键在于早期诊断和及时手术。接受假

性室壁瘤切除和心肌血运重建治疗的患者 10 年生存率接近 70%。晚期死亡率主要与基础疾病和心功能相关。

（高 炜）

xīnjī gěngsǐ hòu zōnghézhēng

心肌梗死后综合征（post-myocardial infarction syndrome, PMIS）　急性心肌梗死后数日至数周出现以心包炎、胸膜炎、肺炎等非特异性炎症为特征的综合征。1956 年由德雷斯勒（Dressler）首次报道，故又称德雷斯勒综合征（Dressler syndrome）。有反复发生的倾向。多数发生在急性心肌梗死（acute myocardial infarction, AMI）后 2～3 周，少数患者可出现在 AMI 后 24 小时内或数月以后。少数报道发生在急性肺栓塞及冠状动脉旁路移植术后患者。心肌再灌注治疗开展之前，此病发病率占 AMI 的 1%～5%。随着溶栓、急诊介入治疗，以及血管紧张素转换酶抑制剂、β 受体阻断剂和他汀类药的广泛应用，其发病率已显著下降。

病因及发病机制　尚不明确，有以下可能机制。①自身免疫反应学说：AMI 后的坏死心肌组织作为一种抗原，刺激机体产生抗心肌抗体，形成抗原-抗体复合物，后者随血流沉积在心包膜、胸膜、肺泡壁的毛细血管内皮，并激活补体，生成生物活性物质，造成血管损伤，使其血管通透性增加，液体渗出，甚至破裂出血，引起心包炎（积液）、胸膜炎（胸腔积液）、肺炎（无菌性炎症）等改变。在 AMI 患者中大多数能检测出抗体或免疫复合物。②感染学说：可能与病毒感染有关。③抗凝药的使用：曾有人认为与 AMI 时使用抗凝药有关，但越来越多的报道对该机制提出

质疑。

临床表现 AMI 后 1 周出现低热、乏力、胸痛、出汗，查体可发现心包摩擦音、胸膜摩擦音，提示出现心包炎、胸膜炎或心包及胸膜腔积液，或以心包炎、胸膜炎、肺炎三联征为主要表现。并发症可有心脏压塞、缩窄性心包炎，均少见。

诊断 尚缺乏统一诊断标准，Dressler 的建议（1985 年）供参考：①肯定的 AMI 或陈旧性心肌梗死。②AMI 后 1~2 周出现发热、胸痛、呼吸困难、咳嗽等。有胸膜炎、心包炎、肺炎可靠证据。③抗感染治疗无效，糖皮质激素治疗效果明确。白细胞计数常增加，中性粒细胞增多，红细胞沉降率增快，抗心肌抗体阳性；心电图可呈广泛导联 ST 段抬高等改变。心包积液为浆液性或血性-浆液性，偶尔血性，以中性粒细胞为主。约 1/4 患者 X 线胸片显示肺部有索条状或小片状浸润。

鉴别诊断 ①AMI 后反应性心包炎：多发生在前壁心肌梗死、透壁性心肌梗死及心力衰竭患者，多于心肌梗死后 24~72 小时出现，临床表现为非缺血性胸痛，心包摩擦音多在胸痛后 36 小时出现，局限和持续时间短暂，平均约 2 天。少量心包积液者，一般不出现心脏压塞。不伴胸膜炎、肺炎。心电图无典型心包炎 ST-T 改变。②其他：尚需与充血性心力衰竭、肺栓塞、肺炎、AMI、非特异性心包炎等鉴别。

治疗 ①阿司匹林。②非甾体抗炎药。③其他镇痛药，如可待因、哌替啶或吗啡。④糖皮质激素：仅适用于症状严重、对上述治疗无效者。⑤心包穿刺：若有心脏压塞症状，可行心包穿刺抽液。

预后 PMIS 预后良好，多数为自限性，不增加 AMI 病死率。

（高 炜）

quēxuèxìng xīnjībìng
缺血性心肌病（ischemic cardiomyopathy，ICM） 长期心肌缺血导致心肌局限性或弥漫性纤维化，心脏收缩和（或）舒张功能受损，引起心脏扩大或僵硬、充血性心力衰竭、心律失常等一系列临床表现的综合征。是冠状动脉供血减少所致严重的心肌功能失常。1970 年伯奇（Burch）等首次描述某些冠心病患者由于心肌缺血引起心肌弥漫性纤维化，产生类似扩张型心肌病的表现，并将这一系列临床综合征命名为 ICM。随着冠心病发病率的不断增加，ICM 对人类健康造成的危害也日渐加重。

病因及发病机制 凡引起心肌缺血的因素均可导致 ICM，以冠状动脉粥样硬化最多见，其次为冠状动脉痉挛，较少见的原因有冠状动脉血管炎等。反复缺血可导致心肌坏死、纤维化，缺血后的心肌冬眠和心肌顿抑可引起左心室功能失常，进一步使缺血加剧或次数增加，形成恶性循环，最终致使心脏扩大及心功能不全，引起 ICM。病变主要累及左心室心肌和乳头肌，可波及起搏传导系统。患者心脏扩大，有心力衰竭者尤为明显。心肌多呈弥漫性纤维化，也可呈灶性、散在性或不规则分布，常源于大片心肌梗死或多次小灶性心肌梗死后的瘢痕形成，心肌细胞减少而纤维结缔组织增多。冠状动脉多呈广泛而严重的粥样硬化，管腔明显狭窄，但可闭塞或无闭塞。

临床表现 ①心绞痛：可能是最初表现，随着心力衰竭症状逐渐加重，心绞痛症状可能不典型甚至消失，无心绞痛和心肌梗死病史者易与扩张型心肌病混淆。②心力衰竭：心脏扩大、心力衰竭多逐渐发生，大多先呈左心衰竭，然后继以右心衰竭，出现相应症状。③心律失常：可出现各种心律失常，其中以期前收缩（室性或房性）、心房颤动、病态窦房结综合征、房室传导阻滞和束支传导阻滞为多见，阵发性心动过速亦时有发现，有些患者在心脏还未明显增大前已发生心律失常。

诊断 主要依据动脉粥样硬化的证据和排除可引起心脏扩大、心力衰竭和心律失常的其他器质性心脏病。心绞痛或心肌梗死病史有助于诊断，结合辅助检查可确诊。①心电图：多有异常，可表现为各种类型的心律失常，以窦性心动过速、频发多源室性期前收缩、心房颤动及左束支传导阻滞最常见，还可见到冠状动脉供血不足的变化，包括 ST 段压低、T 波低平或倒置、QT 间期延长、QRS 波电压低、陈旧性心肌梗死的病理性 Q 波等。②X 线检查：可显示全心扩大或左心室扩大征象，可有肺淤血、肺间质水肿、肺泡水肿和胸腔积液等。有时可见冠状动脉和主动脉钙化。③超声心动图：可见心脏普遍性扩大，常以左心室扩大为主，收缩期末和舒张期末容积增加，左心室射血分数下降，室壁呈多节段性运动减弱、消失或僵硬。有时可见到心腔内附壁血栓形成。进行性心力衰竭者还可见右心室增大和心包积液。选择性冠状动脉造影可确诊。④放射性核素检查：显示心腔扩大、室壁运动异常及射血分数下降，心肌显像可见多节段心肌放射性核素灌注异常区域。⑤冠状动脉造影：可见多支冠状动脉弥漫性严重狭窄或闭塞。心室造影可见局部或弥漫性多节段多区域性室壁运动异常，左心室射血分数显著降低，以及二尖瓣反流等。

鉴别诊断 应与心肌病（特别是原发性扩张型心肌病）、心肌炎、高血压性心脏病、内分泌疾病所致心脏病等鉴别。

治疗 ICM 的治疗效果在某种程度上取决于存活心肌数量。在长期慢性或严重缺血的基础上，部分心肌细胞坏死，之后经修复形成纤维化瘢痕，这部分区域即使恢复血流，功能也不能恢复，对其治疗不能实施血运重建，而应以调整心功能、控制心律失常和促进心肌再生为重点。有时在坏死的纤维瘢痕组织之间，仍有大量存活的心肌，包括冬眠心肌、顿抑心肌、伤残心肌，这些心肌在恢复血流后，心功能可部分甚至全部恢复，在这种情况下，应采用多种手段评价存活心肌数量，以决定血运重建的价值，选择适当的手段恢复血流或改善心肌细胞功能。治疗措施：①血运重建，包括介入治疗、冠状动脉旁路移植、血管再生。②心肌再生，自体骨骼肌成肌细胞移植、干细胞移植。③改善心功能，药物治疗、左心室减容术、房室瓣成形或置换术、聚质网心室包绕术、心脏再同步化治疗。④改善心肌能量代谢。⑤终末期的心脏移植。

预后 ICM 总体预后不良，合并多次大面积心肌梗死及恶性心律失常者死亡率高。经评估有大量存活心肌者应积极进行血运重建治疗，对合并糖尿病者行冠状动脉旁路移植术效果好于介入治疗。另外，仍需大规模观察性研究和随机对照试验为临床提供存活心肌检测方法和治疗手段的

选择证据。

（吕树铮）

wúzhèngzhuàngxìng xīnjī quēxuè

无症状性心肌缺血（silent myocardial ischemia） 无临床症状但心电图或放射性核素心肌显像等客观检查显示有心肌缺血的冠心病。又称隐匿型冠心病。可认为是早期冠心病（但不一定是早期的冠状动脉粥样硬化），可能突然转为心绞痛或心肌梗死，亦可能逐渐演变为缺血性心肌病，发生心力衰竭或心律失常，个别患者亦可能猝死。患者多属中年以上。

病因及发病机制 尚不清楚。患者有冠状动脉粥样硬化，但病变较轻或有较好的侧支循环，或患者阈值较高而无疼痛症状。有明显心肌缺血证据的患者有些无胸痛，而另一些有胸痛。周围神经系统与中枢神经系统对疼痛反射过程的差异是无症状性心肌缺血的重要因素。脑血流的正电子发射断层显像提示，在疼痛和无症状性心肌缺血研究中已证实中枢神经系统处理传入神经信息时脑血流有差别，尤其是丘脑的传入神经"过度激活"，可能会降低导致心脏疼痛刺激的皮质活动。自主神经系统疾病也与缺血时疼痛的敏感性降低有关。内啡肽释放增加在某些无症状心肌缺血患者有重要作用，但临床研究结果对此机制的结论并不一致。

临床表现 无心肌缺血的症状，在体格检查时发现心电图（静息、动态或负荷试验）有 ST 段压低、T 波倒置等，或放射性核素心肌显像（静息或负荷试验）示心肌缺血表现。已认识到 3 种无症状性心肌缺血。①Ⅰ型无症状性心肌缺血：较少见，发生于冠状动脉狭窄患者，有时心肌缺血很严重，但患者一直无心绞痛

发作，甚至在心肌梗死发作时也无疼痛。②Ⅱ型无症状性心肌缺血：为有心肌梗死病史的患者。③Ⅲ型无症状性心肌缺血：较常见，可发生于稳定性心绞痛或不稳定性心绞痛患者。部分患者心肌缺血发作伴胸部不适，另一部分心肌缺血发作无症状。

辅助检查 ①动态心电图：可更准确评价Ⅲ型无症状性缺血的出现频度。心绞痛是提示严重心肌缺血的较差指标，但低估了心肌缺血的发生次数。不论冠心病患者是否出现缺血性胸部不适，运动诱发的血流动力学改变提示有心肌缺血。研究表明，尽管心肌需氧增加常导致心肌缺血，许多包括有症状的及无症状的缺血发作之前，均无心率增快或动脉压升高，表明减少心肌供氧量对患者有症状及无症状的缺血发作的起始阶段有重要作用。短暂的 ST 段压低 ≥ 0.1 mV 并持续达 30 秒以上，在正常人极少见。Ⅲ型无症状性心肌缺血患者，在有症状和无症状的 ST 段压低发作时，其心肌灌注不足发生于相同部位。对劳力型心绞痛患者的动态心电图分析说明，大多数心肌缺血发生于正常日常生活中，即无症状。其发作频率说明，明确的心绞痛只不过是"局部缺血的顶峰"，估计约半数心绞痛患者有无症状性心肌缺血的发作。无论是有症状的还是无症状的 ST 段压低发作，均有昼夜周期变化，但更常见于清晨。无症状的夜间发作的 ST 段变化几乎均是两支或三支冠状动脉病变或左冠状动脉主干狭窄。标准的负荷试验加上动态心电图是否可提供更多的预后信息用于广泛筛选，其耗资是否合理还有待确定。②运动放射性核素心肌显像：临床常用运动 ^{201}Tl 心肌断

层显像或运动^{99m}Tc-甲氧基异丁基异腈（MIBI），是诊断心肌缺血较敏感的方法，其敏感性为70%～100%，特异性为75%～100%，其诊断价值优于运动心电图试验和动态心电图检查，可提高检出率。

诊断 主要根据静息、动态或负荷试验的心电图检查和（或）放射性核素心肌显像，发现患者有无其他原因可解释的心肌缺血，伴动脉粥样硬化的危险因素。冠状动脉CT造影阴性者，进行选择性冠状动脉造影检查可确诊。

鉴别诊断 ①自主神经功能失调：为β肾上腺素能受体兴奋性增高，患者心肌耗氧量增加，心电图可出现ST段压低和T波倒置等改变，患者多表现为精神紧张和心率增快。服用普萘洛尔后2小时，心率减慢后再做心电图检查，可见ST段和T波恢复正常，有助于鉴别。②其他：心肌炎、心肌病、心包疾病、其他心脏病、电解质紊乱、内分泌和药物作用等情况均可引起ST段和T波改变，诊断时应注意排除，根据其各自的临床表现不难鉴别。

治疗 可有效防止有症状性心肌缺血发作的药物（硝酸酯类药、钙通道阻滞剂及β受体阻断剂）对减少及消除无症状性心肌缺血的发作也有效。研究显示，β受体阻断剂减少无症状性心肌缺血的发作频率、缺血时间及严重性呈剂量依赖性。动态心电图检查发现的心肌缺血患者，联合应用β受体阻断剂和钙通道阻滞剂比单用更好。冠状动脉血运重建对减少心绞痛和心肌缺血有效，适用于多支冠状动脉病变或左主干病变，尤其是有左心室功能不全者。

预后 一般较好，治疗得当可防止其发展为严重类型，特别是猝死，但因此病临床表现无特异性，易被误诊、漏诊，影响冠心病的发现和治疗，预后甚至更差。在无症状性心肌缺血患者中，运动诱发的ST段压低者心脏病死亡率增高，预后不良。有三支病变或左主干病变者预后差。

（吕树铮）

xīnzàng X zōnghézhēng

心脏 X 综合征（cardiac syndrome X）

有劳力型心绞痛症状，心电图平板运动试验有ST段压低等心肌缺血的证据，但冠状动脉造影显示冠状动脉正常且无自发或诱发（麦角新碱或乙酰胆碱激发试验）的冠状动脉痉挛的临床综合征。是一个排除性诊断。多见于约50岁女性。

病因及发病机制 尚不完全清楚。①微血管功能异常：微血管舒张异常或血管张力增加，导致心肌缺血。在运动、心房起搏和使用血管扩张药（如双嘧达莫、硝酸甘油或罂粟碱）后，正常人冠状动脉血流量增加，心脏X综合征患者尽管心外膜下冠状动脉无狭窄，但冠状动脉血流量却未发现相应增加，说明冠状动脉血流储备下降，主要源于直径<200μm的微血管及其微循环结构和功能异常，因此心脏X综合征又称微血管病性心绞痛。这些患者可能存在内皮功能和心脏交感神经张力异常，也可能是无症状性心肌缺血。②对心脏性疼痛的痛觉过敏现象：即"敏感"心脏综合征。部分心脏X综合征患者存在痛觉过敏的临床证据。

临床表现 患者常无高血压、高脂血症及糖尿病，可有轻度脂代谢紊乱、糖耐量异常。约半数患者胸痛与心肌耗氧量增加有关，如劳累、情绪激动等，表现为类似心绞痛发作的胸痛。其余患者为非典型胸痛，诱发胸痛的体力负荷阈值不恒定，休息时也可发作，胸痛常持续较长时间（>30分钟），且含服硝酸甘油效果不佳，胸痛症状反复发作，以至于影响日常活动。患者常伴紧张、焦虑、恐惧。

心脏X综合征与精神疾病如恐慌、焦虑有明显关系。许多X综合征患者长期被误诊为冠心病，唯恐发生心肌梗死，致使症状日益加重。若条件许可进行冠状动脉造影，有助于明确诊断，解除患者的思想顾虑，减轻或缓解症状。

辅助检查 ①心电图：患者出现一过性心电图改变（胸痛时ST段压低）可提示引起疼痛的心脏部位，但因心电图敏感性较低，即使无心电图改变，也不能排除心脏X综合征。24小时动态心电图有助于检测到ST段改变。②运动试验：平板运动试验时其典型表现是心电图基线或ST段下斜型压低。此征患者冠状动脉对血管扩张药如腺苷的反应异常，通常会导致冠状动脉血流减少。③心脏磁共振灌注显像：可显示不同区域的心肌血流差异。心脏X综合征患者注射腺苷后冠脉血流储备明显减低。④放射性核素心肌显像：可了解心脏血管的充盈情况，判断有无心肌缺血和心肌梗死，以及心肌血流灌注的储备功能。同时还可了解是否存在心脏微血管病变、心肌细胞的存活状况及功能状态。

诊断 患者（常为绝经期或更年期女性）自述劳力型心绞痛症状，活动停止后仍持续10分钟以上，且对舌下含服硝酸酯类药物效果不佳，应考虑心脏X综合征可能。心肌缺血的证据并非诊断此征的必要条件。

治疗 旨在减轻患者反复发作胸痛的痛苦，减少心肌耗氧量，改善冠状动脉储备功能。常规抗心绞痛药物治疗效果不理想，对硝酸酯类药、β受体阻断剂、钙通道阻滞剂个体反应不一。①硝酸酯类药不能提高心脏X综合征患者的运动耐量。②β受体阻断剂在减少心绞痛发作的频率和严重程度及改善运动耐量方面最有效。③钙通道阻滞剂维拉帕米可扩张冠状动脉，增加心肌血流量，减慢心率，改善心肌氧的供需关系，提高运动耐量。④绝经后妇女用雌激素治疗可改善内皮依赖性的冠状动脉扩张，减少心绞痛发作频率。⑤氨茶碱可对抗腺苷的作用，可改善症状和缺血性ST-T改变。⑥小剂量阿司匹林可有效对抗血小板聚集。⑦他汀类药可强效降低低密度脂蛋白胆固醇，明显减慢冠状动脉粥样硬化的进展。⑧血管紧张素转换酶抑制剂（ACEI）不仅可降低血压，还可保护血管内皮细胞，减轻胰岛素抵抗。⑨血管紧张素Ⅱ受体阻断剂可作为ACEI的替代用药，适用于因咳嗽不能耐受者。⑩规律的体育运动可提高运动耐量，减少胸痛发作的频率。⑪进行必要的心理治疗，可减轻患者不必要的思想负担，消除焦虑与恐惧，必要时可使用抗焦虑药。伴失眠、多梦者可适当应用镇静药。

预后 良好，多数患者在更年期后可自行缓解。反复发作的心前区疼痛显著影响生活质量、增加心理负担及经济负担，影响生活与工作质量。

（周玉杰）

fēngshīrè

风湿热（rheumatic fever） 咽部A组链球菌感染后发生的全身性超敏反应性结缔组织病。主要侵犯心脏、关节、皮肤及皮下组织，血管、脑、浆膜、肺及肾等也可受累，好发于儿童及青少年，多有咽炎、扁桃体炎及猩红热等病史。反复发作A组链球菌咽炎的患者风湿热发病率为0.1%~3.0%。风湿热反复发作，造成的后遗症是风湿性心脏病，造成永久性损害。风湿热和风湿性心脏病发病率虽已显著降低，但在贫困地区仍是重要的公共卫生问题。

病因及发病机制 A组链球菌咽炎是风湿热的主要病因。具体发病机制仍未完全阐明，一般认为链球菌菌体抗原与人体组织（如链球菌M蛋白与人体心肌肌质球蛋白等）存在交叉抗原性。机体感染链球菌后产生大量的自身抗体并活化自身反应T细胞。该抗体在与链球菌菌体抗原发生反应的同时，也与机体自身抗原发生反应，造成相应部位的免疫损伤。

临床表现 ①心脏炎：发生于半数患者，表现为全心炎（心肌炎、心包炎和心内膜炎），可见与体温不相称的心动过速、心律失常、心脏扩大，新出现的心脏杂音、心包积液及心力衰竭等。②关节炎：常见但不具特异性，膝、肘、踝、腕关节最易受累，呈游走性、非对称性，反复发作。局部可见红、肿、热、痛，但无关节僵硬或畸形。③环形红斑：少见但有特征性，躯干和四肢内侧有环形或半环形粉红色斑疹，不痛不痒，呈游走性，压之褪色，易消散。④皮下结节：少见，多出现于四肢关节、枕后、前额的骨骼突起处及其附近，米粒至豌豆大小，质硬、活动度好、无压痛。常与心肌炎并存。⑤舞蹈病：少见，出现较晚，为锥体外系受累后出现的颜面、躯干和四肢肌肉无目的、不自主的快速运动。除上述症状外，常伴发热、乏力、多汗、贫血和食欲缺乏。

诊断 缺乏特异性诊断手段。初发风湿热的诊断一般采用1992年美国心脏病学会修订的琼斯（Jones）诊断标准（表）。有前驱A组链球菌咽炎、有两条主要表现或一条主要表现和两条次要表现者，高度提示急性风湿热。舞蹈病或无痛性心脏炎（即隐匿起病或缓慢进展的心脏炎）可作为风湿热的唯一征象，此类患者的诊断可不完全依据Jones标准。近期有A组链球菌感染证据并有明确的风湿热病史者，有一个主要表现或几个次要表现即可诊断风湿热复发。出现下列情况者提示风湿热活动：发热、乏力、苍白、脉搏增快；心电图示PR间期持续延长；红细胞沉降率增快；C反应蛋白水平增高；抗链球菌溶血素O效价不降低；白细胞数增加及中性粒细胞核左移等。

鉴别诊断 应与链球菌感染后状态、感染性心内膜炎、病毒性心肌炎、各种关节炎及系统性

表　初发风湿热诊断标准

主要表现	次要表现	支持前驱A组链球菌咽部感染证据
心脏炎	关节痛	咽培养溶血性链球菌阳性
多发性关节炎	发热	快速链球菌抗原试验阳性
舞蹈病	红细胞沉降率增快	链球菌溶血素O效价升高或不断升高
环形红斑	C反应蛋白水平增高	
皮下结节	心电图PR间期延长	

红斑狼疮等鉴别。

治疗 无特效方法。主要是控制链球菌感染，缓解症状，解除病痛，提高生活质量，延长寿命。①一般治疗，急性期应卧床休息，恢复期应限制体力活动，避免剧烈运动。少吃多餐，给予易消化的高蛋白和维生素膳食。②控制链球菌感染，急性期使用抗生素治疗。首选青霉素，对青霉素过敏或耐药时可口服大环内酯类抗生素或窄谱头孢菌素。③抗风湿治疗，风湿热明显累及心脏者一般使用糖皮质激素，仅关节受累者首选阿司匹林。对足量阿司匹林疗效欠佳者应考虑诊断是否准确。对使用其他非甾体抗炎药、糖皮质激素治疗尚有争议。

预防 增强体质，预防上呼吸道感染，特别是防止风湿热。防止风湿热复发和继发风湿性心脏病。长期抗菌治疗是预防风湿热复发和进展的关键。预防年限应根据患者年龄、链球菌易感性、风湿热发作情况、有无心脏受累等确定。

（王建安）

xīnzàng bànmóbìng

心脏瓣膜病（valvular heart disease） 心脏瓣膜功能和（或）结构异常，影响血液正常流动，最终导致心功能衰竭的单瓣膜或多瓣膜病变。是常见的心血管疾病，主要累及40岁以下的人群，尤其以青壮年患者为多，其中2/3为女性，致死率和致残率均极高。随着人口老龄化日益加重，退行性瓣膜病变及冠心病所至瓣膜病变也呈逐年增长趋势。瓣膜病不仅严重影响患者的身体健康和生活质量，而且病程迁延，给家庭和社会带来沉重的经济负担。因此，应不断重视和提高对此病的认识，积极预防和控制心脏瓣膜病的发生。

心脏有4个瓣膜，分别为二尖瓣、三尖瓣、主动脉瓣和肺动脉瓣。瓣膜位于心房和心室之间以及心室和大动脉之间，是心脏内重要的组织结构，起到单向阀门的作用，可以保证血流进行单向流动。在各种原因作用下，如炎症、纤维化、粘连、缩短、黏液瘤样变性、缺血性坏死、钙质沉着或先天发育畸形等，导致心脏瓣膜结构（包括瓣叶、腱索及乳头肌）失去正常的解剖结构和生理功能，使得开放时血流受阻，即瓣膜狭窄；关闭时血液反流，即瓣膜关闭不全。在同一个瓣膜上狭窄和关闭不全可单独存在，也可同时存在；病变也可同时累及两个或两个以上的瓣膜，称联合瓣膜病。瓣膜病变会破坏心脏正常的血流动力学，造成心脏结构和功能异常，最终引起心力衰竭。

轻症者可无症状或仅出现活动后乏力，活动耐量减低。随着病情进展，心脏代偿功能丧失，患者可出现相应的体循环和肺循环淤血的表现，如颈静脉怒张、肝大、脾大、水肿、腹水、少尿、咳嗽、咯血、劳力性呼吸困难，甚至夜间阵发性呼吸困难。部分患者临床表现可不典型，若近期出现心悸、血栓栓塞、胃肠道出血、皮肤淤点或淤斑及不明原因发热等，也应视为心脏瓣膜病的重要线索。心脏听诊是临床筛查心脏瓣膜病最简单直接且经济有效的重要方法。诊断主要依据典型的症状和体征，特别是心脏杂音听诊、心脏扩大及心律失常等异常表现，结合心电图、胸部X线、超声心动图等辅助检查结果。

治疗包括：①内科治疗，主要为缓解症状、预防并发症、延缓心力衰竭的发生，为手术治疗争取时间。②介入治疗，具有创口小、损伤少的特点。通过穿刺外周血管将适当直径的扩张球囊沿血管送达病变的心脏瓣膜，体外施加压力使球囊充盈以打开瓣叶交界，扩大瓣口，达到解除瓣膜狭窄的目的。③外科治疗，对于经积极内科治疗无法控制者，应尽早行外科手术治疗。手术方式包括心脏瓣膜修补术和人工心脏瓣膜置换术。前者适用于某些先天性瓣膜裂、瓣叶交界粘连、瓣叶脱垂、缺血性二尖瓣关闭不全、二尖瓣脱垂综合征及风湿性瓣膜关闭不全，后者适用于大多数的风湿性、感染性及钙化性瓣膜病。人工瓣膜主要分为两大类：一类是人工材料制成的人工机械瓣，另一类是同种或异种生物组织制成的生物组织瓣。机械瓣耐久性好，不易失效，但有血栓栓塞危险，需长期服抗凝药治疗；生物瓣血栓发生率低，不需抗凝治疗，但易退行性变、钙化失效，耐久性差，多适于二尖瓣狭窄合并关闭不全或联合瓣膜病变。

（于 波）

èrjiānbàn xiázhǎi

二尖瓣狭窄（mitral stenosis, MS） 二尖瓣瓣口面积减小致左心室在舒张期血流充盈受阻的瓣膜病。是急性风湿热引起心脏炎后所遗留的以瓣膜病为主的心脏病，其中累及二尖瓣者占95%~98%，其中单纯二尖瓣病变占70%~80%，二尖瓣合并主动脉瓣病变占20%~30%。女性患者多见。

病因及发病机制 MS多由风湿性心脏病所致，少数可由严重二尖瓣瓣环钙化、感染性心内膜炎、系统性红斑狼疮、类风湿关节炎和类癌心脏病引起。约半数患者无急性风湿热病史，但多有反复链球菌扁桃体炎或咽峡炎史。急性风湿热后至少需要 2 年形成明显 MS。风湿热可引起二尖瓣和腱索肥厚、钙化、瘢痕形成，以及瓣叶粘连融合，导致瓣口截面积减少。正常人的二尖瓣口面积为 $4\sim6cm^2$，瓣口减小一半即出现狭窄的相应表现。

临床表现 一般在重度 MS（瓣口面积 $<1.5cm^2$）时出现明显症状，主要表现为呼吸困难、咳嗽、咯血。声音嘶哑较少见，源于扩大的左心房和肺动脉压迫左喉返神经。中至重度 MS 常呈现"二尖瓣面容"，即双颧呈绀红色，心尖区有低调的隆隆样舒张中晚期杂音，局限不传导。舒张期震颤是 MS 的典型体征。病变早期，瓣叶柔顺、活动度尚好，可于心尖区闻及第一心音亢进和开瓣音。晚期瓣叶钙化僵硬，则第一心音减弱，开瓣音消失，合并心房颤动者第一心音强弱不等，脉搏短绌。MS 导致肺动脉高压时肺动脉瓣第二心音亢进或伴分裂。肺动脉扩张引起相对性肺动脉瓣关闭不全者，可在胸骨左缘第 2 肋间闻及收缩期喷射性杂音和舒张早期高调哈气性杂音，称格雷厄姆·斯蒂尔杂音（Graham Steell murmur）。右心室扩大伴相对性三尖瓣关闭不全者，可在三尖瓣区闻及全收缩期吹风样杂音，吸气时增强。

并发症：①心房颤动，早期常见，可降低 20% 的心输出量，且易诱发心力衰竭和急性肺水肿。②急性肺水肿，为 MS 严重的并发症，若不及时救治，可致死亡。③充血性心力衰竭，为晚期常见的并发症和主要死因。④血栓栓塞，常合并心房颤动，多为体循环栓塞，偶见堵塞二尖瓣瓣口导致猝死。⑤感染性心内膜炎。⑥肺感染，常见，可诱发和加重心功能不全。

辅助检查 ①心电图：可见二尖瓣型 P 波和右心室肥厚。②X 线检查：中重度狭窄者，心影呈梨形，称为二尖瓣型心。严重者可见右侧心缘双房影。肺淤血时，可见肺外下野及肋膈角附近有水平走向的线状影，称为柯氏（Kerley）B 线。③超声心动图：是确诊 MS 可靠的方法，可对瓣叶弹性、瓣口面积及反流程度进行定量测量。④M 型超声心动图：典型表现为形成"城墙样"图形。⑤心导管检查：临床表现与超声结果存在差异者，可行心导管检查确定跨瓣压差和瓣口面积。

诊断与鉴别诊断 心尖区有舒张期隆隆样杂音，胸部 X 线或心电图检查示左心房增大，一般可诊断 MS，超声心动图检查可确诊。此病需与室间隔缺损、甲状腺功能亢进症、贫血、主动脉瓣关闭不全、左心房黏液瘤等鉴别。

治疗 包括一般治疗、介入治疗和外科治疗。

一般治疗 积极预防和治疗链球菌感染和风湿热复发。劳逸结合，适当进行体力活动，避免和控制急性肺水肿的诱因。

介入治疗 经皮二尖瓣球囊成形术为缓解单纯 MS 的首选方法。术后患者症状和血流动力学改善显著，少见严重并发症。近期与远期（5 年）效果与外科闭式分离术相似。

外科治疗 ①闭式分离术：经开胸手术，将扩张器由左心室心尖部插入二尖瓣口分离瓣膜交界处的粘连融合，适应证和效果与经皮二尖瓣球囊成形术相似，临床已很少使用。②直视分离术：适于瓣叶钙化严重、腱索和乳头肌受累、左心房内有血栓的 MS 患者。在直视下分离融合的交界处、腱索和乳头肌，去除瓣叶的钙化斑，清除左心房内血栓。③人工瓣膜置换术：适用于严重瓣叶和瓣下钙化、畸形不宜行分离术者，以及 MS 合并明显二尖瓣关闭不全者。人工瓣膜置换术死亡率（3%～8%）和术后并发症均高于分离术，术后存活者心功能恢复较好。

预后 积极防治风湿热可明显降低风湿性心脏病的发病率，避免并发症及适时的手术治疗，可明显改善预后。伴心房颤动、慢性心力衰竭及栓塞者预后不良。在未开展手术治疗的年代，内科治疗 5 年死亡率为 20%，10 年死亡率为 40%。手术治疗可显著提高患者的寿命和生存质量。

(于 波)

èrjiānbàn guānbì bùquán

二尖瓣关闭不全（mitral incompetence）

二尖瓣装置和（或）左心室的结构和功能异常，导致收缩期血液由左心室回流至左心房的瓣膜病。正常的二尖瓣关闭功能取决于瓣叶、瓣环、腱索、乳头肌、左心室这 5 个部分的完整结构和正常功能，其中任何一部分发生结构和功能异常均可引起二尖瓣关闭不全。

病因及发病机制 常见病因包括二尖瓣原发性黏液性变、二尖瓣腱索断裂、风湿性心脏病、感染性心内膜炎、冠心病和心肌病等。急性二尖瓣关闭不全时，左心室不但接受来自肺静脉的血液，还接收反流至左心房的血液，舒张期容量负荷增加，左心室失代偿，舒张压急剧升高，左心房压随之升高，导致肺淤血、肺水肿、肺动脉高压和心力衰竭。慢性二尖瓣关闭不全时，左心室内容量负荷进行性增加，舒张期房室压逐渐升高，房室代偿性扩张肥厚，易导致心力衰竭、心房颤动、左心房血栓形成，最终也会导致肺动脉高压和右心衰竭。

临床表现 由于心脏的代偿，慢性二尖瓣关闭不全患者在很长的一段时间内无任何症状。随着病情进展，患者可出现呼吸困难、疲劳、端坐呼吸、夜间阵发呼吸困难和心悸。急性发作的二尖瓣关闭不全，由于容量负荷急剧增加，心室失代偿，很快会发生急性左心衰竭，甚至急性肺水肿、心源性休克。左心室增大时，心尖搏动可变得弥散或向左下移位。心尖区常可闻及全收缩期吹风样杂音，向左腋下和左肩胛下区传导。严重反流时可闻及第三心音，伴二尖瓣脱垂者可有收缩中期喀喇音。

诊断与鉴别诊断 结合病程的急缓，根据二尖瓣关闭不全典型性杂音，超声心动图、胸部 X 线等辅助检查诊断不难。①心电图：急性发作心电图可正常，常见心律失常为窦性心动过速。严重者可见左心室肥厚伴劳损图形和非特异性 ST-T 改变，慢性病程者可见心房扩大及心房颤动。②X 线检查：左心影增大，可伴肺淤血、肺间质水肿表现。③超声心动图：是诊断二尖瓣关闭不全的最敏感方法，敏感性几乎接近 100%，可观察二尖瓣的形态特征、心腔大小、心功能，半定量反流程度，左心房内最大反流束面积及其他瓣膜损害的情况。对于经胸超声心动图无法获得理想影像者，还可采用经食管超声心动图，以评估手术治疗的可行性。④放射性核素心室造影：可测定

左心室收缩、舒张期末容积和静息、运动状态下的射血分数，通过对左右心室搏出量比值评价反流严重性，>2.5 表明反流严重。⑤左心室造影：可观察收缩期左心房的反流量，为半定量反流程度的金标准，但不作为常规检查手段，只适用于通过非介入方式检查无法确诊者。此病需与三尖瓣关闭不全、室间隔缺损等鉴别。

治疗 包括内科治疗和外科治疗。

内科治疗 对于严重二尖瓣关闭不全患者，可用硝普钠减轻后负荷，用硝酸酯类药减轻反流和肺动脉压，主动脉内球囊反搏术对稳定病情可起一定的辅助作用，但只是紧急瓣膜修补或瓣膜置换术前的临时措施。

由原发瓣膜病导致的无症状二尖瓣关闭不全患者，无证据支持紧急手术或药物预防左心衰竭的必要性，治疗最重要的是选择手术时机，防止形成不可逆的左心衰竭。每 6~12 个月随访一次，应用超声心动图测量左心室大小、功能，二尖瓣反流的严重性，以评估病情进展情况。

对于缺血性心脏病或扩张型心肌病患者，由于左心室整体和局部结构的变化，同时合并瓣环扩张，导致二尖瓣关闭不全，常提示预后不佳。双心室起搏对于减轻扩张型心肌病患者的二尖瓣反流也可起一定作用。

功能性二尖瓣关闭不全主要用抗高血压药、血管紧张素转换酶抑制剂、β 受体阻断剂、利尿剂治疗，发生急性缺血导致瓣膜反流加重者可加用抗心绞痛药。

外科治疗 对于原发性二尖瓣关闭不全患者手术治疗适用于症状严重或虽无症状但有明确左心衰竭证据者。选择手术时机尤

为重要，适应证为左心室收缩期末径>40mm，静息左心室射血分数<60%（Ⅰ类适应证），肺动脉高压或进行性的心房颤动（Ⅱa 类适应证）。功能性二尖瓣关闭不全患者，若药物治疗效果不佳，则应手术治疗。因缺血致二尖瓣关闭不全者，应行冠状动脉支架植入术或冠脉旁路移植术，以改善症状。

术式包括二尖瓣修补术和二尖瓣置换术。相对于二尖瓣置换术而言，修补术具有低手术风险，更好地保护左心功能，不易导致继发感染性心内膜炎，避免长期应用抗凝药等优点。此外，修补术对术者技术要求更高，且大部分患者不适宜行二尖瓣修补术。经导管二尖瓣修复术是新兴的治疗手段，通过二尖瓣边-边缝合的 MitraClip 装置以减小瓣口面积，对功能性或退行性二尖瓣反流者效果较好。

预后 慢性二尖瓣关闭不全可有长达 20 年以上的无症状代偿期，一旦失代偿病情则会快速恶化。慢性重度二尖瓣关闭不全者经确诊后内科治疗，5 年生存率 80%，10 年生存率 60%；若伴二尖瓣狭窄，5 年生存率 67%，10 年生存率 30%。急性严重二尖瓣反流伴血流动力学紊乱者，若不及时行手术治疗，死亡率极高。合并有严重左心功能障碍者，即使行瓣膜置换术，预后亦不佳。

（于 波）

èrjiānbàn tuōchuí

二尖瓣脱垂（mitral valve prolapse） 二尖瓣结构或功能异常导致心脏收缩期二尖瓣向左心房脱垂，伴或不伴二尖瓣关闭不全的瓣膜病。曾称收缩期喀喇音综合征、巴洛综合征（Barlow syndrome）、瓣膜松弛综合征等。最

常累及后瓣叶，偶尔同时累及前、后瓣叶。

病因及发病机制 病因分为：①原发性二尖瓣脱垂：病因未明。瓣膜呈黏液样变性、冗长，各年龄人组群均可发病，14～30岁女性居多。约1/3患者为单纯二尖瓣脱垂而无其他器质性心脏病。②继发性二尖瓣脱垂：见于遗传性结缔组织病（马方综合征）、风湿病、病毒性心肌炎、心肌病、冠心病、先天性心脏病、遗传性疾病及其他原因，如运动员体质、预激综合征、长QT综合征等。

正常情况下，心室收缩，乳头肌立即收缩，在腱索牵引下，二尖瓣瓣叶互相靠近呈关闭状态，此时瓣叶不超过瓣环水平。二尖瓣瓣叶、腱索、乳头肌或瓣环病变时，松弛的瓣叶在瓣口关闭后进一步脱向左心房，合并二尖瓣关闭不全时出现二尖瓣反流样的血流动力学变化。

临床表现 多数可无明显症状。随着病情进展，二尖瓣脱垂伴中至重度反流者可有下列表现。①不典型胸痛：性质及疼痛程度不一，硝酸甘油不易缓解。②心悸：半数患者可出现，常与各型心律失常（如频发室性期前收缩、阵发性室上性心动过速或室性心动过速）有关。③呼吸困难和乏力：严重二尖瓣反流可并发左心功能不全。④自主神经功能失调：包括焦虑、情绪紧张和易激动、乏力、过度换气等。⑤其他：如头晕、晕厥、短暂性脑缺血发作等，猝死率较高。

患者体形多呈无力型，可伴直背、脊柱侧凸或前凸、漏斗胸等。心尖区或其内侧可闻及心室收缩中晚期非喷射样喀喇音，源于腱索被突然拉紧或瓣叶的脱垂突然中止。合并二尖瓣反流者紧接喀喇音可闻及收缩晚期吹风样杂音，常为递增型，少数可为全收缩期杂音，并掩盖喀喇音。

诊断 根据典型的心尖区收缩中晚期喀喇音和收缩晚期吹风样杂音，以及心电图、超声心动图检查等可确诊。①心电图：多数患者可正常，部分患者可表现为非特异性ST段改变，QT间期延长不常见。②X线检查：胸部骨骼异常多见，轻症者心影无明显异常，重者左心房和左心室明显增大，左心功能不全者可有肺淤血、肺纹理增粗等。③超声心动图：是确诊的重要手段。可见二尖瓣呈明显气球样改变，瓣叶变厚、冗长，瓣环直径增大，左心房和左心室扩大，腱索变细延长或断裂，瓣叶呈"连枷样摆动"。M型超声心动图可见二尖瓣叶关闭线弓形后移，收缩期一段瓣叶或前后瓣叶均呈吊床样改变。④左心室造影：有助于二尖瓣脱垂的诊断。不仅可明确瓣叶脱垂，而且可半定量二尖瓣反流。

鉴别诊断 ①生理性脱垂：常规超声心动图部分表现为前、后瓣叶均脱垂，含服硝酸甘油后均表现为不同程度前后瓣叶脱垂征。②风湿性心脏病二尖瓣关闭不全：表现为二尖瓣关闭不全合并二尖瓣前、后叶脱垂。

治疗 无症状或症状轻微者不需治疗，定期随访。重症特别是伴晕厥史、猝死家族史、复杂室性心律失常及马方综合征者，应尽量减少体力劳动及剧烈运动。

内科治疗 旨在缓解患者症状，延缓心力衰竭，预防猝死发生。主要措施如下。①应用β受体阻断剂：可减慢心率，降低室壁张力，减少心肌氧耗量，缓解胸痛，减轻患者的焦虑情绪。②抗血小板及抗凝治疗：出现一过性脑缺血者，可用阿司匹林等抗血小板聚集药，无效者可用抗凝药，以防脑栓塞发生。③抗心律失常治疗：出现心律失常者，如室上性心动过速、室性心动过速等，可用普罗帕酮、胺碘酮等抗心律失常药以控制心室率，避免致死性心律失常的发生。④抗生素：若二尖瓣反流程度严重，或存在拔牙、外伤、手术分娩或侵入性检查前后，可预防性应用抗生素以防止感染性心内膜炎的发生。硝酸酯类药可加重二尖瓣脱垂，应慎用。

外科治疗 严重二尖瓣脱垂合并严重二尖瓣反流心力衰竭患者常需手术治疗。对于腱索延长或断裂、瓣环扩大、二尖瓣增厚但运动良好无钙化者，宜行瓣膜修补术。不适合瓣膜修补者行人工瓣膜置换术。

预后 绝大多数患者预后良好，可多年无自觉症状。少数病例可因并发症而致预后不良。高龄、男性、收缩期杂音是死亡和心血管并发症猝死的预测指标。

（于 波）

zhǔdòngmàibàn xiázhǎi

主动脉瓣狭窄 （aortic stenosis） 主动脉瓣结构或功能异常，导致主肺动脉瓣在心室收缩期开放受限，造成左心室射血障碍的瓣膜病。单纯主动脉瓣狭窄，低龄者以单叶瓣畸形居多，常见于婴幼儿；先天性二叶瓣钙化以儿童期后居多，但多在65岁以前；65岁后以退行性老年钙化性病变多见。

病因及发病机制 病因如下。①风湿热：风湿炎性病变致瓣膜交界区粘连融合，瓣叶挛缩畸形，瓣口面积减小。单纯风湿性主动脉瓣狭窄几乎不存在，多伴关闭不全和其他瓣膜损害。②先天性畸形:主动脉瓣先天性畸形有单叶型、二叶型和三叶型,二叶型畸形最常见,发病率为1%~2%,男性多于女性。瓣叶结构异常,瓣膜易增厚、钙化、僵硬致瓣口狭窄,易并发感染性心内膜炎。③瓣膜钙化:钙质沉积于瓣膜上形成钙化结节,瓣叶活动受到限制,导致瓣口狭窄。钙化是老年人单纯性主动脉瓣狭窄的常见病因。

成人正常主动脉瓣口面积≥3.0cm²,≤1.0cm²者左心室收缩压升高,跨瓣压显著增大,出现明显临床症状。主动脉瓣狭窄致左心室流出道受阻,左心室后负荷增加,射血时间延长,心室通过进行性向心性肥厚以克服阻力,维持正常的心输出量。室壁肥厚造成顺应性下降,舒张期心室内压显著升高,继而造成左心房压升高,左心房扩大,肺动脉、肺静脉相继升高而出现左心衰竭。增厚的心肌需要更多的氧气以维持能量代谢,而射血时限延长又减少了舒张期心室的血液灌注,进一步使心功能受到损害,加重左心功能不全。其狭窄严重程度分级如下(表)。

临床表现 呼吸困难、心绞痛和晕厥为主动脉瓣狭窄典型三联征。约90%有症状患者因晚期肺淤血引起劳力性呼吸困难;心绞痛是心肌缺血所致,部分患者可合并冠心病,加重缺血症状;心输出量减少导致脑供血不全,约1/3患者可出现晕厥,多在直立、运动中或运动后即刻发生,静息晕厥多为心律失常所致,如心房颤动、心室颤动或房室传导阻滞;猝死可为首发症状,多与严重缺血或致死性心律失常有关,发生率20%~25%。

体征以心脏杂音为主。第一心音正常。由于左心室射血时间延长,第二心音中主动脉瓣成分延迟,严重狭窄者可呈逆分裂。肥厚的左心房强有力收缩产生明显的第四心音。在胸骨右缘第2或左缘第3肋间,紧随第一心音,止于第二心音前,可闻及收缩期喷射性杂音,呈吹风样、粗糙递减型,向颈动脉或胸骨左下缘传导,常伴震颤,杂音与狭窄程度相关。左心衰竭或心输出量减少者,杂音消失或减弱。主动脉瓣重度狭窄,左心室扩大,可导致瓣膜相对关闭不全,此时可于胸骨左缘第3~4肋间闻及舒张早期吹风样递减型杂音。

并发症常见为心房颤动,发生率约10%,少见心脏性猝死、感染性心内膜炎、体循环栓塞、心力衰竭。15%~25%的患者可合并消化道出血。

诊断 典型的主动脉瓣狭窄较易诊断。若合并关闭不全和二尖瓣损害,多为风湿性心脏病。辅助检查有助于诊断。①心电图:急性发作时心电图可正常,常见心律失常为窦性心动过速。严重者可见左心室肥厚伴劳损图形和非特异性ST-T改变,慢性病程者可见心房扩大,常伴心房颤动。②X线检查:轻度狭窄心影可正常,重者左心心影增大,可伴肺淤血、肺间质水肿。主动脉瓣钙化及主动脉狭窄后扩张。③超声心动图:可观察主动脉瓣的形态特征,心腔大小、心功能、半定量反流程度、最大反流束面积及其他瓣膜损害情况,多普勒超声尚可计算左心室和主动脉的压差,是确诊的必要手段。④心导管检查:通过心导管检查可判断主动脉狭窄的严重程度,方法包括利用单腔导管从左心缓慢外撤至主动脉内测压、左心双腔导管同步测压。主动脉瓣跨瓣压>20mmHg即可诊断为狭窄。

鉴别诊断 应借助超声心动图,对主动脉瓣狭窄的杂音及其他引起左心室流出道梗阻的疾病,如先天性主动脉瓣上狭窄、梗阻性肥厚型心肌病等进行鉴别。

治疗 包括以下几方面。

药物治疗 预防感染性心内膜炎及风湿热活动;对合并心房扑动、心房颤动者适当应用抗心律失常药;心绞痛可给予改善冠状动脉循环的药物;合并心力衰竭者应限盐限水,适当应用利尿剂,防止直立性低血压。定期随访超声心动图以确定病变进展情况,选择手术时机。

经皮主动脉瓣球囊成形术 主要适用于:①严重主动脉瓣狭窄伴心源性休克者。②严重心力衰竭不适宜手术者作为人工瓣膜置换的过渡。③妊娠妇女。④拒绝行外科手术者。

经导管主动脉瓣植入术 适用于有症状的重度主动脉瓣狭窄但有外科手术禁忌证者。该治疗比药物治疗(必要时经皮主动脉瓣球囊成形术)明显降低全因病

表 主动脉瓣狭窄严重度分级

分级	瓣口面积(cm²)	最大流速(m/s)	平均跨瓣压(mmHg)
轻度	1.5~2.0	2.5~3.0	<25
中度	1.0~1.5	3.0~4.0	25~40
重度	0.6~1.0	>4.0	>40
极重度	<0.6	-	-

死率。外科手术高危患者若主动脉瓣局部及血管入路条件适宜，降低全因病死率的效果不差于外科主动脉瓣置换术。

外科治疗 无症状的轻至中度狭窄患者不需手术，但应定期复诊。重度狭窄患者（瓣口面积$<1cm^2$或平均跨瓣压$>50mmHg$）应尽早行人工瓣膜置换术。手术主要适应证为心绞痛、晕厥或心力衰竭等。无症状重度患者，若有进行性心脏扩大和（或）伴主动脉瓣关闭不全、明显左心室功能不全症状，也应放宽手术适应证。低龄患者非钙化性先天性主动脉瓣严重狭窄，甚至包括无症状者，可在直视下行瓣膜交界处分离术。

预后 婴幼儿主动脉瓣狭窄预后不良。成人代偿期较长，可多年无症状。若出现症状进展迅速，平均寿命仅3年。人工瓣膜置换术可显著改善患者的生活质量和远期预后。

（于 波）

zhǔdòngmàibàn guānbì bùquán

主动脉瓣关闭不全（aortic incompetence） 主动脉瓣结构和功能异常导致舒张期部分血液由主动脉回流至左心室的瓣膜病。

病因及发病机制 急性主动脉瓣关闭不全多源于瓣膜损伤、急性炎症、动脉夹层分离及瓣膜置换术后瓣周漏。慢性主动脉瓣关闭不全的常见病因如下。①瓣叶病变：如风湿性心脏病、感染性心内膜炎、先天性畸形、主动脉瓣脱垂、老年性退行性病变等。②主动脉根部病变：如梅毒性主动脉炎、马方综合征（Marfan syndrome）、强直性脊柱炎、重度高血压或动脉粥样硬化。

急性主动脉瓣关闭不全时，舒张期血液从主动脉反流入左心室，左心室容量负荷急剧增加，左心房压随之升高，进而逐步导致左心衰竭和急性肺水肿。

慢性主动脉瓣关闭不全时，由于左心室的代偿使总的左心室搏出量增加，同时外周阻力降低和心率增快伴舒张期缩短，使反流减轻。失代偿时，左心室收缩功能逐渐降低，直至左心衰竭。

左心室心肌肥厚使得对氧气及能量的要求增加，然而舒张期缩短使冠状动脉血流减少，形成恶性循环，造成左心室功能逐步衰竭。

临床表现 轻者可无症状，慢性重症患者可出现心悸、心前区不适，可有低血压和直立性头晕，晚期出现左心衰竭表现。心绞痛比主动脉瓣狭窄者少见，晕厥罕见。并发症包括感染性心内膜炎、室性心律失常、心力衰竭等。

体征：①急性发作时，收缩压、舒张压和脉压正常，或舒张压稍低，脉压稍增大；心尖搏动正常，心动过速常见；第一心音减低，第二心音肺动脉瓣成分增强，第三心音奔马律常见，可于心尖区闻及舒张中晚期隆隆样杂音［奥斯汀·弗林特杂音（Austin-Flint murmur）］；无明显周围血管征。严重时出现肺水肿体征，端坐呼吸，肺部满布湿啰音、哮鸣音。②慢性发作时，收缩压升高，舒张压降低，脉压增大；心尖向左下移位，呈心尖抬举性搏动；第一心音减弱，第二心音主动脉瓣成分减弱或缺如，心尖区常可闻及第三心音，心脏杂音为与第二心音同时开始的高调叹气样递减型舒张早期杂音，坐位并前倾和深呼气时易闻及，心尖区可闻及Austin-Flint杂音；周围血管征常见，如点头征（De Musset sign）、水冲脉、股动脉枪击音（Traube sign）、股动脉杜氏双重杂音（Duroziez sign）及毛细血管搏动征等。

诊断 存在典型的主动脉瓣反流的舒张期杂音伴周围血管征者不难作出诊断。慢性者若同时存在主动脉瓣或二尖瓣狭窄，多为风湿性心脏病。超声心动图等辅助检查有助于确诊。①心电图：窦性心动过速和非特异性ST-T改变多见于急性起病者，慢性者常见左心室肥厚劳损。②X线检查：急性者心脏大小可正常，若既往无主动脉根部病变，主动脉一般无扩张，常见肺淤血或肺水肿。慢性者左心室增大，可伴左心房增大，升主动脉继发性扩张，并可累及整个主动脉弓。严重瘤样扩张提示马方综合征，左心衰竭时可见肺淤血。③超声心动图：可显示瓣膜和主动脉根部形态的改变，测量舒张期血液反流量，有助于确定病因，判断病情的严重程度。④放射性核素心室造影：可测定左心室收缩、舒张期末容积及射血分数，判断左心室功能，评估反流程度。⑤磁共振显像：可帮助测定瓣口的大小及半定量反流程度，对于诊断主动脉疾病如主动脉夹层准确性高。⑥主动脉造影：可行选择性主动脉造影，半定量反流程度，为外科治疗提供参考依据。

鉴别诊断 主动脉瓣舒张早期杂音于胸骨左缘明显时，应与格雷厄姆·斯蒂尔杂音（Graham Steell murmur）鉴别。后者见于严重肺动脉高压伴肺动脉扩张所致相对性肺动脉瓣关闭不全，常有肺动脉高压体征，超声检查可帮助确诊。

治疗 包括外科治疗和内科治疗。

外科治疗　无论对于急性还是慢性发病的患者，通过外科手术进行人工瓣膜置换术或主动脉瓣修复术是最主要的根治手段。现有检测条件下很难对手术时机作出精确的选择，但应尽快在左心室发生不可逆的病变前进行手术。存在以下情况者应考虑手术治疗：①有症状且伴左心室功能不全者应积极进行手术。②有症状且无论心功能如何，应推荐手术治疗，若左心室进行性扩张者应及时手术治疗。③无症状但存在左心室功能不全表现者，若射血分数降低者应建议手术，处于临界值者应密切随访观察。④有症状但左心室功能正常者，先试用内科治疗，若无改善，则推荐手术治疗。

手术禁忌证为左心室射血分数≤15%，左心室舒张期末内径≥80mm或左心室舒张期末容积指数≥300ml/m²。手术治疗可改善大部分患者的症状，使心脏体积缩小，重量减轻，心功能得到部分恢复。

内科治疗　主要为控制患者症状并为术前准备提供过渡措施，包括：①限制重体力劳动，控制血压，定期随访。②积极控制感染，预防感染性心内膜炎。③梅毒性主动脉炎应给予足疗程的青霉素治疗。④对左心功能不全者应用洋地黄、血管紧张素转换酶抑制剂和利尿剂等，延长患者的代偿期。⑤心绞痛可用硝酸酯类药或钙通道阻滞剂以改善冠状动脉供血。⑥积极纠正心房颤动和治疗心律失常。个别患者药物可完全控制病情，心功能代偿良好，手术可延缓。真菌性心内膜炎所致者，无论反流轻重，均需早日手术。

预后　急性重度主动脉瓣关闭不全若不及时进行手术，一旦出现左心衰竭，早期死亡率极高。对于此类患者应在积极内科治疗的基础上，尽早行外科手术治疗。由于左心室的代偿，慢性者可长期无症状，但是心功能已逐步开始恶化。一经确诊，内科治疗5年生存率75%，10年生存率50%，心绞痛患者5年内死亡率50%，严重左心衰竭者2年内死亡率50%。

（于　波）

sānjiānbàn xiázhǎi

三尖瓣狭窄（tricuspid stenosis）

三尖瓣单个或多个瓣膜（包括瓣叶、瓣环、腱索或乳头肌）功能和（或）结构异常，使三尖瓣开放受限，瓣口面积缩小，导致右心室舒张期充盈障碍的瓣膜病。常见于女性，且合并二尖瓣或主动脉瓣病变，单纯性三尖瓣狭窄少见。

病因及发病机制　绝大多数由风湿热引起，其他少见病因有先天性三尖瓣闭锁、右心房肿瘤及类癌综合征。右心房肿瘤的临床特征为症状进展迅速；类癌综合征常伴三尖瓣反流。风湿性三尖瓣狭窄很少单独存在，几乎均伴二尖瓣病变，多为二尖瓣狭窄。风湿性心脏病患者中约15%有三尖瓣狭窄，但临床能明确诊断者仅5%。

三尖瓣狭窄使右心房与右心室之间出现舒张期压差，运动或吸气时三尖瓣血流量增加，舒张期右心房和右心房之间的压差即增大；呼气时三尖瓣血流减少，此压差可减小。若平均舒张期压差>4mmHg，可使平均右心房压升高而引起体静脉淤血，表现为颈静脉充盈、肝大、腹水和水肿等。窦性心律时右心房α波极度增高，可达到右心室收缩压水平。静息

心输出量下降，运动时亦无增加。因此，左心房压、肺动脉压和右心室压可无明显升高。

临床表现　三尖瓣狭窄所致低心输出量引起乏力，体循环淤血可引起顽固性水肿、肝大、腹水及全身不适感，颈部有搏动感。虽然患者常合并二尖瓣狭窄，但是二尖瓣狭窄症状如咯血、阵发性夜间呼吸困难和急性肺水肿很少见。若患者有明显的二尖瓣狭窄体征而无肺充血，应考虑可能合并三尖瓣狭窄。

体征：①胸骨左下缘舒张中晚期低调隆隆样杂音，直立位及吸气时杂音增强，呼气时或瓦尔萨尔瓦动作（Valsalva maneuver）时杂音减弱。可伴舒张期震颤，可有开瓣音。肺动脉瓣第二心音正常或减弱。风湿性者常伴二尖瓣狭窄，后者常掩盖此病体征。②三尖瓣狭窄常有明显右心淤血体征，如颈静脉充盈、有明显α波，呼气时增强。晚期病例可有肝大、脾大、黄疸、严重营养不良、全身水肿和腹水。肿大的肝脏可呈明显的收缩期前搏动。

诊断　根据典型杂音、右心房扩大及体循环淤血表现，一般可诊断。诊断有困难者可行右心导管检查，若三尖瓣平均跨瓣舒张压>2mmHg，即可诊断。以下辅助检查可辅助诊断。①心电图：右心房肥大，Ⅱ、V_1导联P波高尖。因多数三尖瓣狭窄患者合并二尖瓣狭窄，故心电图常示双心房肥大，无右心室肥大表现。②X线检查：右心房明显扩大，上腔静脉和奇静脉扩张，但无肺动脉扩张。③超声心动图：三尖瓣变化与二尖瓣狭窄时观察到的相似，M型超声心动图常显示瓣叶增厚，前叶的射血分数斜率减慢，舒张期与隔瓣呈矛盾运动、三尖瓣钙

化和增厚；二维超声心动图对诊断三尖瓣狭窄较有帮助，其特征为舒张期瓣叶呈圆顶状，增厚、瓣叶活动受限。多普勒超声心动图可估测跨瓣压。

鉴别诊断 应与二尖瓣狭窄、右心房黏液瘤、缩窄性心包炎及房间隔缺损等鉴别。风湿性心脏病二尖瓣狭窄者，若剑突处或胸骨左下缘有随吸气增强的舒张期隆隆样杂音，无明显右心室扩大和肺淤血，提示同时存在三尖瓣狭窄。房间隔缺损若左至右分流量大，通过三尖瓣的血流量增多，三尖瓣相对狭窄，可在三尖瓣区听到第三心音后短促的舒张中期隆隆样杂音。

治疗 严格限制钠盐摄入，应用利尿剂，可改善体循环淤血的症状和体征，尤其可减轻肝淤血，改善肝功能。若症状明显，右心室平均舒张压达 4～5mmHg 和三尖瓣口面积<1.5cm^2，可做三尖瓣分离术或经皮球囊扩张瓣膜成形术，亦可行人工瓣膜置换术。机械瓣发生血栓的风险较大，应首选生物瓣膜。

预防 积极控制风湿热，预防链球菌感染，在进行口腔操作及有创检查时应使用抗生素，预防感染性心内膜炎的发生。

（于 波）

sānjiānbàn guānbì bùquán

三尖瓣关闭不全（tricuspid incompetence）

三尖瓣病变或三尖瓣环扩张，致使三尖瓣在收缩期不能完全关闭的瓣膜病。

病因及发病机制 根据三尖瓣结构是否正常病因分类。①功能性三尖瓣关闭不全：常见，多继发于导致右心室扩张病变，如原发性肺动脉高压、二尖瓣病变、肺动脉瓣或漏斗部狭窄、右心室梗死、艾森门格综合征（Eisen-

menger syndrome）和肺源性心脏病等，病变导致瓣环扩大，收缩期三尖瓣瓣叶不能闭合。②器质性三尖瓣关闭不全：较少见，可为先天性异常，如埃布斯坦畸形（Ebstein malformation），也可为后天性病变如风湿性心脏瓣膜炎症、冠状动脉病变致三尖瓣乳头肌功能不全、外伤、感染性心内膜炎、类癌综合征和三尖瓣脱垂等。

体循环静脉高压和运动时右心室心输出量增加能力受限是三尖瓣关闭不全典型的血流动力学特征。

临床表现 轻症者可无症状，重者可有乏力、颈静脉搏动感、呼吸困难、腹胀及下肢水肿等，可并发心房颤动和肺栓塞。

三尖瓣关闭不全患者可分别或同时具有以下体征：①颈静脉充盈伴收缩期搏动。②右心室搏动呈高动力冲击感。③重度反流时胸骨左下缘可闻及第三心音，吸气时增强。④三尖瓣区或剑突下可闻及典型的高调、吹风样全收缩期杂音，杂音随吸气增强，呼气减弱，出现右心衰竭者无此现象。⑤严重反流者，胸骨下缘于第三心音之后可闻及短促的舒张期隆隆样杂音。⑥三尖瓣脱垂有收缩期喀喇音。⑦右心房、右心室肥大。⑧肝大，有搏动，肝颈静脉反流征阳性。

诊断 根据典型杂音，右心室和右心房增大及体循环淤血的表现，一般不难诊断。超声心动图声学造影及多普勒超声检查可确诊，并可帮助作出病因诊断。①X 线检查：可见右心室、右心房增大。右心房压升高者，可见奇静脉扩张和胸腔积液；有腹水者，膈肌上抬。透视时可见右心房收缩期搏动。②心电图：右束支传导阻滞或右心室肥厚，常有

肺型 P 波或心房颤动。③超声心动图：右心室、右心房增大，上腔静脉和下腔静脉增宽及搏动；连枷样三尖瓣。二维超声心动图可证实反流，多普勒超声检查可判断反流程度和肺动脉高压。④放射性核素心室造影：测定左心室与右心室的每搏量比值，估测三尖瓣的反流程度。⑤心室造影：可确定三尖瓣反流和评估反流程度。

鉴别诊断 ①二尖瓣关闭不全：可闻及心尖区典型的吹风样收缩期杂音，伴左心房和左心室扩大。②低位室间隔缺损：可闻及全收缩期杂音，不向腋下传导，伴胸骨旁收缩期震颤。③右心室人工起搏器：杂音呈高调乐音样。

治疗 原则为治疗原发病、减轻心脏负荷，加强心肌收缩力；防治感染及风湿热活动；手术治疗；支持对症处理。

内科治疗 病变进展未形成肺动脉高压者不需手术治疗。若出现右心衰竭体征，应需严格限制钠盐摄入，必要时应用利尿剂、洋地黄类药和血管扩张物以改善症状，控制心房颤动的心室率，维持静息状态下 60～80 次/分，一般活动后 90～115 次/分。

外科治疗 对于继发肺动脉高压的三尖瓣关闭不全，若出现中至重度反流，右心衰竭体征明显，应积极手术治疗。对于严重器质性三尖瓣关闭不全，因瓣叶和腱索的损伤不可逆，多需手术治疗。继发于二尖瓣或主动脉瓣病变者，人工瓣膜置换术术中可探测三尖瓣反流程度，轻者不需手术，中度反流可行瓣环成形术，重者行瓣环成形术和（或）人工瓣膜置换术。埃布斯坦畸形、类癌综合征、感染性心内膜炎等需行人工瓣膜置换术。

预防 应积极控制和预防链球菌所致上呼吸道感染，增强自身免疫力，坚持低盐饮食，避免劳累，合理使用洋地黄、血管紧张素转换酶抑制剂、利尿剂等药物，避免心功能恶化。

（于　波）

fèidòngmàibàn xiázhǎi

肺动脉瓣狭窄（pulmonary valve stenosis）

肺动脉瓣结构或功能异常导致肺动脉瓣在右心室收缩期开放受限，造成右心室射血障碍的瓣膜病。依据解剖位置不同，可分为3型。①肺动脉瓣型：3个瓣叶交界融合成圆顶状增厚的隔膜，突向腔内，瓣孔呈鱼嘴状，可位于中心或偏向一侧，小者瓣孔仅2~3mm，一般瓣孔在5~12mm，瓣叶交界融合处常留有略隆起的脊迹，大多数3个瓣叶互相融合，少数为双瓣叶融合，瓣缘常增厚，有疣状小结节，偶可形成钙化斑，肺动脉瓣环一般均有不同程度的狭窄。②瓣下型：表现为右心室流出道漏斗部肌肉肥厚形成梗阻，右心室血液流出受阻，可继发右心室扩大致三尖瓣关闭不全。③瓣上型：主要是指肺动脉主干或主要分支有单发或多发性狭窄，此型罕见。此病可单独存在，亦可与其他先天性心脏病并存。

病因及发病机制 此病原因未明，主要先天性因素所致，具有遗传倾向。右心室流出道狭窄造成排血受阻，右心室压逐渐增高，心肌代偿性肥厚，最终右心室扩大失代偿致心力衰竭。右心室收缩压常用于判定狭窄的严重性，收缩压＜50mmHg者为轻型；＞50mmHg但仍低于左心室收缩压者为中型；超过左心室收缩压者为重型。右心室压力越高表明病变越重，狭窄部位上下的压差也越大。

临床表现 轻度狭窄患者，可长年无症状，或仅在进行重体力劳动时可出现心悸、气促。狭窄程度较重者，轻度体力活动即可引起呼吸困难、心悸、乏力、胸闷、咳嗽、胸痛或晕厥等症状。在病程后期，由于发生右心衰竭，可出现肝大、腹胀、食欲缺乏、双下肢水肿等体循环淤血的表现。

诊断与鉴别诊断 根据心脏杂音的听诊特点，结合X线及超声心动图检查，即可确诊。①心电图：轻症者可正常，中度以上狭窄者可出现电轴右偏，右心室肥大伴心前区广泛T波倒置，可伴不完全性右束支传导阻滞，部分患者可见P波增高。②X线检查：整个肺野异常清晰，胸片示肺血管影细小，肺动脉干呈弧形凸出（由于狭窄后扩张）。右心室增大，心尖向左、向上移位。病程晚期可见心影明显增大。③超声心动图：为确诊的重要手段。可见增厚的肺动脉瓣，可定量测定肺动脉瓣口面积、右心室肥大程度，应用多普勒超声还可计算出狭窄部位上下的压差，＞50mmHg者需行介入治疗。④右心导管检查及右心室造影：也可用以确定狭窄部位，评估狭窄的严重程度。

此病应与原发性肺动脉扩张、房室间隔缺损、法洛四联症（tetralogy of Fallot）等鉴别。

治疗 内科治疗旨在纠正或延缓心力衰竭，减轻右心室负荷，可应用硝酸酯类药、利尿剂，晚期重症患者可给予少量洋地黄类药。最有效的治疗手段是施行经皮肺动脉瓣球囊扩张术或瓣膜置换术。

预后 早期进行经皮肺动脉瓣球囊扩张术或瓣膜置换术治疗可明显改善预后，儿童期的手术死亡率明显低于成年人。非手术治疗患者的预期寿命多＜50岁，半数以上死于30岁以内。轻度肺动脉瓣狭窄压差＞50mmHg，需预防感染性心内膜炎。

（于　波）

fèidòngmàibàn guānbì bùquán

肺动脉瓣关闭不全（pulmonary incompetence）

肺动脉瓣结构和功能异常导致舒张期血液由肺动脉流至右心室的瓣膜病。

病因及发病机制 ①肺动脉高压：较多见，肺动脉干根部扩张引起瓣环扩大，造成肺动脉瓣相对关闭不全，如风湿性二尖瓣损害、艾森门格综合征（Eisenmenger syndrome）、马方综合征（Marfan syndrome）、感染性心内膜炎等。②直接影响肺动脉瓣的疾病：包括先天性畸形，如瓣膜缺如、畸形、穿孔、瓣叶过多。上述畸形可作为单独病变，但常合并其他先天性畸形，特别是法洛四联症（tetralogy of Fallot）、室间隔缺损、肺动脉狭窄。③医源性因素：如先天性肺动脉狭窄和法洛四联症手术治疗，可诱发肺动脉瓣关闭不全。④其他：包括外伤、类癌综合征、肺动脉漂浮导管所致损伤、梅毒和胸部外伤，较少见。

临床表现 单纯肺动脉瓣关闭不全导致右心室容量负荷过度。若无肺动脉高压，可多年无明显症状，一旦发生肺动脉高压，则导致右心功能加速衰竭。大部分患者有严重的基础病，常会掩盖肺动脉瓣关闭不全症状，仅在听诊时偶然发现。

体格检查右心室高动力状态，胸骨左缘可扪及收缩期搏动；肺动脉段扩大，可在胸骨左缘第2肋间触及收缩期搏动。有时在同一区域可触及收缩期和舒张期震颤。继发性肺动脉瓣关闭不全和肺动脉高压患者，在胸骨左缘第2肋间很易触及反映肺动脉瓣关闭的轻叩震动。

先天性肺动脉瓣缺如患者可听不到肺动脉瓣第二心音（P_2），但继发于肺动脉高压者 P_2 亢进。右心室射血延长伴右心室每搏量增加，导致第二心音（S_2）分裂增宽。由于右心室输出量增加，肺动脉突然扩张，常可闻及非瓣膜性收缩期喷射喀喇音，起始于收缩中期喷射性杂音，在胸骨左缘第2肋间最清楚。胸骨左缘第4肋间常可闻及起源于右心室的第三心音和第四心音，随吸气而增强。肺动脉收缩压>55mmHg者，肺动脉瓣环扩张导致高速反流，产生肺动脉瓣关闭不全的格雷厄姆·斯蒂尔杂音（Graham Steell murmur）。该杂音在 P_2 后立即出现，呈高调、吹风样、递减性，在胸骨左缘第2~4肋间最清晰。

诊断 依据心音听诊特点，结合超声心动图等检查，一般不难诊断。①心电图：无肺动脉高压者常反映右心室舒张期超负荷的心电图表现，如在右胸导联示 rSr（或 rsR）。继发于肺动脉高压者常伴心电图的右心室肥大。②X线检查：肺动脉和右心室通常均扩大，但无特异性。X线透视检查可见肺动脉主干显著搏动。③血管造影：可见随对比剂进入肺动脉主干有右心室显影。舒张中晚期显示重叠的肺动脉和右心室压力曲线支持肺动脉瓣关闭不全的诊断。④超声心动图：可显示右心室扩大和肺动脉高压患者的右心室肥厚，可评估右心室功能。右心室舒张期容量负荷过度引起室间隔运动异常和（或）室间隔扑动。肺动脉瓣关闭不全还可通过对比超声心动图造影诊断。脉冲多普勒技术在检测肺动脉瓣关闭不全和评估反流严重性方面也极为准确。⑤心脏磁共振成像：有助于评估肺动脉扩张、反流射流束成像和评估右心室功能。

鉴别诊断 格雷厄姆·斯蒂尔杂音与主动脉瓣关闭不全杂音相似，但前者常伴严重肺动脉高压表现，即 P_2 亢进或与 S_2 融合，而无脉压增大和水冲脉表现。

治疗 单纯肺动脉瓣关闭不全一般不需特殊治疗。原发病治疗包括感染性心内膜炎或引起肺动脉高压的治疗，如二尖瓣疾病外科手术，常可改善肺动脉瓣关闭不全症状。顽固性右心衰竭可行瓣膜置换术或心脏移植。

预防 积极预防链球菌感染及风湿热，治疗风湿性二尖瓣狭窄和主动脉瓣疾病，预防和延缓肺动脉高压的产生。防治慢性阻塞性肺疾病和肺心病，对于类癌综合征应积极控制原发病。

(于波)

liánhé bànmóbìng

联合瓣膜病（combined valvular disease） 同时侵犯两个或两个以上心脏瓣膜的疾病。又称多瓣膜病。二尖瓣和主动脉瓣最常同时累及，二尖瓣、主动脉瓣及三尖瓣三者亦可同时存在病变。常见的联合瓣膜病包括二尖瓣狭窄合并主动脉瓣狭窄、二尖瓣狭窄合并主动脉瓣关闭不全、二尖瓣关闭不全合并主动脉瓣狭窄、二尖瓣关闭不全合并主动脉瓣关闭不全等，少见三瓣膜病变。

病因及发病机制 病因包括：①一种疾病同时损害几个瓣膜，最常见为风湿性心脏病，约半数有多瓣膜损害。②一个瓣膜损害致心脏容量或压力负荷过度，相继引起近端瓣膜功能受累。③不同疾病分别导致不同瓣膜损害较少见，如先天性肺动脉瓣狭窄伴风湿性二尖瓣狭窄。

多瓣膜同时病变时，某一瓣膜的损害可能减耗或抵消另一瓣膜病变所产生的血流动力学变化，从而掩盖部分临床症状。联合瓣膜疾病通常可加重病情，对心脏功能造成综合性的不良影响，如主动脉瓣狭窄合并二尖瓣狭窄，左心室舒张期末压升高，舒张期二尖瓣跨瓣压减小，左心房衰竭会出现得更早；主动脉瓣狭窄伴二尖瓣关闭不全可加重二尖瓣反流，并使左心室搏出量进一步减少，左心房失代偿及肺淤血的症状会更加明显；主动脉瓣关闭不全伴二尖瓣关闭不全，左心室舒张期容量负荷显著加重，左心室极易肥厚增大发生衰竭，反流回左心房的血流量也会明显增加，致使左心房功能失代偿。

临床表现 可有劳力性心悸、气促、呼吸困难、肝大、肝颈静脉回流征阳性、腹水等体肺循环淤血表现。二尖瓣膜听诊区可闻舒张期隆隆样杂音或收缩期吹风样杂音，主动脉听诊区可闻收缩期或舒张期样杂音。

并发症：①心房颤动，最常见的心律失常，可为首发表现，可致呼吸困难及活动耐量下降。②血栓栓塞，多来自左心房，常伴巨大左心房（内径>55mm）及心房颤动，栓塞部位可有脑、肾、脾、肠系膜及四肢动脉。③急性肺水肿，常由剧烈体力劳动、情绪激动、感染、妊娠、分娩、心房颤动或其他快速性心律失常诱发，若不及时救治，死亡率极高。④心力衰竭，是晚期主要致死原因。

诊断与鉴别诊断 根据病变瓣膜部位相应的查体特点，结合音等。心律失常多见，以期前收缩、心脏传导阻滞及心房颤动为主。有时还有颈静脉充盈、肺部啰音、肝大等心力衰竭体征，主要源于瓣膜病变及细胞毒素引发的心脏损害。

辅助检查 ①实验室检查：血培养阳性是诊断此病的直接证据。入院后需进引 3 次需氧菌和厌氧菌血培养，每次间隔约 1 小时，有时需做更多次培养；继发性贫血、白细胞计数增高多见，血小板计数通常正常，偶有减少，病变活动期红细胞沉降率多增快；常可出现肉眼或显微镜下血尿。②心电图：一般无特异性改变，可出现各种心律失常或肺栓塞时的心电图改变。③超声心动图：可检出赘生物所在部位（主要在三尖瓣或主动脉瓣）、大小、数目、形态等，也可探及瓣叶增厚、穿孔、粘连、室间隔或瓣环脓肿；经食管超声心动图敏感性高于经胸超声心动图，可检出直径≤5mm 的赘生物。④影像学检查：胸部 X 线检查有助于诊断心力衰竭、肺梗死等并发症，CT 或多排螺旋 CT 及磁共振成像检查在疑及瓣周脓肿时有一定的诊断价值。

诊断 先天性心脏病或静脉药物成瘾患者，若有发热、肺炎、胸片示多发性浸润影或栓塞表现者应高度怀疑此病。大部分病例经超声心动图（尤其是经食管超声心动图）及血培养阳性可确诊。由于患者入院前经常不规范应用抗生素，故阴性血培养也不能完全排除此病的诊断，有时还合并左侧心内膜炎，经询问病史及各种辅助检查不难作出诊断。植入起搏器或植入型心律转复除颤器导线所致心内膜炎除具有发热、肺栓塞和转移性脓肿的特点外，主要在右心系统有持续菌血症，

见器械相关性心内膜炎的诊断。

鉴别诊断 出现发热及全身症状者，应与金黄色葡萄球菌、淋球菌、肺炎球菌和革兰阴性杆菌等败血症鉴别。各种慢性心瓣膜或先天性心脏病合并心外感染、镰状细胞性贫血，特别是出现危象者，应与心房黏液瘤、淋巴瘤、系统性红斑狼疮、心包切开综合征、多发性肺栓塞、甲状腺功能亢进症、肝脓肿等鉴别。

治疗 有效的抗生素治疗是关键，及早治疗可提高治愈率。治疗前做血培养，以指导用药。金黄色葡萄球菌感染者可用头孢菌素或青霉素，尤其是萘夫西林或苯唑西林类药，若有速发型或迟发型超敏反应，可用非青霉素属 β-内酰胺类抗生素；若耐药或疗效欠佳者可改用达托霉素（daptomycin）或万古霉素。药物剂量需足够，疗程宜长。药物治疗不能有效控制感染或反复发热、合并肺栓塞、中至大量三尖瓣反流或内科治疗不能控制的心力衰竭者可用外科手术治疗。

预防 ①有先天性心脏病者平时应注意口腔卫生，及时处理隐藏的病灶。②在进行一般小手术、介入性检查及治疗操作时应予抗生素预防，但效果不完全肯定。③手术、心血管检查及介入治疗、静脉置管、透析治疗等所用器皿必须严格消毒，并加强对介入治疗后患者进行早期、中期、长期随访，以免发生并发症。

（杨英珍）

qìxiè xiāngguānxìng xīnnèimóyán
器械相关性心内膜炎（device-related infective endocarditis）器械介入检查或介入治疗心脏疾病所致感染性心内膜炎。临床少见，但随着心脏介入性检查及治疗的增多，患病率有所增加。

病因及发病机制 此病常见于植入或撤除心脏起搏器或植入型心律转复除颤器（implantable cardioverter defibrillator，ICD）后，也可见于经导管行房间隔缺损、室间隔缺损、动脉导管未闭等的封堵术后，偶见于心脏电生理检查、心导管检查、主动脉内球囊反搏术及血流动力学监测后。

病原微生物多来源于植入起搏器、ICD 或封堵器时的污染，经长时间潜伏后才出现症状。早发型感染一般在植入起搏器等后 6 周内发生，以金黄色葡萄球菌和凝固酶阴性葡萄球菌为主。葡萄球菌对聚乙烯、硅树脂材料导线外鞘有高度黏附力，易在其上形成菌落。真菌性感染多伴免疫力低下，极易发生栓塞。迟发型感染多呈慢性迁延反复发作，以草绿色链球菌多见。感染病灶可存在于皮下、囊袋、血管内、右心室、三尖瓣、导线尖端或腔静脉系统。

致病危险因素有糖尿病、使用免疫抑制剂及囊袋血肿、操作时间过长、起搏器系统腐蚀和植入导线数目过多等局部因素。封堵术后并发心内膜炎者与先天性心脏病缺孔大小、肺动脉高压损伤、术中操作不当、手术器械及空气污染、患者年龄等有关。封堵器边缘常见多发赘生物形成。

临床表现 可有发热、寒战、呼吸困难、消瘦、感染中毒性休克、肺栓塞等。可闻及原有心脏病的各类杂音或新出现的瓣膜受损的杂音，如粗糙的三尖瓣收缩期杂音等，可见颈静脉充盈、肺部啰音、肝大等心力衰竭体征。

辅助检查 ①实验室检查：常见血白细胞计数增多，血红蛋白浓度降低，红细胞沉降率多增快，C 反应蛋白水平增高等；血

培养常见金黄色葡萄球菌、凝固酶阴性葡萄球菌、链球菌、棒状杆菌或真菌等，也可因不规则使用抗生素而致血培养结果阴性。②心电图：无特异性，可有基础心脏病的各型异常表现及各种心律失常等；肺栓塞时心电图可改变（见急性肺源性心脏病）。③超声心动图：起搏器及 ICD 所致病损常累及三尖瓣：赘生物、三度以上瓣反流、瓣叶穿孔、腱索断裂、瓣环脓肿及起搏器导线上的赘生物等；经食管超声心动图对了解赘生物所在部位、大小、数目和形态等帮助更大。④影像学检查：X 线胸片对肺梗死、肺脓肿和心力衰竭等诊断有帮助；CT、多排 CT 增强及三维重建后可发现受损处瓣膜、起搏器导线和封堵器周围有多发性光点缺损，表示有赘生物存在；磁共振显像及放射性核素肺灌注扫描也有助于肺栓塞诊断。

诊断 患者除具有发热、肺栓塞和转移性脓肿等特点外，主要是右心系统的菌血症，细菌培养对诊治很重要，且必须行多次血培养，才容易有阳性结果。感染病灶可在皮囊袋、血管内、右心室、三尖瓣、电极尖端或腔静脉系统；患者可反复发生肺栓塞，肺部感染浸润病灶；赘生物多见于三尖瓣，极少累及二尖瓣和主动脉瓣。先天性心脏病行封堵术后致心内膜炎较少见，感染症状多在术后 1 个月后出现，但亦可迟至术后 6～7 个月。结合病史、超声心动图、影像学等检查，一般不难诊断。

治疗 包括内科治疗和手术治疗。

内科治疗 适用于迟发型、无严重并发症的链球菌或凝固酶阴性葡萄球菌感染对抗生素治疗反应良好者，以及皮肤或浅层囊袋感染者。抗生素治疗的原则同感染性心内膜炎。早发型感染以金黄色葡萄球菌发生率高，抗生素应用同右侧心内膜炎。

手术治疗 囊袋彻底清创、扩大，抗生素冲洗，无张力完全缝合囊袋。起搏器或 ICD 电极导线植入后易被内皮和纤维组织包裹，单纯药物治疗加局部清创术难以控制感染，手术彻底清除病灶，防止复发，降低病死率。原则上应早期积极移除感染的起搏器系统，对封堵术后出现大量赘生物者，除应用抗生素治疗外，必须更换心脏瓣膜或封堵器。

预防 进行心腔介入治疗，无菌操作和围术期抗生素预防治疗极为重要，将尽可能减少并发症的发生。手术器械必须严格消毒，并加强对介入治疗后患者的随访。

(杨英珍)

xīnjīyán

心肌炎（myocarditis） 病原微生物感染或物理化学因素引起的以心肌细胞坏死和间质炎症细胞浸润为主要表现的心肌疾病。包括感染性心肌炎和非感染性心肌炎。

病因 感染性心肌炎的主要病原体。①病毒：肠道病毒尤其是柯萨奇 B 组病毒常见。②立克次体：斑疹伤寒立克次体、恙虫等。③细菌：伤寒杆菌、白喉杆菌、破伤风杆菌、放线菌等。④螺旋体：梅毒螺旋体、钩端螺旋体、回归热螺旋体等。⑤真菌：念珠菌、隐球菌等。⑥支原体：肺炎支原体。⑦寄生虫：阿米巴原虫、杜氏利什曼原虫、血吸虫、棘球绦虫等。

非感染性心肌炎病因。①心脏中毒性损伤：化学毒物或药物，如砷、锑、汞、铅、蛇毒、依米丁、阿霉素、去甲肾上腺素、三尖杉碱、青霉素、磺胺、破伤风类毒素等。②心脏免疫性损伤：自身免疫机制造成心肌损伤，风湿性心肌炎为超敏反应性心肌炎，也是免疫机制造成的心肌损伤。③结缔组织病：狼疮性心肌炎、巨细胞心肌炎等。④心脏物理性损伤：主要是辐射损伤。

发病机制 感染性心肌炎发病机制：①直接侵入心肌，如细菌或病毒。②产生心肌毒性物质，如白喉毒素。③免疫介导的心肌损伤，如病毒性心肌炎。④小血管损害致继发性心肌损害，如立克次体性心肌炎。

非感染性心肌炎发病机制：①直接刺激或损伤心肌，如心脏毒物、药物及辐射等损伤。②免疫机制，主要为自身免疫机制造成心肌损伤。

临床表现 可急性、亚急性或慢性起病。临床表现取决于病变的广泛程度及部位。轻者基本无症状，重者可猝死。急性心肌炎时常有原发病的症状，患者常诉胸闷、心前区隐痛、心悸、乏力、恶心、头晕等。

体格检查心脏浊音界可不增大或暂时性增大，心脏扩大显著者提示心肌炎症范围广泛且病变严重；可见与发热程度不对称的心动过速，各种心律失常，可闻及第三心音或杂音；心包炎时可听到心包摩擦音。可有颈静脉充盈、肺部啰音、肝大等心力衰竭体征。重症可出现心源性休克。

辅助检查 包括以下检查。

实验室检查 ①白细胞计数可增加，急性期红细胞沉降率可增快，血清肌酸激酶同工酶及心脏肌钙蛋白 I 或 T 增高，提示有心肌损伤，心力衰竭时 B 型利尿为特征的心肌病。中年人最常受累，男性比女性多见。大多数表现为心室扩大及收缩功能障碍，偶有患者以收缩功能不全为主要表现，而左心室腔扩张不明显。

病因及发病机制 根据有无明确病因分为继发性 DCM 和特发性 DCM，后者是未能确定的心肌损害因素造成心肌损伤的共同表现，病因尚未阐明，可能机制：①环境和遗传因素，可呈家族性发生。②持续性病毒感染及其他细胞毒性损害。③自身免疫反应。

尸检显示所有心腔均可增大扩张，多以左心室增大为主，可呈球形扩张。少见也有右心室先受累，可伴遗传因素。病理组织学显示心肌细胞减少，间质增生，心内膜增厚及纤维化。继而发生心肌收缩力下降和左心室射血分数减低。有些患者心室壁可能略有增厚，左心室肥厚具有一定的代偿和保护性作用，可减轻收缩期室壁应力，防止心室腔进一步扩张。心瓣膜一般正常，但因心室腔显著扩张，瓣膜常可出现相对性不同程度关闭不全，晚期出现继发性肺动脉高压。可有附壁血栓形成，多位于心尖部。冠状动脉通常正常。

临床表现 病情逐渐发展且多变。有时呈隐匿性，患者左心室扩张后历时数月甚或数年可一直无症状，直至出现症状或常规胸部 X 线检查发现心脏扩大时，临床上才得以确诊。某些患者则在疑似全身性病毒感染康复之后出现心力衰竭症状。多数呈慢性病变，心脏储备功能慢性降低者，在数月或数年之后重现或首现心力衰竭症状；也有在急性心肌炎发作之后，急剧发展为严重的心力衰竭。

患者最突出的表现是左心室收缩功能降低、进行性心力衰竭、室性和室上性心律失常、血栓栓塞和猝死。因心输出量减少所致疲劳和乏力常见，运动耐量减低，重者伴喘鸣和憋气不能平卧。较重者合并右心衰竭，出现胃肠淤血所致食欲缺乏、腹胀等。晚期也可出现胸痛，源于肺栓塞或继发性心肌缺血。

查体可有不同程度的心界扩大、心音减弱和充血性心力衰竭表现，收缩压通常正常或偏低，脉压变小。伴右心衰竭者可见颈静脉怒张，肝大并有压痛，可伴腹水和下肢凹陷性水肿。

辅助检查 超声心动图及彩色多普勒超声是重要且简易可行的检查手段，可定性且定量判断左右心室及心房腔的大小、形态、室壁厚度，鉴别原发或伴发的瓣膜病及心包疾病。心脏扩大者建议应用超声二维或辛普森（Simpson）法测量左心室射血分数较准确。冠状动脉造影术有助于除外冠心病，尤其对无心肌梗死病史者，判断是否有较严重的冠状动脉病变有重要价值。

诊断 需依靠超声心动图和磁共振成像等检查，明确心脏扩大伴收缩功能减弱。特发性 DCM 实质是排除性诊断。影像学检查的重要性在于能首先排除先天性心脏病、心脏瓣膜病和心包疾病，然后根据病史排除能引起心肌损害的其他疾病。

鉴别诊断 旨在明确原发病。①缺血性心肌病：冠状动脉病变伴发心肌梗死和严重缺血，导致心肌弥漫性纤维化、室壁瘤和左心室扩张。临床上多伴明确心肌梗死病史或心绞痛症状，少数无症状或无病史者，最终依靠冠状动脉造影确诊。②高血压性心脏病：有明确高血压史的心脏扩大，此类患者预后相对较好。③中毒性心肌病：包括长时间暴露于有毒环境，如乙醇、化疗药、射线等因素。其中最常见的酒精性心肌病，有长期（10 年以上）过量的饮酒史，多发生在中年男性，预后较好。④围生期心肌病：多发生于妊娠晚期和分娩早期的心肌病。⑤全身性疾病：包括自身免疫病、内分泌代谢性疾病和营养性疾病，如系统性红斑狼疮、系统性硬化症、嗜铬细胞瘤、甲状腺疾病、硒缺乏、淀粉样变性、糖原贮积症、神经肌肉疾病等也可伴继发性心肌病，依据原发病表现可鉴别。⑥心肌炎：急性心肌炎常发生于明确病毒感染的当时或不久以后，鉴别不十分困难。慢性心肌炎若无明确的急性心肌炎史则与 DCM 难以鉴别，实际上不少 DCM 是从心肌炎发展而来，即心肌炎后心肌病。⑦心肌致密化不全：超声心动图检查显示心脏扩大，主要特点为心室腔内可见粗大突起的肌小梁和深陷隐窝。

治疗 控制和逆转基础疾病介导的心肌损害，有效地控制心力衰竭和心律失常，预防猝死，提高生活质量和生存率。

病因治疗和诱因控制 积极寻找可能病因并予治疗，如控制感染、限盐、严格限酒、戒烟，改变不良的生活方式等。

药物治疗 规范治疗包括应用利尿剂和正性肌力药以缓解症状、提高生活质量，以及应用肾素-血管紧张素-醛固酮系统阻断剂和 β 受体阻断剂改善预后，防止并延缓心肌重构，降低心力衰竭患者的住院率、猝死发生率和死亡率。①合并液体潴留者首先应限制盐摄入，合理使用利尿剂，控制水钠潴留。②所有无禁忌证者应使用血管紧张素转换酶抑制剂，不能耐受者使用血管紧张素

Ⅱ受体阻断剂。③所有病情稳定者应使用β受体阻断剂，需从极小剂量开始，尽量争取目标靶剂量或最大耐受剂量，并终身维持。④有中至重度心力衰竭又无肾功能损害者可加用醛固酮受体拮抗剂（螺内酯）和洋地黄制剂（地高辛）。⑤必要时应用胺碘酮预防室性心律失常和猝死。

非药物治疗 此病预后差异较大，规范应用上述药物后，多数患者可获明显疗效；症状、运动耐量及左心室功能明显改善，生存率也有所提高，但仍有少数患者还可能需要非药物治疗手段改善症状和提高生存率。心律转复除颤器可用于有严重室性心律失常者预防猝死发生；心脏再同步化治疗起搏器可用于 QRS 波时限 ≥ 0.15 秒的中重度心力衰竭患者；心脏移植术可用于上述规范治疗无效的难治性心力衰竭，可延长寿命。

（吴学思）

féihòuxíng xīnjībìng

肥厚型心肌病（hypertrophic cardiomyopathy，HCM） 原因不明以心室壁不对称性肥厚为特征的心肌疾病。又称特发性肥厚性主动脉瓣下狭窄、肌性主动脉下狭窄。是青少年猝死的主要原因。左心室任何部位均可发生肥厚，最常见的是室间隔不对称性肥厚。根据左心室流出道是否梗阻分为梗阻性肥厚型心肌病和非梗阻性肥厚型心肌病两种类型，后者有一个特殊类型，表现为左心室心尖部肥厚，称为心尖肥厚型心肌病。

病因及发病机制 HCM 呈常染色体显性遗传，至少有 7 对染色体（1q3、3p、11p11.2、12q2、14q11、15q2、19p13.2-q13.2）上的基因约 200 种突变与此病有关，其中 5 种恶性突变可能与心脏性猝死有关。某个基因的某种突变可能有各种不同的表达方式，因此造成心肌肥厚的部位、程度、临床表现及预后的不同。心肌肌节收缩蛋白基因缺陷可使心肌 Ca^{2+} 动力异常，进而心肌细胞内 Ca^{2+} 浓度增高，最终可能导致心肌肥厚和心肌细胞紊乱。心脏对儿茶酚胺反应性增高，或神经元摄取去甲肾上腺素减少导致交感性兴奋异常也可能是 HCM 的原因。梗阻性 HCM 表现为室间隔近端段肥厚，常导致左心室流出道狭窄。左心室收缩时，二尖瓣前叶被推向室间隔，形成二尖瓣收缩期前向运动，使左心室流出道梗阻和二尖瓣反流。心脏低充盈状态及心脏收缩增强等状况可使流出道梗阻加重，反之则可能减轻流出道梗阻。非梗阻性 HCM 则表现为室间隔中远段肥厚，心尖部或左心室游离壁肥厚一般不伴左心室流出道梗阻。

临床表现 个体差异很大，大多数患者无症状，体力活动后气促、劳累后胸痛或心悸最常见。出现心力衰竭者可有端坐呼吸、夜间阵发性呼吸困难或下肢水肿。左心室流出道狭窄者可有黑蒙或晕厥，通常发生于劳力后或快速性心律失常时。部分患者则以猝死为首发表现。颈动脉搏动呈特征性的双峰型，心尖搏动有力而持久。典型杂音为胸骨左缘先增强后递减型收缩期杂音，随瓦尔萨尔瓦动作（Valsalva maneuver）而增强。

辅助检查 ①心电图：有左心室肥厚的表现，有二尖瓣收缩期向前运动（systolic anterior motion，SAM）并有反流者可有左心房肥大，部分患者可有心房颤动。②超声心动图：诊断 HCM 的金标准，可见明显不对称肥厚的室间隔，并可确定心肌其他部位是否肥厚、肥厚程度及是否存在 SAM。若静息状态无明显的左心室流出道梗阻，可在激发试验（下蹲、瓦尔萨尔瓦动作或吸入亚硝酸异戊酯）后再做检查。心尖 HCM 的超声心动图可见左心室呈特征性扑克牌"黑桃尖"样。③心导管检查：有一定诊断价值，可测得左心室心尖部与流出道之间的收缩期压差，证明流出道梗阻的存在；左心室造影可显示肥厚的心肌使左心室腔变形者呈狭长的"香蕉"形或"芭蕾舞足"形，心尖 HCM 则可见"黑桃尖"样左心室影。

诊断 诊断依靠临床表现、心电图、超声心动图。经胸超声心动图是诊断 HCM 的金标准。若室间隔增厚>1.5cm，且不能用其他原因（主动脉瓣狭窄、高血压等）解释，可诊断为 HCM。超声心动图还可发现左心室流出道梗阻、二尖瓣反流等。有条件者可对本人和家属做基因筛查。

鉴别诊断 HCM 应与各种原因所致左心室肥厚鉴别。高血压、主动脉瓣狭窄及主动脉瓣下隔膜一般引起向心性肥厚，HCM 则是非对称型肥厚，室间隔与左心室游离壁厚度比值>1.3。此外，主动脉瓣狭窄和主动脉瓣下隔膜时患者的颈动脉搏动幅度较低，且峰值出现较迟，HCM 则呈明显的双峰。若超声心动图或激发试验检查见到 SAM，则支持诊断。

治疗 避免用力举物，以免增加心脏后负荷而使流出道梗阻恶化。避免参与竞技体育活动，以避免猝死风险。保持充足水分，避免左心室因低充盈而加重流出道梗阻。梗阻性 HCM 患者在接受牙科手术或侵入性操作前，应常规使用抗生素，以预防感染性心内膜炎。

药物治疗 ①β受体阻断剂：作为首选，以抑制心肌过度收缩，减少左心室流出道梗阻和心肌耗氧量，减慢心率和延长左心室舒张期充盈。②钙通道阻滞剂：如维拉帕米，抑制心肌收缩和减慢心率。③ⅠA类抗心律失常药：丙吡胺有负性肌力作用。心房颤动者的治疗见心房颤动。

手术治疗 ①经主动脉室间隔心肌切开术：应用广泛。切除部分心肌，减轻左心室流出道梗阻和二尖瓣反流。适应证为内科治疗后左心室流出道压差仍>50mmHg，且临床症状明显者，或左心室流出道压差>75mmHg者。但非梗阻性HCM不建议行此治疗。②经皮乙醇室间隔消融术：适用于内科治疗效果不佳者。③双腔心脏起搏器：仅用于内科治疗无效，仍有明显症状和左心室流出道压差者。④植入型心律转复除颤器：用于猝死高危或心脏骤停后幸存者。⑤心脏移植：仅用于终末期顽固性心力衰竭及条件许可者。

（柯元南）

gěngzǔxìng féihòuxíng xīnjībìng
梗阻性肥厚型心肌病（obstructive hypertrophic cardiomyopathy）

室间隔近段不对称肥厚，心肌收缩时肥厚的室间隔将二尖瓣向前推移，引起左心室流出道梗阻，影响左心室射血的心肌病。

病因及发病机制 见肥厚型心肌病。梗阻性肥厚型心肌病患者室间隔近端段肥厚常导致左心室流出道狭窄。左心室收缩时，二尖瓣前叶被向室间隔推拉，形成二尖瓣收缩期前向运动（systolic anterior motion，SAM）。SAM可导致左心室流出道梗阻和二尖瓣反流。此外，由于流出道梗阻，致使左心室压升高，而梗阻远端的压力则可能降低，致使主动脉瓣提前关闭。与主动脉瓣狭窄及主动脉瓣下隔膜所致狭窄不同，梗阻性肥厚型心肌病所致的左心室流出道梗阻不是固定的，可有动态变化。梗阻程度更多地依赖心脏的收缩和负荷状况。心脏低充盈状态及使心脏收缩增强等状况可加重流出道梗阻，相反可能减轻流出道梗阻。

临床表现 主要有劳力后胸闷、气促，发生心律失常者可有心悸，病情严重者劳力后可发生晕厥或心绞痛症状。双峰型颈动脉搏动区别于主动脉瓣狭窄和主动脉瓣下隔膜所致缓慢而低幅度的颈动脉搏动，反映前者左心室流出道梗阻是动态的，而后者左心室流出道梗阻是固定的。听诊时于胸骨左缘可闻及先增强后递减（菱形）收缩期杂音，此杂音反映左心室流出道狭窄的存在。瓦尔萨尔瓦动作（Valsalva maneuver）、下蹲及吸入亚硝酸异戊酯等可使左心室流出道梗阻加重，从而使该杂音增强。心尖部收缩期杂音则反映可能存在SAM现象及二尖瓣反流。

辅助检查 ①超声心动图：有特征性表现，表现为室间隔近端段不对称肥厚，室间隔厚度与左心室游离壁厚度比值>1.3。可见到SAM现象和二尖瓣反流。若室间隔肥厚者用瓦尔萨尔瓦动作、下蹲或吸入亚硝酸异戊酯等激发试验诱发出SAM，说明该患者可能存在潜在的流出道梗阻。彩色多普勒可显示二尖瓣反流存在。②心导管检查：可发现心尖部与左心室流出道之间有收缩期压差，室性期前收缩后一个心搏的左心室压明显增高，使左心室流出道压差明显增大，提示左心室流出道梗阻存在。右前斜位左心室造影显示左心室受肥厚的室间隔挤压而呈狭长的"香蕉"状或"芭蕾舞足"状。收缩期若有对比剂进入左心房，提示存在二尖瓣关闭不全。

诊断 胸骨左缘菱形收缩期杂音，双峰型颈动脉搏动等可提示有左心室流出道梗阻。若超声心动图显示室间隔厚度>15mm，室间隔厚度与左心室游离壁厚度比值>1.3，存在SAM现象，则梗阻性肥厚型心肌病可确诊。超声激发试验可确定潜在的左心室流出道梗阻。在现代超声技术下，可不必依靠心导管检查即可确诊。有条件者可对患者本人和家属做基因筛查。

鉴别诊断 此病主要应与高血压、主动脉瓣狭窄及主动脉瓣下隔膜所致左心室肥厚鉴别。前者是以室间隔肥厚为主的不对称肥厚，而后者一般呈向心性肥厚。超声心动图出现SAM现象，可确定流出道梗阻。

治疗 应避免用力举重，因为举重可增加心脏后负荷，使左心室流出道梗阻加重。为了避免猝死风险，患者应避免竞技性体育运动。此外，患者应当保持充足水分，避免左心室因低充盈而加重流出道梗阻。接受牙科手术或侵入性操作时，应常规使用抗生素，以预防感染性心内膜炎。

药物治疗 ①β受体阻断剂：美国心脏病学会（American College of Cardiology，ACC）和欧洲心脏病学会（European Society of Cardiology，ESC）指南推荐，对于有流出道梗阻者，药物治疗首选β受体阻断剂，它可抑制心肌收缩，减少左心室流出道梗阻，降低心肌耗氧量，还可减慢心率和延长左心室舒张期充盈。对于无症状者，β受体阻断剂是否有效尚未明确。其禁忌证为支气管哮喘、显著心动过缓和严重心脏传导系统疾病等。②钙通道阻滞剂：维拉帕米作为次选药物，它也有负性肌力作用。无证据表明维拉帕米与β受体阻断剂联合应用效果更好。③ⅠA类抗心律失常药：作为第三线选择，丙吡胺也有负性肌力作用，其缓释制剂可用于梗阻性肥厚型心肌病。肝、肾功能不全者应减少剂量。相对禁忌证为心力衰竭、QT间期延长及严重心脏传导系统疾病。主要不良反应是由于其抗胆碱能作用所致，如口干、尿潴留、视物模糊等。

治疗心房颤动　心房颤动是梗阻性肥厚型心肌病的常见并发症，新发心房颤动可考虑用直流电复律或抗心律失常药，转复为窦性心律。若心房颤动在48小时以上，或持续时间不确定，则应先做经食管超声心动图，确定左心房和左心耳有无血栓，或在转复心律前至少抗凝4周。持续性心房颤动治疗包括用华法林抗凝预防血栓栓塞和用β受体阻断剂控制心室率。难治性且症状明显的心房颤动可考虑行射频消融治疗或心房迷宫手术。少数经过选择的严重肥厚型心肌病合并心房颤动者，可考虑做心房迷宫手术加心肌切除术。

经皮乙醇室间隔消融术　可用于内科治疗效果不佳的肥厚型梗阻性心肌病患者，2014年ESC肥厚型心肌病诊断和治疗指南将其列为Ⅰ类推荐。用导管技术向左前降支冠状动脉的第一个分支（间隔支）注入无水乙醇，人为造成部分室间隔心肌坏死，以减轻左心室流出道梗阻。术前放置临时起搏器，以防止术中出现三度房室传导阻滞。术中应注意监测，

防止发生严重的心律失常。同时应注意防止无水乙醇溢出进入前降支造成前壁大面积心肌梗死。术后心导管或超声心动图检查可确定左心室流出道梗阻是否减轻。消融术后留下的心肌瘢痕可能会增加心脏猝死的风险。

外科治疗　应用最广泛的是经主动脉室间隔心肌切开术及心肌部分切除术，ACC/ESC指南将其列为药物治疗无效患者的最佳选择。也可用经心室途径，或联合经主动脉和经左心室途径的部分心肌切除术。全身状况较好、年轻的肥厚型心肌病患者，若最佳的内科治疗后，左心室流出道压差>50mmHg，且症状明显者，建议做室间隔心肌切除术。若患者同时有二尖瓣反流或合并冠心病，在做室间隔心肌切除术时，还可同时行二尖瓣修补术和冠脉旁路移植手术。单纯的室间隔心肌切除术预后很好。

双腔心脏起搏　仅少数患者可能从双腔心脏起搏器中获益，安装起搏器后左心室流出道梗阻减轻，症状改善。ACC指南将其列为药物治疗无效，仍有明显症状和左心室流出道压差者的Ⅱb类适应证。Ⅱb类适应证意味着该治疗方法尚缺少有效和获益的证据。

植入型心律转复除颤器　适用于心脏猝死高危或心脏骤停后幸存者。

心脏移植　适用于终末期出现顽固性心力衰竭者。

（柯元南）

fēigěngzǔxìng féihòuxíng xīnjībìng

非梗阻性肥厚型心肌病（non-obstructive hyperhrophic cardiomyopathy）　无左心室流出道梗阻的肥厚型心肌病。此病患者的左心室肥厚一般发生在室间隔中段、

心尖部或左心室游离壁，不至于引起左心室流出道梗阻。也有部分室间隔近段肥厚程度较轻者无左心室流出道明显压差，但随着室间隔肥厚程度的加重，可能会演变成梗阻性肥厚型心肌病。

病因及发病机制见肥厚型心肌病。临床表现较轻，可无症状，仅在心电图或超声心动图检查时发现。常见症状有心悸、心前区不适等，也可有劳力后气促。一般不发生晕厥。症状可能与心律失常或左心室舒张功能不全有关。一般无心脏杂音。心电图表现为左心室肥厚。经胸超声心动图表现为室间隔中段或远端段肥厚，也可合并左心室游离壁肥厚，室间隔和左心室游离壁厚度比值<1.3，且无二尖瓣收缩期向前运动现象。左心房可明显扩大，E/A比值<1，提示左心室舒张功能受损。较早期患者左心室腔较小或正常大小，至晚期发生心力衰竭时，左心室腔可明显扩大。

此病诊断主要依靠经胸超声心动图，有明显左心室肥厚，但无左心室流出道梗阻。鉴别诊断主要需排除长期高血压、主动脉瓣狭窄及主动脉瓣下隔膜所致左心室肥厚。前者引起左心室肥厚有长期高血压病史，后者左心室肥厚伴主动脉瓣区收缩期杂音。

由于无左心室流出道梗阻，因此不需手术治疗或化学消融治疗，也不需植入DDD起搏器。无症状者药物治疗是否能延迟症状的发生，以及能否改善患者预后，尚有争议。有临床症状者可选择β受体阻断剂，对于改善左心室舒张功能、预防心律失常及猝死有一定疗效。钙通道阻滞剂维拉帕米和抗心律失常药丙吡胺可使用。合并心房颤动的治疗见梗阻性肥厚型心肌病。非梗阻性肥厚

型心肌病患者在进行牙科手术和其他介入性操作时是否应常规应用抗生素以预防感染性心内膜炎，尚无定论。有体循环栓塞高危的患者应给予华法林进行抗凝治疗。此病预后一般较好，心功能尚好的女性患者可承受妊娠和正常分娩。

（柯元南）

心尖肥厚型心肌病（apical hypertrophic cardiomyopathy）

xīnjiān féihòuxíng xīnjībìng

以室间隔乳头肌以远，近心尖部心肌肥厚为主要临床特点的肥厚型心肌病。左心室流出道无梗阻，属非梗阻性肥厚型心肌病的一种特殊类型。山口（Yamaguchi）于1979年首先报道，其心电图、超声心动图及心室造影均有特征性表现。大多为散发，个别为常染色体显性遗传，大多表现为良性临床过程，无严重症状或严重心脏事件。

病因及发病机制 见肥厚型心肌病。心肌 α-肌动蛋白基因E101K（Glu101Lys）突变与此病有关。

临床表现 一般无明显症状，只是在常规心电图或超声心动图检查时被发现，或有亲属被诊断为肥厚型心肌病，在对其家系成员进行筛查时发现。有些患者可有胸闷、气促，可能与左心室肥厚致左心室舒张功能减退有关。若出现心律失常，患者可感心悸。

辅助检查 ①心电图：呈明显的左心室肥厚表现，其典型特点为胸导联 $V_2 \sim V_6$ 有很深的 T 波倒置，倒置最深的是 V_3 或 V_4，可达 10～15mm，故称巨 T 倒置。②超声心动图：显示左心室心尖部肥厚，因心尖部心腔被肥厚的心肌挤压，故左心室腔在舒张期呈扑克牌"黑桃尖"样形状（图1），是此病的典型特征。由于左心室

肥厚导致左心室舒张期顺应性降低，左心室舒张压增高，因此左心房可能增大。③左心室造影：表现与超声心动图相似，于右前斜位可见"黑桃尖"样左心室影（图2）。若有可能做左心导管检查，可测得左心室舒张压，特别是左心室舒张期末压明显增高。

诊断与鉴别诊断 根据心电图典型的巨 T 倒置和超声心动图"黑桃尖"样左心室形状，诊断并不困难。若家族中有类似情况，则诊断更为明确。基因检查一般不作为常规确诊手段，只是作为研究使用。

此病需与高血压、主动脉瓣

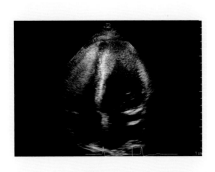

图1 心尖肥厚型心肌病经胸超声心动图

注：心尖四腔心位置，左心室心尖部肥厚，在心脏舒张期左心室腔（图右侧）呈扑克牌"黑桃尖"样

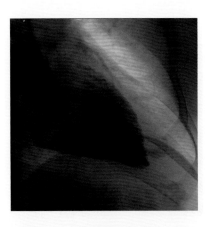

图2 心尖肥厚型心肌病左心室造影

注：左心室心尖部肥厚，舒张期左心室呈扑克牌"黑桃尖"样心影

狭窄等所致左心室肥厚鉴别。后两者虽然也有左心室肥厚及心电图胸导联 ST 段压低和 T 波倒置，但是 T 波倒置的程度远不如前者有特征性。

治疗 无症状者一般不需治疗。无症状患者用药物治疗是否可延缓症状出现，或可改善患者预后，仍有争议。用于肥厚性梗阻型心肌病的室间隔心肌切开-部分心肌切除术或室间隔心肌乙醇化学消融术，不适用于非梗阻性心尖肥厚型心肌病。

若出现心悸、胸闷、气促，可对症治疗。β 受体阻断剂可改善左心室心肌的顺应性，有助于改善胸闷、气促，对预防心律失常也有一定效果。血管紧张素转换酶抑制剂、硝酸酯类药、利尿剂等药物一般禁用于肥厚性梗阻型心肌病，但可用于心尖肥厚型心肌病，以改善左心室顺应性，降低左心室舒张压。心尖肥厚型心肌病一般不需用华法林抗凝治疗。牙科手术或有创性操作前也不必应用抗生素预防感染性心内膜炎。女性患者可妊娠并正常分娩。

预后 心脏性猝死和心功能不全的发生率很低，预后较好。

（柯元南 李爱莉）

限制型心肌病（restrictive cardiomyopathy，RCM）

xiànzhìxíng xīnjībìng

心内膜及心内膜下心肌纤维化致心肌僵硬度增加，引起心脏舒张期难于舒展及充盈受限，心脏舒张功能严重受损，而收缩功能保持正常或仅轻度受损的心肌病。较少见。主要有 4 型。①特发性：见特发性限制型心肌病。②浸润性：淀粉样变性、结节病、放疗后、类肉瘤、戈谢病（Gaucher disease）、黏多糖贮积症 IH 型、脂肪浸润。

③贮积性：血色病、糖原贮积症、法布里病（Fabry disease）。④炎症性：心内膜心肌纤维化、吕弗勒综合征（Loéffler syndrome）。

病因及发病机制 RCM病因不明。少数由家族性基因异常引起，属于原发性心肌病分类的混合性（见心肌病）。经典RCM的病理解剖学特点是左心室无扩张、双心房显著扩大和收缩功能正常。其病理生理学特点是心室舒张期容积和压力通常正常或稍高，心室壁厚度正常或轻度增厚，心室收缩功能存留。

临床表现 患者的症状与疾病的不同发展阶段和心功能状态密切相关，呈逐渐加重。成年患者主要表现有呼吸困难、乏力和劳力受限（如运动耐量明显下降）。多数患者有眩晕、心悸，常继发于室上性心律失常，水肿或有水肿史，胸痛，血栓栓塞并发症较多见，有时甚至是首发的临床表现。主要体征有颈静脉怒张、收缩期杂音、第三心音、肺部啰音、腹水、下肢水肿。儿童患者最常见的主诉是劳力性呼吸困难，以及支气管哮喘、反复下呼吸道感染或不能耐受锻炼，部分患儿有胸痛、水肿，部分以晕厥，甚

至猝死为首发表现。常见体征有颈静脉怒张、异常心音（如心尖区奔马律、心脏杂音、肺动脉瓣第二心音亢进等）、肝大、腹水、下肢水肿等。

诊断 尚无被普遍接受的诊断标准。出现明显心脏舒张功能不全的症状和体征，明确除外缩窄性心包疾病的患者，临床上可高度怀疑RCM，结合辅助检查可确诊。①心电图：显示窦性心律，也可表现出多种心律失常，如心房颤动、室内传导阻滞、室性期前收缩、房性期前收缩等；非特异性ST-T改变。24小时动态心电图可见各种心律失常的表现。②胸部X线片：约70%的患者显示心脏扩大，心胸比>55%；约40%的患者有肺静脉淤血征，严重患者有肺间质水肿；约17%的患者胸片无异常表现。③超声心动图：是诊断RCM的重要手段，在其变化谱中，从早期轻症、亚临床表现到晚期重症，会出现不同阶段、不同程度影响心脏充盈的超声心动图的特征性改变。主要特点是几乎全部患者有双心房扩大，双心室不扩大，正常或轻度肥厚的心室壁（图1）；少量心包积液；彩色多普勒可见轻至中

度的二尖瓣和三尖瓣反流；快速持续的病理性心室充盈波（E波）及小的或缺如的晚期心室充盈波（A波），窦性心律时E/A比值>2，这个典型的限制性心室充盈模式表现了早期舒张压变化的轨迹，即早期低垂晚期平台（又称平方根样征象）的曲线特征；约13%右心室收缩压正常（三尖瓣跨瓣反流速度<2.5m/s），约10%右心室压升高（三尖瓣跨瓣反流速度>3.5m/s）。④磁共振成像检查：作为非侵入性检查，对于RCM的诊断具有较高的准确性。普遍可见大小正常的心室，轮廓光滑，双心房扩大，心包厚度正常（图2）。不同类型RCM特点各有不同，如左心室壁增厚伴弥漫性粉尘样强化是心肌淀粉样变性的征象；心尖部闭塞伴心内膜条带状强化是心内膜心肌纤维化的特征性改变。该检查高度的软组织分辨率和多参数成像的特点可较易与缩窄性心包炎进行鉴别诊断。⑤心导管检查：80%右心房压升高（>8mmHg，平均15mmHg）；90%右心室舒张末压升高（>10mmHg，平均17mmHg）；肺动脉收缩压升高（>30mmHg，平均47mmHg）；

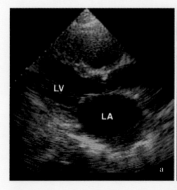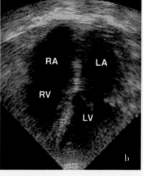

图1 RCM超声心动图
注：典型RCM形态学特点，心室无扩张、无肥厚，双侧心房扩大。图a为左心长轴切面，图b为心尖四腔心切面（LA：左心房，LV：左心室，RA：右心房，RV：右心室）

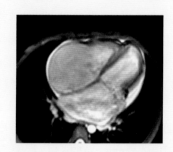

图2 心脏磁共振平衡式自由稳态自动序列图像
注：在四腔心层面示RCM特征性改变：双侧心房扩大，心室大小正常，轮廓光滑、完整延续，心包厚度正常，可见少量心包积液

57%肺毛细血管楔压升高（>18mmHg，平均21mmHg）；左心室舒张末压平均23mmHg；心排血指数平均2.4L/（min·m²）。⑥心内膜心肌活检：86%患者有轻至中度的心肌细胞肥大，81%有间质纤维化，特别是心肌细胞周围，27%有心肌细胞减少或变性。

鉴别诊断　RCM的临床和血流动力学表现与慢性缩窄性心包炎类似，且均表现为正常或接近正常的收缩功能，但心室充盈存在异常，心内膜心肌活检、磁共振成像等检查有助于鉴别。

治疗　RCM的药物治疗仍以控制心力衰竭为主。利尿剂、血管扩张药、β受体阻断剂、血管紧张素转换酶抑制剂或血管紧张素Ⅱ受体阻断剂在患者可耐受情况下给予应用。值得注意的是，心室充盈压的升高对于维持适当的心输出量有益，过度的减轻前负荷会造成心输出量下降，使病情恶化，因此在使用利尿剂和血管扩张药时应格外注意剂量。此外，RCM易导致心室心尖部血栓形成，对于发现血栓及出现房颤的患者，应给予积极充分的抗凝治疗。若合并重度二尖瓣、三尖瓣关闭不全，可行瓣膜置换术。对明确的继发性RCM，还需针对原发病进行治疗。终末期及药物治疗无法控制病情的患者，应考虑心脏移植治疗。

（张　健）

tèfāxìng xiànzhìxíng xīnjībìng

特发性限制型心肌病（idiopathic restrictive cardiomyopathy，IRC）

心内膜病变、浸润或贮积性疾病等累及心肌所致有限制性血流动力学特征的心肌病。IRC属少见病，是限制型心肌病的一种，仅占儿童心肌病的2%~5%。成年患者男女发病比例约为

1：1.5。

病因及发病机制　尚不清楚，其组织学表现通常无特点，或表现为非特异性退行性变，包括心肌细胞肥大、排列紊乱和间质纤维增生。病理生理机制主要为心肌舒张功能障碍。

临床表现　缺乏特异性，大多数成年患者起病时无明显症状或症状轻微，且有一个相对较长的患病过程。以慢性右心衰竭为主。成人患者常见呼吸困难、乏力和运动耐量下降等，有室上性心动过速者可有心悸伴头晕。血栓栓塞并发症较常见，有时以首发症状出现。儿童患者会出现发育迟缓、乏力甚至晕厥。查体可见颈静脉充盈、水肿、肝大、腹水。

辅助检查　①心电图：房性心律失常最常见，亦可见传导阻滞和室性心律失常。与导致限制型心肌病最常见的心肌淀粉样变性不同的是，QRS波低电压现象较少见。②X线胸片：近乎正常，有症状者胸片通常可见由双房扩大所致中至重度的心影增大伴肺淤血和胸腔积液。③超声心动图：与正常大小的心室相比，双侧心房呈不成比例扩张，有些患者随着肺动脉压升高而逐渐出现右心室扩大。左心室收缩功能正常或接近正常而无肥厚，心室舒张功能受限。可见房室环扩大，二尖瓣和（或）三尖瓣反流。可有心包积液，而心包无钙化。IRC患者左心室大小和缩短分数（fractional shortening，FS）近乎正常，这与心肌淀粉样变性有所不同，后者同样有大小正常的左心室，但FS明显减低，与心室收缩功能减低一致。④心脏磁共振成像检查：可鉴别心肌淀粉样变性、心脏结节病等所致限制型心肌病，从而排除有原因的限制型心肌病

（见限制型心肌病）。

诊断　IRC尚无统一的诊断标准。伴舒张功能不全或充血性心力衰竭者，其心脏形态学见以左心房扩大、左心室舒张期末容积正常且无肥厚为特征性表现时，应疑诊限制型心肌病。对于怀疑IRC者，还应进行全面的血流动力学评价，并通过心内膜心肌活检除外缺血性、瓣膜性、高血压性、先天性、感染性、浸润性及贮积性心脏病等，方可诊断IRC。此外，基因检测是诊断的重要途径。肌节收缩蛋白（心脏肌钙蛋白Ⅰ和肌钙蛋白T）基因突变是引起IRC的重要原因，应进行家系调查。

治疗　药物治疗以控制心力衰竭为主。利尿剂常被用于治疗体循环、肺循环淤血，效果较好，过量则使IRC患者左心室充盈压减低，导致心输出量减少，出现低血压及低灌注所致的乏力、头晕等。地高辛可加强心肌收缩，对于改善舒张功能不全的心力衰竭帮助不大，使用需十分谨慎，但对于伴心房颤动心室率较快者，可严密监测下应用。可适当给予胺碘酮，尽量维持窦性心律。心房扩大和室上性心动过速使血栓栓塞成为IRC患者的主要并发症，推荐给予华法林抗凝治疗，尤其是伴心房颤动、瓣膜反流及低心输出量者，抗凝治疗更为重要。对于舒张性心功能不全，药物干预尚未证实有效，因此心脏移植是IRC患者最终唯一的治疗途径。

预后　不良。成人IRC患者诊断后5年内有32%~44%发生心血管相关死亡，其5年生存率约为64%，10年生存率约为37%。大部分儿童患者病情极为凶险，进展迅速，死亡率高。儿童患者1.5年生存率约为44%，4年生存

率约为 29%。诊断后平均生存时间仅为 1.0~1.4 年。性别和年龄对预后判断有一定影响，年龄>70 岁、男性、临床症状逐渐加重、左心房显著扩大（>60mm）者预后差。

(张 健)

xīnnèimó xīnjī xiānwéihuà

心内膜心肌纤维化 （endomyocardial fibrosis，EMF）

原因不明的单侧或双侧心室的心内膜进行性纤维化，严重影响心脏功能的限制型心肌病。又称戴维斯病（Davies disease）。常见于儿童和青年，但也有 70 岁老人患病的报道。发病呈区域性分布，流行于热带和亚热带地区。在中国呈散在分布，多见于广西。

病因及发病机制 病因不明，可能为：①感染，寄生虫，包括蠕虫和原虫（如弓形虫和疟原虫）。②过敏，如嗜酸性粒细胞增多。③营养因素，营养不良、缺乏维生素 E、色氨酸和 5-羟色胺摄入过多及低镁血症等。

心脏基本病理改变为心内膜和心内膜下心肌组织的弥漫性纤维化及心房内机化程度不同的附壁血栓，伴部分钙化，导致心室壁顺应性减低，心房扩大和房室瓣功能不全，影响心脏的生理功能，出现心力衰竭。病变多侵犯心室流入道，以心尖部及瓣膜根部为重，腱索及乳头肌亦常受累。

临床表现 缺乏特异性，病程多呈缓慢进展性。发病初期可无明显症状，也可有食欲缺乏、倦怠、不规则发热和咳嗽等，继而出现慢性心力衰竭和血栓栓塞的临床表现。少数患者可无任何预兆而猝死。

根据病变累及部位 EMF 分为左心室型、右心室型和混合型，以右心室型和混合型较多见。

①左心室型：主要是左心衰竭的症状和体征。二尖瓣大量反流，导致左心房压增高，肺静脉压增高和左心室扩大，继而出现肺充血及心输出量减低的表现，如各种类型的呼吸困难、咳嗽、咳痰、咯血、乏力、头晕、心悸和晕厥等。心界向左或两侧扩大，心尖部可闻及 2/6~3/6 级收缩期及舒张期杂音。由于肺毛细血管楔压增高，液体渗出到肺泡，肺部可闻及湿啰音。②右心室型：主要是右心衰竭的症状和体征。三尖瓣关闭功能不全，导致右心功能不全，出现体循环淤血和体循环静脉压增高的表现，如食欲缺乏、恶心、呕吐、腹胀，查体可见颈静脉充盈、下肢对称性凹陷性水肿、黄疸、腹水、心界扩大、心音遥远，三尖瓣听诊区可闻及 2/6~3/6 级收缩期杂音。低蛋白血症可加重水肿和腹水。③混合型：为全心衰竭，但以右心为主。

辅助检查 包括以下几方面。

心电图 可出现左心房、右心房或双房扩大，心房颤动，房性心动过速和右束支传导阻滞。

X 线检查 左心室型：左心房多轻至中度增大，伴不同程度的肺充血征；右心室型：右心房增大，心脏呈球形或烧瓶状，可伴上腔静脉扩张；混合型：心脏呈中至重度增大。

超声心动图 主要特征是心室内膜回声增强，流入道变形，心房和房室瓣环扩大，房室瓣反流，右室壁运动普遍减低，心室舒张受限，出现实质性回声填充的心尖闭塞，流出道无相应改变或有扩张。诊断价值高于 X 线，但有时很难与埃布斯坦畸形（Ebstein malformation）鉴别。

心血管造影 可反映疾病的病理生理特征。主要为心室流入

道变小、边缘不规整，同侧心室流出道可有扩张、心尖闭塞，二尖瓣或三尖瓣大量反流，心室壁运动减弱。此外，还可观察是否存在心房内充盈缺损，明确心房内是否存在血栓形成。冠状动脉造影正常。

心脏磁共振成像 敏感性和特异性均很高。左心室型：表现为左心室心内膜增厚，心尖部变形、圆钝或闭塞，左心房扩大，二尖瓣关闭不全和左心室壁运动减低。右心室型：表现为右心室容积缩小，流入道变形和缩短，流出道扩张；右心房扩大，内可见类圆形外高内低异常信号；心室内膜增厚，边缘不规则。混合型：表现为左心室型和右心室型的综合，且以右心室受累为主。该检查除可显示造影检查所示的心内膜心肌纤维化特征外，还可直接测量心室心内膜厚度，显示病变累及部位，准确测量各个心腔大小及大血管直径，清楚显示是否合并心包及胸腔积液，且可明确是否有心房内血栓形成。

心内膜心肌活检 是患者生前获得病理诊断的唯一依据，可发现心室流入道内膜处大量纤维结缔组织增生，近表面部分区域可发生玻璃样变性，其下层为纤维肉芽组织，含少许薄壁血管及淋巴细胞和浆细胞浸润，纤维结缔组织可延伸至心内膜下肌层的心肌组织内，导致部分心肌细胞萎缩，横纹消失。

诊断 初步诊断依据以下特点：①热带和亚热带地区。②青少年出现慢性进展性心力衰竭的症状及体征。③X 线检查示肺充血和心脏扩大。④超声心动图示心室流入道狭窄变形，心房扩大，房室瓣关闭不全，心室心内膜回声增强，心室腔不规则，心室壁

运动减低等。确诊尚需进一步做心血管造影、磁共振成像和心内膜心肌组织活检证实。

鉴别诊断 右心室型需与缩窄性心包炎、埃布斯坦畸形及大量心包积液鉴别。左心室型需与风湿性心脏病合并二尖瓣关闭不全鉴别。

治疗 旨在改善症状，提高生活质量，延长寿命。尚缺乏有效的治疗措施。内科保守治疗早期可应用糖皮质激素以减慢疾病进展，晚期主要是改善患者慢性心力衰竭的症状，但效果不佳。手术是主要治疗方法，尤其对有严重房室瓣反流或明显心功能不全者。手术方法包括房室瓣置换或成形术及纤维内膜切除术。心脏传导障碍是纤维内膜切除术主要的术后并发症，其发生率约为18%。一旦确诊应尽早手术治疗，尤其是儿童，较早手术可获得较好疗效。晚期可选择心脏移植。围术期死亡率为15%~20%。

预后 总体较差，与累及心房和瓣膜的程度及范围相关。病变通常呈进行性，多数患者出现症状时已有广泛病变。因此，确诊后生存时间相对较短，大多数患者在发病后1~3年死亡。死因主要是心力衰竭、心律失常和心脏性猝死。

(李为民)

xīnnèimó tánlìxiānwéi zēngshēngzhèng
心内膜弹力纤维增生症（endocardial fibroelastosis，EFE）

以心内膜弹力纤维弥漫性增厚为特征，伴心肌退行性变的疾病。又称心内膜硬化症。主要累及两岁以内的婴幼儿。心腔可单独或联合受累，以左心室为主，引起心室肌舒缩受限。EFE分为原发性和继发性，前者不伴心脏结构异常；后者继发于多种先天性心脏病，如左心发育不全综合征、主动脉瓣狭窄或闭锁等。根据左心室病理形态分为扩张型和收缩型。前者常见，左心室呈轻度肥厚；后者少见，主要累及新生儿，左心室发育差，腔小，右心房、右心室扩大，左心室、右心室内膜均增厚。

病因及发病机制 尚未明了，可能与宫内病毒感染、心内膜发育障碍、遗传因素、代谢性疾病和血流动力学改变等因素有关。

临床表现 以充血性心力衰竭为主，常有呼吸道感染史。根据症状分以下3型。①暴发型：生后6个月内发病。起病急骤，出现烦躁不安、呼吸困难、面色苍白、四肢湿冷、拒食、呕吐及脉搏细数等心源性休克表现，可致猝死。②急性型：生后6个月内发病，常见。起病较快，但症状发展不如暴发型急剧，常伴发热、肺部啰音等肺炎表现，多死于心力衰竭或因附壁血栓脱落而发生猝死、心脑血管事件，甚至肺栓塞。③慢性型：生后6~12个月内缓慢发病，约占1/3。症状同急性型，但进展缓慢，伴生长发育迟滞。少数长至成人，也可因反复发作心力衰竭而死亡。

查体肺底部可闻及散在细微的呼气相喘鸣音或啰音。心脏中至重度扩大。心尖搏动减弱，心音低钝，心动过速，可有奔马律，一般无杂音，少数合并二尖瓣关闭不全或因心脏扩大出现二尖瓣相对关闭不全者，心尖部可闻及2/6~3/6级收缩期杂音。可伴水肿。

辅助检查 ①心电图：胸前导联示R波高耸、Q波深宽和T波缺血型倒置。右心室肥大，生存时间较长者因肺动脉高压不断进展而出现双心室肥大。少数伴传导或节律异常。偶见心肌梗死表现，提示心肌广泛性纤维化和坏死。②X线检查：心影普遍增大，以左心室为主，肺淤血明显。透视下左前斜位可见左心室搏动消失而右心室搏动正常者，更具诊断意义。③超声心动图：右心室扩大呈球形，其心内膜回声增强，室壁运动幅度减小，顺应性下降，射血分数降低，伴二尖瓣活动异常。④心内膜心肌活检：心内膜胶原和弹力纤维大量合成，并侵入心内膜及内膜下组织，是确诊的重要手段。电镜下心内膜表面沉积大量纤维素，其下心肌组织基本正常。⑤心导管检查：心腔及肺动脉压力显著增高。选择性血管造影可见右心室扩张明显，对比剂排空延迟，常伴二尖瓣及主动脉瓣关闭不全。

诊断与鉴别诊断 根据临床表现和上述各项检查可诊断，但此症易误诊，需与以下疾病鉴别。①急性病毒性心肌炎：有病毒感染史，心电图和心内膜心肌活检可鉴别。②心内膜心肌纤维化：年龄10~30岁，多发于热带地区，中国较少见。③糖原贮积症：患儿肌力低下，舌大，心电图和骨骼肌活检可鉴别。④其他：主动脉缩窄、扩张型心肌病、肺炎、心包积液等。

治疗 以控制心力衰竭为主，加强心肌营养，同时针对诱因治疗，防治肺部感染和心源性血栓栓塞症。此外，可行瓣膜置换术或心脏移植手术。

(李为民)

xīnjī diànfěnyàng biànxìng
心肌淀粉样变性（cardiac amyloidosis，CA）

多种淀粉样蛋白沉积于心肌组织导致心肌淀粉样变性和心脏功能减低的疾病。主要累及老年人，是限制型心肌病常见的原因之一。

病因及发病机制 尚不完全清楚，分为5类。①原发性：单株浆细胞增生恶化，轻链的产生超过巨噬细胞的分解能力，最终聚合成淀粉样蛋白纤维沉积，多见于多发性骨髓瘤。②继发性：多继发于结核病、支气管扩张、骨髓炎、类风湿关节炎、克罗恩病等。白介素-1使肝细胞产生大量血清淀粉样A蛋白，超过巨噬细胞的降解能力，导致难溶性淀粉样A蛋白沉积。③局限性：同原发性。④老年性：心外组织生成的前体蛋白经血液循环沉积于心肌病变处，一般进展较慢。⑤透析相关性：肾病患者β_2-微球蛋白分解障碍，血液透析膜也不能将其析出，导致其在体内大量沉积，促使淀粉样蛋白纤维生成。淀粉样蛋白还可沉积于肝、肾、皮肤、骨髓等脏器。

临床表现 心脏代偿期可无症状，失代偿期主要表现为限制型心肌病和顽固性心力衰竭，如乏力、颈静脉怒张、心尖搏动减弱，可闻及奔马律，心率增快，肝大，可触及搏动，腹水，四肢凹陷性水肿。后期可出现左心衰竭，常伴心绞痛、心房颤动、病态窦房结综合征或不同程度的传导阻滞，可致猝死。除心脏表现外，可出现腕管综合征，关节痛、肿胀、坚硬、活动障碍及病理性骨折。舌体肥大、僵硬，语言含糊，咀嚼和吞咽困难及睡眠时鼾声响亮。皮肤出现簇状丘疹、斑块、紫癜或皮损，但无瘙痒。

辅助检查 ①心电图：ST-T改变、QRS波低电压和异常Q波，伴各种心律失常。②胸部X线检查：心脏略增大，与心力衰竭程度不一致，可伴肺淤血、胸腔积液等，心脏搏动明显减弱。③超声心动图：对诊断有重要意义，可见心脏轻度增大而心室腔变小，左心室及室间隔呈对称性肥厚，室壁僵硬，心肌有颗粒样增强光点，射血分数减低及心包积液等。④活体组织检查：最可靠的诊断方法，应先行心外可疑组织或器官活检，不能确诊者再做心内膜心肌活检。

诊断 老年人出现下列情况应疑诊此病，并行心外组织活检或心内膜心肌活检以确诊：①难治性心力衰竭，无常见心脏病病因者。②超声心动图示心肌肥厚，心电图呈低电压和异常Q波者。③顽固性肾病综合征，但血压不高或原有高血压未予药物治疗而收缩压逐渐降低甚至恢复正常者。④除心脏异常表现外，出现不明原因的巨舌征或腕管综合征者。⑤存在原发病，如多发性骨髓瘤，且有心脏受累表现者。⑥胸部透示心脏扩大不明显，但搏动减弱者。⑦有家族遗传史，出现无其他病因的心脏异常表现者。

鉴别诊断 ①扩张型心肌病：心脏明显扩大，有左心衰竭表现，无心肌淀粉样变性的心外病征；超声心动图示左心室内径增大，室间隔、左心室后壁变薄。②肥厚型心肌病：心尖搏动明显，可呈抬举性，心音增强，各瓣膜听诊区可闻及粗糙喷射性收缩中晚期杂音，下蹲减轻；心电图示左心室肥厚，右胸导联R波增高；超声心动图示非对称型心肌肥厚，尤以室间隔基部明显。③其他限制型心肌病：无心肌淀粉样变的心外病征；超声心动图示心内膜增厚，反光增强；常见病因有嗜酸性粒细胞增多症、心内膜弹力纤维增生症等。④其他：如缩窄性心包炎、心脏结节病、冠心病等。

治疗 旨在减少慢性抗原刺激，抑制淀粉样蛋白的合成，促进其分解。疾病类型不同，治疗方法及效果亦有差别。①原发性：烃化剂或抗肿瘤抗生素与糖皮质激素联合应用。②继发性：很少导致严重心脏损害，治疗原发病即可。③局限性：手术切除预后最好。④老年性：一般无特殊治疗，也可治疗心力衰竭。⑤透析相关性：改用可清除β_2-微球蛋白的透析膜效果较好。

预后 多发性骨髓瘤相关性和遗传性者均预后不良，多死于心力衰竭或猝死。出现心脏症状者生存期为1~4年，2年生存率为30%~50%，但多发性骨髓瘤相关性者生存期多数少于1年。

(李为民)

xìtǒngxìng yìnghuàzhèng

系统性硬化症（systemic sclerosis，SSc） 以局限性或弥漫性皮肤硬化和纤维化为特征，可影响心、肺、消化道等器官的自身免疫病。曾称硬皮病。相对少见。分为4型。①局限皮肤型：病变局限于肘（膝）的远端，可有颜面和颈部受累，CREST综合征为此型的特殊类型。②弥漫皮肤型：若除上述症状外尚有胸部及腹部皮肤受累，多伴内脏病变。③无硬皮病的SSc：有雷诺现象、内脏器官表现，无皮肤硬化表现。④系统性硬化症重叠综合征：以上3种类型的任意一种与确诊的类风湿关节炎、系统性红斑狼疮、多发性肌炎/皮肌炎同时出现。

病因及发病机制 病因不明，可能与遗传因素、环境因素、免疫异常、感染及结缔组织代谢异常有关。细胞外基质蛋白和纤维化形成不受控制及血管病变是发病机制的显著特征。多数学者认为，局限皮肤型是感染引起的炎症反应，激活结缔组织细胞，启动纤维变性反应；伴内脏病变的SSc内皮细胞产生复杂的细胞因子级联反应，启动放大的全身性自身免疫反应，引起血管系统的改变和成纤维细胞功能的调节异常。

临床表现　常以雷诺现象起病，如手指血管痉挛多在遇冷水后加重，随后缓慢进展为指端、前臂、颜面、躯干皮肤硬化和内脏纤维化。活动期患者有间歇性不规则发热、乏力和体重减轻、关节痛和肌痛等全身症状。累及胃肠道者表现为吞咽困难、食欲缺乏、腹痛、腹胀、排便异常；累及肺脏者出现肺间质纤维化和肺动脉高压，肺脏疾病是SSc死亡的主要原因；累及肾脏者表现为硬化性肾小球肾炎，出现蛋白尿、肾性高血压及氮质血症，严重者出现急性肾损伤。

心肌受累是SSc患者生存率的主要决定因素，但仅15%～35%出现临床症状。对心脏的直接影响是心肌和冠状动脉纤维化、坏死，患者可出现心肌病、心绞痛和心肌梗死，引起预激综合征及各种室上性及室性心律失常。心脏传导系统受损，表现为窦房结功能障碍，房室和室内传导阻滞。心包受累者表现为急性和慢性纤维性心包炎，出现无症状性心包积液，或胸痛、呼吸困难、心脏压塞等。累及心内膜和心瓣膜者较少见。心脏收缩或舒张功能不全均可出现，但以舒张功能不全更多见，出现呼吸困难、心脏扩大、奔马律和水肿等充血性心力衰竭表现。此外，继发于肺动脉高压和肾性高血压者可出现相应的继发性心脏损害。出现肺动脉高压患者提示预后不良。

诊断与鉴别诊断　根据美国风湿病学会1998年提出的标准。

主要标准：对称性皮肤增厚，主要局限于掌指关节近端，可累及全身，包括面部、四肢及躯干，伴或不伴雷诺现象。次要标准：①手指硬皮病：皮肤改变仅限于手指。②手指尖有凹陷性瘢痕和指腹消失。③双肺基底纤维化。凡具有1项主要标准或2项次要标准可诊断。其他表现如雷诺现象，多发性关节炎或关节痛，食管蠕动异常，病理学皮肤胶原纤维肿胀和纤维化，免疫学检查抗核抗体、抗Scl-70抗体和抗着丝点抗体阳性可辅助诊断。

SSc心脏损害属排除性诊断，在确诊SSc基础上若出现以下情况即可诊断：①心脏扩大。②心律失常。③心包炎或心包积液。需鉴别原发性和继发性心血管疾病，后者主要包括长期高血压及肾脏疾病导致的心室肥厚和充血性心力衰竭、尿毒症性心包炎、严重SSc肺病致肺动脉高压引起右心室肥厚和右心衰竭等。

治疗　尚无一种治疗方法被证明对SSc患者非常有效，但在疾病炎症期给予干预对患者有益，因此应早期治疗。

一般治疗　去除感染病灶，增强营养，加强物理疗法，防止肌肉、骨骼功能丧失。

治疗原发病　主要包括抗纤维化、抗炎症和血管扩张治疗，全身性免疫抑制剂可辅助治疗。传统抗纤维化治疗药物包括D-青霉胺、秋水仙碱、γ-干扰素等，抗肺间质纤维化可用糖皮质激素联合环磷酰胺；抗炎症可给予糖皮质激素、非甾体抗炎药等；免疫抑制治疗主要用于合并脏器受累者；有雷诺现象者轻者只需戒烟、注意手足保暖严防冻伤，反复发作者可用钙通道阻滞剂。

治疗并发症　治疗心力衰竭、

心律失常和肺动脉高压；急性心包炎可用非甾体抗炎药，慢性心包炎可行心包穿刺或心包切除术；出现肾危象者血管紧张素转换酶抑制剂治疗可能有效；出现反流性食管炎可用质子泵抑制剂。

预后　SSc累及心脏和肺者预后较差，5年生存率约为70%，10年生存率为55%，常见的死亡原因是继发性感染，心、肺或肾衰竭。

（李为民）

xuèsèbìng
血色病 （hemochromatosis）
机体铁沉积过多所致全身性疾病。分为原发性和继发性两类。前者又称遗传性血色病，属常染色体隐性遗传，男女比例为（5～8）：1，北欧和美国白种人中发病率较高，约为1/200，中国人发病率甚低。继发性血色病主要源于长期大量输血或摄入大量含铁药物、食物导致体内铁贮积过多，也可源于体内铁贮积性疾病。

病因　①原发性血色病：分为4型。经典Ⅰ型：HFE基因突变导致C282Y或H63D突变引起；非经典Ⅱ型：又称青少年血色病，由铁调节蛋白HJV基因突变引起；非经典Ⅲ型：TfR2基因突变；非经典Ⅳ型：SLC40A1基因突变。②继发性血色病：膳食铁超负荷、终末期肾病患者静脉补铁过多、α和β珠蛋白合成障碍贫血、镰状细胞贫血、骨髓增生异常综合征、再生障碍性贫血和弗里德赖希共济失调（Friedreich ataxia）。

发病机制　过多的铁沉积在脏器组织，引起基质细胞破坏、纤维组织增生，进而导致脏器功能障碍。

临床表现　①腹痛：最常见，常为上腹部剧烈疼痛。②皮肤色素沉着：呈青铜色、金属或石板样灰色，可遍及全身，以面部、颈部、手背、前臂伸侧、下肢及瘢痕处最明显，见于 50%～90% 患者。③关节病变：可累及四肢大小关节，以腰、髋、肘、腕关节常见。④肝大、肝硬化和肝癌。⑤糖尿病、甲状腺和肾上腺功能减退症。⑥铁负荷性心肌病：原发性血色病患者死亡的首要原因，也是决定继发性血色病患者生存的主要因素，以限制型心肌病为特征，早期出现舒张功能不全，晚期进展为扩张型心肌病，出现收缩功能不全。过多的铁沉积于血管，导致缺血-再灌注损伤，加重冠心病；铁沉积于心脏传导系统，引起各种心律失常，包括窦房结功能障碍、房室和室内传导阻滞、期前收缩、室上性和室性心动过速、心室颤动等。⑦乏力，性功能减退等。

辅助检查　①铁负荷检测：测定血清铁、转铁蛋白饱和度及血清铁蛋白。若血清铁 >32μmol/L，转铁蛋白饱和度男性 >60%，女性 >50%，血清铁蛋白 >5mg/L，并排除其他原因，则考虑为血色病。肝脏活检可有含铁血黄素沉着，肝铁指数增加。②基因检查：原发性血色病患者为 C282Y 和 H63D 突变，或 HJV 基因、TfR2 基因和 SLC40A1 基因突变。HLA 基因型与先证者一致的兄弟姐妹是此病的纯合子。③心脏超声：心脏可不扩大，表现为限制型心肌病，晚期出现心脏扩大，表现为扩张型心肌病。早期收缩功能不受影响，以舒张功能不全为主，晚期心室收缩局限性或弥漫性降低，出现收缩和舒张功能不全。④心脏磁共振成像：T2 <20ms 有助于诊断铁负荷性心肌病，并提示可能出现心力衰竭，T2 <10ms 特异性更高。⑤心内膜心肌活检：

可确切评价心肌铁储备，但由于风险高和心脏过多的铁沉积，使其应用受到限制。

诊断　根据病因、病史、体格检查及辅助检查综合分析，并筛查引起铁负荷增加的相关疾病，可作出原发性或继发性血色病的诊断。

鉴别诊断　此病需与糖尿病、特发性心肌病、风湿性关节炎、退行性关节炎、酒精性肝硬化、甲状腺功能减退症等鉴别，主要指标是血清铁、血清铁蛋白及转铁蛋白饱和度。诊断铁负荷性心肌病需除外其他原因所致心肌病。

治疗　早期诊断，早期治疗，心脏功能可逆转。晚期左心室收缩功能出现异常，疗效和预后均较差。

静脉放血　减轻体内铁负荷最主要和有效的措施。每次放血前后监测血清铁、血清铁蛋白与转铁蛋白饱和度。血红蛋白 <100g/L、血清铁蛋白 <50μg/L、转铁蛋白饱和度 <30% 时停止静脉放血。采用相对密度单采技术，用连续流式血细胞分离机自动去除过多的红细胞，再将自体血浆回输，可快速去除体内的铁。

铁螯合剂　可逆转心肌铁的沉积，仅用于继发性血色病，可用磁共振成像监测心脏铁沉积的变化和疗效，不良反应限制了其临床应用。

治疗心脏病和心力衰竭　患者出现收缩性心功能不全时应早期应用血管紧张素转换酶抑制剂、β-受体阻断剂和机械辅助循环治疗。合并心律失常者应给予抗心律失常药，钙通道阻滞剂可减轻铁对心脏的毒性作用。严重顽固性铁负荷性心肌病可考虑心和肝联合移植，但移植后的心脏也可能再次发生铁负荷性心肌病。

预后　若能早期诊断和治疗，其生存期与正常人相似，诊断后 15～20 年生存率可达 70%。影响预后的因素包括肝脏铁沉积量与速度、有无铁负荷性心肌病、治疗方法及静脉放血早晚。约 1/3 患者死于肿瘤，其中主要是肝癌，其次为心脏病和肝硬化。

(李为民)

lèi'ái xīnzàngbìng

类癌心脏病（carcinoid heart disease，CHD）　类癌综合征累及心脏，引起以瓣膜和心内膜病变为主的疾病。多发生在右侧心腔，临床上出现三尖瓣关闭不全及狭窄、肺动脉狭窄等。近 70% 的类癌综合征患者可伴发类癌心脏病，多见于类癌晚期有肝转移者，或无转移的类癌及部分原发于卵巢的类癌者。

病因及发病机制　发病机制未完全清楚，类癌组织产生的血管活性物质如 5-羟色胺（5-hydroxytryptamine，5-HT）、速激肽、神经肽 K 及 P 物质在发病中可能起关键作用。5-HT 通常通过肝和肺灭活，类癌转移至肝后，产生的大量血管活性物质可通过肝静脉直接进入体循环，到达右心并在三尖瓣和肺动脉瓣形成斑块及纤维组织沉积在心内膜，所以慢性心力衰竭以右心病变为主。无转移的类癌和部分原发于卵巢的类癌则绕过门静脉和肝，直接到达体循环。一旦出现左心损害，提示可能存在卵圆孔未闭、支气管类癌或肝广泛转移时高水平的血管活性物质超出肺的降解能力。

临床表现　早期症状不明显，可有严重的右心瓣膜病变，但心功能仍可维持在心功能 I 级（NYHA 分级），随疾病进展主要表现为右心衰竭，包括劳力性呼吸困难、下肢水肿、乏力等，也有少数表现为右心瓣膜损害。查体时在胸骨左缘常可闻及三尖瓣反流的收缩期杂音及肺动脉狭窄或关闭不全的杂音。绝大多数患者因严重的三尖瓣和肺动脉瓣功能失调、右心衰竭就诊，也可无三尖瓣或肺动脉瓣功能失调，而以类癌综合征和继发于缩窄性心包炎的右心衰竭而就诊。

辅助检查 ①生化标志物：5-羟吲哚乙酸（5-hydroxyindole acetic acid，5-HIAA）是 5-HT 的最终产物，绝大多数由尿排出。尿 5-HIAA 浓度与 CHD 进展和不良预后呈正相关。5-HIAA 诊断敏感性高，但特异性很低。速激肽、神经肽 K 和 P 物质在慢性心力衰竭中也有升高。血浆中铬粒素 A 反映类癌激素水平的控制，对于瓣膜置换前判断疾病是否稳定有意义。B 型利尿钠肽在各种瓣膜损害和心室功能障碍时释放，在慢性心力衰竭患者水平明显增高。②心电图：包括肺型 P 波、窦性心动过缓、心房颤动、QRS 波低电压、非特异性 ST 段改变及右束支传导阻滞。③影像学诊断：包括心胸比扩大、胸膜渗出结节等。④超声心动图：是确诊慢性心力衰竭的关键，典型改变包括三尖瓣增厚和运动受限导致的三尖瓣反流、三尖瓣狭窄，肺动脉瓣增厚和挛缩导致肺动脉反流、肺动脉狭窄。若经胸超声心动图不能很好观察时，可用经食管超声心动图。⑤心脏磁共振成像：可提供清楚的肺动脉和三尖瓣结构与功能信息，尤其是超声观察肺动脉瓣膜有困难及难以准确评价右心室功能。⑥多层螺旋 CT：冠状动脉血管成像也可提供相似的解剖信息。

诊断与鉴别诊断 由于症状的非特异性，起病到诊断常需 24~48 个月，甚至可达 5 年。心电图和胸部 X 线检查可提供诊断线索。有助于确诊的关键检查是 24 小时尿 5-HIAA 和经胸超声心动图。此病主要与风湿性心脏瓣膜病导致的瓣膜损害鉴别。

治疗 多数患者在切除原发肿瘤或对转移肿瘤采取姑息疗法后可生存多年，对慢性心力衰竭患者应采取对心脏的干预治疗。

药物治疗 右心衰竭者可应用袢利尿剂和噻嗪类利尿剂，洋地黄类药的作用尚不确定。生长抑素类似物可降低循环中血管活性物质，减轻患者的症状并改善生存状况。

手术治疗 患者常死于严重的三尖瓣关闭不全而非类癌扩散，因此即使对类癌转移患者，也应考虑瓣膜置换术，以明显改善症状，延长生存期。对于不适合心脏瓣膜手术但有瓣膜狭窄者可用经皮瓣膜球囊成形术，但大多 CHD 患者瓣膜狭窄伴明显的瓣膜反流，因此该操作受限。

预后 若不采取干预措施，CHD 患者右心衰竭可进行性加重，生存期明显缩短。类癌伴慢性心力衰竭者的平均生存期仅 1.6 年，而无慢性心力衰竭的类癌患者平均生存期为 4.6 年。药物和手术治疗可改善 CHD 患者预后。

（李为民）

fàngshèxìng xīnzàng xuèguǎnbìng

放射性心脏血管病（radiation-associated cardiovascular disease）

放射性损伤导致的心包、心肌、心脏瓣膜和冠状动脉疾病。心脏受累最常见，多源于恶性肿瘤的放射治疗（简称放疗）。损伤程度与照射剂量、次数、时间、照射区所包括的心脏容积等相关。

病因及发病机制 放疗诱发的血管损害表现为内皮细胞受损，可致血栓形成和脂质沉积。心包损害表现为纤维蛋白沉积和心包膜纤维化，急性炎症期心包积液可为浆液性、浆液血性或血性，初期炎症反应性渗液继续增多。慢性期心包粘连、心包膜增厚和心包小血管增殖，导致渗出-缩窄性心包炎。心肌损害表现为心肌细胞和间质纤维化，胶原合成增加，心肌顺应性改变，收缩、舒张功能障碍，亦可发展成限制型心肌病。瓣膜可增厚，伴或不伴钙化，主动脉瓣关闭不全；主动脉炎、房室传导阻滞、心肌内小动脉纤维变性增厚，可伴心内膜纤维化或弹力纤维增生、心肌纤维化，亦可发展成限制型心肌病，与致心脏中毒的化疗药联用可加重病情。上述病理改变在停止放疗后仍可进展，且很难治疗，可致病残甚至死亡。

临床表现 冠状动脉损伤可表现为胸痛或无症状性心肌梗死及猝死。急性心包炎可无典型症状，但也可发生心包渗出、心脏压塞、缩窄性心包炎，常合并放射性肺炎和心肌损害，预后不良；迟发性的心包炎表现为胸膜炎样胸痛、呼吸困难、水肿、腹水、发绀，可有心包摩擦音、肝大、颈静脉怒张、奇脉等。心肌损害主要症状有乏力、咳嗽、活动后呼吸困难、水肿、高血压、气促、心动过速等，可有心脏杂音或心脏扩大、肝大等；长时间的胸部放疗可导致瓣膜损害，可发生各种心律失常。

诊断 接受放疗或接触放射线剂量较大者若出现心脏症状（心包积液、心肌病变等）均应考虑放射性心脏血管病的可能。对无症状者也应定期随访和评估心脏功能，可进行心电图、X 线、超声心动图、CT、磁共振成像、放射性核素心脏显像、运动试验和心血管造影等检查，必要时做心内膜心肌活检、心导管检查和心包穿刺。

治疗　无症状的心包积液者可定期随访，不需特殊治疗；大量心包积液、心脏压塞或需要组织学检查者做心包穿刺术；严重顽固性疼痛和威胁生命的心包积液可用糖皮质激素治疗；反复大量心包积液，严重渗出-缩窄性心包炎者可行心包切除术，但手术死亡率较高；瓣膜损害者可行瓣膜置换术；冠状动脉病变者可行冠状动脉旁路移植术，但纵隔纤维化患者不适用。

预防　强调预防为主。放疗时注意掌握剂量、次数和时间，放疗照射区所包括的心脏容积尽量缩小，必要时使用隆突下遮挡和缩野技术，尽量不与心脏毒性化疗药联用。

（李为民）

xīnjī tángyuán zhùjīzhèng

心肌糖原贮积症（heart involvement in glycogen storage disease）

糖原贮积症所致代谢性心肌病。糖原贮积症是一种罕见的影响细胞内糖代谢的遗传性代谢性疾病，缺少糖原合成或分解必需的一种或多种酶，导致过多糖原沉积在组织中。根据所缺酶种类和临床表现分为多种类型，其中Ⅱ、Ⅲ、Ⅳ、Ⅴ型可累及心肌，除Ⅲ型外，其他型患者很少能活到成年。心肌糖原贮积症缺乏典型的临床表现，可表现为明显的心脏功能障碍、心律失常和扩张型心肌病。心电图和心脏超声可显示左心室肥厚。

病因及发病机制　糖原贮积症Ⅱ型又称酸性麦芽糖酶缺乏症或庞皮病（Pompe disease）是一种常染色体隐性遗传病，缺乏编码于 17q21.2-q23 上的酸性 α-1,4-葡糖苷酶，导致大量糖原在心肌和骨骼肌中沉积。糖原贮积症Ⅲ型：缺乏一种脱支酶，短支链异常糖原沉积于肝、心脏和骨骼肌细胞，其中Ⅲb 型酶缺乏主要局限于肝，Ⅲa 型酶缺乏还可发生于骨骼肌和心肌。骨骼肌和心肌受累时，肌无力或肌张力减退和心血管畸形是主要临床表现。糖原贮积症Ⅳ型缺乏淀粉转葡糖苷酶或分支酶，使异常糖原沉积在肝、心脏和神经肌肉系统。

临床表现　经典的婴幼儿型糖原贮积症Ⅱ型多在出生后 1 个月内发病，表现为全身肌力减弱、心脏扩大、心肌肥厚、喂养困难、生长受限、呼吸窘迫和听力受损。患儿多在生后 1 年内死于进展型左心室流出道梗阻。非经典的婴幼儿型通常表现为出生后第 1 年运动迟缓和（或）缓慢进展的肌无力和反射亢进，导致死亡的典型原因是早期通气功能障碍，也可见心脏扩大，但这不是主要的致死原因。迟发型糖原贮积症Ⅱ型（儿童型、青少年型和成年型）的主要特点是近端肌力减退和呼吸功能不全，但无心脏受累。

诊断　糖原贮积症Ⅱ型诊断依据如下。

临床表现　①喂养困难或生长受限。②运动迟缓或肌无力。③呼吸相关症状（感染或呼吸困难）。④心脏扩大，左心室流出道梗阻，心肌病。⑤心电图 PR 间期缩短伴 QRS 波增宽。加速的房室传导也可考虑诊断糖原贮积症Ⅱ型。

实验室检查　①支持诊断的非特异性检测：完全缺失酸性麦芽糖酶（GAA）活性者完全缺乏（活性<1%）与经典的婴幼儿糖原贮积症Ⅱ型相关，部分缺失 GAA 酶活性者与非经典型的幼儿期起病和迟发起病的糖原贮积症Ⅱ型相关。②酸性麦芽糖蛋白定量。③肌肉活检：缺乏 α-1,4-葡糖苷酶活力。④对特异性突变序列做定向突变分析。⑤序列分析。⑥丢失或重复序列分析。

鉴别诊断　①脊髓性肌萎缩：肌张力减退，喂养困难，进展性近端肌无力，腱反射消失，无心肌损害。②丹侬病（Danon disease）：表现相似，主要是糖原过度沉积在溶酶体相关膜蛋白-2。③心内膜弹力纤维增生症：呼吸和喂养困难，心脏扩大和心力衰竭，但无明显的肌无力。④肉碱摄取障碍：肌无力和心肌病但无肌酸肌酶的升高。⑤糖原贮积症Ⅲa 型。⑥糖原贮积症Ⅵ型。⑦特发性肥厚型心肌病。⑧心肌炎。⑨线粒体呼吸链紊乱。

治疗　可用酶替代疗法，旨在替代患者体内完全或部分失去功能的酸性葡糖苷酶，但是酶抗体的产生会影响疗效，在明显缺乏酸性葡糖苷酶的早发患儿表现得更明显，通过免疫疗法清除这些抗体可改善疗效。发生肥厚型心肌病者快速性心律失常和猝死风险增高，动态心电图对评价心律失常类型和严重性有重要意义。

预后　与发病时间有关，若未治疗预后不良。

（李为民）

gāo shìsuānxìng lìxìbāo zōnghézhèng

高嗜酸性粒细胞综合征（hypereosinophilic syndrome，HES）

以血液和（或）骨髓嗜酸性粒细胞持续增多，组织中大量嗜酸性粒细胞浸润为特征的疾病。表现为持续性嗜酸性粒细胞增多（＞1.5×10^9/L，持续＞6 个月）。多见于赤道地区，但全世界有散在报道。靶器官损害包括皮肤、心脏、肺、周围和中枢神经系统，其他损害包括肝、脾、胃肠道、凝血功能。HES 患者 40%～50% 可导致心肌损害。

病因及发病机制　病因不明。HES 可能源于常染色体上的 4q12 缺失导致 FIP1L1-PDGFRα 基因融合或 CD3⁻、CD4⁺ 表型的同源 T 细胞产生白介素-5 增多。

临床表现　HES 累及心脏系统的临床表现为心力衰竭、心内血栓、心肌缺血症状，以及心律失常和少见的心包炎、心肌梗死，主要症状有呼吸困难、胸痛、心悸、血栓栓塞，腹腔、大脑和皮肤栓塞亦有报道。

诊断　HES 相关性心脏病的诊断需有详尽的病史和检查。包括心电图、胸部 X 线片、超声心动图、心脏磁共振成像、心内膜心肌活检。①心电图：对 HES 相关性心脏病诊断不特异，包括 T 波倒置、左心房扩大、左心室肥厚、不完全性右束支传导阻滞、电轴左偏。②超声心动图：可发现心内膜增厚，左、右心室尖部血栓形成，二尖瓣后叶受累，限制型心肌病继发于瓣膜下损害的房室瓣反流。③心脏磁共振成像：对心室内血栓较经胸和经食管超声心动图更敏感，延迟增强的钆显像还可检测到心肌纤维化和炎症。④心内膜心肌活检：是诊断 HES 相关性心脏病的金标准，同时还可提供心脏病的临床过程和对治疗的反应。⑤对于有心脏受累者应用荧光原位杂交技术或聚合酶链反应技术检测，确定是否有 FIP1L1-PDGFRA 突变，酪氨酸激酶阻断剂伊马替尼是治疗该突变的选择。

鉴别诊断　①变应性肉芽肿性血管炎（allergic granulomatosis with polyangitis，AGPA）：在过敏性哮喘和嗜酸性粒细胞增多基础上合并系统性血管炎。心血管方面与 HES 有许多共同表现，如嗜酸性粒细胞性心内膜炎、充血性心力衰竭、瓣膜病，AGPA 其他表现有冠状动脉炎，有时可导致心肌梗死和猝死，有心包炎者应高度怀疑 AGPA。②早期巨细胞性心肌炎。③超敏反应。④蠕虫感染：有旅游史者心内膜纤维化和外周血嗜酸性粒细胞增多提示需进行蠕虫感染检测。⑤心内膜心肌纤维化：临床表现与 HES 很相似，但前者发生在长期居住在热带或亚热带地区。⑥恶性肿瘤。

治疗　早期疗效好，包括糖皮质激素、羟基脲和 α-干扰素，对检测到有 FIP1L1-PDGFRA 突变者用伊马替尼治疗，嗜酸性粒细胞数可恢复至正常水平。充血性心力衰竭患者应予常规药物治疗，包括利尿剂、β 受体阻断剂、血管紧张素转换酶抑制剂、血管紧张素 II 受体阻断剂、醛固酮受体拮抗剂、地高辛。瓣膜损害可行机械瓣膜或生物瓣膜置换术。尽管应用抗凝药，但是机械瓣膜置换仍有较高的血栓形成风险，生物瓣膜置换则因为瓣膜退化需频繁置换。若限制型心肌病进展或反复出现瓣膜血栓，可考虑行心脏移植。

预后　一般较差，心力衰竭、心肌病变、细菌性心内膜炎是常见的 HES 合并心血管病变的死亡原因。

（李为民）

Gēxièbìng

戈谢病（Gaucher disease）

溶酶体酶 β-葡糖脑苷脂酶缺乏所致溶酶体贮积病。又称葡糖脑苷脂沉积病。属罕见病，是溶酶体贮积病中最常见的一种。主要表现为肝大、脾大、贫血和血小板减少、骨受累、神经变性、儿童生长迟缓等。心血管系统可受累，但少见。此病多见于犹太人，尤其是德系犹太人。

病因及发病机制　此病属常染色体隐性遗传。因溶酶体 β-葡糖脑苷脂酶基因突变导致酶缺乏，致葡糖脑苷脂不能分解成半乳糖脑苷脂或葡萄糖和 N-酰基鞘氨醇而在骨髓、肝、脾、肺、肾、脑等处大量沉积。致病基因定位于 1q21。由于突变的基因型不同，酶缺乏的程度不同，患者症状可有较大差异，但同一家族中发病者均为相同类型。病理改变是单核-巨噬细胞系统，特别是骨髓中有戈谢细胞存在。

临床表现　根据各器官受累程度、起病年龄和有无神经系统受累，临床上分为 3 型。①Ⅰ型：非神经病变型、成人型。最常见的类型。起病可从儿童早期到成人后期，青少年阶段最为常见，进展较缓慢。常以肝大、脾大、贫血、出血为首诊症状。脾大为进行性，可增长至极大。20% 以上病例有骨受累，表现为骨痛、肿胀和病理性骨折。多数病例 X 线显示股骨远端烧瓶样畸形，为早期骨病变。儿童起病者生长延缓。②Ⅱ型：急性神经元病型、婴儿型。罕见类型。可见于所有民族，婴儿期起病，除肝大、脾大及贫血外，以迅速进展的神经变性过程为特征，表现为吸吮、吞咽困难，斜视，癫痫，肌张力增高等。一般于 2 岁内死于并发感染和呼吸障碍。③Ⅲ型：慢性神经元病型。幼儿到青年期起病。与Ⅱ型的主要区别为神经系统受累缓慢进展。逐渐出现中枢神经系统症状，如肌阵挛、动作不协调、进行性痴呆等。肝大较轻，脾大一般为中度，可有骨损伤和贫血等。

心血管系统损害不常出现，可见于Ⅰ型和Ⅲ型患者。葡糖脑苷脂可在左心室心肌呈弥漫性间质浸润，导致左心室顺应性降低，舒张功能减退及心输出量减少。超声心动图可见左心室肥厚及钙化。少有提及可引起限制型心肌病。可引起心包炎，但原因尚不清楚。尸检报告在心包组织中也未发现戈谢细胞浸润，可能的原因之一为心包出血。反复发作的出血性心包炎可导致心脏压塞。此病心脏损害中，以心脏瓣膜受累最多，Ⅰ型和Ⅲ型均有报道。多数表现为心脏瓣膜瓣叶的进行性增厚、钙化和纤维化，可导致瓣膜狭窄及关闭不全。外周血管损害也偶有报道，血管中发现戈谢细胞浸润、升主动脉内膜及中膜纤维化，冠状动脉也出现内膜偏心性钙化。

诊断　原因不明的肝大、脾大、皮肤易碰伤青肿、骨痛和有中枢神经系统症状者，应考虑此病。辅助检查血清酸性磷酸酶水平增高，脑电图可早期发现神经系统的浸润。骨髓检查发现戈谢细胞。需在离体白细胞或培育的成纤维细胞中证实β-葡糖脑苷脂酶缺乏方能确诊。心脏受累在戈谢病中少见，并非主要表现，在确诊戈谢病后对有心脏受累者进行评估。

治疗　Ⅰ型病例的处理主要是对症治疗。应加强营养，注意预防继发感染，贫血或出血严重者可予成分输血，巨脾或脾功能亢进症状明显者可考虑切脾，骨痛可用镇痛药和糖皮质激素。骨髓移植可使β-葡糖脑苷脂酶活力上升，肝、脾缩小，但需慎重评价其获益和风险。充足β-葡糖脑

苷脂酶替代疗法可迅速改善全身症状，提高生活质量。基因治疗尚需继续研究。Ⅱ型和Ⅲ型的神经损害，尚无有效疗法，酶替代治疗因药物难以透过血脑屏障，亦不作为适应证。戈谢病的心脏损害主要根据损伤的具体表现进行对症治疗。

（马　虹）

胡尔勒病（Hurler disease）

儿童期因体内缺乏分解黏多糖所需特定溶酶体酶所致致命性溶酶体贮积病。主要表现为角膜浑浊、进行性精神发育迟缓、脑积水、耳聋、严重骨骼畸形、心脏瓣膜病和心力衰竭。反复呼吸道感染、阻塞性气道病变和心脏并发症是死亡主要原因。

病因及发病机制　因体内缺乏分解黏多糖所需的特定溶酶体酶所致。致病基因定位于4q16.3，呈常染色体隐性遗传。黏多糖常称葡糖胺聚糖，根据缺乏黏多糖溶酶体酶的种类，临床可分为多种类型，其中Ⅰ型是缺乏α-L-艾杜糖醛酸酶，按严重程度分为3型：最严重者称胡尔勒综合征，最轻者称沙伊综合征（Scheie syndrome），介于中间者称胡-沙综合征。胡尔勒综合征患者α-L-艾杜糖醛酸酶活性完全缺失或大部分缺失，导致黏多糖贮积在神经系统、心脏、肺、骨和软骨等全身各组织中，造成功能障碍。

临床表现　婴儿和幼儿期即出现临床症状，心脏和其他器官均可受累。

心脏受累表现　见于70%以上患儿，黏多糖在瓣膜组织、心肌、冠状动脉和心脏传导系统的进展性浸润，导致心脏病变，以瓣膜病变最显著。瓣叶进展性增厚和僵硬引起瓣膜狭窄或关闭不

全或兼而有之。二尖瓣和主动脉瓣最常受累，三尖瓣和肺动脉瓣也可受累，但较少见。心脏听诊于受累瓣膜听诊区可闻收缩期或舒张期杂音。患者心脏扩大，心内膜增厚，尤其是左心室和左心房内膜增厚，可出现类似心内膜弹力纤维增生症的限制型心肌病表现，有乏力、呼吸困难、颈静脉怒张、肝大、腹水和水肿。心脏收缩功能也常减退。冠状动脉内膜增厚可致心肌梗死。心肌病和心力衰竭是早期死亡的主要原因，也可因突发心肌梗死和严重心律失常而猝死。

其他表现　常在6个月~2岁时出现明显症状和体征。面容渐变古怪。头颅、前额突出，前后径长呈舟状头，鼻背低凹扁平，口唇增大外翻，牙齿稀疏而小，侏儒。眼部受累表现为进行性角膜浑浊，最终可致失明。耳部受累表现为传导性和神经性聋，听力缺失，可出现交通性脑积水，致进行性脑室扩大。患者进行性精神发育迟缓，语言障碍，智力低下。腹部膨隆，肝大、脾大，常见脐疝或腹股沟斜疝。常见骨骼异常，表现为脊柱畸形、胸廓畸形、膝和髋关节外翻，所有关节僵硬。因舌大、扁桃体和腺样体肥大出现阻塞性呼吸道疾病并反复呼吸道感染，是死亡的主要原因。

诊断　主要依据为头面特征、角膜浑浊、耳聋、进行性精神发育迟缓、严重骨骼畸形和心脏病变。胸部、脊柱、骨盆和手部X线检查可早期发现多发性骨发育迟缓。超声心动图是诊断心脏受累的重要方法，最常见的病变是二尖瓣增厚伴关闭不全或狭窄，以及双心室增大、心内膜增厚、心肌肥厚、左心室收缩和舒张功

能异常。尿液中葡糖胺聚糖检测阳性可作出临床诊断。α-L-艾杜糖醛酸酶活性检测为胡尔勒病的确诊手段，白细胞、成纤维细胞、血浆或血清 α-L-艾杜糖醛酸酶活性完全或大部分缺失即可确诊。

治疗 ①一般治疗：为非特异性，仍是非常重要的治疗手段，如心脏瓣膜置换术，骨关节畸形的外科矫形术，角膜浑浊致视力严重受损者行角膜移植等。②特异性治疗：造血干细胞移植，包括骨髓移植或脐血干细胞移植可显著改善临床症状，寿命延长。若 2 岁前进行移植，则可显著改善远期预后。应用重组 α-L-艾杜糖醛酸酶作酶替代治疗，可有效改善神经系统以外的症状和体征。该酶不能通过血脑屏障，因此不能阻止神经系统病变的进展。酶替代治疗联合干细胞移植，是胡尔勒病的最佳治疗方案。

预后 未治疗者中位生存期为 6.8 年。

（马 虹）

Fǎbùlǐbìng

法布里病（Fabry disease） 溶酶体酶 α-半乳糖苷酶 A 缺乏所致溶酶体贮积病。又称安德森-法布里病（Anderson-Fabry disease）、弥漫性体血管角质瘤、皮肤毛细血管扩张症、α-半乳糖苷酶 A 缺乏症。属罕见病。主要表现为血管角质瘤、少汗症、角膜和晶状体浑浊、肢体感觉异常，以及肾、心脏和脑血管病变。尿毒症和心脑血管病变是患者死亡的主要原因。

病因及发病机制 此病属 X 连锁隐性遗传。致病基因定位于 X 染色体 q22。α-半乳糖苷酶 A 缺乏导致该酶介导的糖鞘脂代谢障碍，糖鞘脂尤其是酰基鞘氨醇三己糖苷（globotriaosylceramide，

Gb3）不能分解为半乳糖，使以 Gb3 为主的底物进行性贮积在溶酶体内。有些突变使 α-半乳糖苷酶 A 活性完全丧失，病变累及全身，特别是心、肾、皮肤和神经系统。有些突变则保留部分酶活性，病变程度较轻，发病较迟，以心肌为主要累及对象，也可累及肾脏。

临床表现 经典型患者的临床表现包括心脏和其他组织器官受累。

心脏受累表现 ①心肌病：糖鞘脂浸润心肌引起左心室肥厚是最常见的心脏结构异常。随年龄增大发生率逐渐增加。男性患者发病早于女性。超声心动图表现为左心室室壁厚度增加，左心室肥厚为对称性。非对称性肥厚见于 5% 病例，可发展为左心室流出道梗阻。左心室收缩功能通常在正常范围或仅轻度减退。出现轻度舒张功能不全是此病普遍特征，可经心脏多普勒检查检出。患者可有乏力和呼吸困难，但导致限制型心肌病的病例很少见，后者有呼吸困难、乏力、颈静脉怒张、肝大、腹水和水肿，心脏可闻第三心音和（或）第四心音，心导管检查左心室充盈压显著增高。右心室也常被累及，但右心室肥厚较轻，不会导致严重右心室功能不全。②瓣膜病：糖鞘脂浸润瓣膜成纤维细胞可引起瓣膜病，典型改变是瓣膜增厚和变形。轻度主动脉瓣、二尖瓣和三尖瓣关闭不全最常见，在相应瓣膜听诊区可闻及杂音，很少需手术矫治。③心绞痛：源于心肌肥厚耗氧量增加、内皮细胞功能减退及微血管功能障碍。心悸为常见主诉。冠状动脉造影显示冠状动脉常正常。心肌梗死少见。④心律失常：室上性心动过速、心房颤

动和心房扑动最常见。患者可发生猝死。早期心电图 PR 间期缩短常见，有一定特征性。随着疾病进展，PR 间期延长，并可见束支传导阻滞。

皮肤受累表现 病变表现为血管角质瘤（毛细血管扩张），出现于儿童期，随年龄增长而增加。损害为星点状，暗红至蓝黑色，扁平或轻度隆起，压之不褪色。大的血管角质瘤可呈轻度角化。皮肤损害可发生于任何部位，而以腰至膝间最为密集。常有少汗、无汗，是此病重要的临床表现。

神经系统受累表现 典型表现为肢端感觉异常和疼痛，可非常剧烈，是儿童和青春期患者最突出的症状。除少数患者外，疼痛性肢端感觉异常多数于 30~40 岁时发作减少。

胃肠道受累表现 可有恶心、呕吐、腹痛、腹胀或腹泻。

肾脏受累表现 早期可出现管型尿、尿中有脂质包涵体，20~40 岁起可出现蛋白尿、等渗尿和肾衰竭。

其他表现 可有头晕、耳鸣、听力减退甚至突发性耳聋。此外，还可表现角膜浑浊、晶状体损害、视网膜血管迂曲、贫血、骨质疏松等。

非经典型患者仍有部分 α-半乳糖苷酶 A 活性，仅成人期 40 岁以后出现心肌肥厚，也可出现肾脏病变，而无其他表现。杂合子女性则可无症状或仅有轻微症状。

诊断 对典型患者，重要诊断依据为血管角质瘤、疼痛性肢端感觉异常、少汗或无汗、角膜浑浊和晶状体损害等。超声心动图是诊断合并心脏受累的重要手段，心室肌肥厚特别是左心室肥厚，舒张功能不全常见，但仅根据超声心动图不易与肥厚型心肌

病、限制型心肌病（如心脏淀粉样变性）鉴别。心脏磁共振成像可清晰显示心室壁增厚，对鉴别诊断有帮助。心电图早期表现 PR 间期缩短对诊断有提示作用。心绞痛患者冠状动脉造影正常也有助于诊断。心内膜心肌活检对确诊此病有很大价值，可见心肌组织内糖鞘脂浓度显著增高。α-半乳糖苷酶 A 活性检测为法布里病的确诊手段，血浆、白细胞或培养的成纤维细胞或淋巴细胞中 α-半乳糖苷酶 A 活性显著降低即可确诊。

治疗　包括对症治疗和特异性酶替代治疗。对心绞痛、心功能不全、蛋白尿和肾功能不全患者分别给予相应治疗。对房室传导阻滞和恶性室性心律失常的患者可考虑分别植入起搏器和植入型心律转复除颤器。肾衰竭时需做血液透析或肾移植。对慢性肢端感觉异常和周期性剧痛发作者，卡马西平可减轻症状。

（马　虹）

jiéjiébìng

结节病（sarcoidosis）　以非干酪样坏死性上皮细胞肉芽肿为病理特征，多系统受累的疾病。又称类肉瘤。以肺、皮肤和淋巴受累最多见。心脏受累又称心脏结节病或心脏类肉瘤，轻者可无临床表现，重者表现为心力衰竭、心律失常和猝死。

病因及发病机制　病因尚不清楚，有感染和非感染性免疫反应学说。结节病基本病变为非干酪样肉芽肿，主要由类上皮细胞组成，偶见多核巨细胞，周围有少量淋巴细胞。肉芽肿可累及身体任何组织和器官，尸检统计心脏受累者占 20%~50%，有心脏临床表现者占 10%。心脏任何部位的心肌和传导组织均可受累，

最常见受累部位为左心室游离壁和室间隔。心肌浸润范围广泛者可致心室壁僵硬，浸润部位最终形成纤维瘢痕和室壁瘤。心脏受累轻者可仅有数个小的病损。瓣膜和乳头肌可受累。心包受累少见。可累及冠状动脉的小分支，不累及大的血管。

临床表现　有多系统受累的临床表现。

心脏表现　因心脏受累部位及程度不同而异。轻者可无任何症状和体征，或仅在体检时发现有异常心电图改变。半数患者心电图可见复极异常和各种心律失常，偶可见类似心肌梗死的异常 Q 波。

心律失常　常见。快速性心律失常可表现为房性期前收缩、房性心动过速、心房颤动、心房扑动、单源性或多源性室性期前收缩、室性心动过速等。室性心律失常比房性心律失常多见。缓慢性心律失常主要表现为房室传导阻滞。三度房室传导阻滞发生率为 20%~30%，是一种严重的临床情况。晕厥和猝死是心脏结节病较常发生的严重事件，由三度房室传导阻滞或恶性室性心律失常所致。

心力衰竭　亦为常见临床表现。心室舒张功能和收缩功能均可受损，严重病例可表现为限制型心肌病或扩张型心肌病或兼而有之。表现为限制型心肌病者心脏扩大较轻，左心室射血分数减退不明显，以右心衰竭表现为主，腹水较多见，患者出现呼吸困难和乏力。表现为扩张型心肌病者心脏扩大较明显，左心室射血分数减退，以左心衰竭表现为主，双肺常闻及湿啰音，心尖区可闻心室奔马律及收缩期杂音。杂音由左心室扩张产生二尖瓣相对关

闭不全所致，而非源于结节病直接累及乳头肌。结节病累及肺部，可导致弥漫性纤维化而引起严重右心衰竭。可有少量心包积液，心包受累严重者可发生心脏压塞或缩窄性心包炎。

其他表现　全身症状有低热、乏力、盗汗、食欲缺乏、体重减轻、咳嗽、呼吸困难等。肺部最常受累，X 线胸片常见不均匀的结节状或粟粒状阴影，特征性表现则为双侧对称性肺门淋巴结肿大及纵隔淋巴结肿大。周围淋巴结受累率高，以颈前、颈后、锁骨上淋巴结肿大多见，腹股沟、腋窝、肘窝淋巴结肿大次之。皮肤病变以结节红斑最常见，多见于面部、颈部、肩部或四肢，也可见冻疮样狼疮、斑疹、丘疹和皮下结节等。此外，结节病累及眼部可表现为葡萄膜炎和急慢性虹膜睫状体炎，累及脑神经引起面神经麻痹，累及垂体前叶引起尿崩症等。

诊断与鉴别诊断　心脏结节病诊断可依据弗莱明（Fleming）标准：①有心脏结节病表现，如心电图示房室传导阻滞、房性和室性心律失常、ST-T 改变，超声心动图示局限性或有时呈弥漫性左心室室壁运动异常，限制型和（或）扩张型心肌病的临床表现。②临床上诊断为结节病。③组织学检查证实为结节病。

因结节病浸润心脏部位多变，并非均匀浸润心肌，仅约 20% 患者的心内膜心肌活检可获得阳性结果，因此心肌活检阴性并不排除心脏结节病的诊断。做放射性核素心肌显像时，冠心病患者运动后心肌灌注缺损加重，而心脏结节病患者运动后心肌灌注缺损改善，这种对运动反应的差别对心脏结节病和冠心病的鉴别诊断

有一定价值。

治疗 糖皮质激素是心脏结节病最重要的治疗药物，可有效缓解临床症状，抑制肉芽肿病变和纤维化进展，提高生存率。加用免疫抑制剂可使患者进一步获益。对房室传导阻滞和恶性室性心律失常者可分别植入起搏器和植入型心律转复除颤器。

(马 虹)

tángniàobìngxìng xīnjībìng

糖尿病性心肌病 （diabetic cardiomyopathy）

糖尿病所致心肌疾病。可导致左心室肥大、收缩和舒张功能不全、心力衰竭。在糖尿病状态下，不依赖于原发病如高血压、冠心病及其他已知心脏疾病，是一种独立的、特异性糖尿病并发症。

发病机制 包括以下几方面。

心肌糖类、脂类和能量代谢异常 在糖尿病性心肌病发病中起重要作用。高血糖和胰岛素抵抗可直接引起心肌细胞损伤。长期高血糖毒性作用促进血浆和组织蛋白质非酶糖化，形成终末期糖化产物，在细胞外基质中沉积致血管壁弹性减退并损伤心肌。正常心脏糖代谢和脂肪酸氧化产生的腺苷三磷酸（adenosine triphosphate，ATP）分别占总 ATP 的 30% 和 70%，糖尿病时心肌组织摄取葡萄糖减少，心脏产生的能量几乎完全依赖于脂肪酸氧化，高脂肪酸代谢增加心脏耗氧量和活性氧簇的产生，造成心脏损伤；而胰岛素缺乏时脂肪组织的脂解增加，释放游离脂肪酸增多，游离脂肪酸及其氧化产物积聚时对心肌细胞直接产生毒性。

心肌细胞钙调节异常 糖尿病时细胞内钙超载是引起心肌细胞损害的另一重要原因。糖尿病状态下心肌细胞 Na^+-K^+-ATP 酶减少，Na^+-Ca^{2+} 交换体减少，使钙排出细胞外受阻；肌质网膜钙泵活性降低，使肌质网从胞质摄取钙发生障碍，心肌细胞钙超载影响心肌收缩和舒张功能。

其他 包括活性氧和活性氮的过度产生引起氧化应激损伤及糖尿病抗氧化应激能力受损。体液机制中循环及心脏局部的肾素-血管紧张素系统激活、心肌组织中肿瘤坏死因子-α 和转化生长因子-β₁的表达明显增高，均可造成心肌间质纤维化、心肌肥厚和心肌重构。糖尿病病程长的患者中心脏自主神经病变的发生率高，去甲肾上腺素活性增强，可加重心肌的微血管病变，增加心肌耗氧量，并可诱发严重心律失常和猝死。

病理改变 心肌间质糖原染色（PAS 染色）阳性物质沉着、心肌毛细血管基膜增厚及心肌间质胶原纤维沉积和心肌纤维化是此病的重要病理特征。其他病理改变还包括心肌细胞肥大、心肌肥厚、毛细血管内皮肿胀和管腔狭窄、毛细血管瘤形成和毛细血管周围纤维化等。

临床表现 ①心力衰竭：为主要临床表现。在出现心力衰竭前，超声心动图已能发现等容舒张期延长、快速充盈期延长、峰充盈率降低、E/A 比值降低等左心室舒张功能不全改变。出现心力衰竭后，患者可有气促、乏力、水肿等，体查可有肺部啰音、心前区收缩期杂音及第三心音奔马律，心脏叩诊、X 线胸片及超声心动图检查提示心脏扩大，心脏彩超检查还显示左心室室壁运动障碍及左心室射血分数降低。②心律失常：是糖尿病性心肌病另一常见临床表现，可表现为室性期前收缩、室性心动过速、心房颤动、病态窦房结综合征和房室传导阻滞等。③心绞痛：源于心室壁内小冠状动脉阻塞。

诊断与鉴别诊断 诊断尚无统一标准。确诊糖尿病的患者若有心力衰竭的临床表现，或心脏扩大伴收缩功能受损，或心脏虽无扩大但已出现舒张功能障碍，均应考虑糖尿病性心肌病的可能。应排除高血压性心脏病、冠心病、原发性扩张型心肌病、风湿性心脏病等其他心脏病所致心力衰竭和心脏扩大。1 型糖尿病患者确诊糖尿病性心肌病较 2 型相对容易，2 型糖尿病患者常合并高血压和冠心病，诊断糖尿病性心肌病时应仔细鉴别。高血压、冠心病和糖尿病的心脏损害也可能同时存在。心内膜心肌活检发现特征性微血管病变如毛细血管基膜增厚和心肌间质 PAS 染色阳性对此病诊断很有帮助。患者同时有其他微血管病变，如视网膜、肾血管病变对诊断也有帮助。

治疗 包括心力衰竭治疗、原发病治疗及高危因素控制。

心力衰竭治疗 糖尿病合并心力衰竭时，治疗与非糖尿病患者相似，疗效甚至更好。血管紧张素转换酶抑制剂（ACEI）和血管紧张素 Ⅱ 受体阻断剂（ARB）均能显著改善患者死亡率。β 受体阻断剂应选用美托洛尔、比索洛尔或卡维地洛，从小剂量开始。其中卡维地洛兼有改善患者胰岛素敏感性和血脂异常的作用，但应注意 β 受体阻断剂对低血糖症状的掩盖。

控制血糖 严格控制血糖可降低患者心力衰竭的发生率，靶目标是尽量控制血糖至接近正常水平。胰岛素是糖尿病性心肌病发生心力衰竭时的首选药物，其主要不良反应是低血糖反应，应让患者及其家属熟知此反应，以便尽早发现及处理。

控制血压 糖尿病患者常同时合并高血压，两者协同加重心肌结构和功能损伤。糖尿病性心肌病合并高血压时，控制血压可明显降低心力衰竭发生率。降压目标是血压<130/80mmHg，老年或伴严重冠心病的血压目标值是<140/90mmHg。首选 ACEI 或 ARB，需联合用药时，应以 ACEI 或 ARB 为基础。亦可应用利尿剂、β 受体阻断剂或二氢吡啶类钙通道阻滞剂。利尿剂和 β 受体阻断剂宜小剂量使用。应注意 β 受体阻断剂可掩盖低血糖症状。

控制血脂 糖尿病属于冠心病等危症。糖尿病伴心血管病为极高危状态。对于这类患者，均提倡应用他汀类降脂药治疗，将低密度脂蛋白胆固醇降至 2.07mmol/L 以下，或较基线水平降低 30%~40%。糖尿病患者常存在高甘油三酯血症，若其水平在 2.26~5.65mmol/L，可加用贝特类药。贝特类药与他汀类药合用时，应特别注意监测肝功能和横纹肌损害的指标。

合并冠心病治疗 糖尿病性心肌病合并冠心病，特别是多支血管病变者，若需做血运重建术，冠状动脉旁路移植术比经皮冠状动脉腔内介入术预后更好，特别是对于用乳内动脉做旁路移植术者。

（马 虹）

huàliáo yàowù xiāngguānxìng xīnjībìng

化疗药物相关性心肌病

（chemotherapy-related cardiomyopathy） 化疗药所致心肌病变。又称化疗药介导性心肌病。发生在化疗药用药期间或用药后。

病因及发病机制 在化疗药物中，蒽环类药物的心脏毒性最突出，烷化剂、抗代谢类药、抗微管类药、抗肿瘤抗生素和抗肿瘤单克隆抗体也有不同程度的心脏毒性。

蒽环类药 特别是阿霉素对心肌细胞有较高亲和力，有显著的心脏毒性。阿霉素可生成超氧自由基，被还原型辅酶Ⅱ（NADPH）还原为醌自由基，再与分子氧反应形成高反应活性的细胞毒化合物，活性氧自由基和过氧化氢。氧自由基在 Fe^{3+} 的存在下引起心肌细胞脂质过氧化反应，破坏心肌细胞膜完整性，损害心肌细胞线粒体，影响心肌细胞代谢及机械功能。此外，蒽环类药物可增加心肌细胞肌质网的 Ca^{2+} 释放至胞质，减少肌质网对胞质 Ca^{2+} 的摄取，致心肌细胞内 Ca^{2+} 超载，引起心肌损伤。以上因素促使心肌细胞发生凋亡和坏死，导致心室重构和左心功能损害。

其他化疗药 致心肌病变作用比蒽环类药少见，一旦引起心肌病变，也可非常严重。烷化剂环磷酰胺的心脏毒性与用药剂量相关，高剂量环磷酰胺可引起心肌毛细血管病变，高浓度细胞毒性代谢产物自血液漏出至心肌组织，使心肌发生出血性坏死。抗代谢类药氟尿嘧啶和卡培他滨的心脏毒性作用与冠状动脉痉挛有关。抗微管类药紫杉醇的心脏毒性与其制剂中的赋形剂聚氧乙基蓖麻油释放组胺有关。

临床表现 蒽环类药物相关性心肌病可分为急性、慢性和迟发性毒性反应。①急性毒性反应：发生在用药期间，甚至单次给药后，特点为短暂、可逆。主要表现为心电图出现 QT 间期延长、QRS 波低电压、非特异性 ST-T 改变等。可发生房性和室性心律失常，很少引起心力衰竭，一旦出现可致死亡。②慢性毒性反应：发生在治疗后数周至数年，以发生在治疗 1 年以内最常见，出现乏力、呼吸困难、心脏扩大、心室奔马律、肺部啰音等，可有急性心力衰竭发作。病程长者出现右心衰竭。③迟发性毒性反应：发生在治疗结束后数年到数十年，临床表现与扩张型心肌病相似，可有左、右心衰竭，严重程度有剂量依赖性，若累积剂量超过 $550mg/m^2$，严重心脏毒性发生率可从 1%~4% 升至 30%。严重心律失常不常见。青春期前曾接受蒽环类药治疗，但未发生明显心脏毒性者，成年后也可能发生心力衰竭。

其他化疗药的心脏毒性出现率较低。①烷化剂：环磷酰胺低剂量时不表现心脏毒性，但高剂量（120~240mg/m^2）可能导致急性心脏毒性反应，多发生在用药后 15 日内。轻者仅在心电图上表现为非特异性 ST-T 改变，重者发生急性心力衰竭，可致死亡，也可发生心包积液甚至心脏压塞。大剂量异环磷酰胺亦可引起急性严重心力衰竭和恶性心律失常。患者可死于心源性休克。顺铂相关性心肌毒性包括心电图出现 ST-T 改变、急性心肌缺血、心肌梗死和心力衰竭等。②抗代谢类药：氟尿嘧啶相关心脏毒性最常见的是胸痛，也可发生房性和室性心律失常，但很少发生心力衰竭。胸痛由冠状动脉痉挛引起，应用硝酸甘油可缓解。卡培他滨很少引起心脏毒性，表现与氟尿嘧啶心脏毒性相似，亦由冠状动脉痉挛引起。甲氨蝶呤可引起心肌缺血和心律失常。③抗微管类药：紫杉醇主要心脏毒性为致心律失常，最常见的是无症状性可逆性心动过缓，也可出现房室传导阻滞和室性心动过速。紫杉醇与蒽环类药合用，心脏毒性作用的发生率增加。④抗肿瘤抗生素：丝裂霉素偶可导致心力衰竭。博莱霉素治疗过程中可引起心包炎，但少见。⑤抗肿瘤单克隆抗体和靶向治疗药：曲妥珠单抗可引起无症状心功能减退和有症状的心力衰竭。利妥昔单抗输注时可偶致心律失常和心绞痛。贝伐单抗可致高血压、心力衰竭、心绞痛和心肌梗死。

诊断 使用化疗药前无心脏病临床表现，常规检查心电图或超声心动图等正常，而在化疗药使用过程中或使用后出现无其他原因可解释的左心功能不全、心律失常等心肌病表现，应考虑化疗药相关性心肌病的可能。

左心室射血分数减低是诊断此病最重要的指标。心脏磁共振成像可准确评价左心室容积、重量、功能，是判断化疗药心脏毒性作用的理想手段，但由于费用较高限制了其使用。超声心动图评价心功能的准确性和重复性虽较低，但检查方便易行，仍不失为常用的检查手段。放射性核素血池扫描监测左心室射血分数减低的准确性和重复性优于超声心动图，也可作为早期发现心脏毒性的重要监测手段。影像学检查应注意心脏舒张功能，心脏舒张功能受损是心脏毒性的早期表现。心电图表现多为非特异性，对早期诊断价值不大。心脏损伤标志物肌钙蛋白 T 和肌钙蛋白 I 可早期反映化疗药的心脏毒性作用，敏感性和特异性高。

治疗 蒽环类药的心脏毒性威胁患者生命，且不可逆，部分肿瘤患者不是死于肿瘤，而是死于化疗毒性作用，预防其发生非常重要。①注意累积剂量：蒽环类药的心脏毒性与累积剂量密切相关，为预防心脏毒性，阿霉素累积剂量不宜超过 $450mg/m^2$，总剂量达到 $350\sim450mg/m^2$ 者，应定期监测用药。左心室射血分数下降 15% 或降至 50% 以下者，应停用阿霉素。肝功能不良者可根据血清胆红素水平调整剂量。②注意给药方式避免过高的峰药浓度：单次大剂量给药毒性大于分次给药，静脉推注毒性大于静脉持续点滴。③注意危险因素：对年龄>65 岁或<4 岁、原有轻度心脏病、贫血及恶病质患者尽量避免使用蒽环类药或减小剂量，并应及时纠正出血、贫血、水电解质紊乱及酸碱平衡失调。④注意避免心脏毒性的叠加效应：避免蒽环类药联用其他可能引起心脏毒性的化疗药，避免用于有纵隔放疗史者。⑤选用新开发的蒽环类药：如吡柔比星和阿柔比星的心脏毒性比多柔比星明显下降。⑥清除氧自由基药物：右丙亚胺具有强大的铁螯合作用，可阻断心脏蒽环-Fe^{3+}复合物的形成及由此引起的脂质过氧化反应，有效保护心肌细胞。⑦其他药物：血管紧张素转换酶抑制剂、维生素 C、维生素 E、还原型谷胱甘肽及中药参麦注射液、生脉注射液均可应用。⑧针对左心室功能不全、心力衰竭、心律失常等进行治疗。蒽环类药所致的急性心功能不全对治疗反应较差。

(马 虹)

zhì xīnlǜshīchángxìng yòuxīnshì xīnjībìng

致心律失常性右心室心肌病
（arrhythmogenic right ventricular cardiomyopathy，ARVC） 右心室心肌进行性被脂肪或纤维组织替代导致右心室结构改变和功能障碍的原发性心肌病。又称致心律失常性右心室发育不良。ARVC 患病率为 1/1500～1/1000，是导致年轻人（特别是青年运动员）猝死的主要病因之一。

病因及发病机制 主要由遗传因素决定，呈一定的家族聚集性，属常染色体遗传，具有常染色体显性遗传和常染色体隐性遗传两种方式，前者更常见。发现相关基因 10 余种，大部分为编码桥粒结构的基因。已在桥粒上发现与细胞-细胞连接相关的遗传突变位点，其中 7 个基因与 ARVC 相关，包括桥粒斑珠蛋白（plakoglobin，JUP）、桥粒斑蛋白（desmoplakin，DSP）、斑菲素蛋白-2（plakophilin-2，PKP2）、桥粒核心糖蛋白-2（desmoglein-2，DSG2）、桥粒糖蛋白-2（desmocollin-2，DSC2）、转化生长因子-β_3（transforming growth factor beta-3，TGF β_3）和 TMEM43。已证明，RYR2 编码的兰尼碱受体突变的 ARVC，具有心动过速的表现（紧张导致的双向室性心动过速），但无显著的心电图和结构异常。有资料提示病毒性心肌炎可引起心脏功能下降和促进 ARVC 的发展，但两者关系仍不清楚。

ARVC 病变呈渐进性，首先从心外膜心肌开始，逐渐浸润直至心内膜心肌。右心室游离壁变薄弱，逐渐扩张，甚至形成室壁瘤，典型部位在右心室下壁、心尖、漏斗部和右心室流出道三角区。纤维脂肪组织交织在心肌组织中影响心电传导，出现晚电位、ε 波（QRS 波末和 ST 起始段之间的电位波，提示部分右心室激动延缓）、不完全性右束支传导阻滞及折返现象，是室性心律失常的发生机制。右心室心肌的组织学变化为严重的心肌细胞肥大，纤维脂肪组织替代，认为是心肌细胞死亡后的修复现象。纤维脂肪组织的浸润是发生室内传导阻滞和致命性心律失常的组织基础。在75%的活检心脏中可发现炎症，也可能是室性心律失常的触发因素。尚不清楚炎症是细胞死亡还是感染或免疫反应的结果。

临床表现 亚临床阶段尚未发现结构异常，患者常无临床症状，心脏骤停可能是首次或末次（猝死）的临床表现。可分为隐匿型、心脏扩大型、急性心律失常型和心力衰竭型。

明显心电异常 常伴心悸和（或）晕厥，最主要的心电图表现为右心室起源的症状性室性心律失常，特别是由运动激发。室性心律失常伴完全性左束支传导阻滞（left bundle branch block，LBBB），可从单发的室性期前收缩、持续室性心动过速，甚至是心室颤动导致的心脏骤停。下轴位的LBBB提示室性期前收缩是起源于右心室流出道，上轴位的LBBB提示起源于右心室下壁，但是，具有LBBB的室性期前收缩并非ARVC特有的心电图征象。14岁以上患儿出现的右胸导联（$V_1 \sim V_3$，尤其是V_1）的T波倒置是ARVC的特征之一。QRS波时限>0.11秒及ε波则强烈提示室内传导阻滞。

右心室衰竭 随病情进展，右心室心肌丢失越来越多，逐渐发生右心室机械功能障碍，出现泵功能衰竭。

双心室衰竭 病变累及室间隔和左心室，则会发生心力衰竭，表现类似扩张型心肌病。

诊断 国际心脏病专家工作组1994年提出ARVC诊断标准，2010年对其再次修订。主要根据：①有晕厥、猝死或有确诊ARVD患者的家族史。②有心电图改变，如$V_1 \sim V_3$导联的T波倒置（无右束支传导阻滞和QRS时限≤0.12秒）、ε波（在$V_1 \sim V_3$导联）或晚电位。③出现右心室来源的室性心律失常或室性心动过速或心室颤动。④超声心动图、磁共振成像、右心室造影显示右心室流出道增宽，右心室节段性室壁运动异常或不运动，右心室收缩不协调或室壁瘤形成。⑤病理组织学分析，残余心肌细胞<60%，心内膜心肌活检可见右心室游离壁脂肪替代现象（≥1个标本），是确诊的金标准。

鉴别诊断 ①特发性右心室心律失常：其特点是无家族史，心脏无明显结构异常，心电图表现为室性心动过速起源于肺动脉圆锥，电轴右偏，可自行终止，预后良好。一项研究表明ARVC患者B型利尿钠肽升高，而特发性右心室心律失常患者该指标正常，具有一定的鉴别价值。②布鲁加达综合征（Brugada syndrome）：是一种遗传性钠离子通道病，有家族遗传特点，但无心脏结构改变，心电图特征性表现有：右胸导联穹隆样ST抬高≥2mm、不典型右束支传导阻滞、右胸导联QT间期延长。阿义马林可诱发布鲁加达综合征右胸导联QT间期延长，而ARVC的QT间期无变化，且50%ARVC患者可诱发出ε波。

治疗 尚无治愈方法，主要针对心力衰竭和心律失常，旨在降低恶性心律失常的发生率，防止猝死，降低病死率和提高患者生活质量。主要治疗方法：①改变生活方式：对于有晕厥史、疑诊ARVC（特别是有家族史）及确诊ARVC的患者均应限制劳力性活动，特别是竞技性运动和训练。劳力性活动可促进儿茶酚胺分泌引起心律失常，同时，过度的机械负荷可导致心律失常和加速疾病发展。避免激烈的情绪波动，禁饮浓咖啡或浓茶，或大量饮酒。②治疗心律失常：通常认为β受体阻断剂对ARVC的室性心律失常有效，可作为一线药物；胺碘酮有效，可用于辅助或单独治疗；索他洛尔可能有效，但证据不充分。射频消融也是治疗措施之一。值得注意的是，2010年的一项临床试验提示，仅胺碘酮对ARVC的室性心律失常有效或减少植入型心律转复除颤器（implantable cardioverter defibrillator，ICD）放电，而β受体阻断剂或索他洛尔均无明显作用，然而这一结果有待进一步研究。研究表明，适用于高风险的ARVC患者（不明原因的晕厥、心脏骤停或持续性室性心动过速、右心衰竭、左心室受累、心脏性猝死家族史），植入ICD对预防心脏性猝死的发生具有重要意义。③治疗心力衰竭：可应用强心药、利尿剂和血管紧张素转换酶抑制剂，对终末期心力衰竭、难治性心力衰竭患者可行心脏移植术。⑤手术治疗：右心室切开术和右心室游离壁隔离术已较少应用。

预后 尚无很好的方法对ARVC进行危险分层和死亡预测。研究提示，主要危险因素为出现晕厥、胸痛、右心室和（或）左心室衰竭、LBBB形态的室性心动过速和（或）QT离散度增加。应用抗心律失常药治疗并不能降低猝死的发生率。此病自然病程大多为右心室功能逐渐恶化，抗心律失常药的疗效逐渐减弱，改善生存仅能依赖植入ICD。

预防 确诊ARVC的患者应避免竞技性体育运动，并应对所有患者进行危险度评估及家族筛查，以期尽早诊治。临床中对各种心律失常患者应结合病史、家族史及多种检查方法，提高ARVC的诊出率。

（王玉堂　张　健）

xīnshìjī zhìmìhuà bùquán
心室肌致密化不全（noncom-paction of ventricular myocardium，NCVM）

以心肌小梁致密化不良为特征的先天性心肌疾病。又称持续胚胎心肌或海绵状心肌。临床分类不明确，属于未分类的心肌病。较罕见。NCVM主要累及左心室，右心室受累较少见。合并其他先天性心血管畸形者称为继发性NCVM，反之称为特发性NCVM。临床大多数为特发性左心室肌致密化不全。此病可见于各年龄，早期报道儿童多见，但成人病例并不少见。

病因及发病机制　病因尚不十分清楚，认为与线粒体DNA异常、肌小节基因突变、编码β-肌球蛋白重链（MYH7）基因突变、α-心肌肌动蛋白（ACTC）和心脏肌钙蛋白T（TNNT2）基因突变有关。胚胎发育期网织状肌小梁致密化过程不良，表现为持续存在的小梁化心肌结构，以出现心肌小梁化和肌小梁间隐窝为其特征性改变。

病理改变　包括心室腔扩大和心肌重量增加。心肌细胞排列不规则，形成网状结构和心肌小梁化，在心内膜侧形成心肌隐窝，由心底部至心尖部位的心肌逐渐变薄。NCVM患者冠状动脉大多供血正常，心腔内窦状隙型心肌供血增加，可能与病变心肌由心腔内直接供血有关。

临床表现　缺乏特异性。70%以上为孤立性，60%以上仅累及左心室，近40%累及双侧心室和单独累及右心室，表现为受累心室舒张期末内径和收缩期末内径增大，左心室射血分数下降。部分NCVM患者存在左心房和（或）左心室血栓，可合并脑梗死和短暂性脑缺血发作。NCVM可出现心功能不全和（或）心律失常，包括心室收缩和舒张功能不全引起的心力衰竭、室性和房室心律失常、室内传导阻滞、心脏性猝死、血栓栓塞（体循环或肺循环）等。个别患者除可合并其他非结构性心脏病外，也可合并预激综合征。NCVM可合并先天性心脏畸形、巴氏综合征（Barth syndrome）、长QT综合征、沃-帕-怀综合征（Wolf-Parkinson-White syndrome）等，以及其他心肌疾病，如扩张型心肌病或肥厚型心肌病等。NCVM与恶性心律失常相关。

诊断　超声心动图对NCVM具有诊断价值，心外膜表面到小梁隐窝谷之距离/心外膜表面到小梁峰处之距离比值≤0.5，存在大量、过度的显著小梁化（可发现超过3处的小梁化）和深的小梁间隐窝即可诊断（图）。也可由左心室造影诊断。心脏CT和磁共振成像作为无创性手段也可显示致密化不全心室的双层结构及小梁化和隐窝。

治疗　主要针对心力衰竭和心律失常。心力衰竭的治疗同一般治疗原则；心律失常缺乏特征性，室性心律失常是猝死的主要原因，应加强有效治疗，以降低死亡率。心脏移植是最后选择。

（李广平）

wéishēngqī xīnjībìng
围生期心肌病（perinatal period cardiomyopathy，PPCM）

妊娠末期1个月至产后5个月首次发生、以心肌受累为主且原因不明的心肌病。临床相对少见，发生率约为1/3000，多见于高龄、多胎而营养不良的孕产妇。

病因及发病机制　病因未明。有人认为剖宫产术、慢性高血压、先兆子痫为PPCM的危险因素。与其发病相关的因素如下。①病毒感染：病毒性心肌炎与PPCM有密切关系，因柯萨奇病毒或其他病毒感染可导致持久性心肌损害。多项研究提示，PPCM患者心内膜心肌活检时心肌炎检出率为62.1%～78.1%，且动物研究发现妊娠大鼠比非妊娠大鼠心肌更易受病毒感染。②与先兆子痫时血流动力学的应激反应有关。③遗传因素及自身免疫病：此病在妊娠前和妊娠前半期并无心脏病病史及体征，加之再次妊娠时极易复发，提示与妊娠有密切关

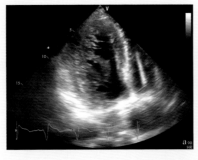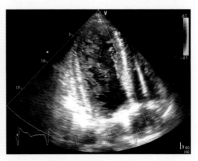

图　左心室肌致密化不全的超声心动图

注：a. 可见左心腔内粗大肌小梁结构、疏松心室壁和深陷的隐窝结构；b. 彩色多普勒血流图可见彩色血流进入隐窝结构

系。部分 PPCM 患者有阳性家族史，认为此病可能为遗传性自身免疫病。④其他：尚与血浆低硒、营养不良、高龄、多产或多胎、贫血、激素水平异常和酗酒等有关。

临床表现　心悸、胸闷、端坐呼吸、肝大、水肿等心力衰竭症状，类似扩张型心肌病，可表现为胸闷、憋气，严重者出现室性心律失常、体循环栓塞、肺栓塞。心脏多向两侧扩大，第一心音减弱，二尖瓣及三尖瓣相对性关闭不全的反流性杂音，左心衰竭和（或）右心衰竭体征。

辅助检查　①心电图：常具有非特异性 ST-T 改变，异常 Q 波，左心室肥厚，左束支传导阻滞、右束支传导阻滞或房室传导阻滞，房性或室性心律失常，动态心电图监测或运动试验也可能发现室性心动过速等。②X 线胸片：显示心脏普遍增大，搏动减弱。③超声心动图：示左、右心室扩大，室壁变薄、弥漫性运动减弱，左心房扩大，二尖瓣、三尖瓣反流，有时心腔内有血栓。④放射性核素心室造影：示心室弥漫性运动减弱，可有左心室射血分数减低和（或）右心室射血分数减低。

诊断　诊断标准：①既往无心脏病病史。②妊娠末期或产后出现心力衰竭临床表现，无其他心脏病依据。③超声心动图显示心房、心室均可扩大，以左心室扩大为主，可伴射血分数减低。

治疗　主要针对心力衰竭。应注重早期监测，初次治疗、初次发生心力衰竭经早期治疗，1/3~1/2 患者可完全恢复。①多项循证医学证明，血管紧张素转换酶抑制剂可预防或抑制心律失常，减少猝死发生，改善预后，

降低病死率。使用时应从小剂量开始，并在数周到 2 个月内逐渐增量，但该药可导致羊水少，胎儿生长缓慢、畸形、死亡，新生儿无尿、肾衰竭等，一般妊娠中晚期禁用。②洋地黄、利尿剂是治疗心力衰竭的常用药物，可安全地用于妊娠期。③左西孟旦在常规药物治疗心力衰基础上，可改善患者的心功能。④溴隐亭可能在标准心力衰竭治疗基础上改善心室功能，对改善严重患者的临床转归可能有益。⑤卡麦角林对 PPCM 心功能可能具有迅速改善作用。

预后　约 1/3 患者进展为致死性心力衰竭，另外 1/3 可能留下永久性心功能损害。

预防　加强妊娠期和围生期体格检查，保证适当营养确保孕妇及胎儿有足够营养，但体重增加每周不超过 0.5kg。合并感染者可诱发或加重心力衰竭，因此预防患者呼吸道、阴道、泌尿道等部位感染十分重要。PPCM 死亡的主要原因是血栓栓塞，因此积极抗凝治疗可预防血栓形成及栓塞并发症。产后在评估心脏功能允许的情况下，协助产妇早期下床活动，以减少血栓形成，也可选用华法林或肝素抗凝治疗。PPCM 发病率虽然不高，但是后果严重，鉴于再次妊娠有复发倾向，应采取避孕或绝育措施预防复发。

(李广平)

jiǔjīngxìng xīnjībìng

酒精性心肌病（alcoholic cardiomyopathy，ACM）　长期摄入大量乙醇（酒精）导致的心肌病。以心律失常和充血性心力衰竭为特征，与扩张型心肌病表现类似，占所有非缺血性扩张型心肌病的 21%~36%。属于特发性心肌病的过敏性和中毒反应所致心肌病。

病因及发病机制　ACM 发病与心肌细胞的多种代谢受累有关。乙醇可通过其脂溶性作用，损害心肌细胞膜的完整性，进而影响心肌细胞细胞器的功能，导致心肌能源供应减少，心肌能量代谢异常；影响细胞膜的离子通透性，细胞内钙超载，导致心肌收缩力下降和膜的电活动异常；乙醇及其代谢产物可与许多蛋白质结合，尤其对赖氨酸残基有较高的亲和性，两者结合后刺激免疫系统产生高浓度的免疫物质。此外，乙醇可促进儿茶酚胺释放，导致心肌肥厚和心律失常。

临床表现　心悸、胸闷多见，常于饮酒后发作，少数患者伴非特异性胸痛和晕厥。严重者可出现充血性心力衰竭，表现为劳力性或夜间阵发性呼吸困难、气促、端坐呼吸、肝大及下肢水肿。心律失常较常见，其中心房颤动最常见，其次是心房扑动、频发室性期前收缩、房性期前收缩及传导阻滞。此外，长期大量饮酒可损害神经系统、肝脏、骨骼肌等靶器官，出现相应症状。

诊断　每日饮酒量超过 90g，连续 5 年以上者有发病危险。每日超过 150g 是重要的临床诊断条件，部分患者可突出表现为心力衰竭。诊断此病应排除其他类型心肌病。

鉴别诊断　①扩张型心肌病：两者临床表现酷似，但经有效治疗和戒酒后，ACM 的预后远好于扩张型心肌病。ACM 的心胸比、心排血指数及收缩压升高在停止摄入乙醇后可明显改善。扩张型心肌病患者常无长时间大量饮酒病史。ACM 超声心动图表现为心肌内斑点状回声增强，扩张型心肌病则为纤细状无增强回声。②糖尿病性心肌病：糖尿病病史

明确，且病史一般较长，具有心脏扩大、心力衰竭和心律失常表现，与扩张型心肌病十分相似。同时，有其他重要脏器受损的表现，如蛋白尿和肾功能受损等。③甲状腺功能亢进症或减退症性心肌病：有明确甲状腺功能异常证据及心脏扩大和心功能不全的表现。甲状腺功能亢进症者首先累及右心室，表现为右心室扩大和右心衰竭，甲状腺功能减退症者大多表现类似扩张型心肌病的全心扩大。患者出现各种心律失常，特别是房性心律失常，如心房颤动和（或）心房扑动。④高血压性心脏病：有长期收缩压或舒张压明显升高病史。超声心动图显示左心室向心性肥厚或非向心性肥厚。高血压加重或合并冠心病者，可发生心力衰竭，降压治疗可迅速纠正心力衰竭。⑤冠心病：两者均可出现心绞痛、心律失常，心电图 ST-T 改变和异常 Q 波。冠心病具有高发的危险因素，早期心电图缺血表现具有区域性，超声心动图提示室壁呈节段性运动异常。冠状动脉造影检查可帮助确诊。

治疗　戒酒是治疗的基础和关键。若不完全戒酒，4 年病死率接近 50%。心力衰竭的治疗见扩张型心肌病。乙醇有抗凝作用，同时损害肝脏，故应监测患者肝功能变化，慎用抗凝药。

（李广平）

Kèshānbìng

克山病（Keshan disease）　以心肌变性、坏死和纤维化为主要病理改变的原发性心脏病。又称地方性心肌病。1935 年发现于黑龙江克山县，因此而得名。其病因及发病机制尚未完全明确。主要有两大学说，即生物地球化学说（硒缺乏、维生素 E 缺乏、膳

食营养不良等）和生物病因学说（肠道病毒感染、真菌毒素、低硒）。发病区域的生活和居民营养状况明显改善，发病率也明显下降，已较为罕见，因此营养学说可能更为可信。临床主要表现为心脏扩大、急性或慢性心功能不全和各种类型的心律失常。临床上将克山病分为急性、亚急性、慢性和潜在性。心脏扩大可能是全心扩大，但可以左心室扩大为著。诊断主要靠胸部 X 线、心电图、超声心动图及化验检查，其特点均类似扩张型心肌病，但是有明显的区域性特点。其鉴别诊断主要是与扩张型心肌病鉴别。谷胱甘肽活性测定可能有助于克山病诊断。防治原则主要是在病区建立和健全防治机构进行常年综合预防，在缺硒的地区需要常年口服亚硒硝酸钠。去氢表雄酮具有抗氧化和应激作用，可能对治疗硒和维生素 E 缺乏相关性克山病有益。心力衰竭者按扩张型心肌病治疗。

（李广平）

yìngjīxìng xīnjībìng

应激性心肌病（stress cardiomyopathy）　情绪或体力应激所致的左心室心尖部呈球形膨出伴功能障碍而酷似急性心肌梗死的临床综合征。曾称左心室心尖球形综合征、心碎综合征和应激诱发的心肌顿抑等。因心室造影显示左心室形状类似日本捕捉章鱼的鱼篓，曾称章鱼篓心肌病。1991 年由日本学者发现。

病因及发病机制　此病常与情绪激动或应激（包括体力应激）状态有关。发病机制尚未明确，可能机制有：大量儿茶酚胺诱导心肌顿抑；多支心外膜血管或微血管痉挛所致的缺血介导的心肌顿抑；老年女性室间隔形态呈 S

形，导致流出道或心室中部梗阻；术后低血容量患者儿茶酚胺过多。

临床表现　类似急性冠状动脉综合征，包括一过性胸痛、胸闷，短暂左心室功能障碍，部分患者有呼吸困难、晕厥、心脏骤停、心源性休克、心力衰竭、肺水肿等。发病前多数患者有严重的精神或躯体应激因素。酷似急性心肌梗死的心电图改变；轻度心肌酶水平升高；冠状动脉造影正常或无明显狭窄。

诊断　美国梅奥诊所（Mayo Clinic）建议同时具备以下 6 项标准可诊断此病：①具有急性冠状动脉综合征相似的发病特征。②左心室心尖部短暂运动减弱、消失或运动障碍，可伴或不伴左心室中部运动障碍或异常。③无阻塞性冠状动脉病变或急性斑块破裂的血管影像学证据。④新出现的心电图异常，包括 ST 段抬高或 T 波倒置，也可表现 QT 间期延长。⑤心脏肌钙蛋白和心肌酶水平轻度升高。⑥排除近期严重颅脑外伤、颅内出血、嗜铬细胞瘤、肥厚型心肌病和心肌炎。

鉴别诊断　此病应与急性冠状动脉综合征鉴别，主要鉴别诊断要点有 5 项。①冠状动脉造影：此病常显示正常或无明显狭窄及阻塞性改变。②心肌酶或血清标志物：虽有升高，但大多数仅为轻至中度升高。③超声心动图：急性冠状动脉综合征可有左心室前壁、下壁、室间隔及心尖部运动减弱、消失，而此病为整个心尖部不运动，呈膨隆状态，心尖部易检测到血栓。④心电图：此病的心电图改变为一过性，可完全恢复，急性冠状动脉综合征的心电图改变尽管也可完全恢复，但大多数会遗留心电图的异常表现。⑤儿茶酚胺浓度：均有升高，

但浓度明显高于急性冠状动脉综合征。

治疗 初始治疗包括抗心肌缺血治疗、持续心电监护、阿司匹林、肝素、β受体阻断剂和血管紧张素转换酶抑制剂或血管紧张素Ⅱ受体阻断剂等。必要的支持治疗可促进病情恢复。确诊此病后，除非合并冠心病，一般应停用阿司匹林。因此病心尖部可形成血栓，故抗凝治疗必要。合并心力衰竭者可给予利尿剂和正性肌力药，也可使用血管紧张素转换酶抑制剂或血管紧张素Ⅱ受体阻断剂等。泵衰竭所致的心源性休克需使用正性肌力药和主动脉内球囊反搏术。

(李广平)

jìngmài xuèshuān shuānsèzhèng

静脉血栓栓塞症（venous thromboembolism，VTE） 静脉系统的栓塞病。包括深静脉血栓形成（deep venous thrombosis，DVT）和肺栓塞（pulmonary embolism，PE）。社区居民年发病率约7/万，约20%患者5年后再发。DVT和PE是同一疾病不同阶段的两种临床表现，常合并发生。50%~70%有症状的血栓栓塞事件和70%~80%致命性PE发生在非手术的内科住院患者。一般的内科住院患者若不预防，有低至中度发生VTE的危险，无症状DVT的发生率为5%~7%，且大多局限于下肢远端静脉。某些严重内科疾病的患者发生VTE的危险明显增加，包括因充血性心力衰竭（NYHA心功能分级Ⅲ级和Ⅳ级）或严重呼吸系统疾病（慢性阻塞性肺疾病急性加重期）住院的患者，卧床伴一项或多项其他危险因素：癌症活动期、VTE病史、脓毒症、急性神经系统疾病（脑卒中伴下肢活动不便）及炎症性肠病等，许多患者通常存在多种危险因素。此外，一些其他特殊情况，如长途旅行会增加VTE的危险，通常飞行时间超过6小时，无论有无VTE危险，均应避免穿着下肢和腰部的紧身衣物，避免脱水，且应经常进行腓肠肌伸缩；已存在VTE危险者应考虑分级加压袜或行程前应用低分子肝素或磺达肝癸钠。

因血栓形成的早期栓子松脆，加上自身纤溶系统的作用，故在血栓形成的最初数天，深静脉内血栓脱落发生PE的危险最高。PE是DVT最严重的并发症，一旦发生，后果严重，具有潜在致死性，早期病死率可高达38.9%，限制了VTE患者短期和长期生存。栓塞后综合征是DVT另一个常见并发症，可导致终身发病肢体疼痛和水肿。因此，对于VTE重在预防及血栓栓塞后的再发。

治疗包括抗凝和溶栓。抗凝治疗是防治VTE的经典方法，经历了从普通肝素到低分子肝素，再到以戊糖为代表的新型抗凝药的临床应用过程，体现了抗凝治疗总体发展趋势，即抗凝的易化及安全性，见肺血栓栓塞症。

(柳志红)

fèishuānsè

肺栓塞（pulmonary embolism，PE） 内源性或外源性栓子阻塞肺动脉或其分支所致一组疾病或临床综合征。包括肺血栓栓塞症（pulmonary thromboembolism，PTE）和非血栓性肺栓塞。PTE为PE最常见类型，占PE的90%~95%，临床上通常所说的PE即指PTE。急性PTE发生后所引发的问题主要是血流动力学改变，呼吸功能不全是血流动力学紊乱的结果。见肺血栓栓塞症。临床上非血栓性肺栓塞较少见，不表现为一种独特的临床综合征。主要包括脂肪栓塞综合征、空气栓塞、羊水栓塞、败血性栓塞、滑石粉栓塞、癌栓和血管内异物等。其病理生理学方面的改变及临床特征不同于PTE。除严重的空气栓塞和脂肪栓塞外，非血栓性肺栓塞对血流动力学的影响轻，以支持治疗为主，见非血栓性肺栓塞。

(柳志红)

fèi xuèshuān shuānsèzhèng

肺血栓栓塞症（pulmonary thromboembolism，PTE） 来自静脉系统或右心房、右心室的血栓栓子堵塞肺动脉或其分支，导致以肺循环和呼吸功能障碍为主要临床和病理生理特征的疾病。简称肺栓塞。美国每年估计有65万~70万新发PTE患者，是第三位常见心血管疾病，仅次于冠心病和高血压。欧美地区未经治疗的PTE病死率高达30%，占全部疾病死亡原因的第三位。若能早期正确诊断，及时给予有效治疗，大多数PTE预后较好，病死率可低至2%~8%，但此病误诊率高达70%~80%，即使在美国等西方发达国家，急性PTE得到正确诊断，有效治疗者也不足1/3。此病漏诊率、误诊率、病死率、致残率均高，已成为严重危害患者健康和生命质量的国际性重大医疗保健问题。

病因及发病机制 PTE患者通常情况下有一种或多种血栓易患因素存在。特发性或不明原因的PTE仅占约20%。心血管疾病，尤其合并心房颤动、心力衰竭，是PTE的主要危险因素，也是中国PTE的最常见原因。住院患者常具有血栓形成的2~3种危险因素，属于静脉血栓栓塞症的高危人群。因血栓形成的早期血栓松脆，加上自身纤溶系统的作用，故在血栓形成的最初数天，血栓脱落发生 PTE 的危险最高。

血栓常由以下原因引起。①深静脉血栓形成（deep venous thrombosis，DVT）：约70%的肺动脉血栓栓子来源于下肢深静脉血栓脱落，少数血栓可来自于盆腔静脉和上肢静脉。深静脉血栓是并发肺栓塞的高发人群，有50%~70%下肢深静脉血栓患者并发肺栓塞，大部分患者为无症状性肺栓塞。下肢静脉曲张、静脉炎；腹部大手术；脊椎、髋关节等骨科大手术；长期卧床；肥胖；怀孕；高龄；口服避孕药；中心静脉置管；长途旅行等均为下肢静脉血栓的危险因素。②肿瘤：恶心肿瘤细胞可产生激活凝血系统的物质（如组织蛋白酶和蛋白酶）而致血液高凝状态，易致血栓形成。肿瘤本身也可脱落导致肺栓塞，如右心黏液瘤、肺癌、肝癌、胰腺癌等，肺癌形成癌栓最常见。③右心房血栓：肺栓塞患者合并右心血栓的发生率为7%~18%。心房颤动患者右心房的附壁血栓形成，感染性心内膜炎时三尖瓣和肺动脉瓣的赘生物等均可脱落引起肺栓塞。右心房血栓发生急性肺栓塞死亡率高，早期死亡率80%~100%。④易栓倾向：凝血因子 V Leiden 突变、凝血酶原 20210A 基因突变、抗凝血酶Ⅲ缺乏、蛋白 C 缺乏及蛋白 S 缺乏等遗传和获得性因素易导致全身动脉和静脉血栓形成。⑤其他原因：创伤、骨盆、长骨骨折可致脂肪栓塞；心血管手术（包括心血管介入手术）、人工气腹、气胸可致空气栓塞；妊娠期或分娩可致羊水栓塞；急性寄生虫病有大量成虫或虫卵进入肺循环可致广泛肺栓塞。

临床表现 PTE 是一具有多种临床表现的潜在致死性疾病。疑诊 PTE 的病例中，90%的患者因为单独或同时出现呼吸困难、胸痛和晕厥等临床表现才考虑 PTE。超过90%的 PTE 患者存在呼吸困难、气促、胸痛。晕厥相对少见，但很重要。无心肺疾病的 PTE 患者肺血管的储备功能很大。阻塞的肺血管≤25%者，肺动脉压通常不升高，合并有心肺疾病的 PTE 患者，心血管的损伤程度与肺血管阻塞程度不匹配，此时较小的栓塞即可引起严重的血流动力学损害（血管阻塞达23%，其平均肺动脉压可出现极显著升高）。右心室不能承受过重的后负荷时，右心室舒张期末压升高、右心功能不全、右心房压增高，颈静脉充盈，右心输出量下降，继发左心输出量减少，血压下降。右心室扩张、舒张期末压升高使右心室心肌耗氧量增加，若合并心肺疾病，加重右心室心肌缺血，将进一步降低心输出量，易引起右心衰竭和死亡。2008 年欧洲心脏病学会急性 PTE 诊断治疗指南将其依据 PTE 相关的早期死亡风险分为高危、中危和低危3种类型（表）。

诊断 螺旋 CT，特别是多排螺旋 CT，有助于 PTE 诊断与鉴别诊断，在很多中心用于代替放射性核素肺显像和（或）肺动脉造影，特别是对原有心肺疾病的可疑 PTE 患者，作为首选诊断方法。螺旋 CT 在诊断肺亚段尤其是肺段以上 PTE 具有很高的敏感性及特异性，但诊断亚段以下水平 PTE 存在缺陷。放射性核素肺显像敏感性高，但由于各种原因的肺血流受损均可引起肺灌注显像异常，其特异性受到一定影响。若将其与肺通气显像及下肢深静脉显像结合，可使其诊断 PTE 的敏感性、特异性明显提高。放射性核素肺灌注显像在肺段以下血栓的诊断及肺血流灌注受损的评估方面具有明显优势，与螺旋 CT 联合诊断 PTE 的敏感性及特异性进一步提高，但对有基础心肺疾病的 PTE 患者因假阳性率高不作为首选。超声心动图不作为疑诊 PTE 的常规确诊检查方法，在 PTE 的危险分层及鉴别高危患者方面非常有用，可快速、准确评估危险。

治疗 PTE 合并心脏病的治疗在遵循指南的基础上，应结合心脏病特点及患者具体情况做到治疗个体化。虽然溶栓相比肝素所带来的血流动力学益处在最初的几天明显，但治疗1周后，血管阻塞严重程度的改善及右心室功能不全的逆转两者无差别，且溶栓治疗带来的出血风险显著增

表 根据预期的 PTE 相关早期死亡风险进行危险分层

PTE 相关的早期死亡风险	危险指标			处理
	临床表现（休克或低血压）	右心室功能不全	心肌损伤	
高危（>15%）	+	+*	+*	溶栓或血栓清除术
	-	+	+	
中危（3%~15%）	-	+	-	住院治疗
	-	-	+	
低危（<1%）	-	-	-	早期出院或院外治疗

注：*：只要存在休克或低血压，不必证实右心室功能不全/心肌损伤的存在，即可将患者归为 PTE 相关的早期死亡高风险一类

高，尤其对于存在潜在疾病及并存多种疾病者。随机试验数据表明，大出血累计率为13%，颅内出血或致命性出血发生率为1.8%。2008年欧洲心脏病学会急性PTE诊治指南更加关注溶栓治疗的安全性，建议溶栓只作为高危患者的一线治疗，对非高危患者不推荐常规溶栓治疗。对于一些中危患者全面考虑出血风险后可给予溶栓治疗。溶栓治疗不建议用于低危患者。

动脉和静脉系统血栓发生机制不尽相同，动脉血栓以血小板激活为主，静脉血栓以凝血系统激活为主，因此在治疗策略上，前者抗血小板药占有重要地位，而后者以抗凝治疗为主。临床上常有两者合并存在的情况，如静脉血栓栓塞症、心房颤动、机械瓣置换术口服华法林抗凝的患者合并有冠心病、心肌梗死，特别是需要接受经皮冠状动脉介入治疗经皮冠状动脉介入治疗（percutaneous coronary intervention，PCI）、冠状动脉旁路移植术（coronary artery bypass graft，CABG），或已接受PCI或CABG的患者，同时也应强化抗血小板治疗。因此，何时选择介入、手术时机，选择何种支架、如何应用抗凝和抗血小板药、国际标准化比值（international normalized ratio，INR）目标值，以及强化抗血小板药的疗程均需要考虑，因为这些直接关系到支架内血栓、血栓栓塞事件和出血风险。因此，在决定治疗策略时，首先应对患者进行危险分层，然后根据疾病的病理生理特点选择有效的药物或治疗手段，平衡抗栓治疗带来的获益和风险。

美国胸科医师学会公布的2008年抗栓及溶栓指南（ACCP-8）中关于三联抗栓治疗建议：对于行支架植入术同时存在维生素K拮抗剂（vitamin K antagonist，VKA）应用适应证的患者，如合并心房颤动、机械瓣置换术后或其他适应证需长期口服VKA者，建议应用三联抗栓治疗（证据级别2C级）；植入裸金属支架者建议应用氯吡格雷4周，植入药物洗脱支架者应用氯吡格雷1年（证据级别2C级）。另外，应考虑给予质子泵抑制剂，特别对合并胃炎和（或）消化性溃疡、有出血危险或既往出血的患者。对于进行经皮冠状动脉介入治疗并考虑植入支架的患者，可植入裸金属支架，以减少三联抗栓治疗时间（氯吡格雷常规应用4周，之后可仅使用阿司匹林和VKA）。

中华医学会心血管病学分会和中华心血管病杂志编辑委员会专家组参考2005年和2007年美国心脏病学会、美国心脏联合会、美国心血管造影和介入学会更新的PCI指南和2005年欧洲心脏病学会PCI指南，重新修订了2002年版的指南。2009年版指南中规定华法林和阿司匹林长期合用原则：①华法林联用阿司匹林和（或）氯吡格雷时可增加出血风险，应尽量选用裸金属支架，且术后应密切观察出血情况（Ⅰ类适应证，证据级别B级）。②PCI后需用华法林、氯吡格雷和阿司匹林时，建议INR应控制在2.0~2.5，阿司匹林采用低剂量（75mg/d），氯吡格雷75mg/d（Ⅰ类适应证，证据级别C级）。

STENTICO研究显示，与股动脉途径相比，桡动脉途径在充分抗凝（接受三联抗栓治疗，即双联抗血小板的强化治疗联合口服抗凝治疗）患者中未增加严重出血，PCI期间出血并发症发生率降低。与桡动脉途径相比，股动脉途径是华法林治疗患者PCI术后穿刺部位并发症的强预测因素。经桡动脉途径进行PCI可不停用华法林，从而避免在交叉期发生出血或栓塞并发症。因此，经桡动脉径路的PCI比传统的股动脉径路更具优越性，尤其在急诊PCI时，桡动脉途径成为首选。

此外，急性PTE合并冠心病的患者，除非急性心肌梗死为挽救生命需要进行急诊PCI，否则应推迟PCI时间，首先针对静脉血栓进行抗凝治疗，并尽可能完成华法林疗程。

（柳志红）

fēixuèshuānxìng fèishuānsè

非血栓性肺栓塞（non-thrombotic pulmonary embolism）

体循环的各种非血栓栓子脱落阻塞肺动脉及其分支引起肺循环障碍的临床病理生理综合征。包括空气栓塞、脂肪栓塞、羊水栓塞、血管内异物、滑石粉栓塞、肿瘤栓塞、脓毒性栓塞。形成栓子的物质多种多样，致使其临床谱很广，因此诊断困难。除严重的空气及脂肪栓塞外，非血栓性肺栓塞对血流动力学的影响通常轻微。治疗以对症和支持为主，并根据栓子种类及严重程度的不同而有所差异。

空气栓塞 空气（或外源性气体）从术野或其他与环境的交通进入静脉或动脉血管床产生全身效应。其致残率和致死率直接与血管空气栓塞的量和积聚速度相关。一次进入气体量 > 0.5ml/kg，可出现咳嗽、胸闷、呼吸困难等。根据病例报告，空气栓塞成人致死量为200~300ml或3~5ml/kg，以100ml/s的速度注入。静脉空气栓塞主要通过气泡和心腔内形成的纤维蛋白凝块混合物阻塞右心室流出道或肺小动脉,导致心血管功能障碍和衰竭。治疗上应立即终止操作,防止空气继续进入,进行血流动力学支持。怀疑静脉空气栓塞患者应取左侧卧头低位,以尽可能使空气局限于右心房的上侧壁,偏离右心室流出道,以迅速解除血流停滞。空气量较多时,也可通过注射器或导管抽吸去除大的气泡。已有不少病例报告和病例系列说明高压氧治疗的潜在益处,特别是存在脑动脉气体栓塞者。

脂肪栓塞 脂肪小滴进入循环的一种状态。脂肪栓塞综合征(则指脂肪小滴进入循环并导致一系列涉及呼吸、血液、神经、皮肤等多系统的临床综合征,与创伤、骨折、下肢人工关节置换术、胸腹部大手术、急性胰腺炎等有关,也可见于行吸脂术、输注脂质和异丙酚,以及肝坏死和脂肪肝的患者,发生率低(1%)。骨髓脂肪栓塞似乎是长骨骨折几乎不可避免的结果,可表现为暴发性体、肺动脉的脂肪栓塞,以及右心衰竭和休克,呈渐进性低氧血症、神经系统症状、发热、皮肤黏膜出血点或淤斑。通常发生在损伤后的 12~36 小时。发病机制尚不完全清楚,治疗以对症和支持治疗为主。

羊水栓塞 一种罕见但灾难性的妊娠妇女所独有的并发症。国外发病率在 1/80 000~1/8000。中国无确切的流行病学资料,上海复旦大学妇产科医院 1994~2003 年发生率 2.18/万,北京大学第一医院 1960~1998 年发生率 2.44/万,山东淄博 1985~2000 年发病率 5.00/万。羊水栓塞的发生率虽低,但后果严重,母亲和胎儿的死亡率分别高达 80% 和 40%。其临床谱复杂,从轻度器官功能障碍到凝血功能障碍、休克甚或

死亡。多见于胎膜早破、宫缩过强、产程短及高龄和(或)多胎经产妇。在分娩前、分娩中、分娩后,羊水(如胎粪、鳞状上皮、毛发、胎脂、黏液等胎儿产物)进入母体循环后引起。患者出现突发的呼吸困难、烦躁、发绀、抽搐和休克,典型者迅速进展至心肺功能衰竭和严重的肺水肿状态。严重者可在数分钟内死亡。羊水栓塞的发病机制是多因素的,尚不完全清楚。肺血管床机械堵塞,肺小动脉痉挛,妊娠过敏样综合征-过敏性休克,以及羊水中丰富的凝血活酶或活化因子引发的弥散性血管内凝血、出血等参与发病。羊水栓塞的诊断是排除性诊断,以对症和支持治疗为主。

血管内异物 包括断掉的导管,导丝和腔静脉滤器,以及晚近用于栓塞的线圈和血管内支架组件,可栓塞肺动脉。绝大多数的血管内异物被发现在肺动脉,其余在右心腔或腔静脉。经血管使用抓捕器常能将其成功取出。

滑石粉栓塞 三硅酸镁(滑石粉)、淀粉和纤维素等常被毒品制造商用作填充剂。上述药物中(如口服药物配制)如苯丙胺、哌甲酯、氢吗啡酮和右丙氧吩,被吸毒者磨碎,与液体混合注入静脉。这些填充剂的颗粒主要阻留于肺血管床,可引起血栓形成和血管内肉芽肿形成。

肿瘤栓塞 根据尸检资料,肺血管内存在肿瘤栓塞者高达 26%,但很少在生前得到诊断。进行 X 线检查时,肺肿瘤栓塞易被误诊为肺炎、肺结核或肺间质疾病。来源于心内的肺动脉瘤栓可经成像技术确诊。前列腺癌和乳腺癌是最常见原因,依次是肝癌、胃癌和胰腺癌。尚无公认有效的治疗方法。有限报道有经化

疗成功治疗者。

脓毒性栓塞 肺循环的脓毒性栓塞在临床上相对少见。其中与累及三尖瓣的心内膜炎相关的脓毒性肺栓塞最常见,主要发生在吸毒者,但也见于有留置导管、起搏导线感染及外周脓毒性血栓性静脉炎或器官移植者。通常患者表现为发热、咳嗽和咯血。抗生素治疗通常有效,但栓子的来源有时需经手术清除。

(柳志红)

fèidòngmài gāoyā

肺动脉高压 (pulmonary hypertension, PH)

各种原因引起的静息状态下右心导管测得的平均肺动脉压 ≥25mmHg 的一组临床病理生理综合征。PH 可以作为一种疾病而独立存在,更常见的是很多疾病进展到一定阶段的病理生理表现。由于肺血管重构引起肺循环血流动力学改变,最终可导致右心衰竭,甚至死亡。

分类 2015 年欧洲心脏病学会和欧洲呼吸病学会发布《肺动脉高压诊治指南》,该指南将 PH 分为 5 类(表1)。

病因及发病机制 自 20 世纪八九十年代以来 PH 发病机制的研究取得了较大进展,但认识仍然不够完整确切,已发现多种因素参与 PH 的发生和发展。

细胞学机制 肺血管内皮细胞功能障碍使血管收缩因子生成增多而血管扩张因子生成减少,导致血管过度收缩;内皮损伤还会使血管平滑肌细胞暴露于循环中的有丝分裂原和生长因子,平滑肌细胞过度增生、凋亡减少引起血管重构。血管外膜成纤维细胞增殖和功能异常也是肺血管重构的重要组成部分。此外,炎症细胞也不同程度地参与 PH 的发生发展。

表 1　肺动脉高压临床分类

1. 动脉性肺动脉高压
　特发性肺动脉高压
　可遗传性肺动脉高压
　　骨成型蛋白Ⅱ型受体（BMPR2）基因突变
　　其他基因突变
　药物和毒物所致肺动脉高压
　疾病相关性肺动脉高压
　　结缔组织病
　　人类免疫缺陷病毒感染
　　门静脉高压
　　先天性心脏病
　　血吸虫病
1'肺静脉闭塞性疾病和（或）肺毛细血管瘤病
　特发性
　可遗传性
　　真核生物翻译起始因子2α激酶4（eIF2AK4）基因突变
　　其他基因突变
　药物和毒物所致
　疾病相关性
　　结缔组织病
　　人类免疫缺陷病毒感染
1"新生儿持续性肺动脉高压
2. 左心疾病所致肺动脉高压
　左心收缩功能不全
　左心舒张功能不全
　心脏瓣膜病
　先天性/获得性左心流出道/流入道梗阻和先天性心肌疾病
　先天性/获得性肺静脉狭窄
3. 肺部疾病和（或）缺氧所致肺动脉高压
　慢性阻塞性肺疾病
　间质性肺疾病
　其他伴限制性和阻塞性混合型通气障碍的肺部疾病
　睡眠呼吸暂停
　肺泡低通气
　慢性高原缺氧
　发育异常
4. 慢性血栓栓塞性肺动脉高压和其他肺动脉阻塞性疾病
　慢性血栓栓塞性肺动脉高压
　其他肺动脉阻塞性疾病
　　肺血管肉瘤
　　其他肺血管内肿瘤
　　肺动脉炎
　　先天性肺动脉狭窄
　　寄生虫感染（棘球蚴病）
5. 原因不明和（或）多种因素所致肺动脉高压
　血液系统疾病：慢性溶血性贫血、骨髓增生性疾病、脾切除术后
　系统性疾病：结节病、肺组织细胞增多症、淋巴管肌瘤病
　代谢性疾病：糖原贮积症、戈谢病、甲状腺疾病
　其他：肺肿瘤血栓性微血管病、纤维纵隔炎、慢性肾衰竭、节段性肺动脉高压

注：1'和1"为第一类的亚类

分子机制　正常情况下，血管内皮细胞、平滑肌细胞、成纤维细胞等细胞产生的扩血管因子（如前列环素和一氧化氮）和缩血管因子（如内皮素-1、血栓素 A_2、5-羟色胺等）相互制约相互平衡，维持血管的正常结构和功能。一旦这种平衡被打破，会导致血管过度收缩、血管重构、原位血栓形成等一系列病理生理过程，参与 PH 的发生和发展。

遗传学机制　不足 10% 的 PH 具有遗传性，主要发生于特发性 PH 和遗传性 PH，已知 BMPR2 基因、ALK1 基因、Smad 9 基因、CAV1 基因、KCNK3 基因参与发病过程。

临床表现　缺乏特异性，患者早期可无自觉症状或仅出现原发疾病的临床表现，随肺动脉压升高出现一些非特异性症状，如劳力性呼吸困难、乏力、腹胀、心绞痛、晕厥等。肺动脉压升高可出现右心房、右心室肥厚的体征，如肺动脉瓣第二心音亢进、三尖瓣反流性杂音、右心室第三心音等，晚期右心功能不全还会出现颈静脉充盈、外周性水肿、腹水、肝大等。世界卫生组织根据 PH 患者临床表现的严重程度将心功能分为 4 级（表2）。

诊断　根据 PH 诊治指南，诊断标准为静息状态下右心导管测得的平均肺动脉压 ≥25mmHg。PH 的诊断应包含：①确诊 PH。②确定 PH 的类型和病因（图）。

治疗　旨在缓解临床症状、增加活动耐量、预防疾病进展、延长患者的生存期。

内科治疗　应对患者进行饮食、运动、避孕、预防接种等方面的健康教育，并针对原发病进行治疗，基础治疗包括吸氧、抗凝、利尿、强心等。针对 PH 发病机制的治疗主要包括钙通道阻滞剂和靶向治疗药两大类，前者仅用于急性肺血管扩张试验阳性者，阴性者均应使用靶向药治疗，主要包括前列环素类、内皮素受体拮抗剂、5-磷酸二酯酶抑制剂

表2 世界卫生组织 PH 心功能分级

Ⅰ级	患者日常体力活动不受限，日常体力活动不引起呼吸困难、乏力、胸痛或近乎晕厥
Ⅱ级	患者体力活动轻度受限，休息时无不适，但日常体力活动会引起呼吸困难、乏力、胸痛或近乎晕厥
Ⅲ级	患者体力活动明显受限，静息时无不适，但低于日常的体力活动就会引起呼吸困难、乏力、胸痛或近乎晕厥
Ⅳ级	患者不能承受任何体力活动，有右心衰竭的体征，休息时可能有呼吸困难和（或）乏力，任何体力活动都使症状加重

注：译自 2015 年欧洲心脏病学会 PH 诊治指南

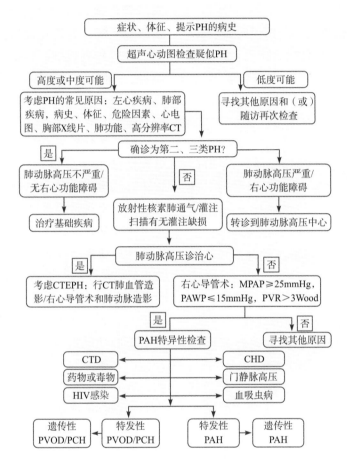

图　肺动脉高压诊断流程

注：CTEPH：慢性血栓栓塞性肺动脉高压；MPAP：平均肺动脉压；PAWP：肺毛细血管楔压；PVR：肺血管阻力；PAH：动脉性肺动脉高压；CTD：结缔组织病；CHD：先天性心脏病；HIV：人类免疫缺陷病毒；PVOD：肺静脉闭塞病；PCH：肺毛细血管瘤病

和可溶性鸟苷酸环化酶激动剂。

前列环素类　是具有抗增殖作用的扩血管物质，PH 患者前列环素合酶减少、前列环素合成不足，因此该类药物是治疗 PH 的主要药物之一。①依前列醇：多项研究报道依前列醇对多种 PH 有效，因其半衰期短必须持续静脉输注，个体化制定剂量，常见不良反应包括头痛、下颌痛、恶心、腹泻、皮疹和肌肉骨骼痛。②曲前列醇：在一项入选心功能Ⅱ级、Ⅲ级、Ⅳ级的特发性 PH、先天性心脏病相关性 PH 及结缔组织病相关性 PH 患者的安慰剂对照、多中心临床研究中，皮下注射曲前列醇可使患者的 6 分钟步行距离提高，常见不良反应主要是皮下注射部位的疼痛或红斑。③伊洛前列素：吸入伊洛前列腺素可用于心功能Ⅲ级、Ⅳ级的 PH 患者，常见不良反应包括咳嗽、头痛、下颌痛和颜面潮红。

内皮素受体拮抗剂　内皮素-1 是一种平滑肌有丝分裂原及缩血管因子，参与 PH 的发生机制，内皮素受体拮抗剂通过阻断内皮素受体起到治疗作用。①波生坦：多项多中心、随机、双盲、对照研究显示，波生坦可改善 PH 患者肺循环血流动力学，提高患者的运动能力，已广泛用于动脉性 PH 患者的治疗，用药期间建议对疗效和安全性长期密切随访。波生坦经肝脏代谢，可能导致肝功能损害，需每月监测肝功，其他不良反应包括贫血、水肿及潜在致畸性等。②安倍生坦：与波生坦相比，这种药物对内皮素 A 受体的选择性更高，不良反应也有肝毒性、致畸性、水肿等。2007 年 6 月美国批准安倍生坦用于治疗心功能Ⅱ级、Ⅲ级的肺动脉高压患者。③马西替坦：SERAPHIN 研究结果显示，马西替坦可减缓运动能力下降、症状恶化及死亡。常见副作用包括贫血、鼻咽炎、咽喉疼痛、支气管炎、头痛和尿路感染。该药用于治疗心功能Ⅱ级、Ⅲ级的肺动脉高压患者。该药已在美国上市。

5-磷酸二酯酶抑制剂　一氧化氮通过激活血管平滑肌细胞鸟苷酸环化酶-环磷酸鸟苷途径发挥扩血管作用，但这一作用因 5-磷酸二酯酶（PDE-5）水解环磷酸鸟苷而迅速消失。因此 PDE-5 抑制剂可使扩血管效应得以延长。西地那非是一种特异性 PDE-5 抑制剂，随机、双盲、安慰剂对照的临床试验显示该药可使患者6分钟步行距离提高。常见不良反应包括头痛、颜面潮红、消化不良和鼻出血。

可溶性鸟苷酸环化酶激动剂利奥西呱（riociguat）作用于一氧化氮-环磷酸鸟苷酸通路，不依赖于一氧化氮而促进环磷酸鸟苷酸的生成。PATENT研究结果证实，利奥西呱可改善动脉性肺动脉高压和慢性血栓性肺动脉高压患者的运动耐量、血流动力学和世界卫生组织肺动脉高压心功能分级，并可延迟临床恶化时间。

介入治疗　房间隔造口术是主要用于严重PH的一种介入姑息治疗方法，但该操作死亡率较高。伴右心衰竭的严重PH患者房间隔造口术操作相关性死亡率约为16%。

外科治疗　部分慢性血栓栓塞性PH患者可行肺动脉血栓内膜剥脱术，经术前充分评估风险性和适应证、术后严格管理的患者手术后肺循环血流动力学可基本恢复正常，甚至可能治愈。终末期PH患者行肺或心肺联合移植术可改善症状、延长生存期，而肺静脉闭塞性疾病患者一经诊断应立刻考虑肺移植治疗。体外生命支持技术如体外膜式氧合可能会使传统治疗无效且合并右心衰竭的危重肺动脉高压患者获益，但缺乏随机对照临床研究证据。右心室辅助装置对右心衰竭有一定疗效，但相关文献报道很少。

预后　不同类型PH患者的预后有所不同。PH靶向药问世前，特发性PH患者自然病程最明确，诊断后生存期仅为2～3年，症状严重者预后更差，靶向药治疗时代可使3年生存率提高至85%。即便如此，由于大多数患者存在严重的血流动力学和功能障碍，远期临床预后不良。左心疾病所致PH患者右心室收缩压每增加5mmHg，死亡率相应增加9%，PH和右心室功能障碍同时存在者预后更差。肺动脉压升高和右心室功能障碍也是慢性肺病所致PH患者最重要的死亡预测因素。适合手术的慢性血栓栓塞性PH患者肺动脉血栓内膜剥脱术术后远期生存率好于药物治疗和肺移植者，术后3个月心功能及气体交换功能即可明显改善，术后2年平均肺动脉压、肺功能及活动耐量均可逐渐好转。

（何建国）

dòngmàixìng fèidòngmài gāoyā

动脉性肺动脉高压 （pulmonary arterial hypertension，PAH）

静息状态下右心导管所测平均肺动脉压升高（≥25mmHg），而肺毛细血管楔压正常（≤15mmHg）的一类毛细血管前肺动脉高压。由一些异质性疾病导致，但具有类似的临床和血流动力学表现，尤其是肺微循环的病理改变一致。根据2015年欧洲肺动脉高压诊治指南中采用的分类，PAH被归为第一大类肺动脉高压，包括特发性肺动脉高压、可遗传性肺动脉高压、药物和毒物所致肺动脉高压、疾病相关性肺动脉高压（如结缔组织病、人类免疫缺陷病毒感染、门静脉高压、先天性心脏病、血吸虫病、慢性溶血性贫血）及新生儿持续性肺动脉高压。

病因及发病机制　可遗传性肺动脉高压与基因突变密切相关，已确认的致病基因包括骨形成蛋白受体-2、激活素受体样激酶-1和endoglin基因；药物及毒物所致肺动脉高压为服用某些药物或毒性物质引发肺血管病变，如食欲抑制剂、某些化疗药、野百合碱、污染的菜籽油等；新生儿持续性肺动脉高压源于出生前后肺血管发生损伤及重构。PAH的发病机制见肺动脉高压。

临床表现　除肺动脉高压可能出现的劳力性呼吸困难、胸痛、晕厥等症状及肺动脉瓣第二心音亢进、三尖瓣反流性杂音甚至右心功能不全的体征外，PAH患者还会出现基础疾病相应的临床表现，如结缔组织病相关性肺动脉高压者可能出现颊部蝶形红斑、雷诺现象等；人类免疫缺陷病毒感染者可出现发热、出血、机会感染、肝脾及淋巴结肿大；门静脉高压者可能出现腹胀、呕血、黑粪、脾大、黄疸、蜘蛛痣等；先天性心脏病患者常出现发绀、杵状指及相应的心脏杂音；血吸虫病患者出现腹痛、贫血、呕血、黑粪及肝大、脾大；慢性溶血性贫血患者出现贫血、黄疸及脾大。

辅助检查　①心电图：可出现电轴右偏、肺型P波、ST段压低、T波变浅或倒置、心律失常等表现。②胸部X线片：可表现为右下肺动脉增粗，甚至中心肺动脉扩张而外周肺血管纤细的影像，右心房、右心室扩大。③超声心动图：可评估心脏功能和形态学改变，估测肺动脉压、右心室收缩压。④肺功能检查及血气分析：可发现潜在的气道或肺实质性疾病。⑤睡眠监测：可了解有无睡眠呼吸暂停综合征导致肺动脉高压。⑥肺部增强CT：有助于诊断肺气道、实质性或间质性疾病及肺栓塞，有助于发现肺静脉阻塞性疾病和肺毛细血管瘤。⑦放射性核素肺通气/灌注扫描：在鉴别肺栓塞方面有重要作用。⑧肺血管造影：可排除慢性血栓栓塞性肺动脉高压、肺血管炎及肺动静脉畸形。⑨血液学检查：包括血常规、肝功能、免疫学、甲状腺功能和病原微生物等检查。

诊断与鉴别诊断 根据肺动脉高压诊治指南，PAH 的诊断标准是静息状态下右心导管检查测得的平均肺动脉压≥25mmHg，肺毛细血管楔压≤15mmHg，心输出量正常或降低，且排除引起毛细血管前肺动脉高压的其他原因（高心输出量可见于高血流动力学状态，如心内存在左向右分流、贫血和甲状腺功能亢进症等）。根据肺动脉高压的诊断流程，若需确诊 PAH，首先应通过心电图、胸片、经胸超声心动图、CT 等无创检查排除第 2 类和第 3 类肺动脉高压，然后再通过放射性核素肺通气/灌注扫描等检查排除第 4 类肺动脉高压，最后排除第 5 类肺动脉高压，经右心导管检查确定为 PAH，在此基础上还应进一步区分 PAH 中的亚类，根据症状、体征中提供的线索合理安排辅助检查，以期及时确诊。

治疗 包括以下几方面。

原发病治疗 对存在原发病的 PAH 患者应重视原发病的治疗。药物或毒物所致 PAH 应尽早脱离致病物质，结缔组织病者应根据病情使用糖皮质激素或免疫抑制剂，先天性心脏病者在 PAH 形成前尽早纠正异常的心脏血流动力学等。

一般治疗 生活指导，包括避免劳累，预防呼吸系统感染，育龄期妇女避孕，预防贫血，吸氧等；心理指导，增强战胜疾病的信心。

基础药物治疗 ①抗凝：肺动脉高压患者由于右心功能不全、血流淤滞等原因肺循环中易形成原位血栓，有必要口服抗凝药；特发性肺动脉高压患者若无禁忌应服用华法林，结缔组织病及门静脉高压者出血风险较高，应权衡血栓及出血风险后给予个体化治疗。②利尿剂：主要用于右心室容量负荷过重、合并心功能不全者，使用期间应注意电解质情况。③地高辛：短期应用地高辛可使肺动脉高压患者的心输出量适度增加，长期作用尚不明确，地高辛还可用于肺动脉高压合并心房颤动伴心室率偏快者。

钙通道阻滞剂 适用于急性肺血管扩张试验阳性者，治疗过程中应密切随访其有效性和安全性，一旦急性肺血管扩张试验转为阴性则应停用。

靶向药治疗 是肺动脉高压治疗的主要进展。尽管与钙通道阻滞剂等非特异性治疗相比，靶向药治疗的费用十分昂贵，临床研究显示其在改善症状和生活质量方面均具有优势。已上市的靶向治疗药包括前列环素类、内皮素受体拮抗剂和 5-磷酸二酯酶抑制剂。

联合药物治疗 联合两种或两种以上不同机制的药物治疗 PAH 在理论上可行。2015 年欧洲心脏病学会肺动脉高压诊治指南基于多个循证医学证据，根据世界卫生组织肺动脉高压心功能分级明确提出联合治疗方案：①对心功能Ⅱ级、Ⅲ级患者，建议起始单药治疗或联合口服药物治疗，对心功能Ⅳ级患者应初始联合治疗。②若疗效不佳，可考虑序贯双联或三联治疗。

介入治疗 重症 PAH 患者经充分药物治疗效果不佳，可考虑房间隔造口术，其适应证包括：最大限度药物治疗无效者；顽固性右心衰竭和（或）反复发作晕厥；作为移植手术的过渡治疗；无其他有效治疗方法。

外科治疗 肺移植或心肺联合移植术可使经充分药物治疗无效的终末期 PAH 患者生活质量改善、生存期延长。建议采用双侧肺移植或心肺联合移植方案，而不推荐单侧肺移植术，术前患者的心功能、运动耐量、肺循环血流动力学情况及其他治疗方法的效果均为影响术后生存期的主要因素。

预后 不同亚类的 PAH 患者预后有所不同。肺动脉高压靶向药问世前，特发性肺动脉高压患者生存期为 2～3 年。结缔组织病相关性肺动脉高压患者预后可能比特发性肺动脉高压患者更差，若不经治疗 2 年生存率可能 < 40%。人类免疫缺陷病毒感染相关性肺动脉高压患者和特发性肺动脉高压患者生存期相似。先天性心脏病相关性肺动脉高压患者的 1 年、2 年、3 年生存率均明显高于特发性肺动脉高压患者。靶向药治疗使 PAH 各亚类的预后均得到一定改善。

（何建国）

tèfāxìng fèidòngmài gāoyā

特发性肺动脉高压（idiopathic pulmonary arterial hypertension, IPAH）

原因不明的肺血管阻力增加引起肺动脉压持续性升高的疾病。是动脉性肺动脉高压（pulmonary arterial hypertension, PAH）中的一种亚类，IPAH 的发病率为 5.9/100 万，可累及各年龄段人群，女性多于男性。

病因及发病机制 IPAH 病因尚不明确，已知与发病有关的因素包括：遗传因素、免疫性因素、肺血管内皮功能障碍导致血管收缩及舒张因子分泌失衡及血管壁平滑肌细胞钾离子通道缺陷等。

IPAH 肺血管病变最显著的特点是肺动脉丛样病变，源于血管内皮细胞单克隆增殖、平滑肌细胞迁移增生及循环中炎症细胞和祖细胞聚集，表现为肺小动脉中层肥厚、向心性内膜纤维化，可能引起肺小动脉管腔狭窄甚至闭塞。由于右心负荷升高引起右心室肥厚、右心房扩张，最终可导致右心衰竭。

临床表现 早期无明显症状，随肺动脉压升高逐渐出现一些非特异性表现。大多数 IPAH 患者最早出现且最常见的症状是劳力性呼吸困难，若出现胸痛和晕厥提示心输出量已显著降低。咯血通常为肺毛细血管前动脉瘤破裂所致，咯血量一般较少。约 10% 患者出现雷诺现象，提示预后不良。肺动脉扩张压迫左侧喉返神经引起声音嘶哑，称为心脏-声带综合征（Ortner syndrome）。尚可有乏力、恶心和呕吐等。

IPAH 常有肺动脉高压和右心负荷增加的体征。前者最常见的体征是肺动脉瓣提前关闭导致肺动脉瓣听诊区第二心音亢进及分裂；右心室充盈压升高可导致颈静脉出现巨大的 α 波，右心衰竭者会出现颈静脉怒张、肝大、腹水、心包积液、双下肢水肿，严重者还可闻及右心室第三心音奔马律。部分患者还可能因心输出量明显降低等出现发绀、低血压、脉压减小等体征。

诊断 必须排除所有可能引起肺动脉高压的继发性因素方可诊断 IPAH。根据肺动脉高压诊治指南的诊断流程，IPAH 的诊断可分为 3 个步骤：①确诊肺动脉高压（见肺动脉高压）。②确诊 PAH（见动脉性肺动脉高压）。③进一步行相关检查确诊 IPAH。在确诊 PAH 的基础上，应从患者病史、临床表现中寻找线索，根据具体情况有针对性的进一步检查（见动脉性肺动脉高压）。

基因检测 主要是针对骨形成蛋白受体-2（BMPR2）基因的检测，6%～10% 的 PAH 患者具有遗传性，半数以上为 BMPR2 突变，25% 的 IPAH 患者存在 BMPR2 突变。

右心导管术和急性肺血管扩张试验 右心导管术是评价肺动脉高压血流动力学的金标准，IPAH 患者的右心导管检查结果应符合平均肺动脉压 ≥25mmHg，肺毛细血管楔压、左心房压、左心室舒张期末压均 ≤15mmHg。此外，肺动脉高压诊治指南均建议所有 IPAH 患者行右心导管时应完成急性肺血管扩张试验（吸入一氧化氮、静脉注射伊前列醇或腺苷），以便筛选钙通道阻滞剂治疗有效的患者。急性肺血管扩张试验阳性定义为平均肺动脉压下降 10mmHg 以上且绝对值下降至 40mmHg 以下，且心输出量不变或增加。

治疗 尚无根治 IPAH 的方法，主要是缓解临床症状、改善生活质量、延长生存期。

一般治疗和基础药物治疗 见动脉性肺动脉高压。

钙通道阻滞剂 适用于急性肺血管扩张试验阳性者，阴性者使用可能有害。IPAH 者急性肺血管扩张试验阳性率高于肺动脉高压的其他亚类，但也仅约 10%，且仅约半数阳性者为持续有效，若急性肺血管扩张试验转为阴性则应换用其他治疗。

靶向药治疗 适用于急性肺血管扩张试验阴性者，主要包括前列环素类、内皮素受体拮抗剂、5-磷酸二酯酶抑制剂和可溶性鸟苷酸环化酶激动剂。见肺动脉高压。

药物治疗新进展 精氨酸和血管活性肠肽可扩张肺血管、抑制血管平滑肌增殖及血小板聚集，其他如血管内皮生长因子受体抑制剂、5-羟色胺受体阻断剂、Rho 激酶抑制剂等对 IPAH 也有一定的治疗作用，但这些药物的有效性和安全性尚处在动物实验或临床试验的初级阶段。

介入治疗 伴晕厥、顽固性右心衰竭或经充分药物治疗无效的 IPAH 患者行房间隔造口术可获益，尽管该治疗可一定程度上改善患者临床症状和血流动力学，但并不能影响疾病进程。因此，介入治疗仅作为重症患者的姑息性治疗。

外科治疗 肺移植或心肺联合移植术仅用于最大限度内科治疗无效的严重 IPAH 患者。右心室再同步化治疗对于 IPAH 患者可能是安全、有效的，但该技术尚处于动物实验阶段。

预后 IPAH 病情进展迅速，由于疾病初期并无特异性自觉症状，易延误早期诊治时机。肺动脉高压靶向药问世前，诊断后生存期一般仅为 2～3 年。在肺动脉高压发病机制和靶向药治疗方面所取得的重大进展使 IPAH 者的 3 年生存率较前明显提高，但总体长期预后仍不佳。

（何建国）

kěyíchuánxìng fèidòngmài gāoyā
可遗传性肺动脉高压（heritable pulmonary arterial hypertension，HPAH） 遗传因素所致肺动脉高压。包括特发性肺动脉高压伴基因突变和家族性肺动脉高压伴或不伴基因突变。2009 年欧洲心脏病学会和欧洲呼吸病学会颁布的《肺动脉高压诊断和治疗指南》中提出的新概念，并取代了既往的家族性肺动脉高压。骨形成蛋白受体-2（BMPR2）、激活素受体样激酶-1 和 endoglin 是已经确认的肺动脉高压致病基因，均属于转化生长因子-β信号转导超家族成员，临床以BMPR2基因突变最常见，后两者突变非常罕见，主要见于遗传性出血性毛细血管扩张症患者。11%~40%无家族史的特发性肺动脉高压患者和超过70%的家族性肺动脉高压患者存在BMPR2基因突变，所以很难区分伴BMPR2突变的特发性肺动脉高压和家族性肺动脉高压。无论是肺动脉高压先证者还是伴家族史者，所有存在BMPR2突变的患者均有遗传可能性。与不伴BMPR2突变的特发性肺动脉高压相比，伴BMPR2突变的肺动脉高压患者中急性肺血管扩张试验阳性的比例更小，推测它可能代表更严重的疾病类型。

病因及发病机制 病因尚不清楚，基因突变可能起重要作用。BMPR2基因突变仍然是形成肺动脉高压遗传易感性的主要原因。HPAH为常染色体不完全显性遗传，外显率约20%。已发现298个BMPR2突变体，68%的突变体导致多肽链提前终止。BMPR2在调节细胞的生长和分化中发挥重要作用，但是BMPR2基因突变导致肺动脉高压的机制尚未完全阐明。正常人中，BMPR2在肺动脉内膜高表达，在肺动脉平滑肌细胞和成纤维细胞上低表达。存在BMPR2突变的肺动脉高压患者，其肺血管上BMPR2表达显著降低。BMPR2功能减退促进内皮细胞凋亡，导致内皮屏障不完整和功能障碍，血清因子进入内膜，激活血管弹性蛋白酶。内皮细胞过度凋亡促进凋亡抵抗克隆的形成可能与肺动脉丛样损伤相关。凋亡过程中伴随转化生长因子-β大量释放，肺动脉平滑肌细胞对骨形成蛋白介导的生长抑制效应

减弱，导致增殖和凋亡比例失衡，肺血管发生重构。

其他环境或遗传因素可能也参与致病，进一步减少了BMPR2的表达，并触发血管重构。研究发现，在即使无BMPR2突变的特发性肺动脉高压患者，其BMPR2表达亦显著减少，且家族性肺动脉高压患者BMPR2表达水平降低程度不足以致病。另外，部分HPAH患者仅有家族遗传背景，尚未找到突变基因。

临床表现 HPAH与特发性肺动脉高压的临床过程相似。发病较年轻，可能与家族遗传背景所致高警惕性有关。患者以女性为主，确诊时血流动力学受累相对严重，但生存期相似。HPAH患者存在遗传早现现象，即在疾病世代传递过程中，子代发病年龄逐代超前和病情逐代加剧。对于携带致病基因的某一个体而言，无法根据其基因型预测其是否会发生HPAH、发病年龄早晚、病变严重程度和进展速度。见肺动脉高压。

诊断与鉴别诊断 排除其他已知引起肺动脉压升高的危险因素后，若在一个家系中发现2个或2个以上的肺动脉高压患者，或在特发性肺动脉高压患者中通过基因检测明确发生BMPR2基因突变，即可诊断为HPAH。HPAH并不强制要求每一例特发性肺动脉高压或家族性肺动脉高压患者均完成基因检测。对于先证者来说，是否做基因学检查对药物治疗效果及预后无影响，但是作为遗传咨询的一部分，对早期诊断家系中的其他成员、告知患者的子代可能存在遗传易感性或协助制订家庭生育计划存在积极意义。

若患者有提示遗传性出血性毛细血管扩张症的临床症状或家

族史，如皮肤黏膜毛细血管扩张、复发性鼻出血、胃肠出血，肺、肝、胃肠或脑动静脉畸形，则基因检测需包括激活素受体样激酶-1和endoglin基因。

治疗 与特发性肺动脉高压治疗策略相似，主要包括支持治疗、肺动脉高压靶向药治疗、房间隔造口术及肺移植术。肺动脉高压靶向药可在一定程度上改善HPAH患者的生存质量和延长生存时间。早期诊断和规范治疗非常重要，因此，所有初诊为肺动脉高压的患者均应该转诊，由专科医师进行诊治。

预后 HPAH临床病程差异很大，诊断后未经治疗的中位生存期为2.8年，可从猝死到几十年不等，但生存时间为几十年的患者很少。未经治疗患者的生存时间与心功能情况密切相关，如心功能Ⅳ级（NYHA分级）患者中位生存期为6个月。

预防 肺动脉高压伴家族史或携带BMPR2突变基因的患者应接受严格的临床监测，包括临床评估和超声心动图检查。HPAH的一级亲属应每年接受评估。通过常规的临床监测，HPAH患者可早期诊断和尽早获得治疗。

对于已明确有BMPR2突变类型的HPAH家系，可在妊娠第15~18周进行羊膜腔穿刺或妊娠第10~12周取绒毛膜绒毛进行产前基因检查。另外，也可通过辅助生殖技术，在胚胎植入母体前行基因检查，将无BMPR2突变的胚胎植入母体。

（何建国）

yàowù hé dúwù suǒzhì fèidòngmài gāoyā

药物和毒物所致肺动脉高压

（drug-toxicant-induced pulmonary hypertension） 某些药物或毒

性物质引发的以肺动脉压和肺血管阻力升高为特点的肺血管疾病。病理变化及临床表现类似特发性肺动脉高压。

欧洲心脏病学会颁布的肺动脉高压诊断治疗指南，根据证据的强度将药物和毒性物质与肺动脉高压相关程度分为 4 类。①明确相关因素：阿米雷司、芬氟拉明、右芬氟拉明、毒性菜籽油、苯氟雷司；证据强度：至少有一项大规模对照研究或流行病学调查的证据支持与肺动脉高压有因果关系。②非常可能相关因素：安非他命、L-色氨酸、去氧麻黄碱；证据强度：经单中心病例对照研究或几项大规模病例队列分析得出的结论。③可能相关因素：可卡因、苯丙醇胺、圣约翰草（St. John's Wort，即贯叶连翘或贯叶金丝桃）、培高利特、化疗药（如丝裂霉素 C、博来霉素、环磷酰胺等）；证据强度：与前两类药物作用机制类似，但尚未被研究证实的可疑药物。④不大可能相关因素：口服避孕药、雌激素、吸烟。证据强度：流行病学调查研究未发现与肺动脉高压有关的药物。

食欲抑制剂相关性肺动脉高压　食欲抑制剂作为明确的相关因素是最早被提出并被证实的与肺动脉高压有关的一类药物。食欲抑制剂相关性肺动脉高压与使用的药物种类有关，阿米雷司、芬氟拉明、右芬氟拉明均属安非他命类似物，是肺动脉高压形成的独立危险因素。该类药物具有拟儿茶酚胺活性，通过刺激中枢神经系统通路中的儿茶酚胺类神经递质（如去甲肾上腺素、多巴胺等）及 5-羟色胺的生成、释放或抑制其再摄取，从而达到抑制食欲、减少摄食并减轻体重的治疗目的，属于中枢类食欲抑制剂。

阿米雷司是 1965~1968 年瑞士开发的，主要通过增加中枢神经系统的去甲肾上腺素发挥抑制食欲作用。上市后，瑞士、德国、奥地利因使用该药出现了肺动脉高压的流行。该药在欧洲上市期间，欧洲肺动脉高压患者数量增加了 10 倍。据估计，服用阿米雷司的人群中肺动脉高压发病率为 0.1%~0.2%，是普通人群肺动脉高压患病率的 1000 倍。阿米雷司诱导的肺动脉高压在血流动力学、病理改变、临床表现与特发性肺动脉高压类似，预后较差，发病 3~5 年死亡率为 50%，但也有 30% 的患者停用该药后症状明显改善。该药因此作用于 1973 年退出市场。

芬氟拉明及其衍生物是一类选择性 5-羟色胺再摄取抑制剂，通过抑制中枢神经系统 5-羟色胺的再摄取及增加其分泌发挥抑制食欲作用。该药作为新型食欲抑制剂于 1963 年上市。1992~1994 年一项来自法国、比利时、英国、荷兰的国际多中心肺动脉高压病例对照研究表明，服用芬氟拉明可使肺动脉高压发病危险性增加 6.3 倍，服药 3 个月以上者危险性增至 23.1 倍。停药后少数患者可有改善，但多数不可逆。急性肺血管扩张试验反应较差，其 3~5 年生存率与阿米雷司相同，仅为 50%。因此，有证据认为芬氟拉明是肺动脉高压的独立危险因素。欧美国家于 1997 年 9 月停用该类药物。

食欲抑制剂诱发肺动脉高压的形成主要与遗传因素、干预肺动脉平滑肌细胞的离子通道及干预 5-羟色胺代谢途径等机制有关。服用芬氟拉明的人群，有的引发肺动脉高压，有的并无肺动脉高压，提示遗传因素在食欲抑制剂相关性肺动脉高压的形成中起一定作用，但与家族性肺动脉高压的遗传机制不同，主要是某些遗传易感因素的存在如芬氟拉明代谢的细胞色素 P450 功能缺陷，肺动脉平滑肌细胞膜的离子通道，主要是钾离子通道与钙离子通道的遗传缺陷，内源性血管舒张因子表达缺陷，这些遗传易感因素使得对食欲抑制剂更为敏感。芬氟拉明及其类似物可抑制内皮细胞重吸收 5-羟色胺，使其血中浓度增高，5-羟色胺是一种很强的肺血管收缩因子，可引起血小板聚集，从而导致血管收缩，刺激平滑肌细胞增殖。芬氟拉明还可抑制肺血管平滑肌细胞膜电压依赖性钾离子通道，引发 Ca^{2+} 内流，导致血管舒张障碍。此外，该类药物还可通过刺激肺动脉平滑肌细胞 α_1 肾上腺素能受体进一步抑制膜钾离子通道，引发肺动脉收缩。

食欲抑制剂相关性肺动脉高压的病理改变同特发性肺动脉高压相似，主要表现为肺血管重构、血栓、内膜纤维化、丛状病变、平滑肌细胞增生肥大及肺静脉闭塞性病变等。

食欲抑制剂相关性肺动脉高压的临床表现与特发性肺动脉高压基本相同，主要有劳力性呼吸困难、胸痛、晕厥等，甚至出现右心衰竭。诊断依据主要是有明确的肺动脉高压及食欲抑制剂用药史。鉴别诊断需排除其他原因所致肺动脉高压。确诊后立即停用相关药物，治疗措施同特发性肺动脉高压。

其他可能导致肺动脉高压的药物及毒性物质　①污染的菜籽油：1981 年夏，西班牙因食用污染的菜籽油导致 2 万余名居民出现以呼吸道疾病为主要表现的多系统疾病，称为中毒性油综合征。20%的患者发现肺动脉高压，部分因肺动脉高压死亡。中毒性油综合征引起的肺动脉高压病理改变类似特发性肺动脉高压，表现为中层平滑肌细胞肥大增生、内膜纤维化及血管丛状病损。②L-色氨酸：作为催眠药及抗抑郁药常用于失眠、抑郁、经前期紧张综合征及药物解毒等。污染的L-色氨酸与1989年的嗜酸性粒细胞增多-肌痛综合征的暴发有关。该综合征是一种全身性疾病，可损害多个系统，其中可导致肺动脉高压形成。③化疗药：已有环磷酰胺、依托泊苷、丝裂霉素-C相关的肺动脉高压报道，机制尚不清楚，用药后呈肺静脉闭塞疾病样表现。④野百合碱：野百合及野百合草可引发人和小鼠肺动脉高压，这种植物种子和叶子中可提取出野百合碱，有毒性，进入人体可导致肺静脉闭塞。⑤药物滥用：研究表明，静脉注射毒品如可卡因可使肺动脉高压发病风险轻度提高。可卡因可通过收缩肺血管引发肺动脉高压。服用甲基安非他命和氢氯甲基安非他命比食欲抑制剂有更强的致肺动脉高压的作用。

（何建国）

xiāntiānxìng xīnzàngbìng
xiāngguānxìng fèidòngmài gāoyā

先天性心脏病相关性肺动脉高压（pulmonary arterial hypertension associated with congenital heart disease，PAH-CHD）

房间隔缺损、室间隔缺损和动脉导管未闭等体-肺动脉分流性先天性心脏病所致肺动脉高压。

病因及发病机制　体-肺动脉分流使肺血管床血流量增大和（或）压力增高，造成血管内皮细胞功能障碍和（或）损伤和血小板激活，血管收缩物质增加，肺血管功能和结构发生改变，肺小动脉管腔狭窄，肺血管阻力增加，形成肺动脉高压。若病情继续进展，肺血管阻力逐渐增加，左向右的分流逐渐逆转为双向分流或右向左的分流，临床出现发绀、红细胞增多和多器官受累，最终发展成艾森门格综合征（Eisenmenger syndrome）。

临床表现　主要表现是呼吸困难、活动耐量减低、乏力、下肢水肿、晕厥。艾森门格综合征最常见的临床表现是杵状指和静息或运动时发绀。常见体征包括中央型发绀、杵状指、下肢水肿、腹部压痛、右心室抬举样搏动、肺动脉瓣听诊区高调的喀喇音和肺动脉瓣第二心音增强，三尖瓣或肺动脉瓣反流性杂音。发展至艾森门格综合征者，左向右分流引起的杂音消失。

诊断与鉴别诊断　超声心动图和右心导管术（平均肺动脉压≥25mmHg）等辅助检查可作出诊断，并根据心功能分级、心律失常、右心室功能、右心室肥厚、血尿酸和肌酐进行危险评估。PAH-CHD患者应定期进行6分钟步行试验。超声心动图有助于鉴别其他心脏疾病所致肺动脉高压。

治疗　①一般处理：定期到心脏专科医师处评估病情，重点是预防感染性心内膜炎。其他见肺动脉高压。②支持治疗：口服抗凝剂华法林适用于肺动脉血栓形成、心力衰竭、伴或不伴轻度咯血和中心静脉置管者。若存在心力衰竭的体征、颈静脉压升高和体液潴留者应慎用利尿剂，避免过度脱水和增加血黏度。避免应用可能引起负性肌力作用的抗心律失常药。不推荐对成人

PAH-CHD患者行急性肺血管扩张试验。③肺动脉高压靶向药治疗：包括前列环素类、内皮素受体拮抗剂和5-磷酸二酯酶抑制剂。若上述治疗症状不能改善甚至恶化，可考虑联合治疗。④手术治疗：时机非常重要，宜在疾病早期肺循环血流量增加时施行手术治疗。对重度PAH-CHD或艾森门格综合征患者推荐不常规矫治。⑤移植手术：心-肺联合移植或单纯肺移植加心脏外科手术对药物治疗无效者是一个治疗选择。

预后　心脏修补术后残留肺动脉高压的症状性患者病死率约为20%。未得到有效治疗的艾森门格综合征患者5年和25年生存率分别是80%和40%。

（何建国）

jiédìzǔzhībìng xiāngguānxìng
fèidòngmài gāoyā

结缔组织病相关性肺动脉高压（pulmonary arterial hypertension associated with connective tissue disease，PAH-CTD）

结缔组织病所致肺动脉高压。是动脉性肺动脉高压（pulmonary arterial hypertension，PAH）中重要的临床亚型，几乎所有类型的结缔组织病均可并发PAH。系统性硬化症、系统性红斑狼疮和混合性结缔组织病是继发PAH-CHD的常见类型。系统性硬化症患者中PAH的患病率10%~16%。法国肺动脉高压登记注册研究显示76%的PAH-CTD患者是系统性硬化症。临床PAH-CTD的发病率、临床特征和治疗的资料大多源于系统性硬化症。与特发性肺动脉高压相比，PAH-CTD患者以女性（男女之比为1∶4）和老年（诊断时平均年龄66岁）为主，常合并肺纤维化或左心疾病等，对治疗的反应性和预后更差，生存期

更短。

病因及发病机制 发病机制尚不十分明确，炎症反应可能发挥重要作用。抗核抗体、类风湿因子、免疫球蛋白G和补体沉积于肺血管壁提示免疫机制在发病上可能起一定作用。虽然并未发现免疫介导直接损伤肺微循环的血管壁的特异性证据，但是血浆抗内皮细胞自身抗体和内皮素-1含量升高提示血管收缩和促有丝分裂物质增加可能继发于免疫介导的血管损伤。另外，左心功能障碍和间质性肺病也可能增加结缔组织病患者肺动脉压力。PAH-CTD患者的组织病理学改变通常很难与经典的特发性肺动脉高压区别，但是前者更常累及肺静脉。

临床表现 与特发性肺动脉高压患者非常相似，主要表现为呼吸困难、乏力和心悸，疾病晚期表现为胸痛、活动时晕厥和右心衰竭的体征，如下肢水肿和腹胀。此外，尚可存在结缔组织病的相关临床表现。

诊断与鉴别诊断 对于已确诊为结缔组织病的患者通过相关检查证实存在肺动脉高压，则可诊断PAH-CTD；对无症状或有症状的系统性硬化症及其他结缔组织病的患者，推荐超声心动图评估肺动脉压、右心房室增大和其他右心衰竭的征象，同时也可鉴别是否存在左心室舒张功能障碍。高分辨率胸部CT常用于鉴别是否存在其他肺病，如间质性肺病。孤立的一氧化碳弥散功能降低（通常为预计值的40%~80%）是系统性硬化症相关的肺动脉高压特征性表现，常伴肺容积轻至中度降低。与其他类型的肺动脉高压相似，对于所有可疑PAH-CHD患者，推荐右心导管测量血流动力学进行确诊并评估严重程度。

所有考虑肺动脉高压靶向药治疗患者必须完成右心导管检查。

治疗 相对复杂。常规治疗包括抗凝、给氧和利尿等措施。口服抗凝药尤其适用于抗磷脂抗体效价升高者。糖皮质激素联合环磷酰胺治疗有助于改善系统性红斑狼疮或混合性结缔组织病相关性肺动脉高压的临床症状，而对系统性硬化症相关性肺动脉高压患者的疗效欠佳。PAH-CTD患者中急性肺血管扩张试验阳性比例低于特发性肺动脉高压患者，且对钙通道阻滞剂的长期疗效不如后者。

PAH-CTD患者靶向药治疗策略与特发性肺动脉高压患者相似，尽管部分临床研究显示PAH-CTD亚组治疗效果弱于特发性肺动脉高压患者。波生坦、安立生坦、西地那非和曲前列环素的随机对照研究中的关于系统性硬化症患者的亚组分析表明，肺动脉高压靶向药治疗有效。持续静脉注射依前列醇治疗3个月能可改善系统性硬化症患者的运动耐量、症状和血流动力学，但是回顾性分析显示，静脉注射依前列醇可更好地改善特发性肺动脉高压患者的生存，而非系统性硬化症患者。若药物治疗失败，应行房间隔造口术和（或）肺移植，结缔组织病本身不是肺移植治疗的禁忌证。

预后 肺动脉高压逐渐上升为系统性硬化症患者主要死亡原因。与特发性肺动脉高压相比，系统性硬化症相关性肺动脉高压患者调整后的死亡风险比是2.9，结局预测因素与特发性肺动脉高压患者相似（右心房压、肺动脉压和心排血指数）。结缔组织病患者诊断时的年龄、性别也是生存的独立危险因素。尽管治疗可改善PAH患者的生存率，但是

PAH-CTD患者的预后仍比特发性肺动脉高压患者差。系统性硬化症相关性肺动脉高压患者3年生存率<60%，系统性红斑狼疮相关性肺动脉高压患者的3年生存率为75%。

预防 PAH-CTD进展迅速，因此对这部分患者而言早期诊断和早期治疗非常重要。现有治疗不仅可延缓肺血管重构，而且可改善生存。对于系统性硬化症患者不管其临床表现如何，均应每年评估是否存在肺动脉高压，评估手段包括超声心动图、肺功能检查、胸部CT、右心导管术和6分钟步行试验等。

(何建国)

rénlèi miǎnyì quēxiàn bìngdú gǎnrǎn xiāngguānxìng fèidòngmài gāoyā

人类免疫缺陷病毒感染相关性肺动脉高压（pulmonary arterial hypertension associated with human immunodeficiency virus infection） 人类免疫缺陷病毒感染所致肺动脉高压。是人类免疫缺陷病毒（human immunodeficiency virus，HIV）感染者的非感染性并发症之一，动脉性肺动脉高压（pulmonary arterial hypertension，PAH）的一个亚类。HIV感染者PAH的发病率为0.5%，远高于普通人群，是HIV感染者死亡的一个独立危险因素。

发病机制 尚不完全清楚。HIV并不直接损伤肺血管内皮细胞，但其膜蛋白可刺激血管内皮细胞分泌细胞因子，激活炎症细胞释放炎症介质，诱导血管内皮细胞凋亡，引起肺血管收缩。遗传易感性也与发病有一定关联。此外，细胞膜离子通道功能异常、肝功能损害等可能也参与发病。

临床表现 见肺动脉高压。

诊断 HIV感染者出现不能

用肺炎、阻塞性或限制性通气功能障碍、哮喘或冠心病等常见心肺疾病解释的呼吸困难，应考虑并发 PAH。依据体格检查结合胸片、超声心动图、右心导管检查可确诊。首先应常规检查血液HIV 抗体，明确为 HIV 感染。超声心动图是筛查 PAH 最有效的无创检查，可估测肺动脉压，并可鉴别引起 PAH 的其他心脏疾病。部分患者的 X 线胸片可出现 PAH 的征象及可能并存 HIV 感染其他肺部并发症。右心导管术是诊断PAH 血流动力学的金标准，对超声心动图高度怀疑 PAH 的 HIV 感染者应行右心导管检查，同时还应行急性肺血管扩张试验，以决定治疗方案。

治疗 尚无治愈方法。①一般治疗：见动脉性肺动脉高压。②高效抗反转录病毒治疗：可减少 HIV 感染者的肺部感染，但其能否降低 HIV 感染相关性肺动脉高压的发病率尚无定论，能否降低右心室收缩压、肺动脉压，改善患者的心功能及预后，尚待进一步研究。应进行系统评价。③基础药物治疗：HIV 感染者常合并凝血功能异常，服用抗凝药有出血风险，且华法林可能影响抗 HIV 药物的作用，因此不推荐使用。④钙通道阻滞剂：患者急性肺血管扩张试验阳性率很低，且很少对该药长期敏感，有效性尚无循证医学证据。⑤靶向药治疗：西地那非、前列环素类药、波生坦可降低患者的平均肺动脉压和肺血管阻力，但现有病例还少，尚难定论。

预后 较差，诊断后生存期一般仅为 2~3 年，肺循环病变引起血流动力学受损的严重程度是决定患者预后的主要因素。另外，血 $CD4^+$ T 细胞计数高者预后

稍好。

（何建国）

xuèxīchóngbìng xiāngguānxìng fèidòngmài gāoyā

血吸虫病相关性肺动脉高压
（schistosomiasis-associated pulmonary arterial hypertension）血吸虫病肺部病变所致，以肺动脉压和肺血管阻力升高为特点的肺血管疾病。病理生理改变类似于特发性肺动脉高压。血吸虫病是仅次于疟疾和阿米巴病的世界第三大地方流行性寄生虫病，全球有 2 亿~3 亿感染者，主要在发展中国家流行。血吸虫病相关性肺动脉高压是血吸虫病，尤其是肝脾型血吸虫病的肺部表现，约7.7% 的血吸虫病患者出现肺动脉高压。

血吸虫感染途径 常见感染人体的血吸虫有 3 种：曼森血吸虫、日本血吸虫、埃及血吸虫，血吸虫病相关性肺动脉高压患者则常由前两种引起。血吸虫的中间宿主为湖水中的各种钉螺。血吸虫卵一旦进入水中便孵化释放出纤毛蚴，并可自由游动，感染钉螺后经母胞蚴及子胞蚴阶段后发育成尾蚴。钉螺排出尾蚴入水，可感染人体。接触疫水后，尾蚴可先侵入人的皮肤，进入毛细血管后微静脉脱去尾部发育成为血吸虫童虫，童虫随血流经右心入肺。之后经肺毛细血管入体循环散布全身，只有进入肠系膜静脉的童虫才能继续发育为成虫，其余多在途中夭亡。发育成熟后，雌雄虫交配产卵。虫卵可随门静脉血流入肝，也可逆流停留在肠壁组织内，肠壁内虫卵成熟后可破坏肠黏膜进入肠腔，并随粪便排出体外。虫卵也可经肝静脉或门静脉的侧支循环入肺循环，沉积于肺组织，引发肺血吸虫病，

进而导致血吸虫病相关性肺动脉高压。

发病机制 血吸虫病分为急性血吸虫病和慢性血吸虫病，血吸虫病相关性肺动脉高压的形成与血吸虫病的急慢性病程均有关，但主要形成于血吸虫感染的慢性期。

慢性血吸虫病主要由人体免疫系统对血吸虫卵抗原物质的免疫应答形成。虫卵聚集的组织或小血管中常围绕虫卵形成炎性肉芽肿，大量巨噬细胞、嗜酸性粒细胞、肥大细胞、淋巴细胞浸润，激活的炎症因子包括肿瘤坏死因子 - α、白介素（interleukin,IL)-4、IL-5、IL-10、IL-13 等。形成的肉芽肿起到破坏虫卵的作用，但同时也导致组织内纤维蛋白沉积。虫卵聚集于不同部位（如肝、脾、肺、脑）等引起相应损害，留在肠道中的虫卵也可引发炎症、腹泻、溃疡等。

血吸虫病相关性肺动脉高压通常是慢性血吸虫病肺部病变的重要表现。约 10% 的慢性血吸虫病患者会发展成为肝脾型血吸虫病，主要表现为肝大、脾大、门静脉系统胶原纤维沉积、门静脉血流受阻、门静脉高压。肝脾型血吸虫病所致门静脉高压及继发性门-体静脉分流是虫卵到达肺循环的重要条件，虫卵常聚集于肺小动脉和小动脉，并可穿过血管壁到血管周围，激发炎症应答，多数患者可形成卵周慢性炎性肉芽肿。内皮细胞过度增生及胶原纤维沉积是血吸虫卵引起的肺小动脉的早期病理变化。之后纤维蛋白逐渐沉积、血管重构，病灶血管充血、扩张引起丛状损害。研究认为，肺血管广泛重构是人类血吸虫病相关性肺动脉高压的主要病理变化。另外，慢性

血吸虫感染引发的病理改变如肉芽肿病变周围的血管炎症、血栓、内膜纤维化、丛状病病变也是血吸虫病相关性肺动脉高压的常见病理改变，而病理变化大都与特发性肺动脉高压相似。随疾病进展，患者可出现肺动脉高压的表现。

临床表现 ①血吸虫病表现：低热、贫血、营养不良、腹痛、腹泻、腹胀、呕血、黑粪、肝区不适、腹水等，也可无明显症状。查体见肝大，质硬有结节，肝左叶肿大更为明显，脾大，甚者巨脾，伴脾功能亢进，三系血细胞减少，食管静脉曲张等。②肺动脉高压表现：为主要表现。包括劳力性呼吸困难、胸痛、晕厥，严重者出现右心衰竭表现，如下肢水肿、颈静脉怒张、腹胀、消化不良等。查体见肺动脉瓣第二心音亢进、全收缩期杂音，严重者可有右心室第三心音、肝颈静脉回流征阳性等。

诊断 诊断依据包括病史、体征、实验室检查。①流行病学史：患者去过疫区或生活在疫区，并有疫水接触史。②有血吸虫病和肺动脉高压的表现。③实验室检查：血常规多见红细胞、白细胞、血小板减少；粪常规可见血吸虫卵；心电图见电轴右偏及右心室负荷加重的表现；超声心动图提示肺动脉高压、右心房和右心室扩大、室间隔左移、三尖瓣环收缩期运动幅度减低等；右心导管检查是判断肺动脉高压的金标准。④确诊有赖于在粪便或直肠活检中检查有血吸虫卵及右心导管检查证实存在肺动脉高压，同时排除其他原因导致肺动脉高压。

鉴别诊断 主要需与其他原因导致的肺动脉高压鉴别。除确诊存在血吸虫病基础疾病以外，还需做一系列其他原因所致肺动脉高压的排除性检查。此外，血吸虫病患者也可同时存在特发性肺动脉高压或其他类型的肺动脉高压，应注意鉴别。

治疗 尚无针对血吸虫病相关性肺动脉高压的特效药物。治疗应包括抗血吸虫和降低肺动脉压，以及对症处理。常用驱虫药是吡喹酮，单次用药有效，但不能阻止再感染，主要针对成虫有效，对幼虫效果不好，对于已存在肝、脾损害者效果亦有限。某些类型血吸虫对该药有抵抗性。对于死亡寄生虫急性释放大量抗原物质，可联合使用糖皮质激素。抗疟药蒿甲醚也有抗血吸虫效应，对幼虫效果较好，对成虫效果有限，因此其对血吸虫急性感染者效果可能较好，并可防止钉螺热。其他对症治疗药物包括抗血吸虫药奥沙尼喹、镇静药氯硝西泮。

常用于肺动脉高压的治疗药物包括依前列醇及其类似物、内皮素受体拮抗剂、5-磷酸二酯酶抑制剂，也可用于血吸虫病相关性肺动脉高压的治疗，如长期静脉输注依前列醇、皮下输注曲前列环素、吸入依洛前列素、口服波生坦（内皮素受体拮抗剂）等。只有曲前列环素被证实批准用于轻度血吸虫病，其他治疗药物在安全性、有效性、给药途径、依从性上缺乏认证。

预后 血吸虫病相关性动脉高压通常比特发性肺动脉高压病情轻，预后好。早期积极抗血吸虫治疗及预防肺血管重构对改善预后至关重要。

预防 此病应以预防为主，严格管理水源，避免接触疫水，一旦感染血吸虫应及时治疗，防止肺动脉高压的发生。

(何建国)

xīnshēng'ér chíxùxìng fèidòngmài gāoyā

新生儿持续性肺动脉高压
（persistent pulmonary hypertension of the newborn，PPHN）

胎儿（≥34周）由于出生前后肺血管的损伤及重构，出生后短时间内不能进行正常的心肺转换，以肺血管阻力增加、右向左分流和严重低氧血症为特征的综合征。是不同于儿童肺动脉高压的一种独特类型。活产儿PPHN的发病率为0.43‰~6.80‰，重度PPHN的发生率为2‰，而呼吸衰竭患儿并发不同程度PPHN的比例>10%。此外，约25%的PPHN患儿在出生后12~24小时出现明显的神经发育受损。剖宫产是最明确的危险因素，尤其是正常分娩发动之前。其他还包括孕妇妊娠期间服用非甾体抗炎药和（或）选择性5-羟色胺再摄取抑制药。

病因及发病机制 PPHN分为特发性和继发性两种。前者约占20%，即肺实质正常，肺血管发生重构；继发性PPHN主要是由肺实质损伤，如胎粪误吸、新生儿肺透明膜病和肺炎，引起肺血管异常收缩；其次是肺血管发育不良，如先天性膈疝和其他胸部疾病导致肺血管床面积减少，血管壁厚度增加。多种因素，如内皮依赖和（或）非依赖性松弛障碍、肺血管平滑肌细胞原发性结构异常或血管收缩物质增加因素，导致PPHN新生儿出生后不能在短时间内发生心肺转换，未经氧合的血液通过肺外分流（动脉导管、卵圆孔）至体循环，持续的右向左分流导致明显的低氧血症和发绀。升高的肺血管阻力增加右心室后负荷，引起右心室功能障碍。同时并发左心室功能障碍使病情进一步恶化，加重右向左分流。

临床表现 患儿常为足月或过期产，伴围生期窒息史、羊水污染，或存在易感因素，如羊水过少、孕妇服用非甾体抗炎药等。出生后 12 小时即可出现相应症状，体格检查显示进行性或间歇性发绀，不同程度的呼吸窘迫和第二心音亢进或分裂。PPHN 患儿均存在明显的低氧血症。

诊断与鉴别诊断 低氧血症患儿均是 PPHN 的可疑患者，尤其当低氧血症的严重程度超出肺病的严重程度。PPHN 患者动脉导管前（右手）的血氧饱和度明显高于动脉导管后（左手或下肢）。若给予 100% 氧气，动脉血氧饱和度仍 < 55%，则应怀疑 PPHN。胸部 X 线表现主要是肺动脉段凸出，同时可明确是否存在气胸、纵隔气肿、肺出血或肺实质病变。确诊依赖超声心动图，可评价右向左分流、是否存在三尖瓣反流、房间隔弯曲和肺动脉压，同时也可排除其他心肺疾病，尤其是先天性发绀型心脏病。

治疗 治疗潜在病因，纠正酸中毒，维持血容量。优化体循环血流动力学，包括体液平衡和强心治疗，增加心输出量和全身氧运输。PPHN 治疗的主要目标是降低肺血管阻力，常用的肺血管扩张药包括吸入一氧化氮（NO）和口服西地那非。吸入 NO 可迅速且强效地扩张肺血管，改善氧合，显著减少 PPHN 患者对体外生命支持的需求，但是并无降低 PPHN 患者的病死率、住院时间或神经发育受损的风险。推荐用于氧合指数（平均气道压×吸入氧气浓度×100/动脉血氧分压）>25 的 PPHN。5－磷酸二酯酶抑制剂（西地那非）可有效降低肺血管阻力，不仅改善氧合指

数，减少中断吸入 NO 治疗后的反跳风险，而且可降低死亡率，改善生存。

其他支持治疗包括高频通气、体外膜式氧合（extracorporeal membrane oxygenation，ECMO）、表面活性物质和碱化血液治疗。高频通气旨在改善氧合，达到正常的肺容量，避免机械通气对肺造成的容量伤和气压伤，常用于治疗肺实质病变引起的 PPHN。ECMO 增加全身氧输送，显著降低 PPHN 患儿的短期和长期死亡率，推荐用于优化呼吸功能和心功能治疗后仍然对吸入 NO 药物治疗抵抗，或虽血流动力学良好但血液氧合得不到持续改善的患儿。对于氧合指数 >25 的患儿即应转送至 ECMO 中心就诊，氧合指数 >40 应予 ECMO 治疗。表面活性物质可稳定肺泡容积，促进肺膨胀，改善肺泡的气体交换功能。推荐用于病情相对轻微的肺实质病变患者（氧合指数 15~22）。

预后 尽管 PPHN 的治疗策略得到了长足的发展，但是其致残率与病死率仍然分别高达 10% 和 20%，不治疗的死亡率高达 33%。

预防 避免引起 PPHN 发生的危险因素，包括剖宫产尤其是在正常分娩发动之前、妊娠晚期服用非甾体抗炎药和选择性 5－羟色胺再摄取抑制药等可能致病药物。

（何建国）

fèijīngmài bìsèxìng jíbìng

肺静脉闭塞性疾病（pulmonary veno-occlusive disease，PVOD）病变主要累及肺静脉系统，引起血管腔狭窄与闭塞，继而形成肺动脉高压的肺血管疾病。属罕见病。PVOD 与肺毛细血管瘤病（pulmonary capillary hemangiomato-

sis，PCH）均可引起动脉性肺动脉高压（pulmonary arterial hypertension，PAH），PCH 比 PVOD 更罕见，临床表现相似，二者仅能从病理方面进行鉴别，前者与毛细血管后肺小静脉闭塞相关，后者与肺毛细血管自身病变相关，二者的诊断与治疗酷似。已报道的 PVOD/PCH 不超过 200 例。

2015 年欧洲心脏病学会颁布的《肺动脉高压诊断与治疗指南》将 PVOD/PCH 归为 PAH 的亚类是基于如下认识：①肺小动脉组织学改变如内膜纤维化和中层肥厚，也可见于 PAH。②PVOD/PCH 与 PAH 的临床表现常难以区别。③PVOD/PCH 与 PAH 有共同的危险因素，包括系统性硬化症、人类免疫缺陷病毒感染和使用食欲抑制剂。④PVOD/PCH 也有家族史，且可能与骨形成蛋白受体－2 变异相关。以上这些特征表明 PVOD/PCH 与 PAH 是同一疾病的不同方面。虽然仅依据临床表现很难确诊，但是 PAH 患者应用肺血管扩张药如伊前列醇后迅速发展为肺水肿是诊断 PVOD/PCH 的重要线索。

病因及发病机制 PVOD 分为特发性和继发性两种。据估计特发性肺动脉高压中 5%~10% 的患者为特发性 PVOD。此外，很多疾病如人类免疫缺陷病毒感染、骨髓移植、结缔组织病、结节病可能继发 PVOD。

特发性肺动脉高压肺血管病变主要位于肺毛细血管前小动脉，而 PVOD 病变好发于毛细血管后肺小静脉。PVOD 累及间隔静脉与间隔前微静脉伴纤维闭塞性损伤、静脉肌化、毛细血管多发性斑片样增殖、肺水肿、隐匿性肺泡出血、炎性浸润、淋巴管扩张及淋巴结增大，继发远端肺动脉

中层肥厚和内膜纤维化。PCH 的特征性病理表现是肺泡壁毛细血管增生。PCH 的肺实质损伤比肺间质损伤更明显。

临床表现 PVOD/PCH 的临床表现无特异性。大多数患者表现为运动时呼吸困难、乏力、慢性咳嗽、胸痛、晕厥，临床很难与特发性肺动脉高压鉴别。PVOD 患者以隐匿性肺泡出血为主，咯血发生率与其他亚类 PAH 患者相似，30% PCH 患者存在咯血史。除外先天性心脏病后，对于出现杵状指的 PAH 患者需考虑 PVOD/PCH 可能。杵状指可能与长期肺间质水肿、低心输出量状态或卵圆孔未闭造成严重的低氧血症相关。另外，以肺间质浸润为主的患者肺部听诊可闻及双肺基底部湿啰音。随着 PVOD/PCH 病情逐渐进展，出现右心衰竭相应的症状和体征。

诊断 PVOD/PCH 的确诊依赖于外科肺活检肺血管病理检查，间隔前小静脉受累是诊断 PVOD 的必要条件，但是大多数病例采用无创性方法诊断，以避免高风险的有创肺活检。无创性检查方法主要包括 X 线胸片、高分辨率 CT、支气管肺泡灌洗、血气分析、肺功能和放射性核素肺通气/灌注扫描检查。除 PAH 共有的表现外，PVOD 还需一些特殊表现：①胸片：可见胸腔积液、柯氏（Kerley）B 线和外带肺野间质浸润。②高分辨率 CT：多发性小叶中央边界不清的磨玻璃样阴影、间隔线增宽和纵隔淋巴结肿大是 PVOD 区别于 PAH 的特征性表现，敏感性达 66%。此外，这些征象与伊前列醇治疗发生肺水肿的风险密切相关。③支气管肺泡灌洗：由于 PVOD 患者存在隐匿性肺泡出血，所以 PAH 伴肺实质病变的患者需常规行支气管镜及支气管肺泡灌洗检查。支气管镜检查可见段及小叶支气管充血。支气管肺泡灌洗液中肺泡细胞计数增加、含铁血黄素巨噬细胞增加和高德（Golde）评分升高。灌洗液中巨噬细胞、淋巴细胞和中性粒细胞三者比例相似。④血气分析及氧合指标：与特发性肺动脉高压患者相比，PVOD 患者在静息和 6 分钟步行试验时动脉血氧饱和度和血氧分压更低，二氧化碳分压相似。⑤肺功能检查：第 1 秒用力呼气量、第 1 秒用力呼气量/用力肺活量比值和肺总量正常，一氧化碳弥散能力降低。PAH 患者一氧化碳弥散能力＜55%，诊断 PVOD 的敏感性和特异性分别为 64.3% 与 89.5%。⑥放射性核素肺通气/灌注扫描：可见 PVOD/PCH 多处血流灌注缺损。另外，PVOD 患者血流动力学表现与特发性肺动脉高压患者相似：肺动脉平均压升高，肺毛细血管楔压正常或降低。急性肺血管扩张试验增加发生肺水肿的风险，且该试验结果与是否给予靶向药治疗及预后无关，因此 PVOD/PCH 患者禁忌行该项检查。

治疗 包括传统治疗、免疫抑制剂治疗、肺动脉高压靶向药治疗和肺移植。由于缺乏有效的药物治疗，PVOD/PCH 患者的预后非常差，所以在确诊时即应考虑肺移植治疗。①传统治疗：吸氧可改善严重的低氧血症，推荐维持血氧饱和度＞90%。若无抗凝治疗禁忌证，推荐华法林抗凝维持国际标准化比值在 1.5～2.5。虽然 PVOD 患者存在隐匿性肺泡出血，但若无严重的咯血病史，仍需抗凝治疗。②免疫抑制剂治疗：PVOD 伴结节病或结缔组织病（除外系统性硬化症）的患者可考虑糖皮质激素或免疫抑制剂治疗。③肺动脉高压靶向药治疗：与 PAH 在肺动脉高压靶向药治疗方面存在明显差异。肺动脉高压靶向药治疗（伊前列醇、波生坦、西地那非及钙通道阻滞剂）虽增加发生肺水肿的可能，但谨慎应用这些靶向药可稳定患者病情、改善血流动力学和预后，可作为患者向肺移植过渡的治疗手段。④肺移植：心功能 III 级和 IV 级（NYHA 分级）的患者推荐肺移植治疗。

预后 PVOD 患者 1 年病死率高达 72%，从症状发生（或确诊）至死亡或肺移植的平均时间为 24.4 个月（或 11.8 个月）。PCH 自症状发生后的中位生存期为 3 年。

(何建国)

fèi máoxìxuèguǎnliúbìng
肺毛细血管瘤病（pulmonary capillary hemangiomatosis，PCH）

极罕见的预后不良的肺部毛细血管增生性疾病。与肺静脉闭塞性疾病均可引起动脉性肺动脉高压。见肺静脉闭塞性疾病。

(何建国)

zuǒxīn jíbìng suǒzhì fèidòngmài gāoyā
左心疾病所致肺动脉高压（pulmonary hypertension due to left heart disease）

属于第 2 类肺动脉高压，是最常见的肺动脉高压（pulmonary hypertension，PH）类型。肺毛细血管楔压升高（＞15mmHg）是该类 PH 的特征。

根据是否保留左心室射血分数（45%～50%），慢性左心衰竭分为收缩性心力衰竭（简称心衰）和舒张性心衰，心衰患者发生 PH 的可能性高达 60% 和 70%，其发病率随心衰的心功能分级进展而增加。对于左侧瓣膜性心脏病，

PH 随着瓣膜病变和症状的严重程度而增加，PH 进一步恶化慢性心衰患者的生存。与肺动脉压正常的慢性心衰患者相比，肺动脉高压患者的死亡率增加 40%，再住院率增加 50%。尽管保留和不保留左心室射血分数慢性心衰患者 1 年和 5 年生存率相似，然而形成 PH 后其短期和长期死亡风险显著增加，右心室收缩压每增加 5mmHg，死亡率相应增加 9%，同时存在肺动脉高压和右心室功能障碍慢性心衰患者的生存最差。此外，跨肺压差>16mmHg 或肺血管阻力超过 6~8Wood 患者，心脏移植术后右心室衰竭风险增加。

病因及发病机制 病因包括收缩性心衰、舒张性心衰和瓣膜疾病。肺动脉压升高主要包括：①静水压升高，源于左心室舒张期末压增加，升高的压力被动后向传递（毛细血管后"被动性"PH）。②血管反应性增加，指肺动脉张力增加和（或）肺动脉阻力血管固定性结构梗阻性重构。肺血管阻力增加，升高的肺动脉压超过肺动脉楔压升高，跨肺压差升高。左心疾病所致 PH 的病理改变还包括肺静脉扩张、管壁增厚，肺毛细血管扩张，间质水肿，肺泡出血，淋巴管和淋巴结肿大，以及远端肺动脉中层肥厚、内膜纤维化。

临床表现 主要为左心疾病的表现。与其他类型 PH 相比，左心疾病所致 PH 的特异性临床表现是端坐呼吸和夜间阵发性呼吸困难。

诊断与鉴别诊断 大多数情况下，结合患者病史和实验室检查，确诊是否存在左心疾病。超声心动图是筛查的最好方法。可疑 PH 患者应予右心导管检查评估血流动力学。平均肺动脉压≥

25mmHg，且肺毛细血管楔压>15mmHg 者可确诊为 PH。超声心动图可很好识别收缩性心衰所致 PH，但是舒张性心衰所致 PH 有时很难与动脉性肺动脉高压鉴别。有左心房扩大、心房颤动、二尖瓣血流和肺血流的特征性改变、二尖瓣环组织多普勒特征性表现和左心室肥厚者应怀疑左心室舒张功能障碍。运动负荷或容量负荷试验有助于识别隐匿性左心室功能障碍。左心室舒张功能障碍的危险因素如下（表）。

急性肺血管反应试验使用正性肌力药和（或）体循环和（或）肺循环血管活性药，包括正性肌力药、血管扩张药、前列环素类药、一氧化氮和 5-磷酸二酯酶抑制剂，推荐用于评估拟行心脏移植患者的手术可行性及术后发生急性右心衰竭的高危人群。

X 线胸片提示肺部充血、胸腔积液，甚至肺水肿。高分辨率 CT 有助于发现慢性肺水肿时马赛克样的灌注模式和磨玻璃样改变。心电图表现为左心室肥厚。组织多普勒评估 E/E′（E：二尖瓣舒张早期血流速度；E′：二尖瓣环舒张早期运动速度）比值>15，表明左心室充盈压升高。

治疗 主要针对基础左心疾病。通过优化治疗左心疾病，可能降低左心室充盈压，从而降低肺动脉压力。动脉性肺动脉高压靶向治疗药用于治疗左心疾病所致 PH 存在争议，重度 PH 及以 PH 为主要临床表现的患者可能获益。应用靶向药治疗左心室充盈压升高者可能引起肺水肿，因该不良反应影响其临床应用。

（何建国）

fèibù jíbìng hé（huò）quēyǎng suǒzhì fèidòngmài gāoyā

肺部疾病和（或）缺氧所致肺动脉高压（pulmonary hypertension due to lung disease and/or hypoxia）

常见的肺动脉高压（pulmonary hypertension，PH）类型之一。肺实质病变所致 PH 患者的肺动脉压大多仅轻度升高（平均肺动脉压 25~35mmHg）。近 5% 患者 PH 的严重程度与气流受限程度不成比例，称为"不成比例"的 PH 患者。

病因及发病机制 病因包括慢性阻塞性肺疾病（chronic obstructive pulmonary disease，COPD）、间质性肺疾病（interstitial lung disease，ILD）、睡眠呼吸紊乱、导致混合型（限制性及阻塞性）

表 左心室舒张功能障碍危险因素

临床特征	年龄>65 岁
	动脉收缩压升高
	脉压升高
	肥胖
	高血压
	冠状动脉疾病
	糖尿病
	心房颤动
超声心动图	左心房增大
	向心性重构（心室壁相对厚度>0.45）
	左心室肥厚
	左心室充盈压升高（Ⅱ~Ⅳ级舒张功能障碍）
完成评估	对利尿剂的症状性反应
（心脏超声检查后）	运动时收缩压过度升高
	重新评估胸部影像学检查的心衰表现

通气功能障碍的其他肺部疾病、肺泡低通气、长期高原暴露（见长期高原暴露所致肺动脉高压）、发育异常。

肺部疾病所致 PH 病理改变包括远端肺动脉中膜肥厚和内膜闭塞性增生。肺气肿或肺纤维化区域血管床受到不同程度破坏。病理生理变化包括缺氧性肺血管收缩、过度膨胀肺的机械压迫、肺毛细血管床减少、炎症反应、烟草的毒性作用和内皮来源的血管收缩-舒张因子失衡。

50%～60%的晚期 COPD 患者可能合并 PH，中度（肺动脉压力 35～45mmHg）约占 10%，重度（肺动脉压力 > 45mmHg）约占 4%，通常合并低氧血症、呼吸性酸中毒，合并肺气肿和肺纤维化发生 PH 的可能性更大。32%～39%的 ILD 患者可能发生 PH。拟行肺移植的特发性肺间质纤维化者发生 PH 的比例更高。肺动脉压升高和右心室功能障碍是慢性肺部疾病患者最重要的死亡预测因素。COPD 伴 PH 患者的病情常发生恶化，生存受限。特发性间质纤维化所致 PH 与死亡率成线性相关，合并肺气肿者预后更差。

COPD 所致 PH 是多因素发病机制。呼吸系统炎症导致气道狭窄，肺泡缺氧导致严重低氧血症，后者与肺动脉压和肺血管阻力密切相关。长时间缺氧可致以内膜增厚为主的广泛肺血管重构。炎症和遗传易感性可能也参与发病。涉及肺血管重构的基因、炎症反应和多种细胞因子参与了 PH 的发生和发展。

ILD 以肺实质的炎性和（或）纤维性破坏为特征。其中特发性肺间质纤维化常见，其发病机制不仅与肺纤维化相关，可能还有其他机制参与。

临床表现　呼吸困难和乏力是 PH 和基础肺部疾病的共有表现，临床上很难鉴别。COPD 患者出现下肢水肿不一定是右心衰竭的体征。

诊断与鉴别诊断　慢性肺部疾病患者出现以下情况应疑诊 PH：症状加重且不能用肺功能解释；出现右心衰竭的体征；临床恶化与肺功能的下降不匹配。另外，慢性肺部疾病常并发左心疾病，后者可导致肺动脉压进一步升高。心电图、胸部 X 线和 CT 检查有助于诊断和鉴别诊断。超声心动图是评估慢性肺部疾病伴 PH 的有效方法，可用于评估 PH 和右心功能；评估并存的左心疾病；选择需行右心导管检查者，一旦疑诊 PH，应用超声心动图检查，但其阳性预测值和阴性预测值分别波动较大，常不能准确评估 COPD 患者的肺动脉压。利尿钠肽对 COPD 所致 PH 患者有一定评估预后价值。右心导管术检查，见肺动脉高压。

治疗　包括基础治疗、靶向药治疗和外科治疗。

基础治疗　对于大多数肺部疾病所致轻至中度 PH 患者，首先应优化治疗基础肺部疾病。伴低氧血症患者首选长期吸氧治疗。其他基础治疗包括 COPD 患者的抗感染、平喘、祛痰，ILD 患者病因治疗，晚期 COPD 伴肺血管疾病者启动肺复健治疗。

靶向药治疗　无足够的循证医学数据支持此类 PH 患者应用动脉性肺动脉高压靶向药治疗的有效性和安全性。吸氧和使用一氧化氮均可改善氧合及血流动力学参数。西地那非可减少运动时平均肺动脉压的增加，但是与心输出量和每搏量无关。前列环素类似物可降低平均肺动脉压，增

加心输出量和全身氧输送。波生坦无肯定临床获益（见肺动脉高压）。动脉性肺动脉高压靶向药可能通过恶化慢性肺部疾病患者的气体交换，进一步加重低氧血症。平均肺动脉压<40mmHg 者不宜使用靶向药治疗。

外科治疗　肺过度膨胀是运动诱导肺血流动力学恶化的潜在因素，但是肺减容手术并不能改善血流动力学。肺移植是改善晚期 COPD 所致 PH 患者最佳的长期治疗选择。合并 PH 是 ILD 患者行肺移植治疗的手术指征。

（何建国）

chángqī gāoyuán bàolù suǒzhì fèidòngmài gāoyā

长期高原暴露所致肺动脉高压（pulmonary hypertension due to chronic exposure to high altitude）

高原低气压环境使吸入气体中氧分压降低，导致动脉血氧分压降低和低氧血症的临床综合征。又称高原性肺动脉高压（high-altitude pulmonary hypertension，HAPH），曾称慢性高原病血管型、缺氧性肺心病、婴儿亚急性高原病、儿童高原性心脏病和成人亚急性高原病。属于第 3 类肺动脉高压，是慢性高原病的重要表现。研究最多的高原地区包括亚洲的喜马拉雅山脉、南美洲的安第斯山脉和北美洲的落基山脉。据估计全球约 1.4 亿人生活在海拔高于 2500m 的高原地区，其中超过 8000 万人生活在亚洲，主要分布在中国和中亚。此外，还有数量庞大的高原旅居者。高原健康居民的平均肺动脉压约 15mmHg，动脉血氧饱和度约 85%。

虽然 HAPH 是高原居民的常见疾病，但是准确的流行情况尚不清楚。对于居住在南美海拔高于 3200m 高原人群，HAPH 的患

病率 5%～18%。在中国高原定居人群中，慢性高原病（西藏土著和汉族）的患病率 1.2%～5.6%。中国青海省儿童 HAPH 患者比成人患者更多见。高原海拔高度、年龄、性别、睡眠紊乱和遗传易感性可能影响疾病的发生与发展。

病因及发病机制 高原居民长期暴露于低压低氧环境引起肺泡内缺氧，引起缺氧性肺血管收缩和血管壁重构，导致肺血管阻力增加，肺动脉压持续升高。肺血管重构累及血管壁全层，包括内皮功能障碍、平滑肌细胞增生、非肌性血管肌化、血管壁纤维素性坏死和外膜增厚。机体针对慢性高原缺氧环境的主要反应是肺动脉压升高和红细胞增生，目的是重新分配血液至肺通气较好的区域及增加血液携氧能力。暴露缺氧环境的时间长短决定 HAPH 的发病时间和肺动脉压力升高的程度，后者与动脉血氧饱和度成负相关。HAPH 增加右心室后负荷，导致运动耐量下降和右心衰竭，甚至死亡。尽管尚未确定慢性高原病与某一特定基因存在关联，但是遗传易感性显著影响病情严重程度。HAPH 潜在的发病机制尚不完全清楚，一氧化氮产生减少可能起重要作用。内皮素-1 和前列环素可能也参与发病。另外，缺氧环境引起跨膜离子通道异常，主要影响钾离子和钙离子跨膜通道。它们异常影响细胞体积、膜电位、细胞质钙离子浓度、基因转录和细胞凋亡等过程。

临床表现 运动时呼吸困难、咳嗽、乏力、心前区疼痛、晕厥、运动耐量减低和睡眠障碍是最常见症状。症状出现后数年内逐渐出现右心衰竭的表现，如呼吸困难、颈静脉怒张和外周水肿。疾病晚期可出现颜面及手指发绀、杵状指、肝大和腹水。肺动脉瓣听诊区可闻及第二心音增强，常伴柔和的收缩中期喷射音。过度红细胞增生导致舒张压升高，但是，不同高原地区人群肺动脉压升高和红细胞增生程度不一致。对于同一海拔但位于不同高原地区的患者，西藏地区人群肺动脉压最低，对缺氧性肺血管反应最弱。西藏地区的汉族和安第斯高原人群则易形成严重的 HAPH 及右心衰竭。汉族人右心衰竭的表现较显著，安第斯高原人群的血红蛋白浓度升高较明显。

诊断与鉴别诊断 对于生活在海拔>2500m 的儿童和成人，平均肺动脉压>30mmHg 或肺动脉收缩压>50mmHg（高原居住地测量值），同时存在右心室肥厚、心力衰竭、中度低氧血症，但无过度红细胞增生（血红蛋白浓度女性<190g/L；男性<210g/L）可确诊为 HAPH。心电图异常表现包括 QRS 波电轴右偏、顺钟向转位、肺型 P 波（Ⅱ、Ⅲ、aVF 和右胸导联）等右心超负荷和右心室肥厚的表现。HAPH 患者存在严重低氧血症，肺功能提示明显的肺泡低通气，呼气末二氧化碳分压升高，氧分压降低。X 线胸片可见右心房、右心室扩大，中央和外周肺动脉凸出。超声心动图是最佳的筛查方法，不仅可评估心脏形态学改变和心功能，而且能估测肺动脉压。确诊依赖于右心导管评估血流动力学。

确诊 HAPH 需排除其他引起肺动脉压升高的疾病：①其他原因的肺动脉高压：包括新生儿持续性肺动脉高压。②慢性阻塞性肺疾病：如慢性支气管炎、慢性阻塞性肺气肿和慢性肺源性心脏病。③间质性肺病：包括肺尘埃沉着病。④其他心血管疾病：如冠心病、瓣膜性心脏病、扩张型心肌病、肥厚型心肌病和先天性心脏病。

治疗 最佳治疗方法是移居至低海拔地区，症状和体征立即得到缓解。一旦患者重返高原地区，HAPH 可能复发。其他治疗方法包括吸氧、钙通道阻滞剂、吸入一氧化氮、前列环素、内皮素受体拮抗剂和 5-磷酸二酯酶抑制剂。治疗的有效性需要进一步评估。钙通道阻滞剂硝苯地平和 5-磷酸二酯酶抑制剂西地那非可减轻低氧血症、肺动脉压和肺泡-动脉氧分压差。西地那非治疗 3 个月后，HAPH 患者肺动脉压降低、6 分钟步行距离和心排血指数均增加。预防性应用内皮素受体拮抗剂波生坦，不能改善运动耐量或降低肺动脉收缩压，且恶化高强度运动时的动脉血氧饱和度。碳酸酐酶抑制剂乙酰唑胺通过降低血液 pH 值改善通气和血氧饱和度，降低肺血管阻力和红细胞增生程度，长期治疗 HAPH 安全、有效。

预防 避免长期居住在高海拔地区，尤其是海拔高于 2500m 的高原。对于已发生 HAPH 者，最佳的预防方法是移居至低海拔地区。

（何建国）

mànxìng xuèshuān shuānsèxìng fèidòngmài gāoyā

慢性血栓栓塞性肺动脉高压（chronic thromboembolic pulmonary hypertension，CTEPH）

肺动脉系统血栓栓塞机化所致肺动脉高压。属于第 4 类肺动脉高压。CTEPH 患者病情较重，临床常被误诊，是肺动脉高压中为数不多的可通过手术治愈的疾病之一。急性肺栓塞后予抗凝治疗仍有 3%～4% 的患者可能发展为 CTEPH，50% 患者既往无急性肺栓塞或深静脉血栓形成病史。

病因及发病机制 尚未发现与 CTEPH 相关的特定基因变异。急性肺栓塞病史、脾切除、室-房分流、骨髓增殖性疾病、静脉感染和炎症性肠病可能是 CTEPH 的独立危险因素。易栓症患者中约 10% 患者狼疮抗凝物阳性，20% 患者抗磷脂抗体或狼疮抗凝物阳性或两者同时阳性。CTEPH 中不到 40% 的患者血浆Ⅷ因子浓度升高。

反复发生小的急性肺栓塞后未溶解的急性血栓逐渐纤维化形成机化血栓。机化血栓代替正常内膜，牢固地附着在弹性肺动脉中层，造成肺动脉机械性梗阻导致 CTEPH。肺动脉高压启动肺血管重构，肺血管病变持续进展。梗阻和未梗阻血管远端小的肌性动脉和微动脉病变表现为特发性肺动脉高压的特征性损伤，如丛样损伤，可能与很多因素相关，如剪切力、压力、炎症、细胞因子和血管营养介质的释放。参与凝血过程的凝血级联反应、内皮细胞或血小板异常可能启动或恶化肺动脉血栓栓塞或原位血栓形成。未发现纤溶系统异常。

临床表现 无特异性，进行性运动性呼吸困难是常见症状。随着病情进展，逐渐出现右心室功能障碍，包括乏力、心悸、晕厥和水肿。体征可出现胸骨左缘抬举样搏动、肺动脉瓣第二音增强和三尖瓣收缩期杂音。右心衰竭者出现颈静脉怒张、水肿、腹水和肢端发绀。约 10% 的 CTEPH 患者在吸气末可闻及外周肺野（尤其是肺下叶）高调的收缩期杂音。部分患者可能有急性肺栓塞和下肢静脉血栓形成的病史。

辅助检查 ①血液检查：易栓症的血液检查包括抗磷脂抗体、狼疮抗凝物和抗心磷脂抗体。②放射性核素肺通气/灌注扫描：用于 CTEPH 筛查，尤其当肺动脉高压合并不能解释的呼吸困难时，敏感性高于 CT。正常或低可能性结果可有效地排除 CTEPH，敏感性为 90%～100%，特异性为 94%～100%。一个或多个不匹配的段或段以上更大的缺损提示 CTEPH 可能性很高，需进一步行肺血管造影检查。③肺动脉增强 CT 血管造影：可准确可靠地描述典型的 CTEPH 征象，如完全性闭塞、条带状或网状阻塞、内膜不规则改变。增强 CT 能识别是否存在来自支气管动脉的侧支，有助于识别有手术指征的 CTEPH 患者。④侵入性肺血管造影：用于确诊 CTEPH 病变部位和范围，判断是否存在手术适应证。⑤右心导管：用于明确诊断毛细血管前肺动脉高压。

诊断 包括两方面：毛细血管前肺动脉高压（平均肺动脉压 ≥25mmHg、肺毛细血管楔压 ≤15mmHg）和弹性肺动脉（主肺动脉、叶肺动脉、段及段以下肺动脉）存在多个慢性或机化梗阻性血栓或栓子。伴静脉血栓栓塞病史的肺动脉高压患者，应高度怀疑 CTEPH。急性肺栓塞患者 3～6 个月后若出现 CTEPH 的表现，需应用超声心动图进行随访观察。

鉴别诊断 CTEPH 需与多种疾病鉴别。进行性呼吸困难和运动耐量减低常被误诊为哮喘、肺间质病变、冠心病或左心疾病等，需通过上述检查进行仔细鉴别。

治疗 一旦放射性核素肺通气/灌注扫描和（或）CT 血管造影提示 CTEPH 可能，应推荐患者药物和至外科手术治疗有经验的专科中心进行诊治。

抗凝治疗 为预防血栓性事件复发，CTEPH 患者应终身接受抗凝治疗。通常使用维生素 K 拮抗剂，维持国际标准化比值在 2.0～3.0。

手术治疗 具有潜在治愈 CTEPH 的可能。大部分患者不符合肺动脉血栓内膜剥脱术的适应证。近端机化血栓是手术的理想适应证，而越远端的梗阻手术成功率则越低。正确选择适应证且行手术成功的患者，肺循环血流动力学可基本恢复正常，临床症状得到显著改善。对于经验丰富的专科中心，围术期死亡率 <11%。术前常规行下腔静脉滤器植入已成为很多大型中心的标准方法。对存在冠心病危险因素者，术前应行冠状动脉造影检查。晚期 CTEPH 患者可考虑进行双肺移植治疗。

靶向药治疗 虽然动脉性肺动脉高压靶向药（包括前列环素类、内皮素受体拮抗剂和 5-磷酸二酯酶抑制剂）治疗 CTEPH 存在一定的理论基础，但尚无足够的循证医学支持。BENEFIT 研究（波生坦治疗 16 周对失去手术机会或肺动脉血栓内膜剥脱术后持续肺动脉高压患者）是唯一的安慰剂对照临床试验。该研究表明波生坦可显著降低肺血管阻力，但是 6 分钟步行距离、功能分级和临床恶化时间无明显改善。

靶向药治疗适应证：①显著的肺动脉远端疾病，不能行肺动脉血栓内膜剥脱术者。②血流动力学非常差的高危患者，包括心功能Ⅳ级（NHYA 分级）、平均肺动脉压 >50mmHg、心排血指数 <2.0 L/(min·m²) 和肺血管阻力 >12Wood。③肺动脉血栓内膜剥脱术后持续肺动脉高压者

（10%～15%）。④存在严重的合并症，禁忌外科手术治疗者。

预后 对于右心导管测量的平均肺动脉压＞30mmHg 的 CTEPH 患者，3 年生存率仅约 10%，半数平均肺动脉压＞50mmHg 者生存期低于 1 年。

预防 所有 CTEPH 患者应终身接受抗凝治疗防止血栓复发。尽量避免发生 CTEPH 的危险因素，预防下肢静脉血栓形成。对于发生 CTEPH 的高危人群，视情况给予相应机械预防措施（加压弹力袜、下肢间歇序贯加压充气泵和腔静脉滤器）和（或）抗凝药（皮下注射小剂量肝素、低分子肝素和口服华法林）至关重要。

（何建国）

bùmíng jīzhì hé（huò）duōzhǒng jīzhì suǒzhì fèidòngmài gāoyā

不明机制和（或）多种机制所致肺动脉高压（pulmonary hypertension with unclear and/or multifactorial mechanisms）

多种疾病所致、机制复杂的肺动脉高压。属于第 5 类肺动脉高压。为少见病，关注焦点仍是基础疾病的发生和发展情况。不同病因导致肺动脉高压，尚缺乏其遗传学、流行病学和危险因素方面相关资料。

病因及发病机制 引起不明机制和（或）多种机制所致肺动脉高压的病因多样，2009 年欧洲心脏病学会颁布的《肺动脉高压诊断与治疗指南》中，第 5 类肺动脉高压大致可划分为 4 个亚类，包括：①血液系统疾病：骨髓增殖性疾病和脾切除。②系统性疾病：结节病、肺朗格汉斯细胞组织细胞增生症、淋巴管肌瘤病、神经纤维瘤、血管炎。③代谢性疾病：糖原贮积症、戈谢病（Gaucher disease）。④其他：肿瘤梗阻、纤维性纵隔炎、慢性肾衰竭透析治疗。依据 2009 年西莫诺（Simonneau）关于《肺动脉高压临床分类更新》，扼要介绍致肺动脉高压的 4 个亚类。

第一亚类血液系统疾病 引起肺动脉高压的慢性骨髓增殖性疾病包括真性红细胞增多症、原发性血小板减少症和慢性髓细胞性白血病。高心输出量、自体或手术脾切除、循环巨核细胞直接造成肺循环梗阻、慢性血栓栓塞性肺动脉高压、门静脉高压性肺动脉高压和充血性心力衰竭可能均参与肺动脉高压的发生。

第二亚类系统性疾病 ①结节病：是一种常见的病因不明的系统性肉芽肿性疾病，患病率为 1%～28%。肺动脉高压的发病机制包括纤维化和（或）随后的慢性缺氧，导致肺毛细血管床的破坏，以及其他可能机制，如来自于纵隔和肺门肿大淋巴结的压迫肺动脉和肉芽肿性病变直接浸润肺血管，尤其是肺静脉，有时与肺静脉闭塞性疾病相似。②肺朗格汉斯细胞组织细胞增生症：是一种少见的肺部浸润性疾病，与肺实质的破坏性改变相关。终末期肺朗格汉斯细胞组织细胞增生症患者常并发严重的肺动脉高压。组织病理学检查证实严重的肺血管弥漫性病变主要累及小叶内肺静脉和肌性肺动脉，导致中层肥厚和内膜纤维化。③淋巴管肌瘤病：是罕见的多系统疾病，好发于女性，特征是囊性肺破坏、淋巴管畸形和腹部肿瘤，罕见并发肺动脉高压。慢性缺氧和肺毛细血管破坏引起囊性肺损伤可能是形成肺动脉高压的主要原因。④Ⅰ型神经纤维瘤：是一种常染色体显性遗传病，特征性改变是皮肤组织的牛奶咖啡斑和纤维瘤皮肤浸润。肺动脉高压的发病机制尚不清楚，肺纤维化和慢性血栓栓塞性肺动脉高压可能起一定作用。组织病理检查发现肺动脉和静脉管腔狭窄，中层肥厚和（或）内膜增厚伴纤维化。

第三亚类代谢性疾病 ①Ⅰa型糖原贮积症：系葡萄糖-6-磷酸化酶缺乏所致，是罕见的常染色体隐性遗传病。发生肺动脉高压的机制尚不明确，可能与门-体静脉分流、房间隔缺损或重度限制性肺功能障碍相关。戈谢病是一种罕见病，由于溶酶体 β-葡糖苷酶缺乏，导致网状内皮细胞葡糖脑苷脂沉积。典型表现包括肝大、脾大和骨髓浸润。参与肺动脉高压发病的机制包括间质性肺病、长期低氧血症、戈谢细胞嵌入毛细血管和脾切除。

第四亚类包括一系列不同种类的疾病 肿瘤梗阻，肿瘤长入中央肺动脉，引起原位血栓，导致近端肺动脉进行性梗阻和形成肺动脉高压。肿瘤大多为肺动脉肉瘤，常迅速进展且是致命性的。CT 和磁共振血管造影可用于鉴别肿瘤和慢性血栓栓塞性肺动脉高压。瘤栓远处转移阻塞微血管是另一个肺动脉高压迅速进展的罕见原因，多见于乳腺癌、肺癌和胃癌，患者常表现为严重低氧血症。放射性核素肺通气/灌注扫描常表现为多个亚肺段灌注缺损。纵隔纤维化患者由于肺动脉、肺静脉均受压，因此可表现为重度肺动脉高压。肺通气/灌注扫描、CT 和肺动脉造影有助于明确诊断。该病主要病因是组织胞质菌病。终末期肾病需要长期透析的患者，肺动脉高压发生率高达 40%。可能的原因是相关激素和代谢紊乱导致肺血管收缩；高心输出量及体液潴留；左心室收缩和舒张功能障碍。

治疗 主要针对基础疾病，肺动脉高压靶向治疗疗效不详。

（何建国）

xiāntiānxìng fèidòngjìngmàilòu
先天性肺动静脉瘘 （congenital pulmonary arteriovenous fistula，PAVF）

肺动脉和肺静脉之间异常沟通的肺内血管畸形。又称肺动静脉畸形。较少见，肺动脉和肺静脉之间无正常毛细血管床，受累及肺动脉壁薄弱、迂曲扩张，静脉呈囊状（瘤样）扩张，可有分隔和血栓形成，亦有支气管动脉参与供血及重复畸形。病变可为单发、多发或弥漫性，下叶较上叶、中叶多见。

病因及发病机制 PAVF属先天性及家族性疾病。发生机制为内脏血管丛的血管间隔形成发生障碍，毛细血管发育不全，造成肺动静脉短路，并可因血管祥缺陷而形成薄壁血管瘤。部分PAVF与遗传性毛细血管扩张症有关。

临床表现 由于PAVF的存在，肺动脉内的血液未经氧合直接进入肺静脉，导致体动脉血氧饱和度下降，患者可出现心悸、气促、头晕及乏力等。右向左分流量较大者，可出现发绀及杵状指（趾）。此病主要并发症为脑栓塞、脑脓肿、咯血及肺血管破裂等。

诊断与鉴别诊断 X线胸片可见结节型、团块型或弥漫型阴影。应与肺内占位性病变或炎症（包括结核）等鉴别。增强CT、磁共振成像及肺动脉造影可显示PAVF的部位、类型和范围等。

治疗 传统治疗方法为外科手术，但因创伤大、影响肺功能等，已被导管栓塞术所替代，后者创伤性小、可最大限度地保留正常肺组织，并适用于有外科禁忌证患者，已成为首选的治疗方法。PAVF栓塞术是经皮穿刺股静脉插入输送鞘管，在透视下将封堵器材经输送鞘管送至靶血管内进行栓塞，以达到提高血氧含量、减少或避免体循环栓塞及恢复正常血流动力学状态的目的。

预后 此病自然转归不佳。栓塞后治愈率为85%～95%，孤立性病变多能治愈。多发及弥漫性者栓塞后尽管有复发可能，但分期多次栓塞不但可提高患者血氧饱和度，改善缺氧状况及降低脑栓塞的风险，而且安全及并发症少。

预防 PAVF一旦确诊，应尽快治疗，术后应定期严密随访，包括定期做心电图、X线胸片及血氧饱和度等检查。若发现复发可再行栓塞治疗。注意预防感染。若发生体循环栓塞或咯血，应及时到有条件的医院就诊。

（蒋世良）

fèiyuánxìng xīnzàngbìng
肺源性心脏病 （cor pulmonale）

支气管-肺组织或肺动脉血管病变引起肺动脉高压所致心脏病。简称肺心病。右心主要功能为接受静脉回心血量，再直接泵入肺循环，右心和肺循环紧密相关。右心室具有独特的结构和功能，几何形态复杂，正常右心室和左心室每搏量相同，但每搏功不到左心室的1/4。正常人肺循环的特点为：低压、低阻（<3 Wood）、高容，肺动脉收缩压轻微升高，肺循环血流量明显增加。肺循环结构和功能的变化直接导致右心功能的变化，支气管-肺组织、胸廓、肺血管的病变导致肺血管痉挛、血管重构，肺血管阻力升高，产生肺动脉高压，右心室后负荷增加，早期右心室代偿性肥厚，随着病情进展，最终右心室扩大，发生右心功能不全甚至右心衰竭，发展成为肺源性心脏病。根据病因和病程长短，肺源性心脏病又分为急性肺源性心脏病和慢性肺源性心脏病。

（荆志成）

jíxìng fèiyuánxìng xīnzàngbìng
急性肺源性心脏病 （acute cor pulmonale，ACP）

肺循环阻力急剧升高，引起右心室急性扩张和急性右心衰竭的心脏病。

病因及发病机制 ①肺栓塞：是ACP的最常见原因，成人大块肺栓塞（massive pulmonary embolism，MPE）或广泛肺栓塞最易发生ACP，也是死亡的主要原因。主肺动脉或两侧肺动脉突然被巨大的栓子阻塞，或因大量栓子同时发生肺小动脉栓塞，造成肺循环面积减少超过30%～50%，以及血栓表面的血小板崩解释放的血管活性物质，如组胺、5-羟色胺、前列腺素、血栓素A_2等进入肺循环，可引起广泛肺细小动脉痉挛，均可使肺动脉压急剧升高，右心室排血受阻，右心室短时间内无法代偿，发生右心室急性扩张和急性右心室衰竭。此外因右心室扩大，室间隔左移，左心回流减少，舒张期末容积减小，使左心输出量突然减少，血压下降，冠状动脉供血不足可加重心室功能恶化。②急性呼吸窘迫综合征（acute respiratory distress syndrome，ARDS）：发生ACP比例很高，在现代改善机械通气策略的情况下，仍有约25%的患者发生ACP，存在基础心肺疾病者ACP发病率更高，也是患者死亡的主要原因之一。机械通气时使用潮气量过大和呼气末正压过大通气使跨肺压增大，胸腔压增加，右心室后负荷增加而发生ACP，特别是患冠状动脉疾病者更易发生。COPD时因低氧、高碳酸血症、微血栓形成、肺间质性水肿、炎症因子和血管活性物质的释放导致肺小动脉收缩，有效肺血管床减少，肺动脉压力升高，肺血管阻力增加，右心室后负荷急剧增加产生 ACP。机械通气特别是呼气末正压过大通气时肺泡内压、跨肺压增加，胸腔压增加，静脉回心血量降低，右心室后负荷增加，导致右心室扩大，甚至发生急性右心衰竭。③有基础冠状动脉疾病患者机械通气不当或脓毒血症等也可引起 ACP。

临床表现　急性肺栓塞时，临床表现缺乏特异性，且主要取决于栓子的大小和数量、栓塞部位及患者是否存在心、肺等器官的基础疾病。急性 MPE 或广泛肺栓塞者常突发呼吸困难、胸闷、心悸和窒息感，可伴咳嗽、咯血。可出现轻至中度发热、胸痛，有时胸痛可类似心绞痛，可能源于冠状动脉痉挛引起供血不足。胸痛、咯血、呼吸困难，肺梗死三联症同时出现较少见。重症患者可有烦躁、焦虑、出冷汗、恶心、呕吐、昏厥、血压急剧下降甚至休克，部分患者快速死亡。

患者出现呼吸频率增加、发绀、心率增快，颈静脉充盈或异常搏动提示右心负荷增加，听诊可发现肺部呼吸音减弱或伴干、湿啰音，可出现胸膜摩擦音和胸腔积液体征。心浊音界扩大，肺动脉瓣第二心音亢进。三尖瓣区可闻及收缩期杂音。右心衰竭者出现颈静脉怒张，肝大并有压痛，可出现黄疸，双下肢水肿。

辅助检查　包括以下几方面。

实验室检查　血液白细胞数可正常或增高，红细胞沉降率增快。血清乳酸脱氢酶常增高，血清胆红素可增高。心肌酶学肌钙蛋白可阳性，B 型利尿钠肽

（B-type natriuretic peptide，BNP）和 N 末端 B 型利尿钠肽原（NT-proBNP）升高。D-二聚体明显升高。血气分析可出现明显的低氧血症。肌钙蛋白、BNP、NT-proBNP 对于患者危险分层有重要作用，D-二聚体在临床低度可能的患者中，若 D-二聚体 < 500μg/L 可排除肺栓塞。在评估溶栓或抗凝疗效及长期抗凝终止抗凝时机的选择上，D-二聚体均有重要参考价值。

心电图　典型改变为电轴右偏，极度顺钟向转位和新出现的右束支传导阻滞。部分患者可出现 I 导联 S 波深，ST 段压低，III 导联 Q 波显著和 T 波倒置，即 $S_I Q_{III} T_{III}$ 表现。胸导联 $V_1 \sim V_4$ 可出现 ST 段压低，T 波倒置。

超声心动图　最有价值的无创性检查方法之一，可发现右心室壁局部运动幅度下降，右心室和（或）右心房扩大，三尖瓣反流速度增快及室间隔左移运动异常，肺动脉干增宽，主肺动脉血栓等。右心室扩大以在心尖长轴方向右心室舒张期末面积（right ventricular end diastolic area，RVEDA）/左心室舒张期末面积（left ventricular end diastolic area，LVEDA）比值来确定，正常 RVEDA/LVEDA 比值 < 0.6，比值在 0.6~1.0 提示右心室中度扩大，> 1.0 提示右心室重度扩大。后负荷大小和心室扩大程度有关。超声心动图可估测肺动脉收缩压增高。

影像学检查　肺栓塞时 X 线平片可出现局部肺缺血征象如肺纹理稀疏、纤细，肺透亮度增加，未受累部分纹理相应增多；出现肺梗死者局部肺野呈楔形浸润阴影，尖端指向肺门，肺动脉段凸出或瘤样扩张，右下肺动脉增宽或呈截断征，心影扩大。不典型

肺梗死者 X 线或肺部 CT 平扫呈斑片状渗出影，临床常误诊为肺炎。两侧多发性肺栓塞时，其浸润阴影类似支气管肺炎改变，可出现少量胸腔积液。CT 肺动脉造影可明确肺栓塞诊断，敏感性为 90%，特异性为 78%~100%。放射性核素肺通气/灌注扫描在诊断亚段以下肺栓塞有优势。除相应肺部表现外，ARDS 主要表现为肺动脉扩张、心影增大及胸腔积液等。

右心导管检查　漂浮导管可实时监测患者血流动力学指标变化，可发现患者肺动脉压力升高，肺血管阻力增加，心输出量和心排血指数降低，有助于确诊和指导治疗。在行右心导管检查的同时可行肺动脉造影，肺动脉造影是诊断肺栓塞的金标准，敏感性和特异性均约为 98%。

诊断　有深静脉血栓形成的危险因素者突发胸痛，特别是骨科等大手术后患者突然出现与肺部体征不相称的呼吸困难、发绀和休克，部分患者下肢肿胀后出现不明原因的晕厥等，均需高度怀疑肺栓塞可能，结合肺动脉高压体征、X 线检查、心电图、超声心动图、下肢静脉彩超、D-二聚体的结果可初步诊断。CT 肺动脉造影和放射性核素肺通气/灌注扫描检查和肺动脉造影可明确栓塞的部位和范围。临床无明显危险因素，且 D-二聚体阴性者可基本排除肺栓塞。对于临床疑诊肺栓塞的患者，也可使用 Wells 评分或修订的 Geneva 评分对患者进行评分，为下一步的诊治措施提供依据。

ARDS 患者通过 X 线胸片、超声心动图、右心导管检查也可确诊。右心导管检查可明确肺动脉压、肺血管阻力、心输出量和

心排血指数等血流动力学指标，以明确诊断、评估病情并指导治疗。

鉴别诊断 此病需与急性心肌梗死、心绞痛、主动脉夹层等鉴别。

治疗 ①一般治疗：患者需卧床休息，给予镇痛、吸氧，若出现急性呼吸衰竭，应给予机械通气辅助呼吸；若出现低血压休克，需补充血容量，给予多巴胺、去甲肾上腺素等血管活性药，维持血压稳定。②溶栓治疗：急性肺栓塞患者入院后，应通过心率、血压、血氧饱和度、肌钙蛋白、BNP 或 NT-proBNP、超声心动图对患者进行危险分层，出现明显血流动力学不稳定的高危患者，对于无明显禁忌证者，应及早给予溶栓治疗，可使用尿激酶或重组组织型纤溶酶原激活剂溶栓。部分中危组患者存在呼吸窘迫、窦性心动过速、肺动脉 CT 造影检查血栓负荷较大也可考虑溶栓治疗。低危组患者不推荐溶栓治疗。溶栓时间窗可在起病 6~14 天以内，24 小时内溶栓获益最大。③急性期抗凝治疗：急性期首选普通肝素或低分子肝素抗凝治疗，一旦疑诊为肺栓塞，宜尽早给予抗凝治疗。早期抗凝治疗可明显改善患者预后，病情稳定后可改为华法林等口服抗凝药。④外科手术治疗：对于有溶栓禁忌证且血流动力学不稳定的重症患者，或溶栓治疗无效，怀疑为肿瘤栓子所致重症患者可行外科手术治疗。⑤导管碎栓或导管内溶栓治疗：患者溶栓治疗存在禁忌证，无条件行外科手术治疗，或患者不愿意行外科手术治疗，可使用导管碎栓治疗，包括导管碎栓、流变血栓清除、血栓抽吸、旋磨碎栓、超声强化溶栓等技术，也

可局部注射溶栓药，行导管内溶栓治疗。⑥长期抗凝治疗：急性肺栓塞患者出院后需给予长期抗凝治疗，根据患者的危险因素不同决定抗凝时间的长短，且需随访 D-二聚体水平，需将危险因素和 D-二聚体水平相结合决定长期抗凝的时间，不能随意停用抗凝药。最常用的长期抗凝药为华法林，新型抗凝药如利伐沙班也可使用。⑦ARDS 患者积极治疗原发病，给予恰当的机械辅助通气给氧（低潮时气量、限制气道压力），预防高碳酸血症。

预后 肺栓塞引起的 ACP，死亡率超过 20%。部分抗凝治疗不充分的患者会发展成为慢性血栓栓塞性肺动脉高压。ARDS 患者二氧化碳分压与 ACP 的发生直接相关，ACP 明显增加患者死亡率，但也有一些研究显示 ACP 的发生并不增加死亡率，ARDS 治疗好转的患者右心功能可完全恢复正常。

预防 积极预防深静脉血栓形成，长期卧床患者应经常翻身、活动肢体，以助静脉血回流通畅。术后患者早期下床活动，骨科大手术的患者术后应给予低分子肝素预防深静脉血栓形成。对于 ARDS 患者尽量使用低潮气量通气和限制性气道压力通气，并可使用俯卧位通气方式以减少内源性呼气末正压，降低右心室后负荷，减少 ACP 的发生。

（荆志成）

màngxìng fèiyuánxìng xīnzàngbìng

慢性肺源性心脏病（chronic cor pulmonale，CCP） 肺组织、肺血管或胸廓的慢性病变引起肺组织结构和（或）功能异常，肺血管阻力增加，肺动脉压增高，使右心扩张和（或）肥大、伴或不伴右心衰竭的心脏病。中国患病率为 0.49%，北方高于南方，

农村高于城市，吸烟者高于不吸烟者。

病因 ①阻塞性肺疾病：包括慢性阻塞性肺疾病（chronic obstructive pulmonary diseases，COPD）、支气管哮喘、囊性纤维化、支气管扩张、闭塞性细支气管炎，其中 COPD 是主要原因，占 80%~90%。②限制性肺疾病：包括脊柱后凸畸形、神经肌肉病（肌萎缩、脊髓侧索硬化、肌病、双侧膈肌麻痹）、肺结核后遗症、胸廓成形术后、结节病、外源性过敏性肺泡炎、结缔组织病肺损害、特发性肺间质纤维化、肺尘埃沉着病等。③中枢源性呼吸功能不全：包括中枢性肺泡低通气、肥胖低通气综合征、睡眠呼吸暂停综合征等。④急性肺部感染：是促进疾病加重的最常见因素。

发病机制 包括肺动脉高压和心力衰竭。

肺动脉高压 ①缺氧、呼吸性酸中毒使肺血管收缩、痉挛，肺血管阻力增加。②反复发作的慢性支气管炎及支气管周围炎累及邻近肺小动脉，引起血管炎，腔壁增厚，管腔狭窄或纤维化，肺血管阻力增加，产生肺动脉高压。③肺泡内压增高，小气道病变导致肺气肿，压迫肺泡毛细血管，毛细血管管腔狭窄或闭塞。④肺泡壁破裂造成毛细血管网毁损，肺泡毛细血管床减损和重构。急性呼吸道促发因素，慢性缺氧使血管收缩，管壁张力增高，促使肺动脉高压发生，肺血管床重构。⑤血容量增多和血液黏稠度增加：慢性缺氧产生继发性红细胞增多，血液黏稠度增加。血细胞比容超过 55% 时，血液黏稠度明显增加，血流阻力随之增高。缺氧可使醛固酮增加，使水钠潴留；缺氧使肾小动脉收缩，肾血

流减少也加重水钠潴留，血容量增多。血液黏稠度增加和血容量增多，更加重肺动脉压升高。

心力衰竭 肺动脉压升高后，心脏为克服肺动脉高压出现代偿性右心室肥大。肺动脉高压早期，右心室尚能代偿，右心室舒张期末压在正常水平。随着病情进展，特别是在急性呼吸道感染发作时，肺动脉高压逐渐加重，超过右心代偿负荷，右心失代偿，心输出量下降，右心室收缩终期残余血量增加，右心室舒张期末压增高，发生右心衰竭。

临床表现 除原发病的症状以外，早期可无任何临床表现，中度肺动脉高压患者表现活动时呼吸困难、心悸、运动耐量下降，重度肺动脉高压患者表现呼吸急促、发绀、胸痛、晕厥、猝死。除原发病的体征外，查体有如下体征：颈静脉怒张或异常搏动；肺动脉瓣第二心音增强或亢进；胸骨左缘下方闻及第四心音，重症患者吸气时第三心音增强；存在肺动脉瓣反流时，胸骨左缘第2肋间闻及舒张早期杂音；右心室扩大，三尖瓣环扩张时闻及三尖瓣反流性杂音；右心衰竭者可出现外周水肿、肝大、肝颈静脉回流征阳性。

辅助检查 ①实验室检查：红细胞计数和血红蛋白常增高，血细胞比容正常或偏高；动脉血氧分压和饱和度常低于正常，二氧化碳分压高于正常，呼吸衰竭时更显著。心力衰竭时血清丙氨酸转氨酶、血浆尿素氮和肌酐、血及尿 β_2-微球蛋白、血浆肾素活性、血浆血管紧张素 II 等含量增高。合并呼吸道感染者，白细胞计数增高。②心电图：右心室肥大和（或）右心房肥大是 CCP 心电图的特征性改变。③X线胸片：表现为原发病变、肺动脉高压、右心室扩大及右心功能不全的征象。④超声心动图：无创诊断肺动脉高压，测量右心室大小和心室壁厚度。⑤磁共振成像：测量右心室结构和功能改变，诊断肺动脉高压。⑥放射性核素心脏显像：右心室射血分数降低。⑦右心导管检查：肺动脉压升高，右心室舒张期末压升高，心输出量下降。

诊断 ①病史：在肺组织、肺血管或胸廓的慢性病变基础上出现发绀、呼吸困难、心悸等。②体格检查：出现右心功能不全的体征。③心电图：主要条件为额面平均电轴 $\geq +90°$；重度顺钟向转位 V_5 导联 $R/S \leq 1$；V_1 导联 $R/S \geq 1$；aVR 导联 R/S 或 $R/Q \geq 1$；$V_1 \sim V_3$ 导联呈现 QS、Qr、qr（需除外心肌梗死）；$RV_1 + SV_5 > 1.05mV$；肺型 P 波：P 波振幅 $\geq 0.22mV$ 或振幅 $\geq 0.2mV$，呈尖峰型；或低电压时 P 波振幅 $>1/2R$ 波，呈尖峰型；P 波电轴 $\geq +80°$。次要条件为肢体导联低电压；完全性或不完全性右束支传导阻滞。具有 1 项主要条件即可诊断，2 项次要条件者为可疑。④超声心动图：主要条件为右心室流出道内径 $\geq 30mm$；右心室舒张期末内径 $\geq 20mm$；右心室前壁厚度 $\geq 5mm$，或前壁搏动幅度增强；左心室与右心室内径比值 <2；右肺动脉内径 $\geq 18mm$，或主肺动脉内径 $\geq 20mm$；右心室流出道/左心房内径比值 >1.4。肺动脉瓣曲线出现肺动脉高压征象者。参考条件为室间隔厚度 $\geq 12mm$，搏动幅度 $<5mm$ 或呈矛盾运动征象者；右心房增大 $\geq 25mm$（剑突下区）；三尖瓣前叶曲线 DE、EF 速度增快，E 峰呈尖高型，或有 AC 间期延长；二尖瓣前叶曲线幅度低

CE $<18mm$，CD 段上升缓慢，延长；呈水平位或 EF 下降速度减慢 $<90mm/s$。凡有呼吸系统慢性疾病的患者，具有上述 2 项条件者（其中必须具备 1 项主要条件）均可诊断此病。⑤X 线胸片：右下肺动脉干扩张，横径 $\geq 15mm$。肺动脉段凸出，高度 $\geq 3mm$。中心肺动脉扩张与外周分支纤细二者形成鲜明对比，呈残根状。右前斜位圆锥部凸出高度 $\geq 7mm$。右心室增大（结合不同体位判断）。具有①~④项中两项以上或具备⑤项可诊断。

鉴别诊断 ①风湿性心脏病：特征性瓣膜杂音，左心房增大，发绀属周围性。②发绀型先天性心脏病：杵状指，无肺气肿表现，有特征性心脏杂音，超声心动图可确诊。③冠心病：心脏扩大表现为左心室肥大，有左心衰竭发作史，可出现各种心律失常，包括激动形成异常与激动传导异常，CCP 与冠心病可合并存在。

治疗 原则为积极控制感染；通畅呼吸道，改善呼吸功能；纠正缺氧和二氧化碳潴留；控制呼吸和心力衰竭；积极处理并发症。继发于肺、胸廓疾病者多伴呼吸衰竭，以肺部疾病为主。治疗原发病，戒烟和增强体质，减少感冒和各种呼吸道疾病的发生，加强营养。

氧疗 CCP 患者应进行长期氧疗，吸氧的原则应是持续低流量，即每天持续 10~15 小时，氧流量 $<2L/min$。氧浓度以 25%~29% 为宜。

治疗肺部感染 应正确选择抗生素，积极控制感染。

呼吸支持 若患者出现呼吸衰竭，应根据病情选用无创机械通气或有创机械通气，在 COPD 急性加重早期给予无创机械通气，

可防止呼吸衰竭加重，减缓呼吸机疲劳，减少后期气管插管率。

促进呼吸道分泌物排出 建议患者经常翻身、拍背，给予化痰药、雾化吸入和振动排痰，必要时通过气管插管吸痰。

治疗心力衰竭 ①利尿剂：使用原则为首选口服、小剂量、联合、交替使用。常用药物有呋塞米、氢氯噻嗪、螺内酯等。②强心剂：适用于利尿剂效果不佳者。应选择起效快、代谢快的药物，洋地黄类药容易过量，应慎用。其剂量为常用心力衰竭剂量的 $1/3 \sim 1/2$。

抗凝治疗 慢性肺源性心脏病是深静脉血栓栓塞症的危险因素，急性加重期患者可使用低分子肝素抗凝。

其他 肺动脉高压的治疗，见肺动脉高压。治疗电解质紊乱和酸碱平衡失调、消化道出血、休克等并发症。

预后 慢性呼吸系统疾病患者出现右心衰竭提示预后不佳，肺动脉高压是判断患者预后的指标。长期氧疗能降低右心衰竭的发生率。

预防 控制原发病进展，戒烟，避免原发病加重的诱发因素，如呼吸道感染、接触变应原，有害气体吸入，加强个人卫生宣教。也可对 COPD 患者预防注射流感疫苗和肺炎疫苗，可预防部分患者病情反复加重。

(荆志成)

xīnbāo jíbìng
心包疾病 (pericardial disease)

累及心包病理生理过程所致临床综合征。包括急性或慢性心包炎症、急性或慢性心包积液（心脏压塞）、心包损伤（外伤、手术、放疗、化学药物等）、心包肿瘤等。心包疾病的严重度取决于疾病性质和疾病发生速度。快速发生的心包积液可引起急性血流动力学障碍，心脏压塞，危及生命。缓慢逐渐形成的心包积液，即使大量也可不出现心脏压塞。心包疾病可单独存在，也可与心脏其他疾病并存，甚至是全身疾病的一部分，例如风湿性疾病、结缔组织病、内分泌性疾病和败血症等。

心包是包裹心脏和出入心脏的大血管根部的纤维浆膜囊，分为两层：心包脏层和心包壁层。由单层间皮细胞和胶原及弹力纤维组成的心包脏层黏附在心脏和大血管根部的外表面。心包纤维壁层厚约 2mm，由大量胶原和弹力纤维构成，覆盖大部分心脏。低张力时，壁层成束胶原呈波纹状，高张力则胶原拉直，硬度增加。心包脏层在大血管根部翻转与心包壁层融合，并形成壁层内膜面，构成密闭腔隙。这个腔隙即心包壁层和脏层之间的狭窄间隙称为心包腔，内含少量液体（通常约 50ml）起润滑作用。心包脏层在右心房与腔静脉的近端几厘米处反折，腔静脉的部分位于心包腔内。心脏后壁，心包在斜窦处反折，大部分左心房在心包之外。心包壁层通过韧带附着在膈、胸骨和其他组织上，在胸腔内起到固定心脏的作用。壁层心包与膈神经相邻。

由于心包的解剖特点，心脏疾病发生时，正常心包通常处于被动或从属的地位。心腔发生快速扩张时，心包的限制作用或对心室舒张的影响明显体现出来，可表现为急性血流动力学障碍，如急性右心室心肌梗死，常与下壁心肌梗死同时存在，右心室快速扩张，使得心脏的总容积超出心包储备容积，心包的限制作用增强，左右心室充盈压形成新的平衡，奇脉和库斯莫尔征（Kussmaul sign）显现，低心输出量，甚至休克。急性肺栓塞可见到同样情形。

慢性心腔扩张时（如扩张型心肌病、瓣膜反流性心脏病），尽管超出心包代偿容积，心包的限制作用通常并不明显，心包经历了一个逐渐适应性代偿过程，对慢性牵张的反应渐进增强。

(卢永昕)

xīnbāo jīyè
心包积液 (pericardial effusion)

心包或邻近器官病变或全身性疾病累及心包导致心包腔内液体增多的临床综合征。可表现为隐匿型、缓慢进展型或急剧发展的重症型。

病因及发病机制 不明原因者（特发性）较多见。①感染：包括病毒、细菌、分枝杆菌、真菌和原虫等感染。②免疫炎症反应：见于结缔组织疾病、动脉炎、炎症性肠病、心肌梗死后、延迟心包损伤和药物等。③肿瘤：原发于心脏的肿瘤，如间皮瘤、纤维肉瘤、脂肪瘤；继发性如肺癌、乳腺癌、白血病和淋巴瘤等。④邻近器官疾病：胸膜炎、主动脉夹层、肺梗死等。⑤损伤：放射性、心脏手术后早期、外伤（顿挫伤和穿透伤）和介入或装置治疗等。⑥药物：环孢素、抗凝药、溶栓药等。⑦其他系统疾病累及心包：尿毒症、甲状腺功能亢进症或减退症、淀粉样变性等。

心包积液通常由心包炎性渗出导致，同时伴心包静脉或淋巴回流障碍。肿瘤所致纵隔淋巴结肿大，阻碍心包的淋巴回流也是肿瘤性心包积液形成的因素之一。

心包积液伴随的病理生理变

化取决于积液生成的速度和容量或压力-容积关系。若积液生成缓慢，心包代偿性伸展，即使心包腔内液体较多也不明显增加腔内压力。若积液大量急速出现，心包腔内压力快速升高，压迫心脏，心室舒张期充盈减少，心输出量降低，血压下降，终末器官灌注不良，此时体内通过交感神经系统兴奋的代偿机制对其构成一定的制约。若机体代偿机制失衡，大量的心包积液导致心包腔内压力（15~20mmHg）超过心室舒张期末压，心室舒张期充盈受阻，静脉压增高，心输出量降低伴循环衰竭时，出现严重心脏压塞。另一种少见的情形是低血压所致心脏压塞，原有心包积液，由于血容量减少，即使轻度心包腔内压力升高，也可出现心脏压塞，见于血液透析、脱水、失血和不适当利尿治疗等。

临床表现　胸痛，呼吸困难，常取坐位或前倾位。原发病相关症状，如结核者伴发热、盗汗等，尿毒症伴咳嗽、贫血等。心包积液相关体征取决于心包积液的量及积液形成的速度。心尖搏动减弱，心音遥远，心浊音界扩大，可闻及心包叩击音，左肩胛下肺实变的体征即尤尔特征（Ewart sign）阳性。

辅助检查　①心电图：心包积液时QRS波低电压，大量积液时电交替；窦性心动过速，ST-T动态变化；无病理性Q波。②X线检查：中或大量心包积液者心影增大，呈烧瓶状。可提供肺部及纵隔疾病的线索。③超声心动图：心包腔内可见液性暗区，并提供积液的量和部位、是否存在纤维素样物质或呈分割状；心包厚度和形态；心脏结构及功能，是否有新生物及占位性病变等信息。多普勒超声显示吸气时三尖瓣流速增加，二尖瓣流速降低，呼气时相反。④磁共振成像：可清晰显示心包积液的量和分布，对积液的性质可通过信号的强弱提供初步信息。⑤心包穿刺：心包积液的生化、细胞和生物学检测有助于发现病因；心脏压塞时抽取液体，解除症状；某些治疗性药物的注入等。

诊断　通过病史、体检和实验室及影像学检查等可确诊心包积液，但其性质或病因有时比较困难，需动态观察。肿瘤性心包炎多为转移瘤，心包液多为血性、量大，引流后再生迅速，心包液中可找到肿瘤细胞。

治疗　主要针对原发病进行治疗。对结核性心包积液抗结核治疗应足量、足疗程。化脓性心包积液选用敏感抗生素，必要时心包切开引流。若病因难以确定，可行诊断性治疗。疑诊为非特异性心包积液且积液量大者，可试用非甾体抗炎药或糖皮质激素。肿瘤性心包炎患者可根据分类选择化疗。

（卢永昕）

xīnzàng yāsāi

心脏压塞（cardiac tamponade）

心包腔内液体增长的速度过快或积液量过大，压迫心脏而限制心室舒张及血液充盈。常见病因有肿瘤、感染（细菌包括分枝杆菌、真菌、人类免疫缺陷病毒）、尿毒症、心肌梗死、心导管操作、胸部挫伤或钝器伤也可引起心脏压塞。典型临床表现为急性循环衰竭，心动过速，血压下降，呼吸困难，脉压减小，静脉压增高，心输出量降低，休克等。严重者出现贝克三体征（Beck triad），即低血压、心音遥远和静脉压增高。慢性心脏压塞症状不典型，体循环静脉淤血、静脉压增高、颈静脉怒张、奇脉（桡动脉搏动吸气时减弱的一种反常脉搏搏动现象，可通过触诊或血压测量，即吸气时动脉收缩压比吸气前降低10mmHg）。不同程度心输出量减少的征象，心动过速、大汗、肢体冰凉等。超声心动图是诊断心脏压塞的首选方法，可见右心室及右心房舒张期塌陷，吸气时右心室内径增大，左心室内径减小，室间隔左移等。治疗有心包穿刺抽液、心包开窗引流等。

（卢永昕）

jíxìng xīnbāoyán

急性心包炎（acute pericarditis）

感染或非感染性致病因素直接侵犯心包或全身性疾病累及心包的急性炎症性疾病。

病因及发病机制　以炎症细胞浸润为主，伴局部充血，大量炎性和纤维素性渗出。脏层病变常累及心外膜下心肌，形成心包心肌炎。①细菌性心包炎：包括化脓性心包炎和结核性心包炎，细菌侵犯心包所致。前者以中性粒细胞浸润为主，后者以单个核细胞浸润为主。心包腔大量炎性渗出，伴纤维蛋白沉积。②病毒性心包炎：常继发于呼吸道或肠道病毒感染。心包以淋巴细胞和浆细胞浸润为主，少量中性粒细胞浸润，炎性渗出明显，少量纤维素性渗出。③肿瘤性心包炎：常源于周围组织恶性肿瘤侵犯心包，病理表现为肿瘤细胞及淋巴细胞、浆细胞浸润，炎性渗出明显。肿瘤累及心包提示临床预后不良。④尿毒症性心包炎：毒素侵犯心包引起的无菌性炎症反应，是进入尿毒症期的标志之一。⑤急性心肌梗死后综合征：急性ST段抬高型心肌梗死后，左心室心肌因缺血、缺氧发生透壁性坏死，坏死心肌的炎症反应累及心包脏层，引起急性炎症反应，浆液纤维素性渗出。⑥自身免疫性心包炎：免疫复合物在心包沉着并激活补体，引起心包炎症病变。⑦特发性心包炎：原因不明。

临床表现　胸痛、心包摩擦音和心包积液是急性心包炎较具特征的表现。①胸痛：位于胸骨后和心前区，炎症累及心包壁层所致。通常出现在纤维素性渗出阶段，与局部炎症病变和脏层、壁层摩擦有关，特点是定位较准确的剧烈疼痛，呈烧灼样或刀割样，体位变化时加剧。心包积液将脏层和壁层分隔后疼痛缓解。②心包摩擦音：出现在纤维素性渗出阶段，炎症使心包粗糙，脏层、壁层互相摩擦而产生的高调、搔刮样、粗糙的额外音，收缩期和舒张期均可闻及，常与胸痛并存，心包积液将脏层、壁层分隔后消失，胸痛也随之减轻或消失。心包摩擦音一般仅持续数小时。③心包积液：小至中量积液或缓慢发生的大量积液常无明显症状。渗出速度快的大量心包积液可引起心脏压塞，患者出现显著的呼吸困难（端坐呼吸），伴大汗、心率快、脉细速、低血压。吸气时可扪及奇脉（见奇脉）。大量心包积液压迫肺组织，左肩胛下角处触觉语颤增强，并可闻及支气管呼吸音，称尤尔特征（Ewart sign）。④其他：多数患者合并发热，但发热与胸痛、心包积液的量不平行。还可有乏力、食欲缺乏。

体格检查常发现心浊音界向双侧扩大，心音低钝，部分患者还可在胸骨左缘闻及舒张早期的额外音，即心包叩击音，源于舒张时撞击心包腔内液体产生震动。

辅助检查　①心电图：呈弓背向下、广泛导联的 ST 段抬高，抬高的 ST 段数日后回落至等电位线，T 波由直立变为平坦，逐渐倒置。心包积液出现后，心电图常表现为 QRS 波低电压，但无病理性 Q 波。大量心包积液时，心脏在心包腔内摆动，QRS 波可出现电交替。可出现各种房性心律失常或室性期前收缩。②胸部 X 线检查：心影增大常见，呈烧瓶样，是心包积液的特征性表现。③超声心动图：积液出现前超声心动图无特殊发现；出现积液后见小、中、大量心包积液，并可判断心脏压塞及了解治疗后心包积液量的变化。④心包积液检查：性质为渗出液，外观取决于病因，可以是浆液性、浆液纤维蛋白性、脓性、洗肉水样或血性。⑤肘静脉压测定：升高提示心脏压塞。⑥心肌酶谱：炎症累及心包脏层下心肌后，肌酸激酶（CK）及其同工酶（CK-MB）、肌钙蛋白（T 或 I）升高，下降缓慢，不具备急性心肌梗死的肌酶演变过程。

诊断与鉴别诊断　根据临床表现和检查诊断不难，但需与多种疾病鉴别。①急性心肌梗死：胸痛为内脏神经传入的钝痛，定位模糊，与呼吸和体位变化无关。心电图显示 QRS 波和 ST-T 的动态演变。CK-MB 和肌钙蛋白的达峰和下降符合心肌梗死的变化过程（见急性心肌梗死）。②胸膜炎：急性心包炎心电图的动态变化、超声心动图发现心包积液、心包摩擦音等均有助于与胸膜炎鉴别。③其他：如主动脉夹层、自发性气胸等。

治疗　针对病因如感染、肿瘤、心肌梗死等进行治疗。心脏压塞者应在密切监测生命体征的同时，行超声心动图引导下急诊心包穿刺引流缓解症状。胸痛剧烈时可口服非甾体抗炎药如阿司匹林、布洛芬或吲哚美辛等。

（严晓伟）

bìngdúxìng xīnbāoyán

病毒性心包炎（viral pericarditis）　病毒感染引起心包的急性炎症性疾病。常继发于呼吸道或肠道的病毒感染。

病因及发病机制　病毒直接侵犯心包或免疫介导的病毒感染后的心包受损，引起心包组织大量淋巴细胞、浆细胞及少量单核细胞浸润。心包渗出以浆液性为主，也可呈浆液纤维素性渗出。埃可病毒和柯萨奇病毒最常见，在免疫功能低下者，巨细胞病毒也是常见的致病原。

临床表现　常在发病前 1 周有上呼吸道感染或肠道感染史。呈急性病程，绝大多数患者在度过急性期后可痊愈。多数为中至高度的弛张热或不规则热，部分伴畏寒、寒战，持续约 7 天热退。常同时存在病毒感染的其他症状，如全身不适、头痛、头晕、恶心、呕吐、食欲缺乏等。患者可有胸痛，可闻及心包摩擦音。心包积液多为少至中等量，为浆液性或浆液纤维素性。外观淡黄色，清亮或略浑浊，少数呈血性积液。细胞数（50~500）×10⁹/L，以淋巴细胞为主，中性粒细胞较少。李凡他试验（Rivalta test）阳性，蛋白定量较高。

诊断　根据病史、体征、实验室检查，不难作出急性心包炎的诊断，但病因诊断较难。

保留急性期和恢复期患者血清检测病毒抗体，恢复期抗体效价较急性期升高 4 倍以上可确诊存在病毒感染，但并不能完全肯定此病毒是心包炎病原。而且恢复期诊断对急性期治疗也无指导意义。采用聚合酶链反应方法可对心包积液进行病毒 DNA 分离和检测，但价格较昂贵。

治疗 以对症治疗和支持治疗为主。急性期应卧床休息，保持水电解质平衡。注意观察心脏压塞的征象及有无心包脏层下心肌受累。

病因治疗 病毒感染具有自限性，且对病毒感染无针对病原的治疗方法，对病毒的鉴定与分离并不能提高治疗效果或缩短病程。临床上常试验性使用更昔洛韦等抗病毒药物，疗效并未得到验证。

非甾体抗炎药 见特发性心包炎。

对症治疗 见急性心包炎。

糖皮质激素 不推荐常规使用，有促使感染扩散的危险。仅适用于炎症反应剧烈、中毒症状明显、大面积心肌受累（心包心肌炎）引起心力衰竭和严重心律失常者，但疗效并未得到证实。

预后 绝大多数患者预后良好，发病约 2 周症状消失，心包积液也逐渐消失，但心电图和超声心动图异常可能持续更长时间。少数出现急性期心包心肌炎者，需延长卧床休息时间。极少数患者进展至缩窄性心包炎。

（严晓伟）

jiéhéxìng xīnbāoyán

结核性心包炎（tuberculous pericarditis） 结核分枝杆菌直接侵犯心包或通过自身免疫系统介导影响心包所致炎症性疾病。中国和其他发展中国家，结核分枝杆菌仍然是引起急性或慢性心包炎及心包积液的最常见病原体，结核性心包炎约占所有心包炎的 70%。西方国家，结核性心包炎的发生率很低，但人类免疫缺陷病毒感染后、肿瘤化疗后或其他存在免疫功能低下的人群，结核

的患病率有增高趋势。

病因及发病机制 结核分枝杆菌经气管、支气管周围淋巴结、纵隔淋巴结播散和血行播散至心包，也可由肺内的结核病灶直接侵犯心包。巨噬细胞对结核分枝杆菌有特异性吞噬杀灭能力。同时，组织内的结核分枝杆菌引起机体产生 IV 型迟发型超敏反应，使 T 淋巴细胞致敏，后者在攻击结核分枝杆菌时释放的淋巴因子不仅能募集单核细胞，而且促进其转变为巨噬细胞，进一步杀灭结核分枝杆菌。淋巴因子和淋巴毒素促使病灶局部大量炎性渗出，甚至出现干酪样坏死。结核分枝杆菌在侵犯心包后，这是病原体与机体免疫系统的相互作用所致的炎症反应。

临床表现 通常呈亚急性或慢性起病，少数合并播散性结核或干酪性结核患者可表现为急性病程，包括结核分枝杆菌感染的全身表现和心包炎症的局部表现。结核性心包炎极少合并心包心肌炎。①结核中毒症状：低热，呈不规则热型，多在午后升高次日晨降至正常，伴盗汗、倦怠、食欲缺乏、消瘦等。②胸痛：较轻，持续时间短暂。很多患者不出现明显胸痛，可闻及心包摩擦音。③心包积液：呈浆液性、浆液纤维素性渗出，多数并不引起明显症状，常规查体或因其他症状就诊时发现心影增大。大量心包积液时可引起心脏压塞（见急性心包炎）。

辅助检查 ①心电图：很少出现 ST 段抬高和 ST-T 的演变过程。心包积液出现后，QRS 波呈低电压。心脏在心包腔内摆动时，QRS 波可出现电交替。常见房性心律失常或室性期前收缩。②胸部 X 线检查：常显示双上肺活动

性或陈旧性肺结核病灶，肺门淋巴结核或肺门、肺内的钙化影。这些结核感染的证据对结核性心包炎的诊断有重要的提示意义。③超声心动图：见急性心包炎。④心包积液检查：早期积液外观清亮，白细胞计数增多，以中性粒细胞为主。典型的心包积液外观呈淡黄色透明、黄色微浑浊、洗肉水样或血性，白细胞总数明显升高，以单个核细胞为主，蛋白含量增高，积液抽出后常温下放置可形成凝块。⑤结核菌素试验：可呈阳性反应。⑥T-spot. TB：对结核诊断具有很高的敏感性和特异性。⑦结核分枝杆菌培养：阳性有确诊意义，但阳性率低，培养周期长，结果对指导治疗意义不大。

诊断与鉴别诊断 根据全身结核中毒症状、心包摩擦音、超声心动图发现心包积液，结合胸部 X 线检查、结核菌素试验、血和心包引流液 T-spot. TB 的测定结果，部分患者可提示或高度提示结核性心包炎的诊断，但相当一部分患者结核的临床表现不典型，上述检查并不能提供结核感染的确切证据，只能在除外其他病因如肿瘤、风湿免疫病、甲状腺疾病等引起心包积液后，根据国内结核感染的流行病学特点，进行试验性抗结核治疗，根据患者对抗结核治疗的反应作出最终诊断。

治疗 对症治疗和病因治疗，并预防心包缩窄的发生。①抗结核治疗：多种药物联合，持续 9~12 个月，对控制临床症状、消除心包积液、降低病死率有显著效果。部分患者需 4~6 个月后才逐渐显效。停服、漏服或不规律服药是治疗失败的常见原因，并可诱发结核分枝杆菌的耐药性。②糖皮质激素：可口服或心包腔

内注射，旨在减少心包缩窄的发生率，但对其效果的研究尚少，结果不一致。疗程不应超过 1 个月，长期使用糖皮质激素是抗结核治疗失败的常见原因之一。③其他：包括对患者一般情况的积极支持、处理胸痛、心包积液引流等（见急性心包炎）。

预后 经积极、正规的抗结核治疗，大部分患者预后良好，部分进展为缩窄性心包炎需行心包剥脱术。积极、充分的心包引流有助于预防心包缩窄的发生。

（严晓伟）

huànóngxìng xīnbāoyán

化脓性心包炎 （suppurative pericarditis）

细菌感染所致心包炎症性疾病。以化脓性渗出为特征，伴严重的全身中毒症状，病情进展迅速。

病因及发病机制 致病菌以葡萄球菌、链球菌和肺炎球菌最常见。肺部细菌性炎症累及心包是最常见的致病原因。此外，胸部外伤或手术、瓣周脓肿破裂、其他部位感染经血行播散至心包、心包积液穿刺引流未严格无菌操作等亦可致病。心包组织内大量中性粒细胞浸润，大量脓性或浆液脓性渗出物，引流不畅时，纤维素样物质在心包腔内大量沉积，导致缩窄性心包炎。

临床表现 起病急骤，全身中毒症状明显。若继发于其他部位感染，常导致全身病情加重，此时心包受累可能被忽视，直至出现严重心脏压塞后才被识别。①全身中毒症状：畏寒、寒战、弛张或稽留高热，热退后大汗。常合并化脓性感染其他表现，如全身酸痛、头痛、头晕、恶心、呕吐、食欲缺乏、心动过速等。②胸痛：由于纤维素性渗出明显，心包脏层、壁层粗糙，胸痛是常见表现。心包积液出现前胸痛常持续存在。③心包摩擦音：多数可闻及心包摩擦音。④心包积液：外观呈脓性或浆液脓性。由于渗出速度快，常引起心脏压塞（见急性心包炎）。脓性积液引流不彻底时纤维素性物质的沉积易引起心包缩窄。

辅助检查 ①血常规：白细胞数显著升高，甚至出现类白血病反应，中性粒细胞占 80% 以上；急性期血红蛋白正常，感染迁延不愈者可出现贫血。②心包积液：是确诊化脓性心包炎的依据。早期积液外观微浑浊，细胞分类以中性粒细胞为主。典型的心包积液外观呈浑浊米汤样或脓样，白细胞总数明显升高，绝大多数为中性粒细胞，蛋白含量显著增高，积液抽出以后常温下放置后可形成凝块。③细菌学检查：心包积液涂片检查可在获得细菌培养结果前得到病原学资料，指导抗感染治疗。应同时做需氧和厌氧培养。寒战患者应在体温升高及使用抗生素前抽血，获得结果后应做抗生素敏感试验。多次取血培养可提高细菌检出率。④超声心动图：主要特点是心包积液黏稠，可见大量纤维条索样物质，常见心包腔内局部粘连。

诊断与鉴别诊断 根据临床表现及辅助检查，可拟诊。确诊需行心包穿刺或开窗术，引流脓性心包积液，并进行病原菌检测。此病需与大叶性肺炎、化脓性胸膜炎、败血症鉴别。

治疗 应按心血管急症处理。①抗感染治疗：查明病原菌前根据临床经验及患者表现进行试验性治疗；获得培养结果后根据菌种及抗生素敏感试验选择有效药物。金黄色葡萄球菌或表皮葡萄球菌感染应选择耐酶的 β-内酰胺类抗生素或万古霉素；溶血性链球菌或肺炎球菌感染应选用青霉素或第一代或第二代头孢菌素。无效者应换用碳青霉烯类抗生素等。②处理心包积液：应尽早引流。若患者情况允许，应行心包开窗术以增加引流效果。心包腔内注射尿激酶可促进纤维蛋白溶解，降低日后缩窄性心包炎的发生率。体温下降、引流量明显减少、引流液转清亮后，方可拔除引流管。③支持治疗：卧床、供应足够的能量、适当补充维生素。保证水电解质和酸碱平衡。高热者给予物理降温，胸痛剧烈者给予非甾体抗炎药。高热和全身中毒症状严重者，在应用有效抗生素和充分引流的基础上，可短期（1~3 天）给予适量琥珀酸氢化可的松，以抑制过重的炎症反应并改善患者的耐受能力，使其度过危重期。

预后 较差。在积极抗生素治疗下，长期生存率仅约 30%。白细胞总数不高而中性粒细胞比例显著增高者预后更差。心包引流不畅者易进展为缩窄性心包炎。

（严晓伟）

tèfāxìng xīnbāoyán

特发性心包炎 （idiopathic pericarditis）

原因不明的心包炎症性疾病。曾被认为是最常见的心包疾病。其定义存在很大差别，诊断率差异极大（7.0% ~ 86.2%）。随着聚合酶链反应和原位杂交技术的快速发展，一些按以往诊断流程定义为特发性心包炎的病例，被证实为病毒性或风湿免疫性心包炎。因此，越来越多的人认为，特发性确切地说是根据现有的技术手段和诊断流程，尚无能力明确真正的病因。随着科学技术的发展和诊断水平的提高，"特发性"的病例将越来越少。因结核病的发病率高，在中国很少诊断特发性心包炎，对于除外各种致病因素、病因不明的心包积液患者，常规进行试验性抗结核治疗，大部分患者取得很好疗效。

胸痛是最常见的临床表现，通常程度剧烈，并可反复出现。心电图可呈现典型的急性心包炎的演变过程（见急性心包炎），心包积液常见，为渗出性，外观清亮至血性。30%~50%患者出现心包摩擦音。此病为除外性诊断，应除外所有可能的病因后，方可诊断特发性心包炎。

治疗上以对症治疗为主。非甾体抗炎药如阿司匹林、布洛芬、吲哚美辛最常用，以缓解症状并减轻炎症反应。对非甾体抗炎药不能耐受者，可考虑糖皮质激素治疗，但其安全性和有效性一直有争议。有限的临床研究提示秋水仙碱可用于治疗特发性心包炎，并可预防复发。2004年欧洲心脏病学会的指南中，秋水仙碱的治疗属于Ⅰ类推荐，但国外仍然将秋水仙碱作为非甾体抗炎药的辅助治疗，主要是因为临床研究的证据十分有限。

此病常反复发作，但长期随访的事件发生率很低（5年事件率为3.5%），极少进展为缩窄性心包炎。

(严晓伟)

suōzhǎixìng xīnbāoyán

缩窄性心包炎（constrictive pericarditis）

心包病变引起心包纤维化或钙化，瘢痕形成，致使心脏腔室在僵硬和增厚的心包约束下充盈受限而伴发循环障碍的疾病。通常是心包炎症的终末阶段，可由急性心包炎逐渐演变所致，也可起病隐匿，发现时已进展到缩窄性心包炎阶段。

病因及发病机制　感染是此病的最常见病因，包括中国在内的发展中国家结核性最多见，其次是化脓性。辐射、创伤（心脏手术）、肿瘤、自身免疫病（如系统性红斑狼疮）、尿毒症、某些药物和植入式除颤器均可成为病因，不明原因的原发性缩窄性心包炎有增多趋势。

僵硬的心包限制心腔舒张期充盈，容积变小，压力升高，继发体循环和肺循环静脉高压，全身静脉淤血。由于回心血量减少，心输出量减少。同时，呼吸时胸腔内压力的变化无法传导到心腔内，胸腔内和心腔内压力分离。正常人吸气时，中心静脉压和右心房压下降，回心血量增加。缩窄性心包炎患者，吸气时中心静脉压和右心房压不下降，甚至升高，与正常情况相反。

临床表现　静脉压增高和心输出量减少伴随的症状和体征。劳力性呼吸困难是最早期症状，随着病情进展，胸腔积液、腹水生成，表现为不能平卧、端坐呼吸，伴咳嗽、气促、腹胀、食欲缺乏、乏力等，淤血性肝大、脾大，肝区疼痛，下肢水肿等。体格检查可见慢性病容，颈静脉怒张，库斯莫尔征（Kussmaul sign）阳性，部分患者可有奇脉，可闻及心包叩击音或三尖瓣反流杂音。

诊断　根据体循环淤血的症状和体征，结合影像学检查等证实心包的增厚或钙化，舒张期充盈受限即可诊断。①超声心动图：心房增大，心室腔不大或减小；心包增厚，僵硬和钙化，可伴心包积液，部分积液中可见有纤维素成分；室间隔运动随呼吸而变异，吸气时偏向左侧；二尖瓣和三尖瓣舒张期血流速度受呼吸影响（与正常人的作用相反），二尖瓣血流频谱E峰速度吸气时降低，三尖瓣血流频谱E峰速度吸气时增加；下腔静脉和肝静脉扩张，无吸气性塌陷；组织多普勒检查显示二尖瓣环下心肌舒张早期速度e'增加。②CT检查：可测定心包厚度，发现微小的心包钙化。③磁共振成像：可检测心包和心肌的结构变化，对心包钙化的检测不及CT敏感，但不需应用碘对比剂。

鉴别诊断　此病需与限制型心肌病鉴别，二者均有体循环淤血的症状和体征，以心房增大为主。①病史：缩窄性心包炎有急性心包炎、心脏手术、胸部外伤等线索；限制型心肌病无心包病变史，有原发性或继发性心肌病病史及相关的症状和体征。②胸部X线片和CT：限制型心肌病巨大心房更多见，CT无心包增厚和钙化征象。③多普勒血流频谱：缩窄性心包炎三尖瓣和二尖瓣舒张期血流速度在呼吸周期中的反常改变。④心肌组织多普勒：缩窄性心包炎二尖瓣环下心肌舒张早期速度e'增加，限制型心肌病e'降低。⑤血流动力学：缩窄性心包炎左、右心室舒张期末压相等或差别较小（通常<5mmHg），呼吸对左、右心室压力曲线的影响较明显。限制型心肌病左、右心室舒张期末压通常不一致，少数例外呼吸对左心室压的影响不明显。⑥磁共振成像：缩窄性心包炎患者的左心房大更明显，限制型心肌病患者心肌延迟钆增强显影可见心肌纤维化征象，相对心房容积比值（左心房/右心房容积）小于缩窄性心包炎，左右心房容积指数相当。

治疗　除短时的缩窄性心包炎外（如心脏外科手术），绝大多数缩窄性心包炎需行心包剥脱术。

感染或结核病因者通常在感染被控制、规范的抗结核治疗完成后进行手术。针对具体病因处理原则有所不同。等待手术期间，可选用利尿剂等减轻症状。

(卢永昕)

xīnbāo qiēkāi shùhòu zōnghézhēng

心包切开术后综合征（post-pericardiotomy syndrome）

心包切开术后诱发的自身免疫反应异常的临床综合征。占心包切开术后患者的 10%~30%。通常在心脏手术后 2~3 周出现发热，心前区或胸部疼痛，气促，心包积液等，持续数周或数月，可伴关节痛。体检心前区可闻及心包摩擦音。白细胞计数增多，中性粒细胞增多为主，红细胞沉降率加快，C 反应蛋白升高，血中可检测到抗心肌抗体等。X 线胸片检查显示心影增大，心包积液征象，部分患者可见胸腔积液和肺部浸润。超声心动图显示心包积液征象。心电图呈非特异性 ST-T 改变，心律失常，以房性心动过速多见。依据临床表现，除外其他原因导致的心包积液和发热即可诊断。治疗上主要是对症处理，使用非甾体抗炎药。顽固病例可静脉给予糖皮质激素。心脏压塞者可行心包穿刺引流等减轻症状。此病一般属于自限性疾病，预后良好，持续 2~4 周较多，也可长达数月，并有复发倾向，部分出现在手术后 3~6 个月内。极少数出现心脏压塞，缩窄性心包炎罕见。

(卢永昕)

méidúxìng xīnzàngbìng

梅毒性心脏病（syphilitic heart disease）

梅毒螺旋体进入主动脉外层，导致主动脉炎，产生主动脉瘤、冠状动脉瘤、冠状动脉口狭窄和主动脉关闭不全的心脏病。是梅毒的晚期表现。梅毒螺旋体感染后，若在早期或中期及时进行治疗，进展至梅毒性心脏病者很少。10%~12% 未经治疗的梅毒患者可能发生梅毒性心脏病，潜伏期 5~25 年，男女比例为（4~5）：1。

病因 梅毒螺旋体通过性接触经受损黏膜侵入人体，进入淋巴结和肝、肾、肺、心、骨、关节。部分经过肺动脉淋巴管进入主动脉的滋养血管。升主动脉淋巴组织较多，故病变多位于该处；心肌则极少有淋巴引流，故罕见受到侵犯。螺旋体在体内不断繁殖，引起继发性病变，若未有效治疗终将导致心血管、神经和其他器官的晚期梅毒。

发病机制 梅毒螺旋体最常侵犯升主动脉，其次为主动脉弓及降主动脉。受累的动脉或动脉滋养血管发生闭塞性内膜炎，导致动脉内膜水肿与瘢痕形成，呈树皮样皱起，其皱痕与主动脉长轴平行，肉眼可见病变的动脉内膜如同"鹰爪"样或"树枝"状。病变扩展到主动脉根部时，导致主动脉瓣环扩大和主动脉瓣叶交界分开，引起主动脉瓣关闭不全。主动脉中层病变使主动脉壁逐渐变薄，伴钙质沉着，导致主动脉壁弹性减弱或消失，出现主动脉膨胀或形成主动脉瘤。病变累及主动脉窦时，可致主动脉壁纤维病变和瘢痕形成而引起冠状动脉口狭窄、阻塞。心肌罕见受累，偶可发生树胶样肿。

临床表现 按病变范围和影响，可分为以下几种。

梅毒性主动脉炎 未经治疗的梅毒患者，80% 以上发生梅毒性主动脉炎，大部分无特殊症状，部分有胸骨后不适感或钝痛。叩诊心脏上方浊音界增宽，主动脉瓣第二心音增强，可闻及轻度收缩期杂音。

梅毒性主动脉瓣关闭不全 梅毒性主动脉炎的常见并发症，多见于中老年男性。轻者可无症状，重者由于主动脉瓣大量反流，若合并冠状动脉口狭窄则导致冠状动脉血流量减少而发作心绞痛，并可逐渐出现左心衰竭。心浊音界向左下扩大，主动脉瓣听诊区可闻及舒张期杂音。常伴脉压增大、水冲脉、毛细血管搏动征和双重杂音等周围血管征。

梅毒性冠状动脉口狭窄 病变若累及冠状动脉开口处，患者可有心绞痛，常在夜间发作，且发作时间较长。若冠状动脉口完全阻塞，患者可发生猝死。

梅毒性主动脉瘤 为梅毒螺旋体直接侵犯主动脉的后果，不同部位的动脉瘤压迫相应周围器官和组织产生相应症状和体征。

梅毒性心肌树胶样肿 又称心肌梅毒瘤，少见，可能损害传导系统，弥漫性者可导致心脏扩大和心力衰竭。临床无特异性表现，通常在死后方作出诊断。

诊断 根据冶游史、梅毒或晚期梅毒的典型临床表现和梅毒血清学反应阳性，诊断并不困难。

血清学检查 ①非螺旋体血清试验：包括性病研究实验室试验（VDRL）、快速血浆反应素环状卡片试验（RPR）和自动反应素（AFT）试验、未加热的血清反应素（USR）试验，经常用于梅毒筛选。②梅毒螺旋体试验：包括密螺旋体活动抑制试验（TPI）、荧光法密螺旋体抗体吸附试验（FTA-ABS）和密螺旋体微量血细胞凝集试验（MHA-TP），均呈阳性。FTA-ABS 试验的敏感性和特异性均很高，可作为梅毒的确诊试验。③密螺旋体 IgG 抗

体测定。

其他辅助检查 ①胸部 X 线检查：单纯性梅毒性主动脉炎时可见升主动脉近端扩张，有条索状钙化。病变从主动脉根部开始可向远端延伸，最远可达膈肌。主动脉瓣关闭不全时心脏向左下后方增大，呈靴形。主动脉动脉瘤侵袭邻近骨骼时可见骨质破坏。②CT 检查：可精确测量动脉瘤的大小。③磁共振成像：对胸主动脉病变有高度诊断精确性，可显示囊性动脉瘤，动脉瘤真实大小和特征，以及受累范围与主动脉弓的相互关系。④超声心动图检查：可显示不同节段增宽、钙化动脉瘤及主动脉瓣关闭不全，检测出主动脉瓣反流量、左心室功能等。⑤心血管造影：显示主动脉瘤部位和大小，主动脉瓣反流程度，左心室大小，心功能状况等。选择性冠状动脉造影用于有心绞痛疑诊冠状动脉口狭窄者。

鉴别诊断 ①非特异性血清学试验在除梅毒以外的其他疾病如系统性红斑狼疮和传染性单核细胞增多症也可呈现阳性血清反应，应注意鉴别。②升主动脉或主动脉弓局限性增宽或钙化者注意排除动脉粥样硬化所致动脉瘤。③梅毒性主动脉瓣关闭不全需与风湿性、动脉硬化性或其他原因所致主动脉瓣关闭不全鉴别。单纯性主动脉瓣关闭不全亦可发生于马方综合征（Marfan syndrome）、类风湿关节炎、先天性二叶主动脉瓣等病，应注意鉴别。

治疗 ①应用抗生素：首选青霉素肌内注射，是治疗梅毒螺旋体感染和预防长期损害最有效的方法。发现单纯性梅毒性主动脉炎时，更应给予充分治疗，以防病变发展。青霉素肌内注射后2~4 小时可能出现捷-赫反应（Jarisch-Herxheimer reaction）或过敏性休克，源于大量螺旋体死亡释放的异性蛋白引起超敏反应，可采取小剂量青霉素治疗或在用药的同时加用糖皮质激素预防。对于青霉素有过敏反应者，可用红霉素或罗红霉素，但疗效比青霉素差。若治疗后梅毒螺旋体持续阳性，病情不见好转，则必须反复治疗。②手术治疗：除单纯主动脉炎外，多应考虑手术治疗。严重的主动脉瓣关闭不全应考虑人工瓣膜置换。因小的瘤体可能继续增大，并有破裂危险，故主动脉瘤能在胸部平片上看出时即应考虑手术切除。有或无症状的主动脉瘤经造影证实直径 >7cm 者，应考虑做血管移植术。梅毒性冠状动脉口狭窄可行动脉内膜切除术，个别可能需进行血管旁路移植手术。

预防 梅毒是不良或不洁性行为的产物。树立新道德新风尚，禁止非法性交是防止梅毒传播的必要措施。对早期梅毒患者应进行规范治疗并随访，必要时重复治疗。

（周玉杰）

xīnzàng zhōngliú

心脏肿瘤（cardiac tumors）

发生于心脏的良性或恶性肿瘤。分为原发性心脏肿瘤和转移性心脏肿瘤。前者为起源于心内膜、心肌或心包的肿瘤，临床上少见；人体其他部位的恶性肿瘤转移至心脏者为转移性心脏肿瘤，比原发性多见，二者发病率之比为（20~40）：1。转移性心脏肿瘤均为恶性，癌较肉瘤更易发生心脏转移。大部分原发性心脏肿瘤为良性，少数恶性者多为肉瘤（表）。良性心脏肿瘤也有发生心力衰竭、栓塞甚至猝死的风险，故应提高对心脏肿瘤的重视，及早诊治。

心脏肿瘤临床表现复杂多样，缺乏特异性，诊断常被延误。确诊主要依靠非侵入性检查，诊断后尚需评估其良恶性。心电图和胸部 X 线检查有助于诊断，但不能确诊。超声心动图可协助诊断大多数心脏肿瘤，是早期筛查的重要手段。CT 和磁共振成像检查可进一步评估心脏肿瘤的解剖学信息。心导管术和心血管造影有导致心腔内肿瘤破溃、栓子脱落的风险，一般不作为常规检查手段。活体组织检查可确定肿瘤的组织学类型，但对指导治疗意义不大。

心脏肿瘤需与非心脏肿瘤的肿块（心包囊肿、乳头状纤维组织增生及房间隔脂肪增生浸润房间隔等）、放射性心脏病、心包积液、缩窄性心包炎、风湿性心脏

表 心脏常见肿瘤分类

原发性心脏肿瘤		转移性心脏肿瘤
良性	恶性	
黏液瘤	肉瘤	肺癌
非黏液性心脏良性肿瘤	间皮瘤	乳腺癌
横纹肌瘤	淋巴瘤	淋巴瘤
乳头样弹性纤维瘤	其他恶性肿瘤	白血病
脂肪瘤		其他转移肿瘤
纤维瘤		
血管瘤		
其他良性肿瘤		

病二尖瓣狭窄、冠心病、心肌病、副肿瘤综合征等鉴别。

治疗取决于肿瘤类型。原发性良性心脏肿瘤一旦确诊应尽早切除；原发性恶性心脏肿瘤被诊断时通常已有广泛转移，失去手术机会，联合化疗和放疗对某些肿瘤有效。转移性心脏肿瘤应与原发肿瘤病灶一并治疗；有心包积液者治疗心包积液，防止心脏压塞。

定期体检，依靠超声心动图等非侵入性检查尽早发现心脏肿瘤，确诊后尽早治疗是防治心脏肿瘤的关键。某些心脏肿瘤（如黏液瘤）有家族性，建议患者的一级亲属常规行超声心动图筛查。

(王建安)

yuánfāxìng xīnzàng zhǒngliú
原发性心脏肿瘤（primary cardiac tumor）

起源于心内膜、心肌或心包的肿瘤。临床上少见，连续尸检中发病率仅为 1.7‰ ~ 30.0‰。约75%为良性，成人黏液瘤最常见，儿童则以横纹肌瘤最常见。恶性者绝大多数为肉瘤。

病因及发病机制 心脏固有组织（心内膜、心肌及心包）细胞癌变的机制尚不明确。一般认为心脏黏液瘤起源于卵圆窝及其附近的心内膜下原始间充质细胞群，肿瘤细胞及间质细胞分泌的血管内皮生长因子促进肿瘤的生长及演化。心脏横纹肌瘤可能是心脏正常复制过程部分出现凋亡延迟或失效所致。

临床表现 因肿瘤类型而异，但均无特异性。

黏液瘤 约占50%。任何年龄、性别均可发生。左心房受累最多见，常带蒂、息肉状、易碎，表面多出血和血栓形成，一般为单发；约10%呈家族性，常多发。主要表现：①心律失常：常见。

②血流阻塞：左心房黏液瘤栓可在舒张期随血流进入左心室，阻塞二尖瓣口，听诊时可闻及典型的肿瘤扑落音。阻塞严重者可出现晕厥、心力衰竭甚至猝死。③栓塞：栓子来源于黏液瘤碎片和肿瘤表面的血栓。栓塞部位与肿瘤位置和有无心内分流关系密切。脑栓塞常见，表现意识障碍、偏瘫、失语等。④全身表现：大多数患者可出现乏力、体重减轻、关节痛、发热、皮疹、杵状指（趾）及雷诺现象等。

非黏液性心脏良性肿瘤 ①心脏横纹肌瘤和纤维瘤：常见于婴儿和儿童，好发于心室，累及传导系统时可发生各种心律失常，肿瘤突向心室腔阻塞心室流入道或流出道产生机械性梗阻，可导致心力衰竭甚至猝死。②乳头状弹性纤维瘤：是最常见的心脏瓣膜肿瘤，若瘤栓脱入冠状动脉可导致猝死。③心脏脂肪瘤：多发生于心外膜的心包膜，通常在尸检时才被发现，肿瘤大者可影响心脏功能。④血管瘤：好发于房室结区，可引起房室传导阻滞。

肉瘤 约95%的原发性恶性心脏肿瘤均为横纹肌肉瘤，右心房受累最多见。临床上以进行性加重而又无法解释的右心衰竭多见。肿瘤生长迅速，既可累及心包导致心包积液，亦可扩入心腔，阻塞心腔或静脉腔引起相应表现。大多数患者伴远处转移，包括肺、胸部淋巴结、纵隔、直肠及肝等。伴远处转移者通常在数周至数月内死亡。出现血流动力学障碍者提示预后极差。

诊断与鉴别诊断 黏液瘤的症状和心脏听诊"肿瘤扑落音"，对诊断具有重要意义，但出现概率不高。肿瘤呈浸润性生长，与

心壁附着面较广或侵入心肌中或合并血性心包积液者提示为恶性肿瘤。超声心动图可确诊大多数心脏原发性肿瘤。多发肿瘤、巨大肿瘤、心室肿瘤或肿瘤与周围组织界限不明确者需行胸部CT检查，必要时行磁共振成像检查。原发性心脏肿瘤需与转移性心脏肿瘤鉴别。

治疗 以手术治疗为主。①黏液瘤：可彻底治愈，手术后组织缺损以自体心包或人工补片修补。②非黏液性心脏良性肿瘤：与心壁的界限常不清楚，不易完整切除，但应尽可能多切除肿瘤组织。心脏横纹肌瘤有自发消退的倾向，一般以保守治疗为主。③原发性恶性心脏肿瘤：对确认时已广泛转移者，采取手术治疗、化疗和放疗相结合的综合治疗。

预防 心脏良性肿瘤手术切除后仍有再发或复发风险。术后应随诊，每年至少应复查一次超声心动图。有家族聚集性的心脏肿瘤（如黏液瘤），建议患者的一级亲属常规行超声心动图筛查。

(王建安)

zhuǎnyíxìng xīnzàng zhǒngliú
转移性心脏肿瘤（metastatic cardiac tumor）

心脏外恶性肿瘤转移而来的心脏肿瘤。又称继发性心脏肿瘤。占心脏肿瘤的绝大多数。心脏外恶性肿瘤的转移很少仅累及心脏，多为广泛转移的一部分。在恶性肿瘤患者的尸检中，转移性心脏肿瘤的发生率为2% ~ 20%。均为恶性，其中肺癌和乳腺癌转移者最多见，预后差。随着诊疗技术的进步，恶性肿瘤患者生存期的延长，发生心脏转移的概率增加。

病因及发病机制 不同恶性肿瘤心脏转移的发生率和转移途径有所不同。黑色素瘤、淋巴瘤

和白血病的心脏转移发生率均很高，但由于黑色素瘤发病率很低，故心脏转移并不常见。心外转移至心脏的常见途径：①血行转移：最常见。肺癌、乳腺癌、淋巴瘤和白血病等均可发生血行播散，向心脏转移。②局部浸润：多见于肺癌、乳腺癌、食管癌及纵隔肿瘤等与心脏毗邻的肿瘤。肺癌不但可局部浸润心包引起心包积液，而且可侵犯肺静脉和左心房造成二尖瓣阻塞。③淋巴转移：淋巴瘤和白血病均可经淋巴循环转移至心脏。纵隔和胸腔肿瘤发生淋巴转移也不少见。一种恶性肿瘤并非仅有一种转移途径。

临床表现 ①原发癌灶相关表现。②心脏表现：与原发肿瘤转移途径、部位及浸润范围密切相关。肿瘤侵犯心包，心包积液最多见；心脏转移瘤亦可累及心肌、心内膜、心脏瓣膜、室间隔、传导系统及冠状动脉等，出现心脏扩大、难治性心力衰竭、栓塞、心律失常、晕厥、心肌梗死甚至猝死等。

诊断 大部分患者无明显心脏受累表现，易被忽视。恶性肿瘤（特别是肺癌、乳腺癌、淋巴瘤及白血病等）患者出现以下情况应高度怀疑转移性心脏肿瘤：①迅速发生心脏压塞症状并有血性心包积液。②短期内纵隔增宽伴心包积液。③顽固性心包积液伴锁骨上淋巴结肿大。④难治性心力衰竭。⑤难治性心律失常。及时送检心包积液和异常的淋巴结有助于转移性心脏肿瘤的诊断。超声心动图是主要的检查手段。胸部 CT 和磁共振成像可作为超声心动图检查的重要补充。

鉴别诊断 在区别原发性心脏肿瘤的基础上，转移性心脏肿瘤应与以下情况鉴别：化疗药所致心包炎、放疗所致心脏纤维化、冠心病、感染性心内膜炎、非细菌性血栓性心内膜炎等。对于心腔内的占位性病变，尚需与血栓、钙化、赘生物、纤维团块、心内膜下血肿及膈疝等鉴别。

治疗 转移性心脏肿瘤是恶性肿瘤的晚期表现，应采取综合性治疗。全身或局部化疗可减轻某些患者症状。大量心包积液或心脏压塞者应及时行心包穿刺术。

预防 积极规范治疗心脏外的恶性肿瘤，规律随访，定期评估心脏。

（王建安）

zhǔdòngmàiliú

主动脉瘤（aortic aneurysm，AA）

主动脉管腔直径增加超过正常 50% 的永久性扩张。以膈肌为界，可分为胸主动脉瘤（thoracic aortic aneurysm，TAA）和腹主动脉瘤（abdominal aortic aneurysm，AAA）。多发生于老年人。

病因及发病机制 一般认为，真性 AA 是一种退行性变，随着年龄的增长，主动脉可出现广泛动脉粥样硬化改变。除年龄因素外，AA 的发生还与性别和吸烟等因素有关。男性、白种人、AA 家族史者发病率增高，而糖尿病可降低 AA 的风险；次要危险因素包括年龄、身高、冠心病、其他的动脉硬化、高脂血症和高血压。值得注意的是，高血压是 TAA 公认的危险因素，且舒张压水平与瘤体的破裂密切相关，但高血压是否会增加 AAA 的发生率仍存在争议。此外，主动脉壁的感染（如结核分枝杆菌、霉菌和梅毒螺旋体）及遗传性疾病（如马方综合征、特纳综合征和埃勒斯-当洛斯综合征等）也是引起 AA 的原因。

临床表现 ①疼痛：TAA 在瘤体较小时可无任何症状，常在查体时发现。最常见的症状是位置模糊的慢性背部疼痛，也可表现为胸痛、侧胸腹壁或上腹部疼痛。升主动脉瘤和弓部主动脉瘤疼痛多位于前胸中上部，降主动脉瘤疼痛常位于后背或腰部。AAA 的疼痛部位一般位于中腹部或腰背部，钝痛，可持续数小时甚至数日。这种疼痛症状不随体位或运动而改变，疼痛突然加剧常预示 AAA 即将发生破裂。②瘤体压迫：瘤体增长可压迫邻近器官，出现不同压迫症状。TAA 可压迫支气管树、食管、肺动脉等引起呼吸及吞咽困难和肺动脉高压；压迫左侧喉返神经及迷走神经导致声带麻痹，出现声音嘶哑；压迫交感神经出现霍纳综合征（Horner syndrome）等；瘤体长期压迫可造成瘤体侵蚀气管壁和（或）食管壁，出现大咯血和（或）呕血。AAA 可压迫十二指肠引起进食困难等上消化道梗阻症状；压迫下腔静脉或肾静脉，甚至发生腹主动脉-下腔静脉瘘、腹主动脉-肾静脉瘘，导致急性心力衰竭而死亡；累及髂动脉可造成输尿管肾盂积水。③瘤体破裂：突发剧烈胸背部疼痛甚至腹痛，伴低血压者应高度怀疑 AA 破裂，若瘤体破裂而未及时手术引发大出血，患者将很快死亡。

诊断与鉴别诊断 对于高度怀疑 AA 者可行以下影像学检查确诊。

超声心动图 可观察主动脉及其主要分支。该检查无创、费用低、无辐射，数据可靠。

腹主动脉彩色多普勒超声 已广泛应用于 AAA 的筛查、术前评估和术后随访，敏感性可达 90% 以上。

CT 血管造影 多排螺旋 CT

可在很短的时间里得到较多的高质量图像，提高 CT 诊断的准确率。AA 的 CT 表现为主动脉明显扩大，可清楚判断瘤体最大直径、位置及与周围组织的关系、有无血管变异。该检查安全、简单、准确、经济，一次增强 CT 检查即可满足术前准备要求。

磁共振血管造影　需要的对比剂少，对于肾功能不全者是首选方法，可获得与 CT 血管造影相似的信息。该检查剔除伪像依赖经验，血流动力学不稳定的急诊患者难做此检查，体内放置金属移植物或有幽闭恐惧症者禁忌此检查。

主动脉造影　因其弊端较多，现仅用于指导腔内治疗的全过程。

AA 需与其他原因所致急性和慢性的胸、腹、背部及腰部疼痛鉴别，AA 的特点是疼痛伴低血压。腹部搏动性包块是 AAA 的典型体征。

治疗　AA 的发生和破裂与高血压有关，内科治疗主要是控制血压和心率，可选用 β 受体阻断剂。外科治疗主要方法有：①传统开放式手术：基本原理是直接切开动脉瘤，应用人工血管吻合替代瘤体部位的血管。TAA 需要在体外循环下进行，创伤大、围术期死亡率及并发症发生率较高。②腔内修复术：应用导管导丝及特殊的输送系统将主动脉支架型血管沿导丝送入主动脉瘤内，隔绝动脉瘤腔，减少血流对瘤壁的冲击，避免瘤体继续增长和破裂。该技术需要在具有血管造影条件的手术室进行。手术创伤小、恢复快、麻醉风险高的患者甚至可在局部麻醉下完成，因此更适合老年 AA 患者。③杂交手术：指结合传统外科技术的腔内修复术，先进行内脏动脉的旁路手术，然后进行腔内修复，适用于复杂 AA 的治疗，但中远期效果仍需观察。

（李小鹰）

zhǔdòngmài jiācéng

主动脉夹层（aortic dissection）　各种原因所致主动脉壁分离。其范围广泛、破坏性极大、病情发展迅速，属临床重症。分离的层面多数在主动脉弹力层中、外 1/3 处。典型表现为主动脉壁存在裂口，血液通过主动脉裂口进入主动脉壁之间，形成真假两腔。临床根据裂口位置及夹层范围分为 3 型（图）。Ⅰ 型：裂口位于升主动脉，范围达主动脉弓、降主动脉或腹主动脉，或两者均有；Ⅱ 型：裂口累及范围限于升主动脉。Ⅲ 型：裂口位于降主动脉，仅限于降主动脉为 Ⅲa，累及腹主动脉则为 Ⅲb。其中 Ⅰ 型和 Ⅱ 型统称 A 型，Ⅲ 型又称 B 型。老年男性多见。

病因及发病机制　确切病因尚不清楚。双叶型主动脉瓣合并主动脉根部扩张是较明确的危险因素，在所有主动脉夹层患者中发生率为 7%~14%。其他主动脉疾病，如主动脉缩窄、主动脉环扩张、染色体异常［如霍纳综合征（Horner syndrome）］、主动脉弓发育不全、主动脉炎和遗传因素［如马方综合征（Marfan syndrome）、埃勒斯 - 当洛斯综合征（Ehlers-Danlos syndrome）］均是急性主动脉夹层的危险因素。滥用可卡因可能是罕见的急性主动脉夹层的致病因素。

临床表现　①胸背痛：发生率在 93% 以上。A 型夹层常在胸部，B 型夹层则常在背部，多为撕裂样剧痛。少数患者无疼痛表现。②夹层破裂症状：主要是血压未能很好控制，假腔内高压造成主动脉壁持续扩张直至破裂，迅速引起胸腔内出血而致死亡。③缺血：夹层累及主动脉分支血管时，相应分支血管真腔被假腔压迫、分支血管内膜断裂套叠等原因，引起供血器官缺血及功能障碍。夹层累及冠状动脉可能引起急性冠状动脉综合征；累及头臂动脉可能引起脑和上肢缺血；累及肋间动脉、腰动脉可能引起脊髓缺血，表现为截瘫、轻瘫或部分神经功能障碍；累及腹腔干、肠系膜上动脉可能引起消化道症状，严重者可出现致命的肠坏死；累及单侧肾动脉可能表现为肾梗死和难以控制的高血压；累及下肢血管可能引起下肢动脉缺血等。④压迫症状：压迫气管可出现呼吸困难；压迫食管可出现吞咽困难；压迫喉返神经可出现声音嘶哑；压迫颈交感神经可出现霍纳综合征；压迫上腔静脉可出现上腔静脉压迫综合征等。⑤血压异常：发病早期，B 型夹层中高血压占 70%，合并低血压者不足 5%。A 型夹层高血压仅为 25%~35%。需

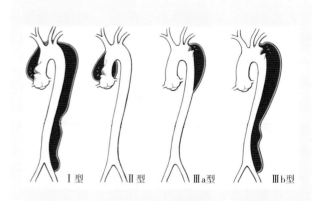

图　主动脉夹层分型

注意的是，约 25% 累及升主动脉（A 型）的夹层患者可出现低血压。⑥脉搏异常：主动脉弓、胸主动脉、腹主动脉或胸主动脉和腹主动脉同时受累者，脉搏短绌发生率达 30%～50%，常有神经功能不全、昏迷或低血压。脉搏短绌数量与死亡率增加有关。

诊断与鉴别诊断 确诊需影像学检查。①超声心电图：诊断标准是在主动脉内见到被内膜片分隔的两个腔。内膜破裂时可观察到破裂内膜缘的摆动。可记录穿过夹层破口血流速度，即使细小的内膜撕裂也可被彩色多普勒超声探测到。尚可能发现血栓、主动脉周围血肿、纵隔血肿、心包积液、主动脉反流等。经食管超声心动图在病情不稳定的急诊患者通常无法顺利完成。②CT 血管造影：以出现分隔真假通道的内膜片为诊断依据。③磁共振血管造影：可清楚显示撕裂口位置、病变范围、主动脉反流、侧支受累及合并症等。与 CT 血管造影比较，该检查需要的对比剂更少，但可能存在某些缺陷和伪像，扫描时间也较长。④主动脉造影：以应用对比剂和不同的 X 线投照角度进行。其优点是可很好地对夹层进行诊断、辨别真假腔、观察分支血管、对血管内径进行测量等，缺点是只能观察血流通道的状况，不能反映血管壁、血栓形成状况等。⑤血管内超声：可从主动脉腔内直接观察血管壁结构及内膜片的摆动、内膜片的环状和纵向改变及管腔压缩程度等，可准确辨别主动脉壁的特征和病理变化。缺点为属于有创检查。

此病需与急性心肌梗死等其他原因所致胸痛鉴别。

治疗 包括以下几方面。

内科治疗 在严密观察下进行内科治疗是所有拟诊主动脉夹层患者最初治疗方案。主要是静脉降压治疗，通过降低收缩压和心室收缩率直接降低促进内膜撕裂和主动脉壁分裂的血流动力，缓解疼痛。常联合应用 β 受体阻断剂和血管扩张药。

手术治疗 A 型夹层患者累及升主动脉，危险度大，急性期死亡率高，应早期手术，包括升主动脉置换、升主动脉置换加主动脉瓣置换、主动脉弓置换、全弓及降主动脉置换、全主动脉置换、杂交手术。B 型主动脉夹层通常是在复杂性夹层和慢性夹层动脉瘤的患者中进行手术，包括区域性血管置换、全降主动脉置换、"象鼻"手术、血栓隔离、开窗术等。随着腔内技术的发展，B 型夹层更多的是腔内治疗。

腔内治疗 多采用腔内修复治疗技术，用于治疗 B 型主动脉夹层。基本原理是用导管导丝及特殊的输送系统将主动脉支架型血管沿导丝送入夹层血管内，实现真假腔的隔绝。适应证为裂口近端和远端有良好锚定区、径路血管允许输送系统通过的主动脉夹层。禁忌证为第一裂口位于升主动脉或主动脉弓的夹层（A 型夹层）者；径路血管因严重迂曲、狭窄、闭塞不允许输送器通过者；有严重合并疾病者；因恶性肿瘤或其他疾病预期寿命不超过 1 年者。

（李小鹰）

Mǎfāng zōnghézhēng

马方综合征（Marfan syndrome）

主要累及骨骼系统、眼和心血管系统的遗传性系统性结缔组织病。曾称马凡综合征。属罕见病。

病因及发病机制 此征属常染色体显性遗传。其发病与位于 15 号染色体上的原纤维蛋白-1 基因突变有关。原纤维蛋白-1 是细胞外基质蛋白，多聚化的原纤维蛋白-1 可形成微纤维，后者与弹力蛋白结合形成韧带和大动脉的主要成分——弹性纤维。马方综合征患者由于缺乏功能性微纤维，导致弹力纤维呈片段化，表现为韧带和动脉弹力纤维薄弱及功能不全。结缔组织中转化生长因子-β 信号异常增强可能促进弹性纤维功能的异常，加速马方综合征的病程。

临床表现 患者具有典型的体态，躯体修长，指距大于身高，下半身长于上半身。还可见肌肉不发达，皮下脂肪少；长形头；四肢及手指细长呈"蜘蛛指"样改变等。此外尚有：①眼：高度近视最常见，约 60% 的患者可发生晶状体异位，以及视网膜脱落、白内障、青光眼、眼球震颤等。②运动系统：肌肉发育不良，韧带、肌腱及关节囊伸长、松弛，关节过度伸展，有时见漏斗胸、鸡胸、脊柱后凸、脊柱侧凸、脊椎裂等。典型表现是主动脉根部扩张和二尖瓣脱垂，随着疾病进展，主动脉根部扩张逐渐加重，可发展为升主动脉瘤和升主动脉夹层，一旦夹层破裂，患者可猝死。主动脉瓣关闭不全和二尖瓣脱垂导致的心力衰竭或心肌缺血也是主要死亡原因。约 60% 的患者具有典型的主动脉根部扩张。其他还包括主动脉缩窄、主动脉瓣关闭不全、房间隔缺损、动脉导管未闭、肺动脉狭窄等，部分患者可合并心律失常，如传导阻滞、预激综合征、心房颤动、心房扑动等。

辅助检查 ①主动脉造影：可见主动脉根部扩张或升主动脉弥漫性动脉瘤样扩张，若形成夹层，可见内膜片。②超声心动图：是最重要的检查方法，结合彩色多普勒血流显像可发现典型改变，如主动脉根部扩张、二尖瓣脱垂、主动脉瓣反流及主动脉夹层等，并有助于发现心脏和大血管系统的其他结构性改变。③心脏磁共振成像：对于主动脉扩张、主动脉瘤、主动脉夹层等心脏、大血管结构性改变有一定诊断价值。

诊断　主要标准：①主动脉根部扩张。②主动脉内膜撕裂，主动脉夹层。③晶状体异位。④阳性家族史。⑤≥4项骨骼系统畸形，如鸡胸、漏斗胸、脊柱侧凸、腕关节及拇指征、肘过度外展、扁平足、髋臼前突等。⑥腰骶部硬脑膜膨出。次要标准：①视力下降，高度近视。②二尖瓣脱垂。③关节活动度大、关节囊松弛等。

治疗　包括内科治疗和外科治疗。

内科治疗　应控制血压、限制剧烈运动，预防猝死，延长患者的寿命。预防性应用β受体阻断剂可延缓主动脉根部扩张及夹层动脉瘤形成。研究提示对于转化生长因子-β信号通路有抑制作用的药物，如血管紧张素转换酶抑制剂培哚普利可改善动脉弹性、减轻动脉硬化，同时减小主动脉根部直径。

外科治疗　对合并主动脉根部扩张，形成主动脉夹层、动脉瘤甚至发生破裂者，应及时行外科手术进行预防。预防性主动脉根部成形术联合主动脉瓣置换，可显著提高合并主动脉扩张患者的10年生存率。适应证：①主动脉根部内径>55mm。②主动脉根部内径>50mm且具有主动脉夹层家族史者。③主动脉根部年扩张速率>2mm者。

(李小鹰)

jǐngdòngmài zhōuyàng yìnghuàxìng xiázhǎi

颈动脉粥样硬化性狭窄（carotid artery atherosclerotic stenosis，CAAS）

动脉粥样硬化所致颈动脉狭窄性疾病。常见于中老年人。

病因及发病机制　CAAS主要病因是动脉粥样硬化，后者的相关危险因素，如高龄、肥胖、高血压、高脂血症、血糖紊乱等，均与CAAS的发生有关。内皮损伤及功能障碍、炎症反应、平滑肌细胞增殖及内膜下脂质沉积等共同导致颈动脉壁斑块形成，管腔狭窄，是CAAS发生的主要机制。

临床表现　脑缺血症状是典型表现，患者通常以缺血性脑神经功能障碍发病，在未发生出血的情况下，一般无头痛，而以短暂性脑缺血发作发作为主。颈动脉狭窄的症状主要包括短暂同侧视物模糊（一过性黑蒙）、对侧肢体和（或）面部无力麻木、视野缺损、构音困难，若卒中发生在优势半球，通常有失语症。部分患者可无任何神经系统的症状和体征，称为无症状性CAAS，有时仅在体格检查时发现颈动脉搏动减弱或消失，颈根部或颈动脉走行处闻及血管杂音。

诊断与鉴别诊断　对于血管病高危人群，应常规进行颈动脉听诊以筛查CAAS。若可闻及颈部血管杂音，则高度提示CAAS的存在，并可进一步通过以下检查方法确诊。①颈部血管超声：简单易行且无创，常用于对颈动脉狭窄患者的筛查。可观察颈动脉斑块情况和血流信号，并可依据斑块表面的纤维帽完整性及血流信号填充缺损、外溢信号判断是否存在斑块溃疡，其结果准确性高度依赖操作者的经验及技巧。

②CT血管造影：可评估血管壁异常、钙化斑块、斑块溃疡大小和动脉瘤等继发性改变。其优点包括可形成类似造影的图像，技术质量稳定；可从不同角度显示血管结构；成像速度快，不受搏动、吞咽等影响；可识别钙化斑点；损伤小，辐射明显小于数字减影血管造影。③磁共振血管造影：可明确颈动脉形态、斑块分布和狭窄程度，对于颅内和颅外颈动脉狭窄和闭塞均具备较高的检出率，与超声相比具有更高的分辨率。④数字减影血管造影：可清楚准确提示不同部位的狭窄长度、程度、形态、数目，以及狭窄远端脑实质内染色程度；估计脑缺血的程度和确诊有无夹层动脉瘤或并发其他血管性病变的情况，是最可靠的临床及影像学确诊和治疗的金标准，但不能判断斑块成分，也不能直视观察斑块处纤维帽是否完整。

此病应与脑及颈部血管痉挛、肥大性椎基底动脉及颈动脉分叉部动脉瘤鉴别。

治疗　主要包括药物治疗、血管内介入治疗和外科手术治疗。

药物治疗　旨在控制动脉粥样硬化的危险因素，减轻脑缺血的症状，降低脑卒中的危险，适用于轻度狭窄者。

抗血小板治疗　抑制血小板聚集是颈动脉硬化性疾病的首要治疗手段。阿司匹林作为高危人群单一治疗方法，不同剂量的阿司匹林可降低高危人群短暂性脑缺血发作、脑卒中和死亡的风险。控制动脉粥样硬化的危险因素：①戒烟。②适当进行体育锻炼、降低体重。③控制血压：高血压与颈动脉狭窄程度的进展密切相关。有调查显示，患者收缩压平均减低5.8mmHg，随访2~5年，脑卒中发生率降低 42%。④降脂：胆固醇与颈动脉狭窄进展的关系已然肯定。脂质代谢异常尤其是低密度脂蛋白胆固醇增高，会促进斑块生长和进展，必须进行积极的降脂治疗。使用他汀类药，纠正血脂紊乱的同时，还可增加斑块的稳定性，防止斑块破裂。⑤控制血糖：糖尿病患者患缺血性脑卒中的风险显著高于一般人群。严格控制血糖可有效预防颈动脉粥样硬化的可能。严格控制餐后高血糖可降低脑卒中风险，同时也有助于斑块逆转。

改善脑缺血症状治疗　可适当应用活血化瘀、改善供血的药物及神经营养的药物。

血管内介入治疗　包括经皮血管成形术和经皮血管成形加支架植入术，尤其适用于症状严重，病变部位难以抵达及因较严重的心肺疾患和糖尿病等不能耐受手术的患者，是一种安全有效的治疗方式。

适应证：①颈动脉狭窄 ≥70%。②病变表面光滑，无溃疡、血栓或明显钙化。③狭窄较局限并呈环形。④无血管外狭窄因素（如肿瘤、瘢痕等）。⑤无严重动脉迂曲。⑥手术难以抵达部位（如颈总动脉近段、颈内动脉颅内段）的狭窄。⑦非动脉粥样硬化性狭窄（如纤维肌性发育不良、动脉炎或放射性损伤）。⑧复发性颈动脉狭窄。⑨年迈体弱，不能承受或拒绝手术。

禁忌证：①病变严重钙化或有血栓形成。②颈动脉迂曲。③狭窄严重，进入导丝和球囊困难，或进入过程中脑电图监测改变显著。④颈动脉狭窄<70%。

外科治疗　通常指颈动脉内膜切除术。

适应证：主要为颈动脉中至重度狭窄（>50%）的有症状或无症状患者，无其他重大疾病，可耐受手术者。

禁忌证：①合并严重的心、肺、肝、肾功能障碍，难以承受手术和（或）麻醉。②急性期脑卒中。③重度脑卒中伴意识障碍。④颈动脉闭塞>24小时，颈动脉颅内段闭塞。⑤颈动脉轻度狭窄。

（李小鹰）

shèndòngmài zhōuyàng yìnghuàxìng xiázhǎi

肾动脉粥样硬化性狭窄 （renal arterial atherosclerotic stenosis，RAAS）

动脉粥样硬化所致肾动脉管腔狭窄性疾病。局限性管腔狭窄程度 ≥50% 者为有临床意义的肾动脉狭窄。

病因及发病机制　在中国肾动脉狭窄病因中首位是动脉粥样硬化，占 60%~70%。RAAS 的危险因素为年龄、体质指数、血肌酐、高血压病史、糖尿病史、缺血性脑血管病史与难治性高血压，其中年龄、高血压和冠状动脉多支血管病变为其独立危险因素。血管狭窄病变进展可致肾动脉完全闭塞和肾内动脉弥漫性硬化，是肾血管性高血压、缺血性肾病、顽固性心绞痛和心力衰竭的主要病因之一。

临床表现　主要表现为肾血管性高血压和缺血性肾病。

肾血管性高血压　患者高血压特点：①>50 岁患者发生高血压，特别是无高血压家族史者。②先前血压正常或血压控制良好者出现中至重度高血压。③经 3 种抗高血压药足量、正规治疗后高血压仍难以控制。④高血压患者应用利尿剂后血压反而升高。⑤腹部闻及血管杂音。

缺血性肾病　中老年患者出现肾功能损害伴下述情况时需考虑 RAAS：①有或无高血压者出现不能解释的肾功能恶化。②应用血管紧张素转换酶抑制剂（ACEI）或血管紧张素 II 受体阻断剂（ARB）后出现的急性肾损伤。③反复发作的肺水肿或不能解释的充血性心力衰竭。④存在全身的动脉粥样硬化性血管疾病，包括冠状动脉或周围血管疾病等。

辅助检查　包括以下几方面。

彩色多普勒超声　采用肾动脉收缩期峰值流速（peak systolic velocity，PSV）、肾动脉峰值流速与肾动脉水平腹主动脉峰值流速比值（renal-aortic ratio，RAR）及肾内动脉收缩早期加速时间（acceleration time，AT）相结合的方法判断肾动脉狭窄程度。若 PSV ≥180cm/s，RAR ≥3.0，表明肾动脉狭窄程度>60%。AT ≥0.07 秒通常提示肾动脉狭窄程度>70%，敏感性可达 93%，特异性可达 100%。缺点是对副肾动脉和侧支循环的显示较差，检查费时，诊断准确性受主观和客观多种因素影响。

磁共振血管造影　使用含钆对比剂进行动态增强扫描可提高诊断的敏感性和特异性，达 97% 和 93%，有助于显示肾动脉分支的狭窄和副肾动脉及侧支循环的状况，并有助于评估肾实质损伤情况。缺点是费用昂贵，且不能用于植入心脏起搏器及金属大支架的患者。肾小球滤过率 <30 ml/min，尤其在透析患者中，含钆对比剂有可能导致致残性的肾源性系统性纤维化，故一般不推荐使用。若必须使用，则尽可能采用低剂量（如<0.2ml/kg）。

CT 血管造影　诊断 RAAS 的敏感性和特异性较高，容易判断血管钙化的情况，还可能使金属支架显像，可检测支架处再狭窄

的情况。缺点是接受放射性剂量较高，含碘对比剂剂量较高，导致对比剂肾病的危险性较大。

肾动脉血管造影　是诊断 RAAS 的金标准，但是含碘对比剂有肾毒性，检查操作有诱发胆固醇结晶栓塞的可能。临床确诊冠心病伴下列特点的患者，在冠脉造影后可考虑行肾动脉造影检查，以便早期发现 RAAS：①伴周围血管粥样硬化性疾病及脑血管病并有高血压者。②冠状动脉多支血管病变者。③冠状动脉单支血管病变合并严重高血压者。④年龄>60 岁、有难治性高血压及轻度肾功能不全，临床高度怀疑有 RAAS 者。对已有肾功能不全者，两次造影（包括 CT 血管增强扫描检查）间隔时间最好>2 周。

诊断与鉴别诊断　对临床高度怀疑、具有明显临床特征线索的患者应进行 RAAS 的筛查，首选肾动脉多普勒超声等非创伤性检查，同时依据患者具体情况考虑行磁共振血管造影或 CT 血管造影检查。若仍不能明确，可考虑进一步行肾动脉血管造影或腹主动脉造影等有创性检查确诊，并同时做好植入支架的准备，但对有创性检查应严格掌握适应证。

RAAS 与引起肾动脉狭窄的另外两种常见病变——大动脉炎和纤维肌性发育不良不同，RAAS 的血管狭窄病变多累及肾动脉开口和近段 1/3 部位。

治疗　包括药物治疗、介入治疗和手术治疗。

药物治疗　旨在控制血压、稳定斑块、防止肾功能恶化、降低心脑血管终点事件的发生。药物治疗对血管严重狭窄或闭塞者无明显疗效。

控制血压　治疗目标是将血压控制在 140/90mmHg 以下，若患者伴糖尿病、蛋白尿或心脑血管病变，血压应控制在 130/80mmHg 以内。对于单侧 RAAS 者 ACEI、ARB、长效二氢吡啶类钙通道阻滞剂、β 受体阻断剂和小剂量利尿剂等均可使用或联合使用。ACEI、ARB 类药物对降低 RAAS 患者的病死率有益，可作为一线治疗药物，但对于估算肾小球滤过率<60ml/（min·1.73m²）及伴高钾血症的患者应慎用。对于双侧 RAAS、孤立肾 RAAS 或伴失代偿性充血性心力衰竭的患者，使用 ACEI 或 ARB 类药物有可能会导致急性肾损伤，此时采用长效二氢吡啶类钙通道阻滞剂更为安全、有效。

降低心脑血管终点事件的发生　可应用他汀类药纠正脂质代谢紊乱，稳定斑块，治疗目标是将低密度脂蛋白胆固醇控制在 2.6mmol/L 以内，对合并有冠心病等高危因素者，该指标应严格控制在 2.1mmol/L 以内；严格控制血糖，使糖化血红蛋白<7%；采用阿司匹林、氯吡格雷等药物抗血小板聚集治疗；劝诫患者控烟或戒烟等治疗。

防止肾功能恶化　在诊治过程中应尽量避免损伤肾功能，如不使用肾毒性药物、避免发生对比剂肾病、及时纠正有效血容量不足和血压水平过低等因素，积极纠正心力衰竭等。

介入治疗　经皮肾动脉球囊扩张成形术和支架植入术是最常用的肾动脉血运重建的方法。旨在通过解除肾动脉狭窄，恢复肾血流量。主要目标是改善高血压，保护肾功能。

适应证：血管直径狭窄≥70%，跨狭窄收缩压差>20mmHg，同时伴以下 1 项以上的临床情况：①高血压 3 级。②突发或进行性的肾功能恶化，无法用其他原因解释。③短期内患侧肾脏出现萎缩。④使用降压药，尤其是应用 ACEI 或 ARB 类药物后肾功能恶化。⑤伴不稳定性心绞痛。⑥反复发作的急性肺水肿与左心室收缩功能不匹配。

禁忌证：①患侧肾脏已明显萎缩，长径<7cm 和（或）肾内段动脉阻力指数>0.8。②患者已有明确的对比剂过敏史或胆固醇栓塞病史。③伴发严重疾病，预期寿命有限或无法耐受经皮介入治疗。④病变肾动脉的解剖结构不适合经皮介入治疗。⑤病变肾动脉的解剖结构虽然适合经皮介入治疗，但支架植入后可能会严重影响其他重要的后续治疗者。

手术治疗　主要分为动脉重建手术和肾切除手术。适应证：①肾动脉狭窄病变严重但肾动脉解剖学特征不适合行血管介入治疗者。②介入治疗失败或发生严重并发症者。③肾动脉狭窄伴发的腹主动脉病变需行开放手术治疗者。

（李小鹰）

xiàzhī dòngmài zhōuyàng yìnghuàxìng xiázhǎi

下肢动脉粥样硬化性狭窄

（lower extremity atherosclerotic stenosis，LEAS）　动脉粥样硬化导致的下肢动脉狭窄性疾病。其发生率随着老龄化与动脉粥样硬化危险因素增多而增加。

病因及发病机制　LEAS 的主要病因是动脉粥样硬化，致动脉粥样硬化的危险因素均增加 LEAS 发生危险。中国的流行病学资料显示，LEAS 的发生和严重程度与年龄、吸烟、糖尿病病程、血糖不稳定程度、高收缩压、高胆固醇及低密度脂蛋白胆固醇呈正相关。30%的脑血管病、25%的缺血性心脏病患者并存 LEAS。因此，诊治时必须充分认识动脉硬化是全身性疾病，重视心脑血管疾病检查。

临床表现　根据国内外常用的 Fontaine 法临床分期如下。Ⅰ期：无症状；Ⅱ期（局部缺血期）：又分为Ⅱa 期即轻度跛行，Ⅱb 期即中至重度跛行；Ⅲ期（营养障碍期）：病情进展出现缺血性静息痛；Ⅳ期（坏疽期）：病情晚期，缺血严重，肢端出现溃疡或坏疽，可合并感染。临床分型如下。

无症状型　部分下肢周围动脉闭塞症患者无下肢局部缺血或跛行症状，称非典型症状或无症状，但存在下肢运动功能受损的表现，如站立平衡能力减弱，由坐姿起立的时间延长，步行速度减缓，步行距离缩短。

间歇性跛行　下肢疼痛的发生特点：①步行一段距离时发生一侧或双侧下肢疼痛，疼痛总是累及一个功能肌肉单位（如小腿、臀部、股等），其中以腓肠肌、小腿肌群疼痛最常见。②疼痛持续存在，直到患者站立休息一段时间，表现为典型的"行走—疼痛—休息—缓解"的重复规律，每次疼痛出现前行走的距离亦大致相当。③病变越重，每次疼痛出现前行走的距离越短。

严重肢体缺血　动脉闭塞所致慢性缺血性疼痛（静息疼痛）、溃疡或坏疽，可伴局部蜂窝织炎、骨髓炎甚至败血症。若不进行有效治疗，6 个月内常需截肢手术。

急性肢体缺血　表现为急性疼痛（可因感觉神经缺失而导致疼痛感缺失或减弱）、瘫痪、感觉异常、皮肤苍白、趾端凉。动脉栓塞的临床诊断：症状突然加剧或恶化，可伴其他周围动脉栓塞

的表现，对侧肢体收缩压或动脉搏动正常。

诊断　①有下肢症状（间歇性跛行、下肢静息痛、足温低、毛发少或足部皮肤发绀）、股动脉闻及杂音、足背动脉或胫后动脉搏动减弱或消失。②静息踝肱指数（ankle brachial index，ABI）<0.9，趾肱指数<0.6，运动后下降 20%。③超声多普勒检查与其他影像学检查（CT 血管造影、磁共振血管造影等）显示下肢动脉硬化狭窄或闭塞性病变。

鉴别诊断　需与血栓闭塞性脉管炎、大动脉炎、结节性多动脉炎、特发性动脉血栓形成及可引起非血管性间歇性跛行的其他疾病，包括神经根压迫、椎管狭窄、有症状的腘窝囊肿、慢性肌筋膜综合征、神经性疼痛、髋关节炎等鉴别。

治疗　依据不同的临床分型进行。

无症状型　治疗目标是控制危险因素，密切随访观察，综合抗动脉硬化治疗。①对于周围动脉硬化疾病的高危人群应追问有无相关症状，进行体格检查和（或）测量 ABI 以识别无症状型患者，并积极给予综合干预以有效降低心肌梗死、脑卒中及死亡危险的发生（Ⅰ类推荐，证据级别 B 级），可用血管紧张素转换酶抑制剂（Ⅱb 类推荐，证据级别 C级）。②对无症状型患者依据相关指南予以戒烟、降脂、治疗糖尿病及高血压（Ⅰ类推荐，证据级别 B 级）。无症状型有指征者应用抗血小板治疗，降低发生心血管缺血事件的危险（Ⅰ类推荐，证据级别 C 级）。③危险人群若 ABI 在正常范围（0.91～1.30），运动 ABI 检查或下肢动脉超声多普勒检查对诊断有益（Ⅱa 类推荐，

证据级别 C 级）。

间歇性跛行　治疗目标是缓解症状，提高运动能力。①所有间歇性跛行患者均应常规进行血管检查：包括静息 ABI（Ⅰ类推荐，证据级别 B 级），若静息 ABI 正常，再检查运动后 ABI（Ⅰ类推荐，证据级别 B 级）。运动后 ABI 正常者一般不宜行动脉影像学检查（Ⅲ类推荐，证据级别 C级）。②下述患者需进行血运重建术的评估：有明显的下肢功能受损而无限制运动的其他疾病存在（如心绞痛、心力衰竭、慢性呼吸系统疾病或外科手术后的活动受限），血运重建治疗可改善患者症状（Ⅰ类推荐，证据级别 C 级）。③下述患者可选择血管内治疗或外科手术治疗：在医师指导下的肢体锻炼联合药物治疗效果不佳；已接受充分的控制危险因素及抗血小板治疗；存在明显功能障碍，不能完成正常工作或其他对患者很重要的活动；病变解剖适于血运重建，危险性低，即刻与长期的成功率高（Ⅰ类推荐，证据级别 C 级）。

严重肢体缺血　治疗目标是减轻缺血疼痛，治疗（神经）缺血性溃疡，保存肢体，提高生活质量，延长寿命。主要疗效指标是无截肢生存率。①立即评估增加截肢风险的危险因素并进行治疗（Ⅰ类推荐，证据级别 C 级）。②对准备手术治疗的严重肢体缺血患者进行心血管危险因素评估（Ⅰ类推荐，证据级别 B 级）。③有皮肤溃疡和下肢感染症状患者应立即应用抗生素系统治疗并应同时请皮肤科会诊（Ⅰ类推荐，证据级别 B 级）。④有急性肢体缺血迹象且存在严重肢体缺血高危因素（糖尿病、神经疾病、慢性肾衰竭或感染）的患者应立即请

血管专家评估治疗（Ⅰ类推荐，证据级别 C 级）。⑤常规对严重肢体缺血高危患者（非糖尿病 LEAS 患者 ABI<0.4 或糖尿病 LEAS 患者）进行足部检查以发现严重肢体缺血的客观依据（Ⅰ类推荐，证据级别 B 级）。⑥常规对严重肢体缺血患者进行检查以了解是否合并有动脉瘤（如腹主动脉、髂动脉或股总动脉动脉瘤）（Ⅰ类推荐，证据级别 B 级）。⑦常规由血管专家对治疗成功的严重肢体缺血患者每年至少检查 2 次。常规给予严重肢体缺血患者口头或书面指导，介绍如何自我防治严重肢体缺血复发（Ⅰ类推荐，证据级别 C 级）。

急性肢体缺血 首要治疗目标是阻止血栓的蔓延和恶化性缺血。①首先导管内抗凝治疗，标准方法是静脉滴注普通肝素（排除肝素抗体）（证据级别 A 级）。②立即评估急性肢体缺血患者动脉闭塞的解剖部位和程度，判断能否通过血运重建挽救肢体。对于可挽救的肢体应立即急诊血运重建治疗（介入或外科手术）（Ⅰ类推荐，证据级别 B 级）。③不可挽救的肢体坏死不考虑血运重建，应评估血管闭塞的解剖部位或行血管内治疗（如溶栓）（Ⅲ类推荐，证据级别 B 级）。④出现威胁生命的严重感染，不能控制的静息痛或广泛肢体组织坏死，应行踝部以上的截肢手术。决定截肢和截肢水平需考虑伤口愈合、康复和患者生活质量等因素（证据级别 C 级）。

（李小鹰）

fùqiāng dòngmài zhōuyàng
yìnghuàxìng xiázhǎi

腹腔动脉粥样硬化性狭窄（celiac artery atherosclerotic stenosis, CAAS）

动脉粥样硬化导致的腹腔动脉管腔狭窄性疾病。是全身系统性动脉粥样硬化的表现之一。

病因及发病机制 腹腔动脉起源于腹主动脉上段，紧邻膈肌及中弓韧带向前发出，又称腹腔干，是腹腔脏器和消化道的主要供养血管。主要分支包括胃左动脉、肝总动脉和脾动脉，与肠系膜上动脉、肠系膜下动脉存在广泛吻合。发病机制涉及局部血管壁动脉粥样硬化斑块的形成。因此，CAAS 患者多具有动脉粥样硬化的危险因素，如高龄、吸烟、高血压、血脂异常、糖尿病等。研究表明，冠心病患者 CAAS 发生率显著高于非冠心病者。此外，由于腹腔动脉各分支与肠系膜上动脉、肠系膜下动脉等其他腹腔脏器的供养血管存在广泛吻合，单纯性 CAAS 多无临床症状，患者合并其他内脏血管狭窄或腹腔动脉与上述其他动脉的交通支发育不良时，可有腹腔脏器缺血的表现。

临床表现 主要为慢性肠道缺血引起的腹痛、消化吸收不良及消瘦等。

腹痛 主要为上中腹部绞痛或钝痛，位置较深，有时放射至背部。腹痛 80% 发生于餐后 15～30 分钟，可持续 1～3 小时，且与用餐量有关，又称腹型心绞痛。餐后腹痛的发生与餐后胃肠道需要更多的氧耗以供应食物的消化和吸收有关，因腹腔动脉狭窄不能提供足够的血流与氧，故产生疼痛。餐后腹痛有时表现为呼气时加重，吸气时减轻。由于呼气时膈肌抬高，上腹部脏器（肝、脾、胃）上升，脾动脉、胃左动脉、肝总动脉上抬，腹腔干根部受中弓韧带压迫，远端上抬，加重狭窄。吸气时膈肌下降，上腹部脏器下降，脾动脉、胃左动脉、肝总动脉下降，腹腔动脉被拉直，供血略改善。

消化吸收不良和消瘦 患者由于用餐后腹痛，逐渐出现惧怕用餐，同时，慢性消化道及腹腔脏器缺血导致消化吸收功能逐渐下降。因此，超过 50% 的患者表现为体重下降，据病程长短和压迫程度不同体重可较病前下降 15% 或 10kg 以上。患者体重下降完全源于进食减少，与肿瘤性或其他消耗性疾病不同。

诊断 具有动脉粥样硬化的危险因素，以及餐后腹痛、消瘦等慢性肠道缺血临床表现者，排除腹痛及体重减轻的其他原因，可考虑 CAAS。少数患者可于上腹部闻及血管杂音，影像学检查有利于 CAAS 的诊断。①彩色多普勒超声：可检查腹腔干内径、腹腔干动脉壁是否存在动脉粥样硬化斑块及血流速度。腹腔动脉狭窄患者收缩期血流速度加快。该检查的缺点是受干扰因素及操作者经验影响较大，腹腔动脉位置较深，清晰显示较困难。②CT 血管造影及磁共振血管造影：比超声多普勒检查具有更高的分辨率，重建影像可多角度检测血管腔内是否具有斑块，并评价狭窄程度，同时可观测腹腔血管外其他脏器和肠道的情况，有利于鉴别诊断。磁共振血管造影的缺点是可能存在一定程度的伪影，扫描时间较长。③数字减影血管造影：腹主动脉造影诊断腹腔干狭窄的侧面和前后位的造影图像均需要。侧面可清晰显示腹腔干和腹主动脉，曾被认为是诊断腹腔干狭窄的金标准。前后位图像由于腹主动脉和腹腔干的重叠不能仔细辨别，但可进一步了解分支和侧支循环情况。该检查已替代无减影的血管造影。

鉴别诊断 CAAS 的诊断应建

立在排除引起腹痛和消瘦的其他疾病的基础上，如消化性溃疡、炎症、胆道疾病、腹腔脏器肿瘤及结缔组织病等。同时需明确腹腔动脉狭窄是否与其根部位置过高，受中弓韧带压迫这一先天性解剖因素有关。值得注意的是，该类患者可合并 CAAS，从而加重腹腔动脉的狭窄及脏器缺血。此外，有症状的 CAAS 者多合并肠系膜上动脉和（或）肠系膜下动脉硬化性狭窄，应注意识别。

治疗　包括内科治疗、介入治疗和外科治疗。

内科治疗　①治疗基础性疾病和控制动脉粥样硬化的危险因素：由于老年肠系膜动脉硬化的患者多数伴心力衰竭、心律失常等原发病，以及高血压、高血糖、血脂异常等动脉粥样硬化的危险因素，因此应给予纠正心力衰竭和心律失常、降压、降糖、调节血脂等治疗。②抗血小板治疗：是防治 CAAS 的重要手段，首选阿司匹林，对阿司匹林过敏或耐药及消化道疾病者，可选氯吡格雷。③抗感染治疗：肠缺血时黏膜完整性的损害及并发全身性炎症反应，多种介质释放，缺血的肠管不能阻止细菌入侵，以及细菌引起的内毒素血症和菌血症等，应早期给予广谱抗生素以控制内毒素血症，有利于减轻肠缺血程度、改善供血。④扩血管治疗：酌情应用扩血管药，有助于改善肠道血供，减轻症状。有腹痛者可用硝酸酯类药及钙通道阻滞剂。

介入治疗　包括单纯球囊扩张术和金属支架植入术。适应证：①外科治疗风险高（如合并冠心病）或有外科治疗禁忌证者。②外科治疗后腹腔动脉再狭窄。③合并肠系膜上动脉、肠系膜下动脉硬化性狭窄者。对无症状的

CAAS 是否需治疗存在争议。有学者认为腹腔动脉管腔狭窄>70%，患者发生肠缺血并发症的概率较高，应早期进行介入治疗。

介入治疗禁忌证：①存在肠管坏死或腹腔炎症。②腹腔动脉主干狭窄合并多发末梢分支病变。③大动脉炎所致肠系膜动脉狭窄，动脉炎处于活动期等。

外科治疗　单纯的 CAAS 极少出现急性肠道缺血，合并肠系膜上动脉、肠系膜下动脉内急性血栓形成或栓塞，且有严重腹痛、感染甚至休克等肠缺血坏死征象者，应立即手术。经血管造影确诊的 CAAS，尤其是合并中弓韧带压迫者，可行手术松解压迫，并行腹腔动脉内膜剥脱术，但此法损伤较大，随着介入性血管腔内治疗技术的开展，已较少应用。

（李小鹰）

xiōngzhǔdòngmàiliú
胸主动脉瘤（thoracic aortic aneurysm，TAA）　胸段主动脉管腔直径增加超过正常 50% 的永久性扩张。可导致主动脉破裂或相邻器官受压。

病因及发病机制　与腹主动脉瘤不同，TAA 病因很多。升主动脉瘤多源于中层坏死，马方综合征（Marfan syndrome）是典型代表。降主动脉瘤的病因与腹主动脉瘤相同，多源于动脉粥样硬化。主动脉弓的瘤多是升主动脉或降主动脉瘤的延伸，病因更加复杂。贝赫切特综合征引起滋养大动脉的小动脉炎性闭塞，既可使动脉壁薄弱引起真性动脉瘤，也可使动脉壁穿孔引起假性动脉瘤，通常见于主动脉弓、降主动脉和腹主动脉。梅毒所致胸主动脉瘤偶见。

临床表现　巨大胸主动脉瘤压迫气管引起呼吸困难和咳嗽；

压迫食管引起吞咽困难；压迫喉返神经引起声音嘶哑；压迫交感神经节导致霍纳综合征（Horner syndrome）。升主动脉瘤可累及主动脉瓣造成主动脉瓣关闭不全，左心功能不全。胸主动脉瘤可侵袭气管和支气管，破入气管会造成大咯血，咯血也是常见的死亡原因。最危险的并发症是动脉瘤破裂和死亡。

诊断与鉴别诊断　结合病史，胸部 X 线片可提示诊断，超声心动图可诊断升主动脉瘤，还可评价伴随的主动脉瓣病变，但受声窗的限制，很难看清楚主动脉弓和降主动脉。增强螺旋 CT 和磁共振成像对诊断和治疗胸主动脉瘤是必不可少的检查。TAA 应与肺部肿瘤和结核鉴别。

治疗　同腹主动脉瘤，但特别强调 β 受体阻断剂的应用。外科手术虽然仍是治疗胸主动脉瘤的经典方法，但其效果欠佳。适应证：动脉瘤直径≥6cm 或高危患者动脉瘤直径≥7cm；动脉瘤扩张较快；伴主动脉瓣关闭不全；存在与动脉瘤相关症状者；动脉瘤直径≥5.5cm 的马方综合征。手术方法：①切除病变动脉段，移植人造血管。②本托尔（Bentall）手术是治疗累及主动脉瓣的升主动脉瘤的方法。切除动脉瘤，带有瓣膜的人造血管直接缝在动脉环上，将冠状动脉移植到人造血管上。③累及主动脉弓的动脉瘤应切除主动脉弓，然后将头臂动脉移植到人造血管上，易并发脑卒中，发生率为 3%~7%。

胸主动脉瘤腔内修复术的适应证：左锁骨下动脉以远，动脉瘤的近端和远端有相对正常的动脉（2~3cm）可供人造血管覆盖支架固定者。此法不能用于治疗升主动脉和主动脉弓处的动脉瘤。

术前应常规行增强螺旋 CT 检查，从头臂动脉水平到腹腔动脉水平断层，每层 3~5mm，必要时行三维重建。支架应超过动脉瘤两端至少各 1.5~2.0cm，支架的直径比参考血管直径大 4~6mm。

预后　未经手术治疗的 TAA 的 1 年生存率为 65%，3 年生存率为 36%，5 年生存率为 20%。32%~47% 的死亡源于动脉瘤破裂。动脉瘤直径是破裂的重要预测因素。动脉瘤的发展与最初的动脉瘤直径有密切关系。动脉瘤直径 ≤ 5cm 者，年增长速率 0.17cm；动脉瘤直径 ≥ 5cm 者，年增长速率 0.79cm。

（盖鲁粤）

fùzhǔdòngmàiliú

腹主动脉瘤（abdominal aortic aneurysm，AAA）　腹主动脉管腔直径增加超过正常的 50% 的永久性扩张。

病因及发病机制　AAA 的发生和多种流行病学因素有关，如年龄、性别、种族、家族史、吸烟等。各种病因最终都表现为主动脉中层的退行性变，继而在血流压力下扩张形成动脉瘤。AAA 和闭塞性疾病同为动脉粥样硬化，但表现形式不同，一为血管扩张，另一为血管狭窄闭塞。二者有共同的高危因素，如吸烟、高血压、高脂血症、糖尿病和心脑血管疾病。动脉瘤的显著组织学表现为中层弹力膜的退行性变，组织中胶原蛋白和弹性蛋白被相应的蛋白酶破坏；局部金属蛋白酶增高，促使平滑肌细胞易位，导致血管中层结构破坏。特殊类型的动脉瘤：①炎性 AAA：外观上动脉瘤壁特别厚，呈发亮的白色，质硬，极易与腹腔内脏器（如输尿管、十二指肠）纤维化粘连。慢性腹痛、体重减轻、红细胞沉降率增

快是典型三联症。②感染性 AAA：很少见，随着抗生素的不断发展，其发生率更是不断降低。主动脉壁原发感染导致的动脉瘤很罕见，大部分感染性 AAA 由继发感染引起。葡萄球菌和沙门菌是最常见的致病菌，结核分枝杆菌和梅毒螺旋体也可导致主动脉瘤发生。

临床表现　大多数患者无症状，多在无意中发现腹部搏动性包块或查体时发现。直径>4cm 的 AAA 大部分可通过细致查体发现。

疼痛最常见，一般位于中腹部或腰背部，性质一般为钝痛，可持续数小时甚至数日，不随体位或运动而改变，此点不同于老年人常见的腰背部疼痛。疼痛突然加剧，常预示 AAA 即将发生破裂。动脉瘤破裂后血液常被局限于后腹膜，因此血压下降不会过快，可发生双侧腹壁的淤斑，即格雷·特纳征（Grey Turner sign），进一步蔓延至会阴部。瘤体还可能会破裂入腹腔，可出现腹肌紧张，由于大量失血而发生低血压；瘤体破裂入十二指肠可发生上消化道大出血，患者可因迅速发生的低血容量休克而死亡。

AAA 的自然发展过程是瘤体逐渐增大和瘤腔内血液持续湍流而形成附壁血栓。因此，其最常见的并发症为瘤体破裂、远端脏器栓塞和邻近脏器受压。AAA 破裂的相关因素除瘤体直径外，尚有高血压、慢性阻塞性肺疾病、长期吸烟、女性及阳性家族史等。瘤体较大者，可压迫十二指肠引起进食困难等上消化道梗阻症状，严重者侵袭十二指肠形成十二指肠瘘，并导致消化道大出血，是最致命并发症之一。瘤体还可压迫下腔静脉或肾静脉，甚至发生腹主动脉-下腔静脉瘘和腹主动脉-肾静脉瘘，导致急性心力衰竭

而死亡。

诊断与鉴别诊断　高危人群若发现腹部有增宽的搏动性区域，应警惕此病。确诊有赖于辅助检查。①彩色多普勒超声：无创、费用低廉、无辐射、数据可靠，已广泛应用于 AAA 的筛查、术前评估和术后随访，其敏感性可达到 90% 以上。②CT 血管造影：创伤小，费用低，可准确测量腹主动脉瘤各项数据，已基本替代经导管血管造影。特别是出现的多探头 CT，可在更短的时间内得到更多的高质量图像，进一步提高了 CT 诊断的准确率。术前 CT 评估内容包括：瘤体最大直径；瘤体与肾动脉的关系；肾动脉下正常主动脉（即瘤颈）的长度、直径、成角及钙化情况；髂动脉的直径及迂曲情况；分析有无血管变异，如副肾动脉、双下腔静脉或主动脉后左肾静脉等。所有这些数据均可通过一次高质量的 CT 血管造影了解清楚。③磁共振血管造影：同 CT 血管造影相比，其优势是可显示严重钙化的血管，且对比剂用量小，对心脏和肾功能影响小。因此，对肾功能不全患者，此检查是首选。缺点是扫描时间长，不适用于体内放置金属移植物及有幽闭恐惧症的患者，且成像质量与 CT 相比尚有差距。

治疗　包括内科治疗、手术治疗和介入治疗。

内科治疗　严格戒烟，注意控制血压和心率。研究发现，口服 β 受体阻断剂可降低动脉硬化所致 AAA 的扩张速度，有效降低破裂率，减少围术期不良心脏事件导致的死亡率，是唯一证明有效的保守治疗药物。其原理可能是通过减慢心率降低主动脉内压力，从而减少血流对主动脉壁的冲击，减慢动脉瘤扩张速度。严

密监测，经过普查发现的 AAA，若瘤体直径<4cm，建议每 2~3 年进行 1 次彩色多普勒超声检查；若瘤体直径 4~5cm，需严密监测，建议每年至少 1 次彩色多普勒超声或 CT 血管造影检查。一旦发现瘤体>5cm，或监测期间瘤体增长速度过快，需尽早手术治疗。

手术治疗　最早的 AAA 切除、人造血管移植术起始于 20 世纪 60 年代。经过四十余年的发展，不断演变成熟，已成为经典手术之一。

介入治疗　帕罗迪（Parodi）等最早采用经股动脉的 AAA 腔内修复术，尝试应用于不适宜进行开放手术的高危患者。该治疗对患者全身状况影响小，围术期死亡率和并发症发生率明显低于传统开放手术，但术前仍然需评估心脏功能，了解患者既往有无急性心肌梗死或心力衰竭病史，同时评估其他器官功能，尤其注意肾功能，防止术后对比剂肾病的发生。

（盖鲁粤）

jiǎxìng dòngmàiliú

假性动脉瘤（pseudoaneurysm）

动脉或心室壁全层断裂，洞孔与血肿形成交通致血肿不易吸收，久之形成坚固囊状包膜的疾病。患者常因来不及就医而出血致死或心脏压塞致死。较小的洞孔可形成血肿堵塞洞孔而不至有严重后果。

病因及发病机制　病因主要有：①创伤：最多见，如经血管腔进行手术或治疗，通常源于止血不彻底后形成巨大血肿。急性心肌梗死后心肌溶解，室壁变薄，可能发生心室壁穿孔，患者多因心脏压塞突然死亡。个别患者可能因为血肿堵塞破口而侥幸存活，久之与周围组织发生纤维化。外伤导致的假性动脉瘤较少，患者

多直接死于外伤，能够存活者不多。静脉注射为最常用吸毒途径，而股静脉是最常用的注射部位，有时难免会误入股动脉，加之未很好地压迫包扎形成假性动脉瘤。腹主动脉瘤的外科手术切除后缝合不严密导致假性动脉瘤。金属移植物的长期磨损也可导致假性动脉瘤，这是一种长期损害。患者可在数年以后发生假性动脉瘤。胰腺炎的侵袭可导致假性动脉瘤。②疾病：治疗最棘手。贝赫切特综合征最常见，此征伴主动脉受累的发病率为 1.5%~2.7%，死亡率高、预后极差，未经手术治疗者多死于主动脉假性动脉瘤破裂。

瘤样扩张的成因是动脉壁断裂，形成血肿，血肿壁机化形成坚固的包囊，动脉与包囊交通。较小的假性动脉瘤通常可自行闭合，较大者常需机械性关闭。

临床表现　介入治疗术后出现大血肿，早期肿块较大，待血肿部分吸收，肿块变软缩小，出现搏动性肿块，局部听诊可闻及吹风样收缩期或连续性杂音。外伤所致的假性动脉瘤通常有明确病史，如外伤、刀伤、火器伤，但多在以后很长一段时间后才发现假性动脉瘤，可发生在多处，如肝动脉瘤、肾动脉瘤、脾动脉瘤、胸主动脉和周围血管。贝赫切特综合征所致假性动脉瘤可侵袭邻近脏器导致瘘管的形成，如支气管-主动脉瘘、主动脉-十二指肠瘘、胰腺-主动脉瘘、肠-主动脉瘘，患者通常死于大出血和难以控制的感染。

诊断与鉴别诊断　介入治疗相关性假性动脉瘤的诊断最容易，首先是患者有明确的介入诊断和治疗病史，巨大的肿块显而易见，严重时甚至可看到肿块搏动，超声检查有确诊价值，可见低异常

回声区，中心部无回声，周围呈环状分布的中低混合回声，边界不清，囊腔与动脉相通，破口可见，彩色普勒显示肿块暗区内血流信号紊乱，呈红蓝各半的旋流，可见五彩镶嵌血流，破口处呈双期双向频谱。体腔内的假性动脉瘤则很难诊断，通常需结合外伤病史，尤其应根据影像学资料，如超声、磁共振成像、CT 或血管造影，许多假性动脉瘤是偶然意外发现得以诊断。

治疗　包括以下几方面。

导管相关性假性动脉瘤　①暂不处理：介入治疗后早期主要以血肿为主，即使大血肿仍然有逐渐吸收变小的可能，此时仍然有观察的机会。②加压包扎：使假性动脉瘤的颈部弯曲，通道闭塞。③瘤腔内注射凝血酶：在超声指导下局部注射凝血酶，5 分钟后复查 B 超，有效可提示假性动脉瘤内血流信号消失，股动脉血流通畅，听诊血管杂音消失，足背动脉搏动良好。此法成功率高达 94%~100%，且具有并发症少、费用低廉、疗效确实等优点。

手术相关性假性动脉瘤　首先应治疗原发病，因为假性动脉瘤是疾病过程的一部分，可能不需特殊治疗，假性动脉瘤导致压迫和出血才需紧急治疗。

贝赫切特综合征相关性假性血管瘤　腔内修复术是最常用的治疗方法，可作为主动脉感染性假性动脉瘤患者挽救生命的良好选择，但主动脉-支气管瘘或主动脉-肠瘘等提示存在持续性感染的可能，导致反复手术和长期应用抗生素。

非重要供血器官假性动脉瘤　可采用填塞或栓塞方法，如肺栓塞、消化器官血管的假性动脉瘤的栓塞等。外科手术是假性动

脉瘤主要治疗方法，但腔内治疗效果良好且创伤小。腔内治疗采用导管技术将覆盖有高分子材料支架（覆膜支架）送至假性动脉瘤处，支架膨胀扩张后隔绝了假性动脉瘤和真性血管腔的交通，封闭假性动脉瘤。创伤性假性动脉瘤可采用不同方法治疗，如植入覆膜支架、吸收性明胶海绵栓塞或弹簧圈栓塞、部分动脉瘤内填塞加供血动脉栓塞治疗。

预防　由介入操作所致的假性动脉瘤可以预防，经桡动脉行冠状动脉介入操作已明显降低假性动脉瘤的发生率。外伤所致假性动脉率的诊断有较大的偶然性，预防比较困难。疾病本身导致的假性动脉瘤主要是治疗原发病，紧急情况下覆膜支架植入可暂时挽救生命，但远期效果较差。

(盖鲁粤)

dòngjìngmàilòu

动静脉瘘（arteriovenous fistula）　动脉与静脉之间的异常交通。动静脉瘘并非都是有害的，主要取决于部位和分流量。正常情况下有部分血液不经过毛细血管而直接汇入静脉，称为生理性动静脉瘘，因分流量很少基本无病理意义。

病因及发病机制　通常为先天性，也可因治疗某种疾病采用手术方法造成，如血液透析使动脉静脉间形成交通，使血管扩张达到较大的流量便于透析。外伤可直接在动脉静脉间形成交通，形成动静脉瘘。

动静脉瘘的病理生理危害在于分流量和动静脉瘘的部位。正常肱动脉的血流量为85~110ml/min。动静脉瘘形成后血流量可立刻增加至400~500ml/min，1个月后增加至700~1000ml/min。静脉和动脉明显扩张，但静脉扩张更为明显，静脉动脉化，这是透析引起动静脉瘘的主要机制。

病理性动静脉瘘分流量很大，如冠状动脉-心腔瘘，可导致左心室扩大最后引起心力衰竭。有些动静脉瘘的危害主要是动静脉瘘发生在关键部位，如肺动静脉瘘可导致低氧血症，脑动静脉瘘可导致脑水肿。

临床表现　其表现与瘘管的大小、分流部位和分流量的大小有关。分流量小可无症状，仅有杂音和周围血管征，甚至无杂音。患者多数无症状，或有心悸、胸痛等。

冠状动脉-心腔瘘　又称冠状动静脉瘘。极罕见，发病率约为0.02‰。半数以上患者无症状，疾病晚期可出现肺动脉高压、心力衰竭、亚急性心内膜炎，极少发生心肌梗死。查体可闻及连续性杂音。

肺动静脉瘘　患者多因不明原因的发绀就诊，背部可闻及连续性杂音，但一般比较轻微。

冠状动脉-肺动脉瘘　多在冠状动脉造影时偶然发现，可发生在左或右冠状动脉，但以左前降支为多。

外伤性动静脉瘘　患者多有外伤或手术史，常见的外伤有枪伤和冷兵器伤，贯通动脉和静脉，形成动静脉瘘。血流动力学的改变类似动脉导管未闭，大量动脉血进入肺动脉，使左心室负荷增加，久之导致左心室扩大，肺动脉压增高。

动静脉内分流　是人工形成的动静脉瘘，方便反复多次透析。在无菌的手术室切开桡动脉和头静脉，将动脉、静脉行直接吻合，6~8周后形成所谓的静脉动脉化，便可直接穿刺，接上透析机。

诊断与鉴别诊断　根据临床表现及辅助检查进行。

冠状动脉-心腔瘘　心电图可见左心室容量负荷所致的左心室高电压，超声心动图可直接看到粗大的冠状动脉的开口，彩色多普勒血流显像可显示冠状动脉-心腔瘘的近端起源、行程、远端引流部位及冠状动脉和引流心腔内的血流性质。尽管磁共振成像和冠状动脉CT准确性也很高，但冠状动脉造影仍然是诊断冠状动脉-心腔瘘的金标准。需与动脉导管未闭、主肺动脉窗、主动脉瓣关闭不全、主动脉窦瘤破裂鉴别。

肺动静脉瘘　心电图检查可有左心室容量负荷增加所致的左心室高电压。超声心动图检查通常正常，无心腔内的特殊通道。胸部X线平片可见到阴影。偶然在右心导管和右心室造影时发现蚯蚓状的肺动静脉瘘。肺动脉造影是此病诊断不可缺少的检查，可见肺血管扩张、增粗、迂曲，呈囊状或袋状，对比剂从肺动脉通过扩张的血管直接进入肺静脉和左心房。

冠状动脉-肺动脉瘘　冠状动脉显影后在肺动脉附近区域出现网状或团状动脉，然后回流到肺动脉。冠状动脉造影可明显看到分流量的大小。

外伤性动静脉瘘　根据患者外伤或手术史，结合超声心动图检查可诊断。

治疗　①冠状动脉-心腔瘘：分流量很小者可不治疗，定期随访观察即可；伴心绞痛、心力衰竭、感染性心内膜炎、肺动脉高压者，以及分流量较大者出现心脏扩大，即使无症状也应治疗。已形成肺动脉高压，特别是已出现发绀者，即右向左分流，无论手术治疗还是介入治疗均为禁忌。外科手术结扎冠状动脉-心腔瘘是肯定的治疗方法，但应避免造成心肌梗死。可开胸在冠状动脉下修补，还可通过心腔，在体外循环下进行修补。介入治疗应先做左、右心导管检查，测量肺动脉压和阻力及左向右分流量，冠状动脉造影了解瘘的解剖形态，选择合适的封堵器，如弹簧圈或蘑菇伞。介入治疗可能产生并发症如心肌梗死、封堵器脱落、封堵不完全、封堵器破坏红细胞导致血红蛋白尿，严重者需手术取出封堵器。②冠状动脉-肺动脉瘘：分流量一般很小，多不需治疗。曾有采用覆膜支架或栓塞封闭分流的治疗方法。由于分流的途径非常多，因此上述治疗很难完全封闭冠状动脉-肺动脉，且因为介入治疗导致并发症者也屡有报告。③外伤性动静脉瘘：分流量较大，一般需手术治疗。还可选择覆膜支架封堵动静脉瘘。先用造影方法清楚显示动静脉瘘，沿导丝送入覆膜支架。外伤性动静脉瘘的解剖结构较复杂，且可能有多个破口，封堵后仍可能有漏血，过段时间后可能消失。

（盖鲁粤）

xuèshuān bìsèxìng màiguǎnyán

血栓闭塞性脉管炎（thromboangiitis obliteran，TAO） 中小动静脉慢性复发性节段性炎症性疾病。1879 年冯·维尼沃特（von Winiwater）首先描述此病特征，伯格（Buerger）命名并叙述了此病的病理改变，故又称伯格病（Buerger disease）。病变累及血管全层，导致管腔狭窄、闭塞。多累及四肢的动脉、静脉和神经。病变首先出现在远端小动脉和小静脉，逐渐累及近端动脉，但累及大血管少见。典型病例出现在年轻男性吸烟者中，45 岁前发病。虽然女性发病率在逐步上升，但是在日本和其他亚洲国家女性发病率仍然较低，可能与其吸烟率较低有关。

病因及发病机制 确切原因不明，可能与下列因素有关。

吸烟 几乎每例患者均吸烟或经常暴露于吸烟环境中。使用烟草产品可能是诱发和加重此病的重要因素，大量使用烟草的国家高发。偶有使用无烟烟草制品或鼻烟人群的病例报道。绝大多数研究者将吸烟史作为 TAO 的诊断标准之一。

免疫机制 潜在的免疫机制包括患者自身免疫系统对 I 型和 III 型胶原细胞敏感性增加或存在抗内皮细胞抗体。患者的血管细胞渗出物中已发现 $CD4^+T$ 细胞，提示他们存在抗心肌抗体。患者四肢血管无论是否受累，对乙酰胆碱所致内皮依赖性血管舒张反应下降，导致一氧化氮的生物利用度下降，最终导致 TAO 发生。

其他因素 包括寒冷、潮湿、外伤、感染、营养不良、激素紊乱及遗传因素等。

临床表现 患者可表现间歇性跛行和手臂功能障碍而被误诊为骨科疾病。随着疾病进展，间歇性跛行加重，逐步出现静息痛，甚至手足缺血性溃疡。约 45% 的患者出现雷诺现象。40% 的患者发生浅表性血栓静脉炎，表现为肢体远端游走性触痛的散在皮下红斑。若相应血管受累，桡动脉、尺动脉、足背动脉和胫后动脉搏动可能消失。2/3 的患者艾伦试验（Allen test）异常，即先压迫后放松桡动脉，观察手掌弓动脉的通畅情况。压迫时手掌苍白，放松后恢复本色为试验正常；若放松桡动脉、尺动脉后手掌仍苍白，表示弓动脉阻塞，试验异常。

诊断与鉴别诊断 有几种诊断标准，帕帕（Papa）等提出包括临床症状、血管造影、病理学及排他性的积分制诊断标准；米尔斯（Mills）和波特（Porter）提出包括吸烟史、发病年龄 < 50 岁、膝以下动脉闭塞和游走性静脉炎等诊断方法。2000 年奥林（Olin）等提出 TAOJB USR 诊断标准：①20 ~ 40 岁男性。②目前或近期使用烟草制品史。③肢体远端缺血症状（包括间歇性跛行、静息痛、缺血性溃疡和坏疽），并被证实源于血管狭窄、闭塞。④排除自身免疫病、血液高凝状态和糖尿病。⑤超声心动图和动脉造影排除中心来源的栓塞导致动脉闭塞。⑥血管造影证实。⑦症状不典型（如年龄 > 45 岁或病变累及大血管）者需活检，但不常有。

除病理活检外，无其他特异性实验室检查方法可确诊此病，因此需多项检查以除外其他与 TAO 有相似临床表现的疾病，如系统性硬化症、系统性红斑狼疮、糖尿病或急性动脉栓塞等。

治疗 ①戒烟：是最基本的治疗。停止吸烟而无坏疽者很少需截肢或截指（趾）。②药物治疗：镇痛药、抗凝药、抗血小板药和糖皮质激素可缓解临床症状，但并不能改善预后。③手术治疗：因患者血管节段性闭塞且累及远端血管，故通常不进行外科血管重建术。若患者靶血管远端能够吻合，可考虑行自身大隐静脉旁路移植术。

预后 此病虽非致命性疾病，但可缩短寿命。缺血坏疽导致截肢很常见，若继续吸烟，两次以上的截肢发生率远高于戒烟者。彻底戒烟是改善 TAO 预后的最有效方法。

（陈 方）

xuèshuānxìng jìngmàiyán

血栓性静脉炎（thrombophlebitis） 化学性、机械性或感染性刺激所致静脉炎症。是一种常见的血管血栓性疾病，伴或不伴血栓形成。包括血栓性浅静脉炎和深静脉血栓形成。

病因及发病机制 血液淤滞、血管损伤及高凝状态可促发静脉炎症和血栓形成。临床常见高危因素包括手术、肿瘤、外伤、长期卧床、妊娠、高凝状态、感染、吸烟、肥胖、静脉曲张、静脉炎及静脉介入诊断或治疗导致静脉损伤。以上各种促发因素多同时存在。

临床表现 血栓性浅静脉炎和深静脉血栓形成的临床表现差别较大。

血栓性浅静脉炎 病理变化特点是静脉壁有不同程度的炎性改变、增厚和血管腔内血栓形成。血栓多与静脉壁紧粘，不易脱落，较少造成肺栓塞和慢性静脉功能不全。一般患肢无水肿，无全身症状。临床上分为：①药物性血栓性静脉炎：由静脉注射引起，注射部位疼痛、发红，沿浅静脉出现压痛性索状硬条。1～2周后红肿消退，代之以色素沉着及硬化的条索，多无明显全身性反应。②静脉曲张性血栓性静脉炎：其曲张的静脉壁变薄并失去弹性而扩张，静脉瓣萎缩硬化、淋巴管回流受阻，血流速度慢，最终静脉炎反复出现，伴皮肤营养不良、色素沉着。③胸腹壁静脉浅表性血栓性静脉炎：多在上肢用力牵拉后，突然感到一侧胸腹壁疼痛，压痛明显。根据受累静脉的不同走向，呈迂曲或直线状，少数呈银叉状或串珠状，与皮肤轻度粘连。约2周疼痛自行缓解，索条多持续较长时间，而后逐渐软化。④游走性血栓性浅静脉炎：多发生于青壮年男性，主要发生在下肢远端足背及小腿，偶可侵犯肠系膜静脉、门静脉或肾静脉等。其特点为反复发作而部位不定。临床表现为一处或同时多处发红的条状或网状索条，全身反应不明显。与内脏癌肿尤其是晚期胰腺癌及血栓闭塞性脉管炎有关。1～3周可自行缓解，病变处留有色素沉着。

深静脉血栓形成 主要源于血液淤滞及高凝状态，下肢深静脉血栓形成（deep venous thrombosis，DVT）可发生在下肢深静脉的任何部位。下肢肿胀、疼痛和浅静脉怒张是下肢 DVT 的三大主要表现。临床常见的有两类：①小腿肌肉静脉丛血栓形成：位于末梢，称周围型，是手术后 DVT 的好发部位，主要临床表现为小腿部疼痛和轻度肿胀，活动受限。主要体征是足背屈时牵拉腓肠肌部疼痛［霍曼斯征（Homans sign）］及腓肠肌压痛［诺伊霍夫征（Neuhof sign）］。若治疗不当，可向股部扩展成混合型。②髂股静脉血栓形成：位于中心，称中央型。左侧多见。起病骤急，腹股沟韧带以下患肢肿胀明显，浅静脉扩张，尤腹股沟部和下腹壁明显，皮温升高，深静脉走向压痛，可扪及股静脉充满血栓所形成的条索状物。顺行扩展可侵袭下腔静脉，向下可累及下肢深静脉，成为混合型。若血栓脱落，可形成肺栓塞。无论髂股静脉血栓形成逆行扩散，或小腿肌肉静脉丛血栓形成顺行扩展，只要累及整个下肢深静脉系统，即称为混合型。后者发病隐匿，症状开始时轻微，肿胀平面逐渐上升直到全下肢水肿始被发现。肺栓塞是下肢 DVT 最严重的并发症，源于血栓脱落，发生率为 10%～30%，常来自下肢近端 DVT。静脉血栓形成后综合征通常与慢性静脉功能不全有关，主要症状是慢性体位性肿胀，疼痛或局部不适，发生率为 20%～50%。症状的严重程度随着时间的延长而变化，严重的表现是踝部静脉性溃疡。需皮肤科或外科处理。长期卧床或存在肿瘤等疾病者 DVT 复发的危险性较高。

诊断 典型病例通过病史及临床表现，诊断并不困难。症状及体征不典型者可通过辅助检查诊断。①阻抗体积描记测定和静脉血流描记法：对有症状的近端 DVT 具有很高的敏感性和特异性，且操作简单，费用较低。对于无症状 DVT 则敏感性较差，阳性率低。②血浆 D-二聚体测定：用酶联免疫吸附法检测，敏感性为 99% 以上。急性 DVT 患者，D-二聚体 >500μg/L 有重要参考价值，但是 D-二聚体并非特异，肿瘤、炎症、感染、坏死等也可出现数值升高。③彩色多普勒超声：其敏感性、准确性均较高，为无创性检查，适用于对患者的筛选、监测。该检查敏感性为 93%～97%，特异性为 94%～99%，但不能完全替代静脉造影。④放射性核素血管扫描：^{125}I-纤维蛋白原扫描对腓肠肌内的深静脉血栓形成的检出率可高达 90%，而对近端深静脉血栓诊断的特异性较差。另外，静脉注入放射性核素后需滞后 48～72 小时才能显示效果。⑤螺旋 CT 静脉造影：是新的 DVT 诊断方法，可同时检查腹部、盆腔和下肢深静脉情况。⑥静脉造影：是 DVT 诊断的金标准。

鉴别诊断 ①腓肠肌断裂或其他骨骼肌损伤：与下肢外伤有关，患者多在外伤或剧烈活动后

症状消失。发作时通常两侧小指和环指先受累，继而延及中指和示指。拇指血运丰富，很少受累。下肢受累者极罕见。有些患者缺乏上述典型的肤色变化规律，肤色改变也可因人而异。病情较轻者，局部温暖即可缓解；较重者常需全身温暖，如热饮或饮酒等。消除寒冷等诱因后发作持续时间为 10～30 分钟，一般不超过 1 小时。此征病程一般进展缓慢，可持续数年至数十年。少数患者进展较快，发作频繁、症状严重，每次发作可持续 1 小时以上，甚至在温暖季节症状也不消失。偶尔可见指（趾）端出现营养性改变，如指甲弯曲变形、变脆，指腹萎缩，皮肤变薄，甚至出现硬皮样改变、溃疡或坏疽。

诊断 主要依据典型临床表现：①寒冷、情绪激动所诱发。②两侧对称性发作。③无坏死，或仅有范围局限的指（趾）端皮肤坏死。以上典型表现结合冷水试验、握拳试验等可进一步确诊。①冷水试验：将患指（趾）置于约 4℃的冷水中 1 分钟，可诱发上述典型症状发作者为冷水试验阳性。②握拳试验：两手握拳 1 分钟，在弯曲状态下放开，也诱发上述典型症状。③手指温度恢复时间：浸指于冰水中 20 秒，应用电阻热敏探头测定其恢复正常温度的时间，用来估计手指的动脉血流情况，为雷诺综合征的诊断提供客观依据。大多正常人 <15 分钟，患者常 >20 分钟。④指动脉压力与指温度关系测定：正常时温度降低时指动脉压仅轻度下降。动脉痉挛者指动脉压可突然下降。⑤手指动脉造影：冷水试验后行指动脉造影，有助于了解指动脉有无管腔狭窄。⑥皮肤紫外线照射试验：皮肤对紫外线照射的红斑反应减弱。⑦其他检查：包括抗核抗体、类风湿因子、免疫球蛋白、补体、抗双链 DNA 等，可明确是否伴风湿免疫病。

鉴别诊断 ①手足发绀症：原因未明，是以手足对称性、持续性皮色发绀为特征的末梢血管功能性疾病。发病年龄多在 20 岁左右，以青年女性为多见。至中年后症状趋于缓解。常伴划痕征或手足多汗等自主神经功能紊乱表现，病理改变为肢端小动脉持续痉挛，毛细血管和静脉曲张。患者无典型的肤色变化，发绀范围较广，可累及整个手足及肢体。寒冷加重症状，温暖不能立刻减轻，与情绪无明显关系。②网状青斑：多见于女性，皮肤局部血管舒缩功能紊乱，致细小动脉痉挛和细小静脉扩张，出现皮肤局限性持续性紫蓝色网状青斑。病变多发于下肢，偶可累及上肢、躯干及头面部。患肢常伴发冷、麻木、感觉异常，寒冷或肢体下垂时青斑明显，温暖或抬高患肢时减轻。③红斑性肢痛症：是一种原因不明的末梢血管舒缩功能障碍性疾病，临床特征为肢端皮肤对称性红、肿、痛、热，多发生于双足。病理变化为肢端对称性、阵发性血管扩张，多见于青年女性，起病急剧，双足同时发病，偶有累及双手。肢体温度超过临界温度（33℃～34℃）、下垂、站立或运动时可发作，抬高患肢、休息及足部露出被褥外即可减轻。发作时足部、胫后动脉搏动增强。④血栓闭塞性脉管炎：多发于 20～40 岁的青壮年男性，有吸烟嗜好等，患肢有严重的缺血和营养障碍，40%～60% 的患者有游走性血栓性浅静脉炎病史。⑤闭塞性动脉粥样硬化症：多发于 40 岁以上的中老年患者，常伴心脏病、高血压、脑血管病及糖尿病等，实验室检查血脂水平增高，患肢动脉闭塞平面较高，大动脉搏动处可闻及血管杂音。

治疗 包括以下几方面。

药物治疗 ①钙通道阻滞剂：硝苯地平、氨氯地平或地尔硫草，进入冷环境前 0.5～1.0 小时口服。②α 肾上腺受体阻断剂：哌唑嗪或特拉唑嗪等。③血管紧张素转换酶抑制剂和血管紧张素 II 受体阻断剂：可用于上述药物无效者。④硝酸甘油软膏局部外用。⑤前列腺素、双氢麦角碱、利血平等药可能有效。

血浆交换疗法 可降低血浆黏稠度。可使用血细胞分离器分离出部分血浆，用人造血浆代替。

肢体负压治疗 可使患肢血管扩张，克服血管平滑肌收缩，使动脉出现持续扩张。

手术治疗 绝大多数患者经内科治疗后，症状可缓解或停止进展。仅少数患者经内科足量、足疗程药物治疗后症状不缓解，若病情进展，可考虑手术治疗。适用于病程超过 3 年，症状严重影响正常生活、药物治疗无效、免疫学无异常者。上肢病变可行胸交感神经切除术，下肢病变者可行腰交感神经切除术，有效率为 40%～60%，2～5 年后症状可能复发。尚有掌和指动脉周围微交感神经切除术。

预后 取决于原发病。非继发于结缔组织病者，一般预后较好，大多无生命危险，尤其早期诊治，其预后更好。继发于结缔组织病等较严重疾病，预后取决于原发病的转归。

预防 此征特点是易复发。控制其进展，重在预防发作。冬季应注意保暖，不吸烟，避免情绪紧张，避免创伤及使用血管收缩药。

（陈 方）

Bèihèqiètè zōnghézhēng

贝赫切特综合征 （Behcet syndrome）

以反复发作的口腔溃疡、生殖器溃疡、眼葡萄膜炎为特征的临床综合征。曾称白塞病。可累及多系统、多器官的全身性疾病。日本、朝鲜、中国、中东地区及东地中海沿岸发病率远比欧美国家高。各年龄段均可发病，主要累及 25~35 岁人群，男女性发病率差别不大，男性患者病情一般较重。

病因及发病机制 仍不清楚。与 HLA-B5 基因密切相关。感染，尤其是 EB 病毒、单纯疱疹病毒、链球菌和结核分枝杆菌与此征关系密切。环境污染、免疫异常等也参与发病。以血管炎为主要病理基础，主要是系统性周围血管炎，伴早期中性粒细胞浸润、内皮细胞肿胀和纤维素样坏死，还可见 T 淋巴细胞浸润，血管壁坏死和血管栓塞。动脉、静脉与大小血管均可受累，口腔、阴部溃疡，甚至因胃肠道溃疡而发生消化道大出血。

临床表现 大多数起病缓慢，全身症状轻，常见发热、乏力、食欲缺乏、头痛、关节痛等。局部发病顺序一般为口腔-皮肤-眼。

口腔溃疡 口腔复发性阿弗他溃疡是常见的首发症状，多位于唇、牙龈、舌或颊黏膜上。溃疡呈圆形或卵圆形，多边缘清楚、疼痛，表面有白色或黄色假膜，深浅不一，单一或成簇出现，1~2 周愈合，反复发作。

生殖器溃疡 比口腔溃疡少见，形态似口腔溃疡，但复发次数少。分布于阴茎、阴囊、阴唇、外阴及阴道壁，一般不累及阴茎头及尿道，愈后可遗留瘢痕。

眼部炎症 发生率为 70%，起病较晚，常见葡萄膜炎、视网膜血管炎、视神经萎缩、玻璃体炎及眼底出血，也可有虹膜炎、后葡萄膜炎、视网膜血管栓塞和视神经炎。网膜血管闭塞性静脉炎是其特征性表现。前房积脓伴葡萄膜炎是一种少见的特异性表现，是严重的视网膜血管疾病。

皮肤损害 大多数患者有多形性皮肤病变，毛囊炎样损害、结节性红斑样损害及皮肤针刺反应阳性有诊断意义。

关节损害 50%~60% 患者有关节痛或非畸性关节炎，主要侵袭大关节，常为多发，可反复发作，但不留后遗症。骨及关节 X 线检查无明显改变。关节腔抽出液细菌培养为阴性。

中枢神经系统损害 5%~10% 患者出现神经系统受累，常见于早年发病的男性患者，且病变呈进行性发展。主要表现为脑实质受累（80%），伴脑干受累；硬脑膜窦血栓（20%）表现为头痛和颅内压升高。受累部位可有头痛、颈强直、脑膜炎、癫痫、软瘫、感觉及运动障碍、小脑共济失调、脑神经受损及各种精神症状。中枢神经受累多提示病情严重，预后差。

心脏和大血管损害 心脏病变少见，炎症可累及心脏及附属结构、心包及冠状动脉。1/4 患者有浅静脉或深静脉血栓，或血栓性静脉炎，肺栓塞少见。动脉受累者以动脉炎、外周动脉瘤和动脉血栓为表现。极少数患者可有肺动脉炎症，表现为呼吸困难、咳嗽、胸痛和咯血，X 线胸片提示肺部浸润。

胃肠道损害 腹胀、腹痛、腹泻，可致消化道出血和穿孔。

其他损害 附睾炎、肾小球肾炎。

辅助检查 非特异性炎性指标升高，如白细胞计数增多、红细胞沉降率增快和 C 反应蛋白水平升高。HLA-B5 阳性。皮肤针刺反应阳性。

诊断 主要依靠临床症状，多采用国际贝赫切特综合征研究组于 1989 年制订的诊断标准（表），反复口腔溃疡并有其他 4 项中 2 项以上者，可诊断为此征，但需除外其他疾病。其他与此病密切相关并有利于诊断的症状有关节痛或关节炎、皮下栓塞性静脉炎、深部静脉栓塞、动脉栓塞和（或）动脉瘤、中枢神经系统病变、消化道溃疡、附睾炎和家族史。

鉴别诊断 以关节症状为主要表现者与类风湿关节炎、反应性关节炎、强直性脊柱炎鉴别；皮肤黏膜损害应与多形红斑、结节红斑、梅毒、急性发热性嗜中性皮肤病、重症多行红斑、寻常性痤疮、单纯疱疹感染、热带口疮、系统性红斑狼疮、周期性粒细胞减少、获得性免疫缺陷综合征鉴别；胃肠道受累应与克罗恩病和溃疡性结肠炎鉴别；神经系

表 贝赫切特综合征诊断标准

1. 反复口腔溃疡：1 年内反复发作 3 次。医师观察到或患者主诉有阿弗他溃疡
2. 反复外阴溃疡：医师观察到或患者主诉外阴部有阿弗他溃疡或瘢痕
3. 眼病变：前和（或）后葡萄膜炎，裂隙灯显微镜检查可见玻璃体内有细胞出现或视网膜血管炎
4. 皮肤病变：观察到或患者主诉结节性红斑、假性毛囊炎或丘疹性脓疱；或未服用糖皮质激素的非青春期患者出现痤疮样结节
5. 针刺反应阳性：试验后 24~48 小时观察结果

统损害应与感染性、超敏反应性脑脊髓膜炎、脑脊髓肿瘤、多发性硬化、精神病鉴别；应与附睾炎与附睾结核鉴别。

治疗 控制现有症状，防止重要脏器损害，减缓疾病进展。方案宜个体化、多样化。黏膜受累可用糖皮质激素液体漱口或软膏外敷，更严重病例服用沙利度胺。血栓性静脉炎可加用阿司匹林。秋水仙碱对黏膜皮肤病变有益。眼、大血管、中枢神经系统、肺部等重要脏器炎症显著者需全身应用糖皮质激素、硫唑嘌呤。干扰素对中枢神经损害病和难治性葡萄膜炎均有效。应用抗肿瘤坏死因子是治疗严重并发症的一种方法。

预后 贝赫切特综合征严重程度通常随时间逐渐减轻，反复发作并呈进行性发展可长达40年，预期寿命与正常人相同。累及中枢神经或主要血管者预后较差，严重并发症是失明。早期应用硫唑嘌呤可改善长期预后。

（陈 方）

xīnzàngxìng cùsǐ

心脏性猝死 （sudden cardiac death）

源于心脏因素在出现急性症状1小时内意识丧失而发生的自然死亡。心脏性猝死是一个公共卫生概念，描述因疾病而死亡的一种形式，其发生的特点是快速和不可预期，但仍属自然死亡。其始动原因是心血管系统疾病，但能够提供既往心脏病史者仅占其中一部分，约1/3的患者猝死发生突然，来不及就医。因此并非所有患者均能明确心脏病的诊断，仅根据发生率和发生方式推测系心血管系统疾病所致。在症状出现至死亡时间方面有不同意见，不同国际组织的定义不同，有6小时和24小时等规定，但多数以症状出现1小时以内死亡为猝死。

心脏性猝死的确切发生率较难统计，主要源于多数猝死发生在医院外，甚至是在无目击者的情况下发生。华伟等在2005～2006年对人口为678 718的4个地区进行抽样调查，猝死的发生率为41.8/10万，男性多于女性。据此推断中国的年猝死人数约为54万。根据不同的定义，猝死的发生率也不同。以1小时为标准，猝死占所有死亡的13%。若以24小时为标准，猝死的比例则上升为18.5%。约50%的冠心病死亡是非预期的且发生在症状出现1小时内。由于猝死发生的突然性，相当多的患者事先未能确定心脏病的存在，所以在流行病学统计中出现了在高危患者中发生率高但绝对人数少，但在未明确心脏病的一般人群中发生率虽低但绝对数高的现象。若出现高危心血管事件（如抢救成功的院外心脏骤停、新出现的心力衰竭、不稳定性心绞痛或高危心肌梗死），猝死的危险呈现时间依赖现象，即在首次事件后6～18个月是猝死高峰，以后逐渐降低。

病因 任何心脏病均有发生猝死的可能。

缺血性心脏病 30岁以上成人猝死的主要病因是缺血性心脏病，约占所有猝死者的3/4。临床上部分患者有冠心病的病史，包括心肌梗死或恶性心律失常的病史，但猝死可以为冠心病的第一表现。在尸检中可见到至少一支冠状动脉有严重狭窄，可能有多支病变，可造成相应心肌发生严重的供血不足。超过50%的患者可见冠状动脉的斑块急性破裂伴血栓形成，造成管腔部分或完全堵塞，从而使该动脉所供应的心肌发生突然供血减少或中断。死亡的发生大多源于缺血诱发的恶性室性心律失常，最终发展为心室颤动，也可能为心脏停搏或心脏破裂。尸检时虽然有可能见到陈旧或新鲜的心肌梗死，但部分患者由于发生过于突然，病程短暂，还来不及完成心肌梗死的病理过程就已死亡，所以可以见不到心肌坏死的病理表现。

高血压合并左心室肥厚 是另一个主要原因。由于长年高血压，心肌代偿性肥厚并继发心肌组织损伤，导致形成恶性心律失常的电生理基础。心室肥厚也是心力衰竭的病理基础，而心力衰竭患者猝死发生率十分高。

其他可引起猝死的心血管疾病 包括非粥样硬化性冠状动脉异常；心肌疾病和心力衰竭，包括致心律失常性右心室心肌病、肥厚型心肌病、扩张型心肌病、心肌致密化不全等；心肌炎症、浸润、退行性变；心脏肿瘤；心脏瓣膜病；先天性心脏病；原发性心电异常，包括严重心动过缓（病态窦房结综合征，高度或完全性房室传导阻滞）、先天性或获得性长QT综合征、短QT综合征、布鲁加达综合征（Brugada syndrome）、儿茶酚胺敏感性室性心动过速（简称室速）等；电解质紊乱，如低钾血症、低镁血症；与神经体液或中枢神经系统影响有关的心律失常；房室结部位的肿瘤；主动脉夹层；肺栓塞等。

各种心脏疾病及部分非心脏疾病（如肾功能不全等）最终可发生心功能不全和心力衰竭。由于机体代偿，心力衰竭时交感神经兴奋性增加，循环中儿茶酚胺类物质水平增高，还有其他各种神经体液因素，最终诱发恶性心律失常，导致猝死。

青少年和儿童的猝死一直引人注意，如运动员猝死。除一般心脏病原因外，先天性或遗传性疾病如家族性肥厚型心肌病、马方综合征（Marfan syndrome）所致主动脉夹层、离子通道病等，可为这一年龄组患者猝死的原因。

发病机制 有报道猝死者75%～80%为心室颤动（简称室颤），15%～20%为缓慢性心律失常，如高度房室传导阻滞或心脏停搏，但也有研究认为室颤比例可能没有这么高，且有些室颤是继发于缓慢性心律失常。由于此时存在多重机制和不同心脏异常情况，所发生的心电异常也是多种多样，难以用其中一种确切解释猝死。其他可能引起心脏性猝死的机制包括大面积肺栓塞、主动脉夹层破裂、心肌梗死后心脏破裂、突然发生的严重血流动力学障碍，如心脏肿瘤造成的瓣膜突然梗阻、急性心脏压塞、严重的迷走反射等。

危险因素 ①年龄：心脏性猝死发生率随年龄而增加，与冠心病发生率随年龄增加平行。80岁以上者因其他原因死亡增加，猝死所占的比例反而有所下降。35岁以下者心脏性猝死比35岁以上少约100倍。②遗传因素：有遗传性离子通道病的患者有较高的猝死发生率。父母或双方有猝死病史者，子代发生猝死的危险明显增加。冠心病及其危险因素有家族发病的倾向，作为其结果心源性猝死相应增加，但这是非单一遗传因素所致。③性别：绝经期前女性心脏性猝死较少，但绝经后增加，这与雌激素对女性心脏的保护作用有关。④传统动脉粥样硬化的危险因素：包括高血压、高血脂、糖尿病、吸烟、运动少、肥胖等。这些因素与冠心病的发生有关，间接增加猝死的危险。其中吸烟者比不吸烟者猝死发生率高2～3倍。肥胖也增加冠心病患者的猝死发生率。虽然运动少与冠心病有关，但剧烈运动事实上增加猝死的危险，特别是在平时运动少者。只有经常运动才对减少心脏骤停有益。这些危险因素可用于人群总体猝死危险水平的评估，对每个个体患者的猝死预测价值有限。多重危险因素并存的危险水平将超过简单的数学相加。⑤社会和经济压力：校正其他因素后，冠心病患者若有社会或经济方面的压力将增加猝死和总死亡率，突然的心理应激与各种心血管事件包括猝死有关。这种危险增加在同时具有其他危险因素的基础上发生，只是加速本来可能发生的事件。改变生活方式将有一定益处。

鉴别诊断 心脏性猝死与心脏骤停是不同的概念，心脏骤停以突然意识丧失，脉搏消失为主要特征。进行及时有效的抢救，心脏骤停有可能得到逆转并得以恢复；但若延误抢救或措施不得当，常引致死亡。心脏骤停是心脏性猝死的主要原因，而心脏性猝死表明死亡已经发生。心脏性猝死是威胁人类健康的一个重要因素。与心脏性猝死相对应的是非心脏性猝死，如呼吸骤停（气道异物梗阻所致窒息）、中毒、变态反应或外伤所致快速死亡。

预防 心源性猝死的预防是一种综合措施。根据患者的病情分为一级预防和二级预防。一级预防指存在导致猝死的疾病和危险因素，但并未出现心脏骤停或恶性室性心律失常。二级预防指已有过心脏骤停或恶性室性心律失常的发作经抢救成功的患者。

对于一级预防，主要是控制危险因素和基础疾病。可控制的危险因素（如血压、血脂等）应针对不同的情况控制达标。对冠心病、高危高血压和心功能不全者，应按照循证医学所得出的证据和指南，结合患者情况给予标准治疗。对于急性冠状动脉综合征的患者，应进行积极救治，适应证明确者应进行急诊再灌注治疗。对于其他疾病也应进行相应治疗。抗心律失常药，除β受体阻断剂外，在一级预防和二级预防中均未明确有预防猝死的证据，长期服用有较多的不良反应，不推荐作为预防猝死的主要手段。

进入21世纪以来数个大型随机对照研究显示，植入型心律转复除颤器（implantable cardioverter defibrillator，ICD）作为心源性猝死的一级和二级预防手段，可使患者病死率明显下降。ICD一级预防的I类适应证：①心肌梗死后40天，心功能在II级或III级（NYHA分级），左心室射血分数（left ventricular ejection fraction，LVEF）<35%。②心功能在II级或III级的非缺血性心肌病患者，LVEF≤35%。③心肌梗死后40天，LVEF<30%，心功能I级。④陈旧性心肌梗死，LVEF<40%，非持续性室速，电生理检查可诱发室颤或持续性室性心动过速（简称室速）。

二级预防的I类适应证：①非可逆原因导致的室颤或血流动力学不稳定的室速造成的心脏骤停。②伴器质性心脏病的自发性持续性室速，无论血流动力学是否稳定。③晕厥原因不明，但电生理检查可诱发临床相关、具有明显血流动力学障碍的持续性室速或室颤。

（朱　俊）

xīnzàng zhōutíng
心脏骤停（sudden cardiac arrest）

各种原因所致心脏泵血功能突然停止。由于心脏突然停止泵血，出现心源性脑缺血发作。是心脏性猝死的重要原因，是某些疾病预期可能发生的一种严重后果，一般不用于描述严重疾病终末期的心脏停止。临床上以突然意识丧失，脉搏消失为主要特征。若进行及时有效的抢救，心脏骤停可逆转并得以恢复；若延误抢救或措施不得当，常可导致死亡。

从心电图角度，心脏骤停分为可电除颤治疗和不可电除颤治疗两种。前者主要是快速性室性心律失常，包括心室颤动（简称室颤）和无脉搏室性心动过速（简称室速）；不可电除颤治疗主要是缓慢性心律失常、心脏静止和无脉电活动。

病因 ①心脏病：以缺血性心脏病为首要原因，60%~70%的心脏骤停源于冠心病，其中最重要的是新的和陈旧性心肌梗死。心脏骤停可以是冠心病的第一表现。除冠心病外，其他心脏病引起心脏骤停的发生率多少不一，以心肌病、心肌炎、原发性心律失常、高血压所致心脏改变多见。各种心脏病引起的心力衰竭患者中心脏骤停的发生率比无心力衰竭者高 5 倍。②非心脏病但与循环系统有关的疾病：如肺栓塞、主动脉夹层破裂。③与心脏病无关的心脏骤停：包括外伤、非外伤性大出血（如胃肠道大出血、颅内出血）、药物过量和中毒、溺水等。④与心脏骤停有关的病理因素：包括各种原因造成的血容量不足、低氧血症、酸中毒、电解质紊乱（主要是低钾血症和高钾血症）、低体温、低血糖或高血糖、心脏压塞、张力性气胸、各种血栓栓塞等。⑤病因无法明确：约占心脏骤停导致猝死的 1/3。

发病机制 单纯心脏骤停本身并无特异性病理学改变，病理检查均为导致心脏骤停的基础疾病发现。某些原发心律失常（如先天性长 QT 综合征、短 QT 综合征等）有遗传倾向，相关基因检测可发现导致心电异常的遗传性基因异常。心脏骤停包括某些快速性室性心律失常和缓慢性心律失常两类，形成机制各不相同。其中快速性心律失常可为折返、触发激动所致，而缓慢性心律失常可为窦性静止、房室传导阻滞等。无论何种机制导致的心律失常，血流动力学结果均是心脏停止泵血功能，即刻结果可产生心源性脑缺血。

临床表现 若患者有基础疾病，则可有相应表现。相当一部分患者以心脏骤停为第一临床表现，可有一定的先兆症状，如心悸、胸闷、头晕等，也可完全无先兆。心脏骤停的症状取决于心脏停止泵血的时间。若仅为数秒钟，则有头晕、黑蒙、晕厥先兆。若持续时间延长，则可出现典型晕厥，患者突然意识丧失，可发生摔倒，同时伴呼吸减慢并逐渐停止、两眼上翻、抽搐、尿便失禁。某些导致心脏骤停的心律失常有自限性，可自行终止并恢复窦性心律，此时患者可苏醒。若心律失常持续而未给予有效的抢救，则晕厥必将持续并进入昏迷，并发生一系列心源性脑缺血的症状，直至死亡。心脏骤停时一般没有机会为患者进行详细的体格检查，最重要的体征是循环中止的表现。可由大动脉搏动消失判断心脏骤停，主要是颈动脉触摸检查。此项检查的时间不应超过 10 秒钟，否则将延误抢救。心脏骤停时还可有其他征象，如心音消失，但不作为任何人员抢救心脏骤停时的必须检查项目。

心脏骤停发生突然，除症状和体征外，通常无法进行其他检查。若发生时患者有心电图监测，则可记录到产生心脏骤停的心律失常，可确定该心律失常是否可电除颤治疗，电除颤后也可用于判断疗效。自动体外除颤器可由非专业人员按语音提示操作，并可自动分析患者的心律失常，以便决定是否自动给予电除颤治疗。若患者进入高级心肺复苏阶段，则必须进行心电图监测和其他各项生命体征监测，并在循环恢复后进行有关基础疾病的相应检查。

诊断与鉴别诊断 主要根据患者头晕、黑蒙、晕厥前兆、意识丧失、呼吸异常、颈动脉搏动消失等心源性脑缺血征象诊断。此时颈动脉触摸较困难，故不强调在抢救前必须实行。心电图监测可进一步确诊并确定心脏骤停的类型。心脏骤停需与其他意识丧失的情况鉴别，如癫痫、不伴心脏骤停的血管迷走性晕厥等。

治疗 发作时间较短的心脏骤停可自行恢复，主要考虑原发病的治疗，并预防再次发作。持续心脏骤停必须立即抢救。治疗措施为心肺复苏，可分为初级心肺复苏和高级心肺复苏两个阶段。心脏骤停的抢救需强调生命链的概念，5 个互相链接的环节：尽快识别并采取行动（主要是启动急救系统）；尽快初级心肺复苏；尽快除颤；有效的高级心肺复苏；完整的复苏后处理。其中初级心肺复苏可由非医学专业人员进行。

预后 取决于发生地点、产生心脏骤停的心律失常类型、基础疾病情况和抢救的及时性。发生在医院以外的心脏骤停预后极差，发达国家也仅有 8%~22% 的入院生存率和 2%~8% 的出院生存率。医院内的心脏骤停因可得到及时有效的抢救，生存率稍高。产生心脏骤停的心律失常若为室颤或无脉搏室速，其抢救成功率较心脏停搏或无脉电活动高 10~15 倍。基础疾病的严重程度与抢救成功率有关，发生于严重疾病、心力衰竭等情况下的心脏骤停预后很差。

行之有效的院内院外急救系统是心脏骤停抢救效果的关键。抢救不及时，措施不到位，基础疾病严重，即使生命体征有所恢复，也可遗留轻重不等的后遗症，最严重的是去大脑状态，虽然可使生命延续一段时间，但是最终仍将发生死亡。

预防 分为一级预防与二级预防。对于未发生过心脏骤停但有危险因素的患者（如冠心病）属于一级预防，需按照该类疾病循证医学的证据进行有关生活方式的调整和药物治疗。对某些具有高危因素者（如心肌梗死后严重心功能不全，电生理检查可诱发持续室性心律失常）应植入心律转复除颤器。对已发生过心脏骤停抢救成功者应进行二级预防。若为可电除颤心律失常，除治疗基础疾病外，强烈建议植入心律转复除颤器。抗心律失常药治疗尚无证据证明可有效预防心脏骤停。若心律失常属于传导系统病变所致心动过缓，应植入起搏器。

(朱 俊)

xīnfèi fùsū

心肺复苏（cardiopulmonary resuscitation） 对任何原因所致呼吸停止和（或）心脏骤停者的重要脏器供氧并维持其功能的抢救措施。呼吸停止和（或）心脏骤

停时，全身器官将在很短的时间内发生严重缺氧，尤其是脑、心等重要器官，若不能在短时间内恢复供氧，将发生不可逆的改变而死亡。心肺复苏根据抢救对象不同，分为成人心肺复苏、小儿心肺复苏和新生儿心肺复苏。

成人心肺复苏 根据抢救措施级别分为初级生命支持、高级生命支持和复苏后处理。每种措施由不同的人员采取不同级别的抢救措施。经过多年实践，根据心肺复苏的抢救流程逐渐形成了"生存链"的概念。生存链由 5 部分组成：尽快识别并启动急救系统；尽快初级生命支持；尽快除颤；有效的高级生命支持；完整的复苏后处理。其中除颤原本属于高级生命支持的一部分，由于这一技术在抢救中的关键作用和自动体外除颤器的推广使用，在生存链中被单独列出。上述 5 部分的及时启动和衔接，将提高患者的抢救成功率。在这一过程中，已经不仅局限于原有抢救呼吸停止、心脏骤停的范围。因此，在现代心肺复苏的指南中，加入了更多复苏后和有关引起呼吸停止、心脏骤停的原发病的处理内容。

初级生命支持 见初级生命支持。

高级生命支持 见高级生命支持。

复苏后处理 指自主循环恢复后为减少由于多器官功能障碍综合征或脑损伤所致的合并症和早期死亡所采取的措施。重点是监护和处理血流动力学、神经和代谢等多方面的紊乱，包括保护心、肺等重要脏器的功能，转入重症监护病房，寻找造成心脏骤停的原因并预防复发。在处理中着重控制体温，以保证生存和神经系统的恢复；鉴别和治疗急性

冠状动脉综合征；保证机械辅助通气以减少肺损伤；评价预后；协助康复等。因此，在自主循环恢复后，应尽快将患者转到具有重症监护条件的医院。

小儿心肺复苏 适用于新生儿至青春期之间的患者。其中婴儿心肺复苏技术用于 1 岁以内者，儿童心肺复苏技术用于 1 岁以上至青春期的患者。小儿心肺复苏包括预防心脏骤停、初级生命支持、进入急诊反应系统、高级生命支持和完整的复苏后处理。这 5 项组成儿科生存链。小儿呼吸停止和（或）心脏骤停的原因与成人不同，呼吸衰竭和休克所致窒息为主要原因，而恶性室性心律失常相对少。因此，在操作技术方面与成人有所不同。在高级心肺复苏中，处理的重点、药物选择和剂量及除颤电量等均有特殊规定。

新生儿心肺复苏 主要适用于围生期新生儿从宫内到宫外这一转变过程，其原则也可用于生后几周至几个月的小婴儿。重点是出生后即刻判定呼吸和循环情况及是否需进行复苏，这些需要在离开母体后 1 分钟内完成。复苏措施与成人和小儿均有不同，如清理气道、监测经皮氧饱和度、气管插管的适应证等均有特殊要求。此后的复苏后处理也应符合此阶段患儿的特点。

(朱 俊)

chūjí shēngmìng zhīchí

初级生命支持（basic life support） 支持呼吸停止和（或）心脏骤停患者的基础生命活动，迅速给予重要脏器供氧的抢救措施。又称初级心肺复苏。成人初级生命支持的基本技术包括胸外按压、开放气道、救生呼吸、使用自动体外除颤器（automatic external defibrillator, AED）进行除颤，以及围绕这些操作的相关技术。初级生命支持是其他心肺复苏措施的基础，只要患者的自主呼吸和循环未恢复，初级生命支持就应持续进行。生存链中包括初级生命支持中的3项内容，启动急救系统、初级生命支持和除颤。根据"生存链"的要求，早进行初级生命支持是抢救成功的关键。初级生命支持的操作者可以是医务人员，但更多的应该是公众和有可能首先接触到被抢救者的人员（如警察、消防员、社区工作人员等）。初级生命支持技术在公众中的培训是急诊医学的主要内容之一。经过培训的合格人员可以取得初级生命支持资格。

适应证 任何原因所致呼吸停止（或严重不足）和（或）心脏骤停。呼吸停止包括溺水、脑卒中、异物阻塞、烟呛、会厌炎、药物过量、窒息、电击、外伤、雷击、心肌梗死、昏迷等。心脏骤停包括心室颤动、无脉搏室性心动过速、心脏静止和电-机械分离。

操作方法 包括5个方面，并按顺序进行：判断患者有无意识；启动急救医学系统；胸外按压；开放气道；救生呼吸。若属于可除颤的恶性心律失常所致的心脏骤停，应按照抢救的顺序进行电除颤。对这些抢救措施强调"快"。对不同的被抢救者，还有其他相关措施，如对气管异物、溺水、低温的处理措施等。

判断患者有无意识　对非医务人员，只要拍击患者双肩，高呼其姓名或高声呼唤："你怎么了？"。若无反应，即可判定为无意识。对医务人员，还可判断患者是否有呼吸或呼吸是否正常。若判断为无反应，则应立即进入

下一步。

启动急救医学系统　若确定患者无意识，应立即启动急救医学系统。在中国一般可使用120电话。若有两人抢救，可以一人打电话，另一人在现场立即开始抢救。

胸外按压　用体外按压的方式维持心脏骤停患者血液循环的方法。首先应将患者放置于一个坚实的平面，取仰卧位。对非医务人员，若判断患者无意识即可开始胸外按压，医务人员可快速检查患者有无脉搏，但时间不能超过10秒。抢救者在患者的一侧，根据患者的位置可取跪位或站位。胸外按压的部位为胸骨中下段。以一只手的掌根置于按压部位，双手叠放，手指互相锁住。抢救者的双臂应垂直地面。按压频率100~120次/分，按压深度至少5cm。下压时间占一次按压的60%。

开放气道　由于患者体位的原因，多数患者的气道因舌根后坠或会厌的原因而关闭，无法进行救生呼吸，因此需开放气道。对非医务人员，可使用仰头抬颏法，将头后仰30°。医务人员还可采用托颌法。开放气道前，若判断患者有气管异物，应采用膈下腹部猛推法、手指清除法、胸部猛压法试图将异物排出。

救生呼吸　开放气道后若患者仍无呼吸或呼吸不足，应进行救生呼吸。救生呼吸有口对口法、口对鼻法、口对呼吸孔法（有气管切开孔者）。此时若手头有相应器械，也可用口对面罩、口对气道辅助装置等方法。在整个救生呼吸过程中应注意开放气道。

电除颤　多数患者是因恶性室性心律失常（心室颤动或无脉搏室性心动过速）导致心脏骤停，

终止这类心律失常的唯一方法是电除颤。若抢救现场有AED，应尽快使用。AED具有自动识别患者心律失常的功能。若符合除颤标准，将自动放电除颤。打开AED的包装时，AED将自动播放语音提示，按照提示和除颤器上的图标，可快速正确地使AED进入工作状态。由于电除颤的重要性，指南要求在重要公共场所（如机场、车站、商店、大型社区等）配备AED，并允许公众使用。

注意事项 ①初级生命支持可一人操作，也可二人操作。二人操作时可相互配合，如一人打电话，一人开始胸外按压；也可一人胸外按压，另一人开放气道并行救生呼吸。②无论是单人还是二人操作，胸外按压与救生呼吸每个周期的比例为30：2。③抢救过程中应尽量避免中断，在进行5个周期的按压和呼吸后，可暂停检查患者意识，但时间不能超过10秒。其他操作如变动体位、静脉穿刺、用药等不可干扰初级生命支持的进行。④为保证胸外按压的质量，若有多个抢救者在场，每2分钟应换人进行按压。⑤若未目击患者意识丧失过程，即使有AED，也应进行5个周期的胸外按压和救生呼吸后再行电除颤。若在院内或目击患者意识丧失，应尽快电除颤。⑥若不会或不愿做开放气道或救生呼吸，可行单独胸外按压。

（朱 俊）

gāojí shēngmìng zhīchí

高级生命支持（advanced life support）　在初级生命支持的基础上，对呼吸停止和（或）心脏骤停者采用的进一步医学抢救措施。又称高级心肺复苏。采用更加综合的措施对患者进行抢救，

包括器械、设备和药品，同时还包括相关基础疾病的抢救治疗。因此高级生命支持由医务人员操作，部分技术可由准医务人员（如医学助理人员）操作。高级生命支持包括多种措施，其中早除颤仍然是一个关键技术。这也是在生存链中将早除颤单独列为一项的原因。尽早除颤和尽早进行高级生命支持是生存链的组成部分。

适应证 呼吸停止和（或）心脏骤停者，以及处于自主循环恢复后到病情稳定之间的患者。

操作方法 只要有适应证，就应持续进行初级生命支持的措施。其他一切措施均建立在有效的初级生命支持的基础上。

吸氧、气道和通气辅助设备 最重要的是一旦有可能，应立即给予最大浓度吸氧。面罩气囊装置（简易呼吸器）是必备设备。可使用的气道辅助设备有口咽导气管、鼻咽导气管等。对声门上气道的使用颇为重视，发明了多种设备，如食管气管联合导管、喉罩气道等，但临床应用尚少。最可靠的是气管插管。通气辅助装置有面罩气囊装置（简易呼吸器）、各种类型的呼吸器，包括特别为转运患者设计的转运呼吸器。清洁气道需有吸引设备。

其他技术与仪器设备 高频胸外按压、开胸心肺复苏、同时腹部按压等技术适用少数或特殊患者。通气设备主要是各种类型的呼吸器。循环辅助设备有主动按压与抽吸、阻力阈值设备、机械按压装置等。这些设备虽可能在一定程度上改善心肺复苏的血流动力学效果，但缺乏改善生存的证据，且因设备复杂，会延迟心肺复苏的开始，影响除颤，因此并不常规推荐使用。

处理心脏骤停 导致心脏骤停的心律失常不同，所以需要不同的抢救流程。十分强调对可除颤的心律失常尽早除颤，这是对因这些心律失常而致心脏骤停患者唯一可改善预后的措施。对其他不可除颤的心律失常也有相应措施。抢救措施中包括药物的应用，如血管活性药和抗心律失常药，前者有肾上腺素，后者有胺碘酮、利多卡因、硫酸镁。这些药物在适应证和使用推荐级别上不同，阿托品和碳酸氢钠使用受到限制。不推荐心肺复苏时进行冠状动脉溶栓治疗。自主循环恢复后，应考虑尽快转入重症监护病房。抢救中可使用各种监护设备，如心电图、中心静脉氧饱和度、终末潮气二氧化碳浓度、冠状动脉灌注压（主动脉舒张压-右心房舒张压）、动脉血气分析、超声心动图等。心脏骤停时肠道外给药途径可选外周静脉，但在心肺复苏时因外周血流量低，需采取特殊措施加快药物到达中心循环，如抬高肢体，给药后用 20ml 液体快速冲入等，也可采用骨内途径输液给药。中心静脉给药是比较理想的途径，可较快达到较高的药物浓度，但植入时需中断心肺复苏，溶栓治疗患者属于禁忌证。

治疗有症状的心动过缓和心动过速 心律失常在心肺复苏中或循环恢复后常见，包括稳定和不稳定两种。不稳定的患者包括因心律失常出现低血压、意识改变、休克、缺血性胸部不适或急性心力衰竭，可发生急性脏器功能受损，需紧急处理；稳定者虽有症状，但可有相对充足的时间确定最适合的治疗。心动过缓患者除寻找并处理致病原因外，若不稳定应给予阿托品、多巴胺或

肾上腺素，也可考虑临时起搏。经胸体外起搏可快速达到起搏目的，但效果与药物无明显区别，患者不适感明显。若有适应证，经静脉临时起搏是比较可靠的方法。首先确定心动过速是否影响血流动力学状态。若不稳定，应考虑在镇静的前提下进行电复律（室上性心动过速可用腺苷）；若相对稳定，可用 12 导联心电图鉴别心动过速的种类，并给予药物或电复律处理。

电治疗 由于电除颤在心室颤动和无脉搏室性心动过速中的重要性，电复律在生存链中被单独列为一环。在心肺复苏中，提倡使用自动体外除颤器（automatic external defibrillator, AED）。在重要场所（如机场、车站、商店等）应安置 AED，制订在民众中使用 AED 的培训计划。对医务人员，可使用双相波或单相波除颤器，二者的放电波形和时程有所不同，但前者可使用较低的电量达到与后者相同的效果。为了争取时间尽快复律，建议一次最大电量除颤，并调整除颤与心肺复苏操作的关系。院外未能目击的心脏骤停，主张先行 5 个周期的心肺复苏，然后除颤。除颤后立即恢复心肺复苏，5 个周期后再核实心律是否转复。这样可最大限度地减少心肺复苏的中断，并增加除颤的效果。除有明确的心动过缓适应证外，起搏在一般心脏骤停的心肺复苏中无意义。

治疗基础疾病 由于引起心脏骤停的主要原因是急性冠状动脉综合征（acute coronary syndrome, ACS）和脑卒中，所以在心肺复苏中特别注意这两种基础疾病的抢救治疗。在 ACS 中，强调院前急救系统的识别和及时治疗，以及正确转运，使患者在最

厚（室壁厚度 13～15mm）的肥厚型心肌病患者，与运动员心脏心室肥厚有相似表现。鉴别要点包括：①运动员心肌肥厚多表现为弥漫均匀增厚，室间隔与左心室后壁比值<1.3，不对称性肥厚支持病理性肥厚。②运动员心脏舒张期末内径常在正常上限或略大，肥厚型心肌病患者常伴左心室内径减小，除非终末期心力衰竭时可能扩大。③运动员心脏左心室舒张功能正常，E/A 比例正常，E/Em<8，而肥厚型心肌病绝大多数有舒张功能障碍，E/A 比例倒置，DT 时间延长。组织多普勒技术研究显示：Em<9，E/Em≥12。④肥厚型心肌病常有家族史，直系亲属筛查的阳性发现支持病理性肥厚。⑤鉴别困难的情况下，随访检查对鉴别有意义，运动员心脏在停止训练后，可见到心肌肥厚的逆转，最早 1 周即可出现。其他手段包括（如心电图异常 Q 波、心肌活检病理检查、染色体分析及磁共振成像检查发现心肌纤维化）对诊断病理性肥厚也有帮助。

治疗 运动员心脏不需治疗，但由于运动员包括各种人群、年龄，运动背景及临床表现差异很大，有两种常见情形需求助于专业医务人员：①运动监督中发现心脏肥大，无自觉症状，进一步评估除外病理因素。②运动员在日常生活和运动训练时出现心血管症状或心血管疾病表现，如胸痛、呼吸困难、运动耐量下降及晕厥等，需结合症状体征和各项辅助检查（包括心电图、超声心动图或磁共振成像检查，必要时在负荷状态下检查），一般可确定是否合并器质性心血管病。若不能明确除外，暂停运动训练，并定期随访。

预后 运动员心脏预后好，随着规律运动训练的结束，心肌重构（主要是左心室肥厚）将有不同程度的逆转。值得注意的是，尽管运动训练和规律运动对健康有益，但是与普通人一样，运动员同样可患心血管疾病，合并心血管疾病高危因素或出现心血管症状者，应筛查心血管疾病。

预防 未能早期发现器质性心脏病是导致运动员出现意外事件的原因，值得关注。最常见的原因是肥厚型心肌病，其他心肌病变包括致心律失常性右心室心肌病、心肌炎等；传导系统疾病如长 QT 综合征、预激综合征、布鲁加达综合征（Brugada syndrome）、儿茶酚胺相关性多形性室性心动过速也是部分运动员猝死的原因；马方综合征（Marfan syndrome）等。早期筛查是预防和减少运动员猝死的主要措施。对运动员和爱好运动训练者，在运动生涯开始时建议进行相关心血管疾病的筛查。

（高 炜）

diànjiězhì wěnluàn

电解质紊乱（electrolytes disturbance） 人体体液内水与电解质的量、组成或分布异常，超出机体代偿程度，电解质浓度、渗透压不能维持在正常范围的现象。又称水与电解质代谢紊乱。包括高钠血症、低钠血症、高钾血症、低钾血症、高镁血症、低镁血症、高钙血症及低钙血症。发生机制包括水与电解质的摄入或排出异常、不正常的耗失或神经-内分泌系统和有关脏器调节功能异常。临床上，在许多疾病发展过程中或脏器的病理状态可影响或导致水与电解质代谢紊乱，后者又影响疾病的发展过程，甚至演变为主要的病症。临床情况比较复杂，

常出现不只一种电解质改变，通常合并酸碱平衡失调，因此应提高警惕，及时检查血电解质、血气分析、血容量评估和血渗透压，及时保持机体内环境正常。

（傅向华）

gāojiǎxuèzhèng

高钾血症（hyperkalemia） 血清钾浓度 >5.5mmol/L 的病理状态。>7.0mmol/L 则为严重高钾血症。高钾血症有急性与慢性两类，急性发生者应及时抢救，否则可能导致心脏骤停。

发生机制：①肾排钾减少：最常见，主要见于肾功能不全、肾上腺盐皮质激素分泌减少及使用保钾利尿剂。②钾输入过多：静脉内输入钾盐过多或过快，特别在有肾功能低下、尿量减少的情况下，极易引起高钾血症。输入大量库存过久的血液，也易导致血钾升高。③钾分布异常：细胞内钾转移至细胞外致高钾血症。主要见于酸中毒、高钾性周期性麻痹、组织坏死、重症溶血，以及淋巴瘤、白血病化疗后。若上述情况并发急性肾损伤，则更易导致高钾血症。

高钾血症早期有手足和口唇周围麻木和感觉异常、四肢苍白、肢体湿冷、肌肉酸痛及因周围血管收缩所致的缺血现象。全身极度软弱、四肢无力、动作迟钝、说话费力、腱反射减弱或消失，甚至发生呼吸麻痹及上行性软瘫。心血管方面，由于心肌应激性下降，出现心率减慢、心音减弱、心律失常，早期血压偏高，晚期降低。严重者常因心室颤动和心脏停搏反复发作，最后心肌收缩力减弱而心脏停顿于舒张状态。心电图最早为 T 波高耸而基底狭窄，以后 QRS 波逐渐增宽，R 波降低，S 波加深而 ST 段压低，P

波加宽、降低以至完全消失。血清钾>7.5mmol/L以上者有发生死亡的可能。

高钾血症一旦发生，应立即停止钾的摄入或输入，积极防治心律失常，迅速降低血清钾浓度，及时处理原发病和改善肾功能。紧急措施有：①10%葡萄糖酸钙溶液20ml静脉推注，必要时可重复使用（已用洋地黄者禁用）。②1/6克分子乳酸钠溶液静脉滴注，严重者可先静脉推注60～100ml，心脏频繁停搏或呼吸麻痹等垂危者，可直接心内注射20～40ml，也可用5%碳酸氢钠溶液。③25%葡萄糖溶液100～200ml，按每3～4g葡萄糖加1U普通胰岛素，每3～4小时静脉输注一次。注射阿托品对心脏传导阻滞也有一定疗效。对肾功能不全、输液量受限者，可用25%葡萄糖溶液400ml、10%葡萄糖酸钙溶液100ml、1/6克分子乳酸钠溶液50ml、普通胰岛素30U，以每小时25ml的速度，静脉持续滴注24小时。此外，补充血容量、纠正水电解质紊乱和酸中毒、利尿治疗等，均可改善肾功能，以利排出钾。对肾衰竭者，可用血液透析或腹膜透析、阳离子交换树脂口服或灌肠等，降低血清钾浓度。

（傅向华）

dījiǎxuèzhèng

低钾血症（hypokalemia） 血清钾浓度<3.5mmol/L的病理状态。低钾血症可引起全身多系统损害和功能障碍，尤其是对心电生理的影响直接与各种心律失常密切相关。严重低钾血症可引起室性心动过速（简称室速）、心室颤动（简称室颤），甚至猝死，是心血管病诊治中的高危重症，必须及时处理。

发生机制 可分为：①转移性低钾血症：为短时间内钾离子从细胞外转移至细胞内，引起血清钾水平降低，细胞内钾继而增加，但机体总钾量不变。常见于急性心血管疾病的应激状态，如急性心肌梗死早期、急性左心衰竭、肺水肿等。主要由于交感神经张力增高，β肾上腺素受体兴奋，胰岛素分泌增加，钾代谢转移增速，导致钾离子从细胞外向细胞内大量转移，迅即发生急性低钾血症。其他相关病因包括呼吸性和代谢性碱中毒、儿茶酚胺、胰岛素及碱性药物的大量应用，低体温和低温麻醉状态等。②缺钾性低钾血症：为机体细胞内、外钾浓度均减少，本质上是钾缺乏。主要原因是机体长期失钾过多和（或）摄钾不足。临床常见于各种严重心脏疾病状态下的心力衰竭或高血压患者长期和不适当地使用利尿剂而致失钾增多，和（或）伴慢性心力衰竭时钾摄入不足。③稀释性低钾血症：为机体总钾量正常，细胞内钾正常，仅血清钾降低。主要见于慢性心脏病心力衰竭患者，心力衰竭状态下毛细血管通透性增加和严重低蛋白血症，导致全身水肿。

低钾血症的发生通常有多种原发病和继发因素共同参与，相互影响。低钾血症时，心肌细胞膜上的多种钾离子通道受抑制，使钾外流减小，降低心肌细胞膜静息电位水平，增强心肌细胞应激性，减慢心肌细胞动作电位电扩布速度，并相继引起其他跨膜离子流（如钠、钙电流等）发生改变，使心肌细胞的各种电生理特性发生改变，同时也导致室颤阈值降低。通过触发、折返、自律性增高等机制导致各种类型心律失常发生，其中以快速性心律失常为主，严重者也可引起缓慢性心律失常。尤其在急性心肌缺血、损伤、衰竭等基础上，即使血钾水平较原来仅轻度下降，尚未降至3.5mmol/L以下，但其下降幅度已>20%以上，这种快速发生的相对低血钾也有重要临床意义，仍有可能促发低血钾相关性恶性室性心律失常，如室速、室颤，甚至猝死。

临床表现 低钾血症时心血管系统临床表现主要取决于低钾程度、低钾发生速度及机体对低钾的耐受性，并与其他电解质和酸碱平衡状态、血氧水平及药物相互作用有关。

急性低钾血症 多伴交感神经张力过度增高，常发生于急性心肌梗死、突发左心衰竭、肺水肿等心血管疾病高危状态。除严重原发心脏疾病表现外，还表现为各种心律失常，特别是恶性室性心律失常，如频发室性期前收缩、R-on-T室性期前收缩、尖端扭转型室速、触发性室速、室颤，甚或猝死。在重症急性心肌梗死早期猝死患者中有近1/3血钾浓度≤3.0mmol/L，故低钾血症是急性心肌梗死早期猝死的重要原因之一。急性心肌梗死早期，特别是心肌梗死发病3小时内的低钾血症极为常见，患者胸痛越剧烈、情绪越紧张，低钾血症出现越早、程度越重，越易引起恶性室性心律失常，甚至猝死。缺血、缺氧及衰竭等器质性心脏病患者在低血钾状态下发生的恶性心律失常实际上是基质性心肌损害与电解质环境恶化（急性低钾血症）相互作用的结果。在急性心肌梗死患者冠状动脉介入治疗中，若未纠正低钾血症，则可由于导管心室刺激反复发生机械-电反馈性触发性室速、室颤。由于急性低钾血症的发生伴随严重心脏疾病状态，且心律失常又常被误认为由原发心脏疾病引起，故在重症心脏疾患诊治中低钾血症常被忽视，导致心律失常难以纠正。急性心肌梗死早期并发低钾血症时，由于血钾水平下降快，神经肌肉系统等全身表现并不明显，心电图低钾表现也常被心肌梗死缺血造成的 ST-T 改变掩盖，QT 间期无明显延长，部分患者心电图上可显示由缺血、低钾引起的 J 波，是室颤、猝死发生的危险信号。

慢性低钾血症　多见于严重心力衰竭及其他重症患者，除有全身各系统低钾血症表现外，主要表现为心律失常。既往患有基础心脏病（如心力衰竭长期服用洋地黄类强心药者）则更易引起恶性室性心律失常及洋地黄中毒样表现。原有心脏疾病伴慢性低钾血症患者心脏查体除原有心脏疾病表现外，主要有心率增快、第一心音增强及心律失常。低钾血症典型心电图改变为 ST 段压低 > 0.05mV；T 波减低、平坦、双向、倒置，部分心电图可表现为尼亚加拉（Niagara）式巨型 T 波；U 波逐渐升高，以致超过同导联的 T 波，QT 间期延长 T 波与 U 波连接如驼峰状，此种变化在 V_3 导联最明显。长期缺钾可导致心肌细胞空泡变性，甚而出现肌纤维断裂、坏死和瘢痕形成，进而导致心肌受累而致心脏扩大，严重者可发生心力衰竭。

治疗　除积极治疗原发心脏疾病和去除诱因外，应积极补充钾盐纠正低钾血症。若肾功能正常，维持血钾水平>4.0mmol/L 有助于维持心血管疾病患者的心电稳定性，预防心律失常发生。

急性心肌梗死早期发生低血钾性恶性室性心律失常，主要由于钾离子的快速转移造成，除应用冠状动脉血管成形术或溶栓等再灌注治疗纠正心肌缺血外，应迅速给予快速静脉滴注氯化钾，是治疗低血钾相关性恶性室性心律失常的最基本措施。在心电监护和及时血钾监测条件下，可选择 0.4%~0.6%氯化钾溶液快速静脉滴注，最好选用中心静脉如锁骨下静脉径路，这样既可减少高浓度钾带来的刺激，同时又使得心肌的血钾灌注水平在短时间内得到快速提高。根据血钾水平和恶性心律失常程度，每小时补钾量 2~3g，根据病情需要，补钾量可达 8~10g/d 或以上。急性心肌梗死早期，应常规予以氯化钾静脉滴注，保持血钾水平 > 4.5mmol/L，预防恶性室性心律失常的发生。同时予以静脉应用 β 受体阻断剂及镇静药，可有效降低交感神经张力，抑制肾素-血管紧张素-醛固酮系统活性，纠正钾离子的代谢、分布和转移异常，并提高室颤阈，从而降低室速或室颤发生的危险。发生低血钾性恶性心律失常时，不宜应用延长 3 相复极过程的胺碘酮等抗心律失常药。血清钾和血清镁常同步增减，低血钾时常伴低血镁和碱中毒，故也应给予适当的补镁治疗。此外，纠正其他电解质紊乱及呼吸性碱中毒等有助于提高补钾治疗的效果，减少恶性心律失常的发生。

对于缓慢发生的低钾血症，在治疗原发心脏疾病的同时，应尽量避免使用排钾利尿剂，必要时改用或加用保钾利尿剂，防治血钾水平进一步降低。对于伴低蛋白血症的稀释性低钾血症患者可在静脉输注小剂量白蛋白的同时予以利尿治疗，以减轻机体过多的水潴留。根据患者的血钾水平及心血管疾病状态选择口服补钾或静脉补钾。口服补钾较安全，适用于低钾血症程度较轻、发生缓慢者。严重急症必须静脉滴注稀释钾盐溶液，补钾的量及速度视低钾血症严重程度、基础心脏病状态及肾功能情况而定。在低钾血症未予纠正时，避免应用洋地黄类药以免导致洋地黄中毒；亦不宜应用延长 3 相复极过程的胺碘酮等抗心律失常药以免进一步延长 QT 间期，导致尖端扭转型室速、室颤等恶性心律失常及猝死发生。

（傅向华）

gāonàxuèzhèng

高钠血症（hypernatremia）

血清钠浓度>145mmol/L 的病理状态。水摄入不足或丢失过多，高热、高温环境剧烈运动导致大量出汗可引起水从皮肤大量丧失；中枢性尿崩症及肾性尿崩症或应用大量渗透性利尿剂使大量水分丢失；过多输入高渗性 NaCl 也可引起此症。临床表现取决于血钠浓度升高的速度和程度，急性高钠血症比慢性高钠血症的症状重。高钠血症主要临床表现为神经精神症状：早期主要为口渴、尿量减少、软弱无力、恶心、呕吐和体温升高，体征有失水；晚期则出现脑细胞失水的临床表现，如烦躁、易激惹或精神淡漠、嗜睡、抽搐或癫痫样发作和昏迷，体征有肌张力增高和反射亢进等，严重者死亡。治疗首先应尽可能去除病因或针对病因进行治疗。对于失水过多性高钠血症除病因治疗外，主要是补液纠正失水，补充液体的溶液首选等渗盐水与 5% 葡萄糖液，按 1:3 或 1:1 比例混合配制。补液途径有经口饮入，不能自饮者可经鼻胃管注入，一般用于轻症患者。此途径安全可靠。症状较重特别是有中枢神经系统临床表现者则需采取静脉途径。采取静脉补液时应注意补液速度不宜过快，并密切监测血钠浓度，以每小时血钠浓度下降不超过 0.5mmol/L 为宜，否则易导致脑细胞渗透压不平衡而引起脑水肿。

(傅向华)

低钠血症 (hyponatremia)

dīnàxuèzhèng

血清钠浓度<135mmol/L 的病理状态。过度利尿剂的使用，盐皮质激素缺乏等使 NaCl 通过肾排出过多，呕吐、腹泻、烧伤、胰腺炎、胃肠减压及胰腺造瘘和胆瘘等原因使 NaCl 大量丢失。血管升压素不适当分泌是导致低钠血症的另一原因。其临床表现严重程度取决于血钠下降的速度和程度。血钠>125mmol/L 时，主要症状为软弱乏力、恶心、呕吐、头痛、嗜睡、肌肉痛性痉挛、神经精神症状和可逆性共济失调等。在低钠血症早期，脑细胞对细胞内外渗透压不平衡有适应性调节。若低钠血症持续存在，临床可出现抽搐、木僵、昏迷和颅内压升高，严重可出现脑疝。慢性低钠血症者有发生渗透性脱髓鞘的危险，特别在纠正低钠血症过分或过快时易发生。低钠血症治疗首先应针对病因，去除病因可使缺钠、缺水得到更快纠正；症状不重和(或)低钠程度较轻者可口服补充钠盐；对于低钠程度较重者，首选静脉补充钠盐，速度不宜过快，以免发生渗透性脱髓鞘危险。

(傅向华)

高钙血症 (hypercalcemia)

gāogàixuèzhèng

血清总钙浓度超过 2.58mmol/L 的病理状态。多见于甲状旁腺功能亢进症、多发性骨髓瘤、维生素

D 过多症、结节病和恶性肿瘤伴骨转移者。临床表现与血钙升高的速度和程度有关，可呈面色潮红、心悸、胸闷、恶心、呕吐、失水、腹痛，甚至昏迷。高血钙增加心肌收缩力，缩短有效不应期，且减低自律性，其心电图特征性变化为 ST 段缩短，因而 QT 间期也缩短，QRS 波增宽，PR 间期延长，偶尔可有心搏脱漏，严重者通常出现快速性室性心律失常而致死。治疗主要针对原发病，减少钙的摄入，应用利尿剂增加钙的排出。严重者可应用络合剂如依地酸二钠，但不宜持续应用超过 24 小时，剂量以 2g 内为妥，或采用透析疗法。

(傅向华)

低钙血症 (hypocalcemia)

dīgàixuèzhèng

血清总钙浓度低于 2.25mmol/L 的病理状态。多见于甲状旁腺功能减退症、肠道吸收不良综合征、尿毒症、急性胰腺炎和维生素 D 缺乏症等。临床表现与血钙降低的速度和程度有关，可有四肢麻木、刺痛、手足搐搦，严重者全身骨骼肌和平滑肌均呈痉挛状态，出现窒息、呼吸暂停等危象。轻度低钙血症患者可通过下列检查发现：①低钙肌面征 [沃斯特克征 (Chvostek sign)]：手指弹击耳前面神经，引起同侧肌肉抽搐。②低钙束臂征 [陶瑟征 (Trousseau sign)]：以血压计维持血压在舒张压和收缩压之间 3 分钟，可引起该肢体局部抽搐。由于低血钙使心肌收缩力减弱，心室的机械收缩时间延长，典型心电图表现为 ST 段延长，因而 QT 间期也延长，T 波大都正常。严重低血钙者 T 波可呈类似心肌缺血图形。治疗除针对原发病外，适当补充钙盐，采用高钙低磷饮食，

补充维生素 D；紧急时可静脉注射 10%葡萄糖酸钙或氯化钙，每分钟不超过 50mg，总量应在 2g以内。

(傅向华)

高镁血症 (hypermagnesemia)

gāoměixuèzhèng

血清镁浓度超过 1.25mmol/L 的病理状态。主要见于肾功能不全而又接受镁剂治疗及糖尿病酮症酸中毒镁由细胞内逸出，其他偶见于草酸中毒、多发性骨髓瘤等。临床表现与血镁升高的速度和程度有关，可有嗜睡、肌肉瘫痪、反射迟钝或消失，甚至昏迷；严重者由于周围血管扩张，引起血压下降，呼吸中枢麻痹和心脏停搏。心电图表现包括 PR 间期延长、QRS 波增宽、QT 间期延长、P 波减低。治疗上积极纠正失水、改善肾功能以利排泄。严重者可用葡萄糖酸钙 10~20ml 静脉注射以对抗镁的作用或采用透析疗法。有呼吸衰竭者可用呼吸机辅助呼吸。

(傅向华)

低镁血症 (hypomagnesemia)

dīměixuèzhèng

血清镁浓度低于 0.75mmol/L 的病理状态。见于长期摄入不足，失镁过多如恶心、呕吐、引流过多，以及肾脏因素如肾小管病变和长期应用利尿剂等。小肠病变和急性胰腺炎时镁吸收不良。临床上一般属于慢性缺镁的表现，主要是肌肉震颤、手足搐搦、反射亢进、心悸、四肢厥冷。心电图表现为非特异性 ST 段压低和 T 波倒置，偶有室性心律失常。治疗必须针对病因，一般可口服氧化镁或肌内注射硫酸镁，连用 2~3 天后减量，静脉注射应慎防发生高镁血症。

(傅向华)

糖尿病与心血管疾病（diabetes mellitus and cardiovasculair disease）

糖尿病是遗传因素和环境因素相互作用而引起的一组糖代谢异常综合征。因胰岛素分泌、胰岛素作用或两者同时存在缺陷，引起糖类、蛋白质、脂肪、水和电解质等的代谢紊乱，临床以慢性（长期）高血糖为主要共同特征，可导致眼、肾、神经、心脏、血管等组织器官的慢性进行性病变、功能减退及功能衰竭；病情严重或应激时可发生急性严重代谢紊乱，如糖尿病酮症酸中毒、高血糖高渗状态等。

糖尿病与心血管疾病关系密切 糖尿病和心血管疾病的患病率均呈持续升高趋势，两者常合并存在，且相互影响。心血管并发症是2型糖尿病患者最主要的致死、致残原因，而异常糖代谢状态又显著增加心血管疾病患者的不良预后和死亡率。2型糖尿病患者发生心血管疾病的风险是非糖尿病患者的2~3倍，约70%的糖尿病患者死于各种心血管病。大型队列研究显示，156 991例2型糖尿病患者中，有23.6%的患者合并心血管疾病，经过平均4.8年的随访，合并心血管疾病的患者比例升至33.0%。

糖尿病患者的心血管疾病患病率增加，而心血管疾病患者也常伴随糖尿病。糖尿病合并急性心肌梗死患者强化胰岛素治疗研究（GAMI）发现，约2/3的急性心肌梗死患者伴糖代谢异常。欧洲心脏调查的结果则显示，冠心病患者中合并糖代谢异常的比例也是2/3。中国心脏调查研究组结果显示，冠心病住院患者的糖代谢异常患病率为76.9%，远高于欧洲人群，其中糖尿病患病率为52.9%，糖调节受损患病率为24.0%。门诊未诊断糖尿病的高血压患者行口服葡萄糖耐量试验发现有22.9%患者达到糖尿病的诊断，而糖代谢异常患病率高达66.4%。

治疗现状 单纯严格控制血糖能否显著降低心血管事件的发生风险尚无共识。应全面控制心血管疾病的危险因素（如血糖、血压、血脂、吸烟、体重等），以降低糖尿病患者心血管疾病的发生风险，改善糖尿病患者的预后。

干预糖调节受损对预防心血管事件有积极作用 糖调节受损为糖尿病前期，与心血管事件密切相关。早期的预防非胰岛素依赖型糖尿病研究（STOP-NIDDM）将1429例糖调节受损患者随机分为阿卡波糖组和安慰剂组，次要终点观察主要心血管事件（冠心病、心血管病死亡、充血性心力衰竭、脑血管事件和周围血管疾病）和高血压的发生率，平均随访3.3年的结果显示，阿卡波糖比安慰剂降低糖调节受损患者的餐后血糖，降低糖调节受损进展为糖尿病的相对风险36%，主要心血管事件的发生风险也显著降低49%，其中心肌梗死的发生率下降最显著。中国进行的一项为期3年的小型前瞻性临床研究也发现，阿卡波糖干预糖调节受损人群的新发糖尿病风险和冠心病风险明显下降。以上研究提示阿卡波糖可延缓糖调节受损患者发展成为糖尿病人群，且干预糖调节受损患者餐后血糖可对预防其心血管事件的发生起到一定的积极作用。其他延缓糖调节受损进展为糖尿病的干预研究（SAVOR-TIMI 53、EXAMINE和TECOS）则显示可减少新发糖尿病，未减少心血管事件。甘精胰岛素初始干预转归研究（ORIGIN）显示，使用甘精胰岛素控制空腹血糖虽可使糖调节受损患者新发糖尿病的比例下降，但对主要心血管事件发生率无明显影响，延长随访2.7年的ORIGINALE结果则继续支持甘精胰岛素对心血管事件无影响的结论。

强化降糖对心血管终点的影响存在争议 多项糖尿病的干预研究证实，严格控制血糖可减少糖尿病特有的微血管病变，但强化降低血糖与一般控制血糖相比是否降低心血管疾病仍存在不同意见。

1998年具有里程碑意义的UKPDS研究结果显示，将糖化血红蛋白（HbA1c）从8%降至7%可显著降低微血管事件的发生率，大血管并发症的发生率无明显差异，10年后的后续观察性研究UKPDS-ON则提示降糖治疗具有"记忆效应"，强化降糖组除原终点事件发生率继续降低外，心血管事件的发生率也出现下降。糖尿病和心血管疾病保护行动研究（ADVANCE）结果则表明，强化降糖并不能使2型糖尿病患者心血管事件的发生率降低，随后6年延长期的ADVANCE-ON随访也未发现心血管事件发生率下降。美国退伍军人糖尿病研究（VADT研究，平均随访5.6年）的结果与ADVANCE结果一致，强化降糖组的主要心血管事件发生率无明显下降，但随访时间延长至9.8年后，强化降糖组的主要心血管事件发生率降低，虽然心血管死亡率和全因死亡率并未显现出差异。控制糖尿病患者心血管风险行动研究（ACCORD）结果则带来更多的争议，强化降糖组

（HbA1c≤6%）并不能减少大血管事件的发生率，且因为强化降糖组全因死亡率显著升高而提前终止。

（华 琦）

dàixiè zōnghézhēng yǔ xīnxuèguǎn jíbìng

代谢综合征与心血管疾病

（metabolic syndrome and cardiovascular disease） 早在 20 世纪六七十年代，学者们已确认了肥胖、高血压、血脂紊乱及糖尿病并存的情况及其与动脉粥样硬化的关系。1988 年里文（Reaven）等根据病理生理学研究结果认为，胰岛素抵抗是此种集结状态的发布基础，将其命名为"X 综合征"或"胰岛素抵抗综合征"。1998 年世界卫生组织（World Health Organization，WHO）专家组将其正式命名为代谢综合征（metabolic syndrome，MS），指以肥胖、高血糖（糖尿病或糖调节受损）、血脂异常指高甘油三酯血症和（或）低高密度脂蛋白胆固醇血症及高血压等聚集发病，严重影响机体健康的临床综合征。是一组在代谢上相互关联的危险因素的组合，这些因素直接促进动脉粥样硬化心血管疾病的发生，增加 2 型糖尿病的发病风险。前瞻性研究中，心血管病发病率与个体的 MS 组成成分数相关。与无任何 MS 的人群比较，有 4 个或更多组成成分的人群临床心血管病发病率增加 5 倍以上。

中华医学会糖尿病学分会（Chinese Diabetes Society，CDS）关于 MS 的建议中对中国人 MS 患病率调查的结果：①在上海、北京、武汉等大中城市，MS 的粗患病率为 14%～16%，标化患病率为 9%～12%，总体上呈现北方高于南方、城市高于农村的趋势。

②男性 MS 患病率明显高于女性。③MS 患病率随着年龄增长而增高，增龄趋势具有一定的性别差异，65 岁以前 MS 患病率男性高于女性，但在 65 岁以上则女性高于男性。

病因及发病机制 病因尚不明确，主要有：①肥胖和脂肪组织功能障碍。②胰岛素抵抗。③一系列独立因素（如肝细胞、血管内皮细胞、免疫细胞起源的一些分子）引起高血压、高凝状态、脂蛋白代谢老化和功能障碍等。多数学者认为核心是胰岛素抵抗，上述心血管危险因素倾向在中年人集聚，引起脂质代谢异常、向心性肥胖、血压升高、糖代谢异常。

临床表现 与心血管疾病有关：①肥胖，尤其是向心性肥胖。②胰岛素抵抗，可伴代偿性高胰岛素血症。③高血糖，包括糖尿病及糖调节受损。④血脂紊乱（高甘油三酯血症、低高密度脂蛋白胆固醇血症）。⑤高血压。⑥高尿酸血症。⑦血管内皮功能缺陷、低度炎症状态及凝血和纤溶异常。

可伴 MS 的疾病有：①非酒精性脂肪肝，可发展至非酒精性脂肪肝炎。②多囊卵巢综合征。③痛风。④遗传性或获得性脂肪萎缩症。

诊断与鉴别诊断 尚无统一诊断标准。自 1999 年 WHO 提出诊断标准以来，多个学术组织基于不同适用目的和人群定义各有不同。1999 年 WHO、2004 年 CDS、2001 年美国国家胆固醇教育纲要成人教育组第三次报告（NCEP-ATP Ⅲ）及 2005 年国际糖尿病联盟（International Diabetes Federation，IDF）建议的诊断标准如下（表）。

治疗 防治 MS 的主要目标

是预防临床心血管疾病及 2 型糖尿病的发生，对已有心血管疾病者则应预防心血管事件再发率、病残率及死亡率。策略上应针对两种人群：①针对有发生 MS 危险因素者：CDS 建议的 MS 高危人群包括≥50 岁以上者；有一项或两项 MS 组成成分但尚不符合诊断标准者；有心血管疾病、非酒精性脂肪性肝病、痛风、多囊卵巢综合征及各种类型脂肪萎缩症者；有肥胖、2 型糖尿病、高血压、血脂异常，尤其是多项组合或 MS 家族史者；有心血管疾病家族史者。对上述人群应进行生活方式重塑、针对已有的 MS 组成成分及伴发病，如多囊卵巢综合征、痛风等进行治疗，加强定期检测 MS 诊断指标变化。②针对有 MS 者：因 MS 存在异质性，故治疗必须个体化。应针对每个个体的 MS 组成成分进行多环节联合治疗。原则上应先启动生活方式治疗，然后是针对各种危险因素的药物治疗。生活方式干预（保持理想体重、适当运动、改变饮食结构以减少热量摄入、尽量避免吸烟和适度减少饮酒等）不仅可减轻胰岛素抵抗和高胰岛素血症，也可改善糖耐量和其他心血管疾病危险因素。针对各种危险因素如糖尿病或糖调节受损、高血压、血脂紊乱及肥胖等进行药物治疗，治疗目标：①体重降低 5% 以上。②血压 < 130/80mmHg。③低密度脂蛋白胆固醇 < 2.6mmol/L、甘油三酯 < 1.7mmol/L、高密度脂蛋白胆固醇 > 1.04mmol/L（男）或 >1.30mmol/L（女）。④空腹血糖 < 6.1mmol/L、口服葡萄糖耐量试验后 2 小时血糖 <7.8mmol/L 及糖化血红蛋白<6.5%。

关于 MS 的临床意义亦有争

表 MS 诊断标准

	WHO（1999 年）	NCEP-ATP Ⅲ（2001 年）	CDS（2004 年）	IDF（2005 年）
初筛人群	高血糖及胰岛素抵抗人群	全人群	全人群	向心性肥胖人群
组成成分数	初筛人群中至少 2 项	至少 3 项	至少 3 项	初筛人群中至少 2 项
肥胖				
BMI	>30 和（或）	–	≥25	–
WC（cm）	–	>102（男），>88（女）	–	–
WHR	>0.90（男），0.85（女）	–	–	–
血脂紊乱				
TG（mmol/L）	≥1.70 和（或）	≥1.70	≥1.70 和（或）	>1.70 或已接受相应治疗
HDL-C（mmol/L）	<0.9（男），<1.0（女）	<1.04（男），<1.30（女）	<0.9（男），<1.0（女）	<0.9（男），<1.1（女），或已接受相应治疗
高血压 SBP/DBP（mmHg）	≥140/90	≥130/85	≥140/90 和（或）已确认为高血压并治疗者	≥130/85 或已接受相应治疗或此前已诊断
高血糖				
FPG（mmol/L）	≥6.1	≥6.1	≥6.1 及（或）	≥5.6 或已接受相应治疗或此前已诊断 2 型糖尿病
2hPG（mmol/L）	≥7.8	–	≥7.8 及（或）已确诊为糖尿病并治疗者	
胰岛素抵抗	高胰岛素正糖钳夹试验的 M 值上四分位数	–	–	–
微量白蛋白尿				
白蛋白（μg/min）	≥20	–	–	–
白蛋白/肌酐（mg/g）	≥30	–	–	–

注：IDF 定义的核心是向心性肥胖，腰围切点欧洲人男性≥94cm，女性≥80cm；美国人仍采用 NCEP-ATP Ⅲ 标准，男性≥102cm，女性≥88cm；中国人腰围切点的确定，主要基于中国上海市和中国香港的流行病学资料，男性≥90cm，女性≥80cm。BMI：体质指数；WC：腰围；WHR：腰臀比；TG：甘油三酯；HDL-C：高密度脂蛋白胆固醇；SBP：收缩压；DBP：舒张压；FPG：空腹血糖；2 小时 PG：75g 葡萄糖口服葡萄糖耐量试验后 2 小时血糖

议。2005 年美国糖尿病学会和欧洲糖尿病研究学会发表联合声明对此质疑，主要集中在 MS 的胰岛素抵抗病因学说尚不明确、MS 各组分的致病力不同、诊断标准的科学性和严谨性、预测糖尿病和心血管疾病的价值等方面。尽管存在上述问题，但 MS 概念的提出和研究加深了对危险因素聚集重要性的认识，在预防和临床工作中，强调总体心血管危险的概念，对患者进行科学、全面的评估及干预。

（华 琦）

lǎonián yǔ xīnxuèguǎn jíbìng
老年与心血管疾病（aging and cardiovascular disease） 老年人常见的心血管疾病包括高血压病、脑卒中、冠心病、肺心病、心律失常、瓣膜病等。老年心血管系统与年龄相关的变化主要有：①老年人心肌及心功能改变，老年人的心肌细胞总数减少、间质结缔组织基质增多，心肌细胞肥大、脂褐素沉积、胶原增多，甚至发生淀粉样变性，心肌细胞的兴奋性、自律性、传导性均降低。随着年龄增加，室间隔增厚、心室腔容积缩小、心脏长轴缩短、升主动脉向右转位，形成"S"形间隔。尽管静息时心肌的整体收缩功能良好，但在亚细胞水平细胞内的钙转运及跨膜动作电位发生变化，心肌收缩功能下降。心肌细胞对 β 肾上腺素能刺激的反应减弱，心肌的变时性和变力性均差。结缔组织基质被弹性差的胶原取代，导致老年人心室壁僵硬度增加、顺应性下降。心脏瓣膜病、高血压、心律失常等均可影响血流动力学状态，舒张功能可因并存的结构改变而恶化。②动脉系统改变，年龄相关的动脉系统改变包括胶原沉积增加和血管弹性、延展性及扩张性减弱。动脉内膜增厚，中膜平滑肌增长、胶原纤维增加、脂质和钙在弹力层沉积，造成大动脉扩张而迂曲、小动脉管腔变小、血管硬化、舒张功能减退，易发生收缩压升高、脉压增大，血压波动及直立性低血压。衰老导致的内皮细胞功能的改变常与高血压、高胆固醇血症及动脉硬化对内皮功能的影响

并存。③传导系统改变，增龄相关的传导系统改变源于细胞凋亡、胶原和脂肪组织的沉积。脂肪沉积在窦房结周围，有时导致部分或全部窦房结与心房肌肉组织分离。主要表现为窦房结起搏细胞数目减少，房室结脂肪浸润和纤维组织增生，希氏束-浦肯野细胞减少，代之以结缔组织。其后果是在老年人中易发生病态窦房结综合征、房室传导阻滞、左束支传导阻滞及分支阻滞等。

老年心血管疾病的预防与控制在很大程度上取决于防治有机结合。在疾病发生、发展及转归这一自然过程中，实施三级预防。一级预防：通过大力普及健康教育，培养良好的生活方式和卫生习惯，戒烟和控制饮酒，加强高危因素的干预，减少或控制疾病发生。二级预防：是疾病发展过程中的早期筛检、普查、预防性体检，做到早发现、早诊断、早治疗。三级预防：是疾病后期不可逆阶段，采取治疗并发症、减少病痛、积极康复、护理关怀等系列措施，最大限度地恢复其生活能力，以达到降低病死率、提高生存率、改善生存质量的目的。

（华 琦）

饮食与心血管疾病

yǐnshí yǔ xīnxuèguǎn jíbìng

饮食与心血管疾病（diet and cardiovascular disease） 饮食与心血管疾病密切相关，不合理膳食导致的肥胖是大多数心血管疾病的共同危险因素；高脂肪、高动物脂肪（高饱和脂肪酸）和高胆固醇膳食是血清胆固醇升高的重要原因；高血压、血清胆固醇升高和超重肥胖通常同时出现。合理膳食是防治心血管疾病的中心环节。

能量与心血管疾病 若摄入量超过耗量，多余能量转化为脂肪储存，导致肥胖。肥胖症患者常伴高血压、高脂血症和糖耐量异常，是冠心病和其他动脉粥样硬化性疾病的重要危险因素。冠心病事件（包括急性心肌梗死、冠心病猝死和其他原因死亡）发生率随体质指数的上升而增高。向心性肥胖者比全身性肥胖者患病风险更大，若体质指数虽然只轻度升高但腰围较大，冠心病的患病率和死亡率增加。富含甘油三酯的低密度脂蛋白中的较小而致密的颗粒有直接致动脉粥样硬化作用。

脂肪与心血管疾病 膳食脂肪尤其是饱和脂肪酸摄入量与动脉粥样硬化发生率呈正相关。脂肪酸有饱和脂肪酸和不饱和脂肪酸，后者分为单不饱和脂肪酸和多不饱和脂肪酸两种。多不饱和脂肪酸分为 n-6 系列（如亚油酸和花生四烯酸）和 n-3 系列［如亚麻酸、二十碳五烯酸（EPA）和二十二碳六烯酸（DHA）］。研究表明，脂肪酸的组成对血脂水平的影响不同：饱和脂肪酸可升高血胆固醇；长链脂肪酸可升高血脂；单不饱和脂肪酸可降低血清总胆固醇和低密度脂蛋白，但不降低高密度脂蛋白；多不饱和脂肪酸，特别是 n-3 系列中的 DHA 和 EPA，可降低甘油三酯、胆固醇和增加高密度脂蛋白。此外，EPA 还具有较强的抗血小板凝集作用。大量食用海鱼（富含多不饱和脂肪酸）的因纽特人，心血管疾病的发病率远低于摄入脂肪较多的西欧人。反式脂肪酸不仅与饱和脂肪酸同样可增加低密度脂蛋白，还引起高密度脂蛋白降低。

胆固醇与心血管疾病 膳食胆固醇可影响血胆固醇水平，其含量过高可增加心血管疾病发生风险。人体胆固醇中有 30%～40% 来自饮食，属外源性，其余在肝合成，属于内源性。合成速度受激素调节和摄入胆固醇的反馈性抑制，使体内胆固醇含量维持在正常水平，但是，小肠黏膜细胞缺乏此调节机制，故大量摄入胆固醇时，血胆固醇水平仍会增高。无论膳食中胆固醇形式（蛋黄还是胆固醇结晶）、饮食类型（天然食物还是配方食品）、膳食脂肪含量，只要膳食中胆固醇水平升高的因素，均可使血胆固醇浓度升高。胆固醇含量较高的动物性食物，饱和脂肪酸含量也较高。植物性食物特别是植物油类、豆类、坚果类等中含有一种与动物固醇类似的物质，主要成分为 β-谷固醇、豆固醇等，总称为植物固醇。在肠道内可与胆固醇竞争，减少其吸收，降低总胆固醇和低密度脂蛋白胆固醇含量，但不影响血液中高密度脂蛋白胆固醇的浓度。

蛋白质与心血管疾病 蛋白质与动脉粥样硬化的关系未完全阐明。动物性蛋白质升高血胆固醇的作用比植物性蛋白质明显。食用动物性蛋白质多的地区比食用少的地区冠心病的发病率显著增加。大豆蛋白质有明显的降血脂作用。某些氨基酸有保护心血管功能，如牛磺酸可减少氧自由基产生，使还原型谷胱甘肽增加，保护细胞膜稳定性，同时还可降低血浆和肝内胆固醇；大豆蛋白等植物蛋白可能还具有一定的降血压作用。

维生素与心血管疾病 ①维生素 E：可防止自由基对细胞膜上多不饱和脂肪酸的损伤，降低血浆低密度脂蛋白含量，增加高密度脂蛋白水平，促进花生四烯酸转变为前列腺素，从而有扩张血管、抑制血小板凝集的作用。②维生素 C：在体内参与胆固醇代谢形成胆酸的凝化反应，使血胆固醇水平降低。参与体内胆原的合成，使血管韧性增加，脆性降低，防止血管出血，防止不饱和脂肪酸的过氧化反应。维生素 C 还可使维生素 E 还原为具有抗氧化作用的形式。③维生素 B₆、叶酸、维生素 B₁₂、泛酸、维生素 A 和胡萝卜素等：抑制体内脂质过氧化、降低血脂水平，对心血管疾病有一定的预防作用。

膳食纤维与心血管疾病 膳食纤维摄入量与冠心病的发病率和死亡率呈显著负相关。大多数可溶性膳食纤维可降低血胆固醇，降低动物的血浆和肝内胆固醇水平。可溶性膳食纤维主要存在于大麦、燕麦麸、豆类、蔬菜和水果中。膳食纤维含黏性多糖，可使肠内容物黏度增加，阻碍脂肪酸和胆固醇吸收，从而使血胆固醇降低。膳食纤维还可使胆酸排出增加，间接增加从胆固醇到胆酸转换率，导致血胆固醇水平降低。

矿物质与心血管疾病 ①钠：膳食钠摄入过多可使血压升高，促进动脉粥样硬化，增加心血管疾病的风险，并随钠摄入量的升高而增加。②镁和钙：镁有降低血胆固醇、增加冠状动脉血流和保护心肌细胞完整性的功能。动物缺钙可引起血胆固醇和甘油三酯水平升高。③铬和硒：铬是人体葡萄糖耐量因子的组成成分，缺乏可引起糖代谢和脂肪代谢紊乱，血胆固醇增加，动脉受损。缺硒可引起心肌损害，促进冠心病的发展。

治疗性生活方式改变与心血管疾病 预防动脉粥样硬化必须以平衡饮食为基础。饮食调整和控制原则是控制总能量摄入，限制膳食脂肪和胆固醇，增加膳食纤维和控制膳食钠。①控制总能量摄入，保持健康体重：在膳食营养素平衡的基础上减少每日摄入的总热量，蛋白质、糖类和脂肪提供的能量比，应分别占总能量的 15%～20%、60%～65% 和 25%左右。②限制脂肪和胆固醇的摄入：减少脂肪摄入量，降低饱和脂肪酸（S）摄入，少进食动物油脂，适当增加单不饱和脂肪酸（M）和多不饱和脂肪酸（P）的摄入，使 P：M：S＝1：1：1。少进食高胆固醇食物。③常吃适量的鱼、禽、蛋和瘦肉，多吃植物性蛋白质。提高农村居民的蛋白质摄入量。控制城市居民的蛋白质摄入量。多吃大豆及其制品。④保证充足的膳食纤维：多吃蔬菜、水果，增加薯类的摄入。⑤饮食清淡、少盐：为预防高血压，世界卫生组织提出每天食盐量应限制在 5g 以下。

（武阳丰）

yǐnjiǔ yǔ xīnxuèguǎn jíbìng
饮酒与心血管疾病（alcohol consumption and cardiovascular disease） 早在 1926 年，美国著名的生物学家珀尔（Pearl）提出饮酒与健康之间的关系表现为一种 J 形曲线（图），即少量或中度饮酒（女性每天 1 个标准杯，男性每天 1～2 个标准杯）可能会对健康带来一定的好处，但随着饮酒量的增加，各种不良结局事件的发生率成比例增加。随着研究证据的不断积累，研究者发现饮酒与多数心血管疾病之间均呈现相似的 J 形曲线，如高血压、冠心病、脑卒中、糖尿病、酒精性心肌病等。同时饮酒与各种原因死亡之间也存在类似的 J 形曲线：女性每天饮酒 1 个标准杯，男性每天饮酒 1～2 个标准杯，可使总死亡率降低 18%；相反，当女性饮酒量大于每天 2 个标准杯，男性大于每天 3 个标准杯时，总死亡率呈剂量反应关系增加。

饮酒对心血管系统的作用机制 虽然之前的研究显示红葡萄酒相对于白葡萄酒以及其他形式的酒精饮料含有更多的生物类黄酮，从而具有更强的心血管保护作用，但是大多数研究者认为，不同的酒精饮料在对心血管疾病的保护上其实并无太大差别，这些酒精饮料中最重要的成分其实就是酒精本身。

饮酒可以从多方面影响心血管系统，在对血压的影响上，即时效应表现为降压作用，累计效应表现为升压作用。当每天酒精饮用量固定的情况下，饮酒对血压的影响表现为饮酒者如控制不饮酒一段时间后再连续饮酒 7 天，第 1 天和第 7 天饮酒后数小时内的血压均比控制不饮酒期相应时

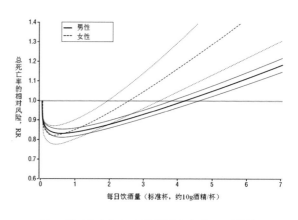

图 总死亡率与每日饮酒量之间的 J 形曲线

段的血压低；而第 7 天午夜到凌晨的血压均比第 1 天和控制不饮酒期相应时段的血压高。同时，第 1 天的日平均血压明显低于控制不饮酒期及连续饮酒后第 7 天的日平均血压。

饮酒与高血压　大量流行病学研究结果显示，每日饮酒量在 2 个标准杯以上会显著增加高血压的发病风险，该作用独立于年龄、体质指数、吸烟、运动及膳食钠和钾的影响。同时，基于临床随机对照试验的系统综述结果显示，在每日饮酒量为 3~6 个标准杯的人群中，每日饮酒量减少 67% 可以分别使收缩压和舒张压下降 3.31mmHg 和 2.04mmHg。不论研究人群之前是否有高血压，以及不论人群之前是否用过抗高血压药，这种干预效果基本上未发生太大变化。

饮酒与冠心病　与戒酒者相比，每天饮酒 1~2 个标准杯，发生非致死性心肌梗死的风险下降 17%，并在男性、女性、中年人、老年人中均得到了证实。即使是在有良好生活方式的人群中，不论男性还是女性，每天 1~2 个标准杯的饮酒量都可能使心肌梗死风险降低 40%~50%。在患有高血压的男性人群中，每天 1 次的饮酒量同样可使急性心肌梗死的风险下降 30%。在 2 型糖尿病患者中，与从不饮酒者相比，每天饮酒量在 0.5~2 个标准杯的饮酒者冠心病的风险下降 36%；而每天饮酒量<0.5 个标准杯及>2 个标准杯者，冠心病风险均未发生显著下降。

饮酒与脑卒中　过量饮酒不仅增加所有脑卒中事件的风险，同时对不同类型的脑卒中，如缺血性脑卒中和出血性脑卒中均存在一定的风险。一项汇总了 19 个队列研究及 16 个病例对照研究的系统综述结果表明：与戒酒者相比，饮酒量>60g/d 的饮酒者，发生所有脑卒中事件，缺血性脑卒中及出血性脑卒中的风险分别增加 1.64 倍、1.69 倍和 2.18 倍，而适量饮酒者（饮酒量<12g/d）发生相应不良事件的风险分别下降 17%、20% 和 28%。

饮酒与糖尿病　适量饮酒可增加高密度脂蛋白胆固醇浓度、促进血糖代谢及改善胰岛素抵抗，因此对糖尿病存在一定的预防作用。一项 37 万人的观察性研究系统综述结果显示每天饮酒 1~2 个标准杯可减少 30% 的新发糖尿病风险。类似研究显示，相对于从不饮酒者，适度饮酒者（1~3 个标准杯/天）发生糖尿病及相关冠心病的风险下降 34%~55%；重度饮酒者（>3 个标准杯/天）比适度饮酒者发生相关糖尿病的风险增加 43%。随机干预对照试验结果显示：在已经戒酒的糖尿病人群中，随机分配到每天 150ml 葡萄酒饮食组的患者相对于无酒精饮料饮食组患者在干预后 3 个月空腹血糖明显下降；基线糖化血红蛋白水平越高，效果越明显。

饮酒与酒精性心肌病　长期且每日大量饮酒者（纯乙醇量约 125ml/d，即每日啤酒约 4 瓶或白酒 150g，持续 10 年以上），若呈现酷似扩张型心肌病的表现，并能排除其他心脏病，即为酒精性心肌病。虽然尚不能明确乙醇是否为酒精性心肌病的直接或间接的致病因素，但是慢性酗酒者心肌病理性改变很常见，且呈剂量依赖性。估计终生总饮酒量与心脏射血分数呈负相关，与左心室肥大程度呈正相关。因此，酒精性心肌病的主要临床表现为射血分数降低、左心室肥大。该病一经诊断，戒酒和治疗即可奏效。不能长期持续戒酒者预后不佳。

膳食饮酒建议　不同国家和地区制定的适量饮酒的标准不同。2005 年美国膳食指南中明确指出，适量饮酒指女性平均每日饮酒不超过 1 个标准杯（酒精量不超过 12g）、男性不超过 2 个标准杯（酒精量不超过 24g），应于进餐时饮用以降低酒精的吸收。澳大利亚酒精使用指南中规定，男性平均每日酒精饮用量不超过 40g，并且在 1 天内的酒精饮用量不应超过 60g；女性平均每日酒精饮用量不超过 20g，并且在 1 天内的酒精饮用量不应超过 40g；同时建议不论男性、女性，每周应有 1~2 天不喝酒。中国的相关指南对每日饮酒的建议与上述接近（每日不应超过 15g 酒精），但鉴于酒精成瘾的潜在性，指南指出：即使适量或少量饮酒，由于时间的累计也可能产生危害，因此不提倡用每日饮少量酒来减少冠心病的发生。

（武阳丰）

tóngxíngbànguāng'ānsuān yǔ xīnxuèguǎn jíbìng

同型半胱氨酸与心血管疾病（homocysteine and cardiovascular disease）　同型半胱氨酸（Hcy）是一种含硫氨基酸，即 2-甲基-4-巯基丁酸，为甲硫氨酸代谢的中间产物。正常人体内 Hcy 的生成和代谢保持着平衡。各种原因造成 Hcy 在体内蓄积，超出正常值范围为高同型半胱氨酸血症（高 Hcy 血症）。正常人空腹血浆 Hcy 为 5~15μmol/L。根据 Hcy 升高的程度，可将高 Hcy 血症分为轻度（16~30μmol/L）、中度（31~100μmol/L）和重度（>100μmol/L）。Hcy 检测方法主要有高效液相色谱法、酶联免疫分析法、离子色谱法等，其中高效液相色谱技术检测质控稳定，是应用较多且成熟的方法。

病因 Hcy 源于饮食摄取的蛋氨酸，在体内的代谢途径有 3 种：①转硫途径：Hcy 在胱硫醚-β-合成酶作用下与丝氨酸缩合成胱硫醚，后者在 γ-裂解酶作用下代谢为半胱氨酸，此过程需要维生素 B$_6$ 作为辅酶。②再甲基化途径：Hcy 在蛋氨酸合成酶的作用下，以 5-甲基四氢叶酸作为甲基供体重新生成蛋氨酸和四氢叶酸，维生素 B$_{12}$ 是其辅酶。③直接释放到细胞外液：70%～80%的 Hcy 以二价形式与血浆蛋白结合，20%～30% 自身结合成二聚物；1%～2%以游离形式存在。任何原因导致 Hcy 生成或代谢障碍均可引起高 Hcy 血症，常见原因如下。

遗传因素 亚甲基四氢叶酸还原酶（MTHFR）、蛋氨酸合成酶、胱硫醚合成酶缺乏或活性下降及甜菜碱同型半胱氨酸甲基转移酶（BHMT）等 Hcy 代谢过程中的关键酶基因突变或其活性受损均可导致 Hcy 代谢异常，发生高 Hcy 血症。MTHFR C677T 是最常见的基因突变。

营养不良 Hcy 代谢所需的维生素辅助因子，如叶酸、维生素 B$_6$、维生素 B$_{12}$等缺乏可导致高Hcy 血症。

疾病状态 甲状腺功能减退症、2 型糖尿病、恶性贫血、慢性肾衰竭、乳腺癌、卵巢癌、胰腺癌等伴 Hcy 浓度升高。

药物因素 甲氨蝶呤、苯妥英钠、卡马西平及某些抗肿瘤药物、氨茶碱（磷酸二酯酶抑制剂类药）、口服避孕药等可影响 Hcy 的代谢，导致高 Hcy 血症。

发病机制 高 Hcy 血症可通过多种机制导致心血管疾病，尤其是动脉硬化性病变。①损伤内皮功能：Hcy 可抑制一氧化氮（NO）合成酶，使 NO 生成障碍，NO 介导的内皮依赖性血管舒张功能明显受损。Hcy 诱发氧化应激反应，破坏内皮细胞的完整性，导致内皮细胞表型发生改变，干扰纤溶酶原激活物的结合位点。②促进平滑肌细胞增殖及胶原的产生和聚集。③引起血小板存活时间缩短、血小板黏附性和聚集性增加，易发生血栓。④破坏机体凝血和纤溶之间的平衡。⑤破坏血管壁弹力纤维和胶原纤维血管基质损伤：Hcy 可通过影响血管细胞的生化和生物合成功能直接损伤血管基质，通过氧代谢紊乱激活弹性蛋白酶并促进钙与氨基葡萄糖硫酸盐的沉积导致基质损伤。⑥致心肌细胞肥大和心肌组织损伤。⑦促进低密度脂蛋白的自身氧化，影响 NO 的合成和凝血酶调节蛋白的活性，导致内皮功能进一步受损。Hcy 还可增强脂蛋白 a 与纤维蛋白的亲和力，抑制纤溶酶与纤维蛋白之间的结合。促进脂质沉积于动脉壁，导致动脉硬化斑块形成和钙化。

临床表现 Hcy 是多种心血管疾病的始动因子和独立危险因素，Hcy 水平和心血管疾病严重程度呈正相关。

动脉硬化 高 Hcy 血症可导致动脉粥样硬化形成和发展，血管病变常累及大、中、小各级血管，甚至可影响血管床。临床研究发现 30%～40%的冠心病患者存在 Hcy 水平升高。Hcy 水平轻至中度升高可使心血管疾病死亡危险性增加 4～6 倍，血浆总 Hcy 水平每升高 5μmol/L，则冠心病危险性男性增加 60%、女性增加 80%，相对危险性男性为 1.6、女性为 1.8，相当于总胆固醇每升高 200mg/L 的危险性。Hcy 浓度与冠状动脉病变严重程度呈正相关。

介入治疗术后再狭窄 高 Hcy 血症可促进新生内膜及血管平滑肌细胞过度增殖，促进炎症反应，导致冠状动脉介入治疗术后再狭窄。高 Hcy 血症可使血管内皮修复能力受到明显抑制，并呈浓度依赖性。

心脏结构和功能改变 高 Hcy 血症可导致先天性心脏病和其他出生性缺陷。血浆 Hcy 水平升高可引起内皮舒张功能失调，心肌血供减少。血浆 Hcy 浓度与左心室重量指数呈正相关。Hcy 可加重高血压引起的心肌重构如心肌肥大、心肌纤维化，导致心脏舒张功能不全。

治疗 高 Hcy 血症的防治可从抑制 Hcy 生成、促进 Hcy 代谢、对抗 Hcy 的作用 3 个方面进行。降低血浆 Hcy 浓度主要依靠补充叶酸，也可辅以 Hcy 代谢相关的辅助因子维生素 B$_6$和维生素 B$_{12}$，推荐的叶酸常用剂量为 0.4～0.8mg/d。常规冠心病治疗的基础上加用叶酸 1mg/d、维生素 B$_{12}$ 400μg/d 和维生素 B$_6$10mg/d，随访 1 年不仅血浆 Hcy 浓度降低，而且介入治疗术后再发心血管事件明显减少。动脉硬化等心脑血管疾病发病机制十分复杂，应用叶酸、维生素 B$_6$和维生素 B$_{12}$虽可降低血浆 Hcy 水平，但能否改变动脉硬化的病理过程，远期疗效如何尚需进一步研究。

（高 炜）

shuìmián hūxī zàntíng yǔ xīnxuèguǎn jíbìng

睡眠呼吸暂停与心血管疾病

（sleep apnea and cardiovascular disease） 睡眠过程中上呼吸道完全或部分阻塞和（或）呼吸中枢驱动降低导致呼吸气流完全或

部分性中断，称为睡眠呼吸暂停（sleep apnea，SA）。SA 是一种全身性疾病，它不仅可引起缺氧、二氧化碳潴留，还可引起或加重高血压、冠心病、心律失常、心力衰竭、糖尿病及胰岛素抵抗、脑卒中等。根据睡眠过程中呼吸暂停时胸腹呼吸运动的情况，临床上将 SA 分为：①中枢性睡眠呼吸暂停：指呼吸暂停过程中呼吸动力消失，无胸腹呼吸运动。②阻塞性睡眠呼吸暂停（obstructive sleep apnea，OSA）：指呼吸暂停过程中呼吸动力仍然存在，有胸腹呼吸运动。③混合型：指一次呼吸暂停过程中前半部分为中枢型特点，后半部分为阻塞型特点。伴 SA 症状（包括响亮鼾声、睡眠不安、夜间呼吸困难、晨起头痛和白天过度嗜睡）则称为睡眠呼吸暂停综合征，包括阻塞性睡眠呼吸暂停综合征和中枢性睡眠呼吸暂停综合征。临床上 OSA 最常见。成人中 OSA 患病率约 4%，是多种全身疾病的独立危险因素。

病因 ①超重或肥胖。②年龄：成年后随年龄增长患病率增加，女性绝经后患病者增多，70 岁以后患病率趋于稳定。③性别：男性患病者明显多于女性。④上气道解剖异常：包括各种原因引起的鼻腔阻塞、Ⅱ度以上扁桃体肿大、软腭松弛、腭垂过长或过粗、咽腔狭窄、咽部肿瘤、咽腔黏膜肥厚、舌体肥大、舌根后坠、下颌后缩、颞颌关节功能障碍及小颌畸形等。⑤家族遗传倾向：部分患者具有明显的家族遗传倾向。⑥长期大量饮酒和服用镇静催眠药。⑦长期大量吸烟。⑧其他相关疾病：包括甲状腺功能减退症、肢端肥大症、垂体功能减退症、淀粉样变性、声带麻痹、小儿麻痹后遗症或其他神经肌肉

疾病（如帕金森病）、长期胃食管反流等。

发病机制 OSA 的主要病理生理改变是呼吸暂停引起慢性间歇性低氧、二氧化碳潴留、胸腔负压增大、反复微觉醒、睡眠结构异常，干扰睡眠时正常的自主神经功能和血流动力学调节，交感神经兴奋、肾素-血管紧张素-醛固酮系统激活、氧化应激、炎症反应，血管内皮功能受损、心率变异性降低和血压变异性增加，内分泌及代谢异常（胰岛素抵抗），血流黏度增高、高凝状态、纤溶系统异常等，促进心血管疾病的发生与发展。

临床表现 日间表现：日间嗜睡、头晕、乏力、精神行为异常、头痛、个性变化、性功能减退；夜间表现：打鼾、呼吸暂停、睡中憋醒、多动不安、出汗、夜尿次数增多、睡眠异常行为。体征：肥胖、颈粗短、鼻中隔偏曲、鼻甲肥大、鼻息肉、扁桃体肿大、舌体肥大、舌根后坠、腭垂过长和（或）过粗、咽腔狭窄、小颌畸形、下颌后缩等。全身器官损害的表现：高血压、冠心病、心律失常、肺动脉高压、脑血管疾病、糖尿病、精神异常。

诊断 多导睡眠图（polysomnogram，PSG）以多种机器同步监测患者整夜睡眠时的各种生理指标。包括：①脑电波、眼电图、肌电图，监察睡眠分期。②口、鼻气流和胸部及腹部的动态，监察呼吸活动。③脉动式血氧计，监察血氧浓度。PSG 可确定 SA 的临床类型和病情轻重，是诊断 SA 的金标准。

睡眠低通气指睡眠过程中呼吸气流强度或幅度较基础水平降低 50% 以上，伴血氧饱和度较基础水平下降 ≥4% 或微醒觉，也可

引起严重的低氧血症及睡眠紊乱，其临床意义与 SA 相同，因此以睡眠呼吸暂停低通气指数（apnea-hypopnea index，AHI）或称呼吸紊乱指数代替睡眠呼吸暂停指数作为 SA 的诊断标准。睡眠中每小时呼吸暂停和低通气>5 次以上或 7 小时>30 次可诊断为 SA。其严重程度依据 AHI 和最低血氧饱和度分为：轻度，AHI 5~14（最低血氧饱和度为 85%~89%）；中度，AHI 15~30（最低血氧饱和度 80%~84%）；重度，AHI>30（最低血氧饱和度<80%）

治疗 ①改变生活方式：减轻体重（5%~10% 以上）、戒烟、戒酒、睡前勿饱食、侧卧位、勿服安眠药，停止注射睾酮，进行适当运动等。②治疗相关疾病：原发性甲状腺功能减退症者补充甲状腺素治疗，肢端肥大症患者经手术切除垂体肿瘤或服用抑制生长激素药。③气道正压通气治疗（positive airway pressure，PAP）：对上呼吸道进行正压通气，可有效降低 AHI。PAP 主要包括 3 种模式：连续气道正压通气（continuous positive airway pressure，CPAP）、双水平气道正压通气（bilevel positive airway pressure ventilation，BiPAP）和全自动气道正压通气（automatic positive airway pressure ventilation，APAP）。CPAP 治疗可打开鼻咽腔的阻塞部位，保持呼吸道畅通，避免或减少睡眠过程中的呼吸暂停和低通气，从而纠正夜间的严重缺氧状态，并通过减少静脉回流、降低透壁压以减轻心脏前后负荷。经 CPAP 治疗后，OSA 患者日间嗜睡症状明显改善，生活质量提高。OSA 患者经 CPAP 治疗后，致死性和非致死性心血管事件风险减少。因此，推荐 CPAP 治疗 OSA

作为心血管疾病的一级和二级预防措施。BiPAP 或 APAP 可用于不能耐受 CPAP 者。推荐 BiPAP 用于治疗 OSA 及需要较高压力进行治疗的患者。④口腔矫正器：对轻度 OSA 患者疗效好，使用塑料口腔矫正器，使下颌骨或舌体向前上方提起，增加咽部横截面积，增加呼吸气流量，此法应用简便、经济，在中国尤其值得提倡推广，但是对中至重度患者疗效欠佳。⑤手术：外科手术对上气道阻塞疗效好，包括摘除肿大扁桃体和腺样体、切除鼻息肉、正畸术和颌面部手术等。⑥对合并心脑血管疾病及糖尿病等者进行规范化治疗。

（柳志红）

biàntàifǎnyìngxìng jíbìng yǔ
xīnxuèguǎn jíbìng
变态反应性疾病与心血管疾病（allergic disease and cardio-vascular disease）
机体对变应原的病理性免疫反应称超敏反应。表现为机体吸入、食入、注入或接触某种变应原后，出现某一组织或器官的损伤和功能障碍。变态反应发生于心血管系统时，可表现为风湿性全心炎、感染性心内膜炎、心脏手术后综合征、心肌梗死后综合征、心脏移植后排斥反应、美洲锥虫病等，严重者出现过敏性休克。

风湿性全心炎　与 A 组溶血性链球菌感染引起的变态反应有关，是风湿热的心脏表现。基本病理改变包括炎症的一般变化和特征性的风湿小体，不同程度地影响心内膜、心肌和心包，其中二尖瓣的腱索是风湿性全心炎发病最具特征性的部位。急性期可表现为全心炎，严重者出现心律失常或心力衰竭。可有心界扩大、器质性心脏杂音和心包摩擦音等

体征。急性发作后常遗留明显心脏瓣膜病变，形成慢性风湿性心脏病。治疗：①根据链球菌感染用青霉素（青霉素过敏者用红霉素）。②抗风湿首选水杨酸制剂如阿司匹林；中至重度患者应加用糖皮质激素。预防链球菌感染，通常选用长效青霉素，对青霉素过敏者可用红霉素，一般认为从风湿热末次发作后应维持 5 年左右。发病率已明显减少。

感染性心内膜炎　致病菌以草绿色链球菌最常见，其次是 D 组链球菌和表皮葡萄球菌。持续菌血症刺激细胞免疫和体液免疫，约 20% 患者血清中可检测出抗心肌抗体，50% 患者发病 6 周后类风湿因子阳性。临床表现为脾大、肾小球肾炎、关节炎、心包炎和微血管炎，循环免疫复合物形成是此病并发免疫性肾炎、关节炎和血管炎的根本原因。应积极治疗原发病，免疫性损害常随感染性心内膜炎的治愈而缓解，一般不需使用免疫抑制剂。

心脏手术后综合征　多于心脏手术后数日至数月发生，发生率占手术患者的 20%~30%。表现为发热、胸痛、心包炎、胸膜炎和肺炎，伴关节痛、白细胞数增高及红细胞沉降率增快。通常认为是患者对受损心肌或心包存在变态反应所致。此病有自限性，只需休息和对症治疗，非甾体抗炎药能缓解发热和胸痛，无效者可用糖皮质激素。

心肌梗死后综合征　常发生于心肌梗死后数周至数月，与机体对心肌坏死物质的变态反应有关。此征于 1955 年由德雷斯勒（Dressler）首先报道，故又称德雷斯勒综合征（Dressler syndrome）。表现为心包炎、胸膜炎或肺炎，可有发热、白细胞数增

多、心包摩擦音、心包积液及胸腔积液等。一般为自限性，只需休息和对症治疗。

心脏移植后排斥反应　自 1967 年巴纳德（Barnard）医师在南非完成人类首例同种异体心脏原位移植术后，经过多年研究和临床试验，该手术已成为终末期心脏病的有效治疗方法。供心保存、外科手术操作、术后感染已不再是阻碍心脏移植成功的最主要因素；免疫排斥反应，尤其是急性免疫排斥反应对心脏移植成败及对心脏移植患者的生存期、生活质量起重要作用。排异反应分为抗原识别、致敏和效应 3 个时期，包括宿主抗移植物反应和移植物抗宿主反应。主要表现为心力衰竭、心肌水肿、淋巴细胞浸润，以及不同程度的心肌细胞变性、坏死。心内膜心肌活检是诊断心脏移植后排斥反应的金标准。

美洲锥虫病　多发于南美洲，由克鲁斯锥虫引起，约 94.5% 的患者可累及心脏，称查格斯病（Chagas disease）。表现为心脏扩大、心律失常和心力衰竭，以右心衰竭多见，病死率高。急性期心脏病变虽可为原虫直接作用所致，但慢性期病灶部位难以发现原虫病变却继续发展，且在患者的血液、心内膜及心肌间质中发现与补体相结合的免疫球蛋白，故通常认为心肌炎系慢性感染引发的细胞免疫所致。

过敏性休克　机体对某些生物制品或药物发生的严重变态反应。变应原与患者接触后，肥大细胞和白细胞释放组胺和激肽等具有强烈作用的血管活性物质，使血管舒缩功能紊乱，血管壁通透性改变，血浆外渗，循环血容量减少，组织灌注不足而引起休

克。表现为接触变应原后迅速发病，出现皮肤瘙痒、荨麻疹、恶心、呕吐及晕厥，并迅速进入休克状态，常伴喉头水肿和气管痉挛。若不及时抢救，患者可于5~10分钟内死亡。治疗：①立即肌内注射肾上腺素。②静脉给予氨茶碱解除气管痉挛，维持气道通畅，必要时可行气管切开术、气管插管和辅助呼吸。③迅速补充血容量，纠正酸中毒。④对存在严重气管痉挛和延长变态反应的患者可给予糖皮质激素。

（黄 岚）

jiédìzǔzhībìng yǔ xīnxuèguǎn jíbìng
结缔组织病与心血管疾病
（connective tissue disease and cardiovascular disease） 结缔组织病属自身免疫病，以结缔组织慢性炎症性改变为基础，可侵害心血管系统的任何部位，包括心包、心肌、心内膜、瓣膜和血管。结缔组织病并发心血管系统损害的受损部位和病理特点与原发性结缔组织病相关，临床上具有相似性，常表现为心包炎、心肌炎、心肌病、心内膜炎、瓣膜病、血管炎、肺动脉高压和高血压等。糖皮质激素在结缔组织病治疗中的广泛应用及老龄化的影响，诱发心血管疾病的危险性增大，发病率增高，已成为患者死亡的重要原因之一。

心包炎 类风湿关节炎和系统性红斑狼疮引起心包炎的发生率高达 30%，进行性系统性硬化症、结节性多动脉炎等引起心包炎的概率则较少或罕见，但疾病发展到后期合并慢性肾功能不全时，通常可并发尿毒症性心包炎。病理学多表现为心包膜弥漫性或局灶性纤维素性炎症，但病因不同心包积液的性质有差异。类风湿关节炎患者心包积液的特点为

有数量不等的炎性细胞、糖和补体水平比血清中含量低、乳酸脱氢酶和球蛋白含量比血清中含量高、乳胶凝集效价升高、类风湿因子阳性。系统性红斑狼疮患者心包积液的特点为积液量少，多为渗出性或血性，含大量纤维蛋白，补体水平比血清中含量降低，可找到狼疮细胞。心包炎一般发生于病变活动期，多表现为亚临床型，也可出现胸痛、心界扩大、心音遥远和心包摩擦音等典型心包炎表现，少数患者还可发生心脏压塞或缩窄性心包炎。超声心动图对心包炎的诊断价值颇大。此病多呈良性自限性过程，治疗主要针对原发病，同时给予对症支持治疗。有心脏压塞者应及时抽液，缩窄性心包炎患者需外科手术治疗。

心肌炎和心肌病 系统性红斑狼疮较常引起心肌病变，与抗原-抗体复合物沉积于心肌间质，胶原纤维发生纤维素样变性，甚至坏死和瘢痕形成有关。类风湿关节炎患者肉芽肿侵犯心脏可致心肌淀粉样变性。系统性硬化症心肌病则表现为心肌纤维变性、坏死、萎缩和纤维组织增生。结缔组织病还可侵犯窦房结，引起传导系统病变，多见于系统性红斑狼疮和结节性多动脉炎。临床上除各种结缔组织病自身的临床特点外，可表现为心脏扩大、心动过速，严重者可出现心力衰竭、心律失常和猝死。治疗主要针对原发病，同时给予心肌保护。出现心力衰竭、心律失常时，治疗原则同相关心脏病。

心内膜炎和瓣膜损害 1924年利布曼（Libman）和萨克斯（Sacks）首先报道了系统性红斑狼疮引起的无菌性疣状心内膜炎，后来发现除多发性肌炎和结节性

多动脉炎外，其他结缔组织病均可引起心内膜炎或瓣膜损害。特点是组织细胞浸润伴结缔组织增生，此种病变在心瓣膜、腱索或心室游离壁的心内膜细胞均可发生。瓣膜破坏程度不及感染性心内膜炎严重，瓣膜关闭不全比狭窄多见。

血管炎 结缔组织病常引起血管损害，以结节性多动脉炎和系统性红斑狼疮多见。血管损害好发于中小动脉，分支部位多见，起始病变在血管中层而后向内外膜扩张，累及整个血管壁，导致充血、肿胀、变性、坏死或增生肥厚、管腔狭窄闭塞或瘤样扩张。病理特征是血管壁炎症和纤维素样坏死。小血管炎早期肢端小动脉痉挛可引起雷诺现象，寒冷和情绪波动易诱发，发作时肢端苍白、厥冷，继而发绀。所致血管病变可使受其供血的相应组织受累产生各种临床表现，如冠状动脉炎可引起心绞痛、心肌梗死，肾动脉受累可有高血压。长期大量糖皮质激素治疗可导致血脂升高，兼之血管炎引起内膜破裂导致血小板局部聚集，易形成粥样硬化斑块。治疗除用糖皮质激素或免疫抑制剂外，对心绞痛和急性心肌梗死者应予对症治疗，其他措施和动脉粥样硬化引起者相同。对有雷诺现象者除注意皮肤保温外，可用血管解痉药。

肺动脉高压 是结缔组织病常见并发症，发生率仅次于肾损害，是影响结缔组织病患者预后的重要因素。几乎所有结缔组织病均可合并肺动脉高压，尤以系统性硬化症、系统性红斑狼疮和混合性结缔组织疾病最多见，类风湿关节炎、皮肌炎、多发性肌炎和干燥综合征则相对少见。病因和发病机制尚不明确，可能与

下列因素有关：①肺血管内皮功能障碍；肺小动脉内皮细胞损伤致血管活性因子分泌失衡，一氧化氮和前列环素产生减少，内皮素-1生成增加，可引起肺小动脉痉挛，导致肺血管重构阻力增加。②免疫异常：研究发现，肺动脉壁上有免疫复合物沉积，可上调肺动脉内皮细胞对Ⅱ类主要组织相容性复合体及黏附分子表达，造成细胞浸润性血管炎、纤维素性坏死及血管内膜增厚，管腔狭窄，血管阻力增加。③原位血栓形成：由于血小板活化和聚集使血栓调节素/蛋白C系统及纤维蛋白溶解系统异常，血液呈高凝状态，同时，血管舒缩障碍和血管壁重构使管腔狭窄、血流缓慢，易致原位血栓形成。结缔组织病出现肺动脉高压，表明至少有70%的肺血管受损，肺储备功能明显受限，临床上可表现为呼吸困难、乏力、心悸、胸痛、活动后晕厥。严重肺动脉高压可致右心室肥厚、心律失常和心力衰竭。肺动脉高压早期发病隐匿，对结缔组织病患者，若有呼吸困难、晕厥和乏力等，应行胸部X线和超声心动图检查，以评价是否存在右心负荷过重的表现，确诊需行右心导管检查测量肺动脉压。明确肺动脉高压诊断后，应通过6分钟步行试验进行心功能分级和运动耐量评估，了解疾病的严重程度；进行急性肺血管扩张试验以指导用药。除一般的氧疗、抗凝等治疗措施外，可尝试靶向药治疗，部分患者用前列腺素类药、内皮素受体拮抗剂波生坦或5-磷酸二酯酶抑制剂西地那非等效果较好。对急性肺血管扩张试验敏感者应给予钙通道阻滞剂。

高血压 结缔组织病患者高血压的发生常继发于肾脏病变或长期糖皮质激素治疗后，通过增加肾素、心输出量及水钠潴留而发生，肾损害的末期可表现为难治性高血压。治疗见高血压。

（黄 岚）

pínxuè yǔ xīnxuèguǎn jíbìng

贫血与心血管疾病（anemia and cardiovascular disease）

长期、严重的慢性贫血所致心脏扩大和（或）心功能不全，称为贫血性心脏病。心血管疾病所致血流动力学紊乱及内环境变化可对红细胞造成不良影响而引起溶血性贫血、营养不良性贫血和缺铁性贫血等，统称为心血管疾病相关贫血。两者互为因果，互相影响。

贫血性心脏病 源于任何慢性贫血。主要病理改变是心脏扩大、心肌肥厚和心肌细胞脂肪变性。发病机制主要是血氧供应不足：①严重贫血状态下，心肌细胞长期缺氧可发生脂肪变性，心肌收缩力下降，造成心脏储备功能减退。②严重贫血时血红蛋白水平降低，红细胞携氧能力显著下降，需靠代偿性增加心输出量维持机体需要，长期心脏负荷增加可致心肌肥厚、心脏扩大，严重时导致心力衰竭。

主要症状：①心功能不全，心输出量增加和心肌缺氧，心脏前负荷增加，面色苍白、乏力、心悸、劳力性呼吸困难，阵发性呼吸困难和端坐呼吸，严重者出现肺水肿；单纯的严重贫血较少发生心力衰竭，合并其他心脏病者，即使心功能原来处于代偿期，也可诱发心力衰竭。②心绞痛，约30%的贫血患者发生心绞痛，多数合并冠心病。症状轻重取决于贫血的严重程度、发展速度及合并基础心脏病的情况。血红蛋白水平<70g/L出现症状，<45g/L症状加重。

体征：①心尖搏动向左下移位，可呈抬举样搏动，提示左心室增大。第一、二心音增强，常有窦性心动过速。严重贫血可出现第三和第四心音，形成奔马律。肺动脉瓣听诊区常出现2/6～3/6级收缩期喷射音，是血流高速喷入肺动脉所致。心室扩大、房室瓣环扩大和乳头肌功能障碍造成反流，二尖瓣和三尖瓣区可闻及柔和的全收缩期杂音，同时由于经过二尖瓣口的血流量增加，心尖部可出现舒张中期杂音。②心输出量增加、血流加速、外周血管扩张，可出现脉压增大的周围血管体征，如水冲脉、枪击音和双重杂音等。③心力衰竭时可出现颈静脉怒张、肺部啰音、肝大和下肢水肿等。

辅助检查：①X线胸片，严重贫血患者胸片示心影增大，约2/3心影呈普遍性增大，贫血纠正后心影可于数周内恢复正常。严重患者还可出现肺淤血、胸腔积液和心包积液等征象。②心电图，呈非特异性表现。常见窦性心动过速，可有ST段压低，T波低平或倒置，R波电压增高，偶有房室或束支传导阻滞，贫血纠正后上述改变消失。

有慢性贫血史，原无器质性心血管疾病者出现心血管系统症状和体征，或原有心脏病者出现不相称的心脏扩大或心力衰竭，经纠正贫血治疗后心血管症状消失或改善即可诊断。

治疗：①纠正贫血是根本。贫血原因明确而又易于去除者针对病因治疗效果较好。若贫血病因不易去除（如α-珠蛋白生成障碍性贫血），输血只能缓解症状。心力衰竭者输血需少量多次，以免加重病情。慢性大量输血数年后可致血色病。因每 400ml 血液中含铁约 200mg，铁沉积在心脏可致心脏扩大、心力衰竭和死亡，应使用铁螯合剂预防。输血过程中应严密监测，防止发生肺水肿。②出现心力衰竭者治疗见心力衰竭。由于贫血性心脏病属高排血量性心力衰竭，洋地黄类和非洋地黄类正性肌力药疗效欠佳，且因心肌缺氧，对正性肌力药较敏感，易发生过量和中毒。视病情需要可选用短效制剂、小剂量应用。

心血管疾病相关贫血 病因及发病机制：①红细胞膜承受的压力>300Pa 即可破碎。瓣膜病、大血管畸形、创伤性动静脉瘘、心房黏液瘤、人工瓣膜、大动脉炎、过敏性血管炎、巨大海绵状血管瘤时，红细胞通过小孔或狭窄等异常环境，通道不畅，易受挤压，使红细胞破碎而产生溶血性贫血。②铁丢失，慢性溶血时，红细胞破坏后游离出的铁以血红蛋白或含铁血黄素的形式由尿排出，铁丢失过多可引起缺铁性贫血。③造血原料不足，长期慢性消耗，兼之摄入不足，营养不良性贫血，如重症先天性心脏病、终末期心力衰竭患者。④感染，细菌性心内膜炎患者，促红细胞生成素减少，脾功能亢进及机体消耗大，常可引起正细胞正色性贫血。

贫血程度与心血管疾病的性质和严重程度有关。溶血轻者可完全被骨髓代偿，临床症状不明显，可不出现黄疸。溶血明显者则常伴黄疸及明显的血红蛋白尿。慢性溶血患者长期血红蛋白尿和含铁血黄素尿可致缺铁而使贫血复杂化。心输出量的变化对溶血程度有一定影响。贫血本身也可使心输出量增加，血液循环加速，

加重溶血。根据有器质性心脏病病史、体征或心脏手术史，出现贫血的临床表现，心血管疾病相关的贫血诊断不难。应与血液系统疾病引起的贫血鉴别。治疗：①积极治疗原发病，心脏修复术后出现的溶血性贫血，最有效的治疗是再次手术。②纠正贫血：重度贫血者可小量、缓慢输血。③糖皮质激素对多数患者无效。

(黄岚)

jiǎzhuàngxiàn gōngnéng jiǎntuìzhèng yǔ xīnxuèguǎn jíbìng

甲状腺功能减退症与心血管疾病（hypothyroidism and cardiovascular disease） 两者关系密切，70%~80%的甲状腺功能减退症（简称甲减）患者伴发心血管病变。甲减引起的心脏病变称甲状腺功能减退性心脏病，桑德克（Zondek）于 1918 年报道，临床表现为心包炎、冠心病和心肌病。

病因及发病机制 ①甲状腺激素可通过影响蛋白质合成减低心肌肌凝蛋白 ATP 酶的活性，甲状腺激素分泌减少时，由于 ATP 酶活性降低、肌质网中钙含量减少及钙的摄取和转运能力降低，心肌的收缩和舒张功能均发生障碍。②甲状腺激素长期缺乏可引起心肌细胞间黏蛋白及黏多糖沉积、间质水肿，导致心肌张力减退、心肌细胞肥大、心肌内毛细血管壁增厚，以及心肌纤维间质黏液性肿胀、变性坏死和心肌收缩力下降。心脏呈球形扩大，表面苍白、松弛无力。病理学检查可发现肌原纤维肿胀、条纹消失和间质纤维化，细胞核大小不等、变形和空泡变性。③甲状腺激素缺乏时黏液性增加，使细胞间液积聚过量的透明质酸酶、黏多糖及水分，加之淋巴回流受阻，血

管通透性增加，易致心包积液、胸腔积液和腹水。④甲减时心肌对儿茶酚胺的敏感性降低，造成心输出量降低、心率减慢、回心血流量减少，这些改变与代谢率降低程度平行。⑤代谢减慢致血脂异常，低密度脂蛋白及甘油三酯浓度增高，可发生冠状动脉粥样硬化。

临床表现 典型表现为黏液性水肿和心脏扩大。除畏寒、乏力、反应迟钝、表情淡漠、行动迟缓等症状外，可出现劳力性心悸、气促和胸闷等症状。体格检查时常表现为体温偏低、毛发稀疏、声音嘶哑、心动过缓、心音低钝和心界扩大。心包积液可在甲减症状出现前发生，特点是发生心包积液时心率增快不明显。即使大量积液，心脏压塞的症状也多不明显。因血浆容量不增加，体力活动减少，代谢减慢，所以心力衰竭较少发生。房性心律失常较少见，室性心律失常较常见。虽血脂代谢紊乱易致冠状动脉粥样硬化，但因机体代谢降低，心肌对供血量和氧的需求减少，只要冠状动脉内血流量尚可维持心脏工作需要，不会产生心肌缺血，故心绞痛和心肌梗死并不多见。

辅助检查 X 线检查示心影普遍增大，心脏搏动缓慢微弱。典型心电图改变为窦性心动过缓，P 波和 QRS 波低电压，T 波在多数导联低平或倒置，PR 间期偶可延长。若黏液水肿侵犯传导系统，可引起束支传导阻滞和房室传导阻滞。心脏超声对判断心脏大小、心包积液和心功能有价值。

诊断与鉴别诊断 临床易漏诊。甲减性心脏病的诊断应具备以下条件：①明确诊断甲减。②有心脏扩大、心包积液和（或）

心功能不全的证据。③排除其他原因引起的心脏病。④甲状腺激素替代治疗有效。甲减性心脏病应与贫血性心脏病、慢性肾炎、肥厚型心肌病及其他原因所致心包积液鉴别。

治疗　主要针对改善甲状腺功能，甲状腺素替代治疗可逆转早期甲减相关的心血管变化。给药从小剂量开始，每2周以上增加1次，直至适当的维持量。此类患者常合并冠状动脉粥样硬化，若给予较大剂量，基础代谢率骤增，易诱发或加重心绞痛，甚至引起心肌梗死。对症治疗包括支持疗法、增加营养、纠正贫血、防治继发感染、纠正心律失常、防治冠心病等。

（黄 岚）

jiǎzhuàngxiàn gōngnéng kàngjìnzhèng yǔ xīnxuèguǎn jíbìng

甲状腺功能亢进症与心血管疾病（hyperthyroidism and cardiovascular disease）

心血管系统症状是甲状腺功能亢进症（简称甲亢）重要而常见的临床表现。甲亢时，过量的甲状腺激素直接或间接通过儿茶酚胺作用于心肌及其周围血管引起心律失常、心脏扩大和（或）心力衰竭（简称心衰），称甲状腺功能亢进性心脏病。甲亢性心脏病约占甲亢总数的10%～20%，以老年人和女性多见，多发生于甲亢病程长而未得到较好控制的患者。

病因及发病机制　主要与以下因素有关。

甲状腺激素的直接作用　①甲状腺激素可直接作用于心肌，增加心肌细胞中 Na^+-K^+-ATP 酶的活性和肌质网中 Ca^{2+}-ATP 酶活性，使肌凝蛋白合成增加并发生结构改变，从而使心肌收缩力增强、传导加速、心肌纤维缩短率加大。②甲状腺素可使心肌中 K^+ 减少、Na^+ 增多，同时由于心肌代谢加速和心肌耗氧量增加，造成心肌缺氧和营养物质的过度消耗，心肌可利用的糖原及高能磷酸物质不足，进而出现心肌细胞肥大、灶性坏死及核变性等改变，并使心肌细胞不应期缩短、兴奋阈值降低，易导致心律失常。③甲状腺激素能促进促红细胞生成素的分泌，导致红细胞总量增加，进一步增加血容量。

肾上腺素的作用　甲状腺激素可增加心肌细胞上 β_2 肾上腺素能受体的数目，抑制肝脏单胺氧化酶和儿茶酚-O-甲基转移酶的活性，使肾上腺素和去甲肾上腺素降解减少及心肌细胞对儿茶酚胺的敏感性增强，机体各组织均处于代谢亢进状态，心率加快、心肌收缩力增强、传导加速，易产生异位心律，并使心脏长期负荷过重，导致心肌肥大，甚至心衰。交感神经兴奋性增强及迷走神经兴奋性降低可致冠状动脉痉挛，发生心绞痛和心肌梗死。

肾素-血管紧张素-醛固酮系统的作用　甲亢时交感肾上腺素能系统兴奋使非活化肾素转化为活化肾素的过程加速，导致血浆肾素活性增加，肾素-血管紧张素-醛固酮系统激活，心肌血管紧张素Ⅱ（AngⅡ）受体密度上调，对局部及循环产生 AngⅡ 的敏感性增加。AngⅡ作用于中枢神经系统，可增加交感神经冲动传出；作用于肾上腺皮质，促进醛固酮分泌和水钠潴留，导致血容量增加；作用于外周血管，增加血管阻力，使心脏后负荷增加；作用于心肌细胞或血管平滑肌细胞，导致心肌肥大和促进血管平滑肌细胞过度增生。

临床表现　除甲亢本身症状外，甲亢性心脏病可出现：①心律失常，10%～15%患者可出现各种心律失常，以房性期前收缩最常见，频发房性期前收缩若不及时治疗常可演变为心房颤动，约10%的患者发生阵发性心房颤动，6%的患者表现为持续性心房颤动。少数患者可表现为程度不同的房室传导阻滞、室内传导阻滞、束支传导阻滞和心动过缓。甲亢引起房室传导阻滞的机制未完全阐明，部分患者与甲亢引起心肌及其传导系统内淋巴细胞浸润，甚至造成灶性坏死和纤维化有关，部分患者与低钾血症有关，血钾纠正后房室传导阻滞也随之消失。②心脏扩大，由于心肌收缩做功增加和血流动力学改变，可出现心脏扩大。早期表现为肺动脉段凸出，继之可出现右心室、左心室或全心扩大。③心衰，约5%患者表现为不同程度的心功能不全，特点为高排出量性心衰。由于甲亢时肺动脉压和右心室压均显著升高，右心室代偿能力较左心室差，故发生心衰时常先以右心衰竭为多，随病情加重可出现左心衰竭和全心衰竭。④心绞痛，甲亢时并发心绞痛并不少见，甚至有发生心肌梗死的报道，但冠状动脉造影结果多为阴性。这与甲亢患者心肌血、氧供需失衡、代谢亢进、副交感神经对心脏抑制作用降低诱发冠状动脉痉挛和异常乳酸反应等因素有关。

诊断与鉴别诊断　对甲亢患者心血管受累到何种程度诊断为甲亢性心脏病尚无统一标准。一般认为，甲亢患者伴心房颤动、房室传导阻滞、心脏扩大、心衰、心绞痛或心肌梗死，且无其他原因可以解释，或甲亢痊愈或完全缓解后上述异常自然消失或明显好转者，可诊断为甲亢性心脏病。

甲亢性心脏病需与风湿性心脏病、肺源性心脏病、冠心病等鉴别，但有时两病可并存。

治疗 ①控制甲亢：是治疗甲亢性心脏病的关键。首选药物治疗，药物治疗的持久缓解率约40%。若甲状腺功能控制在轻至中度增高水平，心功能基本恢复，也可采用放射性^{131}I治疗或甲状腺次全切除术。^{131}I治疗甲亢性心脏病的治愈率约为80%，甲状腺次全切除术的治愈率为91%~94%。②纠正心衰：治疗原则同其他心脏病。甲亢引起心衰时，应及早应用β受体阻断剂，但若合并低排出量、严重左心功能不全应慎用。甲亢引起的心衰多为高排出量性心衰，心肌细胞对洋地黄类药不敏感，因此用量应酌情增加。③控制心律失常：甲亢引起的心律失常大多数可逆，随着甲亢的有效控制，绝大多数都可自行恢复且不复发。甲亢合并的心房颤动不易被洋地黄控制，可给予无拟交感神经活性的$β_1$受体阻断剂，如阿替洛尔、美托洛尔等改善症状，若甲状腺功能恢复后仍不能自行复律，可尝试电复律或药物复律。④处理心绞痛：首选非二氢吡啶类钙通道阻滞剂，必要时与硝酸酯类药联用。甲亢性心绞痛可能与冠状动脉痉挛有关，因此β受体阻断剂不宜单独使用，以免冠状动脉上α受体活性增加，加剧冠状动脉痉挛，心绞痛难以缓解甚至恶化。

(黄 岚)

rènshēn yǔ xīnxuèguǎn jíbìng

妊娠与心血管疾病 (pregnancy and cardiovascular disease)

妊娠与心血管疾病的关系包括育龄心血管疾病患者妊娠及由妊娠引起的心血管疾病。心血管病可增加孕妇风险并影响胎儿发育，妊娠也可增加心脏负荷、诱发心力衰竭（简称心衰）、引起围生期心肌病或妊娠期高血压疾病。

妊娠对心血管系统的影响

妊娠期胎儿的生长发育、子宫增大、代谢率增高和内分泌等因素的改变引起心血管系统的变化，主要表现在：①血容量：妊娠后孕妇体内总循环血容量逐渐增加，至妊娠33周达到高峰，比孕前平均增加约50%，此后逐渐减少，产后2~6周恢复正常。除血容量外，水和钠也逐渐潴留，直到分娩前。此种改变可能与妊娠期间醛固酮、雌激素和孕激素等分泌增加有关。②血流动力学：主要特点是心输出量增高伴外周血管阻力降低。妊娠第10周开始有心输出量增加，20周达高峰，比正常增多约40%。妊娠期间，由于内分泌激素水平的变化，外周血管阻力降低，同时由于血容量增加、体液潴留，加之胎盘循环形成动静脉短路，孕妇通常存在高动力循环状态，动脉压正常或轻度降低，脉压增大。妊娠后期，增大的子宫于仰卧位时压迫下腔静脉，使下腔静脉远端的压力>20mmH$_2$O，回心血流量减少，故骤然平卧时可因心输出量突然减少而发生低血压和晕厥，称妊娠期卧位低血压综合征，迅速取侧卧位后症状即可解除。③心脏：从妊娠8~10周起心率逐渐加快，到34~36周达高峰，以后逐渐减慢。由于每搏量增加，心脏做功及耗氧量增多，常有心肌肥大。妊娠后期膈肌抬高，心脏被向上向左推移，沿前后轴旋转而呈横位，心尖搏动比正常左移，心浊音界左缘比正常略大。

心血管疾病对妊娠的影响

包括以下几方面。

对孕妇的影响 心血管疾病患者妊娠时可能出现：①心衰：妊娠可加重心血管疾病患者心脏负担，诱发或加重心衰。心衰是心脏病孕产妇最常见、最危险的并发症，也是妊娠合并心脏病的主要死亡原因之一。②感染性心内膜炎：妊娠时，尤其是分娩时易发生菌血症，在已有心脏病变处易发生心内膜炎。③缺氧和发绀，发绀型先天性心血管疾病如法洛四联症（tetralogy of Fallot）等患者，平时即有发绀和缺氧，妊娠时周围血管阻力降低，发绀加重。非发绀型左向右分流的先天性心血管病患者，分娩时若因失血等原因血压下降，可引起暂时性右向左分流，导致发绀和缺氧。④栓塞，妊娠时血液呈高凝状态，合并心血管疾病者静脉压增高通常更明显，易引起栓塞并发症。若来自骨盆的血栓脱落可引起肺栓塞，在具有左、右心腔交通的先心病，血栓还可通过缺损造成周围动脉栓塞。⑤主动脉夹层分离，马方综合征（Marfan syndrome）或主动脉缩窄患者妊娠，因血容量增加、血压突然增高，可发生主动脉夹层和主动脉破裂，甚至死亡。

对胎儿的影响 孕妇合并心血管疾病时，胎儿发育通常比健康孕妇的胎儿差。孕妇发生心衰时，宫内胎儿的供血、供氧均受到严重影响，易导致胎儿营养不良和发育迟缓，甚至发生流产、早产和胎死宫内。心功能越差，胎儿的死亡率越高。据统计，心功能Ⅲ级（NYHA分级）的胎儿死亡率达12%，Ⅳ级者达31%。发绀型先天性心脏病患者妊娠时自然流产率很高。高血压患者妊娠时，因小动脉处于痉挛状态，子宫和胎盘血流量比正常减少，胎儿因供血不足导致胎儿发育迟缓和死亡的发生率增高。瓣膜置换术后的患者妊娠，因长期服用抗凝药，可能造成胎儿畸形、流产、出血或死亡。

妊娠合并心脏病 妊娠前已患心脏病，已发现或在妊娠体检时发现。病因以风湿性心脏病最常见，占 80%～90%，其次为先天性心脏病。心肌病在孕妇中所占的比例有所增加，其他还有高血压心脏病、贫血性心脏病等。

妊娠期高血压疾病 是孕妇特有的疾病，可引起心衰、肾衰竭，甚至导致母婴死亡。患者妊娠前无高血压及心脏病史，在妊娠晚期（孕 20～24 周）或产褥早期出现高血压、水肿和蛋白尿。严重者还可出现头痛、视物模糊、恶心及呕吐等，称先兆子痫。在先兆子痫基础上，有频繁抽搐发作或出现嗜睡、昏迷，称子痫。主要病理改变为全身小动脉痉挛，病因尚不清楚。根据典型病史和临床表现，诊断多无困难。对诊断妊娠期高血压疾病患者应定期产前检查，多休息、控制血压，密切观察，防止发生子痫。对已发生子痫或先兆子痫的重度患者，处理原则是控制抽搐、解痉、镇静、降压、扩容和利尿，并适时终止妊娠。

围生期心肌病 妊娠末期 1 个月至产后 5 个月内出现的原因不明的以心肌损害为主的心脏病。属原发性心肌病的一种临床类型，也是孕妇特有的疾病。多见于 30 岁以上、营养不良、产前护理不良及患有妊娠期高血压疾病的经产妇。病理检查可发现心脏扩大，心内膜基本正常，也可有斑片状增厚，外观呈灰白色。组织学以心肌纤维变性为主，散在单核细胞或淋巴细胞浸润、间质水肿和脂肪浸润，附壁血栓形成也很常见。临床表现主要为心脏扩大、充血性心衰、心律失常和栓塞。此病与扩张型心肌病不同的是心房颤动的发生率较低。根据临床表现和辅助检查，围生期心肌病的诊断不难确立，但需排除其他引起心脏扩大、心衰和心律失常的原因，如心瓣膜病、先天性心脏病及贫血性心脏病等。治疗主要针对心衰、心律失常和栓塞等并发症，原则和方法同扩张型心肌病。有顽固性心律失常或心衰者常需终止妊娠，因此病有再次妊娠复发的倾向，应避免再孕。

心脏病患者耐受妊娠的评估 心脏病患者能否耐受妊娠、分娩及产褥期的负担取决于心脏病的种类、心功能、既往有无心衰病史、孕妇年龄等多种因素。一般认为心脏病病情较轻、心功能 II 级以下、既往无心衰病史也无其他并发症者，在医疗条件允许的情况下可耐受妊娠和分娩。心脏病变较重、心功能 III 级以上或有心衰史者不适宜妊娠。年龄>35 岁、心脏病史较长的患者发生心衰的概率较高，也不适宜妊娠。有心衰史者妊娠后约 70% 再度发生心衰，不适宜妊娠。风湿性心脏病伴肺动脉高压、心房颤动或高度房室传导阻滞、急性风湿热、并发感染性心内膜炎、先天性心脏病有肺动脉高压或发绀者、合并其他较严重疾病如肾小球肾炎等在妊娠或分娩期易致心衰或休克，均不宜妊娠。

心脏病患者妊娠后的处理 心脏病妇女一经受孕，即应根据病情在妊娠的不同阶段给予适当处理。

妊娠期应加强产前检查，减轻心脏负担并纠正各种影响心功能的因素。分娩期应尽量缩短分娩时间，严密观察血压、脉搏和呼吸，防止出血，及时控制血压并预防心衰。妊娠或分娩时发生的心脏病处理原则同一般心脏病。妊娠期间用药应兼顾孕妇和胎儿的安全，尽量减少或不用药，若必须用药，应参考美国食品与药品监督管理局（Food and Drug Administration，FDA）推荐意见。FDA 根据对胎儿危险度将药物分为 A（有人类为对照组证明对胎儿无危险）、B（在动物实验中未显示对胎儿的危险，但无孕妇的对照组；或动物实验证明对胎儿中曾显示有不利影响，但在人类对照组中无此作用）、C（动物研究中发现该类药物对胎儿有危险，但未在孕妇中做对照试验；或在孕妇和动物中均未做过研究）、D（有证据表明该类药物对人类胎儿有危险，但对孕妇有益，仅用于危及孕妇生命的严重疾病而无更安全的药物可选择或虽有此等药物但使用无效者）、X（动物和人类研究发现应用该类药物可引起胎儿异常，对孕妇无益）5 类。在常用的心血管药物中，血管紧张素转换酶抑制剂、血管紧张素 II 受体阻断剂、香豆素类抗凝剂有明确致畸作用，属禁用（D 类）。多数心血管用药属 C 类，如地高辛、β 受体阻断剂、钙通道阻滞剂、利尿剂、阿司匹林、肝素等，仅少数为 B 类，如低分子肝素、尿激酶等。

产后由于组织内液体流入体循环，血容量增加，仍可发生心衰，应继续严密监测 48～72 小时，常规使用抗生素预防感染性心内膜炎。在常用抗菌药中，青霉素、头孢菌素、红霉素、甲硝唑属 B 类，喹诺酮类、万古霉素等属 C 类，四环素类、氨基糖苷类抗生素属 D 类。

（黄 岚）

心理健康与心血管疾病

xīnlǐ jiànkāng yǔ xīnxuèguǎn jíbìng

（mental health and cardiovascular disease） 心血管疾病除年龄、血压、血脂、血糖、肥胖和吸烟外，不健康的心理状况是另一重要潜在危险因素。心血管疾病与心理因素互为因果，均可使疾病复杂化。

心身性躯体不适易被误诊为心血管疾病 紧张、焦虑、抑郁、情绪失控等不健康的心理状况可引起心悸、胸痛、气促和乏力等。急性焦虑和惊恐可表现为心悸、胸闷、呼吸困难和大汗，并伴强烈的惊恐感和濒死感，夜间发作时还有强迫坐位、吸氧愿望，常有心动过速，很容易被误诊为急性冠状动脉综合征或急性左心衰竭。慢性焦虑和抑郁者常因胸痛、胸闷、气促而就诊于心血管内科，约占心血管内科门诊就诊患者的10%。其发生机制与大脑皮质受到强烈刺激后兴奋与抑制失衡，引起中枢神经功能失调、自主神经功能紊乱，进而造成心血管功能异常有关。此病虽非器质性心脏病，但症状多、反复易变，严重者可完全丧失劳动力。

不健康心理是心血管疾病的危险因素 情绪激动是心血管疾病不容忽视的危险因素，心脏病突发事件的发生率比平时增加2.66倍，ST段抬高型心肌梗死增加2.49倍，非ST段抬高型心肌梗死和不稳定性心绞痛增加2.61倍，心律失常增加3.07倍。伴抑郁和焦虑的人群高血压发生率增加2倍，脑卒中、心绞痛和心肌梗死的危险增加6倍，死亡率增加2倍以上。抑郁和焦虑引起心血管疾病机制：降低心率变异性；交感张力增高、心肌氧耗量增加；血中儿茶酚胺、白介素、肿瘤坏死因子水平增高，可对心肌细胞造成毒性作用；血小板活性增高，可引起血黏度增高，增加血栓形成的危险。

不健康心理对心血管疾病的影响 ①加重临床症状：调整诱导心肌缺血的其他因素后，冠心病患者心绞痛增加次数与其焦虑和抑郁程度显著相关。②影响治疗依从性：合并焦虑或抑郁者通常不能很好配合治疗，导致疗效降低，疗程延长。③影响预后：抑郁是心血管疾病的独立危险因素，心血管疾病合并抑郁者死亡率和再次住院率高，预后不佳。④影响生活质量。⑤增加医疗费用：反复就诊或住院及住院时间延长，增加社会和家庭的经济负担。

心血管疾病易合并心理健康问题 心血管疾病患者的焦虑、抑郁和紧张情绪的发生率很高，心肌梗死患者35%~45%、不稳定性心绞痛患者约41%、心力衰竭患者约35%、冠状动脉旁路移植术前患者约43%、住院的冠心病和急性心肌梗死患者约69%、住冠心病监护病房患者约50%、高血压和心律失常患者高达30%~50%。

双心治疗 又称双心医学。根据生物-心理-社会医学模式，对心血管疾病应该综合治疗，既需加强躯体治疗（特别是一级和二级预防），又需进行心理疏导及干预，以期提高疗效，改善预后，防止不良转归。

（黄 岚）

心血管疾病危险因素

xīnxuèguǎn jíbìng wēixiǎn yīnsù

（risk factor for cardiovascular disease） 存在于机体的一种生理生化和社会心理特征（因素），使个体心血管疾病发生率增加，减少或去除该因素后个体发生心血管疾病的危险则减少或消失。心血管疾病流行病学专家坎内尔·维拉姆（Kannel William）在美国弗雷明瀚（Framingham）心脏研究中创造了该词，其最初使用"危险因素（risk factor）"一词的论文发表于1961年美国内科医师协会《内科学年鉴杂志》。

在病因学研究中，与疾病发生有关的因素称为危险因素。危险因素的概念体现了概率论因果观。危险因素概念的产生和应用使人类对病因的认识更加深入和全面。危险因素应用于慢性疾病病因研究具有较大的现实意义，因为许多因素与慢性病有一定程度的相关联系，但大多具有非特异性、多变性和不确定性等特点，由于它们不如病原体和传染病之间那样明确的因果联系，因此称为危险因素，有时候也使用决定危险因素。

心血管疾病的常见危险因素如高血压、高脂血症、吸烟、肥胖、糖尿病、缺乏体力活动和心血管疾病家族史，其他还包括膳食不平衡和空气污染等。上述危险因素并非独立存在，而是呈现多重危险因素聚集态势，共同影响心血管疾病的发病和死亡，中国心血管疾病危险因素的聚集已呈流行趋势。随着各种研究的开展，越来越多的心血管疾病危险因素已被人们所认识，如代谢综合征、膳食不平衡、空气污染和抑郁症等。另外心血管疾病的危险因素谱也随着社会的发展而发生变化，各危险因素的作用强度也随之不断发生着变化。

高血压 高血压是一种以动脉压升高为特征，可伴心、血管、脑和肾等器官功能性或器质性改变的全身性疾病。高血压的进展与心脏和血管的功能性及结构性异常紧密相关,损害心、脑、肾、血管和其他器官,引起过早发病和死亡。

高血压根据病因分为原发性高血压和继发性高血压,其中90%~95%的高血压病因不明,称为原发性高血压,其余5%~10%的高血压源于心、肾、血管及内分泌等系统疾病,称为继发性高血压。根据《中国高血压防治指南2010年修订版》标准,在18岁以上人群中,高血压定义是:在未使用降压药的情况下,非同日3次测量血压,收缩压≥140mmHg和(或)舒张压≥90mmHg。收缩压≥140mmHg和舒张压<90mmHg为单纯性收缩期高血压。患者既往有高血压史,正在使用降压药,血压虽然<140/90mmHg,也诊断为高血压。

中国高血压患者至少有2亿人,且高血压患病率仍呈增长趋势,是心血管疾病发病及死亡的主要危险因素。研究显示,在总的心血管疾病事件中,36.1%可归因于高血压。2005年高血压导致211万心血管疾病患者死亡,其中绝大部分是脑血管疾病死亡,但中国高血压的知晓率、治疗率和控制率均处于较低水平。

高脂血症 血脂是血浆中的胆固醇、甘油三酯和类脂等的总称。其中,胆固醇和甘油三酯与临床心血管疾病密切相关。高脂血症是人体脂肪代谢异常的表现,主要指胆固醇和(或)甘油三酯升高,主要分为3类:高胆固醇血症、高甘油三酯血症和混合性高脂血症。根据《中国成人血脂异常防治指南》,中国总胆固醇的适宜切点:<5.18mmol/L为合适范围,5.18~6.19mmol/L为边缘升高,≥6.22mmol/L为升高,即

高胆固醇血症。

高胆固醇血症对身体的损害是隐匿、逐渐、进行性和全身性的,它的直接损害是加速全身动脉粥样硬化。长期胆固醇水平升高可在动脉壁形成粥样斑块,使管壁逐渐狭窄甚至闭塞,较小的斑块也可破裂脱落,血小板附着形成栓子,阻塞血流,从而引发心肌梗死、脑卒中和猝死等。总胆固醇是心血管疾病的重要危险因素,增加冠心病和缺血性脑卒中的发病风险,随着总胆固醇水平的增加心血管疾病的发病危险持续上升。研究显示,年龄标化后,中国成人胆固醇边缘升高和高胆固醇血症患病率分别为23.8%和9.0%,但知晓率、治疗率和控制率极低。

吸烟 指吸烟者主动吸入烟草烟雾的行为,是当今世界最严重的公共卫生问题之一。烟草中含有大量的有毒害成分,包括尼古丁、挥发性物质、N-亚硝胺、稠环芳烃、芳香胺类、杂环胺、自由基和金属及放射性物质等,对人体健康会造成极大的危害,甚至死亡。据世界卫生组织(World Health Organization,WHO)统计,全球约有11亿吸烟者,每年有600万人死于吸烟相关疾病。中国现有吸烟者3亿人,2005年吸烟造成了40岁以上成年人67.3万人的死亡,其中包括超过14.6万人源于心血管疾病死亡。

二手烟是二手烟草烟雾的简称,吸二手烟又称被动吸烟、强迫吸烟或接触环境烟草烟雾。二手烟暴露是一个不容忽视的问题,中国约有7.4亿不吸烟者遭受二手烟危害,其中包括1.8亿儿童,估计每年因二手烟暴露死亡的总人数超过10万。

吸烟损伤血管内皮功能,可

导致动脉粥样硬化的发生,使动脉血管腔变窄,动脉血流受阻,引发多种心血管疾病。大量证据表明,吸烟增加冠状动脉、颈动脉、主动脉、脑动脉和外周动脉等多处发生粥样硬化,从而引发冠心病、脑卒中和外周动脉疾病,且存在剂量效应关系,而戒烟可显著降低上述疾病的发病和死亡。

肥胖 根据WHO定义,肥胖是指体内脂肪过量堆积从而损害身体健康的病理状态。经常使用的判断肥胖的指标为体质指数(body mass index,BMI)和腰围,腰臀比也可作为肥胖的判断指标。BMI=体重(kg)/身高(m^2),按照WHO标准,BMI≥30为肥胖;中国将BMI≥28作为肥胖的判断标准,对各项危险因素异常及危险因素聚集具有较高的敏感性和特异性。按照以上两个标准,2002年18岁以上人群肥胖的患病率分别为2.9%和7.1%。向心性肥胖(又称中心性肥胖或腹型肥胖)以腰围作为判断指标。根据国际糖尿病联盟的标准,中国成人中,男性腰围≥90cm、女性腰围≥80cm即为向心性肥胖。2000年35~74岁成年男性和女性向心性肥胖的患病率分别为16.0%和37.6%。

随着经济发展和生活方式的改变,中国肥胖率呈持续上升趋势,已经成为中国面临的重大公共卫生问题。肥胖是心血管疾病的独立危险因素,肥胖者血液中脂肪增加导致血管弹性减弱、血液黏稠度增加和动脉粥样硬化,同时肥胖也是引起高血压、糖尿病、血脂异常等其他疾病的主要原因。此外,肥胖可增加心血管疾病和全死因死亡,缩短预期寿命。

糖尿病 胰岛素是人体内胰

岛 B 细胞分泌的一种激素，用于调节人体血糖水平。糖尿病是一种因体内胰岛素绝对或相对不足而导致的慢性疾病。糖尿病的主要临床表现为多饮、多尿、多食和体重下降（"三多一少"）。长期的糖尿病可造成机体多脏器损害，尤其是神经和血管系统。

糖尿病分为 4 种类型：1 型糖尿病、2 型糖尿病、妊娠期糖尿病和继发性糖尿病。1 型糖尿病又称胰岛素依赖型糖尿病，症状通常出现在儿童或青少年时期，一般源于自身免疫系统破坏的 B 细胞；2 型糖尿病又称非胰岛素依赖型糖尿病，常出现在成年人中，源于组织细胞的胰岛素抵抗、B 细胞功能衰退或其他多种原因；妊娠期糖尿病则与 2 型糖尿病相似，也是源于组织细胞的胰岛素抵抗，但其胰岛素抵抗源于妊娠期妇女分泌的激素；继发性糖尿病是由于其他疾病、药物和手术等原因造成的糖尿病。4 种糖尿病中以 2 型糖尿病为主，占所有糖尿病的 90%。

WHO 报道显示，全球糖尿病患者 3.46 亿人。中国 2002 年全国营养调查数据显示，18 岁以上居民糖尿病患病率为 2.6%。2007~2008 年，估计 20 岁以上成人糖尿病患病率为 9.7%，总数达 9240 万。糖尿病可引起冠心病、脑卒中等多种并发症，使其发病风险增加 1 倍，是心血管疾病的重要危险因素。

缺乏体力活动 随着社会经济的发展，人们生活方式发生了改变，日常生活和工作多以坐为主，包括读书、看电视、电脑办公和玩电子游戏等，体力活动明显减少甚至缺失。这种缺乏体力活动的生活方式可导致超重、肥胖、高血压、血脂异常、血糖升高等，并使心血管疾病的危险增加。缺乏体力活动也是全球死亡的一个重要可控危险因素。WHO 报告显示，缺乏体力活动已经成为全球死亡的第四位主要危险因素，每年造成约 320 万人死亡。2008 年全球 31% 的 15 岁及以上人群缺乏体力活动，中国人群体力活动水平也呈明显的下降趋势，2007 年 15~69 岁人群中有 29.4% 缺乏体力活动。

家族史 指某一疾病在直系血亲中的发病情况，了解家族史可判断个体对于这一疾病的易感性。按照英国心脏基金会（British Heart Foundation）的规定，心血管疾病家族史是指男性直系血亲（父亲或兄弟）55 岁前或女性直系血亲（母亲或姐妹）65 岁前发生心血管疾病。

研究显示，家族史是心血管疾病发病的独立危险因素，有家族史的个体，其心血管疾病发病风险至少增加 1 倍。收集家族史信息有助于开展心血管疾病高危人群的筛查和早期预防工作。

（顾东风）

xīnxuèguǎn jíbìng kāngfù

心血管疾病康复 （rehabilitation of cardiovascular disease）

涵盖多学科（心血管病学、康复医学、营养学、运动医学、心理学）的治疗体系，包含疾病评估、个体化运动方案、心脏危险因素控制、患者的教育和咨询。要求患者通过自身努力，使躯体、心理、社会、职业和情感恢复到最佳状态，并在社会中维持正常的角色地位和过积极的生活。心血管疾病康复既有治疗内容，也有二级预防的意义。运动康复包括：①患者的医学评估及药物治疗，包括心肺运动负荷试验评估其心肺储备功能。②体力活动咨询和心肺储备功能指导下的运动训练。③心脏危险因素管理，包括血脂管理、高血压管理、体重管理、糖尿病管理、戒烟。④营养咨询与指导。⑤心理咨询与管理。心血管疾病的康复贯穿于心血管疾病治疗的全过程，已被证明可降低心血管疾病的总死亡率，已成为心血管疾病治疗的新方法。

适应证 ①心肌梗死后（ST 段抬高型心肌梗死、非 ST 段抬高型心肌梗死）。②行冠状动脉旁路移植术或经皮冠状动脉介入治疗后。③稳定性心绞痛。④心脏瓣膜修复术或置换术后。⑤心脏移植术后。⑥稳定的心力衰竭。⑦轻至中度高血压、外周动脉疾病及起搏器植入术后。

禁忌证 ①严重心绞痛。②失代偿性心力衰竭。③未控制的心律失常，如房性或室性心律失常，心动过速（心率 > 100 次/分），未植入起搏器的三度房室传导阻滞。④未控制的中至重度高血压。⑤运动负荷试验期间出现高血压或低血压、严重缺血、左心室功能障碍或心律失常。⑥中至重度主动脉瓣狭窄、中至重度梗阻性肥厚型心肌病、急性心包炎或心肌炎。⑦不稳定的伴随疾病，如急性感染、急性脑卒中、明显肝肾功能不全。⑧未控制的糖尿病。⑨近期血栓栓塞患者。⑩影响运动的骨与关节疾病，如脑卒中后严重残疾、骨折、关节炎、关节外伤等。

实施方法 包括以下几方面。

医疗评估 包括患者的既往病史、现病史、家族史等全部的相关病史、详细的体格检查（包含与运动相关的平衡、协调功能的检查）、心肺储备功能检查（超声心动图、心肺运动负荷试验，必要时肺功能的检测）及共存疾病的评估。目的是整体评价患者的全身功能，排除运动治疗的禁忌证。其中心肺运动负荷试验是评估心肺储备功能的核心。心肺运动负荷试验仅用来评估心肺储备功能，并制订运动处方，而不用来作为心血管疾病的诊断工具。仪器有许多种，可根据患者具体情况选择运动平板、踏车及上肢测力计。

运动负荷试验中应用最为广泛的是布鲁斯（Bruce）方案，其每一阶段增加 2～3 代谢当量（metabolic equivalents，METs），要求患者的功能容量超过 7METs，但对于心血管疾病患者进行心肺运动储备功能的评估多选用踏车的 Ramp10 方案，其运动负荷连续增加 10W/min，直至达到患者峰值运动或出现运动试验的终止标准而结束。

药物治疗　是心血管疾病康复的基础，需根据心血管疾病的病种选择药物治疗方案，根据病情变化调整，从而达到药物治疗的最优化。

体力活动咨询和心肺储备功能指导下的运动训练　评价患者的运动习惯，提出日常体力活动建议。根据个体化的心肺运动负荷试验结果（表），判断是否采用运动下的监护措施。

运动康复需根据患者个体化的心肺储备功能结果，制订运动处方。

运动处方包括运动形式（M）、运动强度（I）、运动持续时间（D）、运动频率（F）。

有氧运动一般建议：M＝快走、慢跑、踏车等形式；I＝运动容量的 50%～80%，或根据其运动试验的无氧阈值负荷制订运动处方，以保证患者的运动治疗均在有氧代谢范围；D＝30～60 分钟；F＝3～5 次/周。

阻力运动一般建议：M＝弹力带、哑铃等形式；I＝每一组肌肉群的训练重复 8～15 次；D＝完成 8～10 个肌肉组的训练（20～30 分钟）；F＝2～3 次/周。阻力运动强调以中等或较慢的速度节奏进行、用力阶段呼气、放松阶段吸气以避免瓦尔萨尔瓦动作（Valsalva maneuver）动作，躯体上部和下部交替锻炼，以便训练肌肉得到充分休息。

控制心脏危险因素　①血脂管理：根据心血管危险分级确定患者应达到的血脂控制标准，提出饮食建议并制订药物治疗方案，随访血脂水平，以促进并维持血脂达标。②高血压管理：评估血压治疗情况，根据危险分级以确定患者的达标血压，调整生活方式、制订药物治疗方案，随访血压水平，以促进并维持血压达标。③戒烟管理：建议所有心血管疾病患者戒烟，未停止吸烟的患者应制订戒烟计划，必要时药物干预。④糖尿病管理：确定患者血糖控制范围，提出饮食建议并制订药物治疗方案，随访血糖水平，以促进并维持血糖达标。⑤体重管理：根据患者的具体情况制订其个体化的体重控制计划。

营养咨询与指导　评价患者的饮食习惯，结合患者的体重、血脂、血压、血糖及心力衰竭的程度制订具体的饮食处方。

心理咨询与管理　使用标准化的心理测量工具，识别患者的心理状态，是否存在焦虑、抑郁、孤僻、易怒、敌意、性生活障碍及特殊物质的依赖（酒精或精神

表　美国心脏病学会心脏运动康复危险分层标准

危险级别	NYHA 分级	运动能力	临床特征	监管及心电图监测
A			无确定心血管疾病（但包括存在 2 个心血管危险因素以上）患者	不需运动心电图、血压监测
B（低危）	I 级或 II 级	≤6METs	已知冠心病、瓣膜病、心脏扩大、EF≤30%，无充血性心力衰竭表现，静息状态或≤6METs 的运动时无心肌缺血或心绞痛，运动时收缩压适度升高，静息或运动时无阵发性或非阵发性室性心动过速，有自我调节运动能力	只需在制订的运动阶段初期进行指导，6～12 次心电图和血压监测
C（中高危）	III 级或 IV 级	<6METs	已知冠心病、瓣膜病、心脏扩大、EF≤30%，运动负荷<6METs 时发生心绞痛或缺血性 ST 段压低，运动时 SBP 低于静息 SBP，运动时出现非持续性室速，有心脏骤停史，有可能出现危及生命的医学情况	运动整个过程需要医疗监督指导及心电和血压监测，直到安全性建立，可转入 B 级康复，需密切监测
D（高危）	IV 级		不稳定性心肌缺血、严重的瓣膜狭窄和反流、失代偿心力衰竭，未控制的心律失常，可因运动而加剧病情	不推荐进行以增强适应为目的的任何活动，日常活动应在医师评估后进行，应积极治疗尽快恢复到 C 级或更高级

注：EF：射血分数；SBP：收缩压

药品），予以心理咨询，必要时进行专科干预，期望达到精神、心理的健康。

方案分期　包括如下分期。

住院康复期　指严密监护下的住院期康复计划，旨在尽快让患者从急性心血管事件或心脏手术中安全恢复，主要集中于医疗护理、体力活动的恢复、危险因素和心理因素的评估及教育。持续 7～14 天，分为急性期和亚急性期。

急性期　指心脏监护病房的时期。实施心脏手术的患者需尽早活动，以预防压疮、坠积性肺炎和血栓栓塞。急性期活动强度极低，一般 1～2METs；包括被动的关节活动（range of motion, ROM），上肢的 ROM 约 1.7METs，下肢的 ROM 约 2METs。可使用床上便盆（约 4.7METs）或床旁如厕（约 3.6METs）。应避免等长收缩运动（可增加心率）、瓦尔萨尔瓦动作（促进心律失常）、抬高下肢的动作（可增加心脏前负荷）。

亚急性期　指离开心脏监护病房转至普通病房的时期。活动强度有所增加，3～4METs。可进行低强度的柔软体操；ROM 的运动强度可逐步增加速度或时间；根据患者具体情况可增加低强度的阻力运动。活动范围可从床边到病房内，逐步扩展到病房的走廊，使用平板的患者可从 0 坡度的 1mph 开始，逐步增加到 1.5、2.0、2.5mph，1mph 相当于缓慢散步，为 1.5～2.0METs；2.0mph 相当于正常情况下的慢走，为 2～3METs。

出院早期门诊康复　是紧随出院后的康复期，时限由危险分层和所需的监控决定，一般 3～6 个月，可定义为康复治疗的紧密监护期，多在有康复设施的门诊进行，也可到康复医院进行，此期须加强监护及强化危险因素的修正。

中期和维持期门诊康复　中期继续进行耐量训练和危险因素的修正，此期心电监护仅在康复治疗出现症状时进行。维持期康复时患者的运动耐力已进入平台期，其危险因素的管理已基本达标或稳定，维持期康复是否实施可根据个体结果和医疗需要决定。

（王乐民）

xīnxuèguǎn jíbìng yùfáng
心血管疾病预防（prevention of cardivascular disease）　包括脑血管病、外周血管病和心脏病的预防。动脉粥样硬化性疾病是心血管疾病致残致死的主要原因，主要包括冠心病、脑卒中、腹主动脉瘤和外周动脉疾病。动脉粥样硬化的发生发展是一个漫长的过程，早期病变在儿童时期已经存在，常在首次发病就有致死、致残的高风险。有效控制致病因素，将延缓或阻止动脉粥样硬化病变发展成临床心血管疾病。美国自 20 世纪 40 年代起冠心病病死率持续升高，1968 年冠心病病死率高达 336.5/10 万，此后预防得到重视，主抓控制胆固醇、降压和戒烟。到 2000 年冠心病病死率下降了 50%，其中危险因素控制的贡献最大，全人群胆固醇水平下降 0.34mmol/L，收缩压下降 5.1mmHg，吸烟量下降 11.7%，对病死率下降的贡献率分别为 24%、20% 和 12%。二级预防和康复的贡献率为 11%，三级预防（即临床预防，借助各种治疗方法使患者早日康复、减少疾病的不良后果、提高生活质量）为 9%，血运重建仅为 5%。西欧各国自 20 世纪七八十年代以来因加强心血管危险因素的控制，冠心病病死率下降

20%～40%。欧美发达国家的经验提示心血管疾病预防对降低心血管疾病发病率和病死率的重要性。

心血管疾病的预防包括心血管疾病初级预防、一级预防和二级预防。初级预防针对无心血管疾病也无危险因素的人群防止危险因素的发生。1978 年斯特拉瑟（Strasser）教授提出初级预防的概念，核心思想是以人群预防为基础，避免心血管危险因素的发生。无危险因素的个体终生心血管疾病的风险低至 8%，有 1 个危险因素心血管疾病风险增加 17%，有 2 个危险因素风险增加 26%。任何一个危险因素的存在均会增加终生心血管疾病的风险，即使危险因素使用药物已经控制到正常水平，其终生心血管疾病的风险仍高于无危险因素的个体。因此，避免心血管疾病发生的有效手段不应仅仅是控制高胆固醇、高血压等危险因素，而应通过建立健康的生活方式避免危险因素的发生。一级预防针对尚无心血管疾病证据的人群。二级预防针对已经患有心血管疾病的患者。与在各级医疗机构由医务人员针对患病个体进行治疗不同，心血管疾病的预防应面向全人群，卫生医疗机构必须在各级政府领导下与广播、电视、报刊、网络等宣传部门合作，并得到农业、商业和食品生产部门的支持，才能落实好该项工作。

（胡大一）

xīnxuèguǎn jíbìng yījí yùfáng
心血管疾病一级预防（primary prevention of cardiovascular disease）　在心血管疾病尚未发生时针对致病因素（或危险因素）采取的措施。又称心血管疾病病因预防。是预防疾病和消灭疾病的根本措施。世界卫生组织

（WHO）提出的人类健康四大基石"合理膳食、适量运动、戒烟限酒、心理平衡"是心血管疾病一级预防的基本原则。

心血管疾病危险因素 心血管疾病的发生是多种因素共同作用的结果，一级预防措施通常针对这些致病因素或发病危险因素而制订。心血管疾病的危险因素分为可干预和不可干预两种。前者包括高血压、吸烟、血脂异常、糖尿病、肥胖、缺乏体力活动、饮食不合理和精神紧张等。年龄、性别、种族和家族遗传性是不可干预的危险因素。心血管疾病的一级预防主要通过积极主动地控制各种可干预的危险因素，从而达到使心血管疾病不发生或推迟发生的目的。

心血管疾病一级预防策略 实施一级预防分为两种主要策略：①全人群策略：指针对整个人群而非每个个体开展工作，降低整个人群危险因素的暴露水平，如制定公共场所不得吸烟的政策，并监督落实，从而起到降低人群吸烟率，减少心血管疾病发生的作用。该策略主要通过立法、宣传、教育、制定政策，以及价格的杠杆作用等间接实现降低人群危险因素暴露水平的目的。②高危人群策略：指针对人群中发生心血管疾病的机会较高的个体（高危人群），采取一对一的方式，进行强化的、更加有针对性的干预，降低其未来发病风险。该策略主要通过有效地筛查和管理高危个体，直接对个体的危险因素进行干预。其实施通常依赖专业队伍和机构进行，手段包括药物干预、治疗性生活方式指导、健康教育、行为指导及心理咨询等。

实际工作中，全人群策略和高危人群策略可相互补充、相互协同和相互促进。具体措施均应该先取得科学的有效证据基础上再进行推广。无论哪种策略，两者共同的关键在于降低人群各种危险因素水平，同时心血管疾病一级预防需要对以上可干预的危险因素进行综合控制方能达到理想效果。对于全人群策略来说，重要的是需要通过社区诊断明确人群的重要危险因素的优先次序，结合资源可获得情况，制订最佳的干预方案。对于高危人群策略来说，重要的是方便、准确地筛查出高危个体及其所具有的多种危险因素，并提供经济高效的干预措施。

心血管疾病危险评估与分层 自20世纪末以来，国际上各种心血管疾病防治指南均强调心血管疾病一级预防中整体危险评估和危险分层治疗策略的重要性。根据不同危险分层决定控制目标和干预力度，不但有益于降低高危个体心血管疾病风险，同时可避免低危个体的医疗风险和不必要的医疗资源浪费。

全球有多个心血管疾病危险评估工具用于心血管疾病的一级预防，包括弗雷明汉（Framingham）危险评估模型、欧洲SCORE危险评估模型、WHO/ISH风险预测图、中国人缺血性心血管疾病危险评估模型等。弗雷明汉冠心病绝对风险评估模型应用最广泛，但却显著高估了中国人群冠心病发病的绝对风险。

中国心血管疾病专家在对居民心血管病危险因素评估时达成的共识建议：①40岁以上个体应至少每5年进行1次危险评估。②有2个以上危险因素（年龄男性>45岁、女性>55岁，早发冠心病家族史，高胆固醇或低高密度脂蛋白胆固醇血症，吸烟，糖尿病，高血压，肥胖）的个体，应每年进行1次危险评估。③危险评估推荐使用中国人缺血性心血管疾病危险评估模型，所有40岁以上个体应了解其发生心血管疾病的绝对风险。对年龄相对较低的人群，还应了解其心血管疾病的相对危险程度再决定是否干预。

（武阳丰）

xīnxuèguǎn jíbìng èrjí yùfáng

心血管疾病二级预防（secondary prevention of cardiovascular disease）

主要针对已患有冠心病、脑卒中患者，预防再发心肌缺血和脑缺血，预防发生恶性心律失常、心力衰竭、偏瘫和心脏性猝死。二级预防的主要内容包括非药物干预、药物治疗及控制心血管危险因素。通过减少心血管危险因素，使用二级预防药物，防止急性心血管事件的发生，从而显著降低心血管疾病的致残率和病死率。

非药物干预 即治疗性生活方式改变。

戒烟 吸烟与冠心病关系密切，是导致急性心肌梗死的第二大危险因素。尤其年轻吸烟者，发生心肌梗死的风险更高。冠心病患者住院期间，烟草依赖者常能主动或被动地暂时停止吸烟，出院前后则成为能否永久戒烟的关键时期。医务人员应在患者出院前对吸烟者进行有效宣教，指导并督促其戒烟。需要指出的是，吸烟是一种成瘾性疾病，部分患者戒烟过程中可出现焦虑、烦躁、失眠，对于出现戒断症状的吸烟者，应予以药物治疗（如尼古丁替代疗法或尼古丁受体部分激动剂治疗等），以减少戒断症状，提高戒烟成功率。

适量运动 冠心病患者出院前应做运动耐量评估，并制订个体化运动方案。对于所有病情稳定的患者，建议每天进行 30～60 分钟中等强度的有氧运动（如快步行走等），每周至少坚持 5 天。体力运动应循序渐进，并避免诱发心绞痛等不适症状。运动目的是改善心脏和血管功能，运动强度以运动后次日无乏力、不适为宜；运动时间避免选择在临睡前进行，早晨或晚饭后约 1 小时锻炼为宜。

合理膳食　冠心病患者饮食原则是总量控制八成饱，营养成分合理搭配。少进食高胆固醇食物，每日摄入盐量<5g，控制饱和脂肪酸和反式脂肪酸摄入，多吃蔬菜、水果和粗纤维。避免晚餐进食过量、晚餐进食过晚或进食后立即卧床睡觉，以免影响患者睡眠质量。

控制体重　出院前及出院后随诊时监测体重，建议其通过控制饮食与增加运动将体质指数控制在 18～24。

心态平衡　焦虑和抑郁情绪与冠心病患者的预后密切相关，是导致冠心病患者预后不良的重要因素。对于冠心病患者因心肌缺血反复发作或对疾病预后的恐惧担心或因疾病后的社会功能丧失导致的焦虑抑郁情绪，应积极识别给予相应处理，包括心理认知疗法和药物对症治疗。

药物治疗　包括以下几方面。

抗血小板治疗　血小板在动脉粥样硬化形成过程中及在冠状动脉痉挛、血栓形成等导致的心肌缺血或心肌梗死中均起重要作用。长期接受抗血小板治疗可降低再梗死发生率，减少血管性事件（包括致死性心肌梗死、非致死性脑卒中和心血管死亡的发生）。因此，若无禁忌证，所有冠心病患者出院后均应长期服用阿司匹林治疗。有阿司匹林禁忌者可用氯吡格雷替代。接受冠状动脉介入治疗，植入药物洗脱支架者，需联合使用阿司匹林和氯吡格雷 1 年。

血管紧张素转换酶抑制剂和血管紧张素 II 受体阻断剂类药　大规模随机临床试验已证实，冠心病患者恢复期使用血管紧张素转换酶抑制剂可预防左心室重构、改善血流动力学，明显减少心力衰竭发生率，提高长期生存率。若无禁忌证，所有伴心力衰竭（左心室射血分数<45%）、高血压、糖尿病或慢性肾脏病的冠心病患者均应长期服用血管紧张素转换酶抑制剂。具有适应证但不能耐受者，可应用血管紧张素 II 受体阻断剂类药。

β 受体阻断剂　是公认的冠心病后二级预防的有效药物。多数临床试验结果证实，β 受体阻断剂可降低心肌梗死后非致死性再梗死发生率、猝死发生率、心血管疾病死亡率和总死亡率。β 受体阻断剂可抗心肌缺血、抗高血压和降低左心室张力。因此，若无禁忌证，所有冠心病患者均应长期服用，并根据患者耐受情况确定个体化的治疗剂量。

控制心血管危险因素　包括以下几方面。

控制血压　对于一般患者，将其血压控制<140/90mmHg，合并糖尿病或慢性肾脏病者应将血压控制<130/80mmHg。此类患者宜首选 β 受体阻断剂和（或）血管紧张素转换酶抑制剂治疗，必要时可考虑应用小剂量噻嗪类利尿剂等药物。有证据显示，冠心病患者血压水平过高或过低均可对其预后产生不利影响。因此，在保证血压（特别是收缩压）达标的前提下，需避免患者舒张压<60mmHg。

调脂治疗　高胆固醇血症与冠心病关系密切。控制饮食、增加运动、减轻体重是调脂治疗的基础。冠心病患者须坚持使用他汀类药，将低密度脂蛋白胆固醇水平控制在 <2.60mmol/L；对于合并糖尿病者，应将其水平控制在<2.08mmol/L。达标后不可停药，也不宜盲目减小剂量。

血糖管理　对于糖尿病患者，在积极控制饮食并改善生活方式的同时，应考虑降糖药治疗。若患者一般健康状况较好、糖尿病病史较短、年龄较轻，可将糖化血红蛋白控制在<6.5%；反之，若患者一般健康状况较差、糖尿病病史较长、年龄较大，过于严格的血糖控制可能增加严重低血糖事件发生率，并对其预后产生不良影响，宜将糖化血红蛋白控制在 7%～8%。

（胡大一）

条 目 外 文 标 题 索 引

内 容 索 引

说 明

一、本索引是本卷条目和条目内容的主题分析索引。索引款目按汉语拼音字母顺序并辅以汉字笔画、起笔笔形顺序排列。同音时，按汉字笔画由少到多的顺序排列，笔画数相同的按起笔笔形横（一）、竖（丨）、撇（丿）、点（丶）、折（乛，包括丁乚く等）的顺序排列。第一字相同时，按第二字，余类推。索引标目中夹有拉丁字母、希腊字母、阿拉伯数字和罗马数字的，依次排在相应的汉字索引款目之后。标点符号不作为排序单元。

二、设有条目的款目用黑体字，未设条目的款目用宋体字。

三、不同概念（含人物）具有同一标目名称时，分别设置索引款目；未设条目的同名索引标目后括注简单说明或所属类别，以利检索。

四、索引标目之后的阿拉伯数字是标目内容所在的页码，数字之后的小写拉丁字母表示索引内容所在的版面区域。本书正文的版面区域划分如右图。

a	c	e
b	d	f

希腊字母

阿拉伯数字

罗马数字

本卷主要编辑、出版人员

执行总编　谢　阳

编　　审　彭南燕

责任编辑　沈冰冰　戴申倩

文字编辑　林　娜

索引编辑　张　安

名词术语编辑　刘　婷

汉语拼音编辑　王　颖

外文编辑　顾良军

参见编辑　陈　佩

美术编辑　刘秀秀

责任校对　李爱平

责任印制　陈　楠

装帧设计　雅昌设计中心·北京